Anatomia humana

Publicado em 20 idiomas

Com 1.209 imagens
das quais 1.096 imagens coloridas e
113 radiografias, tomografias computadorizadas
e ressonâncias magnéticas

Johannes W. Rohen
Chihiro Yokochi
Elke Lütjen-Drecoll

Anatomia humana

Atlas fotográfico de anatomia sistêmica e regional

Oitava edição

Tradução das atualizações da 8ª edição:

Prof. Dr. Richard Halti Cabral
Docente do Departamento de Anatomia do Instituto de Ciências Biomédicas da Universidade de São Paulo (USP)
Secretário da Comissão Brasileira de Terminologia da Sociedade Brasileira de Anatomia
Membro do Comitê de Ensino da Associação Americana de Anatomistas
Presidente da Sociedade Brasileira de Anatomia
Secretário-geral da Associação Panamericana de Anatomia (APA)
Membro do Comitê Federativo Internacional para Discussão Interdisciplinar Transcontinental da Federação Internacional de Associações de Anatomistas (FICTID-IFAA)

Manole

Prof. Dr. med. Dr. med. h.c. Johannes W. Rohen
Anatomisches Institut II der Universität Erlangen-Nürnberg
Universitätsstraße 19, 91054 Erlangen, Germany

Chihiro Yokochi, M.D.
Professor emeritus, Department of Anatomy
Kanagawa Dental College, Yokosuka, Kanagawa, Japan
Correspondência para:
Prof. Chihiro Yokochi, c/o Igaku-Shoin Ltd., 1-28-23 Hongo,
Bunkyo-ku Tokyo 113-8719, Japan

Prof. Dr. med. Elke Lütjen-Drecoll
Anatomisches Institut II der Universität Erlangen-Nürnberg
Universitätsstraße 19, 91054 Erlangen, Germany

Dados Internacionais de Catalogação na Publicação (CIP)
(Câmara Brasileira do Livro, SP, Brasil)

Rohen, Johannes W.
Anatomia humana : atlas fotográfico de anatomia sistêmica e regional / Johannes W. Rohen,
Chihiro Yokochi, Elke Lütjen-Drecoll ; [tradução
Richard Halti Cabral]. -- 8. ed. -- Barueri, SP : Manole, 2016.

Título original : Anatomy – A Photographic Atlas (Color Atlas of Anatomy : A Photographic Study of the Human Body)

ISBN 978-85-204-4448-1

1. Anatomia humana - Atlas 2. Corpo humano - Atlas I. Yokochi, Chihiro. II. Lütjen-Drecoll, Elke. III. Título.

CDD-611.00222
15-05568 NLM-QS 400

Índices para catálogo sistemático:
1. Atlas : Corpo humano : Ciências médicas
611.00222
2. Corpo humano : Atlas : Ciências médicas
611.00222

Título original em inglês:
Anatomy – A Photographic Atlas, 8th edition

Tradução da 7ª edição:
Prof. Dr. Nader Wafae (*in memoriam*)
Doutor e Livre-Docente de Anatomia pela Escola Paulista de Medicina da Universidade Federal de São Paulo (EPM – Unifesp)
Professor Titular aposentado de Anatomia Descritiva e Topográfica do Departamento de Morfologia da EPM – Unifesp
Professor Titular de Anatomia da Faculdade de Medicina da Universidade do Oeste Paulista (Unoeste – SP)
Professor Titular de Anatomia da Faculdade de Medicina da União Educacional do Planalto Central (Uniplac – DF)
Professor Titular II de Anatomia do Centro Universitário São Camilo – SP

Editor-gestor: Walter Luiz Coutinho
Editora de traduções: Denise Yumi Chinem
Produção editorial: Priscila Pereira Mota Hidaka, Cláudia Lahr Tetzlaff e Karen Daikuzono
Assistência editorial: Gabriela Rocha Ribeiro e Vinicius Asevedo Vieira

Revisão: Depto. editorial da Editora Manole
Diagramação: Depto. editorial da Editora Manole
Capa: Ricardo Yoshiaki Nitta Rodrigues
Editora de arte: Deborah Sayuri Takaishi

Este livro contempla as regras do Acordo Ortográfico da Língua Portuguesa.

1ª edição brasileira – 1985. Reimpresso em 1985, 1986, 1987.
2ª edição brasileira – 1988. Reimpresso em 1989, 1990, 1991.
3ª edição brasileira – 1993. Reimpresso em 1995, 1996, 1997.
4ª edição brasileira – 1998. Reimpresso em 1999, 2000.
5ª edição brasileira – 2002. Reimpresso em 2004.
6ª edição brasileira – 2007.
7ª edição brasileira – 2010. Reimpresso em 2013.
8ª edição brasileira – 2016.

Direitos em língua portuguesa adquiridos pela:
Editora Manole Ltda.
Avenida Ceci, 672 – Tamboré
06460-120 – Barueri – SP – Brasil
Tel.: (11) 4196-6000 – Fax: (11) 4196-6021
www.manole.com.br
info@manole.com.br

Impresso na Alemanha
Printed in Germany

Prefácio da oitava edição

O conhecimento da estrutura e da topografia de vários órgãos é pré-requisito não apenas para a formação de estudantes de medicina, mas para todos os profissionais envolvidos no diagnóstico e no tratamento de doenças em humanos. Esse conhecimento pode ser ainda melhor obtido por meio da dissecção do corpo humano com a ajuda de um excelente atlas. Há atualmente no mercado um grande número de atlas anatômicos, mas a maioria deles possui apenas desenhos esquemáticos, que são pouco representativos da realidade. Em contraste, fotos de espécimes anatômicos reais apresentam a vantagem de demonstrar as proporções e dimensões espaciais do objeto de modo mais preciso.

Por outro lado, desenhos esquemáticos nos ajudam a melhor compreender as fotos. Por isso, nesta oitava edição, a quantidade de desenhos foi significativamente aumentada, assim como antigos desenhos foram substituídos por novos que complementam as fotos que as acompanham.

A proposta didática deste atlas não tem como objetivo apenas ajudar estudantes a compreender a topografia do corpo humano. Esperamos também fornecer uma maneira sistemática de aprender sobre as funções e estruturas anatômicas. Deste modo, os capítulos sobre anatomia regional estão dispostos antes de uma descrição detalhada das estruturas anatômicas, permitindo que o aluno estude a anatomia que envolve ossos, articulações, músculos, nervos e vasos antes de dissecar uma extremidade.

A correlação entre imagens clínicas, como a tomografia e a ressonância magnética, pode ser mais bem compreendida se cortes radiográficos puderem ser comparados a secções anatômicas do cadáver da mesma região.

Nesta edição, uma quantidade de ressonâncias magnéticas foi acrescentada à secção anatômica relacionada. Além disso, foram incluídas ressonâncias magnéticas funcionais do coração e outras preparações anatômicas relacionadas, tornando ainda mais importante a utilização deste atlas na prática clínica.

Durante a produção desta nova edição, os autores tiveram a oportunidade de recordar como é precisa, bela e admirável a construção do corpo humano. Se este livro for capaz de ajudar o estudante ou o médico a apreciar a exuberante beleza da arquitetura anatômica dos tecidos e órgãos humanos, então terá cumprido seu objetivo. O profundo interesse e admiração dessas estruturas anatômicas podem gerar o "amor pelo ser humano", que logo se transforma na inspiração que leva o profissional a buscar pela vocação da medicina.

Erlangen, Alemanha; primavera de 2015.

J. W. Rohen
C. Yokochi
E. Lütjen-Drecoll

Agradecimentos

A preparação dos espécimes anatômicos apresentados neste atlas levou muito tempo e exigiu profundo conhecimento. Por isso, tudo foi preparado por anatomistas e cirurgiões. A maioria dos espécimes foi preparada pelos autores e colaboradores no Departamento de Anatomia de Erlangen, na Alemanha, ou no Departamento de Anatomia da Dental College, em Kanagawa, Tóquio. Gostaríamos de expressar nossa gratidão ao Prof. S. Nagashima, Prof. Okamoto e Dr. M. Takahashi (todos japoneses), que trabalharam por longas horas em Erlangen, e também ao Dr. K. Schmidt, Dr. G. Lindner-Funk (ambos de Nürnberg), Dr. M. Rexer (Fürth), R. M. McDonnell (Dallas, EUA) e Sr. J. Bryant (Erlangen) pela grandiosa habilidade e incrível conhecimento envolvidos na dissecção dos espécimes.

Também estamos em dívida com o Sr. H. Sommer (SOMSO Co., Coburg, Alemanha), que gentilmente nos forneceu uma grande quantidade de excelentes espécimes de ossos.

Todas as incríveis macrofotografias dos novos espécimes incluídas nesta oitava edição, sobretudo as do sistema esquelético e do coração, foram contribuições de nosso fotógrafo, o Sr. M. Gößwein, a quem dirigimos nossa imensa gratidão.

O trabalho de nosso ilustrador, o Sr. J. Pekarsky, foi o elemento de maior destaque desta nova edição. Ele criou muitos novos desenhos com base em fotos específicas desta edição e retraçou a maioria dos desenhos antigos. Agradecemos imensamente por seu excelente e incansável trabalho.

Estamos em grande dívida com nossos colaboradores do Departamento de Radiologia, em especial com o Prof. M. Uder e seus colegas de trabalho (Erlangen), que dedicaram seu tempo na adaptação de ressonâncias magnéticas de espécimes específicos de nosso atlas, bem como na inclusão de radiografias ao capítulo sobre o coração, o que aumentou significativamente nossa capacidade de elucidar sobre os aspectos funcionais desse órgão. Estendemos nosso agradecimento ainda ao Prof. W. J. Huk e Prof. W. Bautz (ambos de Erlangen), Prof. A. Heuck (Munique) e Dr. Wieners (Berlim) por suas excelentes radiografias, tomografias e ressonâncias.

Gostaríamos de agradecer também nossa secretária, Srta. L. Koehler, por sua incansável e maravilhosa cooperação, e ao Dr. C. Sims-O'Neil pela cuidadosa revisão das provas da nova edição.

Por último, porém não menos importante, agradecemos profundamente os esforços do diretor de nossa editora (Schattauer Verlag, Stuttgart), o Sr. D. Bergemann, e seus colegas de trabalho, em particular a Sra. E. Wallstein, que preparou o formato final deste atlas e trabalhou intensamente com os autores na nova estrutura desta edição.

Prefácio da Primeira Edição

Hoje existem inúmeros bons atlas anatômicos. Assim, o advento de mais outro requer justificativa. Três razões principais levaram-nos a assumir a publicação deste livro.

Primeiramente, o conteúdo da maioria dos atlas já existentes é composto de desenhos esquemáticos ou semiesquemáticos que refletem a realidade apenas de modo limitado; a terceira dimensão, i. e., o efeito espacial, é inexistente. Em contraste, a foto de uma preparação anatômica tem a vantagem de transmitir a realidade do objeto, com suas proporções e dimensões espaciais mais exatas e realistas do que os "bons" desenhos "idealizados" e coloridos da maioria dos atlas correntes. Ademais, as fotos de peças humanas correspondem às observações e necessidades do estudante nos cursos de dissecção e oferecem orientação imediata durante o trabalho no cadáver.

A segunda razão baseia-se no fato de muitos dos atuais atlas serem de orientação sistêmica, e não regional, o que obriga o estudante a consultar vários capítulos ou volumes em busca das informações necessárias para determinada região do corpo. O presente atlas, no entanto, tenta retratar a anatomia macroscópica com visão regional e estratigráfica do objeto o mais realisticamente possível. Assim, constitui auxílio imediato durante os exercícios de dissecção dos cursos de anatomia médica e odontológica.

Outra intenção dos autores foi limitar o assunto ao essencial, oferecendo-o didaticamente, de modo autoesclarecedor. A todas as regiões do corpo foram adicionados desenhos esquemáticos das principais ramificações e tributários de nervos e vasos; disposições e mecanismos dos músculos; nomenclatura das várias regiões etc. Essa estruturação incrementará a compreensão dos pormenores vistos nas fotos. A complicada arquitetura do crânio ósseo, por exemplo, não é apresentada de modo descritivo, mas sim em série de figuras reveladoras do mosaico de ossos, adicionados gradualmente um ao outro, de modo que, por fim, a composição do crânio ósseo possa ser mais bem compreendida.

Finalmente, os autores ponderaram também a situação atual da educação médica. Por um lado, a insuficiência universal de cadáveres em muitos departamentos de anatomia e, por outro, o aumento considerável do número de estudantes em toda parte. Em consequência, os alunos têm acesso limitado a material ilustrativo para o aprendizado anatômico. Evidentemente, fotografias nunca substituirão a observação ativa imediata, mas acreditamos que elas são mais úteis do que figuras coloridas – muitas vezes idealizadas – e constituem um complemento valioso ao estudo anatômico baseado apenas em desenhos.

A maioria das peças ilustradas no atlas foi preparada pelos autores, tanto no departamento de Anatomia em Erlangen (Alemanha) quanto no departamento de Anatomia da Kanagawa Dental College (Yokosuka, Japão). As peças do capítulo sobre pescoço e as de medula espinal, que demonstram os ramos dorsais dos nervos espinais, foram preparadas com grande perícia e dedicação pelo Dr. K. Schmidt. As preparações de ligamentos da coluna vertebral foram do Dr. Th. Mokrusch, e muitas das peças no capítulo de membros superior e inferior foram cuidadosamente dissecadas pelo Dr. S. Nagashima (Kurume, Japão).

Mais uma vez, nossos calorosos agradecimentos a todos os colaboradores pelo seu trabalho altamente qualificado, devoção e desprendimento.

Erlangen, Alemanha, primavera de 1983.

J. W. Rohen
C. Yokochi

Sumário

2 Cabeça e Pescoço

3 Tronco 189

4 Órgãos Torácicos 251

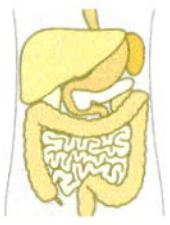

5 Órgãos Abdominais 299

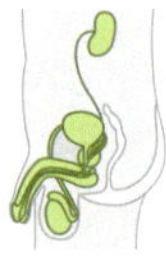

6 Órgãos Retroperitoneais 333

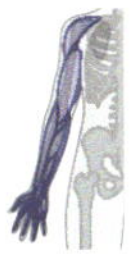

7 Membro Superior 380

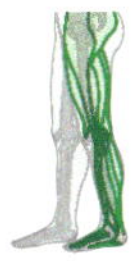

8 Membro Inferior 446

1 Anatomia Geral

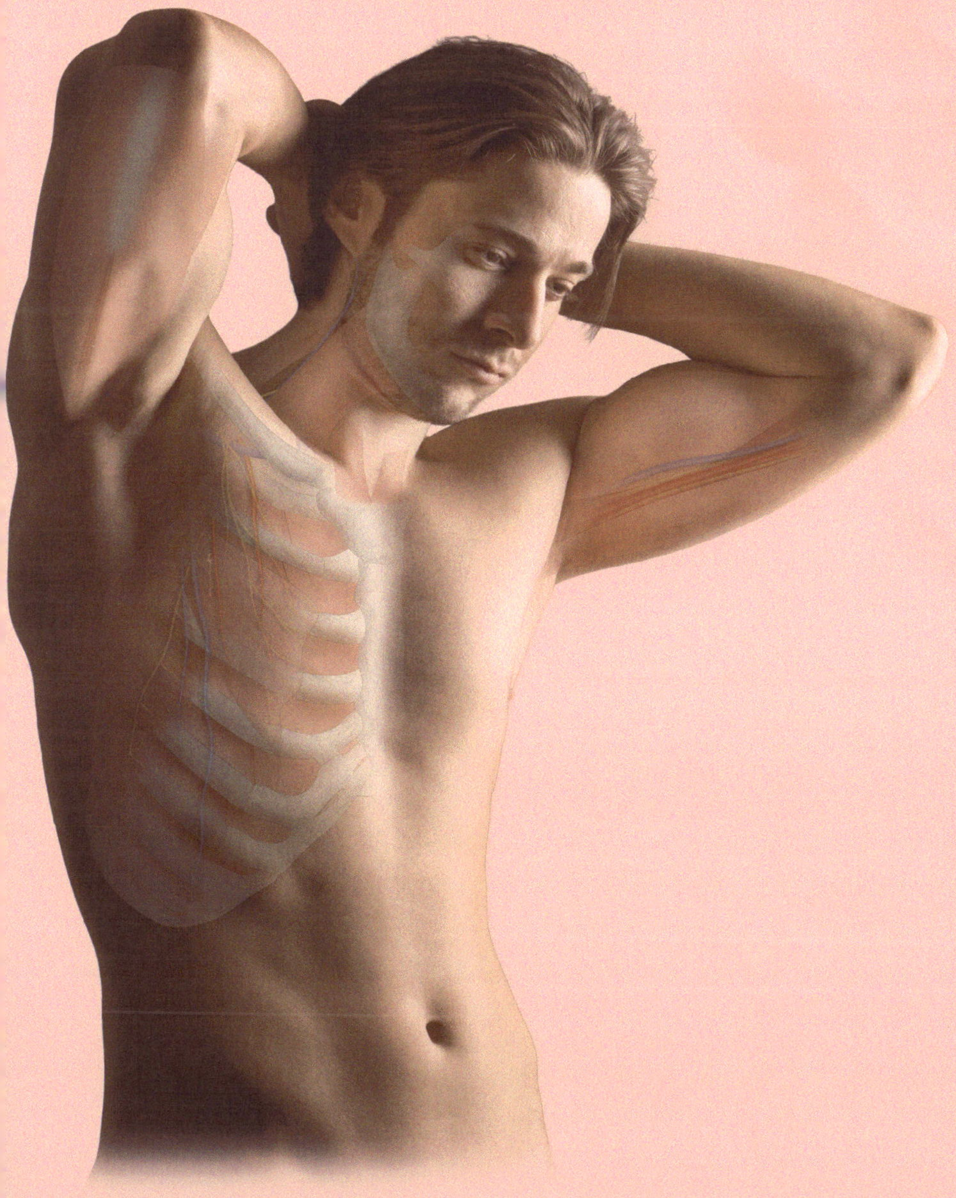

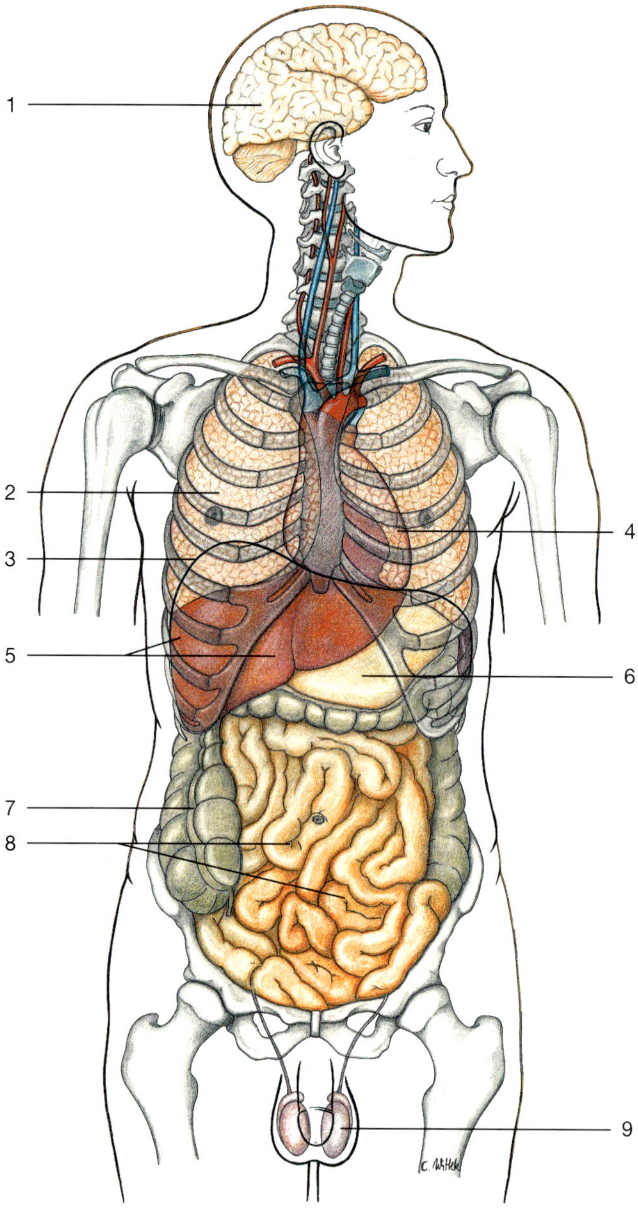

Posição dos órgãos internos do corpo humano (vista anterior). As principais cavidades do corpo e seus conteúdos.

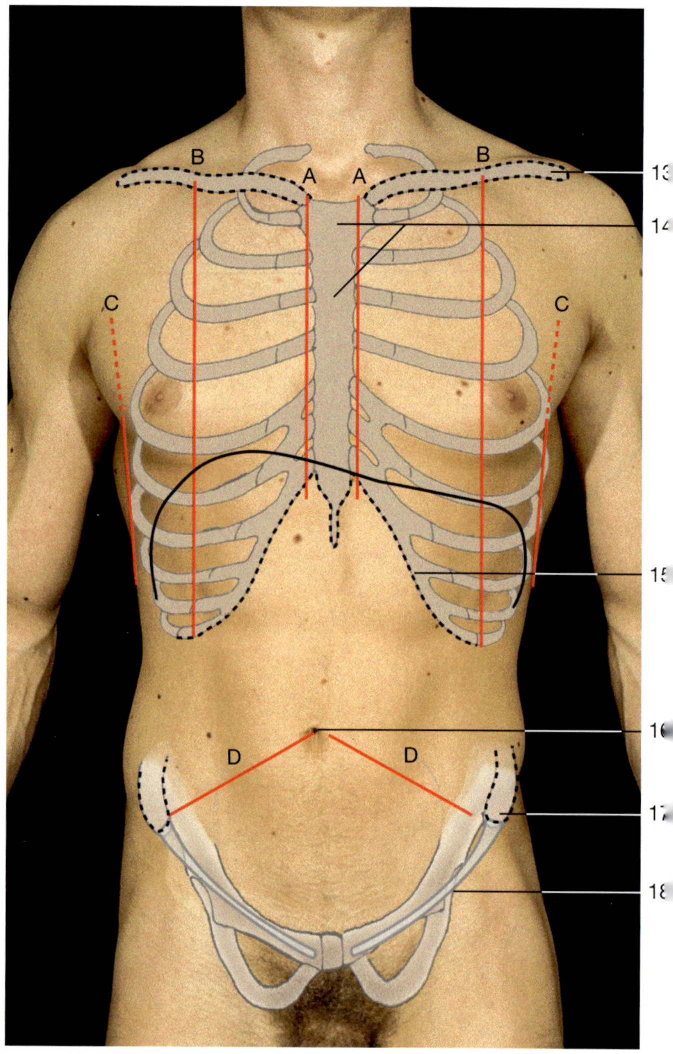

Linhas regionais de orientação e pontos de palpação na face ventral do corpo humano.

Linhas regionais

A = Linha paraesternal
B = Linha medioclavicular
C = Linha axilar anterior
D = Linha umbílico-pélvica

Os ossos do sistema esquelético são palpáveis através da pele em diferentes pontos. Isso permite aos médicos localizar os órgãos internos. Na **face ventral**, a clavícula, o esterno, as costelas e os espaços intercostais são palpáveis. Além disso, é possível localizar a espinha ilíaca anterossuperior e a sínfise púbica. Para melhor orientação, são utilizadas várias **linhas regionais**, por exemplo: linha paraesternal, linha medioclavicular, linha axilar anterior e linha umbílico-pélvica. Por meio dessas linhas, o coração e o apêndice vermiforme podem ser localizados.

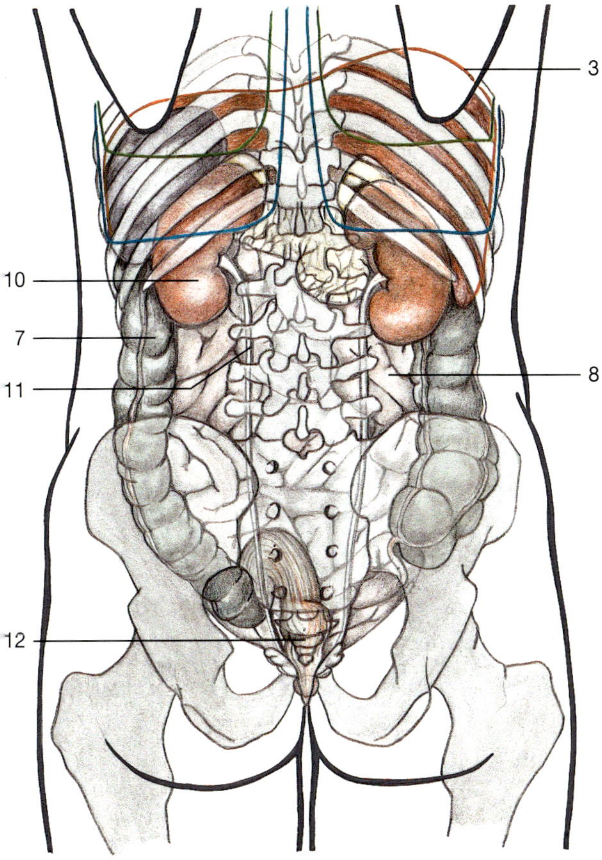

Posição dos órgãos internos no corpo humano (vista posterior).

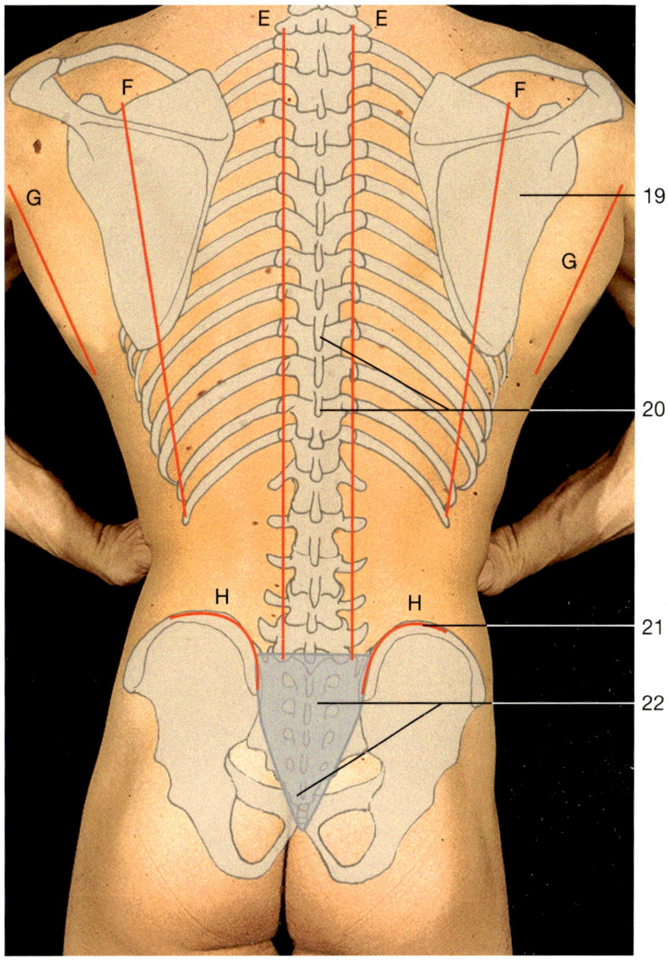

Linhas regionais de orientação e pontos de palpação na face dorsal do corpo humano.

Linhas regionais
E = Linha paravertebral
F = Linha escapular
G = Linha axilar posterior
H = Crista ilíaca

1 Encéfalo
2 Pulmão
3 Diafragma
4 Coração
5 Fígado
6 Estômago
7 Colo
8 Intestino delgado
9 Testículo
10 Rim
11 Ureter
12 Canal anal
13 Clavícula
14 Manúbrio do esterno
15 Arco costal
16 Umbigo
17 Espinha ilíaca anterossuperior
18 Ligamento inguinal
19 Espinha da escápula
20 Processo espinhoso
21 Crista ilíaca
22 Cóccix e sacro

Na **face dorsal** do corpo, os processos espinhosos das vértebras da coluna vertebral, as costelas, a escápula, o sacro e a crista ilíaca são palpáveis. As **linhas regionais** de orientação são as linhas paravertebral, escapular, axilar posterior e cristailíaca.

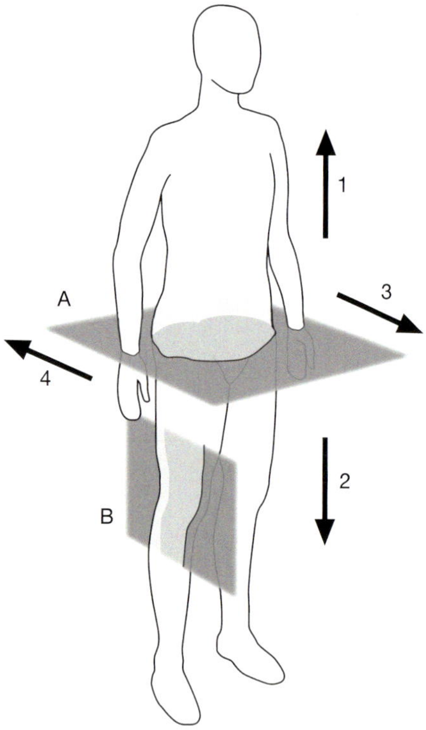

Planos de secção do corpo:
A = plano horizontal, axial ou transverso
B = plano sagital (no nível da articulação do joelho)

Termos de direção:
1 = cranial 3 = anterior (ventral)
2 = caudal 4 = posterior (dorsal)

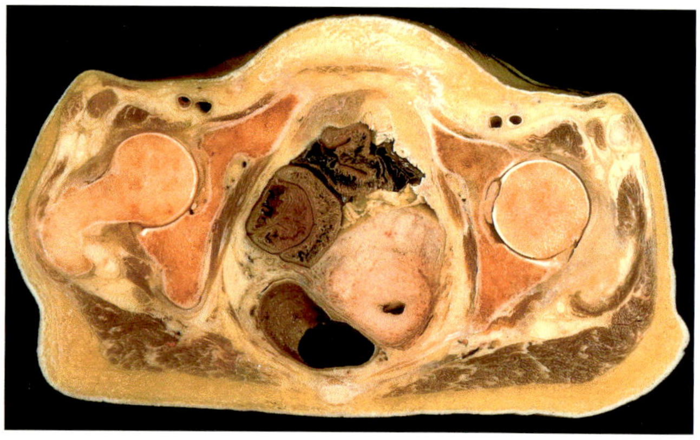

Secção transversal da cavidade pélvica e das articulações do quadril.

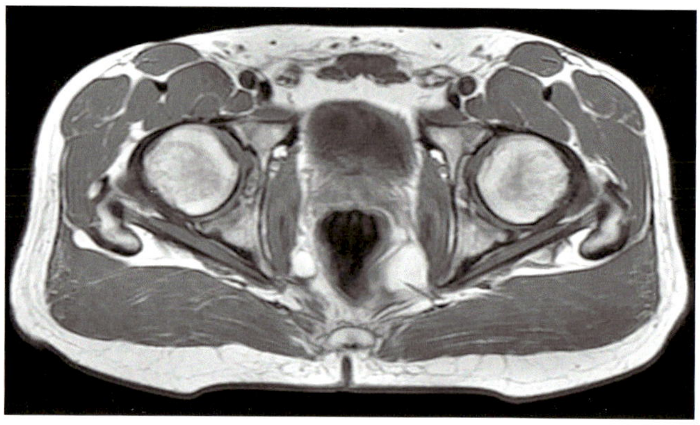

RNM da cavidade pélvica e das articulações do quadril (plano horizontal, axial ou transverso).

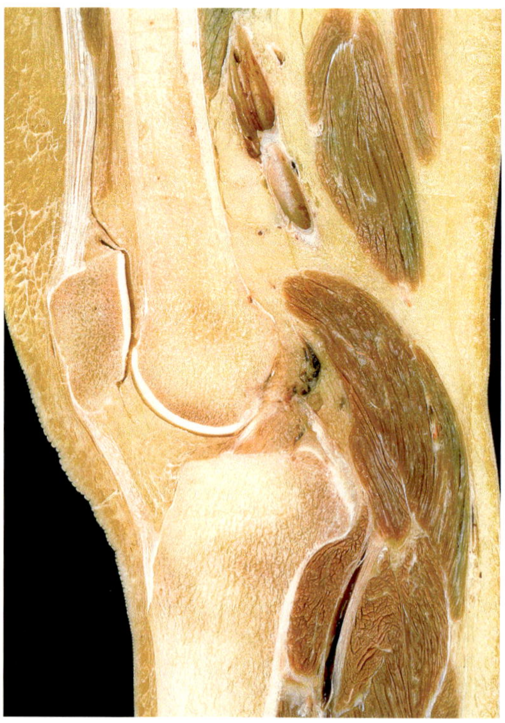

Secção sagital da articulação do joelho.

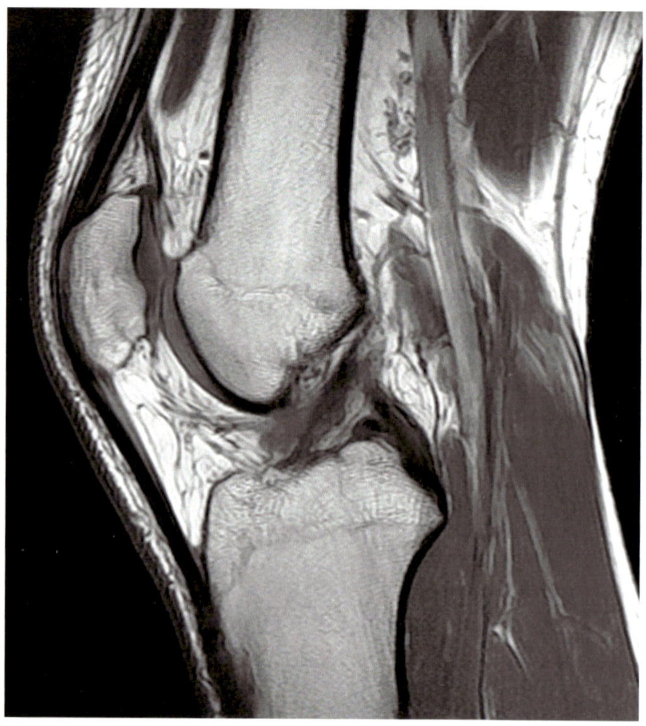

RNM da articulação do joelho (plano sagital).

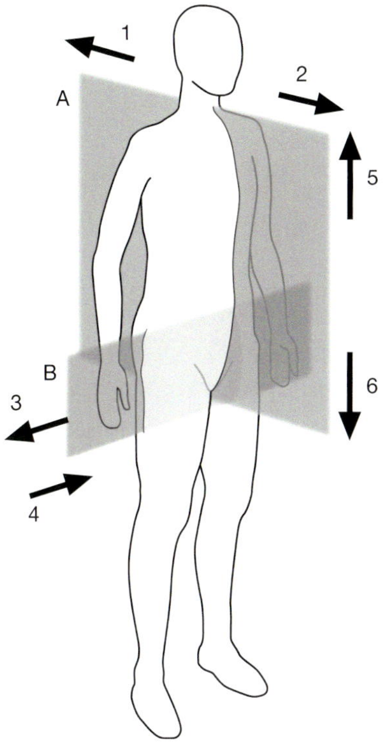

Planos de secção do corpo:
A = plano mediano ou sagital mediano
B = plano frontal ou coronal (através da cavidade pélvica)

Termos de direção:

1 = posterior (dorsal)
2 = anterior (ventral)
3 = lateral
4 = medial
5 = cranial
6 = caudal

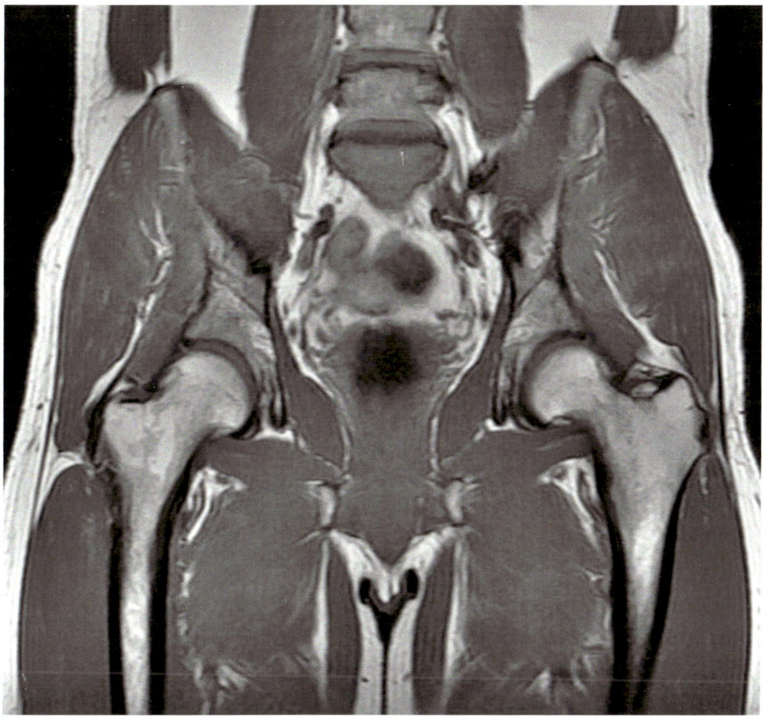

RNM da cavidade pélvica e das articulações do quadril (plano frontal ou coronal).

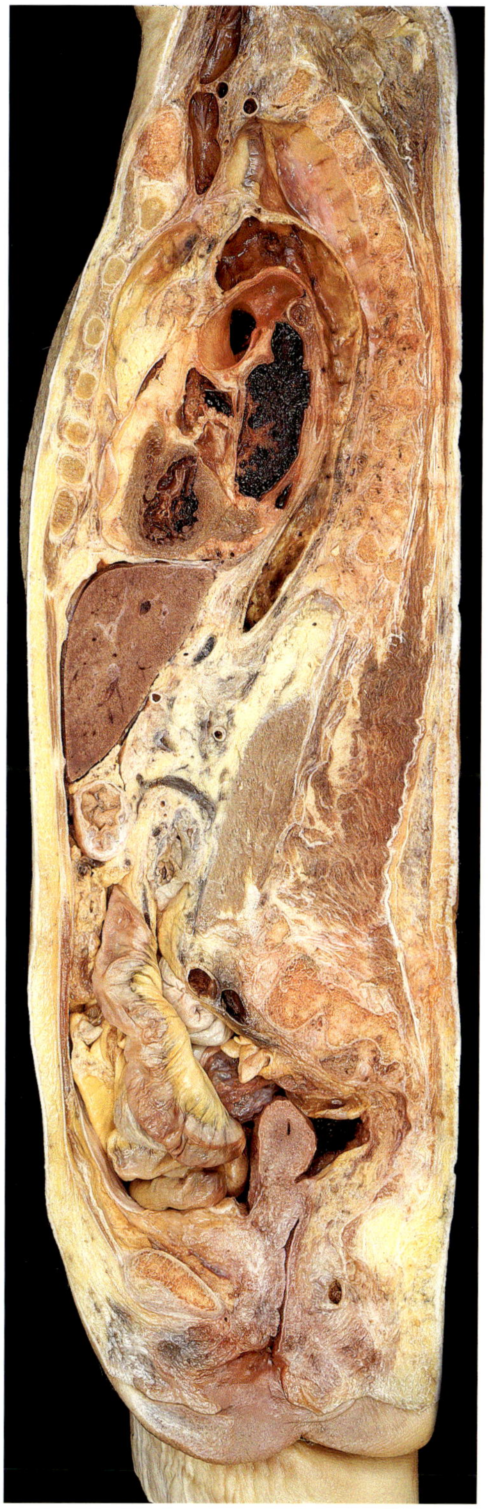

Secção sagital no plano mediano de um tronco feminino.

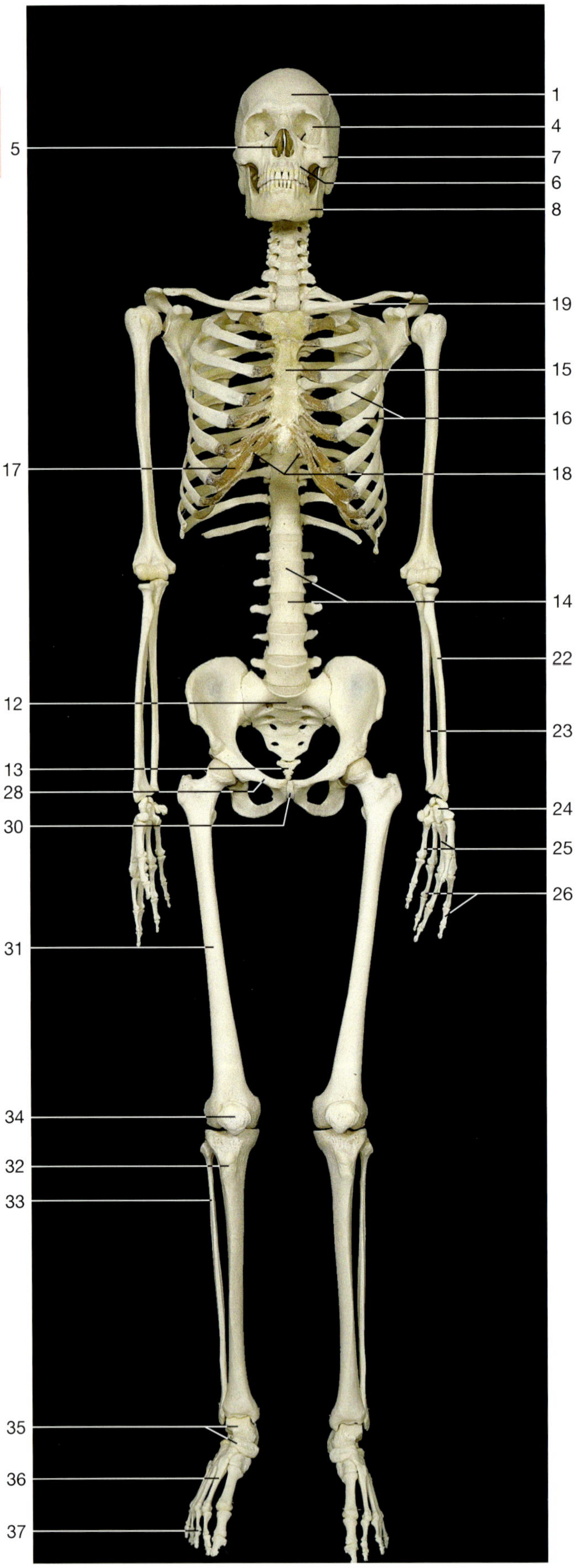

Esqueleto feminino adulto (vista anterior).

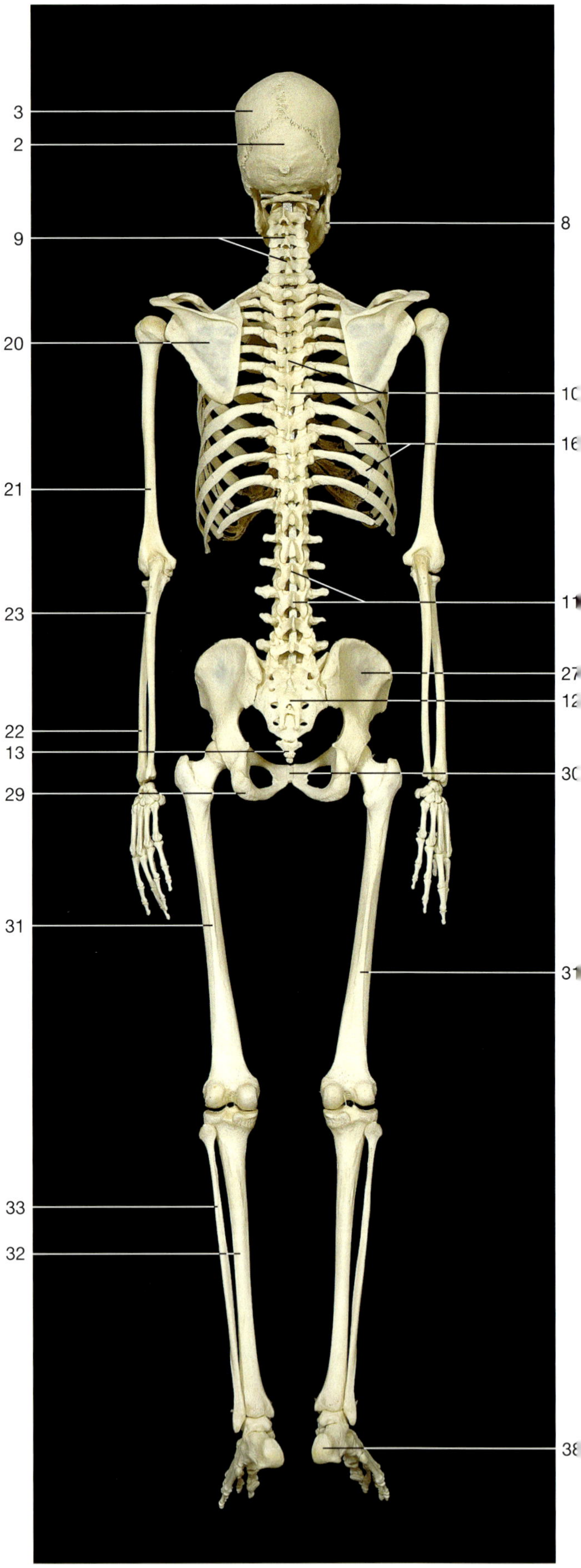

Esqueleto feminino adulto (vista posterior).

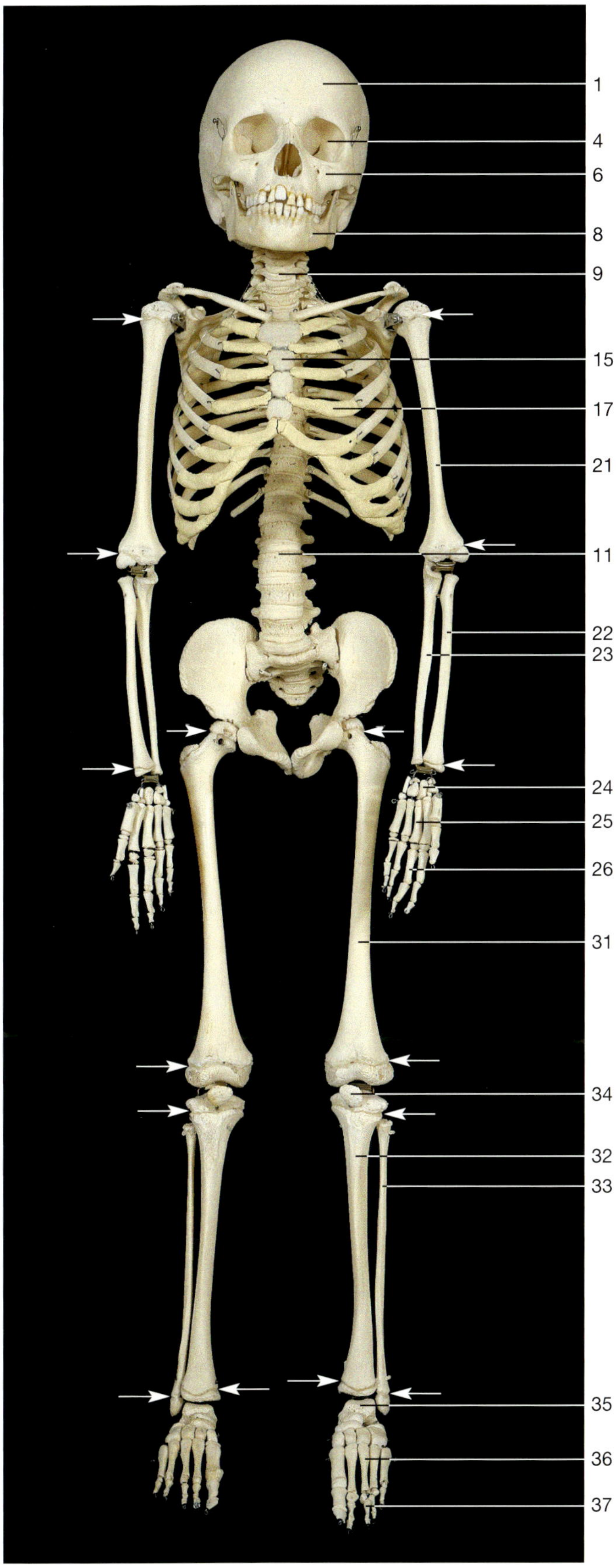

Esqueleto de uma criança de 5 anos (vista anterior). Podem ser vistas as cartilagens epifisiais das lâminas epifisiais (setas). Comparadas com as do adulto, as costelas mostram posição predominantemente horizontal.

Esqueleto axial

Cabeça

1 Osso frontal
2 Osso occipital
3 Osso parietal
4 Órbita
5 Cavidade nasal
6 Maxila
7 Osso zigomático
8 Mandíbula

Tronco e tórax

Coluna vertebral

9 Vértebras cervicais
10 Vértebras torácicas
11 Vértebras lombares
12 Sacro
13 Cóccix
14 Discos intervertebrais

Tórax

15 Esterno
16 Costelas
17 Cartilagem costal
18 Ângulo infraesternal

Esqueleto apendicular

Membro superior e cíngulo do membro superior

19 Clavícula
20 Escápula
21 Úmero
22 Rádio
23 Ulna
24 Ossos carpais
25 Ossos metacarpais
26 Falanges da mão

Membro inferior e pelve

27 Ílio
28 Púbis
29 Ísquio
30 Sínfise púbica
31 Fêmur
32 Tíbia
33 Fíbula
34 Patela
35 Ossos tarsais
36 Ossos metatarsais
37 Falanges do pé
38 Calcâneo

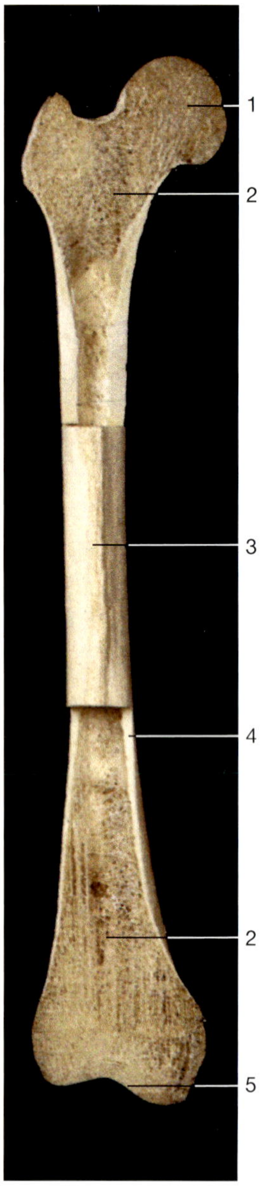

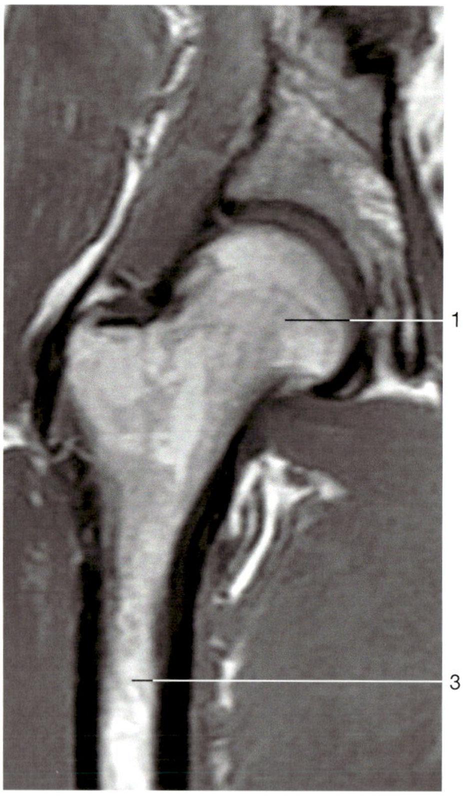

RNM do fêmur direito e da articulação do quadril (corte coronal) (De Heuck et al., *Atlas de ressonância magnética do sistema musculoesquelético*, ed. bras. 2012).

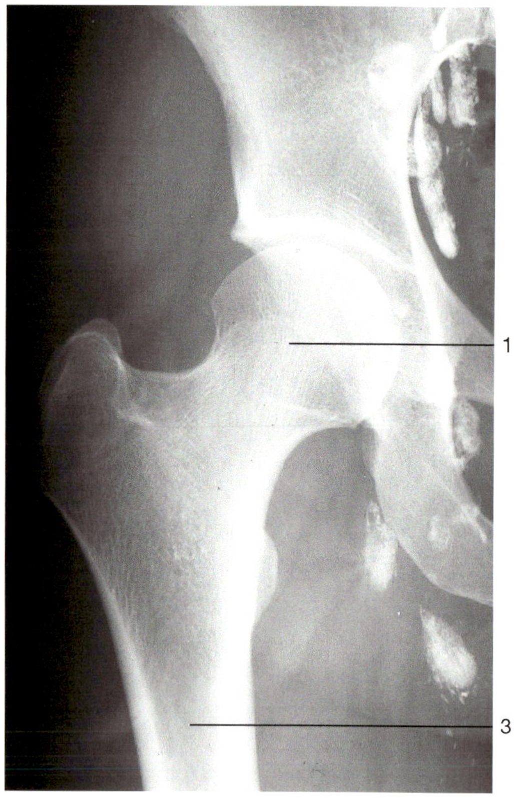

Radiografia do fêmur direito e da articulação do quadril (incidência anteroposterior).

◁ **Fêmur de um adulto.** Secção coronal das epífises proximal e distal, mostrando a substância esponjosa e a cavidade medular.

1 Cabeça do fêmur
2 Substância esponjosa
3 Diáfise do fêmur
4 Substância compacta
5 Cartilagem articular

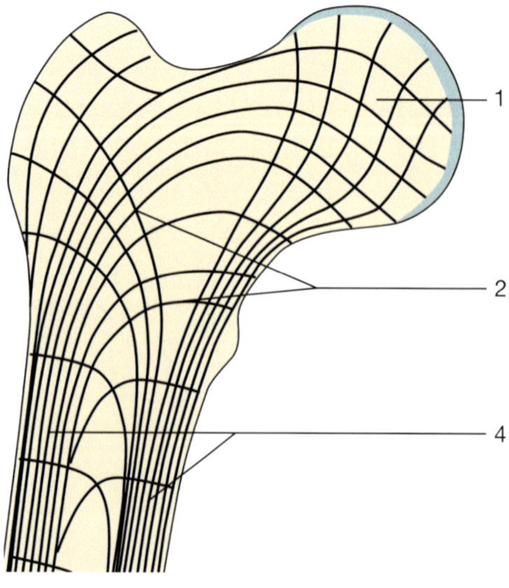

Representação tridimensional da trajetória das linhas de transmissão de força da cabeça do fêmur.

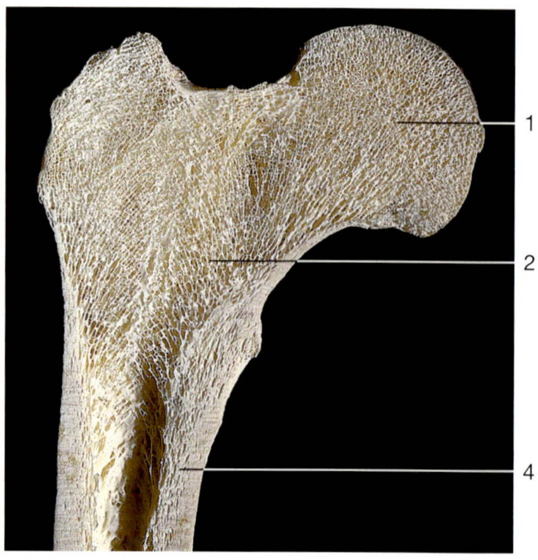

Secção coronal da extremidade proximal de fêmur adulto mostrando a estrutura característica da substância esponjosa.

A **ossificação** dos ossos dos membros inicia-se nos centros primários de ossificação nos moldes de cartilagem. Aqui, a cavidade medular se desenvolve. O processo de ossificação dos ossos dos membros não está concluído ao nascimento.

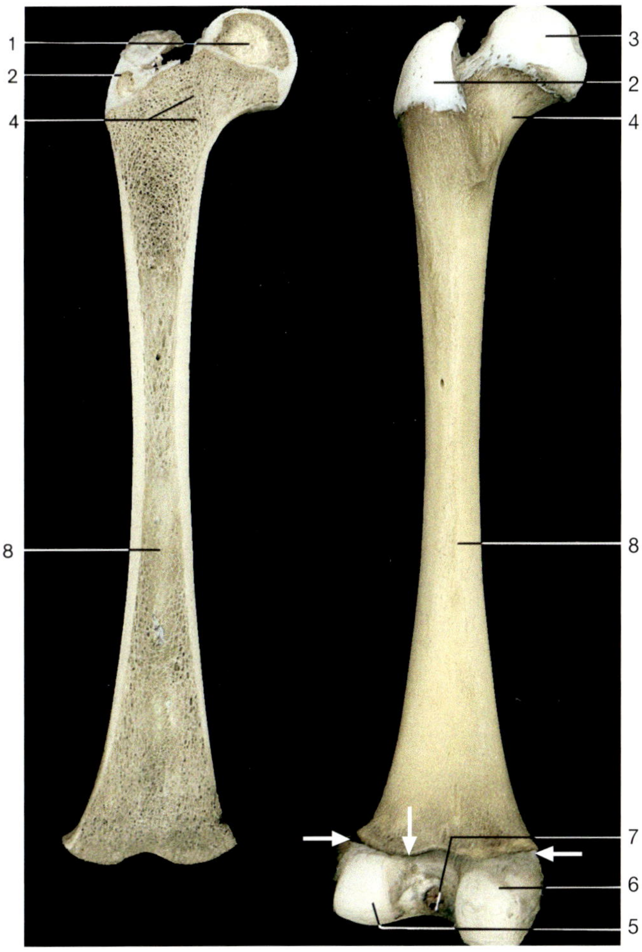

Ossificação do fêmur (esquerda: secção coronal; direita: vista posterior do fêmur). Setas = epífise distal.

◁ 1 Centro de ossificação da cabeça do fêmur
2 Trocanter maior
3 Cabeça do fêmur
4 Colo do fêmur
5 Côndilo lateral
6 Côndilo medial
7 Fossa intercondilar
8 Diáfise

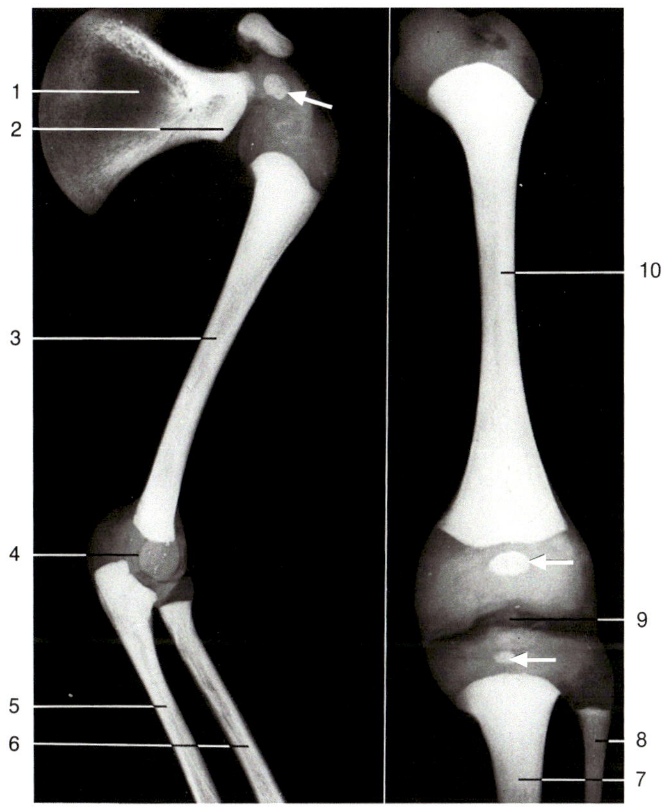

Radiografias dos membros superior e inferior de um recém-nascido (esquerda: membro superior; direita: membro inferior). Setas = centros de ossificação.

1 Escápula
2 Articulação do ombro
3 Úmero
4 Articulação do cotovelo
5 Ulna
6 Rádio
7 Tíbia
8 Fíbula
9 Articulação do joelho
10 Fêmur

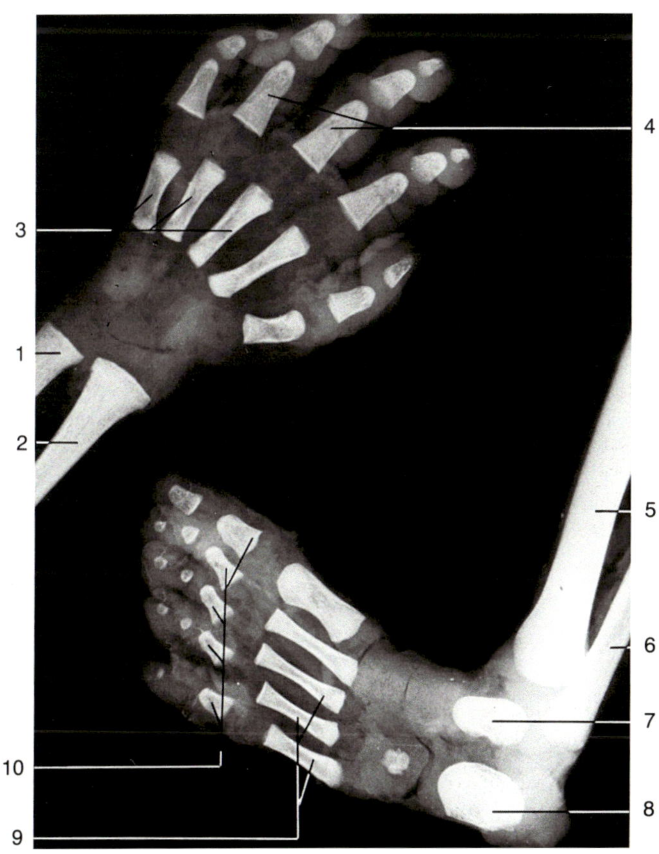

◁ 1 Ulna
2 Rádio
3 Ossos metacarpais
4 Falanges
5 Tíbia
6 Fíbula
7 Tálus
8 Calcâneo
9 Ossos metatarsais
10 Falanges

Radiografia da mão e do pé de um recém-nascido.

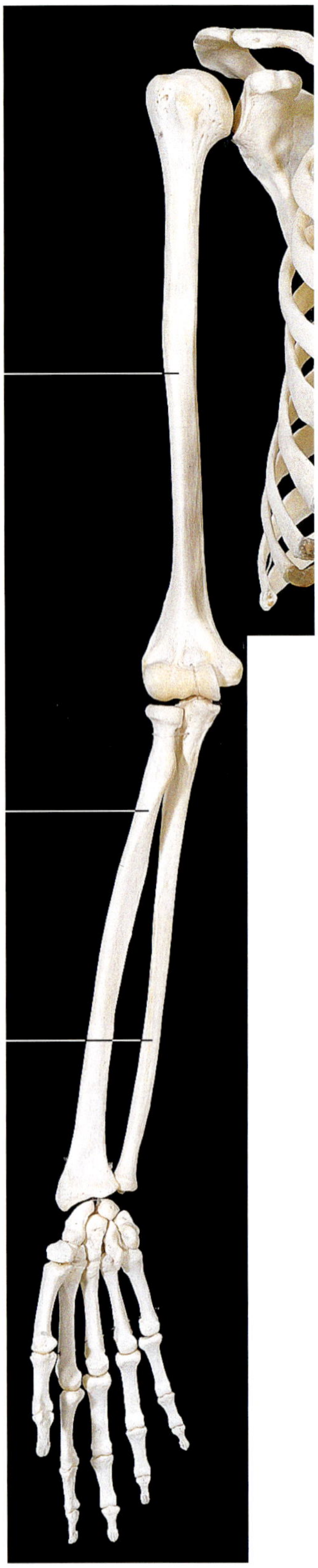

Esqueleto do braço e do ombro (vista anterior).

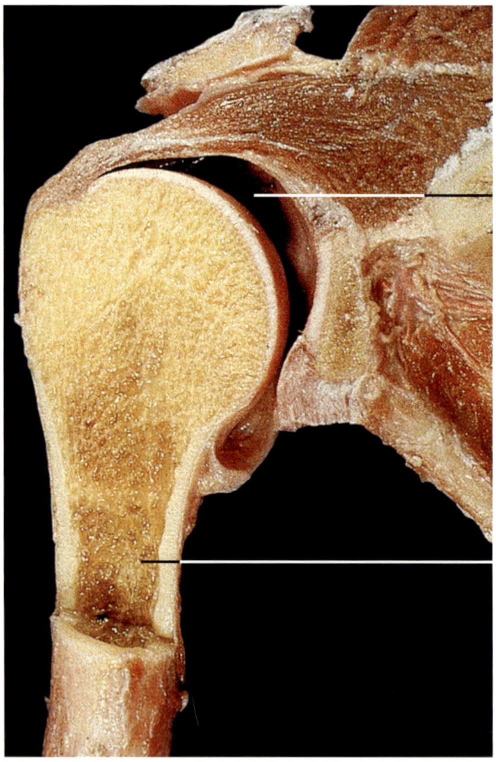

Articulação do ombro como um exemplo de articulação esferóidea multiaxial (secção coronal).

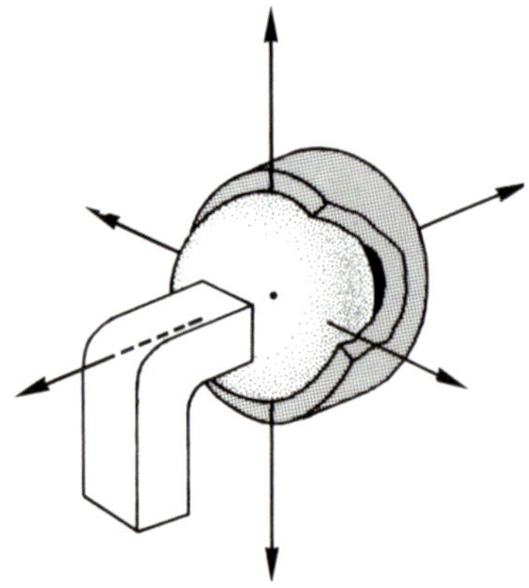

Articulação esferóidea com seus diferentes eixos de movimento. Setas = eixos de movimento.

1 Úmero
2 Rádio
3 Ulna
4 Cavidade articular (articulação do ombro)
5 Articulação metacarpofalângica
6 Articulações dos dedos

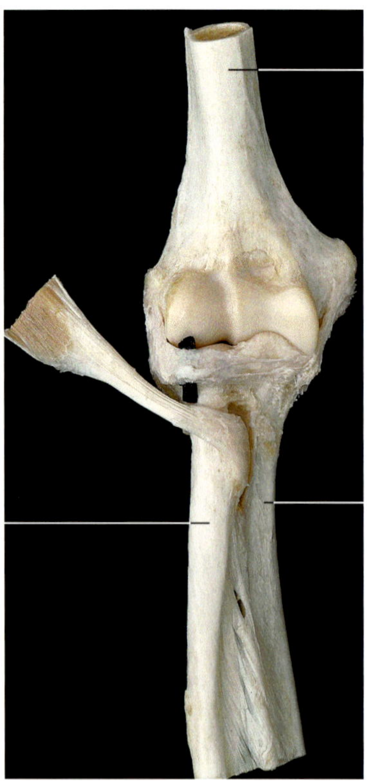

Articulação do cotovelo com ligamentos como um exemplo de articulação gínglimo (uniaxial, umeroulnar) em combinação com uma articulação trocóidea (uniaxial, radioulnar), que permite rotação.

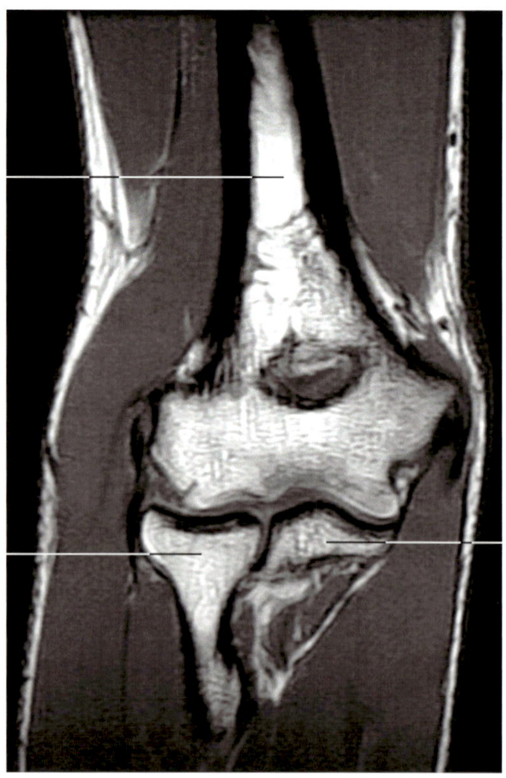

Corte coronal da articulação do cotovelo (RNM). (Prof. Heuck, Munique, Alemanha.) As possibilidades de movimentos são mostradas nos desenhos esquemáticos da p. 11.

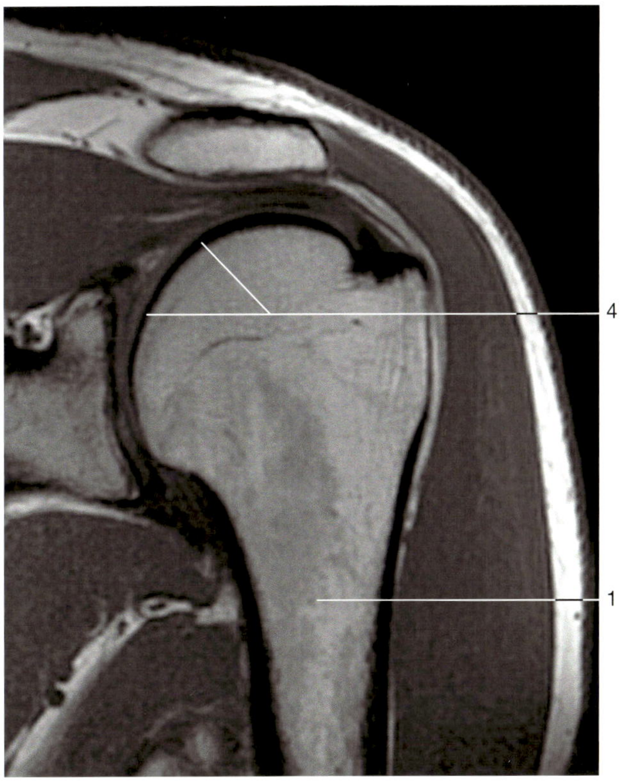

Corte coronal da articulação do ombro (RNM). (De Heuck et al., *Atlas de ressonância magnética do sistema músculoesquelético*, ed. bras. 2012.)

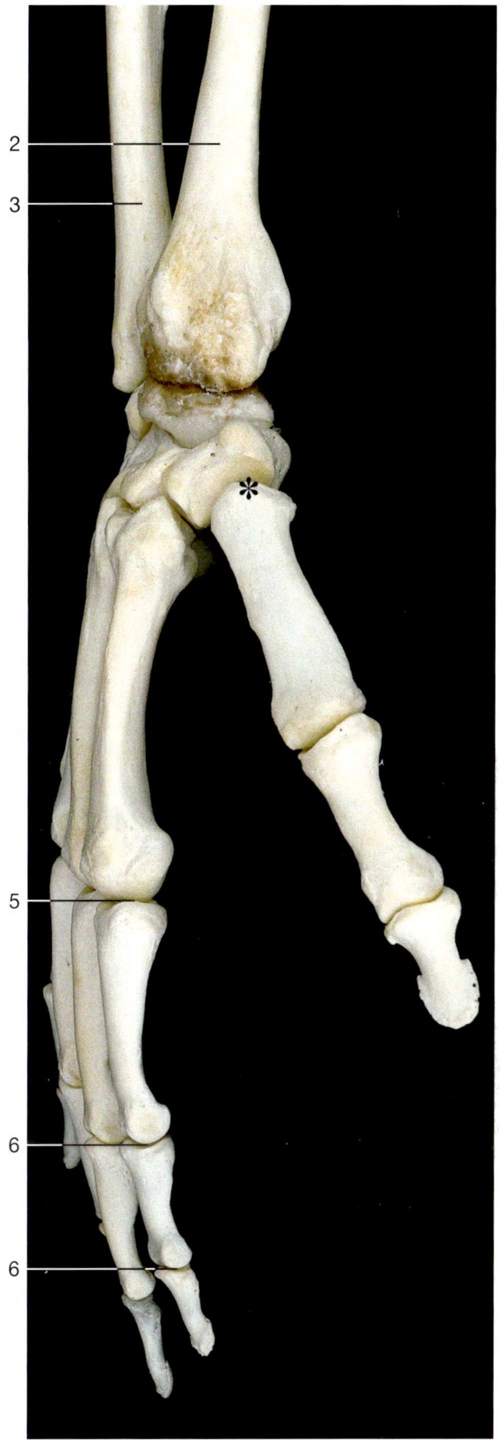

Esqueleto do punho e da mão direita (vista medial). As articulações metacarpofalângicas são biaxiais, como a articulação carpometacarpal do polegar (* na figura). As articulações dos dedos, no entanto, são uniaxiais.

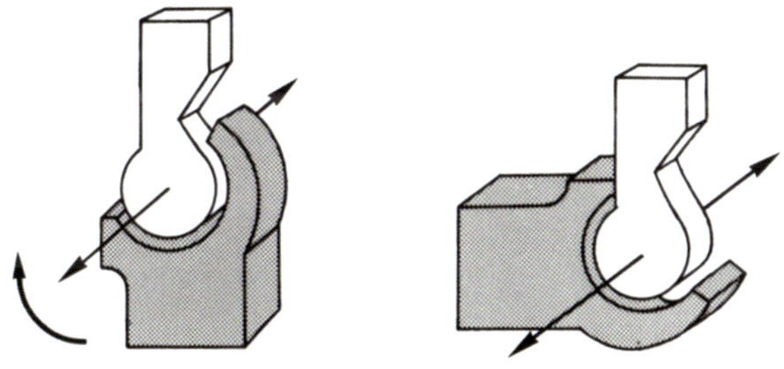

Articulação gínglimo (exemplo: articulação umeroulnar). Esquerda: extensão; direita: flexão. Setas = eixos de movimento.

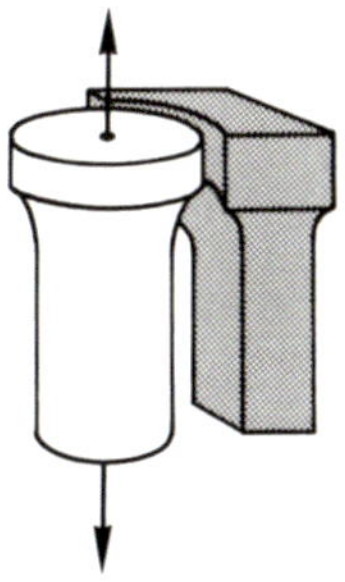

Articulação trocóidea (exemplo: articulação radioulnar).

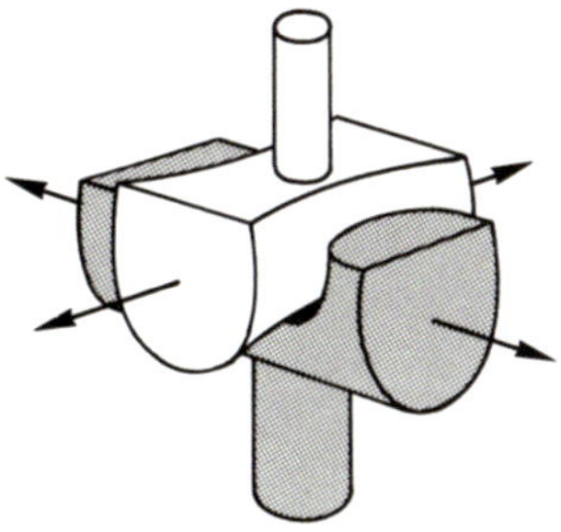

Articulação selar (exemplo: articulação carpometacarpal do polegar).

As **articulações** apresentam várias funções. Em geral, a mobilidade torna-se menor na direção proximal para distal. A articulação do quadril, por exemplo, é multiaxial; a articulação do joelho é biaxial, e as articulações dos dedos são uniaxiais.

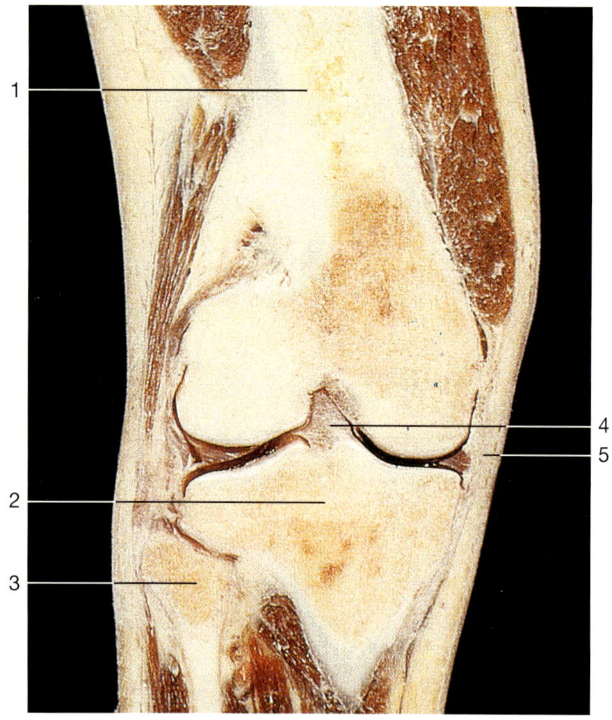

Secção coronal da articulação do joelho (vista anterior da articulação direita em extensão).

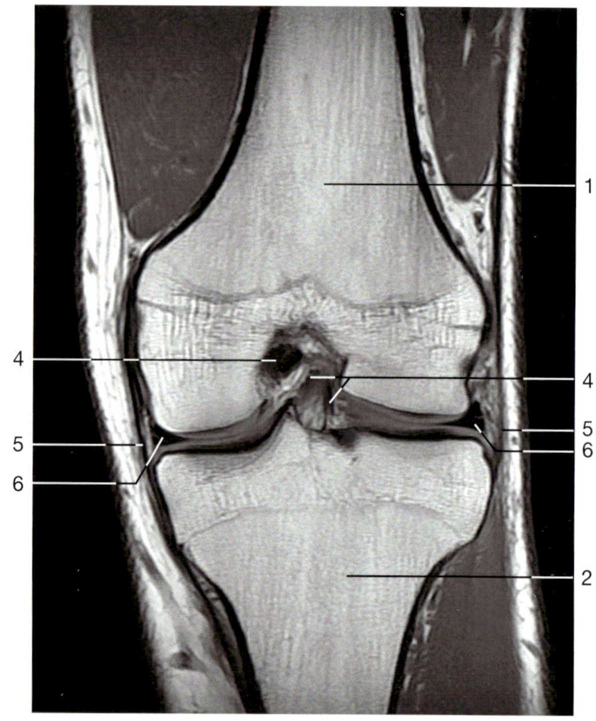

Corte coronal da articulação do joelho (RNM). (De Heuck et al., *Atlas de ressonância magnética do sistema músculoesquelético*, ed. bras. 2012.)

1 Fêmur
2 Tíbia
3 Fíbula
4 Ligamentos cruzados
5 Ligamentos colaterais
6 Menisco

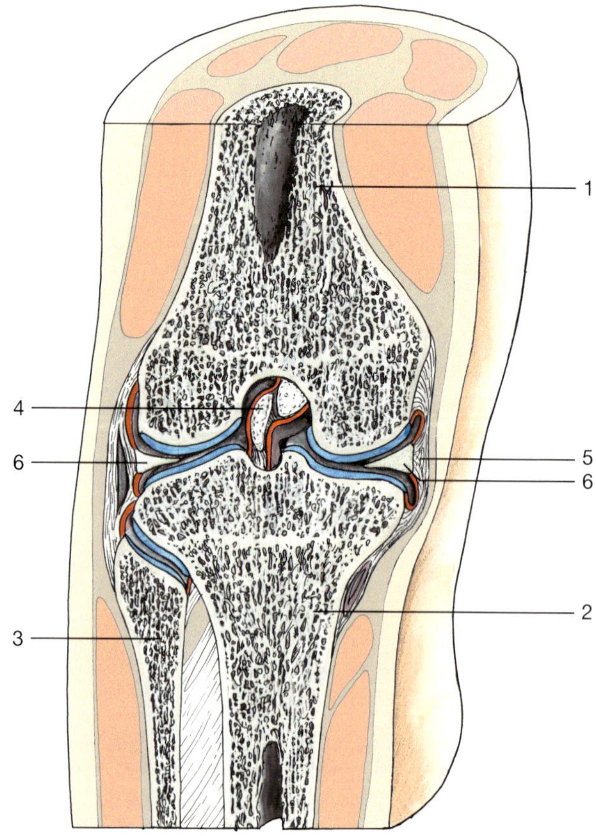

Desenho esquemático da articulação do joelho como exemplo de uma articulação sinovial caracterizada por uma cavidade articular fechada por uma cápsula articular (vermelho) que contém líquido sinovial. Azul = cartilagem articular.

Articulações são locais de conexão que permitem movimentos entre os ossos. As articulações sinoviais se caracterizam por uma cavidade articular fechada por uma cápsula articular que contém líquido sinovial produzido por essa cápsula. Os tipos de movimentos dependem não apenas da forma e da estrutura dos ossos que se articulam, mas também dos ligamentos localizados no interior da cápsula articular. Em algumas articulações sinoviais, desenvolvem-se discos articulares fibrocartilagíneos quando as superfícies articulares dos ossos são incongruentes.

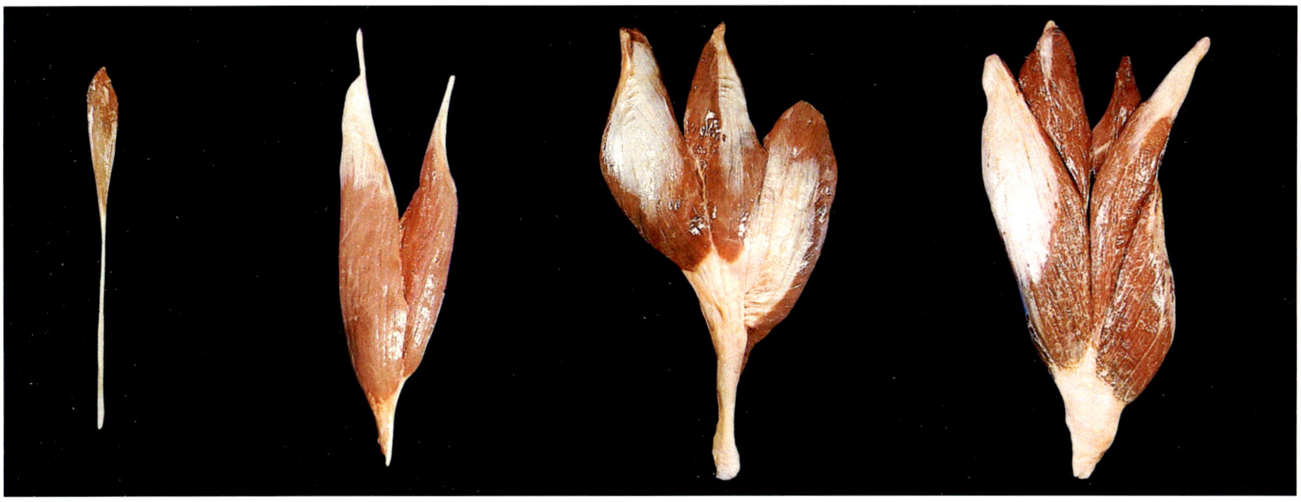

Fusiforme
(m. palmar longo)

Bíceps
(m. bíceps braquial)

Tríceps (mm. tríceps sural,
gastrocnêmio e sóleo)

Quadríceps
(m. quadríceps femoral)

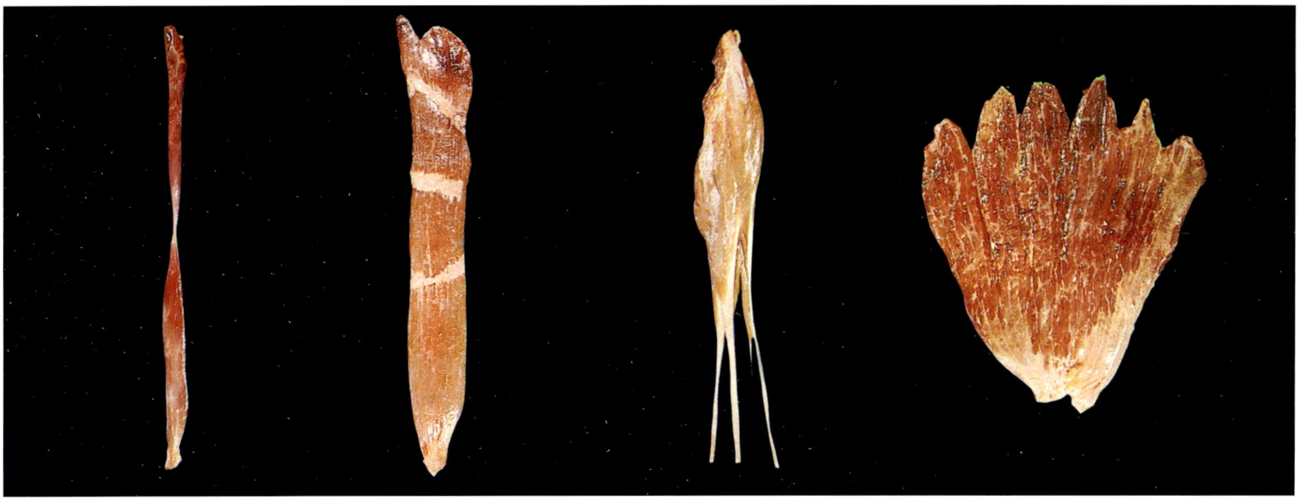

Digástrico
(m. omo-hióideo)

Poligástrico
(m. reto do abdome)

Policaudado
(m. flexor profundo dos dedos)

Serrátil
(m. serrátil anterior)

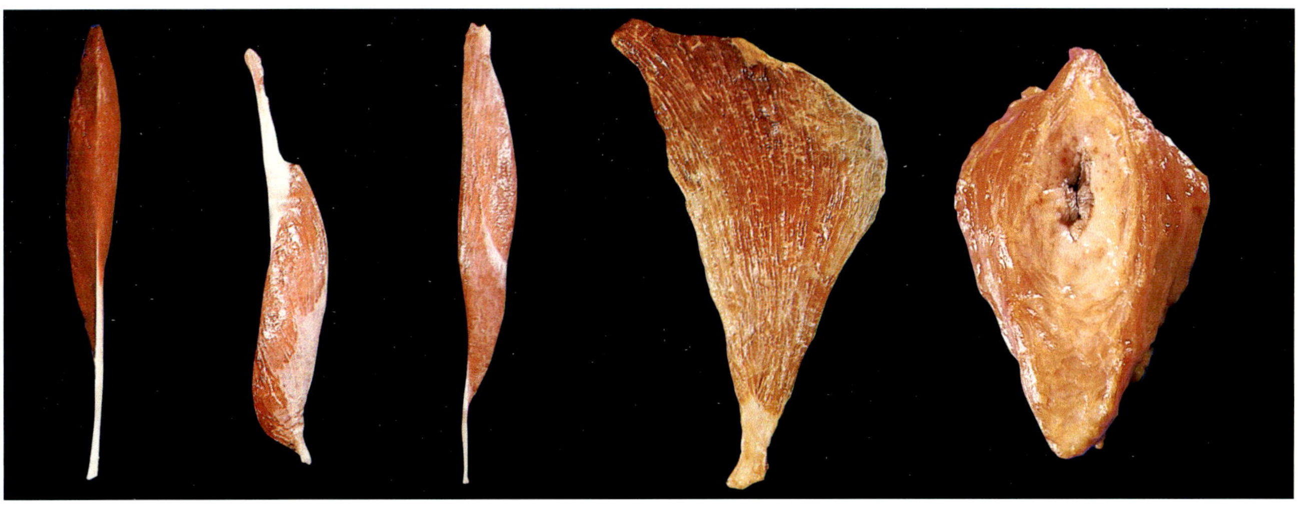

Peniforme
(m. tibial anterior)

Semipeniforme
(m. semimembranáceo)

Semitendíneo
(m. semitendíneo)

Plano
(m. latíssimo do dorso)

Esfíncter
(esfíncter externo do ânus)

O corpo humano possui **uma grande variedade de músculos**. A arquitetura dos músculos depende dos sistemas funcionais nos quais eles estão envolvidos, isto é, os tipos de movimentos, a forma das articulações com seus ligamentos específicos etc. Os próprios movimentos apresentam grande variação individual.

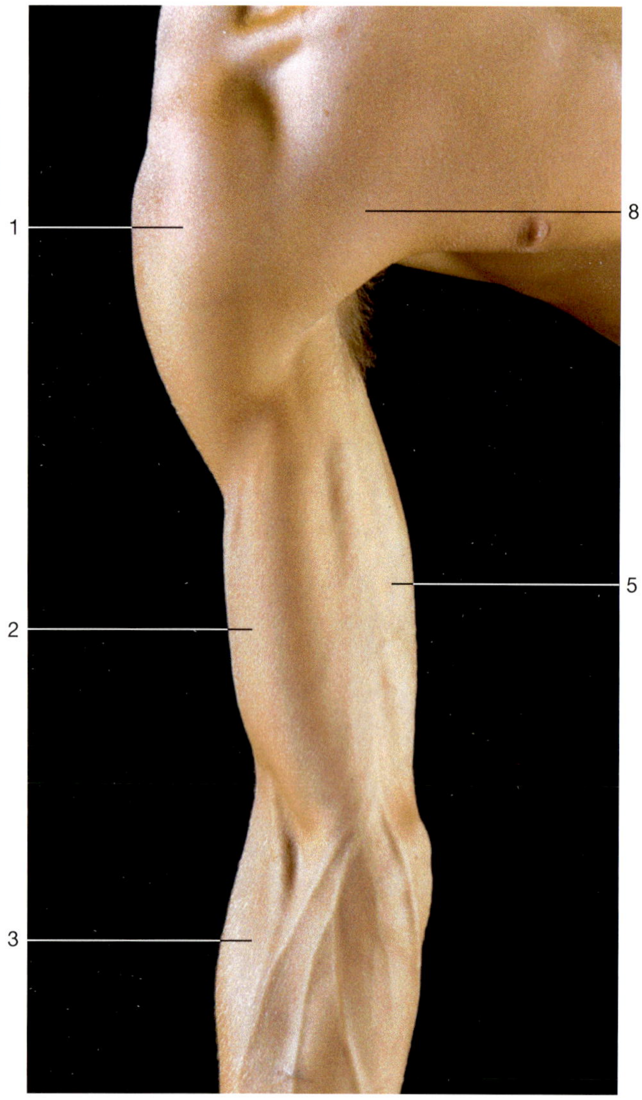

Vista anterior do braço direito. O músculo bíceps braquial aparece levemente contraído. Na região da articulação do cotovelo, várias veias superficiais podem ser identificadas.

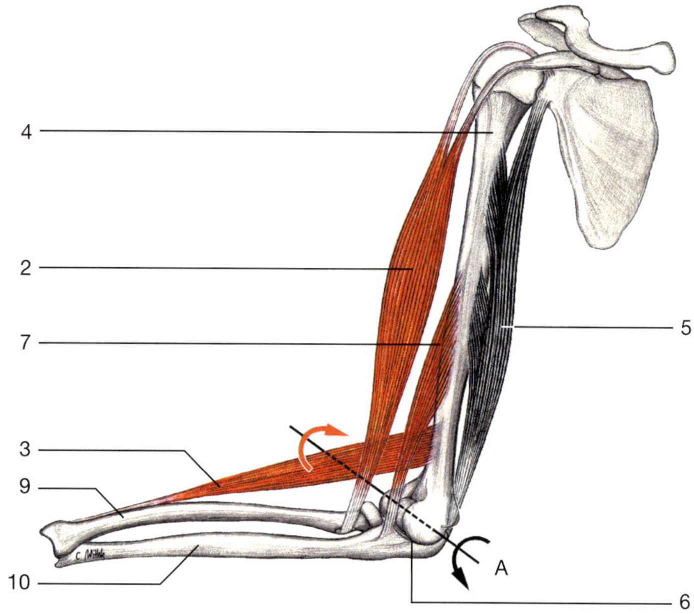

Diagrama ilustrando as posições dos músculos flexores e extensores do braço e seus efeitos sobre a articulação do cotovelo. A = eixo da articulação umeroulnar; setas = direção dos movimentos; vermelho = flexão; preto = extensão.

1 Músculo deltoide
2 Músculo bíceps braquial
3 Músculo braquiorradial
4 Úmero
5 Músculo tríceps braquial
6 Articulação do cotovelo
7 Músculo braquial
8 Músculo peitoral maior
9 Rádio
10 Ulna

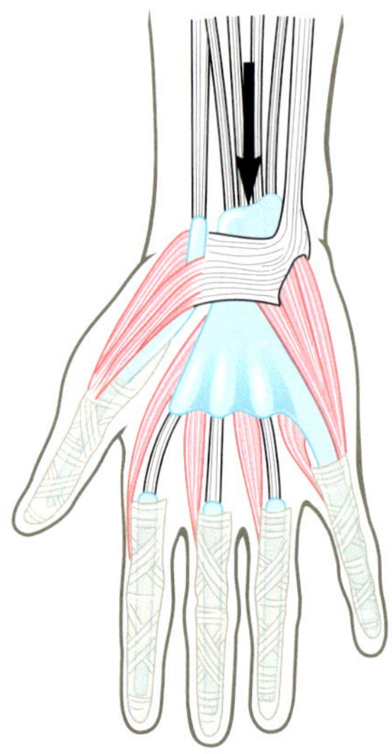

Bainhas sinoviais dos tendões dos músculos flexores (vista palmar da mão direita). **O retináculo dos músculos flexores** protege os tendões dos músculos flexores que atravessam o túnel do carpo (seta).

As articulações são movidas pelos músculos. Os movimentos altamente diferenciados são coordenados por grupos especiais de músculos (**sinergistas**). Seus homólogos são chamados **antagonistas**. Os movimentos só podem ser executados harmoniosamente se a contração dos sinergistas for associada ao relaxamento dos antagonistas correspondentes. Essa interação é controlada pelo sistema nervoso. Com frequência, para realizar movimentos em determinadas direções, os tendões dos músculos precisam ser direcionados pelos ligamentos. Nesses locais, os tendões costumam desenvolver bainhas sinoviais, por exemplo, na articulação do punho ou nos dedos.

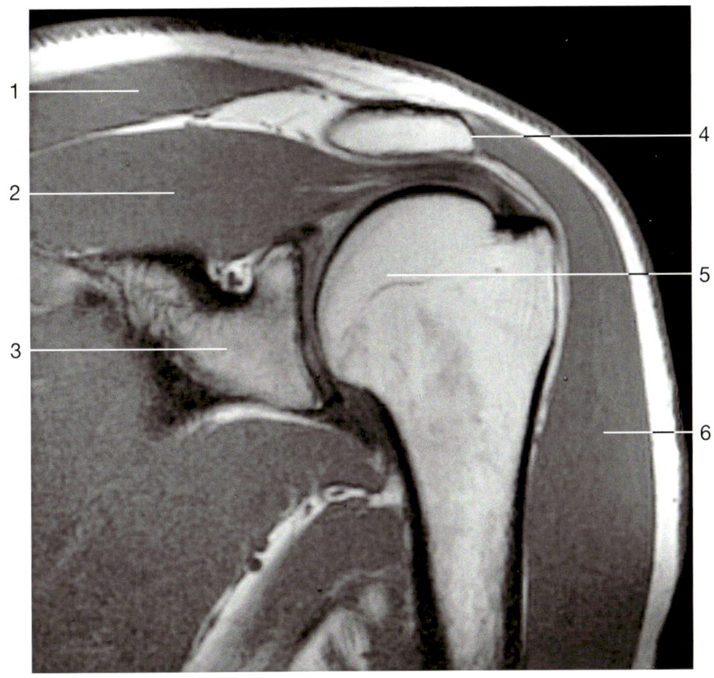

Corte frontal da articulação do ombro (RNM). (De Heuck et al., *Atlas de ressonância magnética do sistema musculoesquelético*, ed. bras. 2012.)

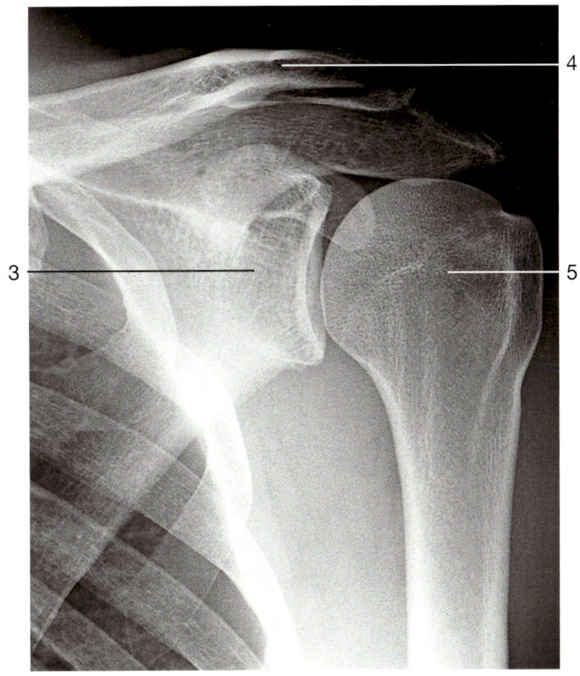

Corte frontal da articulação do ombro (raio X, incidência anteroposterior). (Dr. Holik, Spardorf, Alemanha.)

1 Músculo trapézio
2 Músculo supraespinal
3 Escápula
4 Acrômio
5 Cabeça do úmero
6 Músculo deltoide
7 Cavidade articular da articulação do ombro
8 Cartilagem articular
9 Cavidade articular
10 Úmero

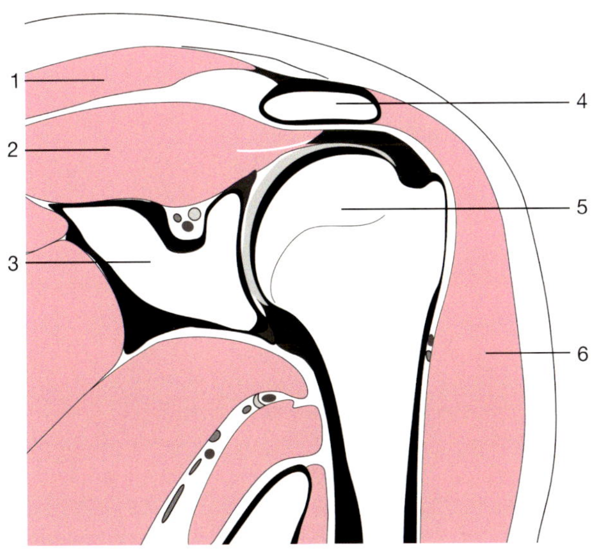

Corte frontal da articulação do ombro (desenho esquemático da RNM acima).

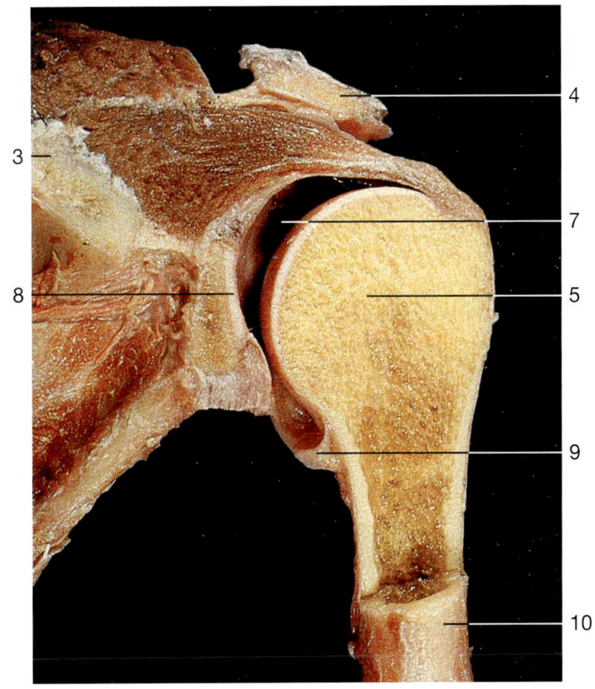

Secção frontal da articulação do ombro (comparar com as duas figuras acima).

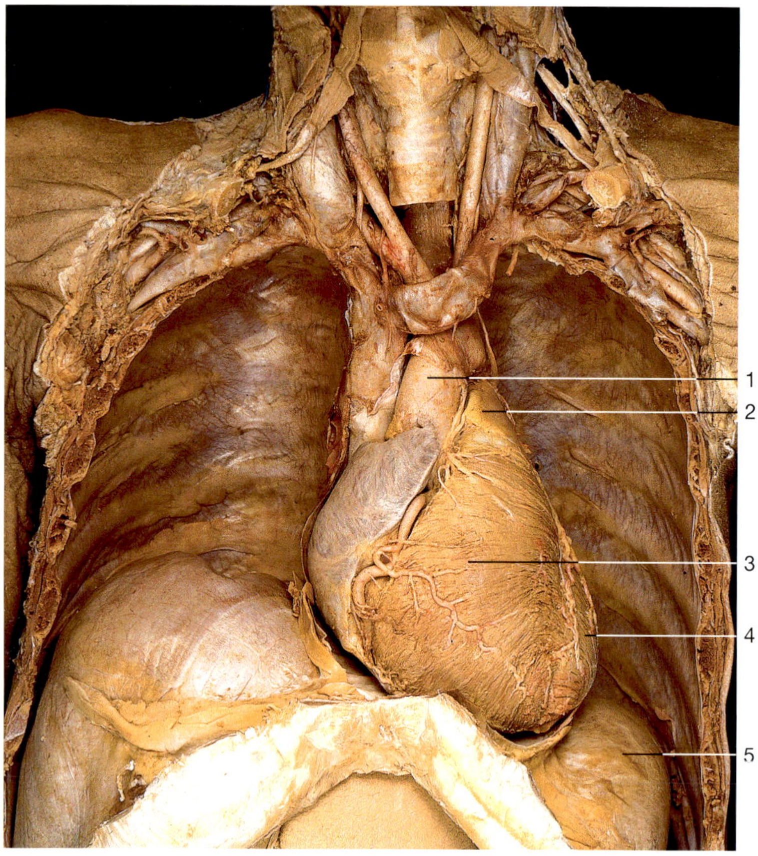

Coração e vasos relacionados *in situ* (vista anterior). Foram removidos a parte anterior da parede torácica, o pericárdio e o epicárdio. A traqueia está seccionada.

1 Aorta
2 Tronco pulmonar
3 Ventrículo direito
4 Ventrículo esquerdo
5 Diafragma
6 Parte abdominal da aorta

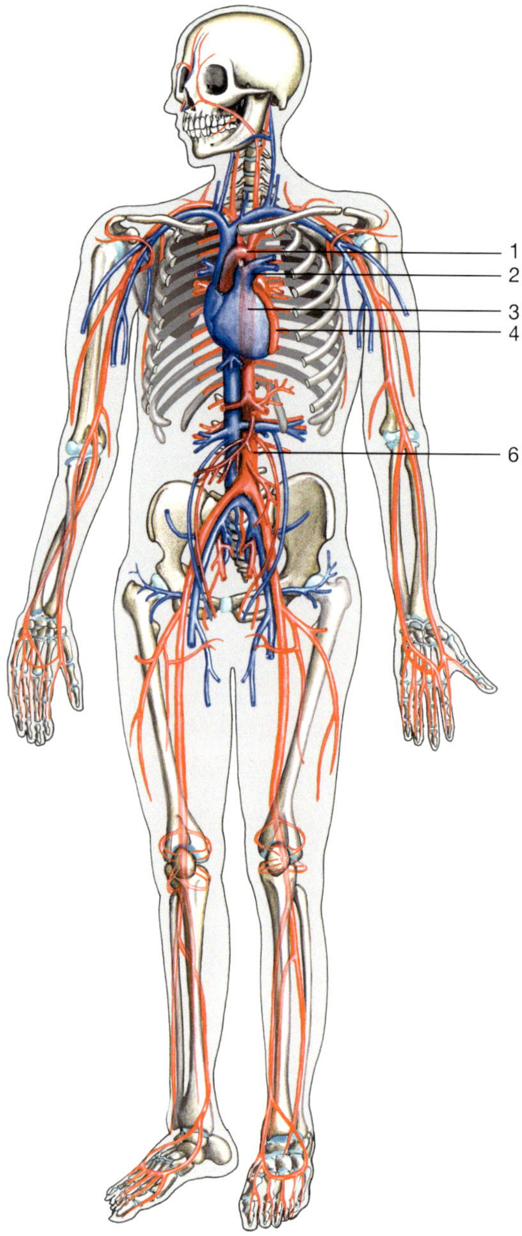

Organização do sistema circulatório com o coração no centro (vista anterior).
Vermelho = artérias; azul = veias.

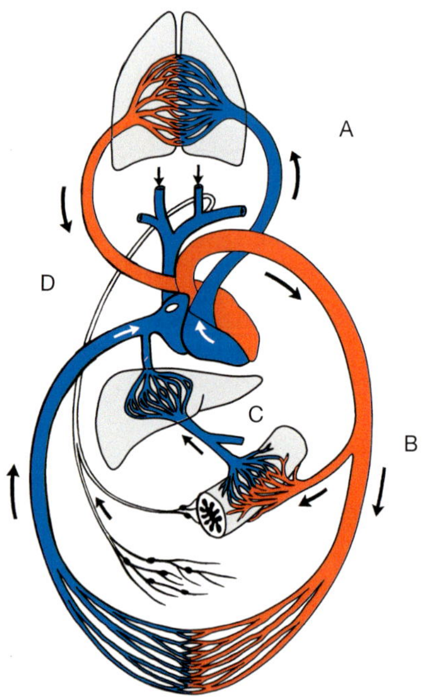

Organização do sistema circulatório no corpo humano.
O centro desse sistema representa o coração.
Vermelho = artérias; azul = veias.

A = circulação pulmonar
B = circulação sistêmica
C = circulação porta
D = circulação linfática

O centro do sistema circulatório é o coração, que está situado na cavidade torácica e em contato com o músculo diafragma. No ventrículo direito, o sangue venoso é coletado e bombeado para o tronco pulmonar e para os pulmões, onde o sangue será oxigenado. As veias pulmonares transportam o sangue para o átrio esquerdo, de onde passa para o ventrículo esquerdo, que o bombeia através da aorta e de seus ramos (artérias) para o corpo humano. As artérias e as veias correm, na maioria das vezes, em paralelo. O sangue venoso dos intestinos chega ao fígado através da veia porta.

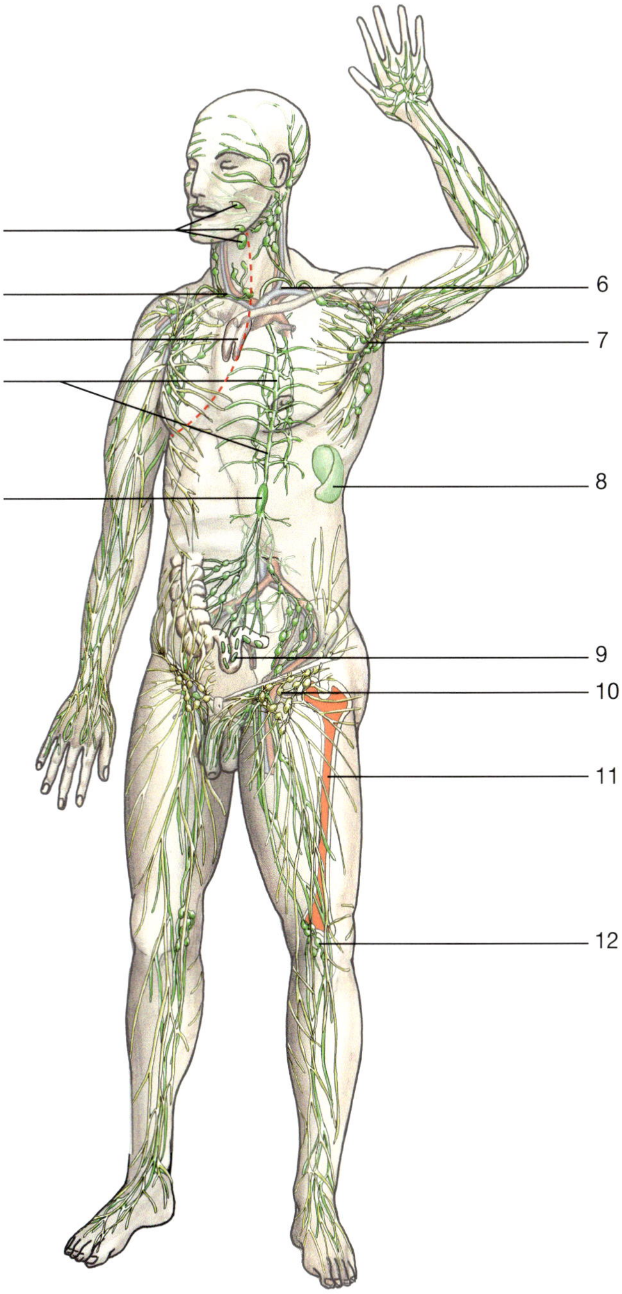

Organização do sistema linfático (vista anterior).
Trajetória dos principais vasos linfáticos e localização dos linfonodos mais importantes do corpo. Linha vermelha = limite dos vasos linfáticos drenando nos ângulos jugulo-subclávios direito e esquerdo.

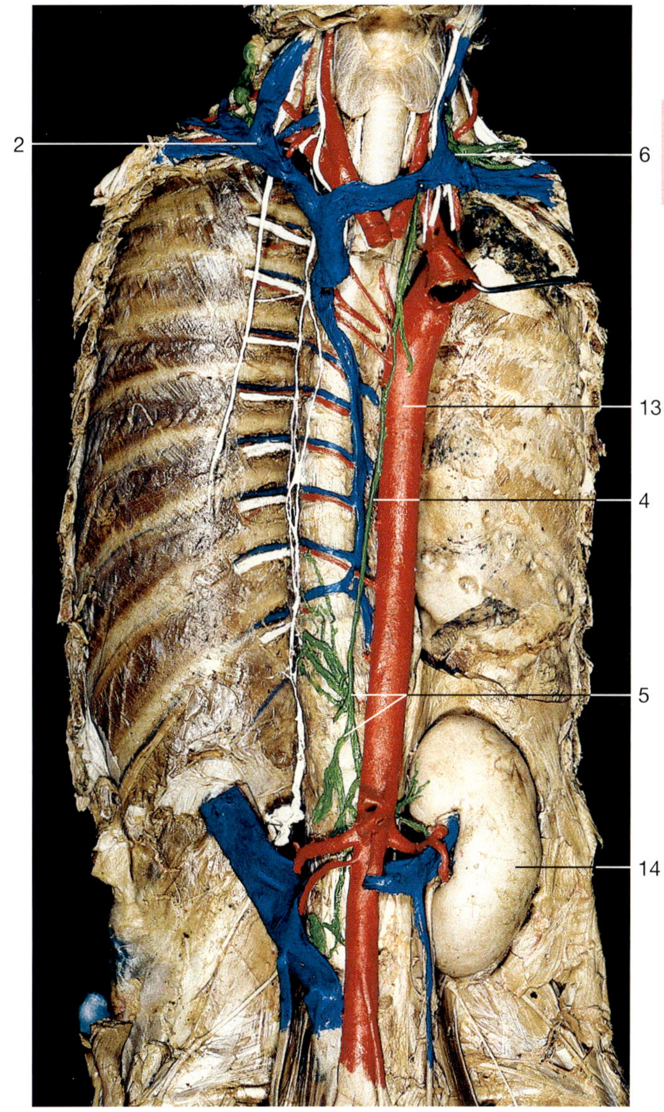

Principais vasos linfáticos do tronco (verde).
Azul = veias; vermelho = artérias; branco = nervos.

1 Tonsilas e linfonodos submandibulares
2 Ângulo jugulo-subclávio direito
3 Remanescentes do timo
4 Ducto torácico
5 Cisterna do quilo
6 Ângulo jugulo-subclávio esquerdo
7 Linfonodos axilares
8 Baço
9 Linfonodos do trato intestinal
10 Linfonodos inguinais
11 Medula óssea
12 Linfonodos da fossa poplítea
13 Aorta
14 Rim esquerdo

Os vasos linfáticos originam-se em meio aos tecidos (capilares linfáticos) e unem-se para formar vasos maiores (ductos coletores). Estes se assemelham às veias, mas possuem paredes muito mais finas, com válvulas, e são interrompidos por linfonodos em intervalos distintos. Um grande número de linfonodos está localizado nas regiões inguinal e axilar, profundamente à mandíbula e ao músculo esternocleidomastóideo, e na raiz do mesentério do intestino delgado. Os vasos linfáticos da metade direita da cabeça, do pescoço, do hemitórax direito e do membro superior direito drenam em direção ao ângulo jugulo-subclávio direito; os vasos linfáticos do restante do corpo drenam em direção ao ângulo jugulo-subclávio esquerdo.

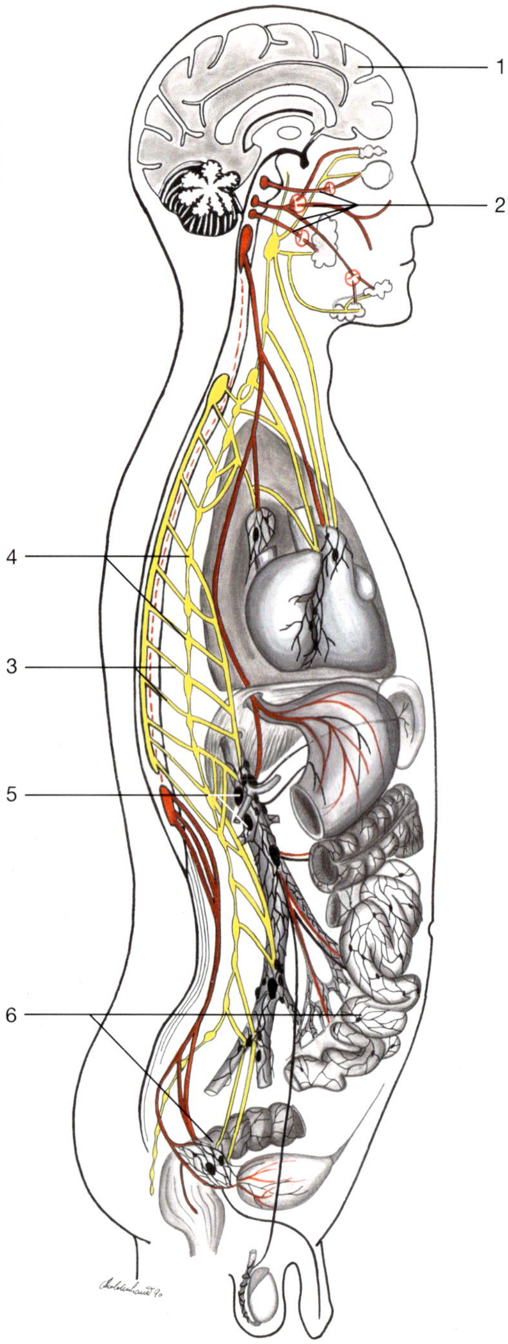

Diagrama ilustrando a **localização das três divisões funcionais do sistema nervoso** (encéfalo, medula espinal e sistema nervoso autônomo). Amarelo = sistema simpático; vermelho = sistema parassimpático.

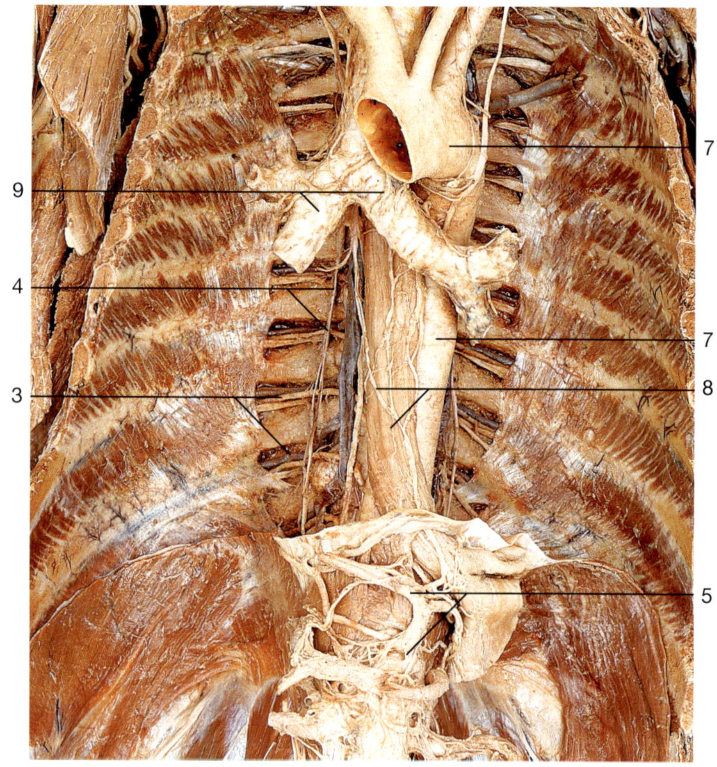

Parte posterior do tronco. Foi dissecado o **plexo celíaco** com suas conexões com o nervo vago e com o tronco simpático.

1 Cérebro
2 Nervos cranianos
3 Nervos espinais
4 Tronco simpático
5 Plexo celíaco
6 Plexo nervoso do sistema autônomo
7 Aorta
8 Nervo vago e esôfago
9 Bifurcação da traqueia

O sistema nervoso pode ser dividido funcionalmente em três partes distintas:

1. A parte cranial, que compreende os principais órgãos dos sentidos e o encéfalo.
2. A medula espinal, que apresenta estrutura segmentar e funciona, principalmente, como um órgão de reflexos.
3. O sistema nervoso autônomo, que controla as funções involuntárias (controle subconsciente) de órgãos e tecidos. A parte autonômica do sistema nervoso forma diversos e delicados plexos próximos ou no interior dos órgãos. Em algumas regiões, esses plexos contêm conjuntos de células nervosas (gânglios pré-vertebrais e intramurais).

Os nervos espinais se originam a partir da medula espinal, em intervalos regulares. Os ramos ventrais dos nervos espinais formam os plexos cervical e braquial, que inervam o membro superior, e os ramos ventrais dos nervos espinais lombares e sacrais formam o plexo lombossacral, que inerva a pelve, os órgãos genitais e os membros inferiores.

2 Cabeça e Pescoço

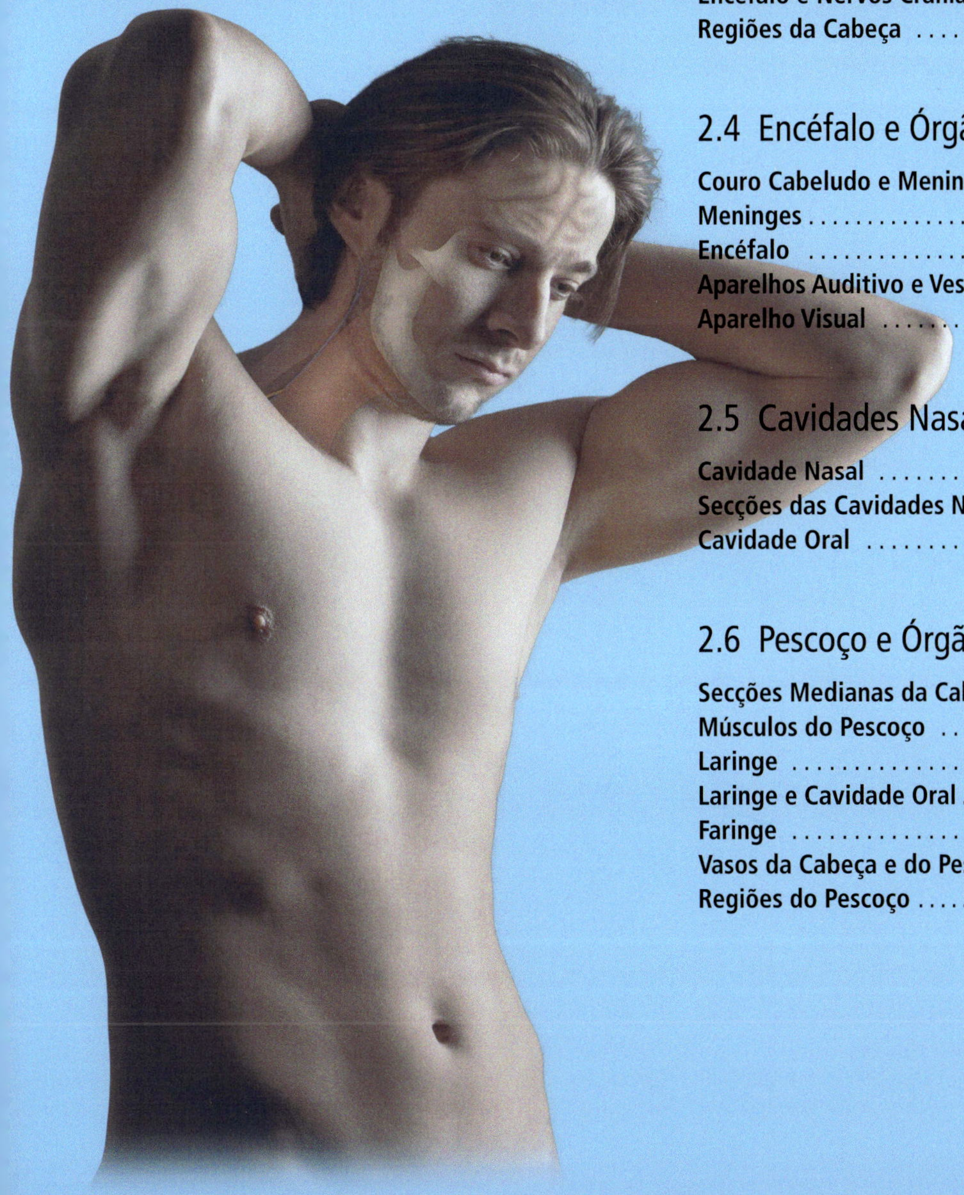

2.1 Crânio

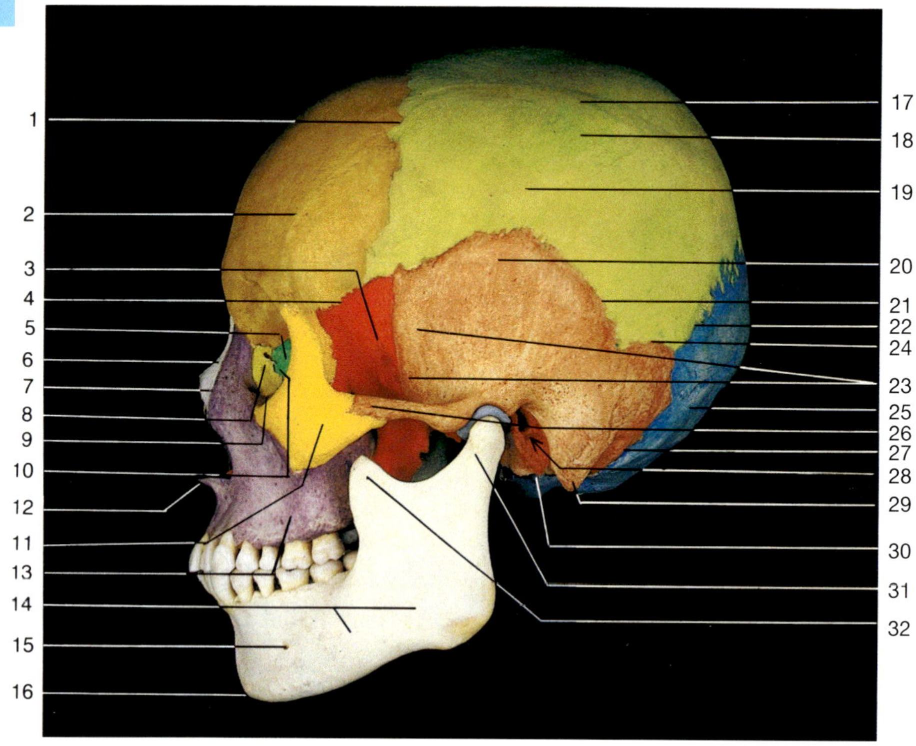

Arquitetura geral do crânio (vista lateral). Os diferentes ossos estão indicados em cores (comparar com a tabela).

1 Sutura coronal
2 Osso frontal
3 Osso esfenoide
4 Sutura esfenofrontal
5 Osso etmoide
6 Osso nasal
7 Sutura nasomaxilar
8 Osso lacrimal
9 Sutura lacrimomaxilar
10 Sutura etmoidolacrimal
11 Osso zigomático
12 Espinha nasal anterior
13 Maxila
14 Mandíbula
15 Forame mentual
16 Protuberância mentual
17 Linha temporal superior
18 Linha temporal inferior
19 Osso parietal
20 Osso temporal
21 Sutura escamosa
22 Sutura lambdóidea
23 Fossa temporal
24 Sutura parietomastóidea
25 Osso occipital
26 Arco zigomático
27 Sutura occipitomastóidea
28 Meato acústico externo
29 Processo mastoide
30 Parte timpânica do osso temporal
31 Processo condilar da mandíbula
32 Processo coronoide da mandíbula

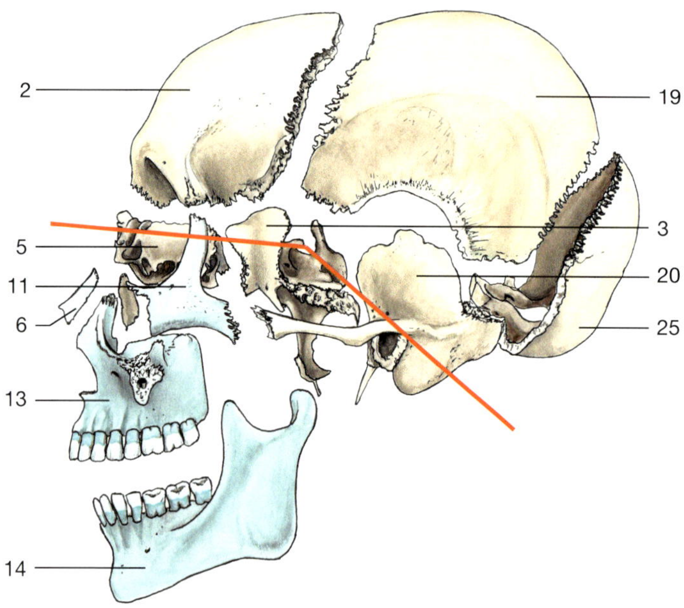

Crânio desarticulado (vista lateral). Os ossos da face estão pintados em azul. Linha vermelha = ângulo do clivo.

2	Frontal (amarelo-escuro)	Ossos do neurocrânio
19	Parietal (verde-claro)	
3	Asa maior do esfenoide (vermelho)	
25	Escama occipital (azul)	
20	Parte escamosa do temporal (marrom)	
5	Etmoide (verde-escuro)	Base do crânio
3	Esfenoide (vermelho)	
	Temporal, excluindo a parte escamosa (marrom)	
30	Parte timpânica do temporal (marrom-escuro)	
	Occipital, excluindo a escama (azul)	
6	Nasal (branco)	Ossos do viscerocrânio
8	Lacrimal (verde-claro)	
	Concha nasal inferior	
	Vômer	
11	Zigomático (amarelo)	
	Palatino	
13	Maxila (roxo)	
14	Mandíbula (branco)	
	Martelo, Bigorna, Estribo } na parte petrosa do temporal	Ossículos da audição
	Hioide	

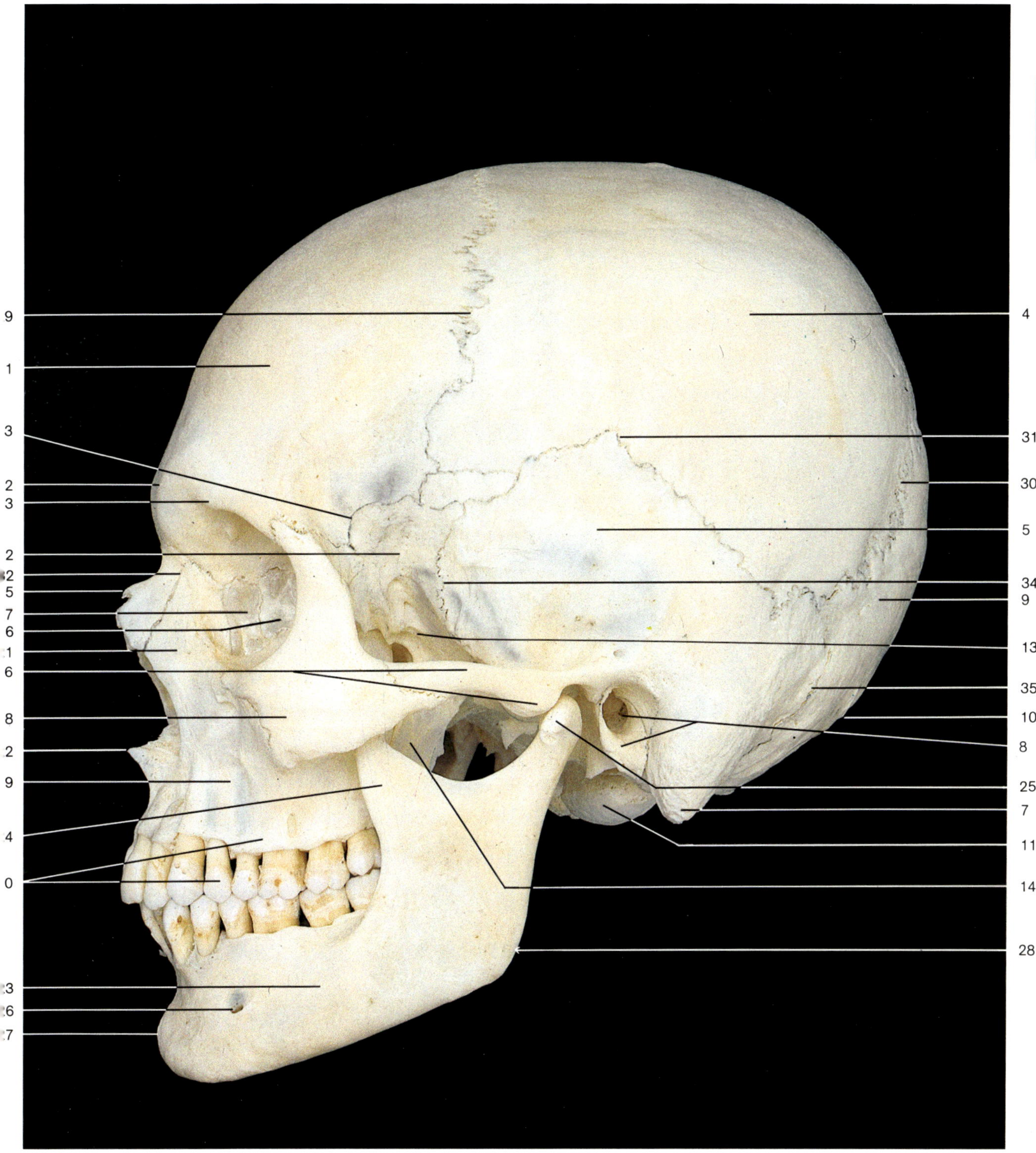

Vista lateral do crânio.

1 Osso frontal
2 Glabela
3 Margem supraorbital
4 Osso parietal
5 Osso temporal (parte escamosa)
6 Processo zigomático (tubérculo articular)
7 Processo mastoide
8 Parte timpânica e meato acústico externo
9 Osso occipital (escama occipital)
10 Protuberância occipital externa
11 Côndilo occipital
12 Osso esfenoide (asa maior)
13 Crista infratemporal do osso esfenoide
14 Processo pterigoide (lâmina lateral)
15 Osso nasal
16 Osso etmoide (parte orbital)
17 Osso lacrimal
18 Osso zigomático
19 Maxila (corpo)
20 Processo alveolar e dentes
21 Processo frontal
22 Espinha nasal anterior
23 Mandíbula (corpo)
24 Processo coronoide
25 Processo condilar da mandíbula
26 Forame mentual
27 Protuberância mentual
28 Ângulo da mandíbula

Suturas

29 Sutura coronal
30 Sutura lambdóidea
31 Sutura escamosa
32 Sutura nasomaxilar
33 Sutura esfenofrontal
34 Sutura esfenoescamosa
35 Sutura occipitomastóidea

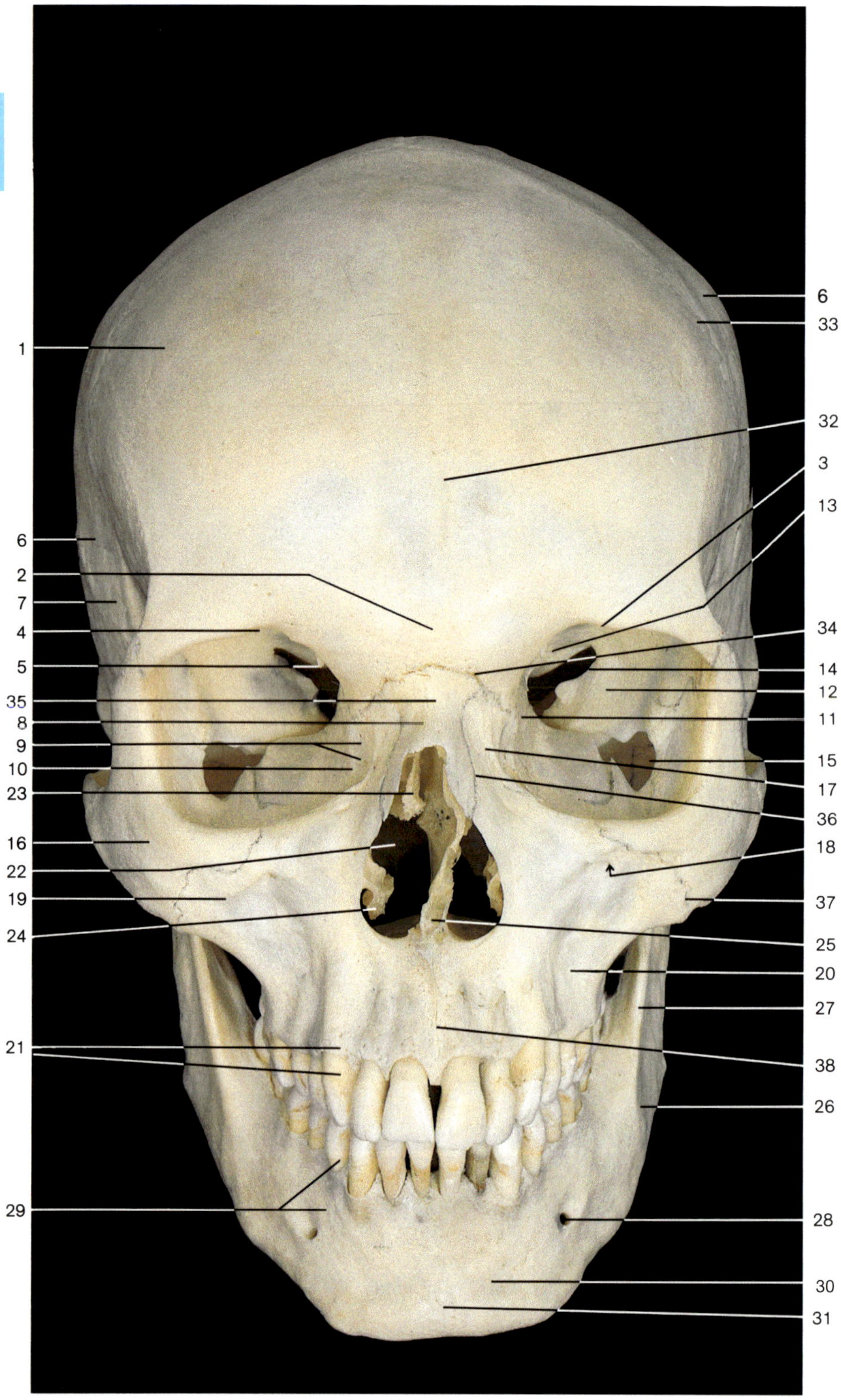

1 Osso frontal
2 Glabela
3 Margem supraorbital
4 Incisura supraorbital
5 Espinha troclear
6 Osso parietal
7 Osso temporal
8 Osso nasal

Órbita
9 Osso lacrimal
10 Crista lacrimal posterior
11 Osso etmoide

Osso esfenoide
12 Asa maior do osso esfenoide
13 Asa menor do osso esfenoide
14 Fissura orbital superior
15 Fissura orbital inferior
16 Osso zigomático

Maxila
17 Processo frontal
18 Forame infraorbital
19 Processo zigomático
20 Corpo da maxila
21 Processo alveolar com os dentes

Cavidade nasal
22 Abertura nasal anterior
23 Concha nasal média
24 Concha nasal inferior
25 Septo nasal, vômer

Mandíbula
26 Corpo da mandíbula
27 Ramo da mandíbula
28 Forame mentual
29 Parte alveolar com os dentes
30 Base da mandíbula
31 Protuberância mentual

Suturas
32 Sutura frontal
33 Sutura coronal
34 Sutura frontonasal
35 Sutura internasal
36 Sutura nasomaxilar
37 Sutura zigomaticomaxilar
38 Sutura intermaxilar

Vista anterior do crânio.

O crânio compreende um mosaico de numerosos ossos complexos que formam a cavidade craniana, protegendo o encéfalo (**neurocrânio**) e várias cavidades, como a nasal e a oral na região da face. O neurocrânio é formado por grandes placas ósseas que se desenvolvem diretamente das lâminas adjacentes de tecido conjuntivo (**desmocrânio**). Os ossos da base do crânio são formados a partir de tecido cartilagíneo (**condrocrânio**), que se ossifica secundariamente. O **esqueleto visceral** – que, nos peixes, origina as guelras – transformou-se, nos vertebrados superiores, nos ossos da mastigação e do aparelho auditivo (maxila, mandíbula, ossículos da audição e osso hioide).

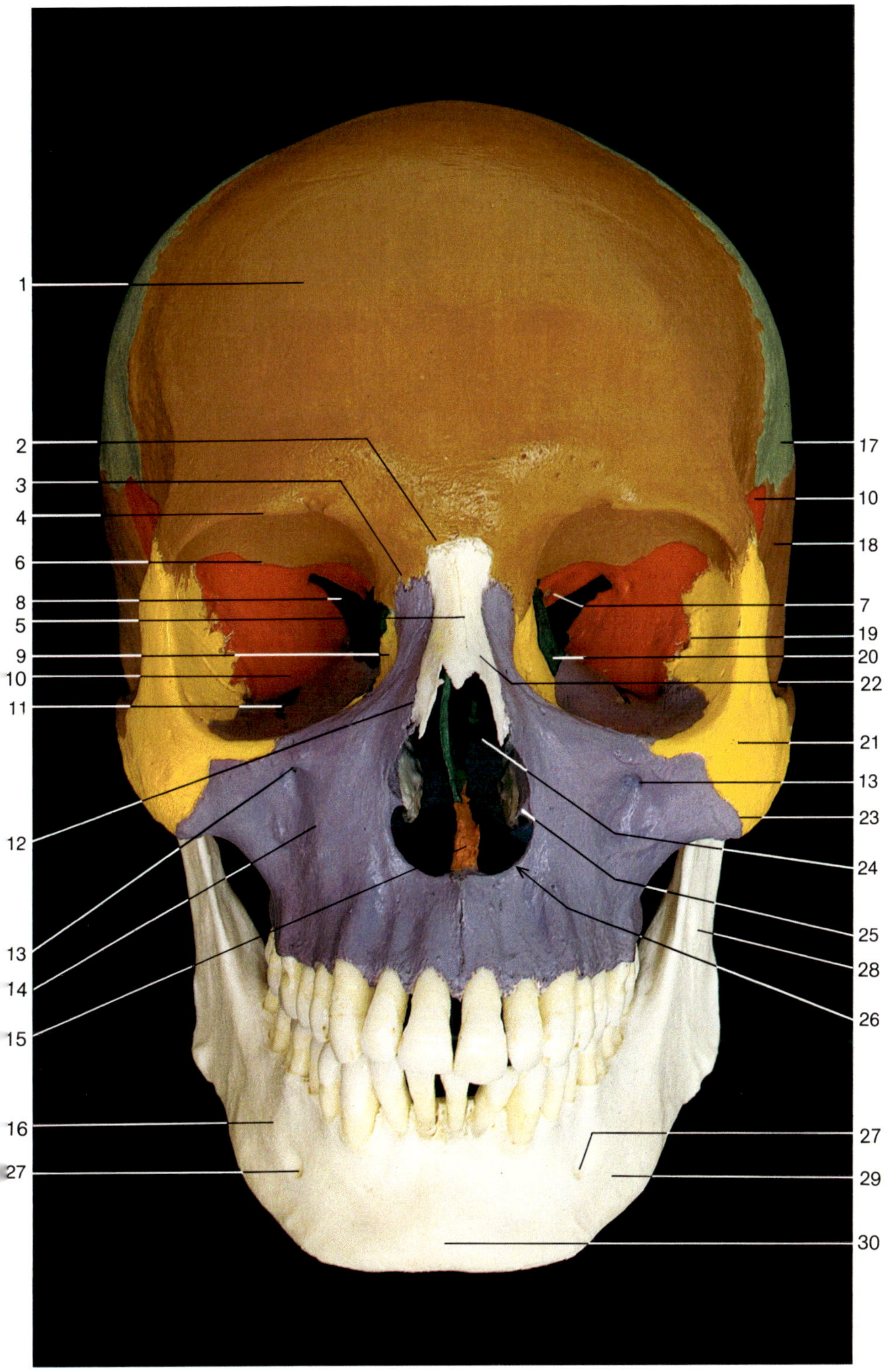

1 Osso frontal
2 Sutura frontonasal
3 Sutura frontomaxilar
4 Margem supraorbital
5 Sutura internasal
6 Sutura esfenofrontal
7 Canal óptico na asa menor do esfenoide
8 Fissura orbital superior
9 Osso lacrimal
10 Osso esfenoide (asa maior)
11 Fissura orbital inferior
12 Sutura nasomaxilar
13 Forame infraorbital
14 Maxila
15 Vômer
16 Corpo da mandíbula
17 Osso parietal
18 Osso temporal
19 Sutura esfenozigomática
20 Osso etmoide
21 Osso zigomático
22 Osso nasal
23 Sutura zigomaticomaxilar
24 Concha nasal média
25 Concha nasal inferior
26 Abertura nasal anterior
27 Forame mentual
28 Ramo da mandíbula
29 Base da mandíbula
30 Protuberância mentual

Ossos

Marrom	=	osso frontal
Verde-claro	=	osso parietal
Marrom-escuro	=	osso temporal
Vermelho	=	osso esfenoide
Amarelo	=	osso zigomático
Verde-escuro	=	osso etmoide
Amarelo	=	osso lacrimal
Laranja	=	vômer
Roxo	=	maxila
Branco	=	osso nasal
Branco	=	mandíbula

Vista anterior do crânio (ossos diferenciados por cores).

As próximas séries de imagens estão organizadas de modo a tornar compreensível o padrão em mosaico do crânio. Começa com os ossos da **base do crânio** (esfenoide e occipital), aos quais os outros ossos são gradualmente adicionados. O viscerocrânio é constituído a partir do osso etmoide, ao qual estão conectados lateralmente o osso palatino e a maxila; os pequenos ossos nasal e lacrimal preenchem os espaços restantes. As cartilagens permanecem apenas na parte externa do nariz.

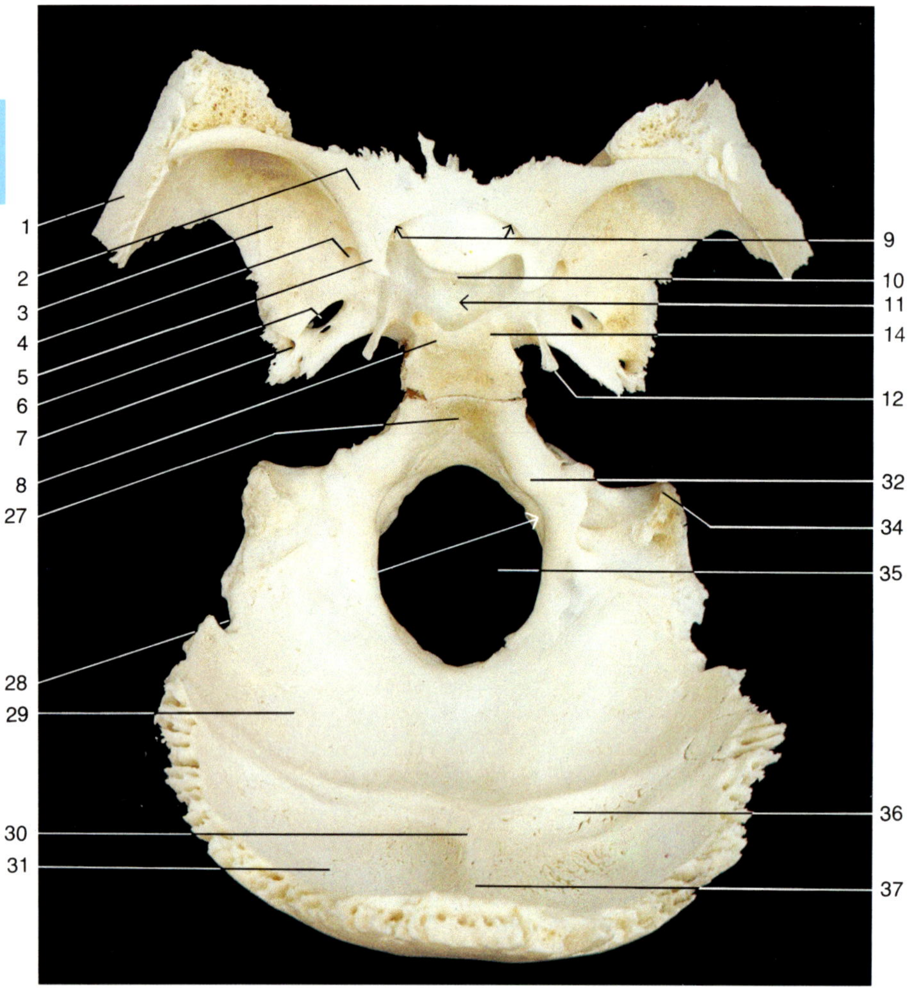

Ossos esfenoide e occipital (vista superior).

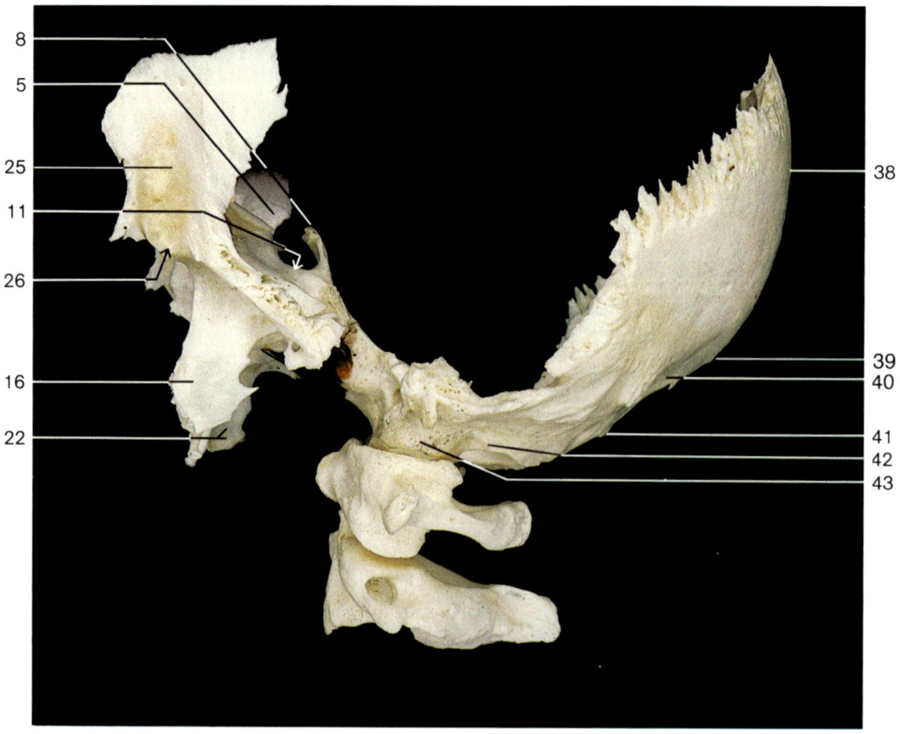

Ossos esfenoide e occipital articulados com o atlas e o áxis (primeira e segunda vértebras cervicais) (vista lateral esquerda).

Osso esfenoide
1 Asa maior
2 Asa menor
3 Face cerebral da asa maior
4 Forame redondo
5 Processo clinoide anterior
6 Forame oval
7 Forame espinhoso
8 Dorso da sela
9 Canal óptico
10 Sulco pré-quiasmático
11 Fossa hipofisial (sela turca)
12 Língula esfenoidal
13 Abertura do seio esfenoidal
14 Processo clinoide posterior
15 Canal pterigóideo
16 Lâmina lateral do processo pterigoide
17 Incisura pterigóidea
18 Hâmulo pterigóideo
19 Face orbital da asa maior
20 Crista esfenoidal
21 Rostro esfenoidal
22 Lâmina medial do processo pterigoide
23 Fissura orbital superior
24 Espinha do osso esfenoidal
25 Face temporal da asa maior
26 Crista infratemporal

Osso occipital
27 Clivo da parte basilar do osso occipital
28 Canal do nervo hipoglosso
29 Fossa cerebelar
30 Protuberância occipital interna
31 Fossa cerebral
32 Tubérculo jugular
33 Canal condilar
34 Processo jugular
35 Forame magno
36 Sulco do seio transverso
37 Sulco do seio sagital superior
38 Escama occipital
39 Protuberância occipital externa
40 Linha nucal superior
41 Linha nucal inferior
42 Fossa condilar
43 Côndilo occipital
44 Tubérculo faríngeo
45 Crista occipital externa

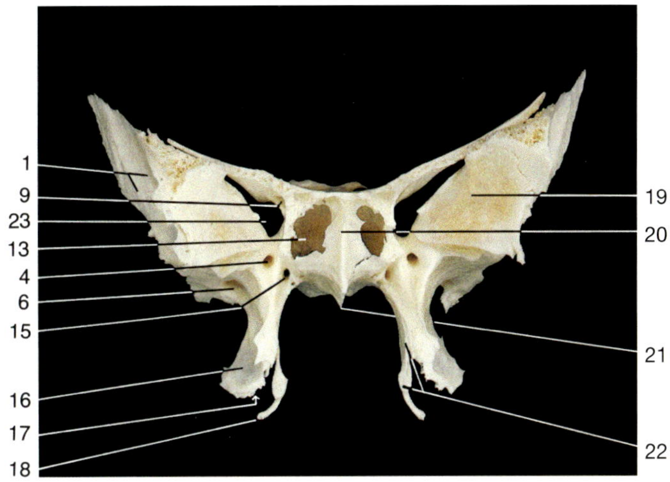

Osso esfenoide (vista anterior).

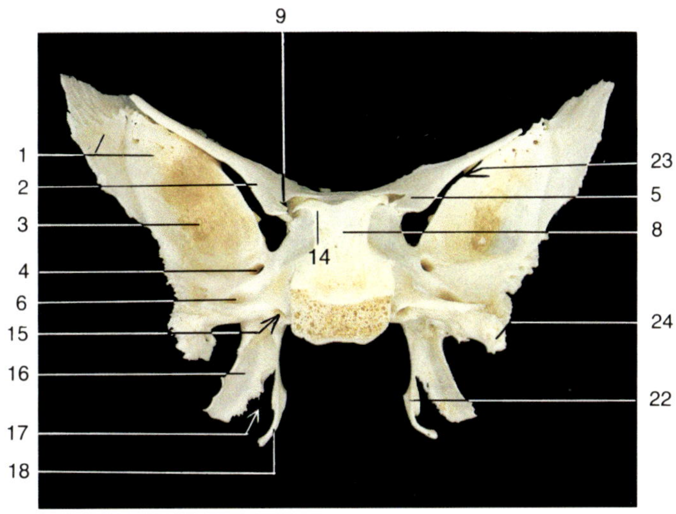

Osso esfenoide (vista posterior).

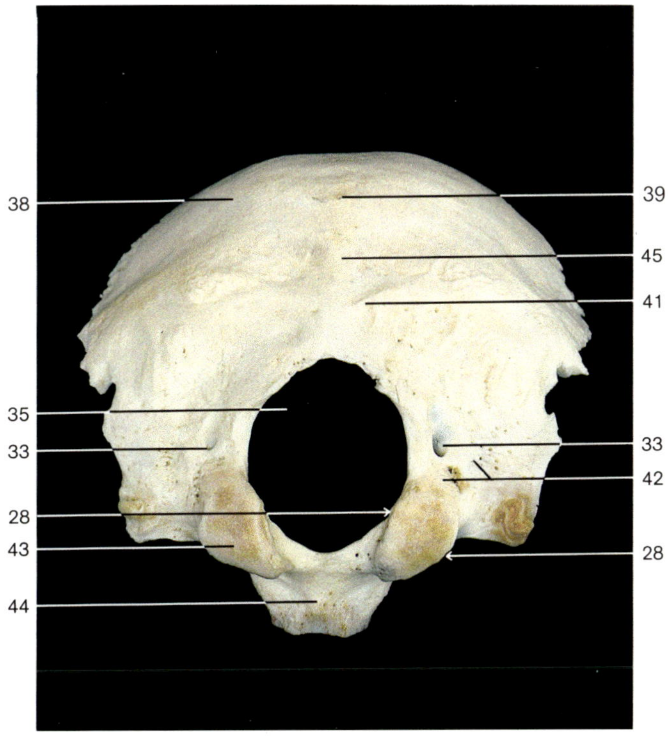

Osso occipital (vista inferior).

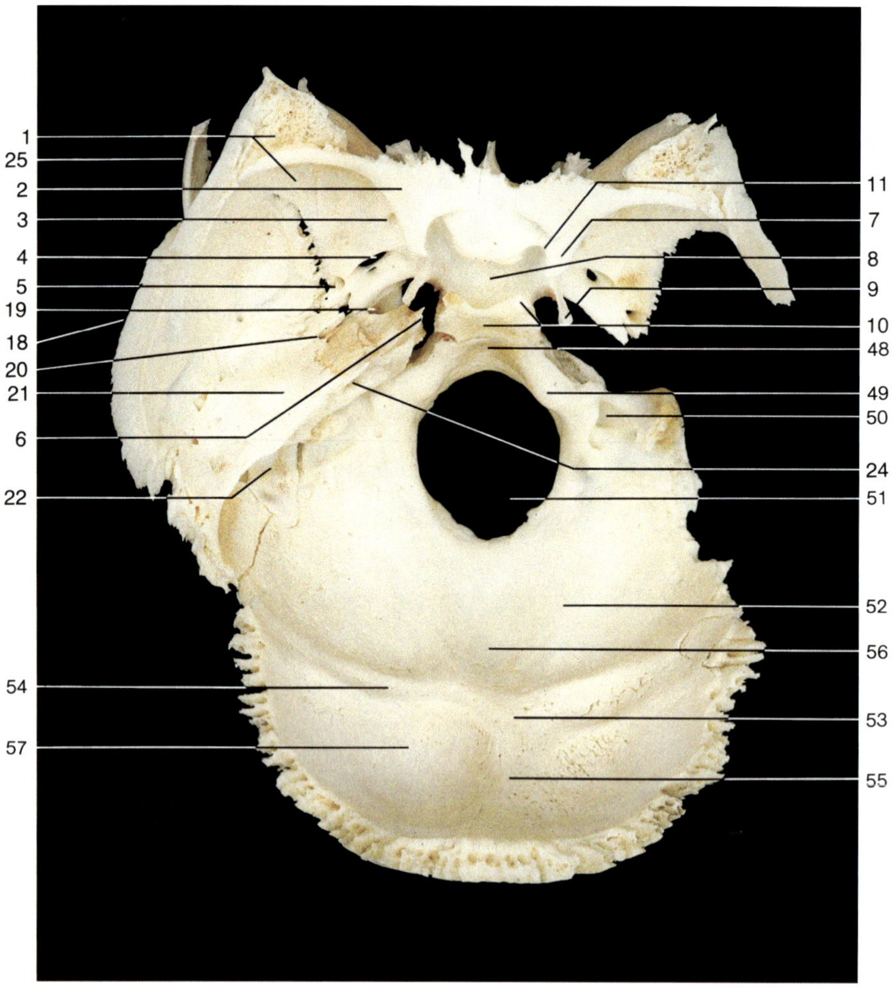

Ossos esfenoide, occipital e temporal esquerdo (vista superior). Vista interna da base do crânio. O osso temporal esquerdo foi adicionado à figura anterior.

Osso esfenoide

1 Asa maior
2 Asa menor
3 Forame redondo
4 Forame oval
5 Forame espinhoso
6 Forame lacerado
7 Processo clinoide anterior
8 Fossa hipofisial (sela turca)
9 Língula esfenoidal
10 Dorso da sela e processo clinoide posterior
11 Canal óptico
12 Rostro esfenoidal
13 Lâmina medial do processo pterigoide
14 Lâmina lateral do processo pterigoide
15 Hâmulo pterigóideo
16 Crista infratemporal
17 Corpo do osso esfenoide

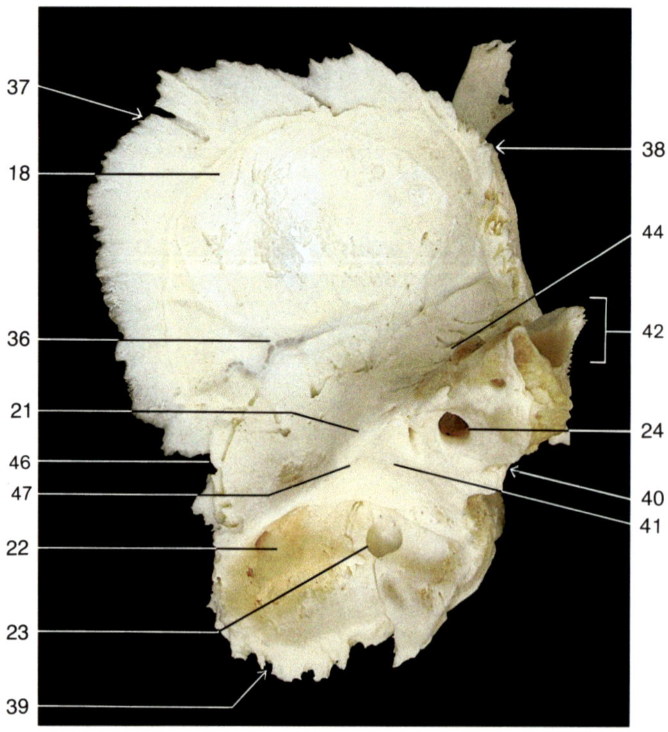

Osso temporal esquerdo (vista medial).

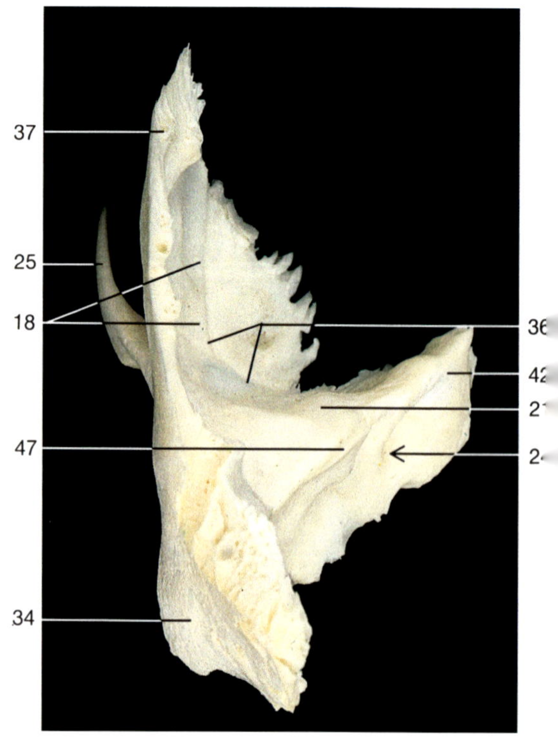

Osso temporal esquerdo (vista superior).

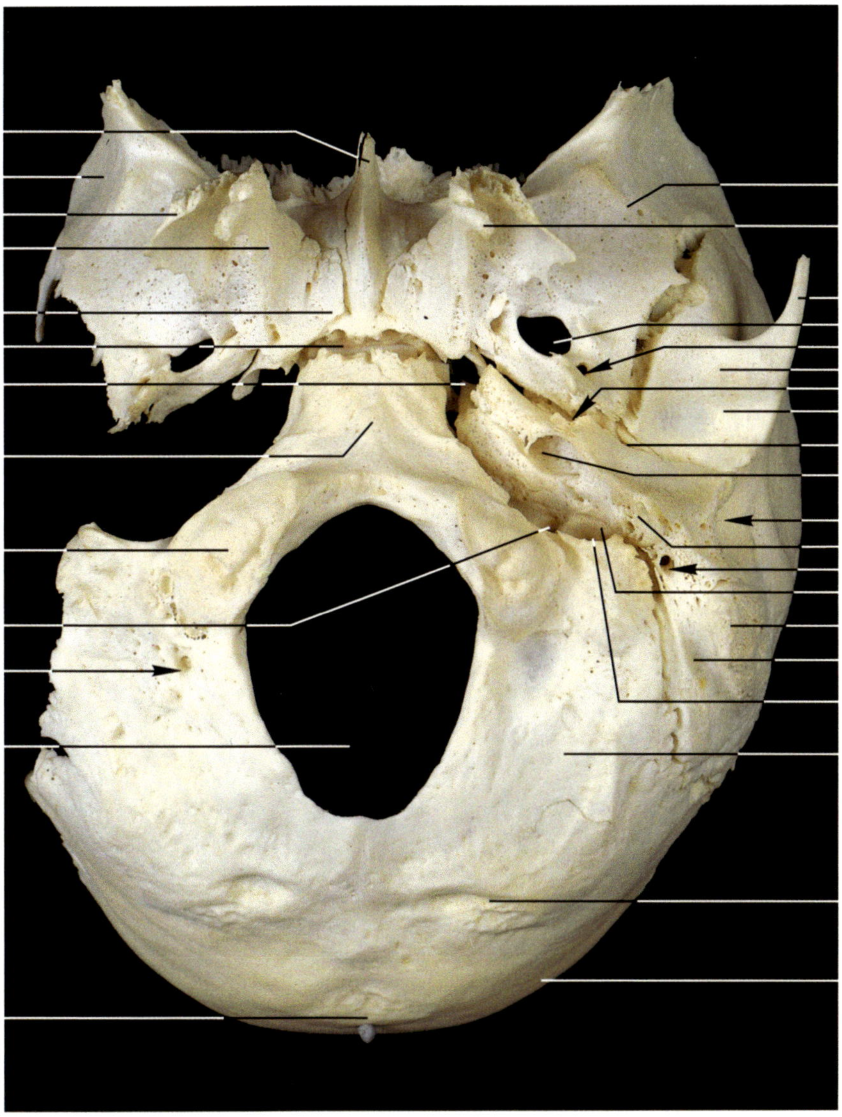

Ossos esfenoide, occipital e temporal esquerdo. Base do crânio (vista externa).

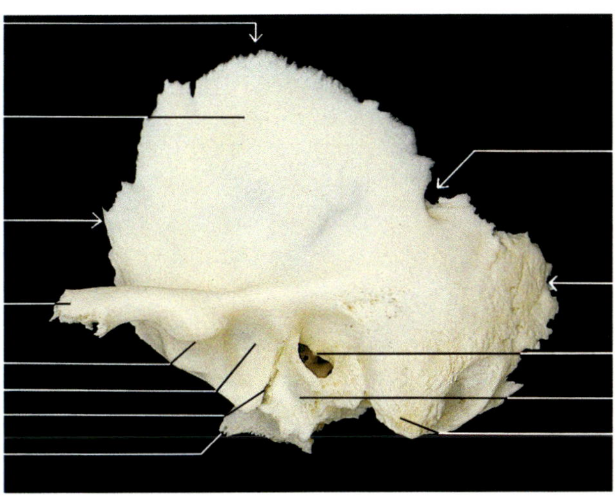

Osso temporal esquerdo (vista lateral).

Osso temporal

18 Parte escamosa
19 Canal carótico
20 Hiato do canal do nervo petroso maior
21 Eminência arqueada
22 Sulco do seio sigmóideo
23 Forame mastóideo
24 Meato acústico interno
25 Processo zigomático
26 Fossa mandibular
27 Fissura petrotimpânica
28 Canal musculotubário (parte óssea da tuba auditiva)
29 Meato acústico externo
30 Processo estiloide (incompleto)
31 Forame estilomastóideo
32 Canalículo mastóideo
33 Fossa jugular
34 Processo mastoide
35 Incisura mastóidea
36 Sulco da artéria meníngea média
37 Margem parietal
38 Margem esfenoidal
39 Margem occipital
40 Canalículo da cóclea
41 Aqueduto do vestíbulo
42 Ápice da parte petrosa
43 Parte timpânica
44 Impressão trigeminal
45 Tubérculo articular
46 Incisura parietal
47 Sulco do seio petroso superior

Osso occipital

48 Clivo
49 Tubérculo jugular
50 Canal condilar
51 Forame magno
52 Parte inferior da escama occipital (fossa cerebelar)
53 Protuberância occipital interna
54 Sulco do seio transverso
55 Sulco do seio sagital superior
56 Crista occipital interna
57 Parte superior da escama occipital (fossa cerebral)
58 Côndilo occipital
59 Plano occipital
60 Linha nucal superior
61 Protuberância occipital externa
62 Forame jugular
63 Linha nucal inferior
64 Tubérculo faríngeo
65 Sincondrose esfenoccipital

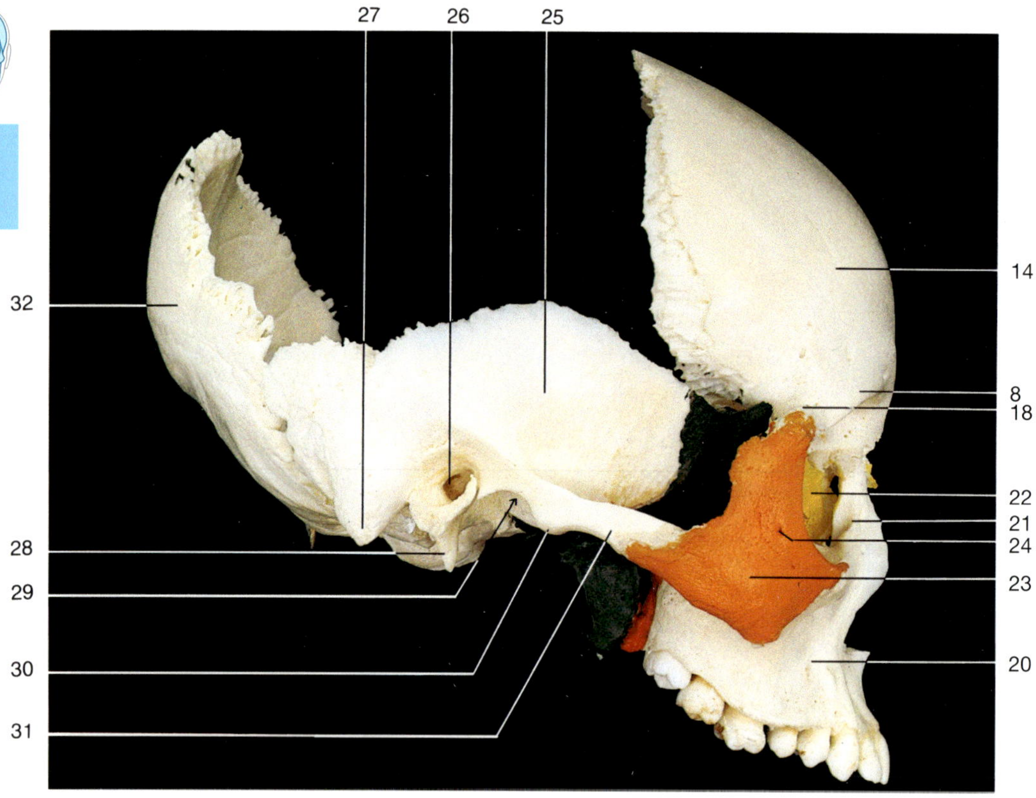

Parte de um crânio desarticulado (vista lateral direita). O osso frontal e a maxila são conectados com o temporal pelo osso zigomático (laranja). Esfenoide (preto), palatino (vermelho), lacrimal (amarelo).

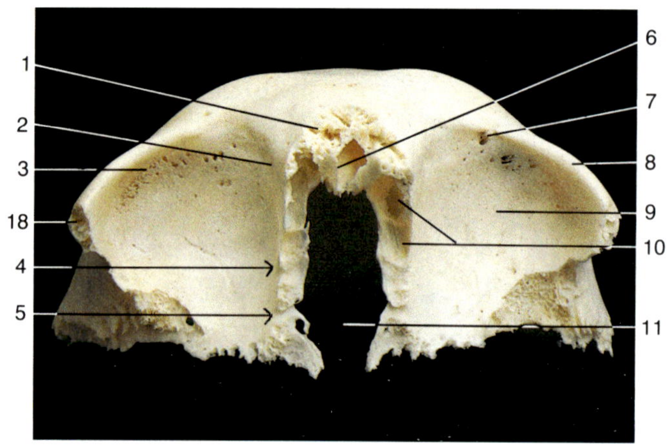

Osso frontal (vista inferior). As fovéolas etmoidais recobrem as células etmoidais do osso etmoide.

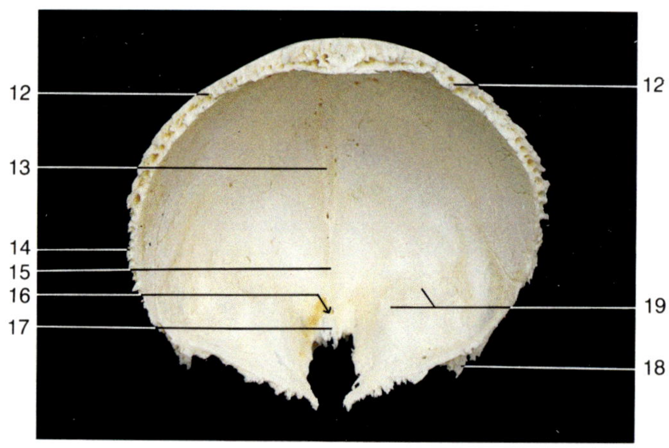

Osso frontal (vista posterior).

Osso frontal

1 Margem nasal
2 Fóvea troclear
3 Fossa da glândula lacrimal
4 Forame etmoidal anterior
5 Forame etmoidal posterior
6 Espinha nasal
7 Incisura supraorbital
8 Margem supraorbital
9 Parte orbital
10 Teto das células etmoidais
11 Incisura etmoidal
12 Margem parietal
13 Sulco do seio sagital superior
14 Escama frontal
15 Crista frontal
16 Forame cego
17 Espinha nasal
18 Processo zigomático do osso frontal
19 Jugo cerebral

Ossos do viscerocrânio

20 Maxila
21 Processo frontal da maxila
22 Osso lacrimal (amarelo)
23 Osso zigomático (laranja)
24 Forame zigomaticofacial

Osso temporal

25 Parte escamosa do osso temporal
26 Meato acústico externo
27 Processo mastoide
28 Processo estiloide
29 Fossa mandibular
30 Tubérculo articular
31 Processo zigomático

Osso occipital

32 Escama occipital

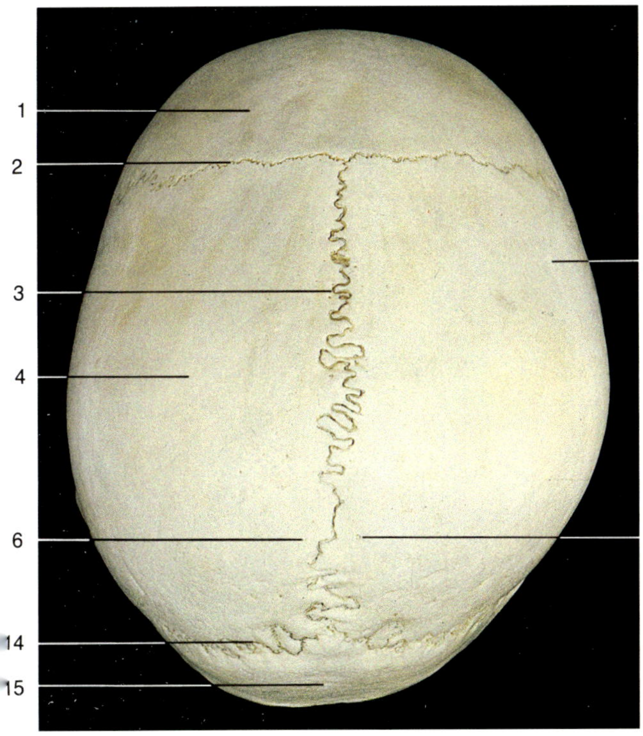

Calvária (vista superior).

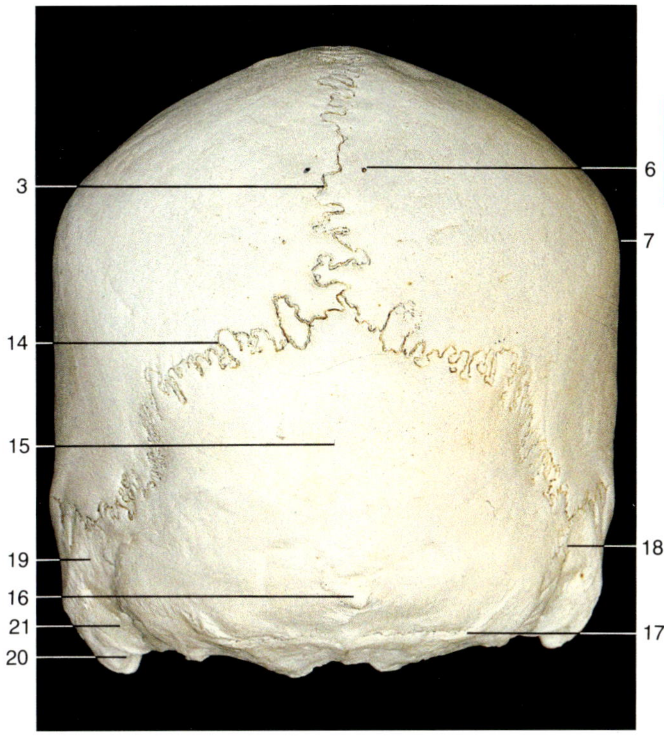

Calvária (vista posterior).

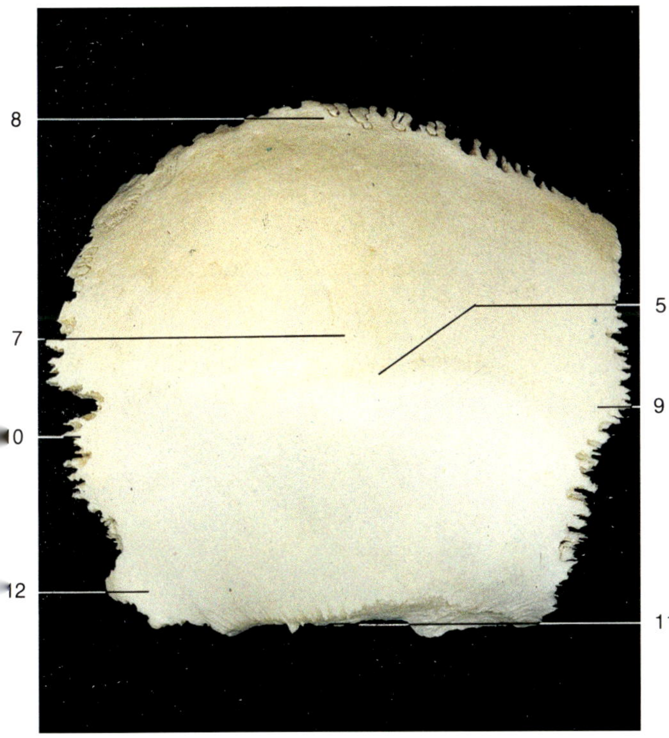

Osso parietal esquerdo (vista externa).

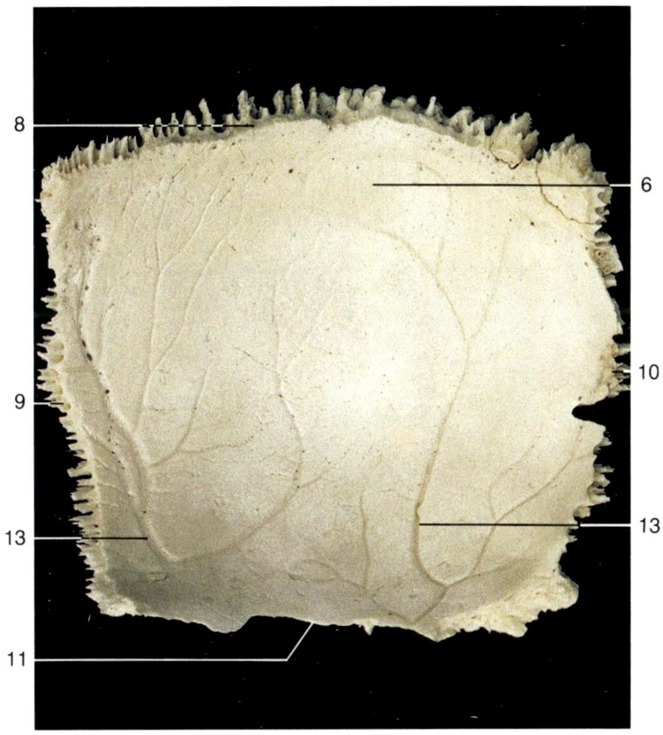

Osso parietal esquerdo (vista interna).

1 Osso frontal
2 Sutura coronal
3 Sutura sagital
4 Osso parietal
5 Linha temporal superior
6 Forame parietal
7 Túber parietal
8 Margem sagital
9 Margem occipital
10 Margem frontal
11 Margem escamosa
12 Ângulo esfenoidal
13 Sulco da artéria meníngea média
14 Sutura lambdóidea
15 Osso occipital
16 Protuberância occipital externa
17 Linha nucal inferior
18 Sutura occipitomastóidea
19 Osso temporal
20 Processo mastoide
21 Incisura mastóidea

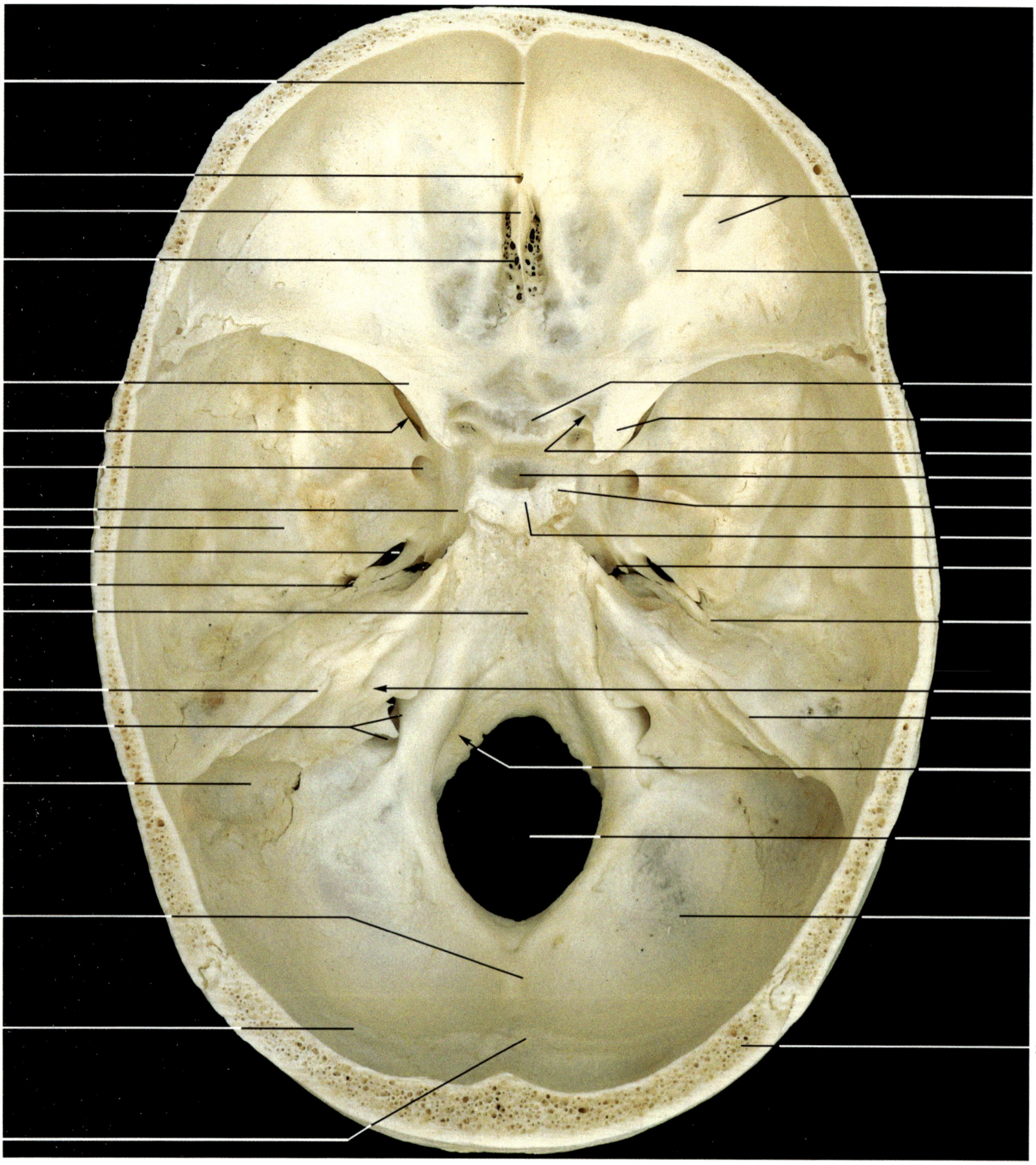

Base do crânio, calvária removida (vista interna).

1 Crista frontal
2 Forame cego
3 Crista etmoidal
4 Lâmina cribriforme do osso etmoide
5 Asa menor do osso esfenoide
6 Fissura orbital superior
7 Forame redondo
8 Sulco carótico do esfenoide
9 Fossa média do crânio
10 Forame oval
11 Forame espinhoso
12 Clivo
13 Sulco do seio petroso superior
14 Forame jugular
15 Sulco do seio sigmóideo
16 Crista occipital interna
17 Sulco do seio transverso
18 Protuberância occipital interna
19 Impressões dos giros
20 Fossa anterior do crânio
21 Sulco pré-quiasmático
22 Processo clinoide anterior
23 Canal óptico
24 Fossa hipofisial (sela turca)
25 Processo clinoide posterior
26 Dorso da sela
27 Forame lacerado
28 Sulco do nervo petroso maior
29 Meato acústico interno
30 Canal do nervo hipoglosso
31 Forame magno
32 Fossa posterior do crânio
33 Díploe

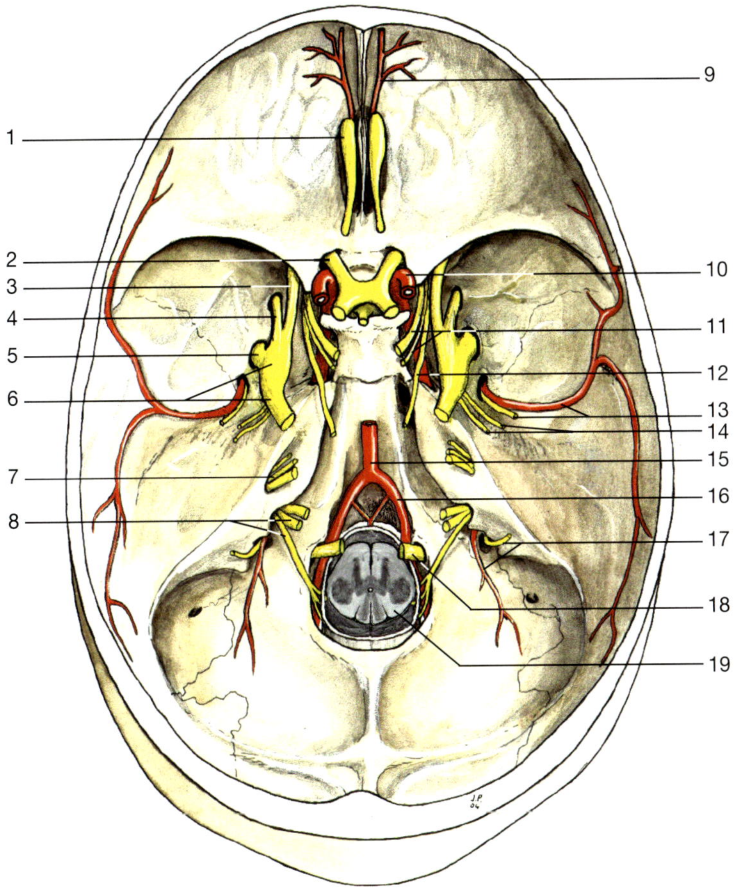

1 Bulbo olfatório
2 Nervo óptico (n. II)
3 Nervo oftálmico (n. V_1)
4 Nervo maxilar (n. V_2)
5 Nervo mandibular (n. V_3)
6 Nervo trigêmeo (n. V) com gânglio trigeminal
7 Nervo facial (n. VII) e nervo vestibulococlear (n. VIII)
8 Nervo glossofaríngeo (n. IX), nervo vago (n. X) e nervo acessório (n. XI)
9 Ramo meníngeo anterior
10 Artéria carótida interna
11 Nervo oculomotor (n. III) e nervo troclear (n. IV)
12 Nervo abducente (n. VI)
13 Artéria meníngea média e ramo meníngeo do nervo mandibular
14 Nervos petrosos maior e menor
15 Artéria basilar
16 Artéria vertebral
17 Artéria meníngea posterior e nervo meníngeo recorrente
18 Nervo hipoglosso (n. XII)
19 Bulbo

Base do crânio com nervos cranianos e artérias meníngeas (vista interna).

	Nervos cranianos e vasos	Forames relacionados	Regiões relacionadas
Fossa anterior do crânio	Nervos olfatórios (n. I); artéria, veia e nervo etmoidais anteriores; artéria meníngea anterior	Lâmina cribriforme	Cavidade nasal
Fossa média do crânio	Nervo óptico (n. II), artéria oftálmica	Canal óptico	Órbita
	Nervo oculomotor (n. III), nervo troclear (n. IV), nervo abducente (n. VI), nervo oftálmico (n. V_1), veia oftálmica superior	Fissura orbital superior	Órbita
	Nervo maxilar (n. V_2)	Forame redondo	Fossa pterigopalatina
	Nervo mandibular (n. V_3)	Forame oval	Fossa infratemporal
	Artéria meníngea média, ramo meníngeo do nervo mandibular (n. V_3)	Forame espinhoso	Fossa infratemporal
	Artéria carótida interna	Canal carótico	Seio cavernoso, base do crânio
Fossa posterior do crânio	Nervo facial (n. VII), nervo vestibulococlear (n.VIII), artéria e veia do labirinto	Meato acústico interno, forame estilomastóideo, canal do nervo facial	Orelha interna, face
	Nervo glossofaríngeo (n. IX), nervo vago (n. X), nervo acessório (n. XI), veia jugular interna, artéria meníngea posterior	Forame jugular	Região parafaríngea
	Nervo hipoglosso (n. XII)	Canal do nervo hipoglosso	Língua
	Nervo acessório (n. XI, raiz espinal), artérias vertebrais, artérias espinais anterior e posterior, bulbo	Forame magno	Base do crânio

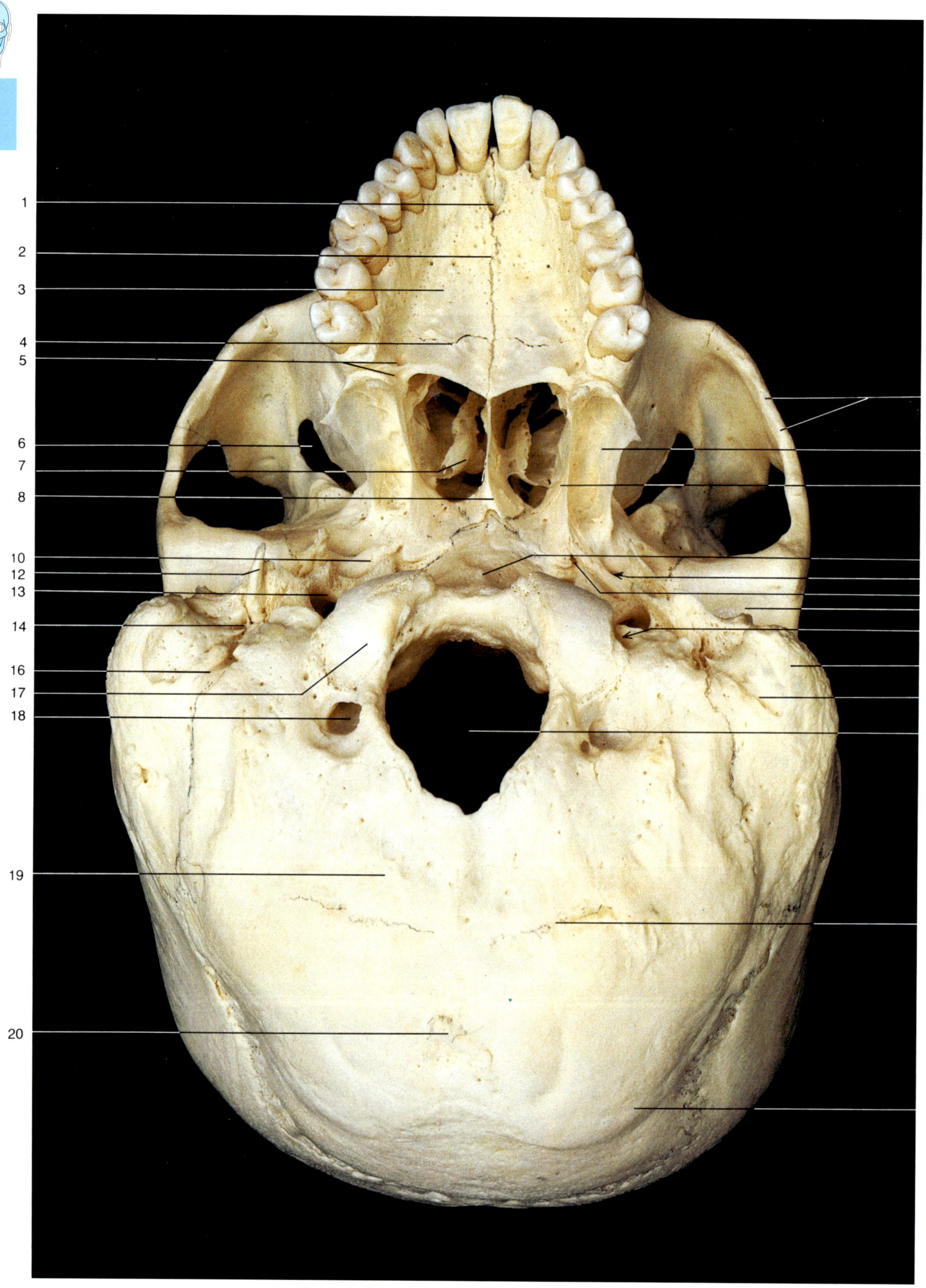

Base do crânio (vista inferior).

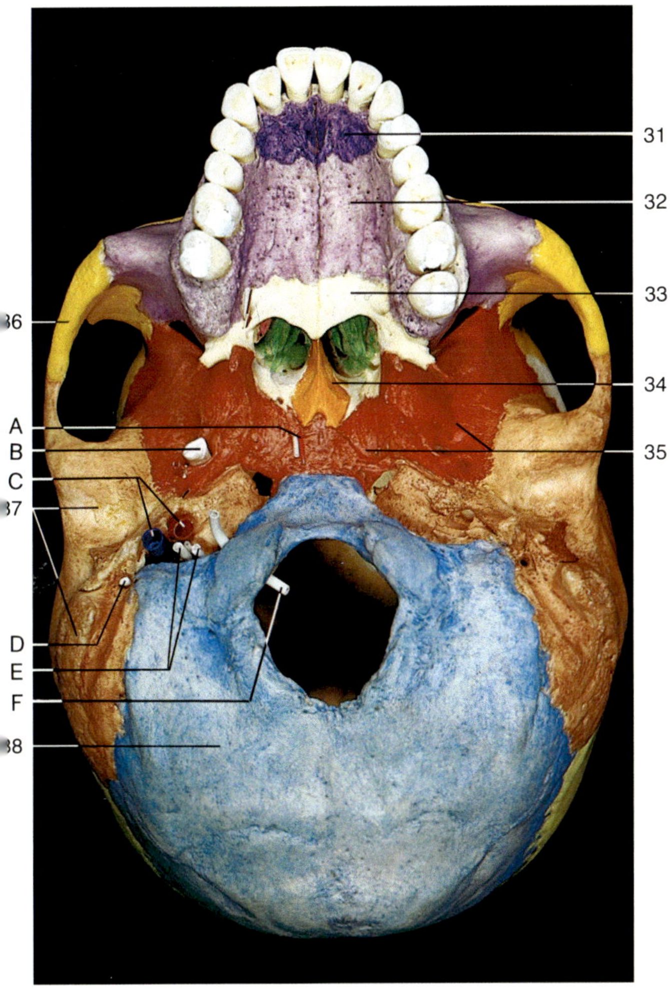

Base do crânio (vista inferior). Cada osso é indicado por uma cor diferente.

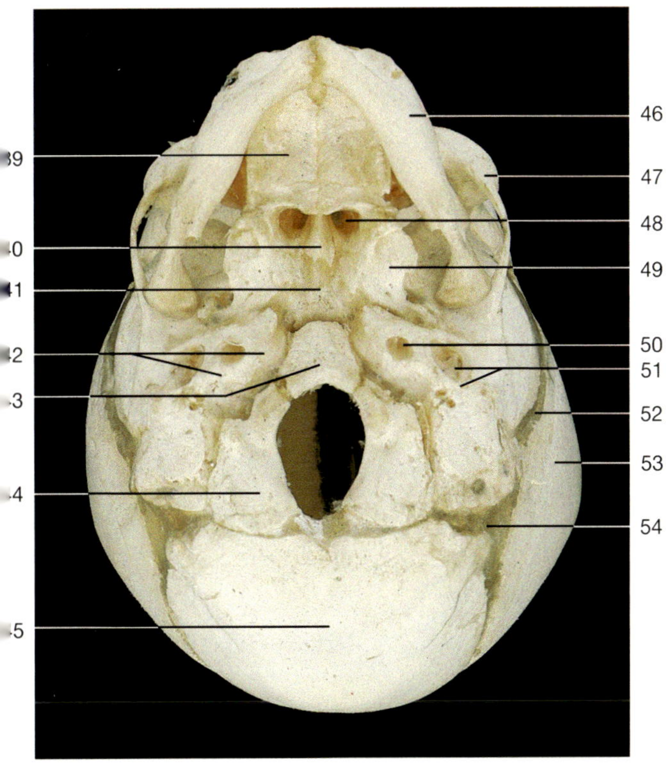

Crânio de recém-nascido (vista inferior).

A = **Canal pterigóideo**
B = **Forame oval**
C = Artéria carótida interna, no **canal carótico**; veia jugular interna, na parte venosa do forame jugular
D = **Forame estilomastóideo** (nervo facial)
E = **Forame jugular** (nervos glossofaríngeo, vago e acessório)
F = Canal do **nervo hipoglosso** (nervo hipoglosso)

1 Canal incisivo
2 Sutura palatina mediana
3 Processo palatino da maxila
4 Sutura palatomaxilar
5 Forames palatinos maior e menor
6 Fissura orbital inferior
7 Concha nasal média (processo do osso etmoide)
8 Vômer
9 Forame oval
10 Sulco da tuba auditiva
11 Canal pterigóideo
12 Processo estiloide
13 Canal carótico
14 Forame estilomastóideo
15 Forame jugular
16 Sulco da artéria occipital
17 Côndilo occipital
18 Canal condilar
19 Plano occipital
20 Protuberância occipital externa
21 Arco zigomático
22 Lâmina lateral do processo pterigoide
23 Lâmina medial do processo pterigoide
24 Fossa mandibular
25 Tubérculo faríngeo
26 Linha nucal superior
27 Processo mastoide
28 Linha nucal inferior
29 Incisura mastóidea
30 Forame magno
31 Osso incisivo ou pré-maxila (roxo-escuro)
32 Maxila (roxo-claro)
33 Osso palatino (branco)
34 Vômer (laranja)
35 Osso esfenoide (vermelho)
36 Osso zigomático (amarelo)
37 Osso temporal (marrom)
38 Osso occipital (azul)
39 Processo palatino da maxila
40 Vômer
41 Osso esfenoide
42 Parte petrosa do osso temporal
43 Parte basilar } do osso occipital
44 Parte lateral } do osso occipital
45 Escama } do osso occipital
46 Mandíbula
47 Arco zigomático
48 Cóano
49 Processo pterigoide do osso esfenoide
50 Canal carótico
51 Meato acústico externo
52 Fontículo anterolateral (esfenoidal)
53 Osso parietal
54 Fontículo posterolateral (mastóideo)

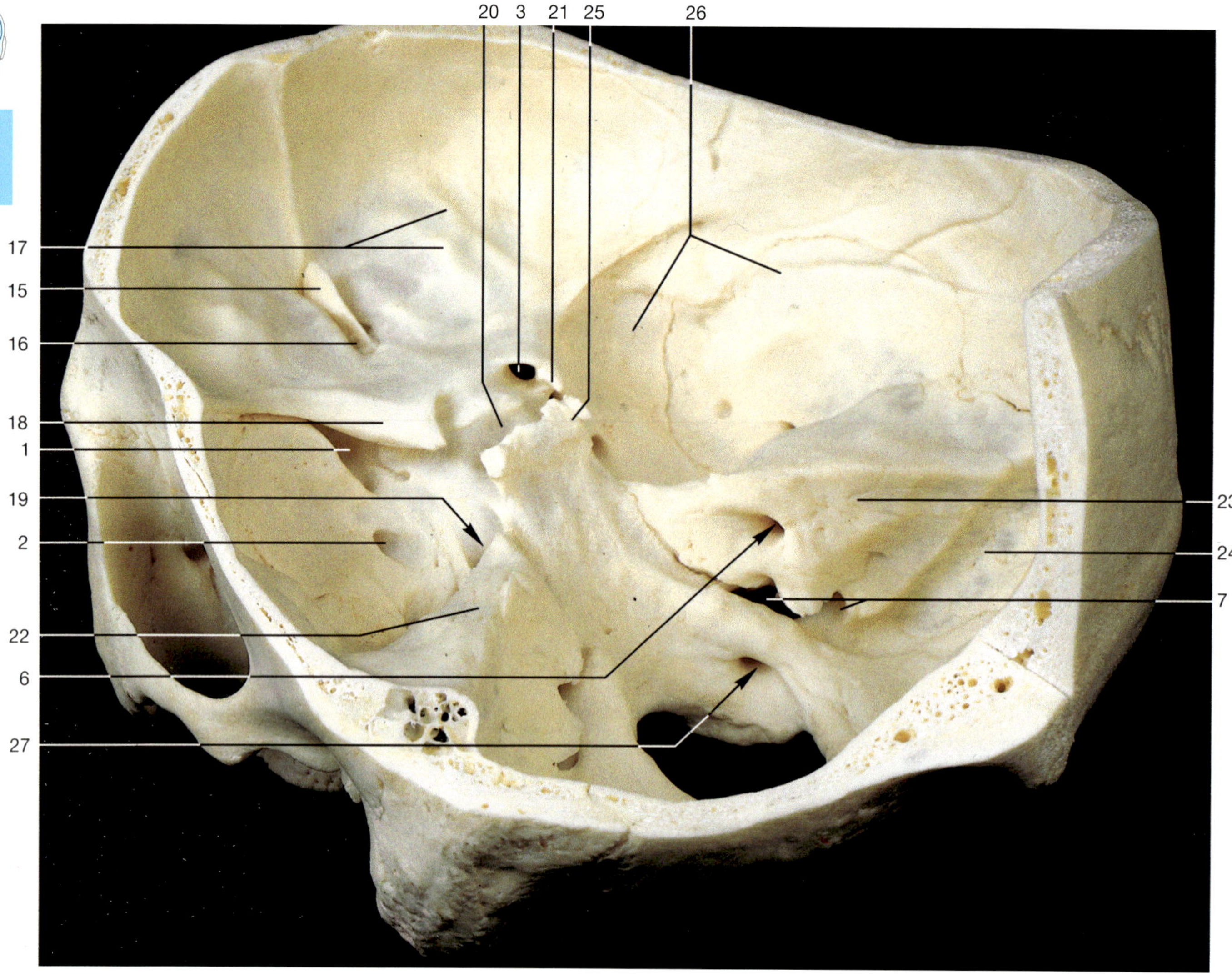

Base do crânio (visão interna, vista lateral oblíqua do lado esquerdo).

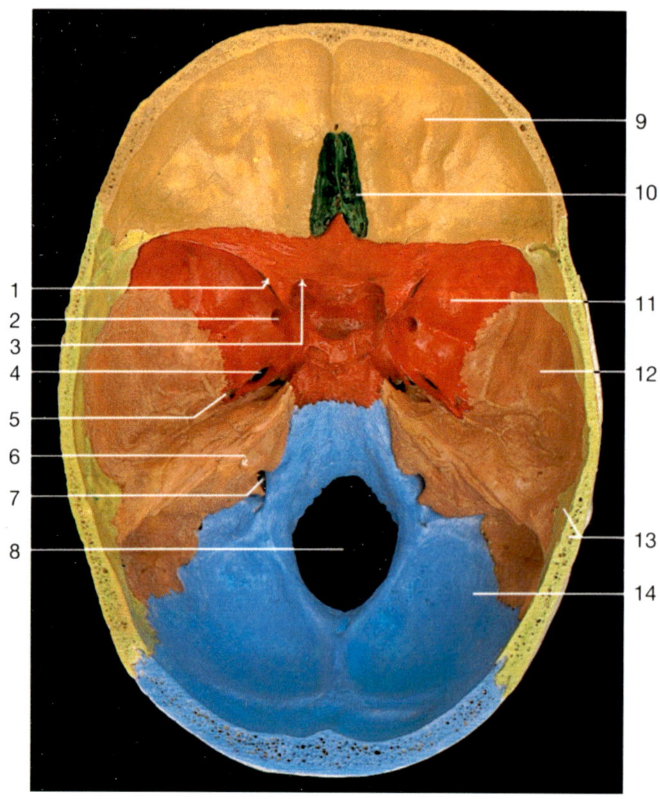

Canais, fissuras e forames da base do crânio

1 Fissura orbital superior
2 Forame redondo
3 Canal óptico
4 Forame oval
5 Forame espinhoso
6 Meato acústico interno
7 Forame jugular
8 Forame magno

Ossos

9 Frontal (laranja)
10 Etmoide (verde)
11 Esfenoide (vermelho)
12 Temporal (marrom)
13 Parietal (amarelo)
14 Occipital (azul)

Detalhes dos ossos

15 Crista etmoidal
16 Lâmina cribriforme
17 Impressões dos giros (osso frontal)
18 Asa menor do osso esfenoide
19 Forame lacerado
20 Fossa hipofisial (sela turca)
21 Processo clinoide anterior
22 Impressão trigeminal
23 Parte petrosa do osso temporal
24 Sulco do seio sigmóideo
25 Dorso da sela (processo clinoide posterior)
26 Asa maior do esfenoide; sulco da artéria meníngea média
27 Canal do nervo hipoglosso

Base do crânio (visão interna, vista superior). Os ossos estão individualizados por cores diferentes.

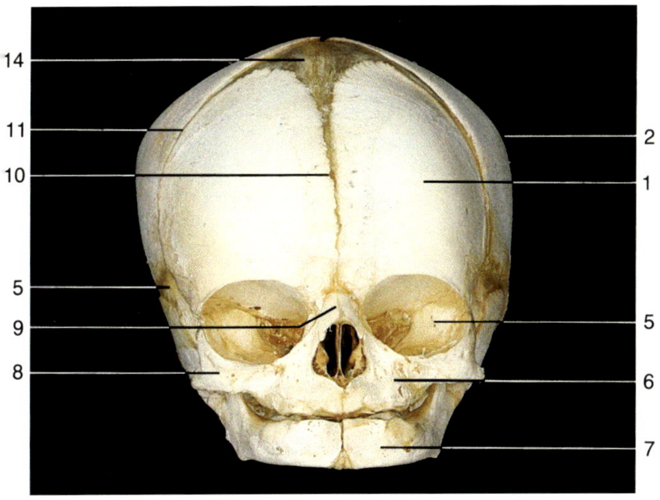

Crânio de recém-nascido (vista anterior).

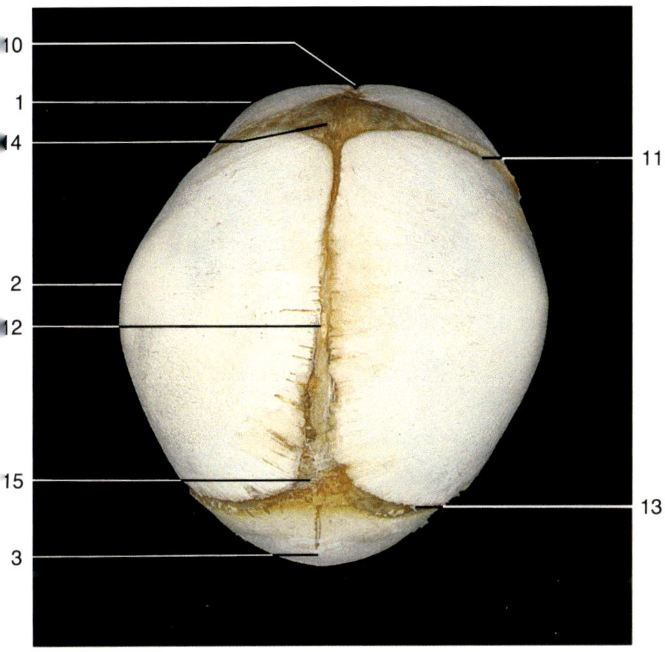

Crânio de recém-nascido (vista superior). Calvária.

Neurocrânio

1 Túber ou eminência frontal
2 Túber ou eminência parietal
3 Túber ou eminência occipital
4 Parte escamosa do osso temporal
5 Asa maior do osso esfenoide

Viscerocrânio

6 Maxila
7 Mandíbula
8 Osso zigomático
9 Osso nasal

Suturas e fontículos

10 Sutura frontal
11 Sutura coronal
12 Sutura sagital
13 Sutura lambdóidea
14 Fontículo anterior
15 Fontículo posterior
16 Fontículo anterolateral (esfenoidal)
17 Fontículo posterolateral (mastóideo)

Base do crânio

18 Osso frontal
19 Osso etmoide
20 Osso esfenoide
21 Fossa hipofisial (sela turca)
22 Dorso da sela
23 Osso temporal
24 Fontículo posterolateral (mastóideo)
25 Osso occipital

No recém-nascido, o viscerocrânio é relativamente pequeno em comparação com o neurocrânio. Não existem dentes visíveis, e os ossos do crânio estão separados por grandes fontículos.

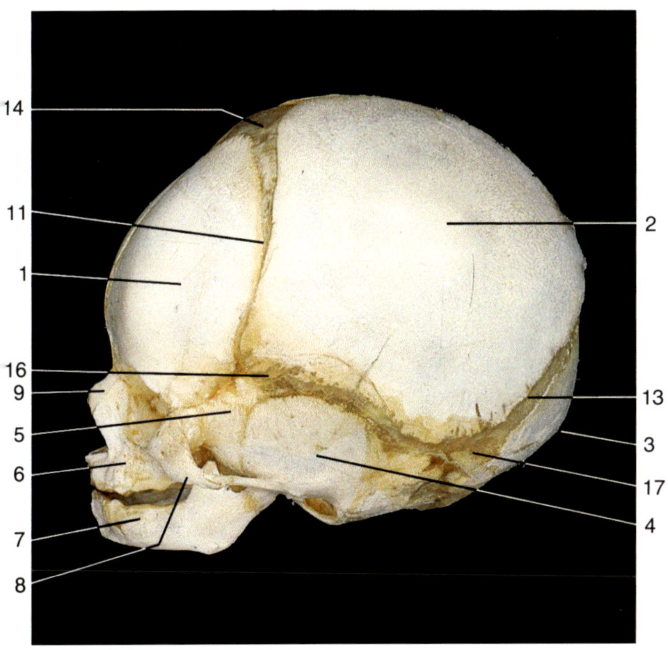

Crânio de recém-nascido (vista lateral).

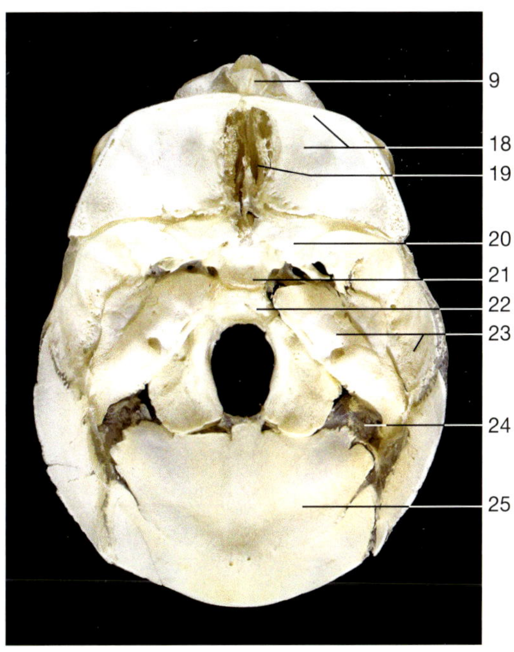

Base do crânio de recém-nascido (vista interna).

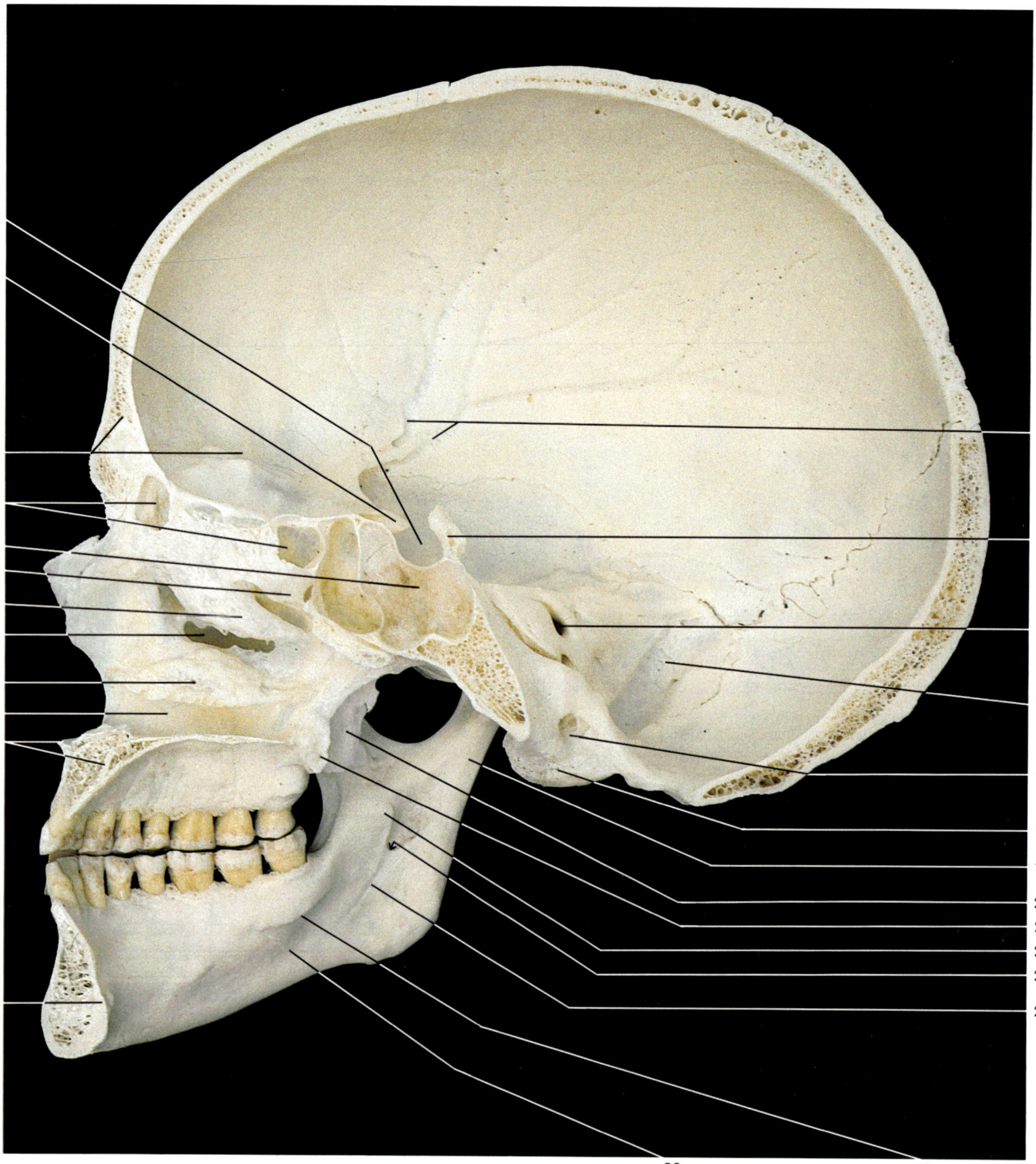

Secção mediana do crânio, metade direita (vista interna).

1 Fossa hipofisial (sela turca)
2 Processo clinoide anterior
3 Osso frontal
4 Células etmoidais
5 Seio esfenoidal
6 Concha nasal superior
7 Concha nasal média
8 Hiato maxilar
9 Concha nasal inferior
10 Meato nasal inferior
11 Espinha nasal anterior e maxila
12 Tubérculo mentual
13 Sulco da artéria meníngea média
14 Dorso da sela
15 Meato acústico interno
16 Sulco do seio sigmóideo
17 Canal do nervo hipoglosso
18 Côndilo occipital
19 Processo condilar da mandíbula
20 Lâmina lateral } do processo pterigoide
21 Lâmina medial } do processo pterigoide
22 Língula da mandíbula
23 Forame da mandíbula
24 Sulco milo-hióideo
25 Linha milo-hióidea
26 Fóvea submandibular

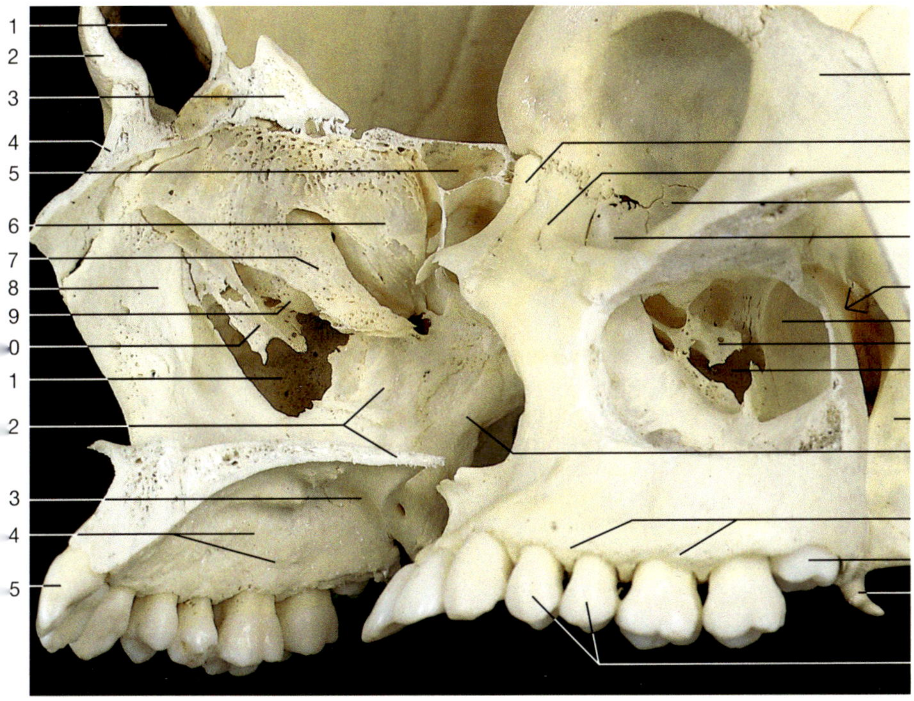

1 Seio frontal
2 Osso frontal
3 Crista etmoidal
4 Osso nasal
5 Seio esfenoidal
6 Concha nasal superior } do osso etmoide
7 Concha nasal média } do osso etmoide
8 Processo frontal da maxila
9 Bolha etmoidal
10 Processo uncinado
11 Hiato maxilar
12 Osso palatino
13 Forame palatino maior
14 Processo alveolar da maxila
15 Dente incisivo central
16 Osso zigomático
17 Osso etmoide
18 Osso lacrimal
19 Fossa pterigopalatina
20 Seio maxilar
21 Lâmina lateral do processo pterigoide
22 Lâmina medial do processo pterigoide
23 Terceiro dente molar
24 Hâmulo pterigóideo
25 Dois dentes pré-molares

Parte facial do crânio (viscerocrânio), dividido em duas metades (vistas lateral e medial). A concha nasal inferior direita foi removida para mostrar o hiato maxilar. Seio maxilar esquerdo aberto.

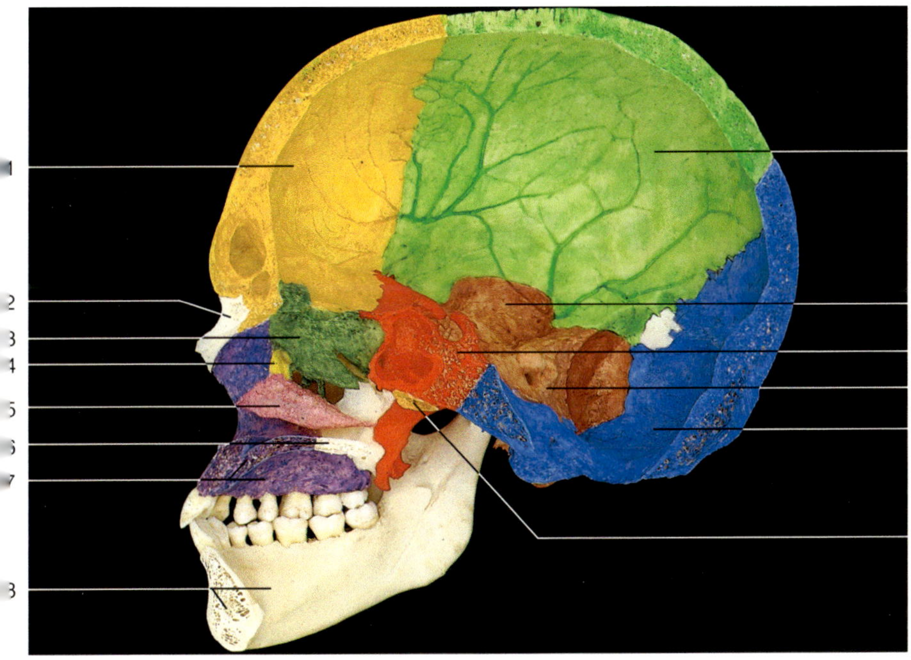

Ossos (indicados por cores)
1 Osso frontal (amarelo)
2 Osso nasal (branco)
3 Osso etmoide (verde-escuro)
4 Osso lacrimal (amarelo)
5 Concha nasal inferior (rosa)
6 Osso palatino (branco)
7 Maxila (roxo)
8 Mandíbula (branco)
9 Osso parietal (verde-claro)
10 Osso temporal (marrom)
11 Osso esfenoide (vermelho)
12 Parte petrosa do osso temporal (marrom)
13 Osso occipital (azul)
14 Asa do vômer (amarelo)

Secção mediana do crânio. O septo nasal foi removido. Os ossos estão individualizados por cores diferentes.

Em razão da postura ereta que o homem assumiu durante a evolução, a cavidade craniana aumentou significativamente de tamanho, enquanto o viscerocrânio diminuiu. Como resultado, a base do crânio desenvolveu uma angulação de aproximadamente 120° entre o clivo e a lâmina cribriforme (ver figura na p. 20). A fossa hipofisial, que contém a glândula hipófise, localiza-se no ângulo formado por esses dois planos.

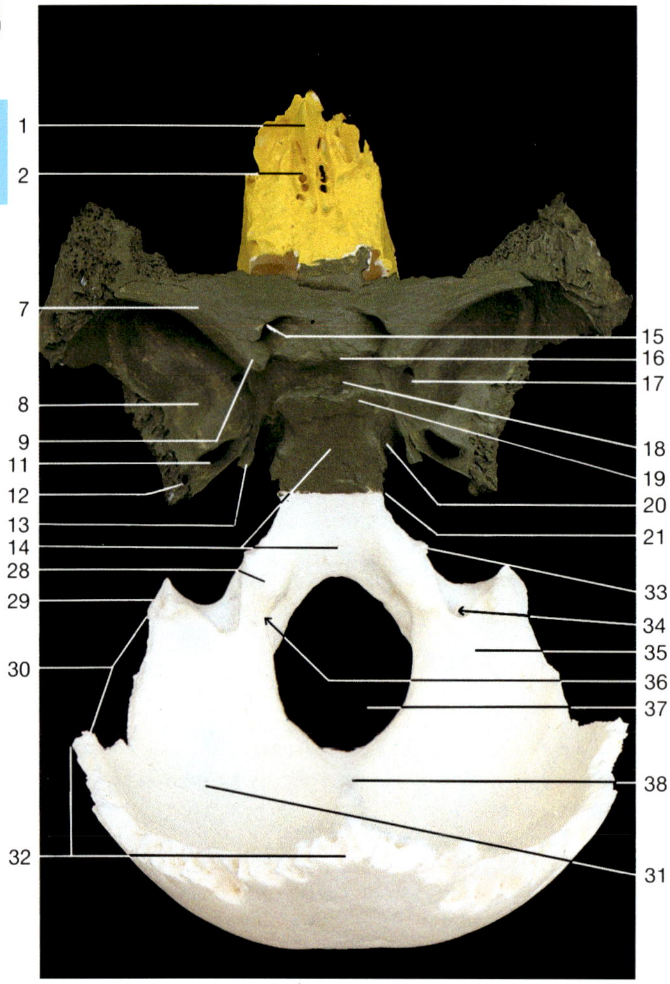

Parte da base de um crânio desarticulado.
Ossos etmoide, esfenoide e occipital (vista superior).
Verde = osso esfenoide; amarelo = osso etmoide.

Osso etmoide

1 Crista etmoidal
2 Lâmina cribriforme
3 Células etmoidais
4 Concha nasal média
5 Lâmina perpendicular (parte do septo nasal)
6 Lâmina orbital

Osso esfenoide

7 Asa menor
8 Asa maior
9 Processo clinoide anterior
10 Processo clinoide posterior
11 Forame oval
12 Forame espinhoso
13 Língula esfenoidal
14 Clivo
15 Canal óptico
16 Tubérculo da sela
17 Forame redondo (lado direito)
18 Fossa hipofisial (sela turca)
19 Dorso da sela
20 Sulco carótico do esfenoide
21 Sincondrose esfenoccipital
22 Lâmina lateral do processo pterigoide
23 Asa maior do osso esfenoide (face orbital)
24 Asa maior do osso esfenoide (face maxilar)
25 Forame redondo (lado esquerdo)
26 Fissura orbital superior
27 Crista infratemporal da asa maior

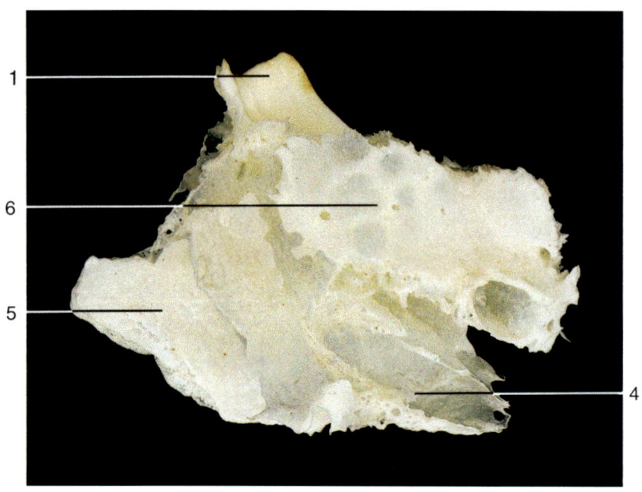

Osso etmoide (vista lateral), parte posterior à direita.

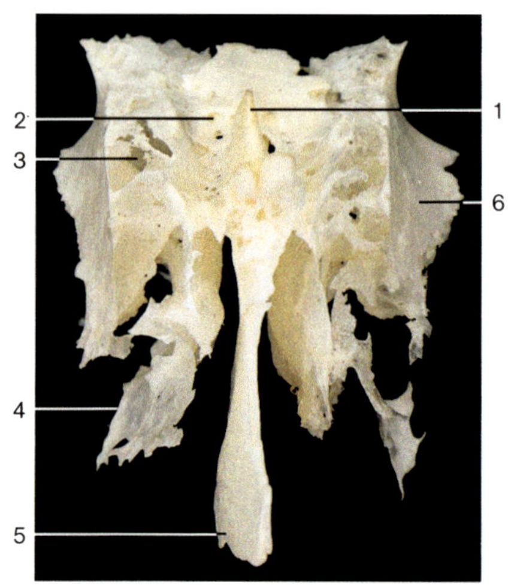

Osso etmoide (vista anterior).

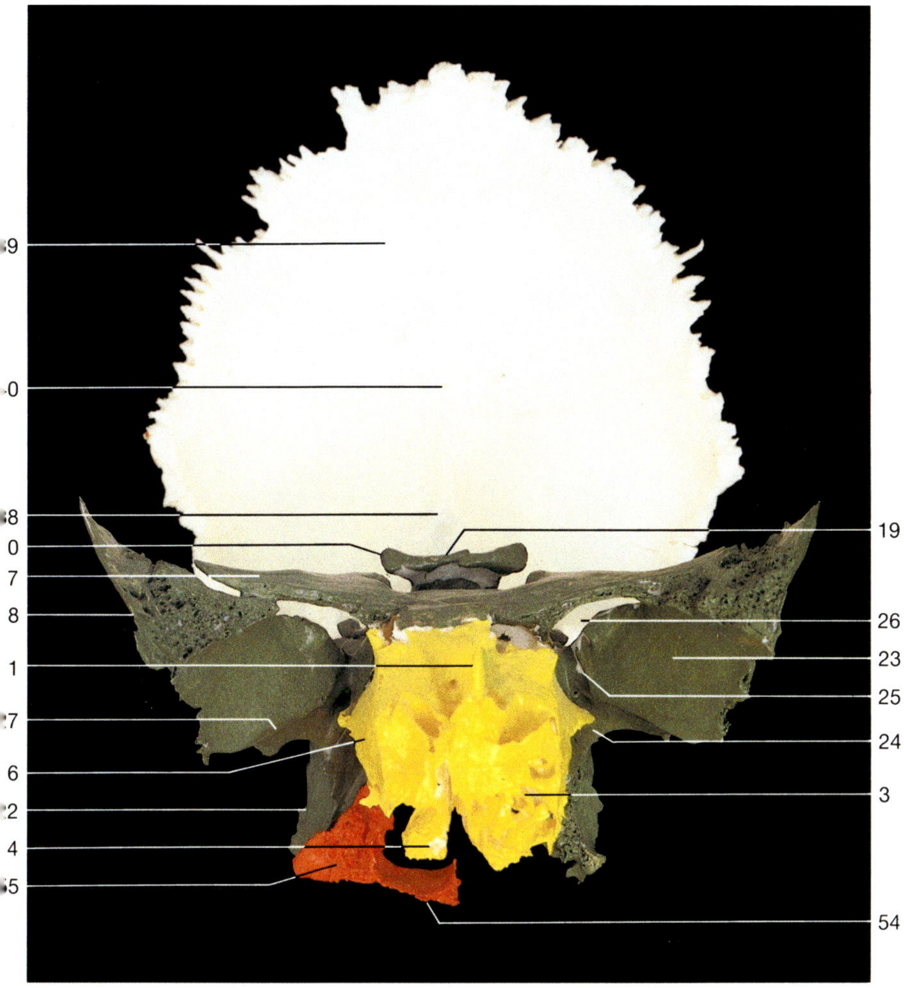

Parte da base de um crânio desarticulado (vista anterior). Verde = osso esfenoide; amarelo = osso etmoide; vermelho = osso palatino.

Osso occipital
28 Tubérculo jugular
29 Processo jugular
30 Margem mastóidea
31 Fossa posterior do crânio
32 Margem lambdóidea
33 Processo intrajugular
34 Canal condilar
35 Parte lateral do osso occipital
36 Canal do nervo hipoglosso
37 Forame magno
38 Crista occipital interna
39 Escama occipital
40 Protuberância occipital interna

Maxila
41 Face orbital
42 Sulco infraorbital
43 Túber da maxila com forames alveolares
44 Processo frontal
45 Sulco lacrimal
46 Margem infraorbital
47 Espinha nasal anterior
48 Processo zigomático
49 Processo alveolar

Osso palatino
50 Processo orbital
51 Incisura esfenopalatina
52 Processo esfenoidal
53 Lâmina perpendicular
54 Lâmina horizontal
55 Processo piramidal

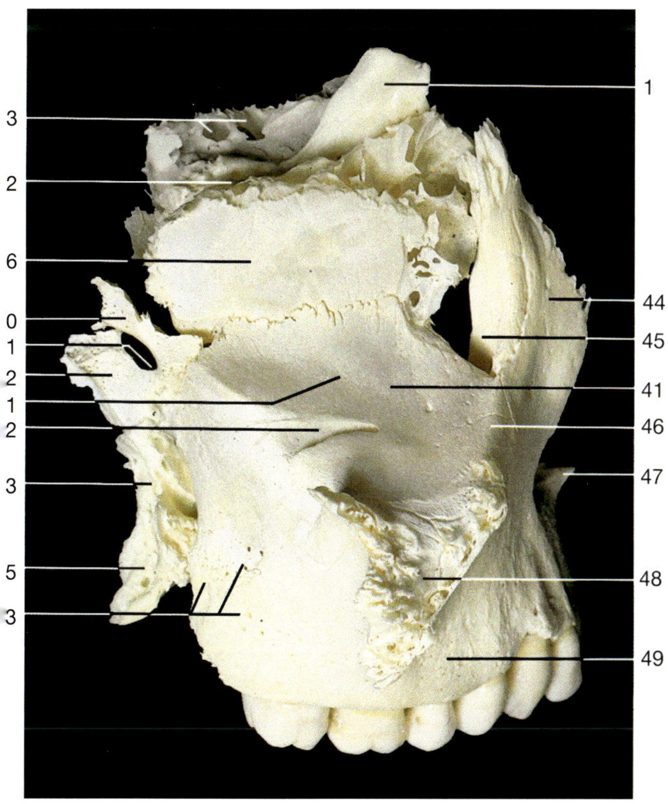

Maxila direita, ossos etmoide e palatino (vista lateral).

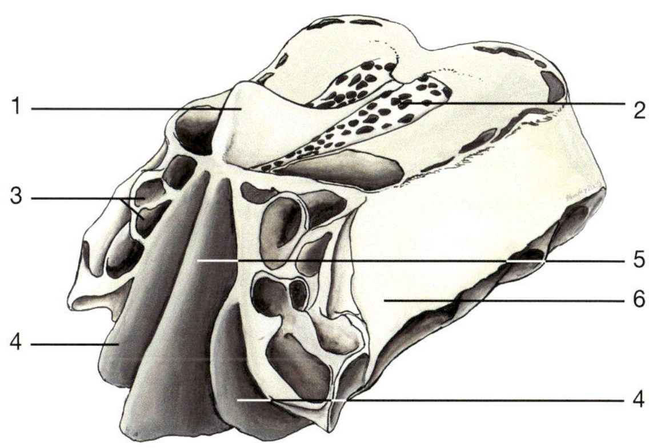

Osso etmoide (vista oblíqua anterior).

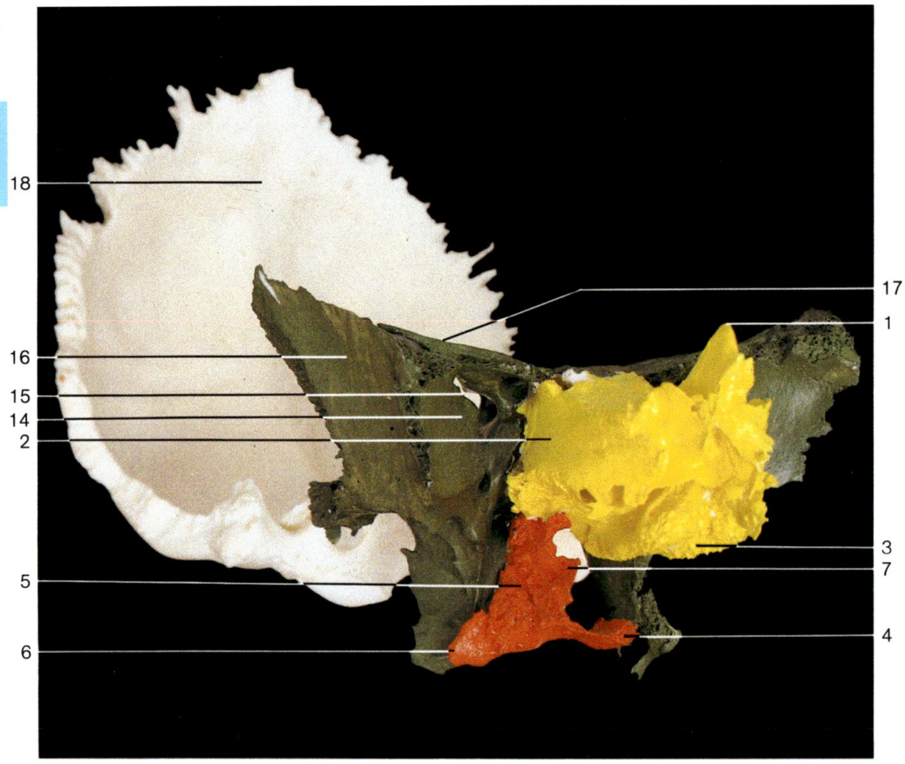

Parte da base de um crânio desarticulado, semelhante às figuras precedentes, mas com o osso palatino. Verde = osso esfenoide; amarelo = osso etmoide; vermelho = osso palatino.

Osso etmoide
1 Crista etmoidal
2 Lâmina orbital
3 Concha nasal média

Osso palatino
4 Lâmina horizontal do osso palatino
5 Sulco palatino maior
6 Processo piramidal
7 Processo maxilar
8 Processo orbital
9 Incisura esfenopalatina
10 Lâmina perpendicular do osso palatino
11 Crista conchal
12 Crista nasal
13 Processo esfenoidal

Osso esfenoide
14 Asa maior
15 Fissura orbital superior
16 Asa maior (face orbital)
17 Asa menor

Osso occipital
18 Escama occipital

Maxila
19 Túber da maxila
20 Processo frontal
21 Face orbital
22 Margem infraorbital
23 Sulco infraorbital
24 Processo zigomático
25 Processo alveolar

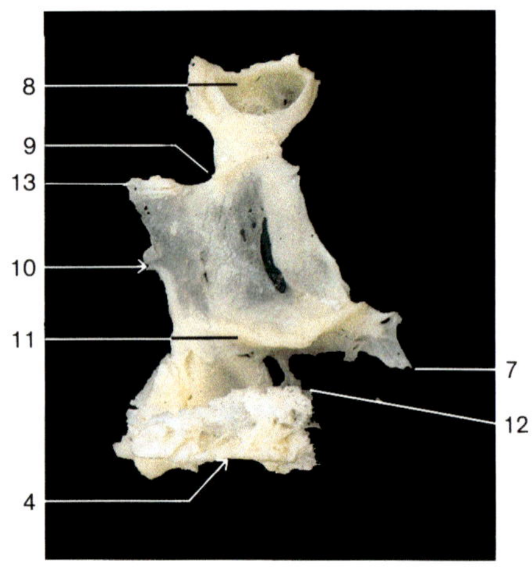

Osso palatino esquerdo (vista medial, margem posterior à esquerda).

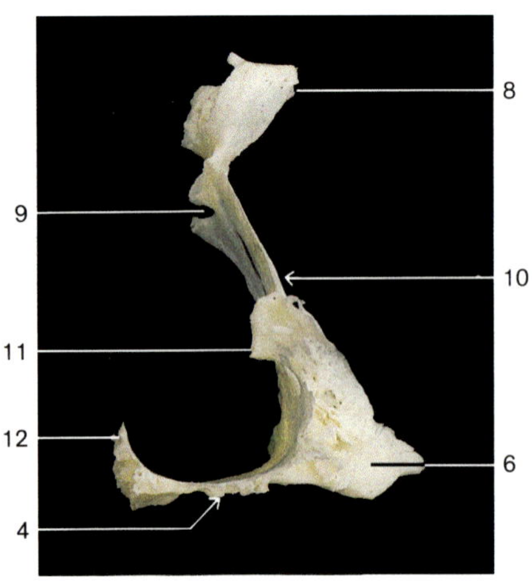

Osso palatino esquerdo (vista anterior).

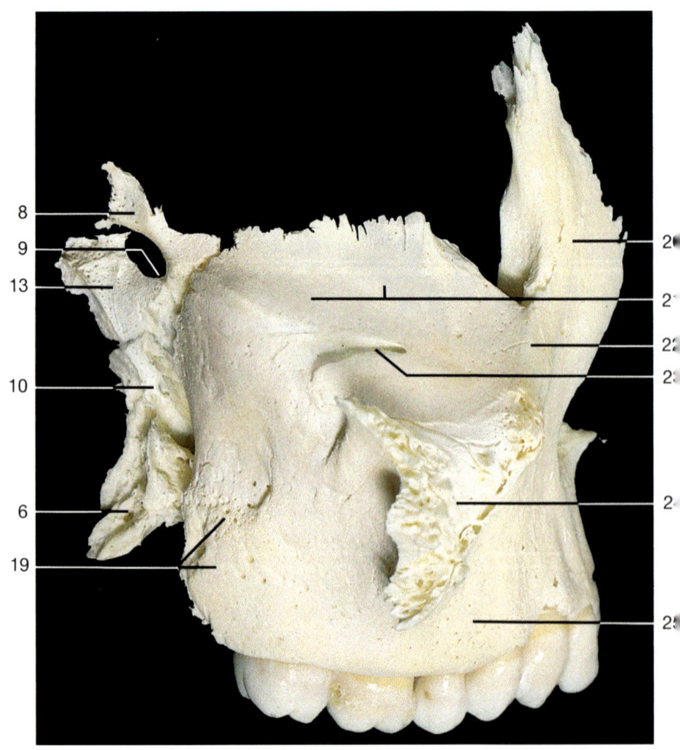

Maxila e osso palatino direitos (vista lateral).

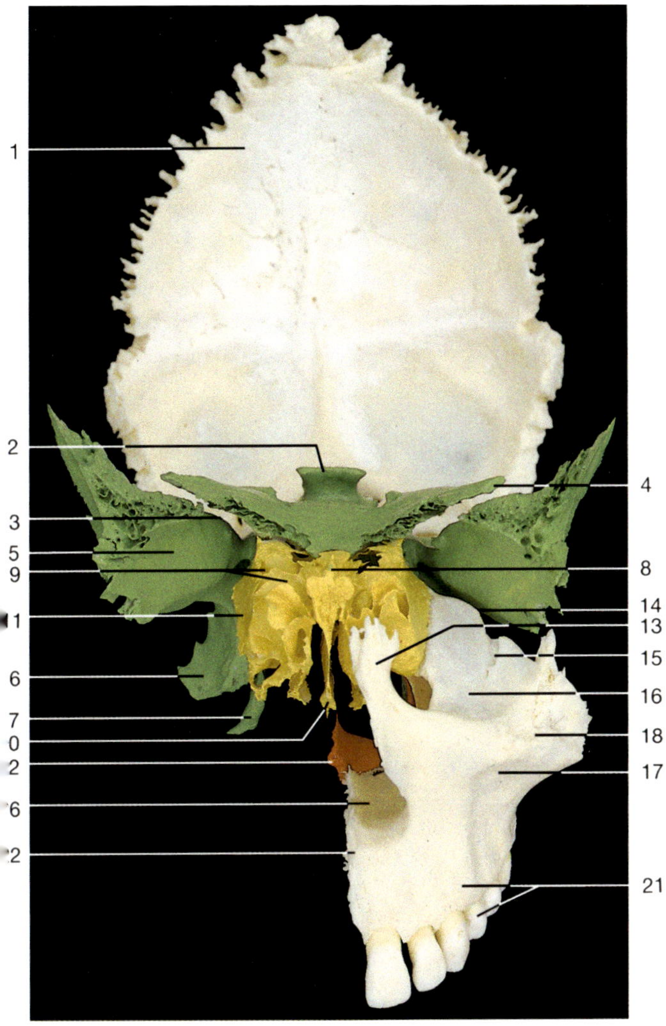

Parte da base de um crânio desarticulado (vista anterior). A **maxila** esquerda foi adicionada ao espécime precedente.

Osso occipital
1 Escama occipital

Osso esfenoide
2 Dorso da sela
3 Fissura orbital superior
4 Asa menor
5 Asa maior (face orbital)
6 Lâmina lateral do processo pterigoide
7 Lâmina medial do processo pterigoide

Osso etmoide
8 Crista etmoidal
9 Células etmoidais
10 Lâmina perpendicular
11 Lâmina orbital

Osso palatino
12 Lâmina horizontal (crista nasal)

Maxila
13 Processo frontal
14 Fissura orbital inferior
15 Sulco infraorbital
16 Face orbital
17 Forame infraorbital
18 Processo zigomático
19 Crista lacrimal anterior
20 Fossa canina
21 Processo alveolar com dentes
22 Espinha nasal anterior
23 Eminências alveolares (elevações formadas pelas raízes dos dentes)
24 Sulco lacrimal
25 Túber da maxila com forames alveolares
26 Processo palatino da maxila

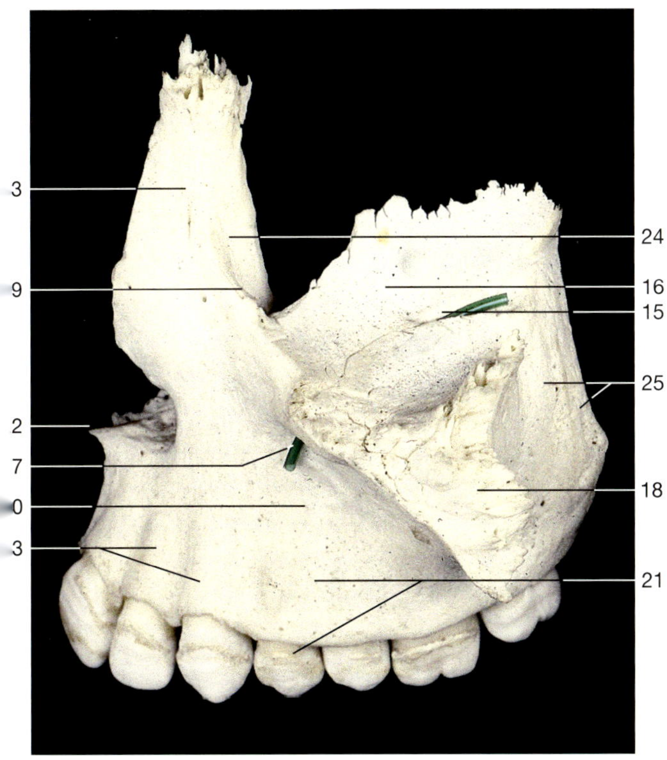

Maxila esquerda (vista lateral). Guia = canal infraorbital.

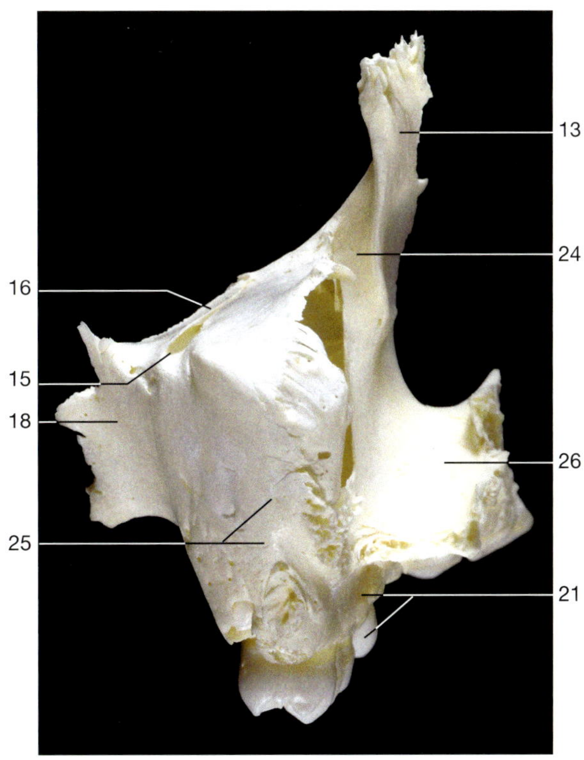

Maxila esquerda (vista posterior).

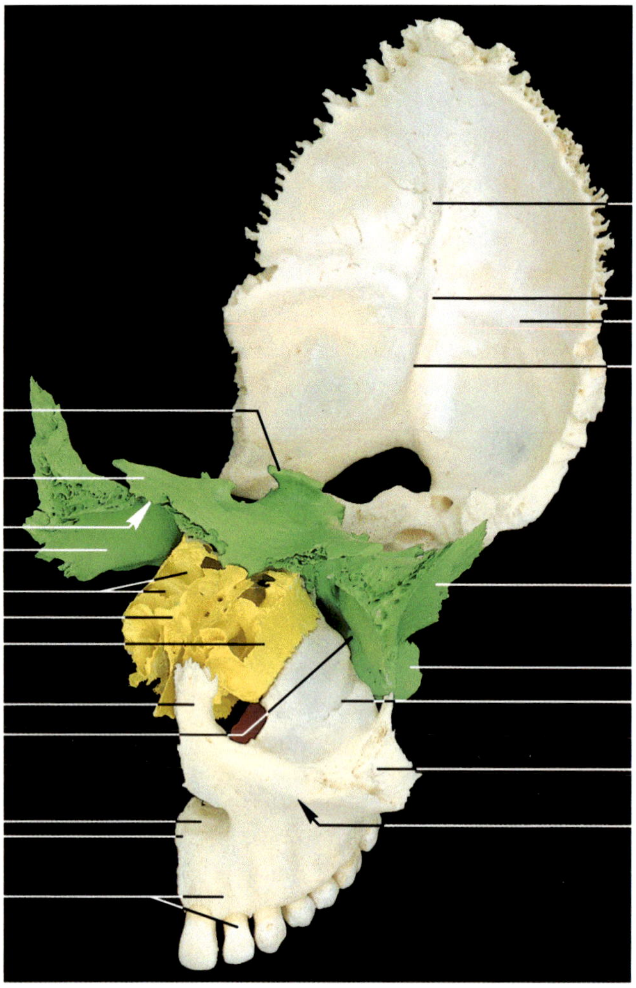

Parte da base de um crânio desarticulado. O mosaico dos ossos da face – esfenoide (verde), etmoide (amarelo) e palatino (vermelho) – é identificado na vista anterolateral.

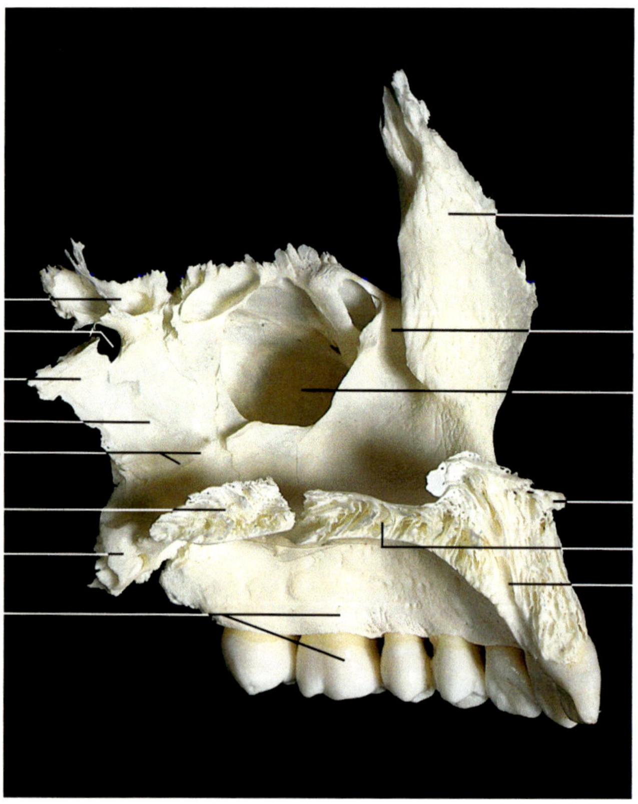

Maxila esquerda e osso palatino (vista medial).

Osso occipital
1 Sulco do seio sagital superior
2 Protuberância occipital interna
3 Sulco do seio transverso
4 Crista occipital interna

Osso esfenoide
5 Asa maior (face temporal)
6 Lâmina lateral do processo pterigoide
7 Dorso da sela
8 Asa menor
9 Fissura orbital superior
10 Asa maior (face orbital)

Osso etmoide
11 Células etmoidais
12 Crista etmoidal
13 Lâmina orbital

Maxila
14 Processo frontal
15 Fissura orbital inferior
16 Processo alveolar com dentes
17 Processo palatino
18 Espinha nasal anterior
19 Sulco infraorbital
20 Processo zigomático
21 Local do forame infraorbital
22 Meato nasal médio
23 Meato nasal inferior
24 Hiato maxilar (conduzindo ao seio maxilar)
25 Terceiro molar
26 Sulco lacrimal
27 Crista conchal
28 Corpo da maxila (face nasal)
29 Crista nasal
30 Canal incisivo

Osso palatino
31 Processo orbital
32 Incisura esfenopalatina
33 Processo esfenoidal
34 Lâmina perpendicular
35 Crista conchal
36 Lâmina horizontal
37 Processo piramidal

Osso frontal
38 Escama frontal
39 Forame supraorbital
40 Incisura frontal
41 Espinha frontal

Concha nasal inferior
42 Concha nasal inferior com processo maxilar

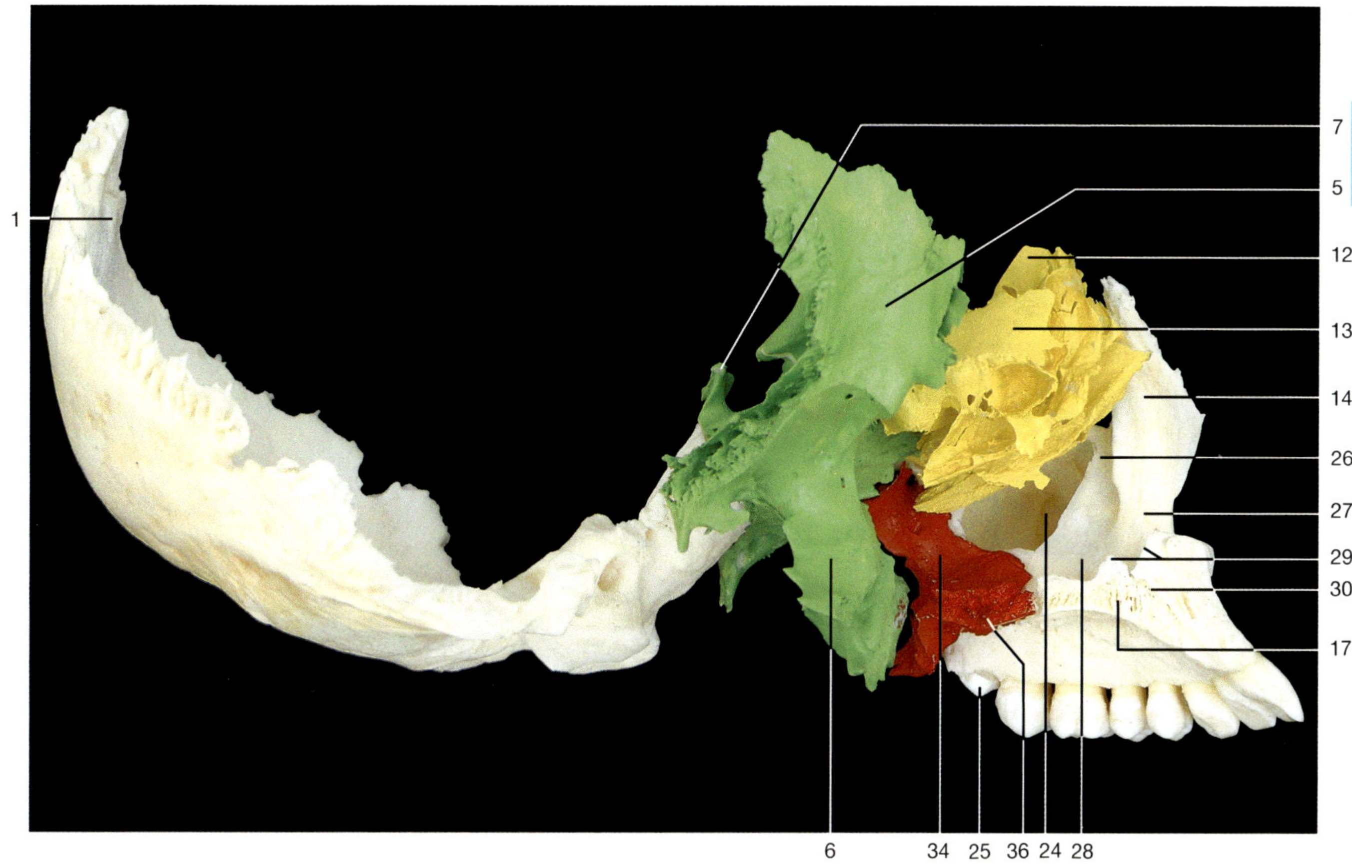

Parte da base de um crânio desarticulado (vista medial). Verde = osso esfenoide; amarelo = osso etmoide; vermelho = osso palatino; cor natural = maxila esquerda.

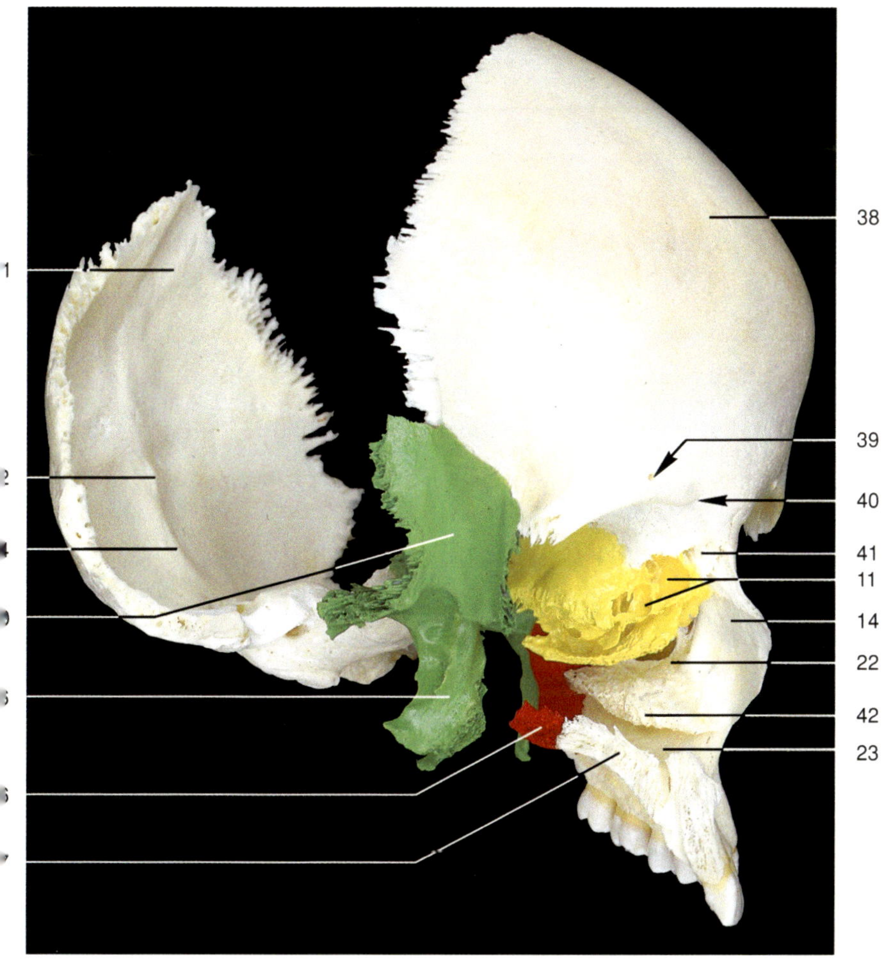

Parte da base de um crânio desarticulado (vista lateral oblíqua). O mesmo espécime demonstrado acima, mas com o osso frontal.

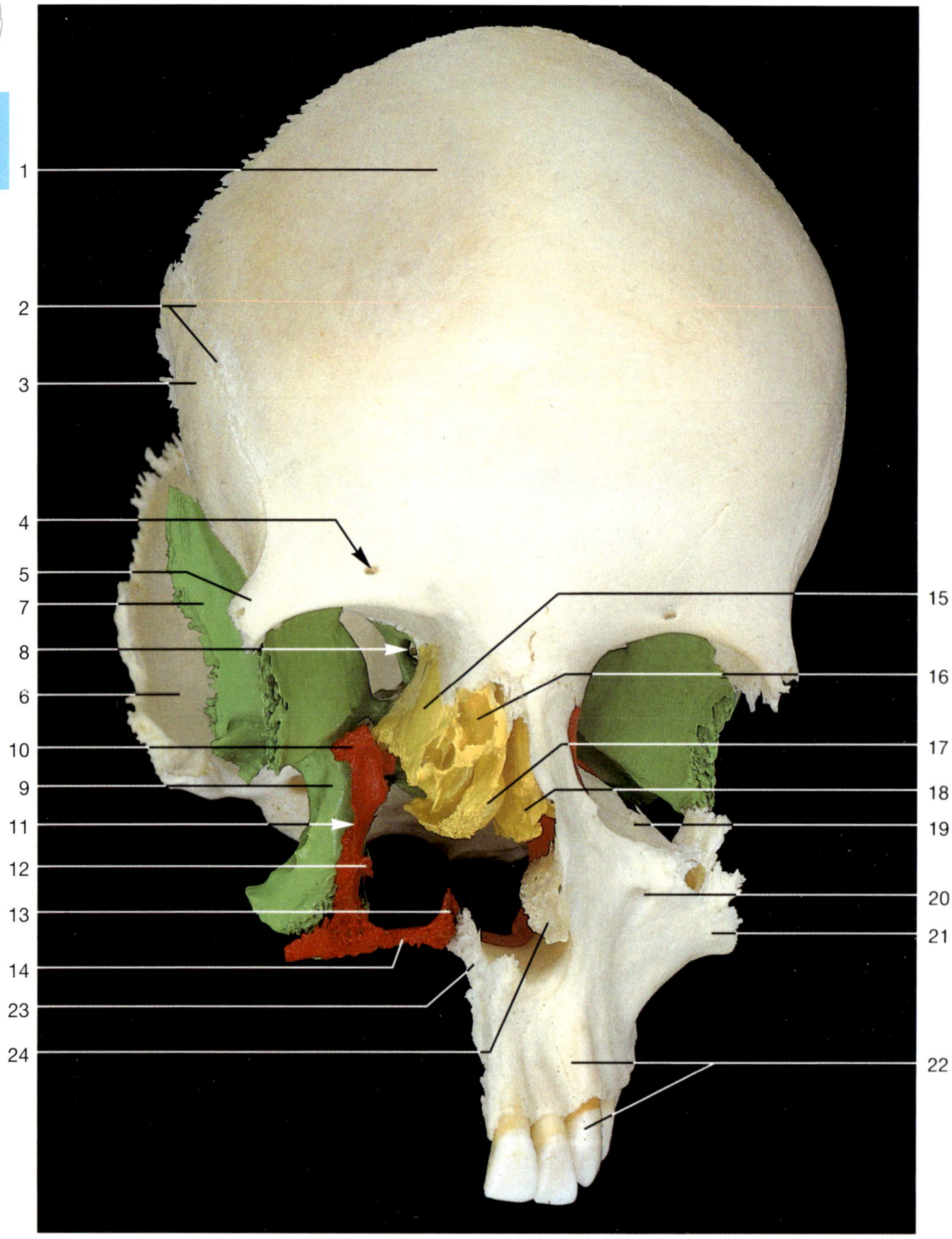

Parte de um crânio desarticulado mostrando a conexão entre o osso palatino (vermelho) e a maxila com o osso etmoide (amarelo) e o osso esfenoide (verde) (vista anterior).

Osso frontal
1 Escama frontal
2 Linha temporal inferior
3 Face temporal
4 Forame supraorbital
5 Processo zigomático

Osso occipital
6 Escama occipital

Osso esfenoide
7 Asa maior (face temporal)
8 Canal óptico na asa menor
9 Lâmina lateral do processo pterigoide

Osso palatino
10 Processo orbital
11 Lâmina perpendicular
12 Crista conchal
13 Crista nasal
14 Lâmina horizontal

Osso etmoide
15 Lâmina orbital
16 Célula etmoidal
17 Concha nasal média
18 Lâmina perpendicular (parte do componente ósseo do septo nasal)

Maxila
19 Sulco infraorbital
20 Forame infraorbital
21 Processo zigomático
22 Processo alveolar com dentes
23 Processo palatino

Osso concha nasal inferior esquerda
24 Parte anterior da concha nasal inferior

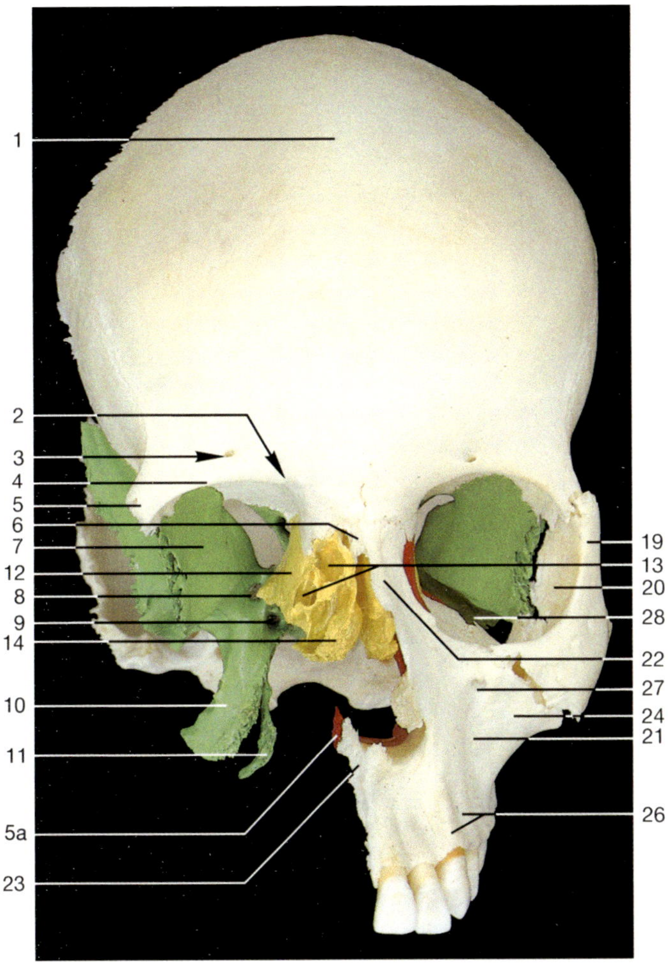

Parte de um crânio desarticulado mostrando a conexão da maxila com os ossos frontal e zigomático (vista anterior). Amarelo = osso etmoide; vermelho = osso palatino; verde = osso esfenoide.

Osso frontal

1 Escama frontal
2 Incisura frontal
3 Forame supraorbital
4 Margem supraorbital
5 Processo zigomático
6 Espinha frontal

Osso esfenoide

7 Asa maior (face orbital)
8 Forame redondo
9 Canal pterigóideo
10 Lâmina lateral do processo pterigoide
11 Lâmina medial do processo pterigoide

Osso etmoide

12 Lâmina orbital
13 Células etmoidais
14 Concha nasal média

Osso palatino

15 Lâmina horizontal
15a Crista nasal
16 Processo piramidal
17 Forame palatino menor
18 Forame palatino maior

Osso zigomático

19 Processo frontal
20 Face orbital

Maxila

21 Fossa canina
22 Processo frontal
23 Processo palatino
24 Processo zigomático
25 Processo alveolar e dentes
26 Eminências alveolares
27 Forame infraorbital
28 Sulco infraorbital
29 Abertura nasal anterior
30 Espinha nasal anterior

Osso incisivo

31 Dente incisivo central e osso incisivo (pré-maxila)
32 Fossa incisiva

Vômer

33 Asa do vômer

Suturas e cóanos

34 Sutura palatina mediana
35 Sutura palatina transversa
36 Cóanos

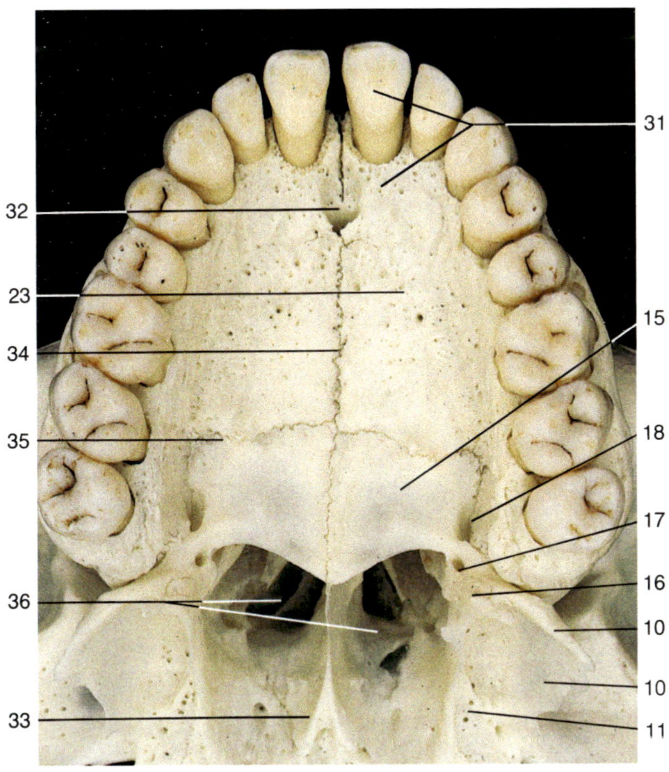

Palato duro e os dentes das maxilas (vista inferior).

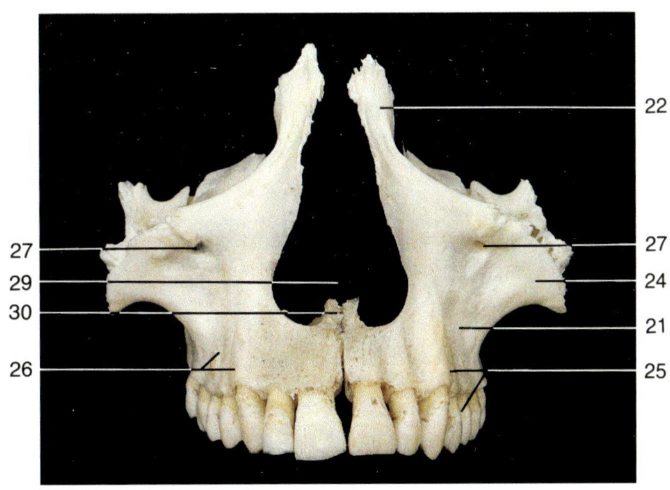

Vista anterior de ambas as maxilas formando a abertura óssea anterior do nariz.

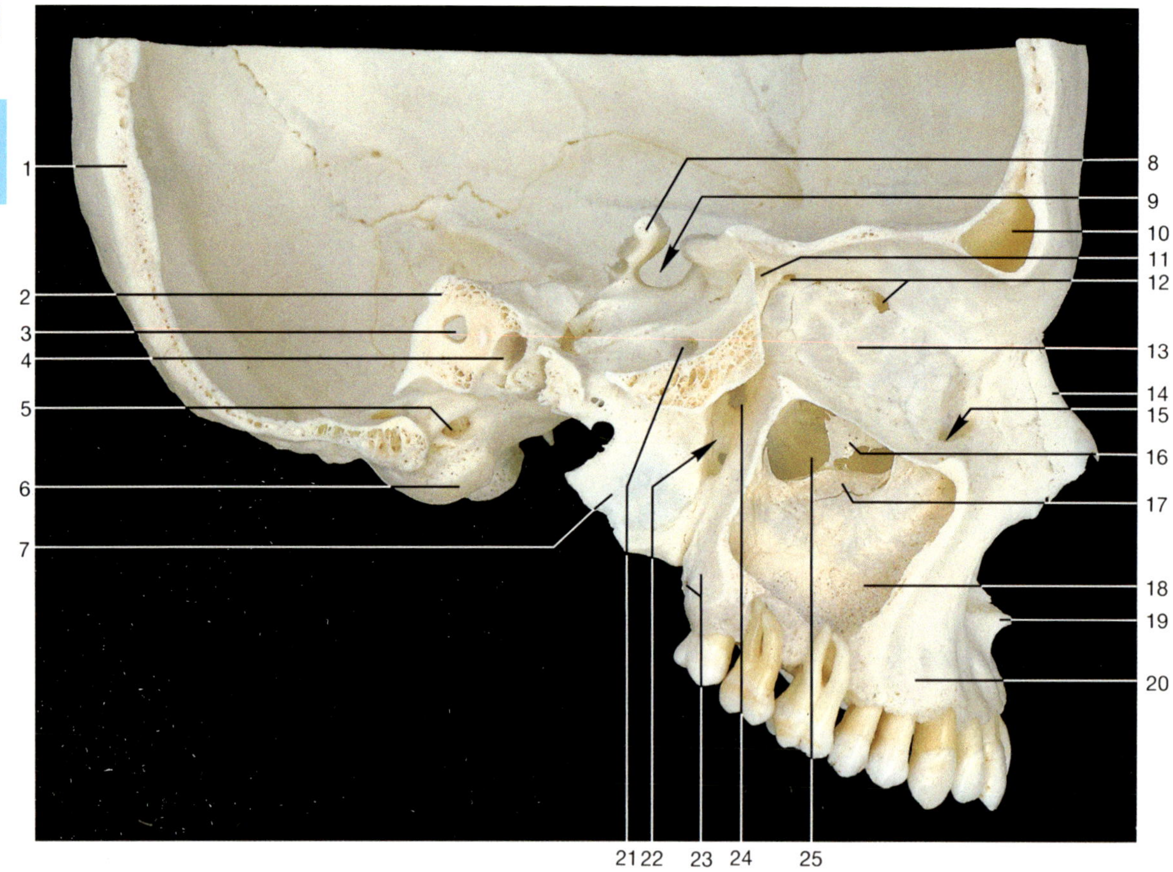

Fossa pterigopalatina, seio maxilar e órbita. Secção paramediana do crânio (lado direito, vista lateral). Seios frontal e maxilar abertos.

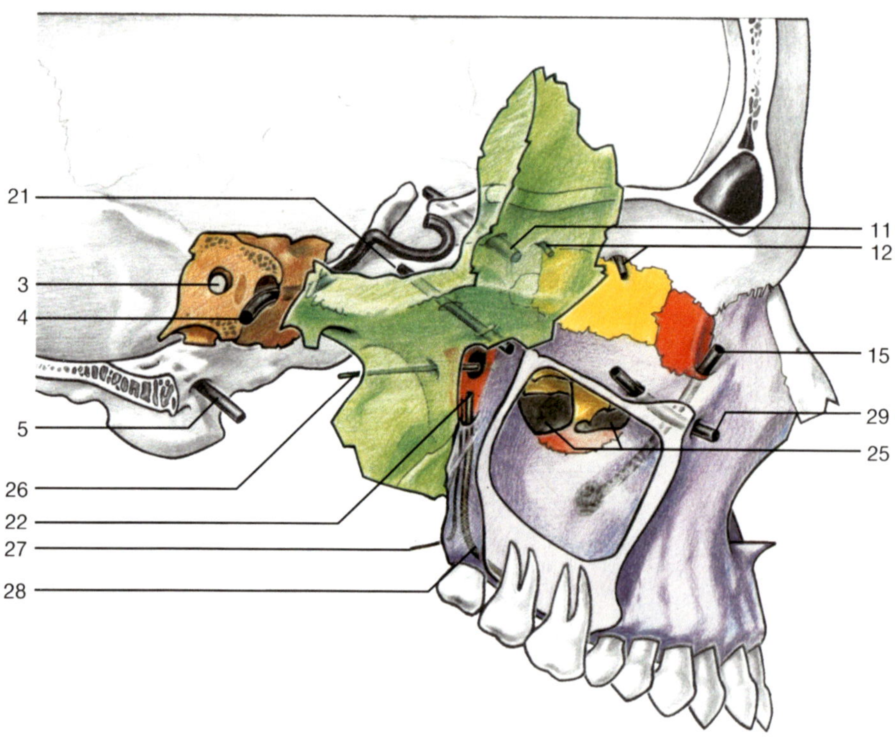

Ilustração de canais e forames conectados com a órbita direita e a fossa pterigopalatina (comparar com a figura acima). A asa maior do osso esfenoide (verde) é mostrada como se fosse transparente. Marrom = temporal; amarelo = etmoide; vermelho = lacrimal; vermelho-claro = concha nasal inferior; roxo = maxila; vermelho = palatino.

1 Osso occipital
2 Osso temporal (parte petrosa)
3 Meato acústico interno
4 Canal carótico
5 Canal do nervo hipoglosso
6 Côndilo occipital
7 Lâmina lateral do processo pterigoide
8 Dorso da sela
9 Sela turca
10 Seio frontal
11 Canal óptico
12 Forames etmoidais posterior e anterior
13 Lâmina orbital do osso etmoide
14 Osso nasal
15 Ducto lacrimonasal
16 Processo uncinado
17 Concha nasal inferior (processo maxilar)
18 Seio maxilar
19 Espinha nasal anterior
20 Processo alveolar da maxila
21 Forame redondo
22 Fossa pterigopalatina
23 Túber da maxila com forames alveolares
24 Forame esfenopalatino
25 Hiato maxilar
26 Canal pterigóideo
27 Canal palatino menor
28 Canal palatino maior
29 Canal infraorbital

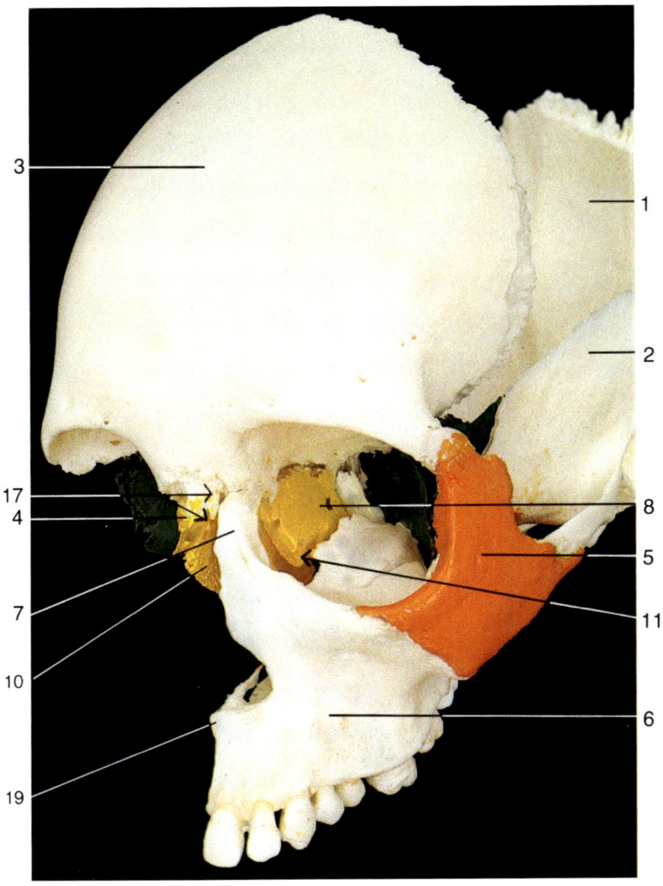

Parte de um crânio desarticulado (vista anterolateral). Laranja = osso zigomático; amarelo = osso etmoide; verde = osso esfenoide. As setas indicam os locais do osso lacrimal (11) e do osso nasal (17).

1 Osso occipital
2 Osso temporal
3 Osso frontal
4 Espinha nasal do osso frontal
5 Osso zigomático
6 Maxila
7 Processo frontal da maxila
8 Osso etmoide
9 Lâmina orbital do osso etmoide
10 Lâmina perpendicular do osso etmoide
11 Local do osso lacrimal
12 Sulco lacrimal do osso lacrimal
13 Crista lacrimal posterior
14 Fossa do saco lacrimal
15 Hâmulo lacrimal
16 Ducto lacrimonasal
17 Local do osso nasal
18 Forames nasais do osso nasal
19 Espinha nasal anterior da maxila
20 Vômer
21 Asa maior do osso esfenoide
22 Forames etmoidais anterior e posterior
23 Canal óptico
24 Fissura orbital superior
25 Fissura orbital inferior
26 Sulco infraorbital
27 Forame infraorbital

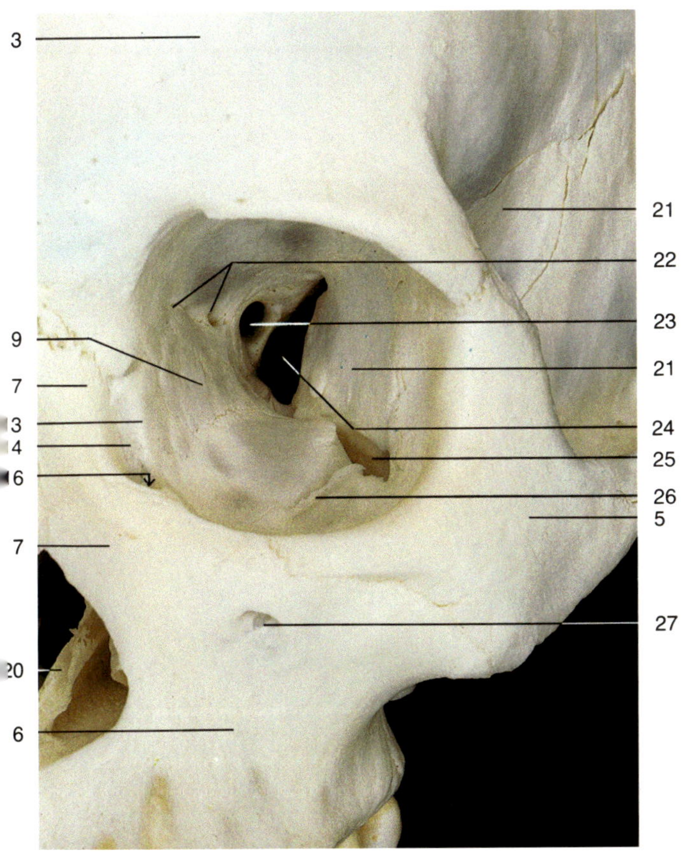

Órbita esquerda (vista anterior).

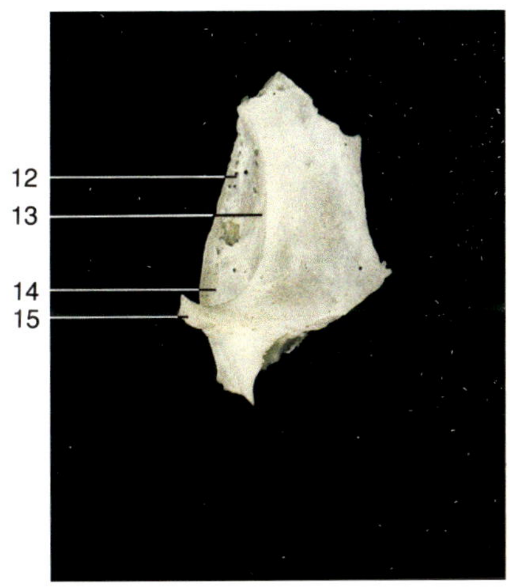

Osso lacrimal esquerdo (vista anterior).

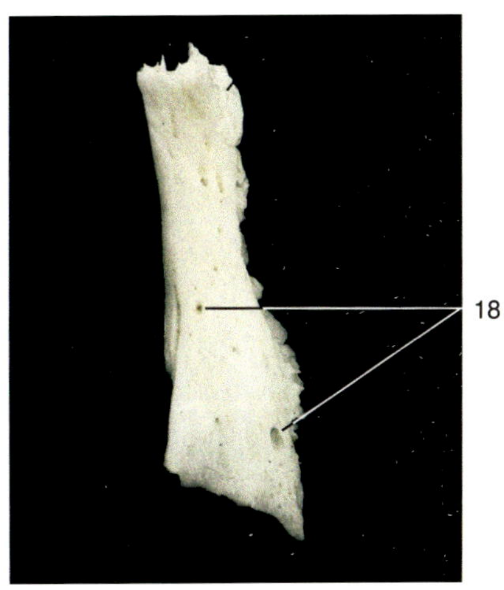

Osso nasal esquerdo (vista anterior).

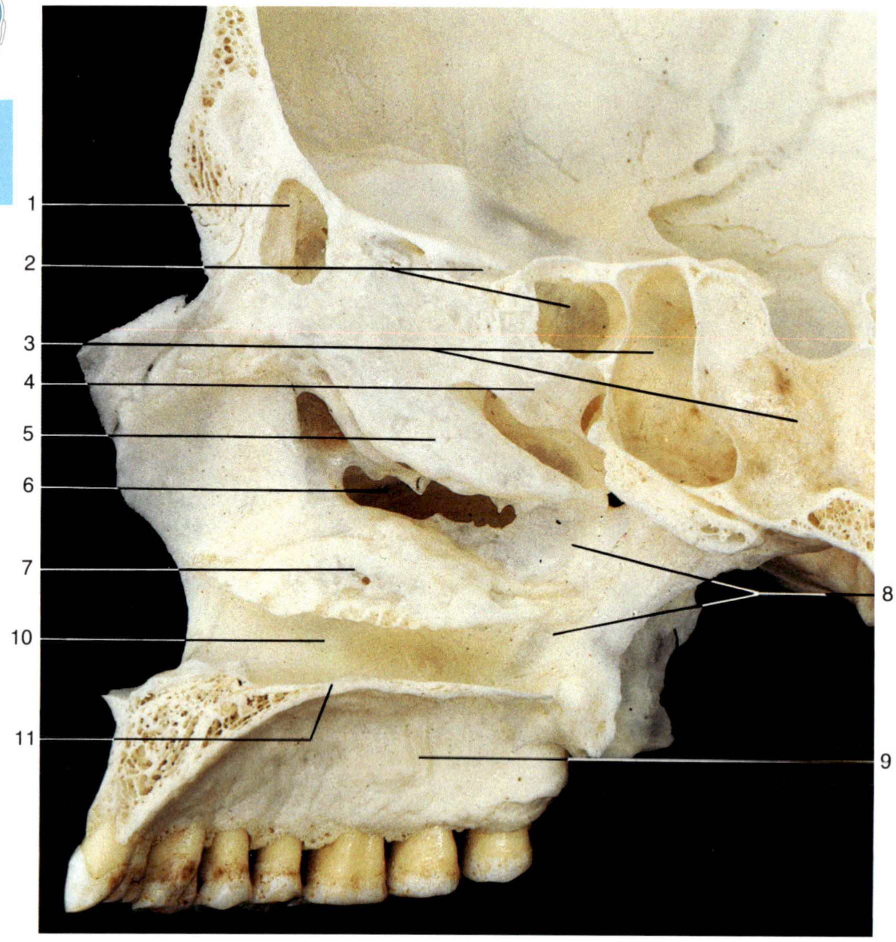

Parede lateral da cavidade nasal. Secção mediana do crânio.

1 Seio frontal
2 Células etmoidais
3 Seio esfenoidal
4 Concha nasal superior
5 Concha nasal média
6 Hiato maxilar
7 Concha nasal inferior
8 Osso palatino
9 Maxila
10 Meato nasal inferior
11 Processo palatino da maxila

▷

Para a página 49:

Azul	=	osso occipital
Verde-claro	=	osso parietal
Amarelo	=	osso frontal
Marrom-escuro	=	osso temporal
Vermelho	=	osso esfenoide
Verde-escuro	=	osso etmoide
Azul-claro	=	osso nasal
Rosa	=	concha nasal inferior
Laranja	=	vômer
Roxo	=	maxila
Branco	=	osso palatino
Branco	=	mandíbula

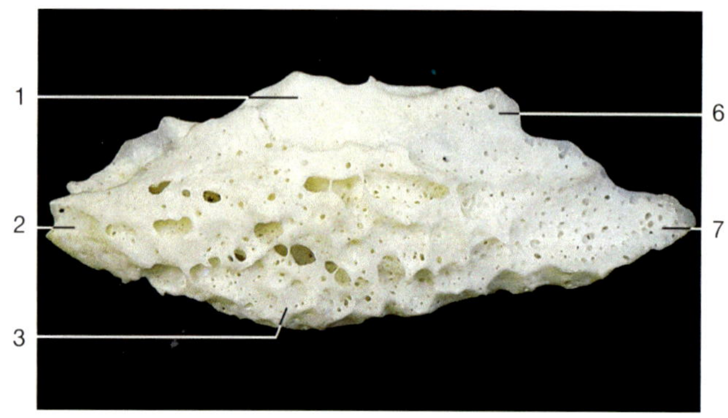

Concha nasal inferior direita (vista medial). Parte anterior à esquerda.

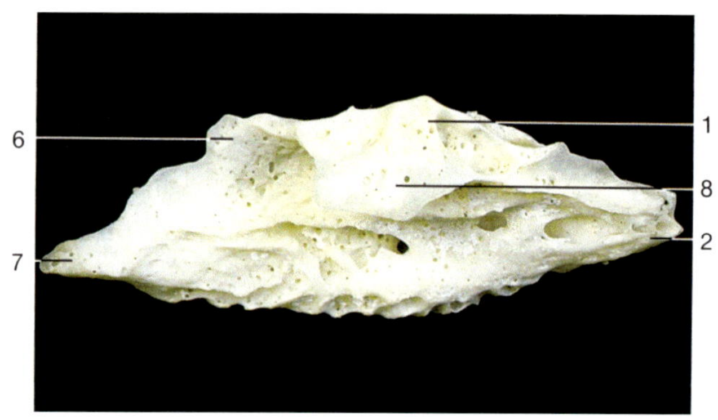

Concha nasal inferior direita (vista lateral). Parte anterior à direita.

Concha inferior e vômer
1 Processo etmoidal
2 Parte anterior da concha
3 Margem inferior
4 Asa do vômer
5 Margem posterior do septo nasal
6 Processo lacrimal
7 Parte posterior da concha
8 Processo maxilar

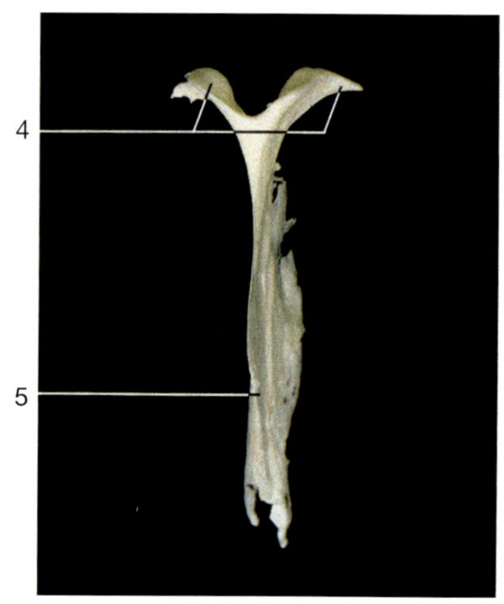

Vômer (vista posterior).

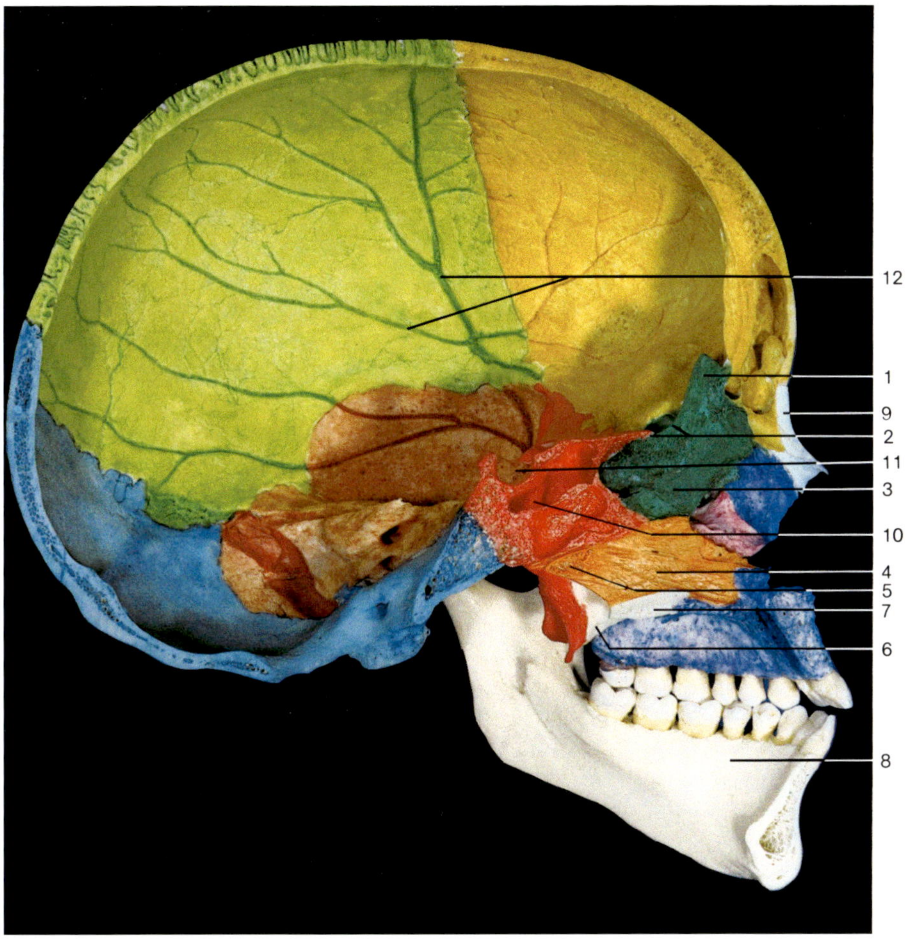

1 Crista etmoidal
2 Lâmina cribriforme do osso etmoide
3 Lâmina perpendicular do osso etmoide
4 Vômer
5 Asa do vômer
6 Osso palatino (processo perpendicular)
7 Osso palatino (lâmina horizontal)
8 Mandíbula
9 Osso nasal
10 Seio esfenoidal
11 Fossa hipofisial (sela turca)
12 Sulcos da artéria meníngea média

Cartilagens do nariz

13 Processo lateral da cartilagem do septo nasal
14 Cartilagem alar maior
15 Cartilagens alares menores
16 Processo posterior da cartilagem do septo nasal
17 Local do osso nasal

Secção sagital paramediana do crânio, incluindo o septo nasal.

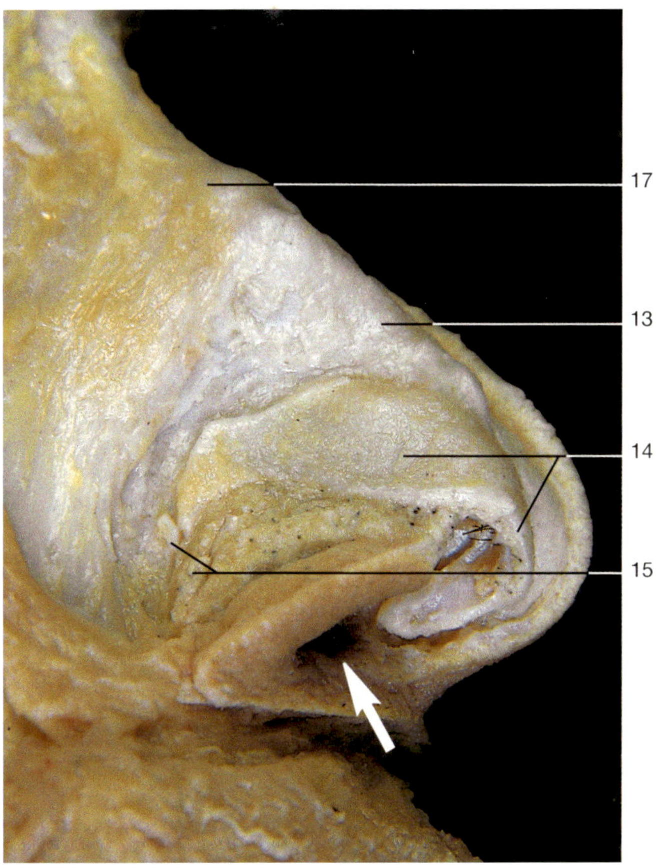

Cartilagens do nariz (vista anterior direita). Seta = narina moldada pela asa do nariz.

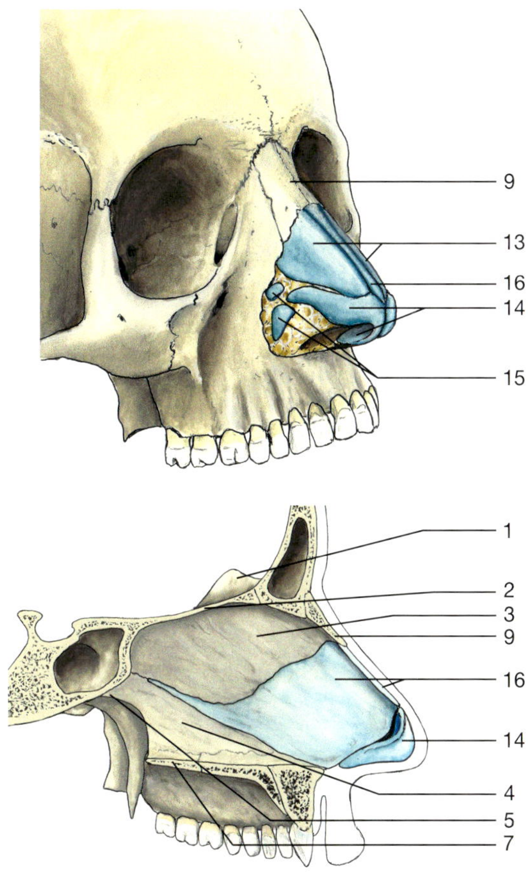

Forma das cartilagens do nariz.

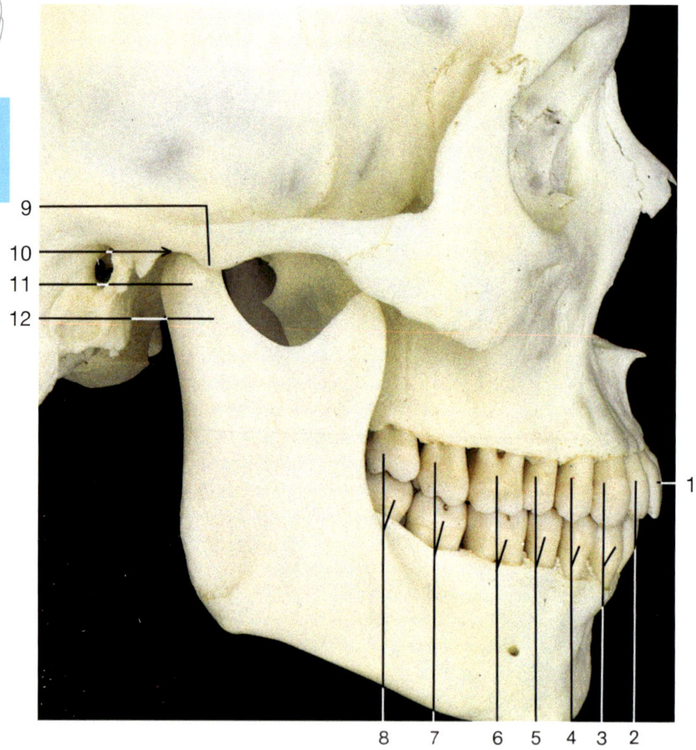

Posição normal dos dentes. Dentição em oclusão central (vista lateral).

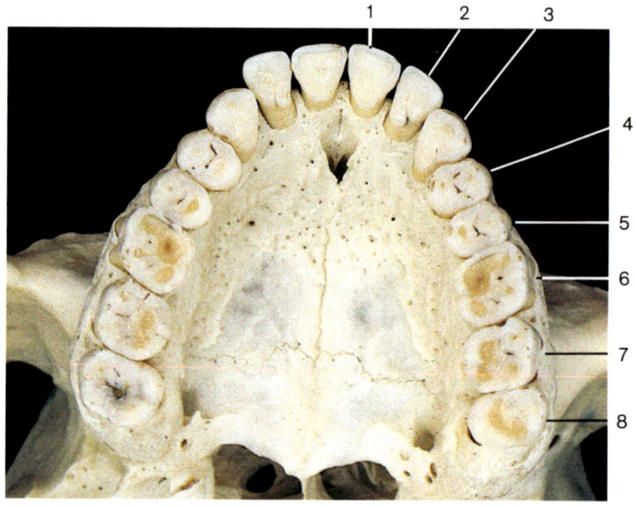

Dentes superiores do adulto (vista inferior).

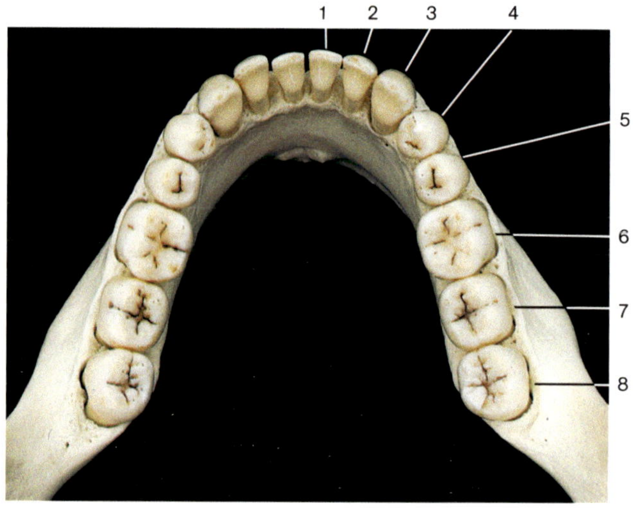

Dentes inferiores do adulto (vista superior).

1 Incisivo central
2 Incisivo lateral
3 Caninos
4 Primeiro pré-molar
5 Segundo pré-molar
6 Primeiro molar
7 Segundo molar
8 Terceiro molar
9 Tubérculo articular
10 Fossa mandibular
11 Cabeça da mandíbula
12 Processo condilar da mandíbula
13 Palato duro e glândulas palatinas
14 Cavidade oral
15 Molar superior
16 Vestíbulo da boca
17 Molar inferior
18 Músculo platisma
19 Mandíbula
20 Seio maxilar
21 Músculo longitudinal superior da língua
22 Músculo transverso da língua
23 Músculo bucinador
24 Músculo longitudinal inferior da língua
25 Glândula submandibular
26 Músculo genioglosso

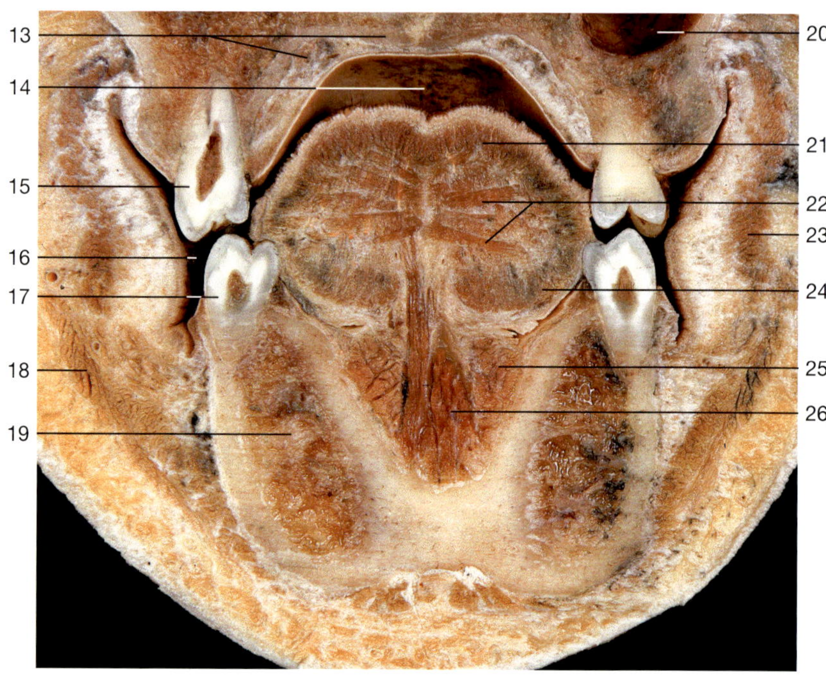

Secção coronal da cavidade oral (vista anterior).

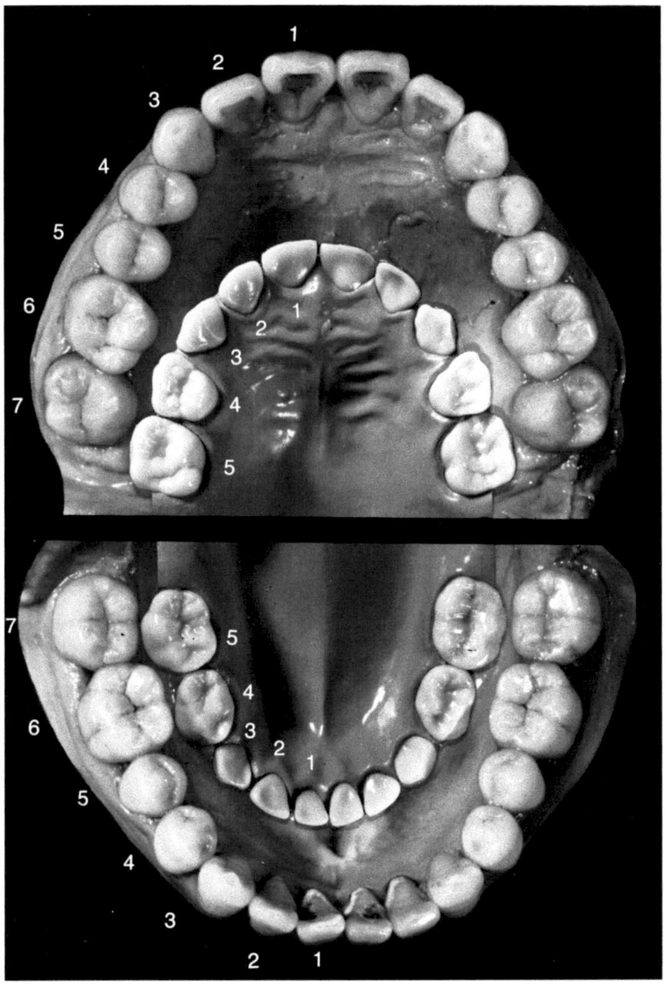

Comparação entre os dentes decíduos e permanentes.

Comparação entre os dentes decíduos e permanentes. Observe que, na criança, a largura do arco alveolar da mandíbula e da maxila que sustenta os dentes decíduos é aproximadamente a mesma quando comparada com a maxila e a mandíbula do adulto. Observe a emergência dos terceiros molares. Os números dos dentes correspondem aos números na figura abaixo.

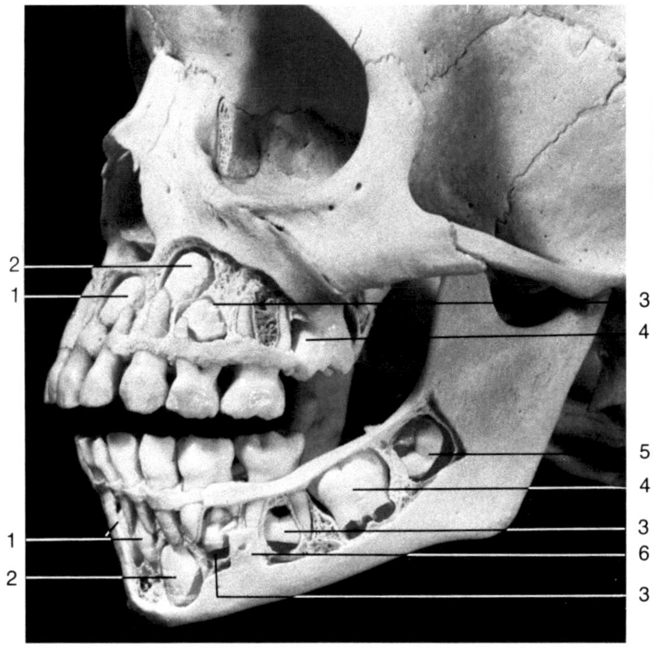

Dentes decíduos no crânio de uma criança. As coroas dos dentes permanentes em desenvolvimento estão expostas em suas criptas, na maxila e na mandíbula.

1 Incisivos permanentes
2 Canino permanente
3 Pré-molares
4 Primeiro molar permanente
5 Segundo molar permanente
6 Forame mentual

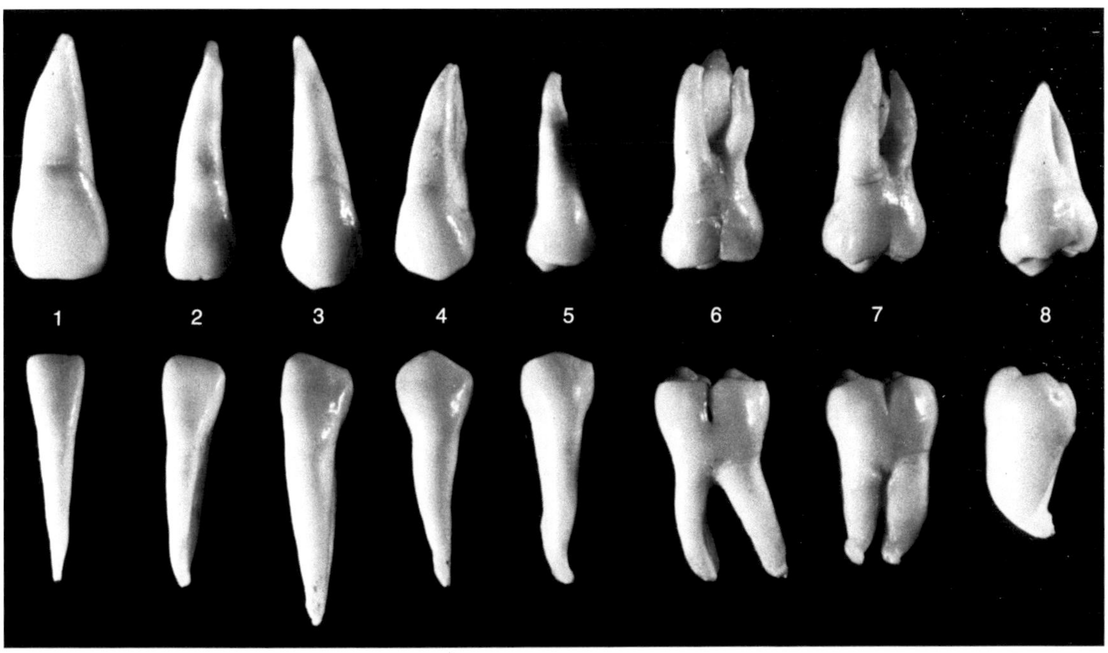

Dentes isolados do processo alveolar da maxila (fileira superior) e da parte alveolar da mandíbula (fileira inferior); face labial dos dentes.

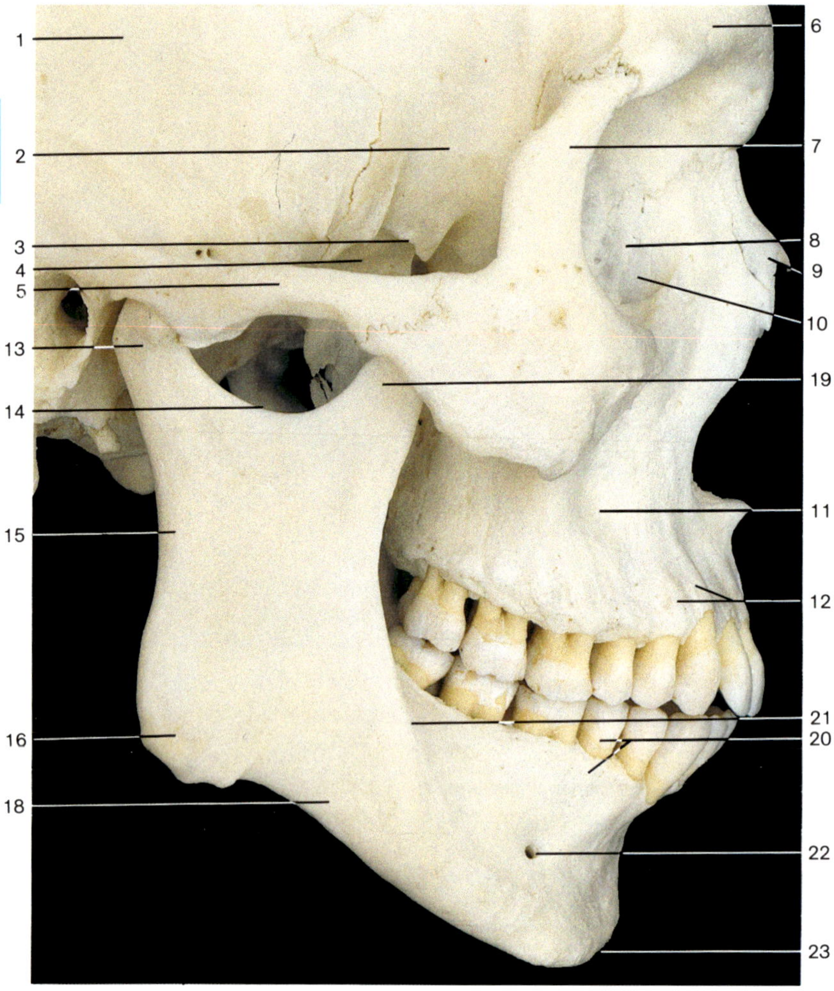

Vista lateral dos ossos da face. Mandíbula e dentes na posição de oclusão. Maxila e mandíbula ocluídas.

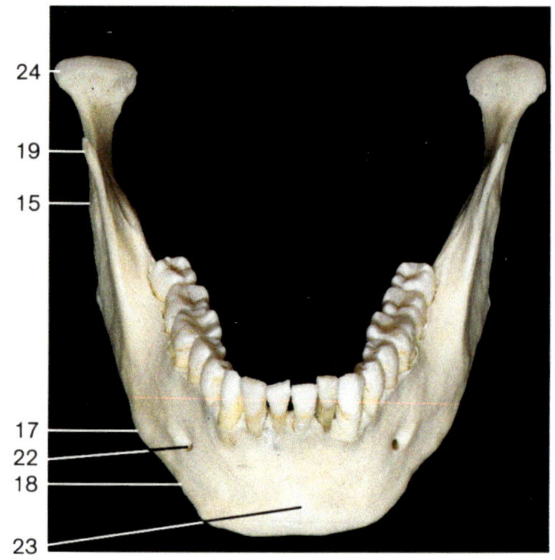

Mandíbula do adulto (vista anterior).

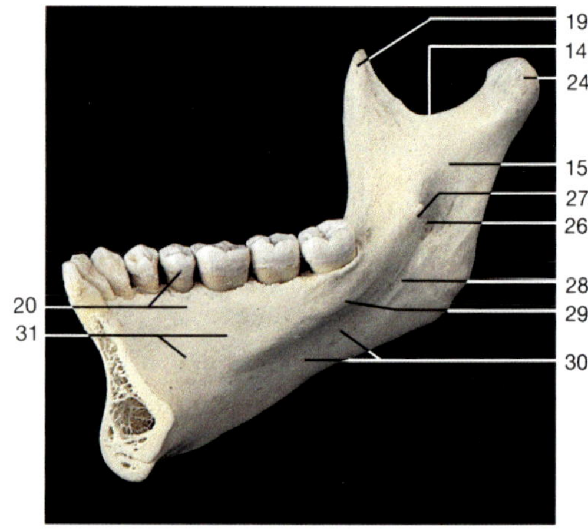

Metade direita da mandíbula (vista medial).

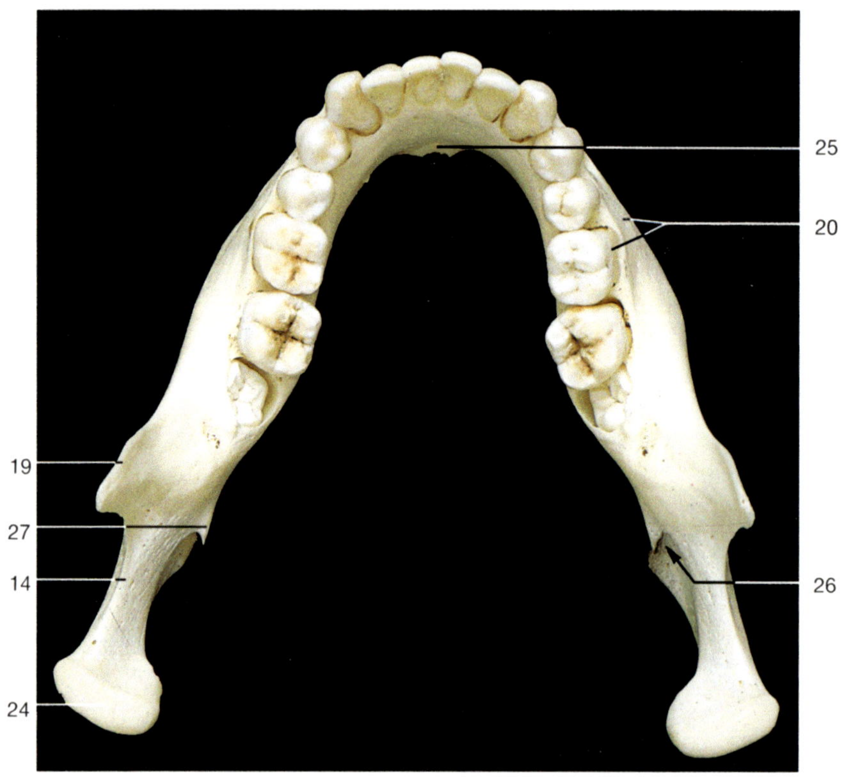

Mandíbula de adulto (vista superior).

1 Osso temporal
2 Fossa temporal (asa maior do osso esfenoide)
3 Crista infratemporal
4 Fossa infratemporal
5 Arco zigomático
6 Osso frontal
7 Osso zigomático (processo frontal)
8 Osso lacrimal
9 Osso nasal
10 Sulco lacrimal
11 Maxila (fossa canina)
12 Processo alveolar da maxila

Mandíbula

13 Processo condilar da mandíbula
14 Incisura da mandíbula
15 Ramo da mandíbula
16 Tuberosidade massetérica
17 Ângulo da mandíbula
18 Corpo da mandíbula
19 Processo coronoide
20 Processo alveolar incluindo os dentes
21 Linha oblíqua
22 Forame mentual
23 Protuberância mentual
24 Cabeça da mandíbula
25 Tubérculo mentual
26 Forame da mandíbula (entrada para o canal da mandíbula)
27 Língula da mandíbula
28 Sulco milo-hióideo
29 Linha milo-hióidea
30 Fóvea submandibular
31 Fóvea sublingual

2.2 Aparelho Mastigatório e Músculos da Cabeça

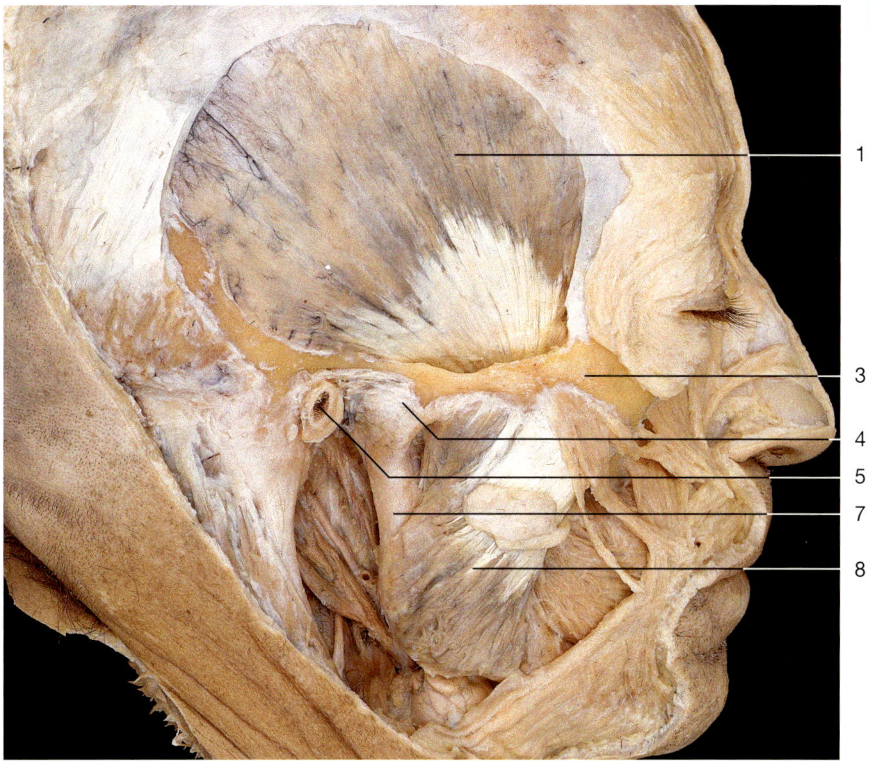

Músculos da mastigação e músculos da face (vista lateral). A orelha foi removida.

1 Músculo temporal
2 Osso frontal
3 Arco zigomático
4 Articulação temporomandibular
5 Meato acústico externo
6 Maxila
7 Mandíbula
8 Músculo masseter

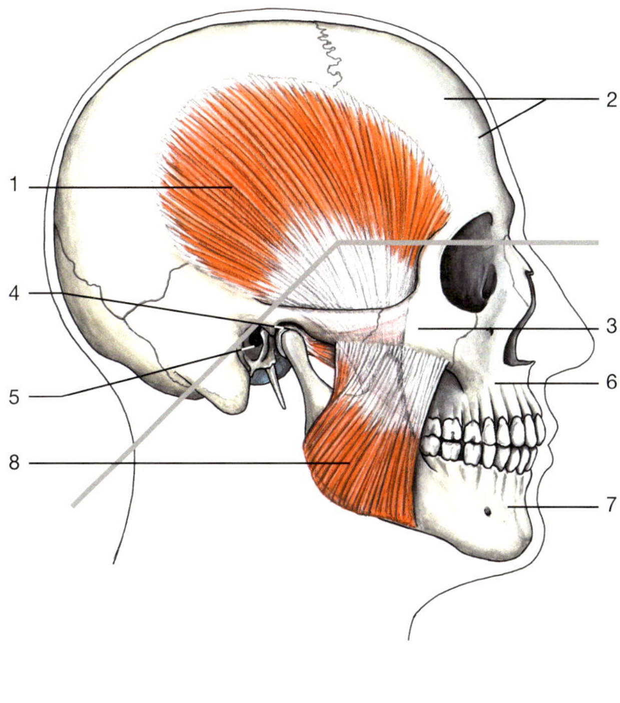

A articulação temporomandibular e os músculos da mastigação (vista lateral). A base do crânio está inclinada (linha cinza).

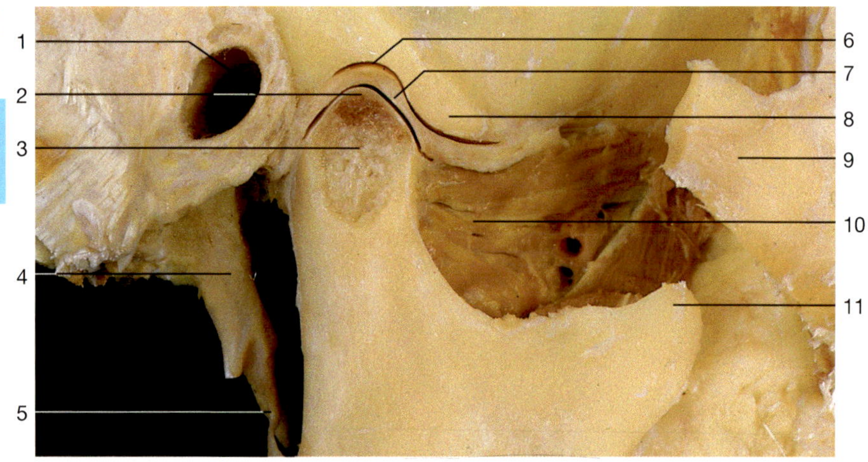

Articulação temporomandibular (secção sagital).

1 Meato acústico externo
2 Cartilagem articular do processo condilar da mandíbula
3 Processo condilar da mandíbula
4 Processo estiloide
5 Ligamento estilomandibular
6 Fossa mandibular
7 Disco articular
8 Tubérculo articular
9 Osso zigomático
10 Músculo pterigóideo lateral
11 Processo coronoide da mandíbula
12 Ventre posterior do músculo digástrico
13 Músculo masseter
14 Músculo temporal
15 Músculo pterigóideo medial
16 Ducto parotídeo
17 Músculo bucinador
18 Mandíbula
19 Forame da mandíbula

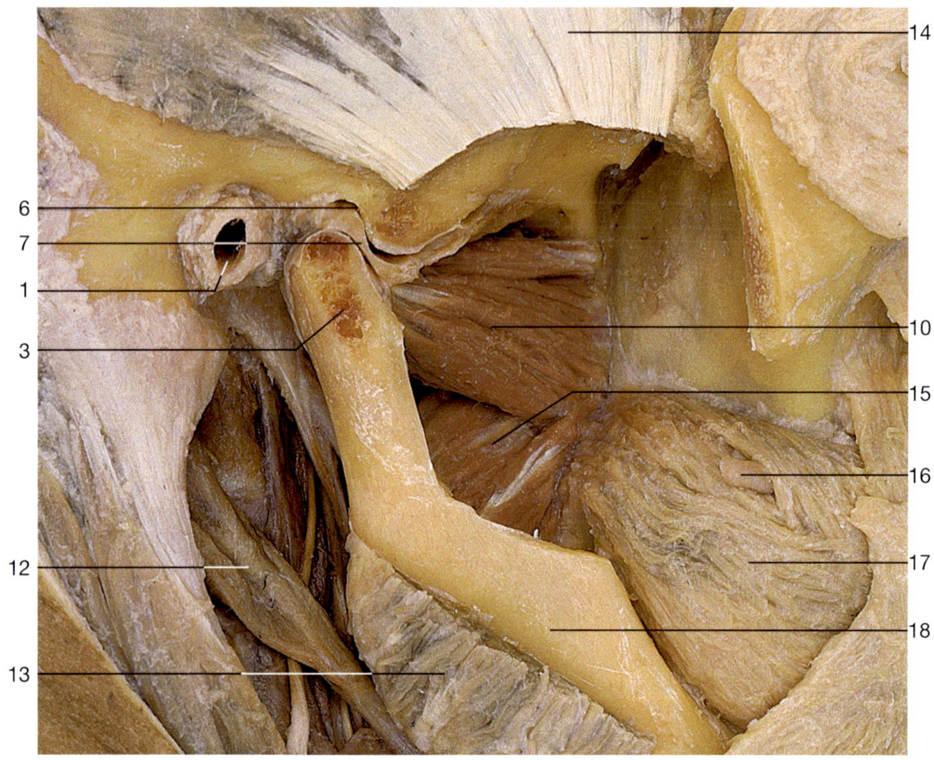

Articulação temporomandibular. Dissecção do disco articular e dos músculos relacionados (vista lateral).

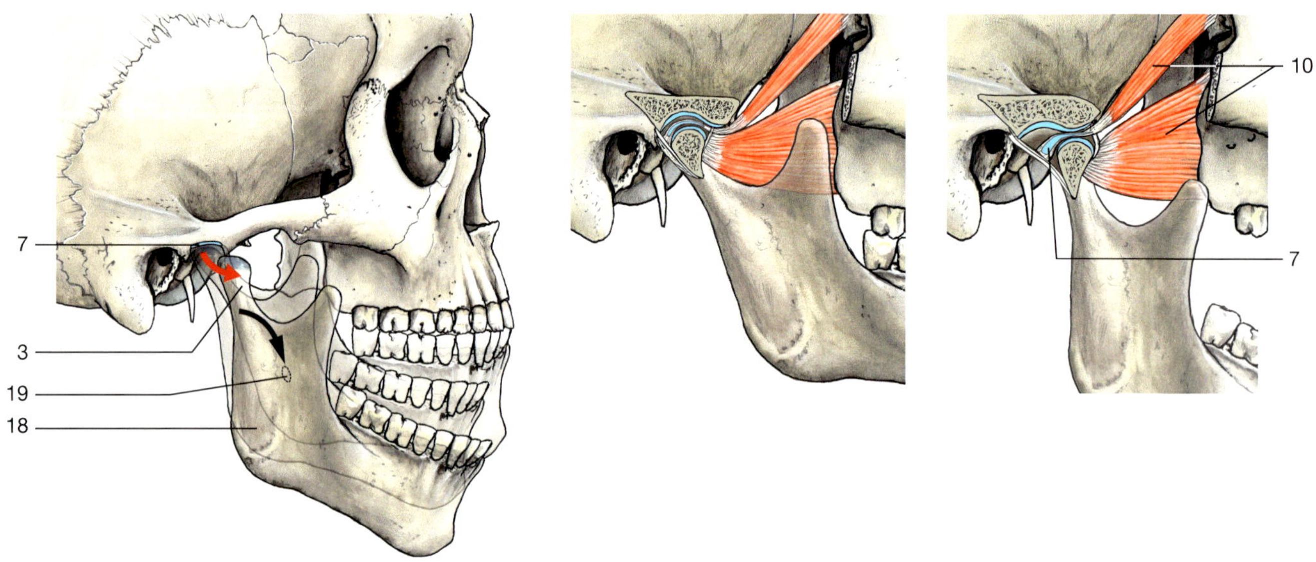

Movimentos da articulação temporomandibular e dos músculos pterigóideos laterais relacionados.

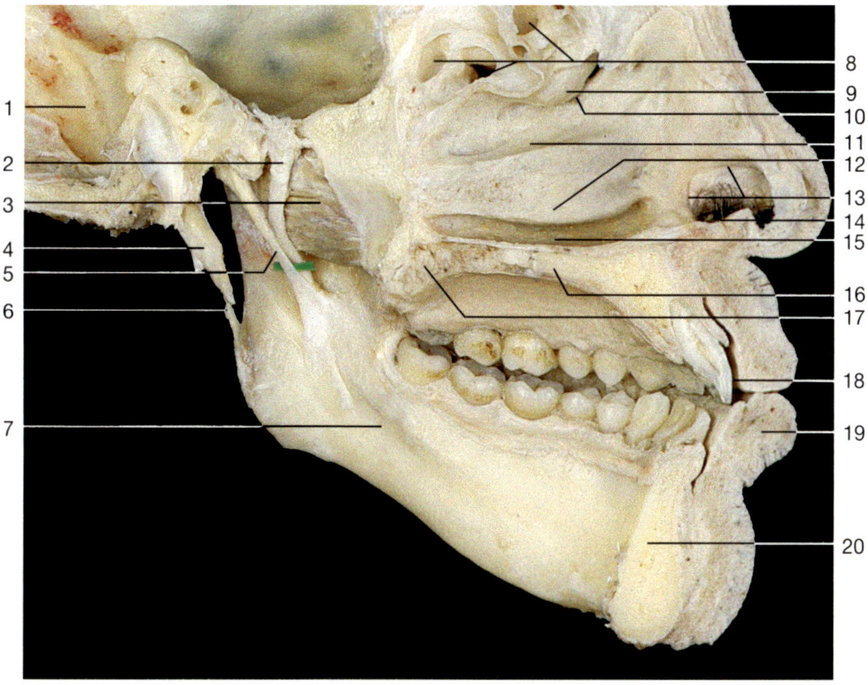

Ligamentos da articulação temporomandibular. Metade esquerda da cabeça (vista medial).

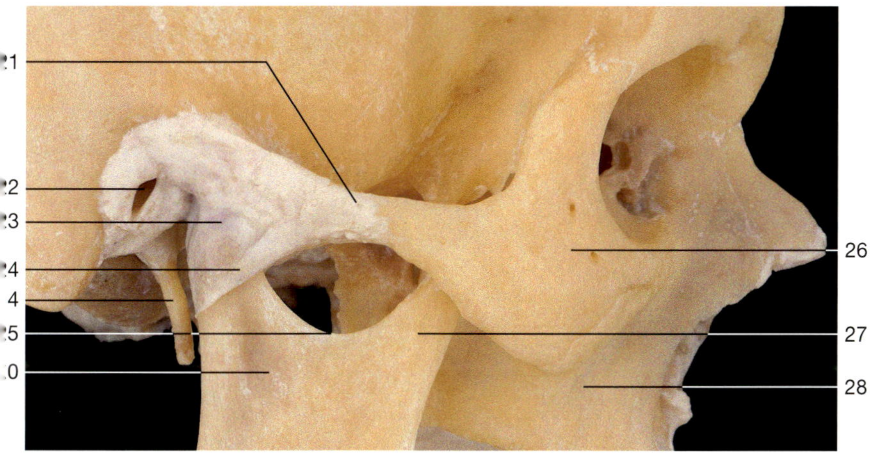

Articulação temporomandibular com ligamentos (vista lateral).

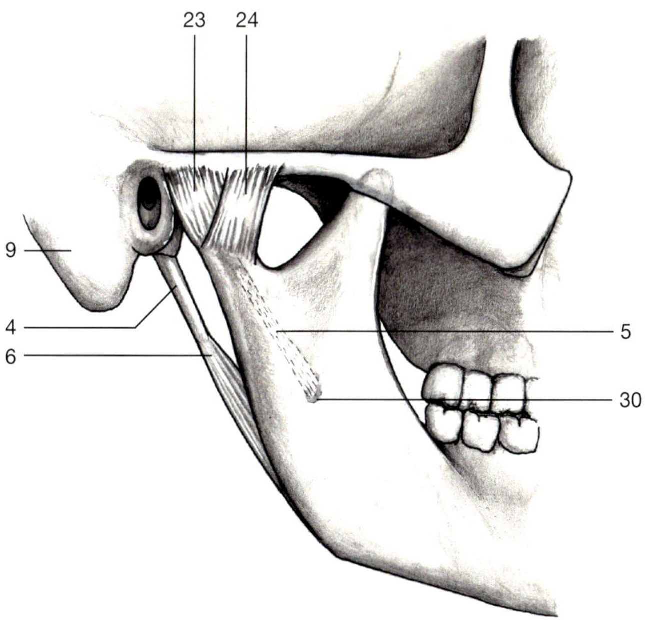

Ligamentos da articulação temporomandibular (vista lateral).

1 Sulco do seio sigmóideo
2 Nervo mandibular
3 Músculo pterigóideo lateral
4 Processo estiloide
5 Ligamento esfenomandibular
6 Ligamento estilomandibular
7 Sulco milo-hióideo
8 Células etmoidais
9 Bolha etmoidal
10 Hiato semilunar
11 Meato nasal médio
12 Concha nasal inferior
13 Limiar do nariz
14 Vestíbulo com vibrissas
15 Meato nasal inferior
16 Palato duro
17 Palato mole
18 Vestíbulo da boca
19 Lábio inferior
20 Mandíbula
21 Arco zigomático
22 Meato acústico externo
23 Cápsula articular
24 Ligamento lateral
25 Incisura da mandíbula
26 Osso zigomático
27 Processo coronoide
28 Maxila
29 Processo mastoide
30 Forame da mandíbula

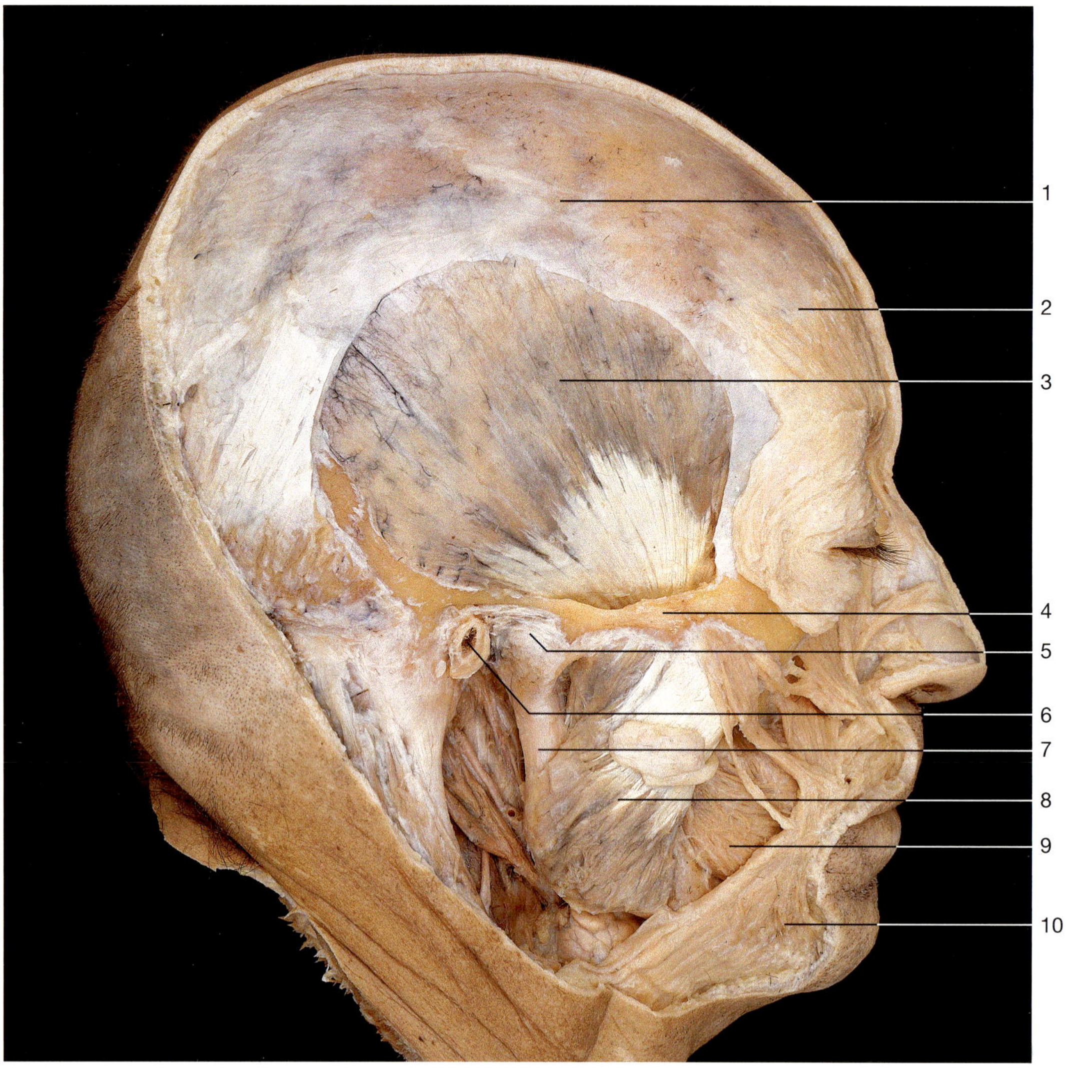

Articulação temporomandibular e músculos da mastigação. Os músculos masseter e temporal estão evidenciados.

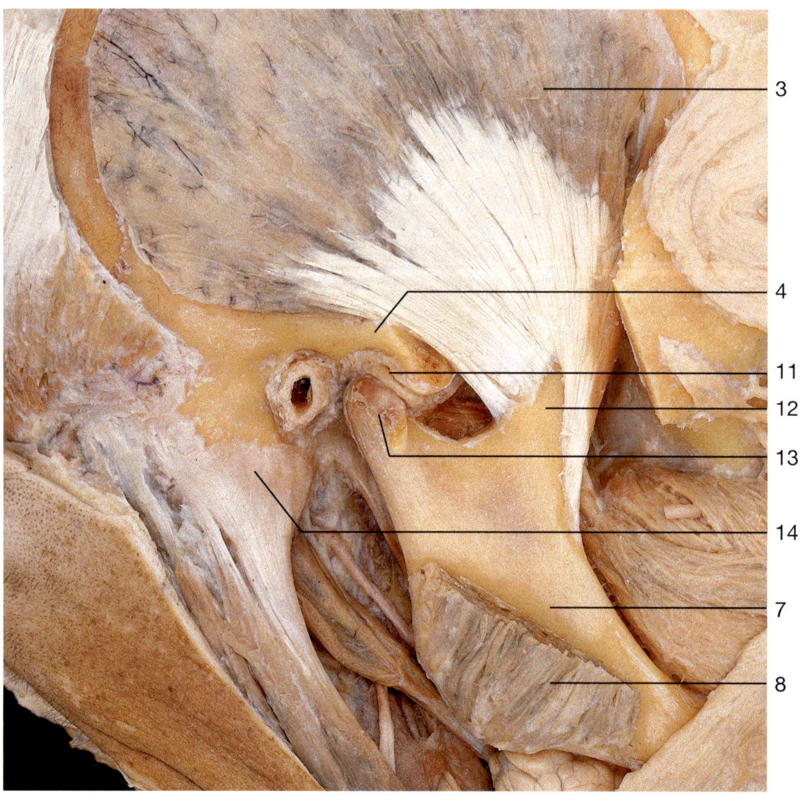

1 Aponeurose epicrânica (gálea aponeurótica)
2 Ventre frontal do músculo occipitofrontal
3 Músculo temporal
4 Arco zigomático
5 Articulação temporomandibular
6 Meato acústico externo
7 Mandíbula
8 Músculo masseter
9 Músculo bucinador
10 Músculo platisma
11 Disco articular da articulação temporomandibular
12 Processo coronoide da mandíbula
13 Processo condilar da mandíbula
14 Processo mastoide

Músculo temporal com inserção na mandíbula e a articulação temporomandibular. O arco zigomático e o músculo masseter foram parcialmente removidos.

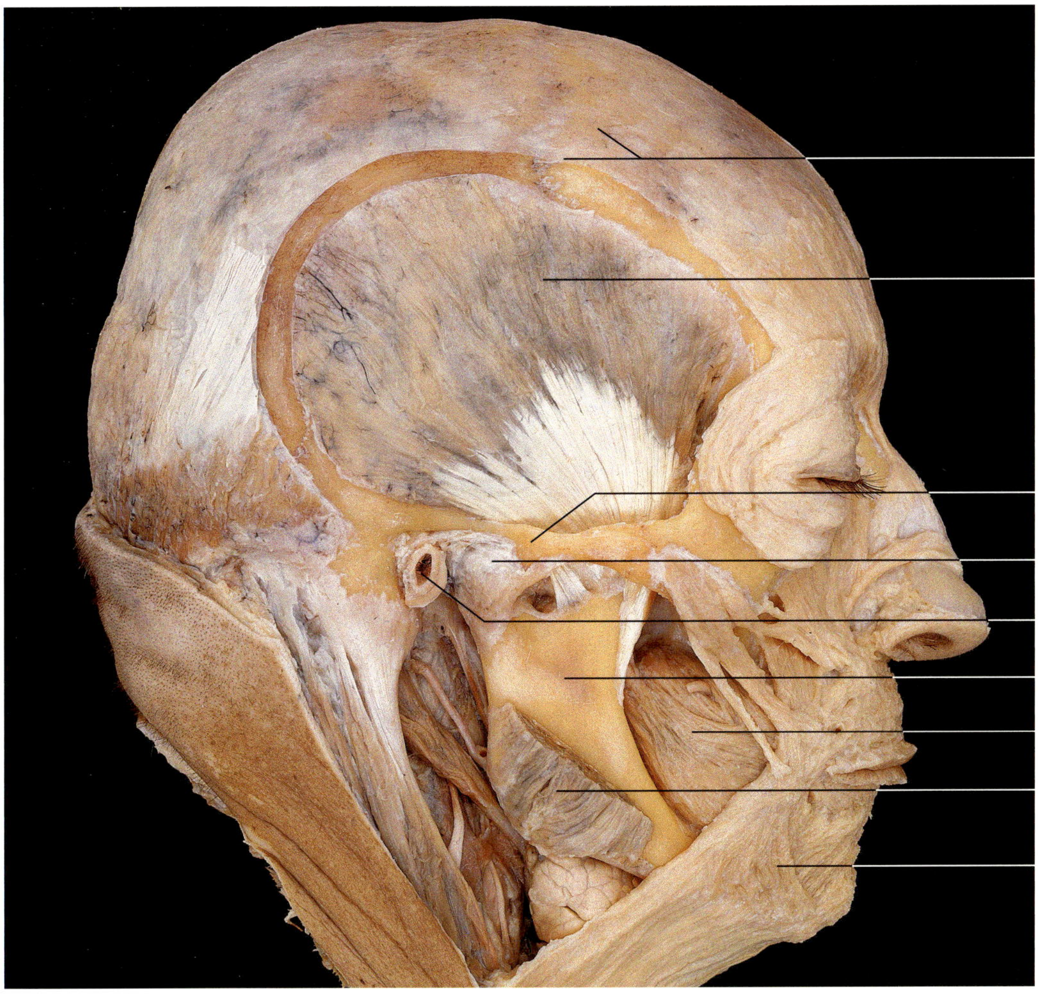

Articulação temporomandibular e músculos da mastigação. O músculo masseter foi parcialmente removido.

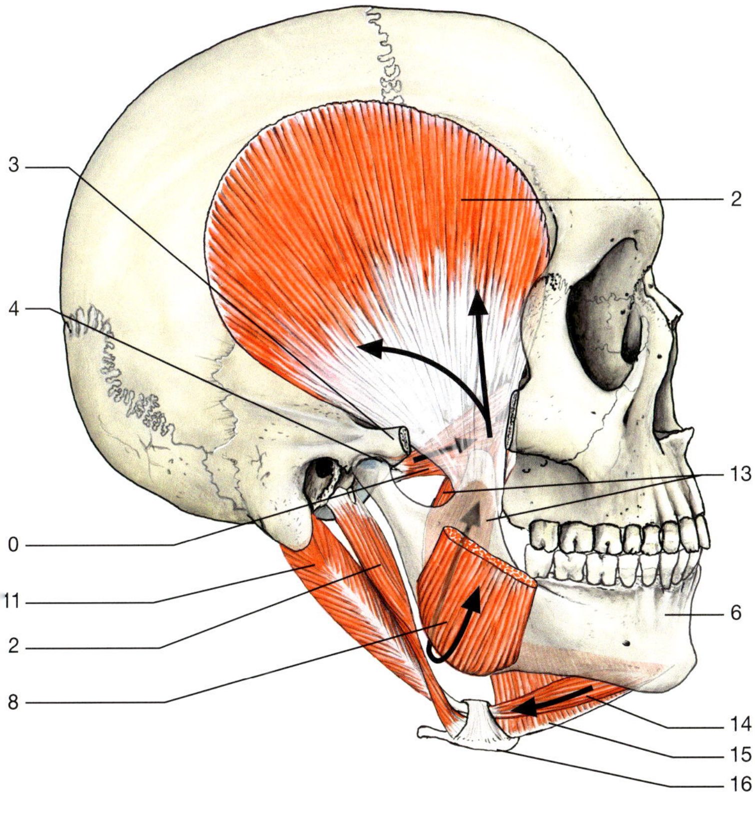

1 Aponeurose epicrânica (gálea aponeurótica)
2 Músculo temporal
3 Arco zigomático
4 Articulação temporomandibular
5 Meato acústico externo
6 Mandíbula
7 Músculo bucinador
8 Músculo masseter (seccionado)
9 Músculo platisma
10 Músculo pterigóideo lateral
11 Ventre posterior do músculo digástrico
12 Músculo estilo-hióideo
13 Músculo pterigóideo medial
14 Ventre anterior do músculo digástrico
15 Músculo milo-hióideo
16 Osso hioide

Efeito dos músculos da mastigação na articulação temporomandibular (setas).

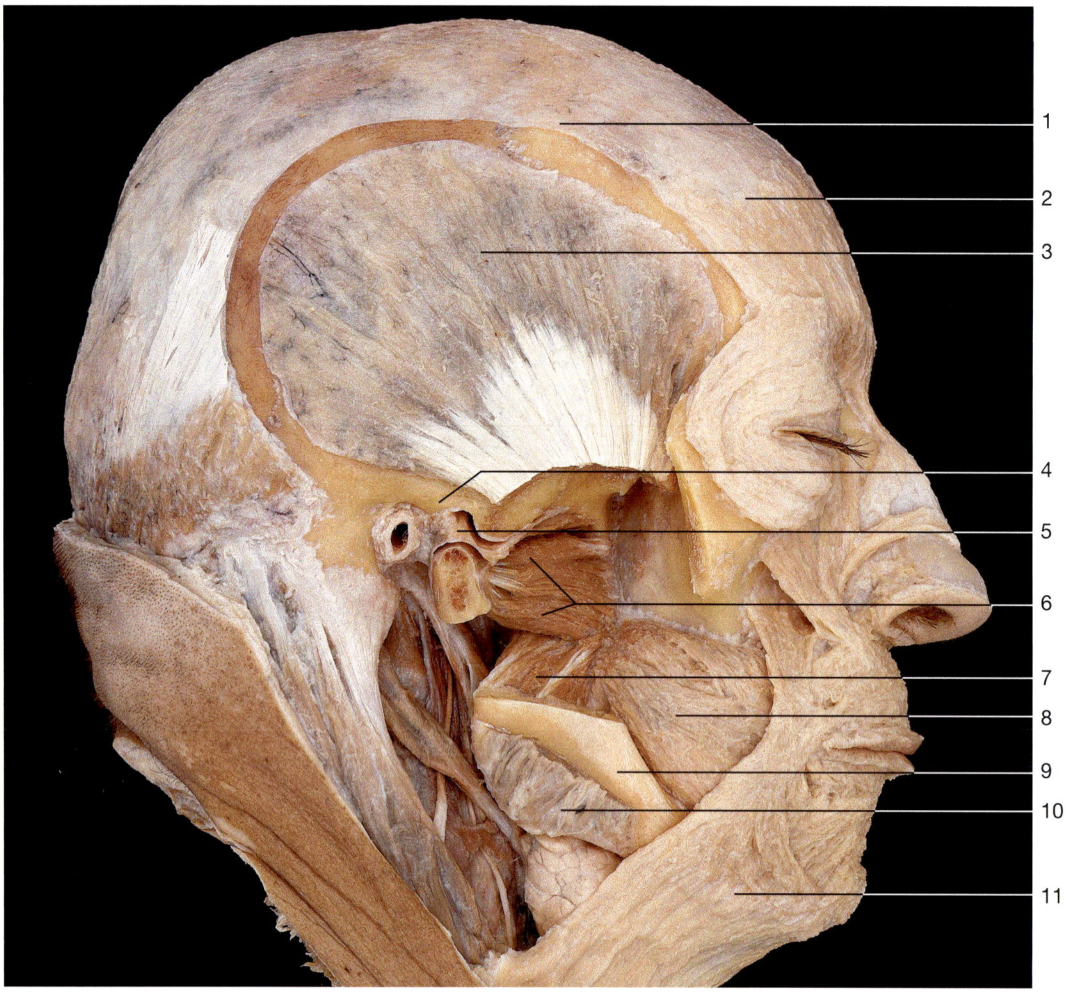

Articulação temporomandibular e músculos da mastigação. O arco zigomático e parte da mandíbula foram removidos para expor os músculos pterigóideos medial e lateral.

1 Aponeurose epicrânica (gálea aponeurótica)
2 Ventre frontal do músculo occipitofrontal
3 Músculo temporal
4 Arco zigomático
5 Disco articular da articulação temporomandibular
6 Músculo pterigóideo lateral
7 Músculo pterigóideo medial
8 Músculo bucinador
9 Mandíbula
10 Músculo masseter
11 Músculo platisma

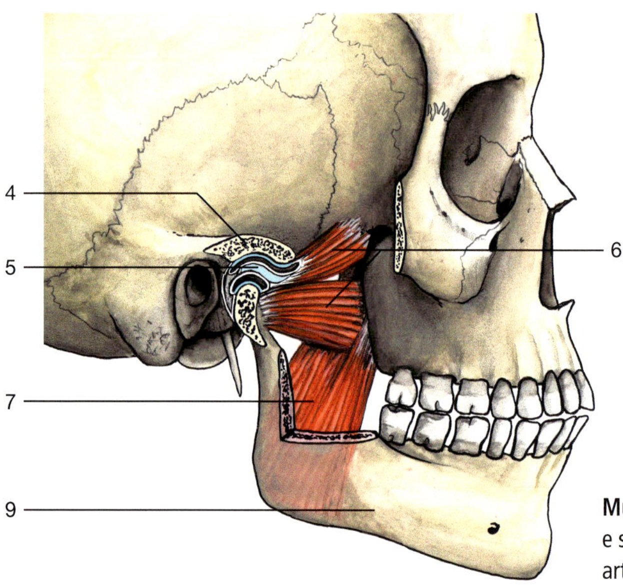

Músculos pterigóideos medial e lateral e suas conexões com o disco articular da articulação temporomandibular.

1 Músculo pterigóideo lateral
2 Músculo pterigóideo medial
3 Articulação temporomandibular
4 Meato acústico externo
5 Mandíbula
6 Septo nasal
7 Músculo da face
8 Cerebelo

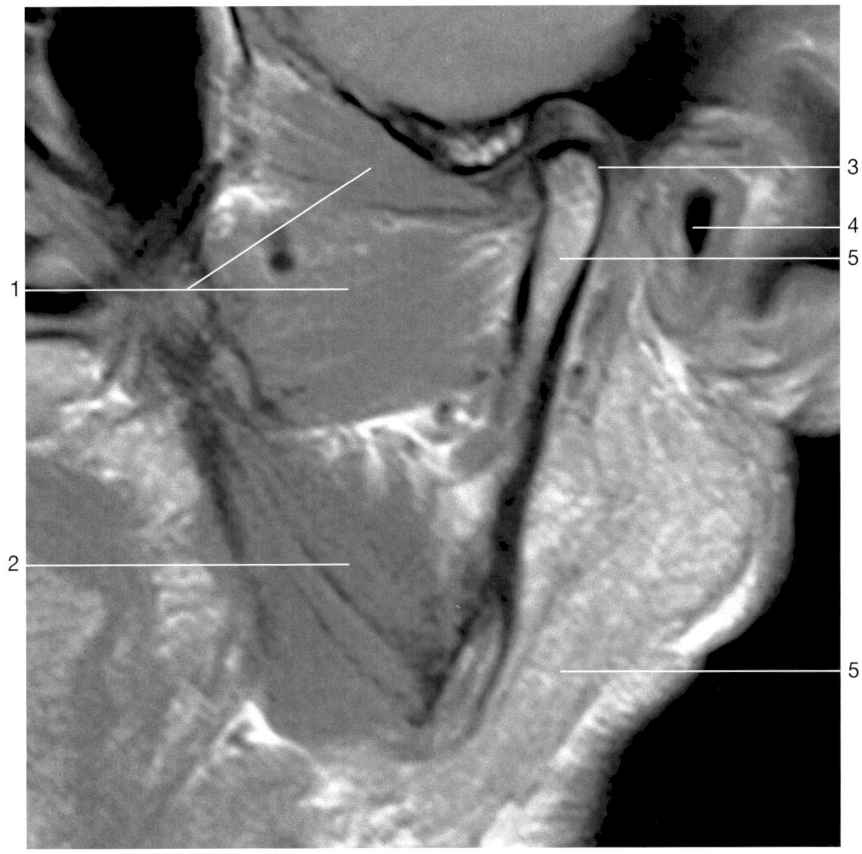

Articulação temporomandibular e músculos da mastigação, corte sagital (RNM). (Prof. Uder, Depto. de Radiologia, Universidade de Erlangen-Nürnberg, Alemanha.)

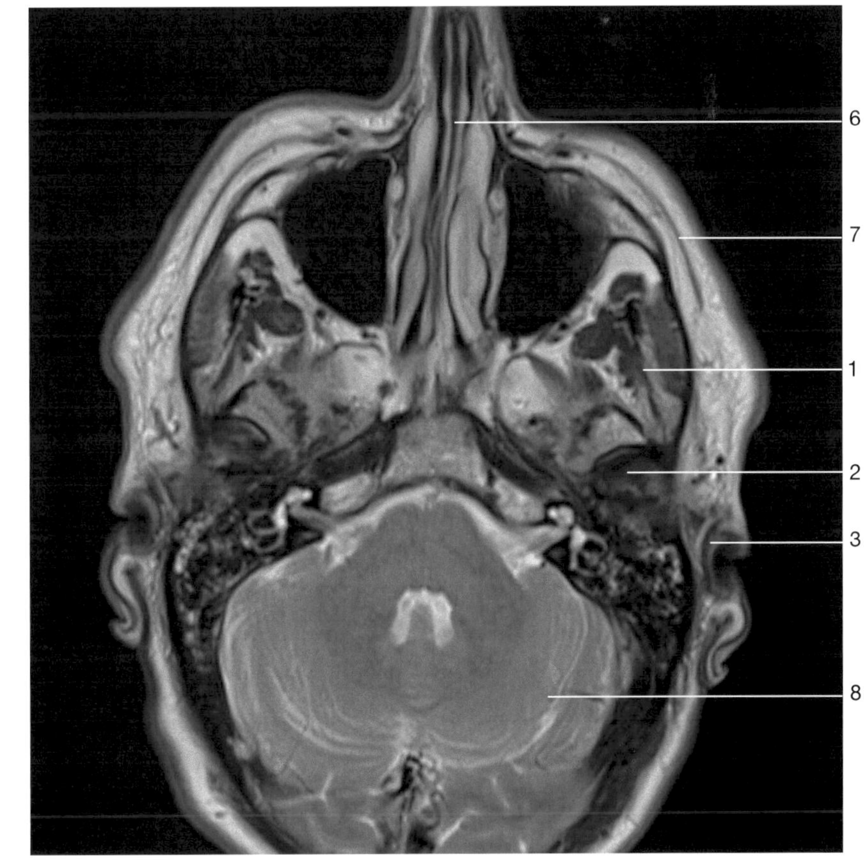

Articulação temporomandibular e músculos da mastigação, corte axial (RNM). (Prof. Uder, Depto. de Radiologia, Universidade de Erlangen-Nürnberg, Alemanha.)

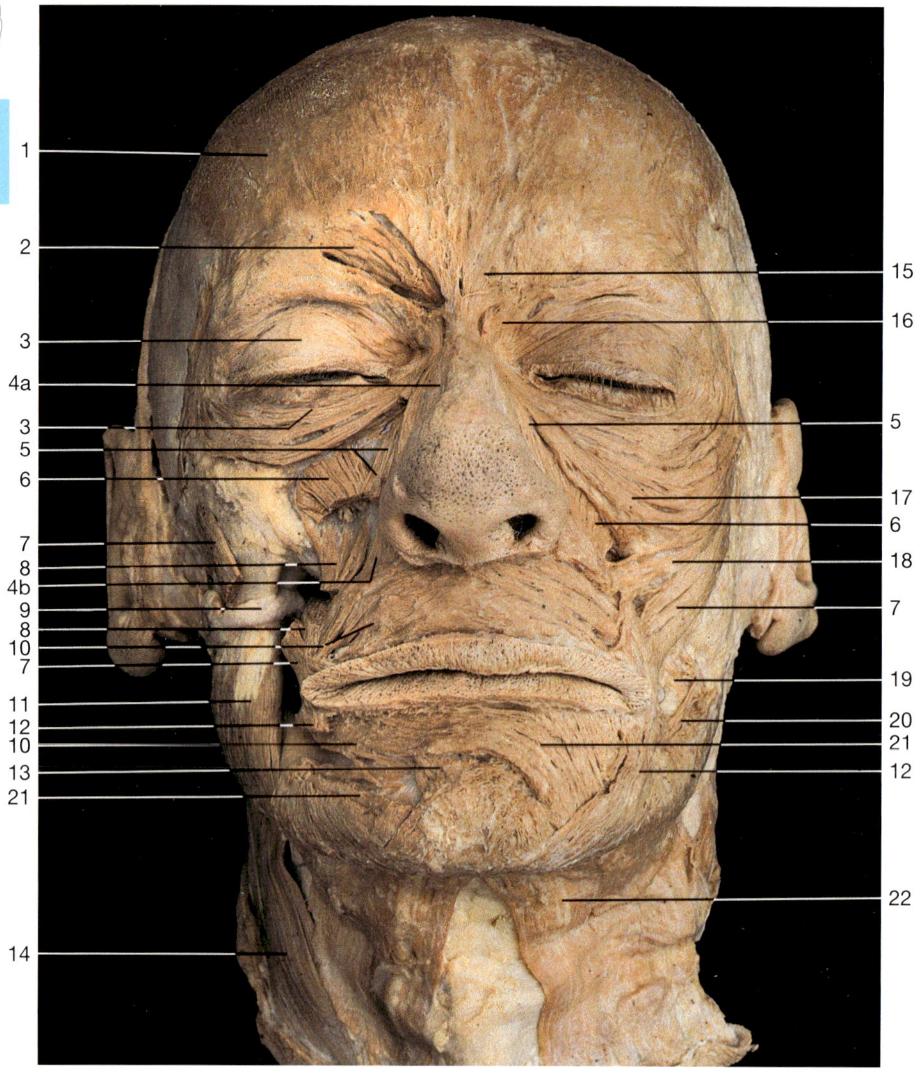

1 Ventre frontal do músculo occipitofrontal
2 Músculo corrugador do supercílio
3 Parte palpebral do músculo orbicular do olho
4a Parte transversa do músculo nasal
4b Parte alar do músculo nasal
5 Músculo levantador do lábio superior e da asa do nariz
6 Músculo levantador do lábio superior
7 Músculo zigomático maior
8 Músculo levantador do ângulo da boca
9 Ducto parotídeo
10 Músculo orbicular da boca
11 Músculo masseter
12 Músculo abaixador do ângulo da boca
13 Músculo mentual
14 Músculo esternocleidomastóideo
15 Músculo prócero
16 Músculo abaixador do supercílio
17 Parte orbital do músculo orbicular do olho
18 Músculo zigomático menor
19 Músculo bucinador
20 Músculo risório
21 Músculo abaixador do lábio inferior
22 Músculo platisma
23 Aponeurose epicrânica (gálea aponeurótica)
24 Músculo temporoparietal
25 Ventre occipital do músculo occipitofrontal
26 Glândula parótida com fáscia
27 Fáscia temporal
28 Músculo orbicular do olho
29 Ducto parotídeo e músculo masseter

Músculos da face (vista anterior). Lado esquerdo: camada superficial; lado direito: camada profunda.

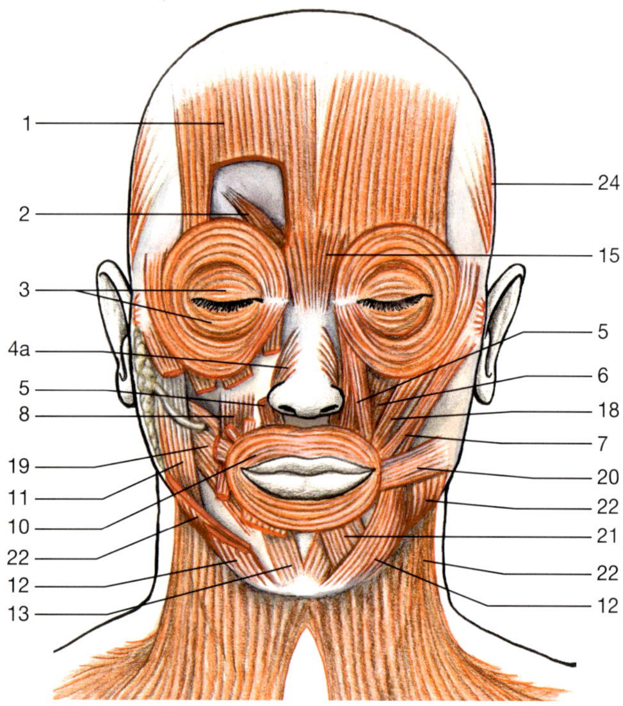

Músculos da face (vista anterior). Lado esquerdo: camada superficial; lado direito: camada profunda.

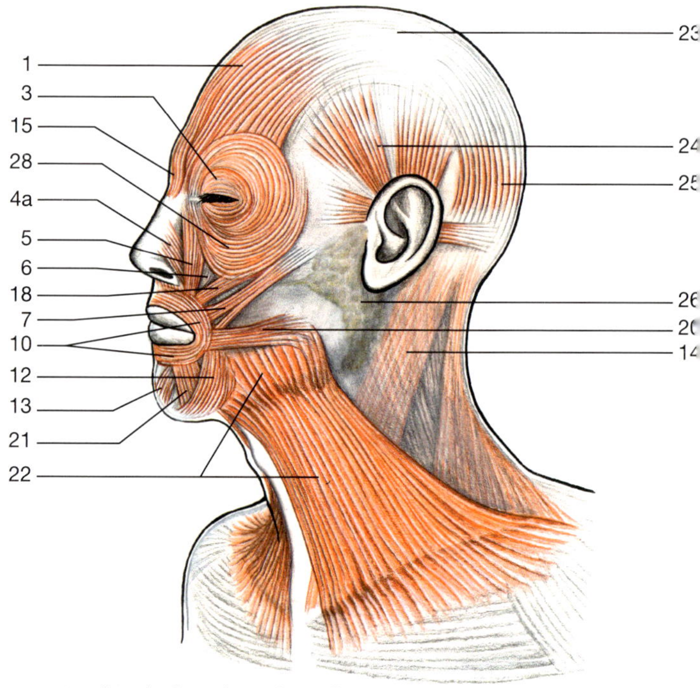

Músculos da face (vista lateral). Músculos semelhantes a esfíncteres circundam os orifícios da cabeça. Músculos dispostos de forma radial atuam como antagonistas.

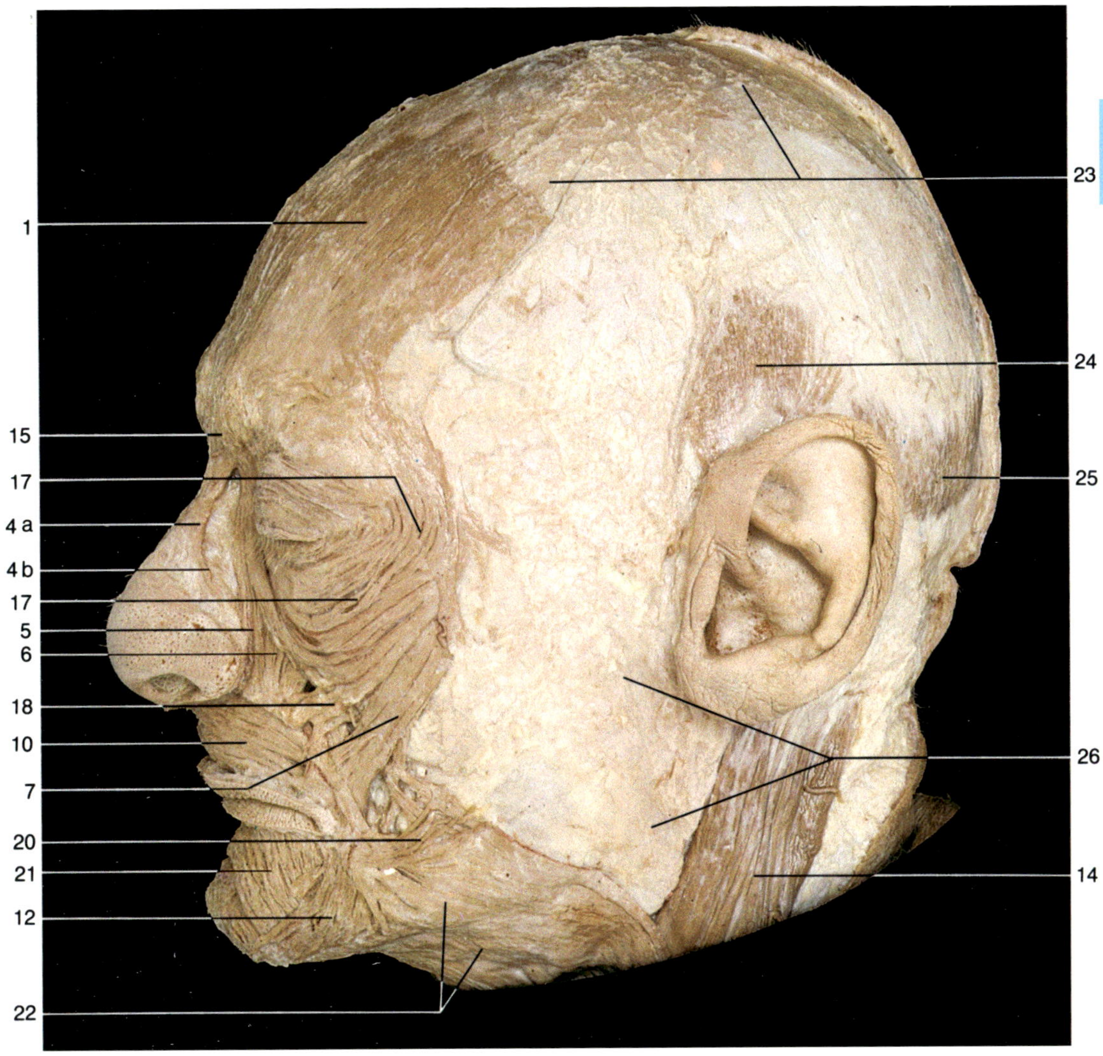

Músculos da face (vista lateral).

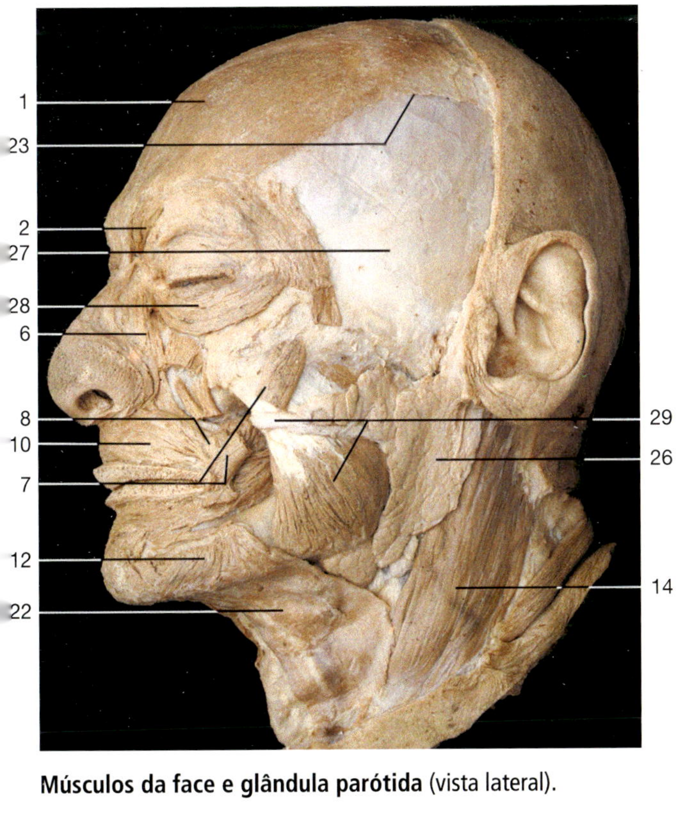

Músculos da face e glândula parótida (vista lateral).

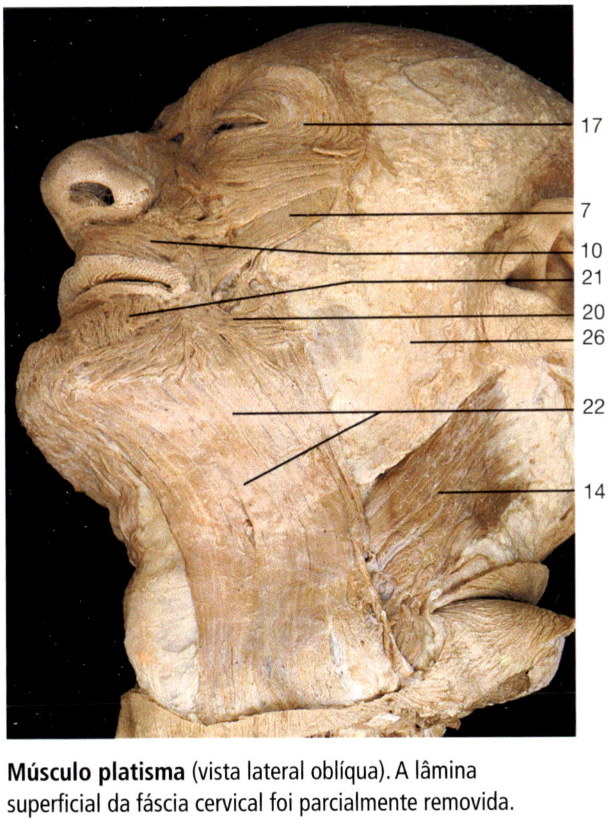

Músculo platisma (vista lateral oblíqua). A lâmina superficial da fáscia cervical foi parcialmente removida.

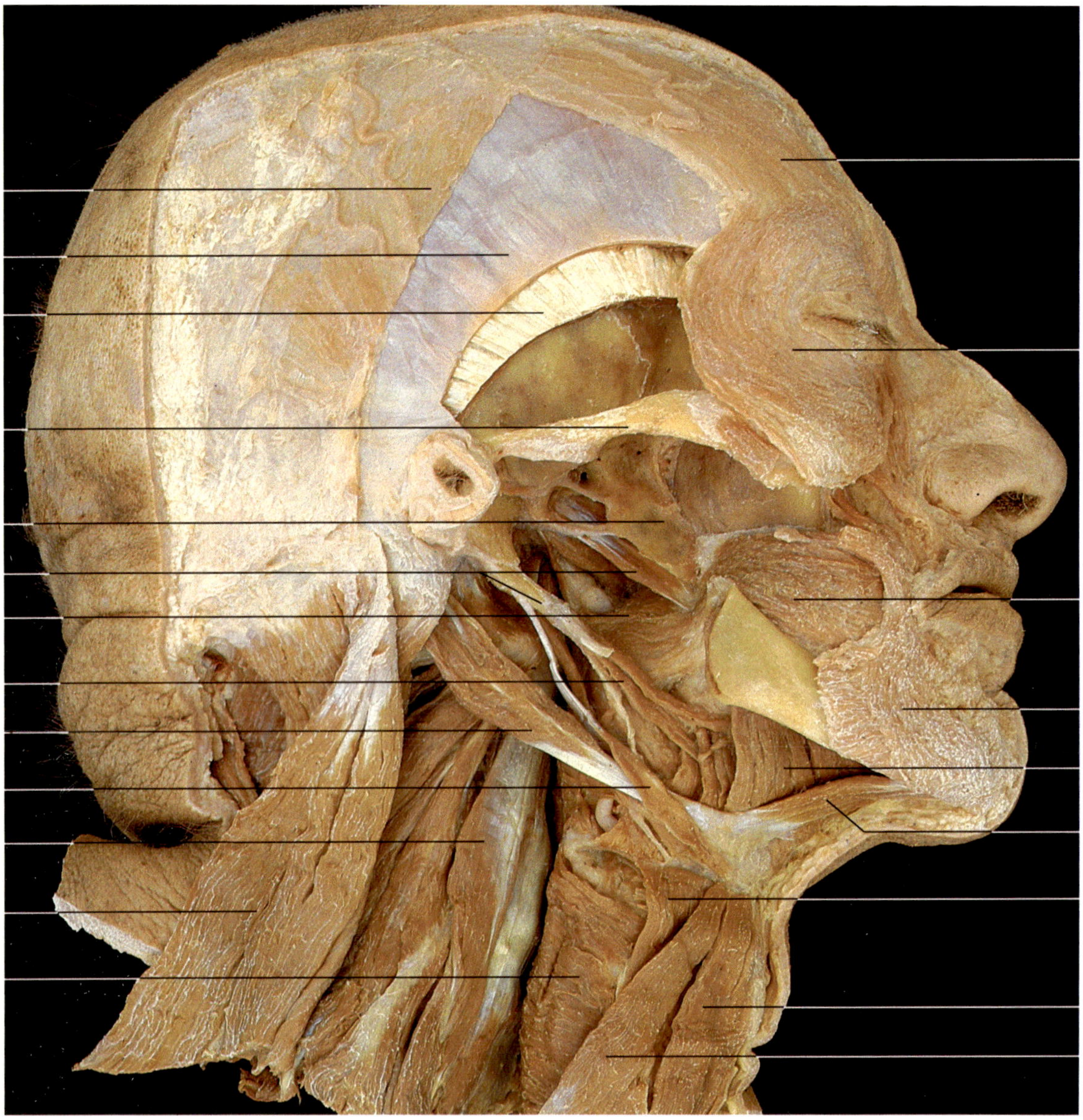

Músculos supra e infra-hióideos e faringe (vista lateral). Foram removidos o ramo da mandíbula, os músculos pterigóideos e a inserção do músculo temporal.

1 Aponeurose epicrânica (gálea aponeurótica)
2 Fáscia temporal
3 Tendão do músculo temporal
4 Arco zigomático
5 Lâmina lateral do processo pterigoide
6 Músculo tensor do véu palatino (processo estiloide)
7 Músculo constritor superior da faringe
8 Músculo estiloglosso
9 Músculo digástrico (ventre posterior)
10 Músculo estilo-hióideo
11 Músculo longo da cabeça
12 Músculo esternocleidomastóideo (rebatido)
13 Músculo constritor inferior da faringe
14 Músculo occipitofrontal (ventre frontal)
15 Músculo orbicular do olho (parte orbital)
16 Músculo bucinador
17 Músculo abaixador do ângulo da boca
18 Músculo milo-hióideo
19 Músculo digástrico (ventre anterior)
20 Músculo tíreo-hióideo
21 Músculo esterno-hióideo
22 Músculo omo-hióideo
23 Osso hioide
24 Músculo esternotireóideo
25 Músculos escalenos

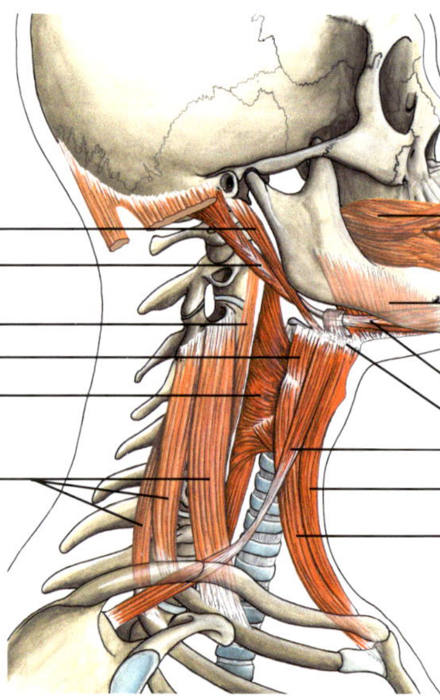

Músculos supra e infra-hióideos (vista lateral).

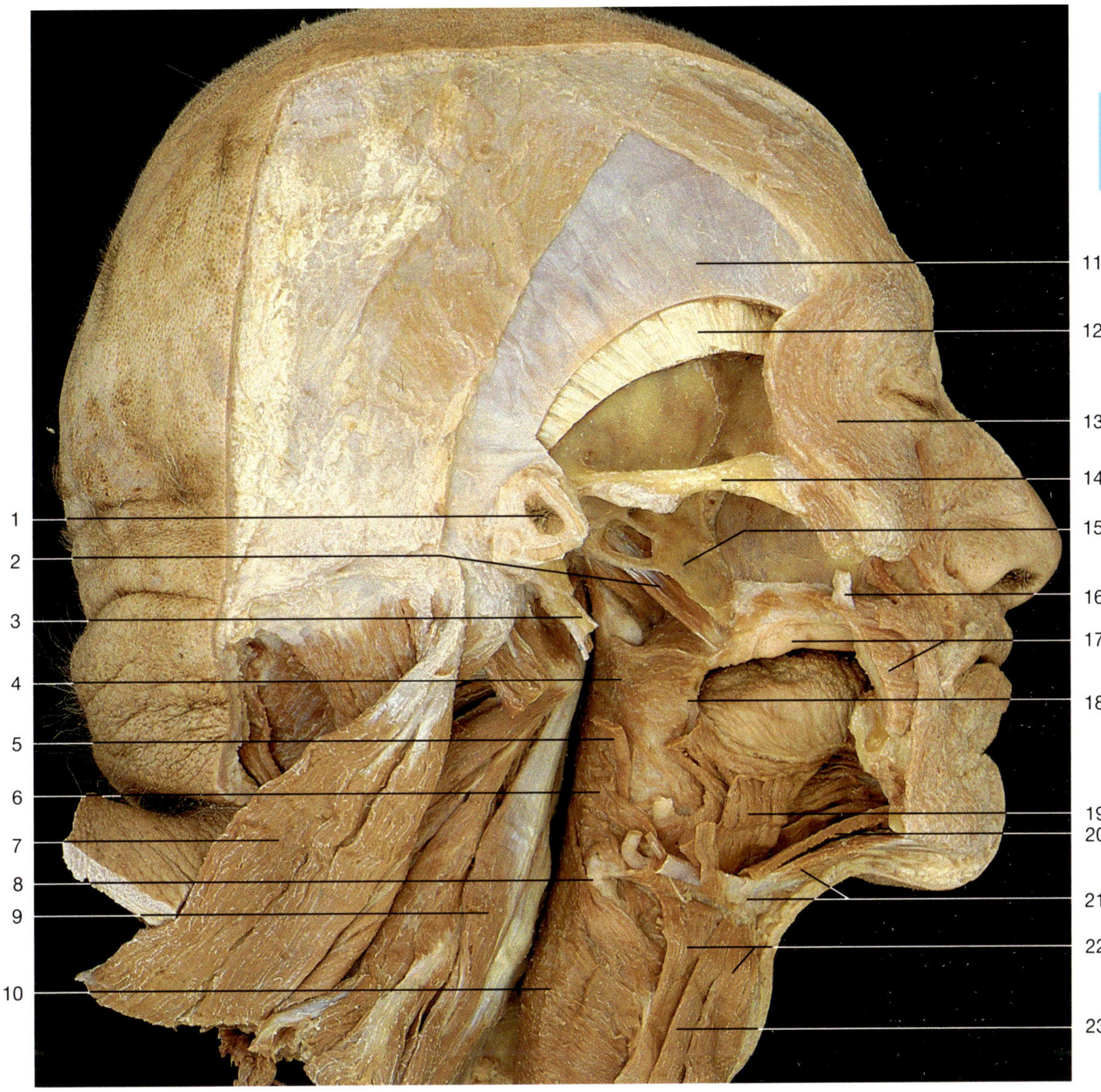

Músculos supra e infra-hióideos e faringe (vista lateral). O músculo bucinador foi removido e a cavidade oral aberta.

1 Meato acústico externo
2 Músculo tensor do véu palatino
3 Processo estiloide
4 Músculo constritor superior da faringe
5 Músculo estilofaríngeo (dividido)
6 Músculo constritor médio da faringe
7 Músculo esternocleidomastóideo
8 Osso hioide (corno maior)
9 Músculo longo da cabeça
10 Músculo constritor inferior da faringe
11 Fáscia temporal
12 Tendão do músculo temporal
13 Músculo orbicular do olho
14 Arco zigomático
15 Lâmina lateral do processo pterigoide
16 Ducto parotídeo
17 Gengiva da maxila (sem dentes) e músculo bucinador (dividido)
18 Rafe pterigomandibular
19 Músculo hioglosso
20 Músculo milo-hióideo
21 Ventre anterior do músculo digástrico (osso hioide)
22 Músculos esterno-hióideo e tíreo-hióideo
23 Músculo omo-hióideo

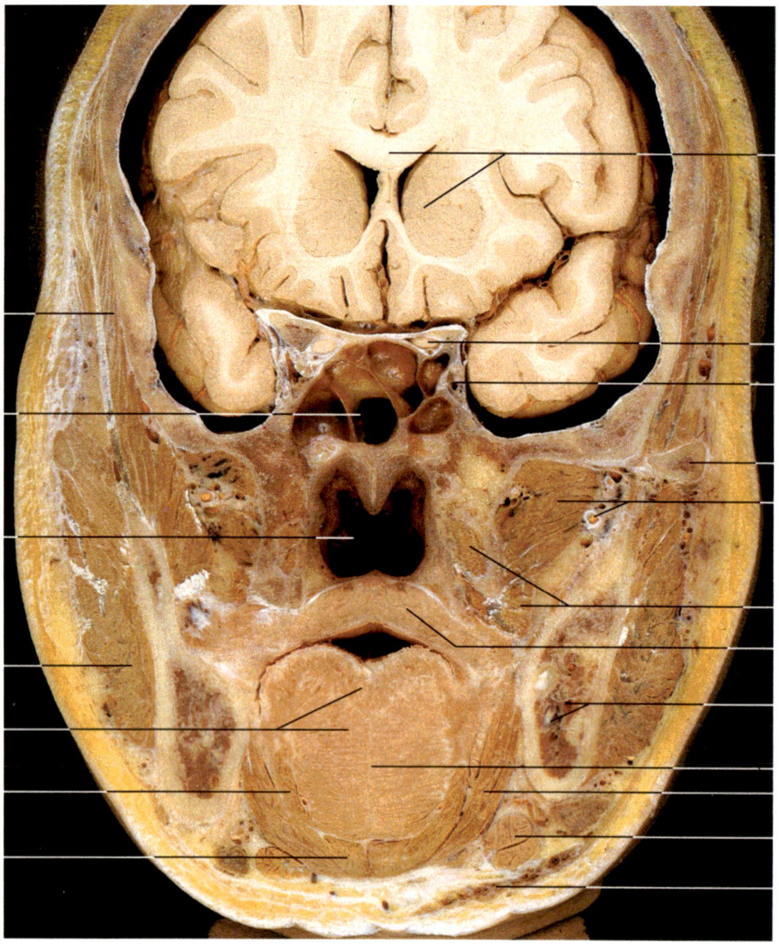

Secção coronal das cavidades craniana, nasal e oral, no plano do seio esfenoidal.

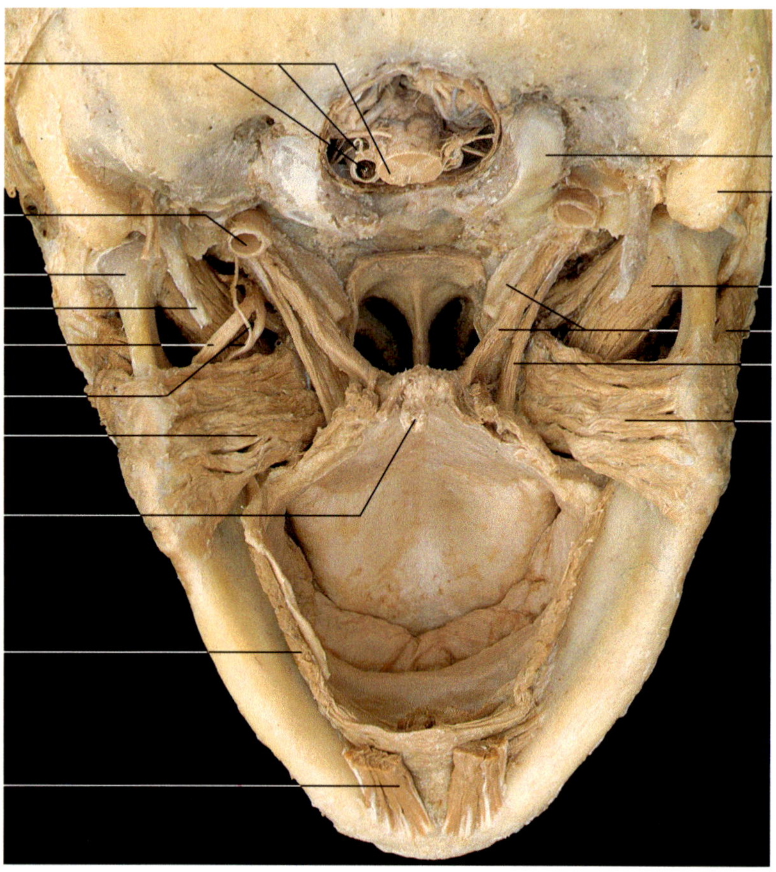

Músculos pterigóideos e palatino (vista posterior).

1 Músculo temporal
2 Seio esfenoidal
3 Parte nasal da faringe
4 Músculo masseter
5 Músculos longitudinal superior, transverso e vertical da língua
6 Músculo hioglosso
7 Músculo gênio-hióideo
8 Corpo caloso (núcleo caudado)
9 Nervo óptico
10 Seio cavernoso
11 Arco zigomático
12 Secção transversal do músculo pterigóideo lateral e da artéria maxilar
13 Secção do músculo pterigóideo medial
14 Palato mole
15 Mandíbula e nervo alveolar inferior
16 Septo da língua
17 Músculo milo-hióideo
18 Glândula submandibular
19 Músculo platisma
20 Forame magno, artéria vertebral e medula espinal
21 Artéria carótida interna
22 Cabeça da mandíbula
23 Processo estiloide
24 Nervo alveolar inferior
25 Nervo lingual e nervo corda do tímpano
26 Músculo pterigóideo medial
27 Úvula palatina
28 Ventre anterior do músculo digástrico (seccionado)
29 Côndilo occipital
30 Processo mastoide
31 Músculo pterigóideo lateral
32 Tuba auditiva e músculo levantador do véu palatino
33 Músculo tensor do véu palatino

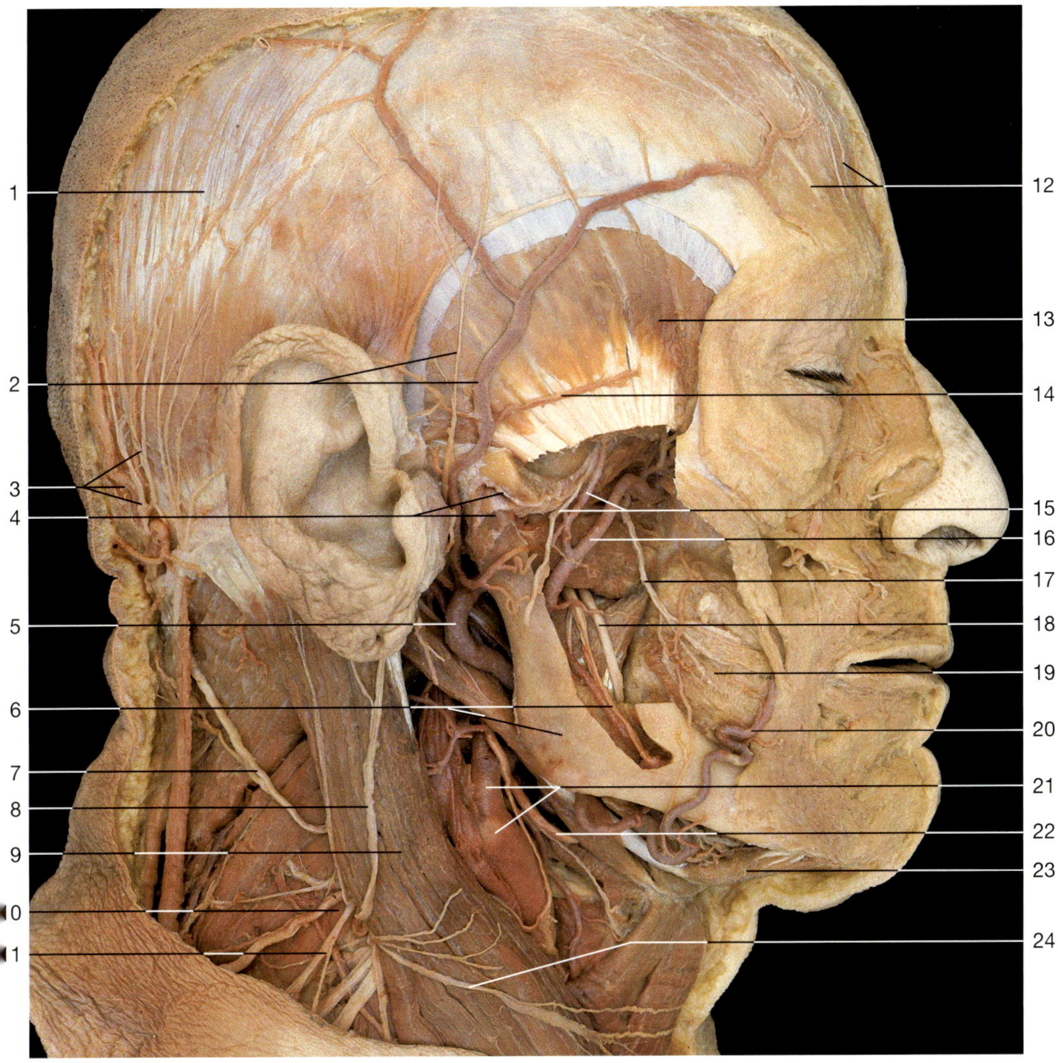

Dissecção da artéria maxilar (vista lateral). O ramo da mandíbula foi parcialmente removido e o canal da mandíbula aberto.

1 Aponeurose epicrânica (gálea aponeurótica)
2 Artéria temporal superficial e nervo auriculotemporal
3 Artéria occipital e nervo occipital maior (C_2)
4 Articulação temporomandibular (aberta)
5 Artéria carótida externa
6 Mandíbula; nervo e artéria alveolares inferiores
7 Nervo acessório (var.)
8 Nervo auricular magno
9 Músculo esternocleidomastóideo
10 Ponto nervoso
11 Nervos supraclaviculares
12 Nervos supraorbitais
13 Músculo temporal
14 Artéria facial transversa
15 Nervo massetérico e ramo temporal profundo da artéria maxilar
16 Artéria maxilar
17 Nervo bucal
18 Nervo lingual
19 Músculo bucinador
20 Artéria facial
21 Artéria carótida externa e seio carótico
22 Nervo hipoglosso
23 Músculo digástrico
24 Nervo cervical transverso

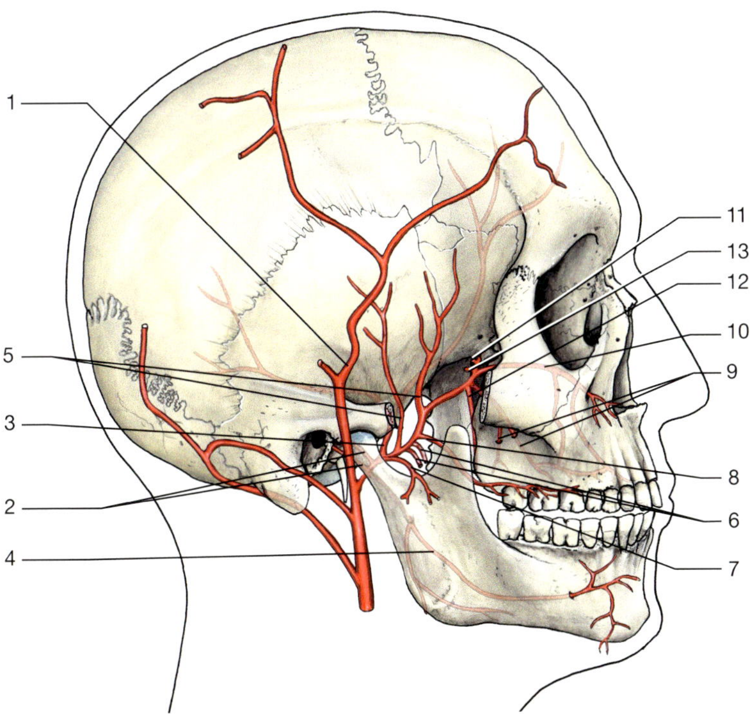

Principais ramos da artéria maxilar (vista lateral).

1 Artéria temporal superficial

Ramos da primeira porção
2 Artérias auricular profunda e timpânica anterior
3 Artéria meníngea média
4 Artéria alveolar inferior

Ramos da segunda porção
5 Ramos temporais profundos
6 Ramos pterigóideos
7 Artéria massetérica
8 Artéria bucal

Ramos da terceira porção
9 Artéria alveolar superior posterior
10 Artéria infraorbital
11 Artéria esfenopalatina e ramos para a cavidade nasal
12 Artéria palatina descendente
13 Artéria do canal pterigóideo

2.3 Encéfalo e Regiões da Cabeça

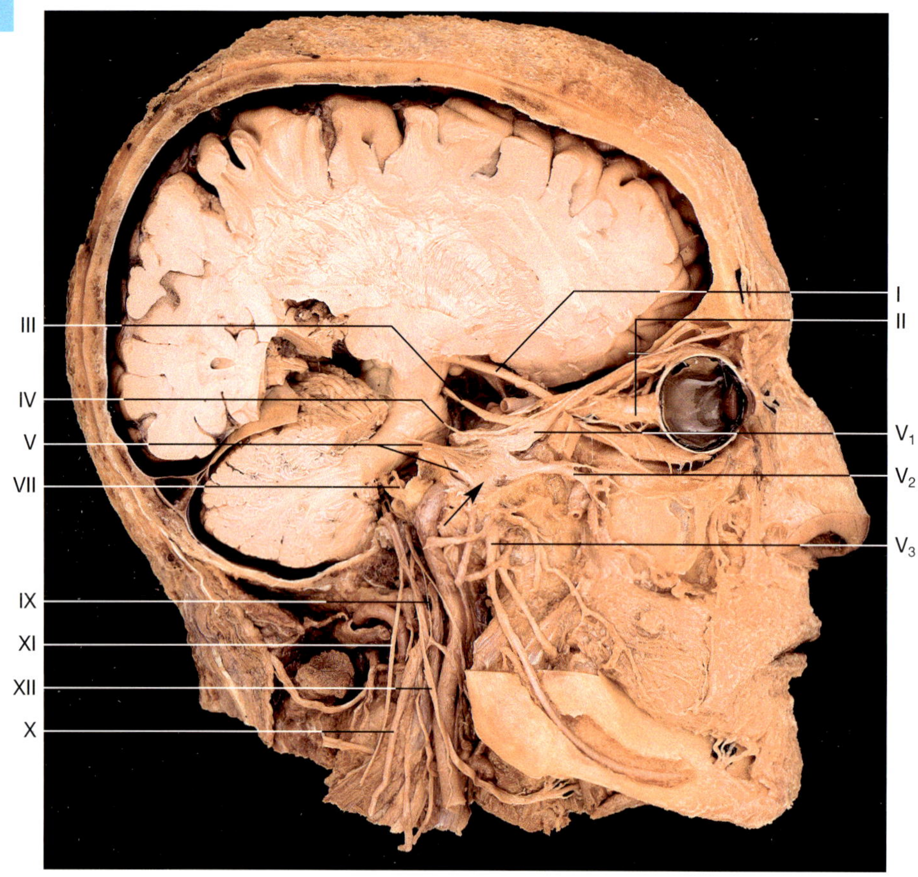

Nervos cranianos

I = Nervo olfatório
II = Nervo óptico
III = Nervo oculomotor
IV = Nervo troclear
V = Nervo trigêmeo
V_1 = Nervo oftálmico
V_2 = Nervo maxilar
V_3 = Nervo mandibular
VI = Nervo abducente
VII = Nervo facial
VIII = Nervo vestibulococlear
IX = Nervo glossofaríngeo
X = Nervo vago
XI = Nervo acessório
XII = Nervo hipoglosso

Dissecção dos nervos cranianos (indicados pelos algarismos I – XII) (vista lateral). Cérebro, tronco encefálico e cerebelo foram parcialmente removidos. Seta = gânglio trigeminal.

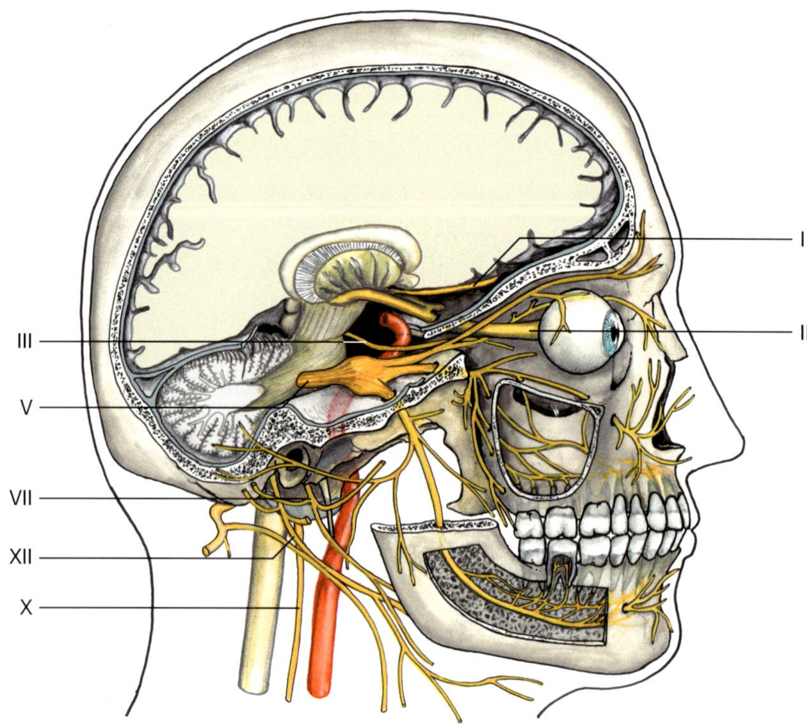

Desenho esquemático dos nervos cranianos (indicados pelos algarismos I – XII) (vista lateral).

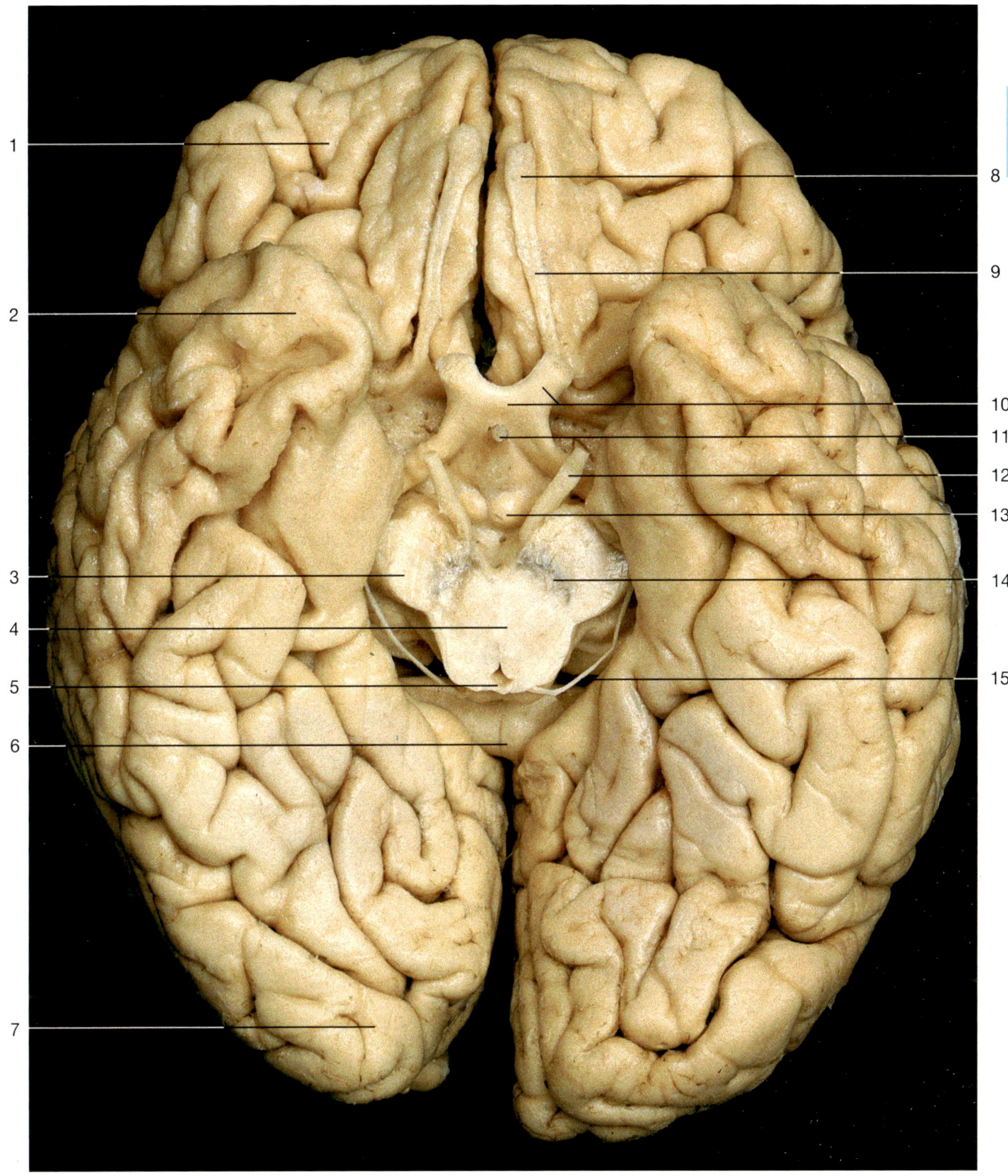

Encéfalo com nervos cranianos (vista inferior). Mesencéfalo dividido.

1 Lobo frontal
2 Lobo temporal
3 Pedúnculo cerebral
4 Mesencéfalo (seccionado)
5 Aqueduto do mesencéfalo
6 Corpo caloso (esplênio)
7 Lobo occipital
8 Bulbo olfatório
9 Trato olfatório
10 Nervo óptico e quiasma óptico
11 Infundíbulo
12 Nervo oculomotor (n. III)
13 Corpo mamilar
14 Substância negra
15 Nervo troclear (n. IV)

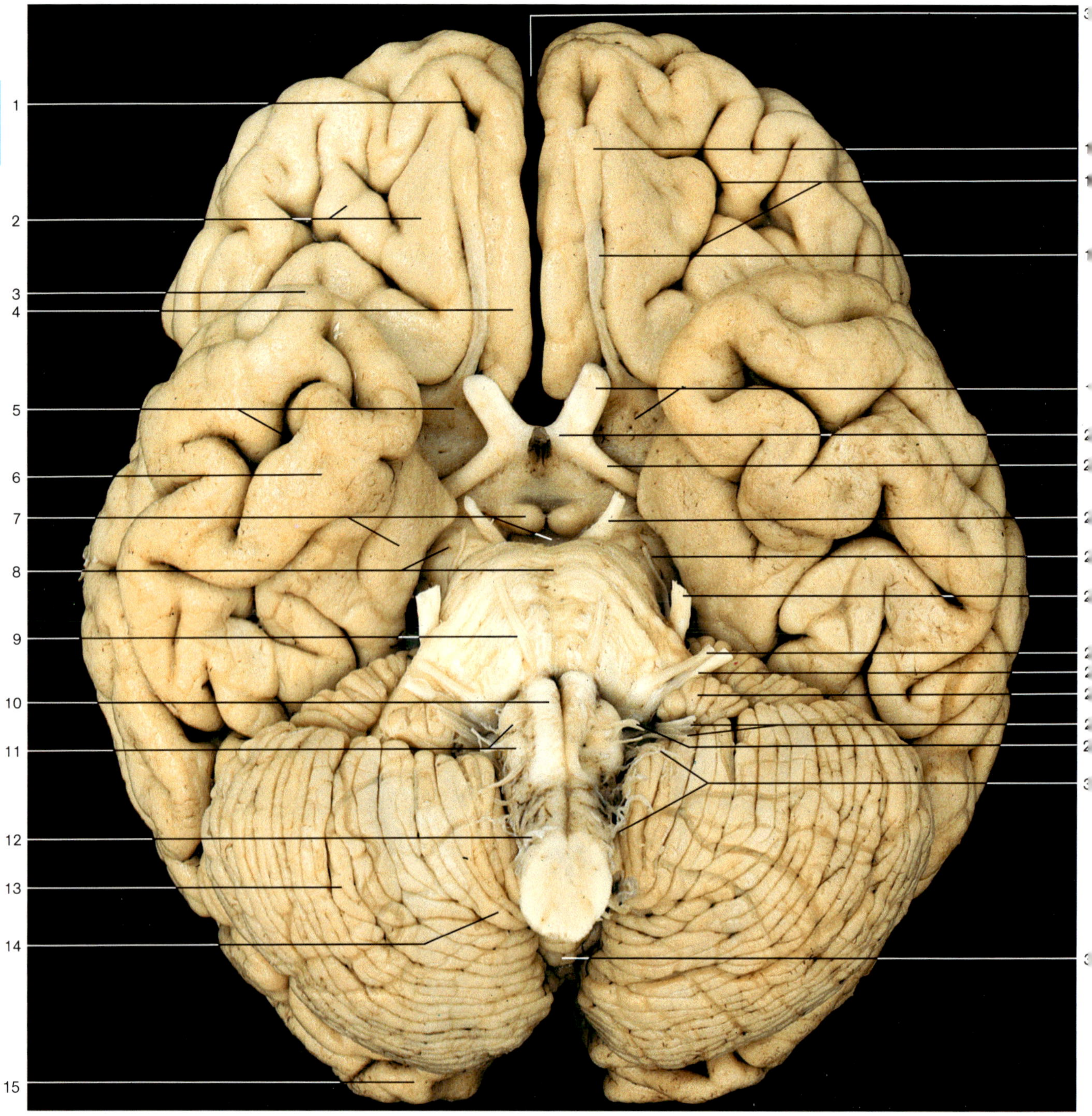

Encéfalo com nervos cranianos (vista inferior). Meninges removidas.

1 Sulco olfatório (limite)
2 Giros orbitais
3 Lobo temporal
4 Giro reto
5 Trígono olfatório e sulco temporal inferior
6 Giro occipitotemporal medial
7 Giro para-hipocampal, corpo mamilar e fossa interpeduncular
8 Ponte e pedúnculo cerebral
9 Nervo abducente (n. VI)
10 Pirâmide
11 Parte inferior da oliva
12 Nervos espinais cervicais
13 Cerebelo
14 Tonsila do cerebelo
15 Lobo occipital (polo posterior)
16 Bulbo olfatório
17 Sulcos orbitais do lobo frontal
18 Trato olfatório
19 Nervo óptico (n. II) e substância perfurada anterior
20 Quiasma óptico
21 Trato óptico
22 Nervo oculomotor (n. III)
23 Nervo troclear (n. IV)
24 Nervo trigêmeo (n. V)
25 Nervo facial (n. VII)
26 Nervo vestibulococlear (n. VIII)
27 Flóculo do cerebelo
28 Nervos glossofaríngeo (n. IX) e vago (n. X)
29 Nervo hipoglosso (n. XII)
30 Nervo acessório (n. XI)
31 Verme do cerebelo
32 Fissura longitudinal

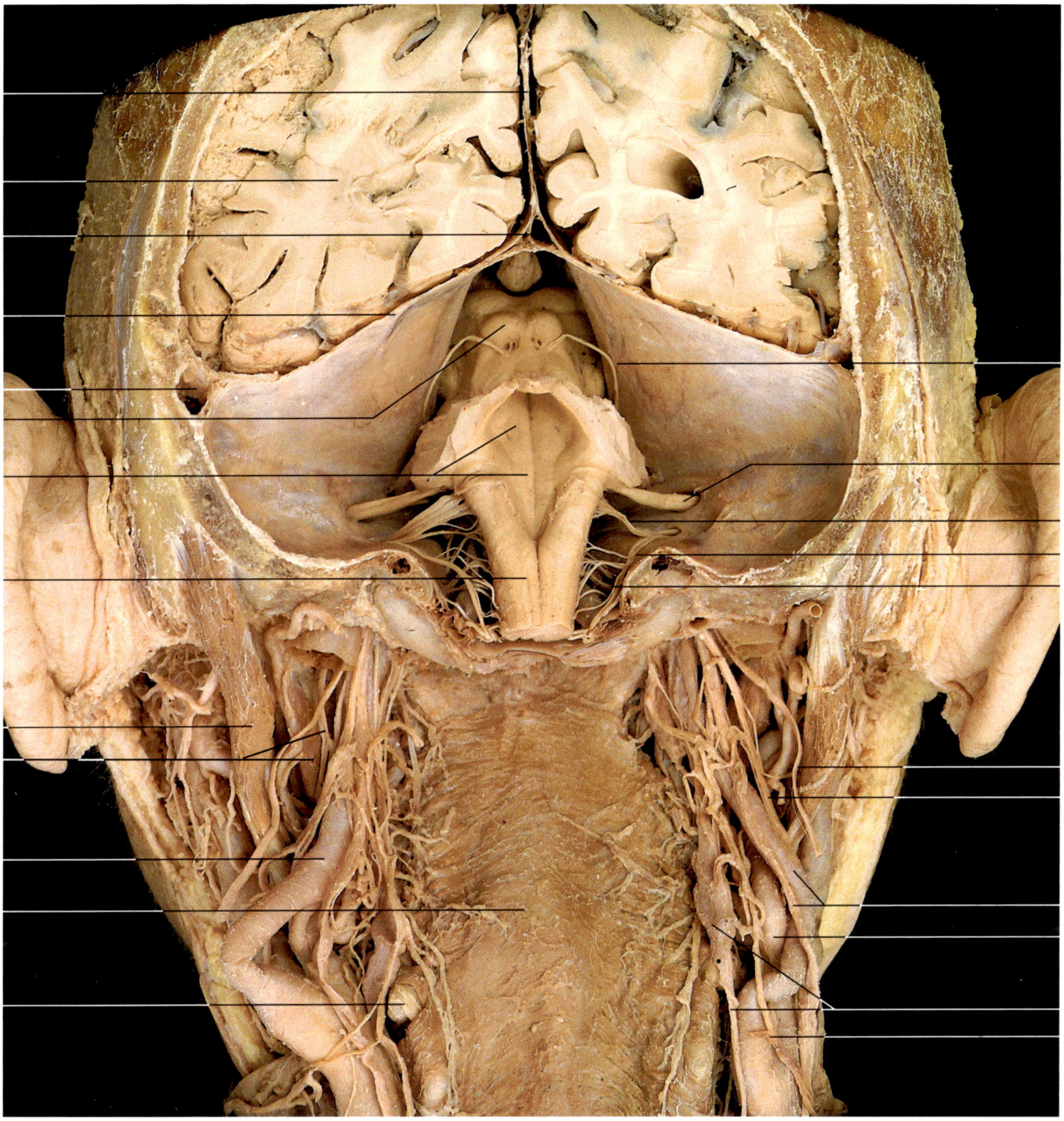

Tronco encefálico e faringe com nervos cranianos (vista posterior). **Dissecção dos nervos troclear (n. IV), facial (n. VII), vestibulococlear (n. VIII), glossofaríngeo (n. IX), vago (n. X), acessório (n. XI) e hipoglosso (n. XII).** A cavidade craniana foi aberta e o cerebelo foi removido.

1 Foice do cérebro
2 Lobo occipital
3 Seio reto da dura-máter
4 Tentório do cerebelo
5 Seio transverso
6 Colículo inferior do mesencéfalo
7 Fossa romboide
8 Bulbo
9 Músculo digástrico (ventre posterior)
10 Artéria carótida interna
11 Faringe (músculo constritor médio)
12 Osso hioide (corno maior)
13 Nervo troclear (n. IV)
14 Nervo facial (n. VII) e nervo vestibulococlear (n. VIII)
15 Nervos glossofaríngeo (n. IX) e vago (n. X)
16 Nervo acessório (raiz craniana) (n. XI)
17 Nervo hipoglosso (porção intracraniana) (n. XII)
18 Nervo acessório (n. XI)
19 Nervo hipoglosso (n. XII)
20 Nervo vago (n. X) e artéria carótida interna
21 Artéria carótida externa
22 Tronco simpático e gânglio cervical superior
23 Alça cervical (raiz superior do nervo hipoglosso)
24 Nervo glossofaríngeo (n. IX) e músculo estilofaríngeo

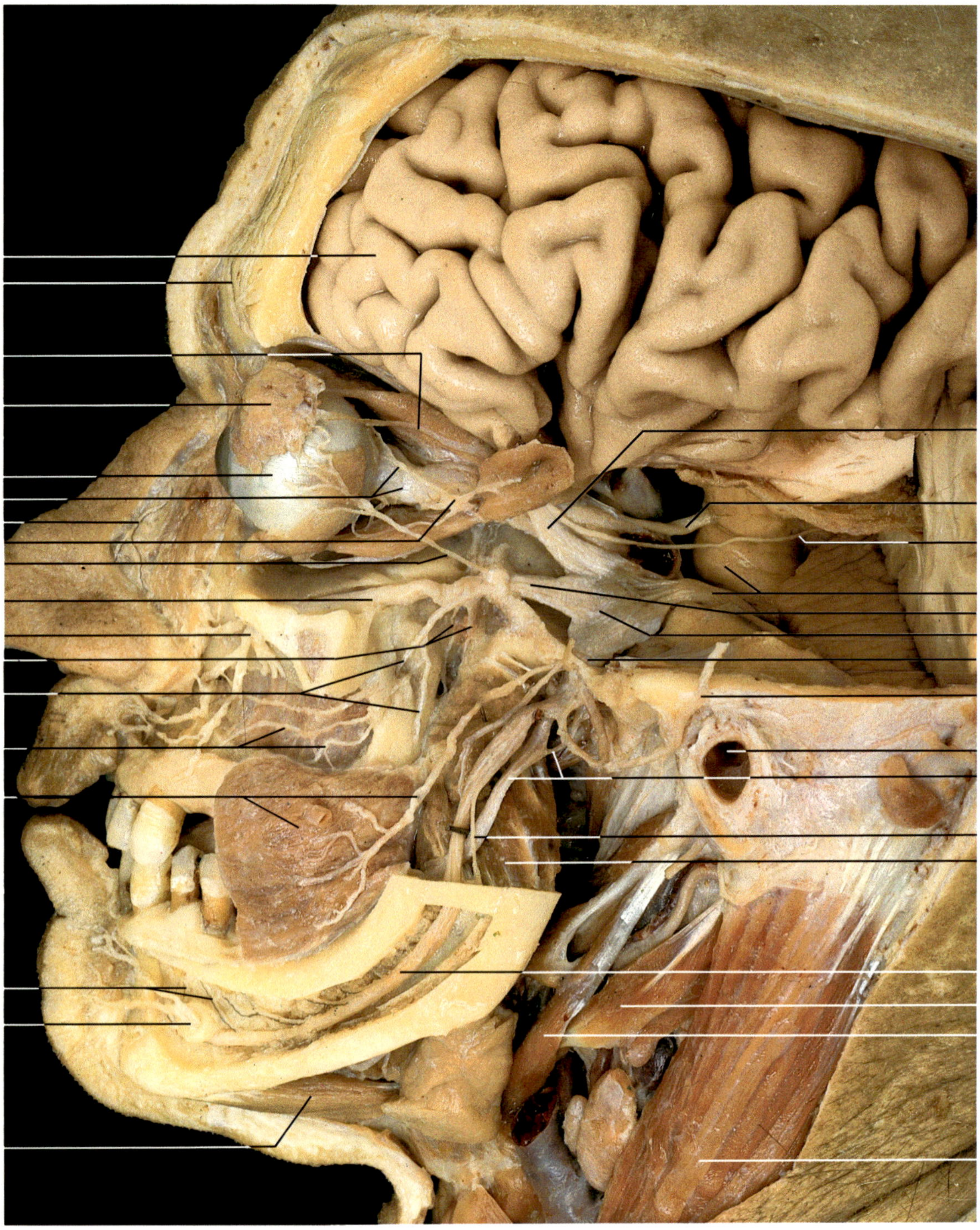

Dissecção do nervo trigêmeo (n. V) em sua totalidade. Foram removidos a parede lateral da cavidade craniana e da órbita, o arco zigomático e o ramo da mandíbula, e o canal da mandíbula foi aberto.

1 Lobo frontal do cérebro
2 Nervo supraorbital
3 Nervo lacrimal
4 Glândula lacrimal
5 Bulbo do olho
6 Nervo óptico e nervos ciliares curtos
7 Ramo nasal externo do nervo etmoidal anterior
8 Gânglio ciliar
9 Nervo zigomático
10 Nervo infraorbital
11 Forame infraorbital e ramos terminais do nervo infraorbital
12 Gânglio pterigopalatino e nervos pterigopalatinos
13 Nervos alveolares superiores
14 Plexo dental superior
15 Músculo bucinador e nervo bucal
16 Plexo dental inferior
17 Forame mentual e nervo mentual
18 Músculo digástrico (ventre anterior)
19 Nervo oftálmico (n. V_1)
20 Nervo oculomotor (n. III)
21 Nervo troclear (n. IV)
22 Nervo trigêmeo (n. V) e ponte
23 Nervo maxilar (n. V_2)
24 Gânglio trigeminal
25 Nervo mandibular (n. V_3)
26 Nervo auriculotemporal
27 Meato acústico externo (seccionado)
28 Nervo lingual e corda do tímpano
29 Nervo milo-hióideo
30 Músculo pterigóideo medial
31 Nervo alveolar inferior
32 Músculo digástrico (ventre posterior)
33 Músculo estilo-hióideo
34 Músculo esternocleidomastóideo

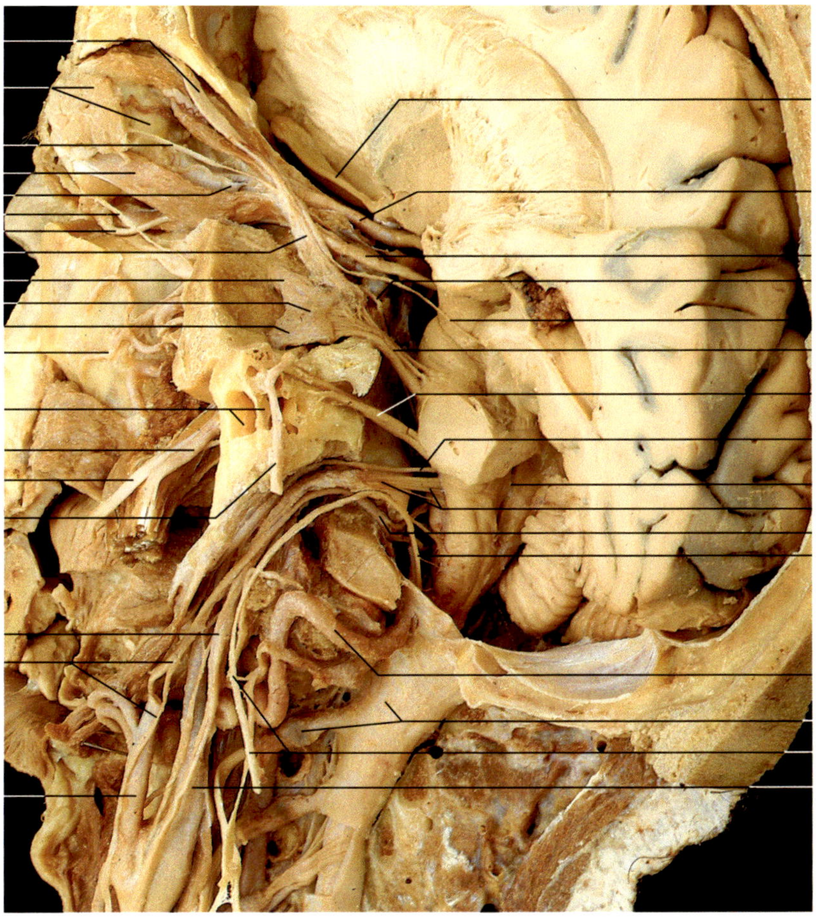

Nervos cranianos conectados ao tronco encefálico. Lado esquerdo (vista lateral superior). Removidos, parcialmente, a metade esquerda do encéfalo e o crânio. Observe a localização do gânglio trigeminal.

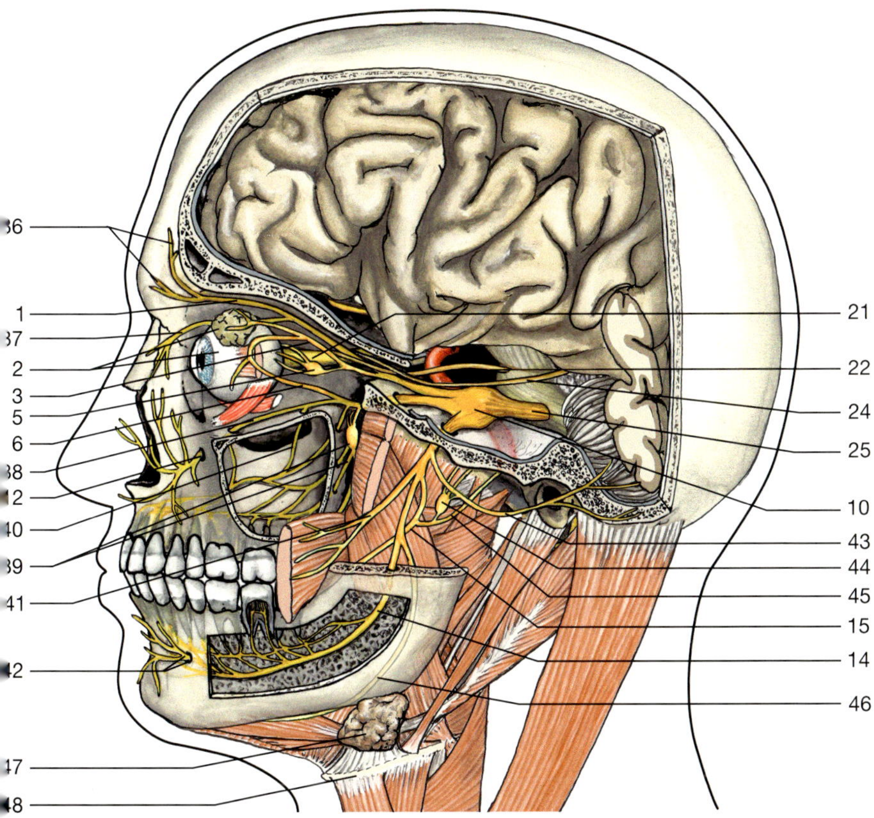

Principais ramos do nervo trigêmeo (comparar com a dissecção na página oposta).

1 Nervo frontal
2 Glândula lacrimal e bulbo do olho
3 Nervo lacrimal
4 Músculo reto lateral do bulbo do olho
5 Gânglio ciliar (lateral ao nervo óptico)
6 Nervo zigomático
7 Nervo oculomotor (ramo inferior)
8 Nervo oftálmico (n. V_1)
9 Nervo maxilar (n. V_2)
10 Gânglio trigeminal
11 Nervo mandibular (n. V_3)
12 Nervos alveolares superiores
13 Cavidade timpânica, meato acústico externo e membrana timpânica
14 Nervo alveolar inferior
15 Nervo lingual
16 Nervo facial (n. VII)
17 Nervo vago (n. X)
18 Nervo hipoglosso (n. XII) e raiz superior da alça cervical
19 Artéria carótida externa
20 Trato olfatório (para n. I)
21 Nervo óptico (n. II), (porção intracraniana)
22 Nervo oculomotor (n. III)
23 Nervo abducente (n. VI)
24 Nervo troclear (n. IV)
25 Nervo trigêmeo (n. V)
26 Nervo vestibulococlear (n. VIII) e nervo facial (n. VII)
27 Nervo glossofaríngeo (n. IX) (saindo do tronco encefálico)
28 Fossa romboide
29 Nervo vago (n. X), (saindo do tronco encefálico)
30 Nervo hipoglosso (n. XII) (saindo do bulbo)
31 Nervo acessório (n. XI) (saindo do forame magno)
32 Artéria vertebral
33 Gânglio espinal e parte espinal da dura-máter
34 Nervo acessório (n. XI)
35 Artéria carótida interna
36 Ramos lateral e medial do nervo supraorbital
37 Nervo infratroclear
38 Nervo infraorbital
39 Gânglio pterigopalatino e nervos pterigopalatinos
40 Nervos alveolares superiores médios (entrando no plexo dental superior)
41 Nervo bucal
42 Nervo mentual e forame mentual
43 Nervo auriculotemporal
44 Gânglio ótico
45 Corda do tímpano
46 Nervo milo-hióideo
47 Glândula submandibular
48 Osso hioide

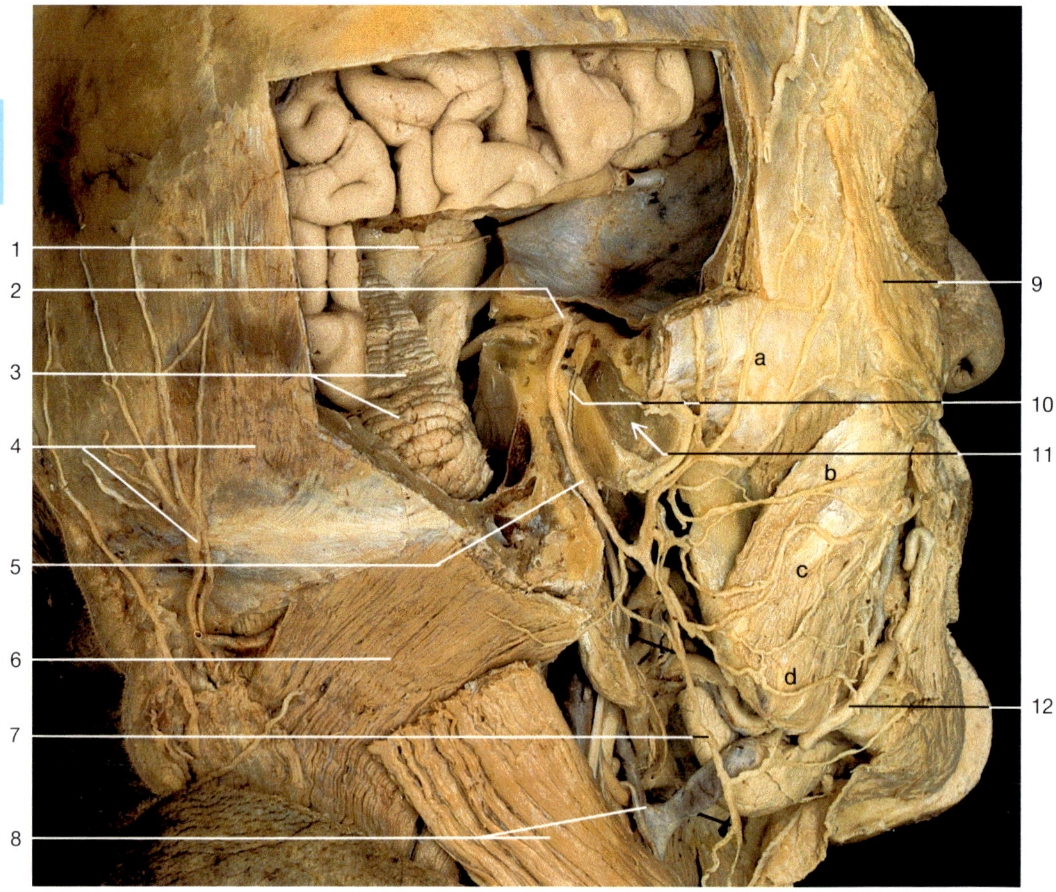

Dissecção do nervo facial (n. VII) em todo o seu trajeto. Janela no crânio com o lobo temporal parcialmente removido. Canal do nervo facial e cavidade timpânica abertos; parede posterior do meato acústico externo removida. **Ramos do nervo facial**: a = ramo temporal; b = ramos zigomáticos; c = ramos bucais; d = ramo marginal da mandíbula.

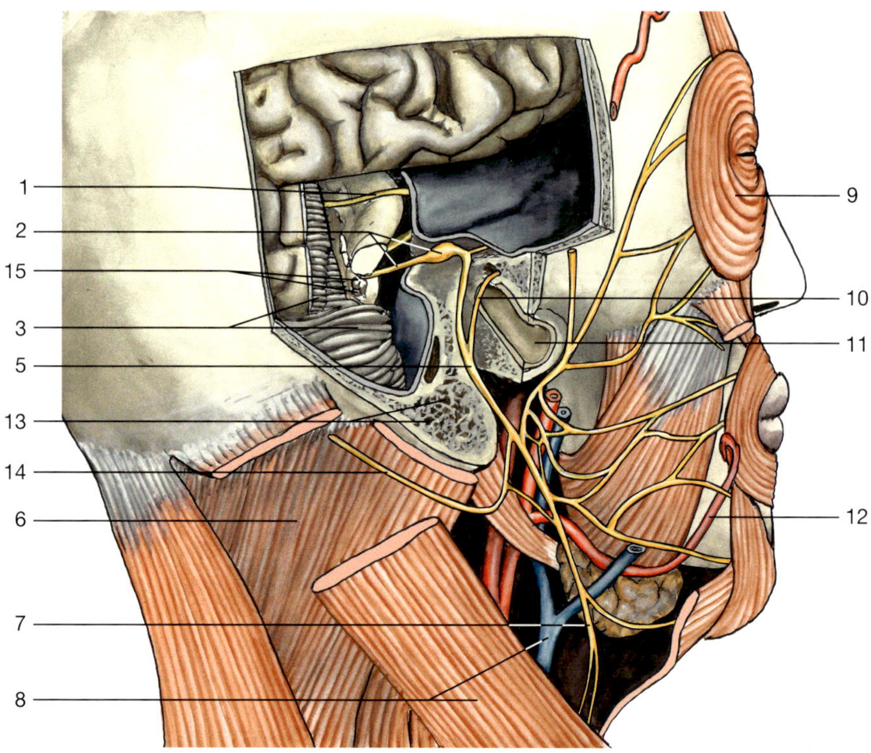

Nervo facial (comparar com a dissecção acima).

1 Nervo troclear (n. IV)
2 Nervo facial (n. VII) com o gânglio geniculado
3 Cerebelo (hemisfério direito)
4 Ventre occipital do músculo occipitofrontal e nervo occipital maior
5 Nervo facial (n. VII) no forame estilomastóideo
6 Músculo esplênio da cabeça
7 Ramo cervical do nervo facial (n. VII)
8 Músculo esternocleidomastóideo e veia retromandibular
9 Músculo orbicular do olho
10 Corda do tímpano
11 Meato acústico externo
12 Artéria facial
13 Células mastóideas
14 Nervo auricular posterior
15 Núcleo e joelho do nervo facial

Nervos cranianos conectados ao tronco encefálico (vista lateral oblíqua). Foram removidas as partes laterais do crânio, do encéfalo, do pescoço e as seguintes estruturas da face: paredes laterais da órbita e da cavidade oral. A cavidade timpânica foi aberta. A mandíbula foi seccionada, e os músculos da mastigação removidos.

▷

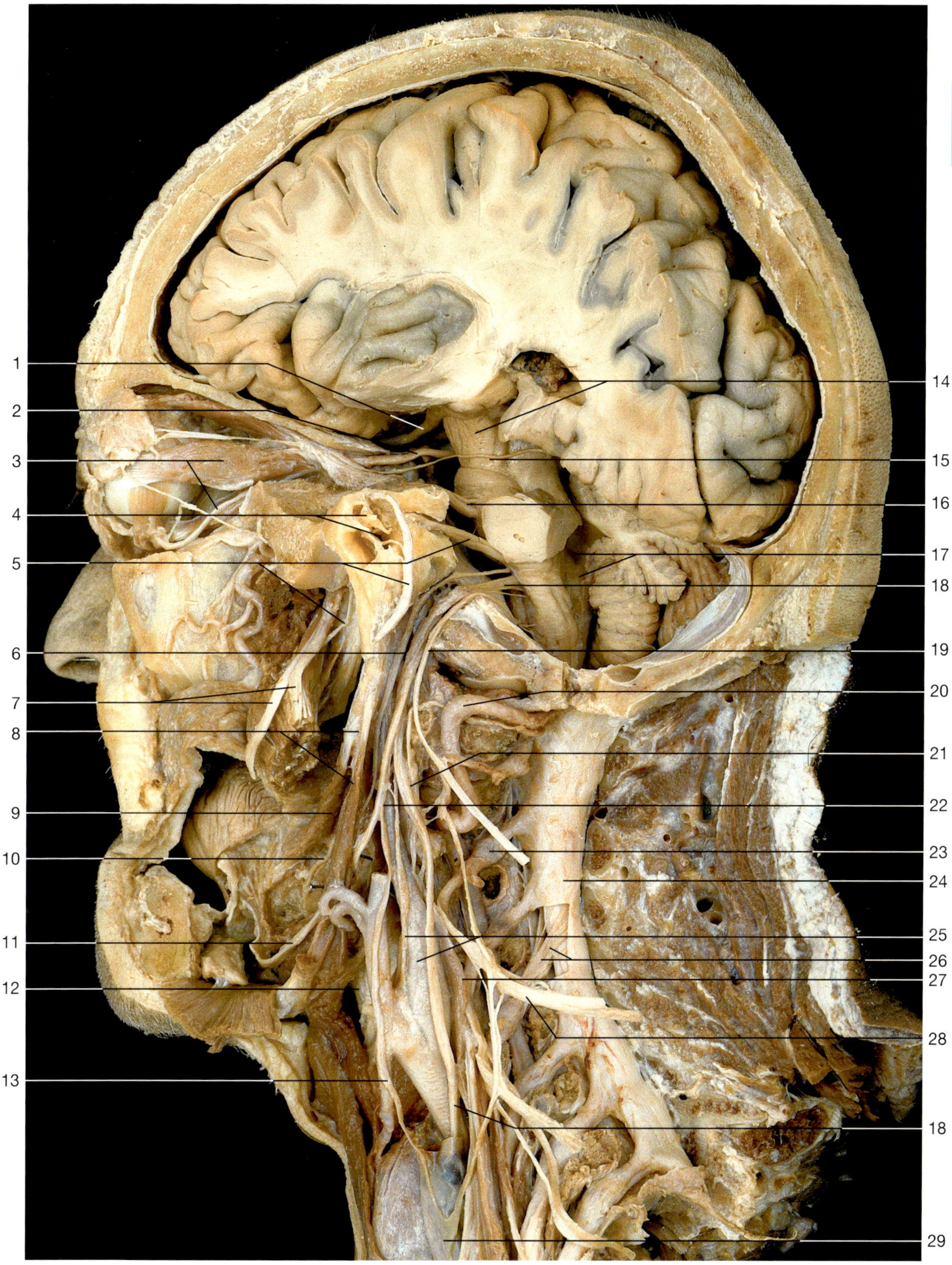

1 Trato óptico
2 Nervo oculomotor (n. III)
3 Músculo reto lateral do bulbo do olho e ramo inferior do nervo oculomotor
4 Martelo e corda do tímpano
5 Corda do tímpano, nervo facial (n. VII) e nervo vestibulococlear (n. VIII)
6 Nervo glossofaríngeo (n. IX)
7 Nervo lingual e nervo alveolar inferior
8 Processo estiloide e músculo estilo-hióideo
9 Músculo estiloglosso
10 Ramos linguais do nervo glossofaríngeo
11 Ramo lingual do nervo hipoglosso
12 Artéria carótida externa
13 Raiz superior da alça cervical (ramo do nervo hipoglosso, derivado de C_1)
14 Ventrículo lateral com plexo corióideo e pedúnculo cerebral
15 Nervo troclear (n. IV)
16 Nervo trigêmeo (n. V)
17 Quarto ventrículo e fossa romboide
18 Nervo vago (n. X)
19 Nervo acessório (n. XI)
20 Artéria vertebral
21 Gânglio cervical superior
22 Nervo hipoglosso (n. XII)
23 Gânglio sensitivo do nervo espinal com bainha dural
24 Parte espinal da dura-máter
25 Artéria carótida interna e ramo para o seio carótico do nervo glossofaríngeo
26 Raízes posteriores do nervo espinal
27 Tronco simpático
28 Ramo do plexo cervical (ramo anterior do nervo espinal C_3)
29 Alça cervical

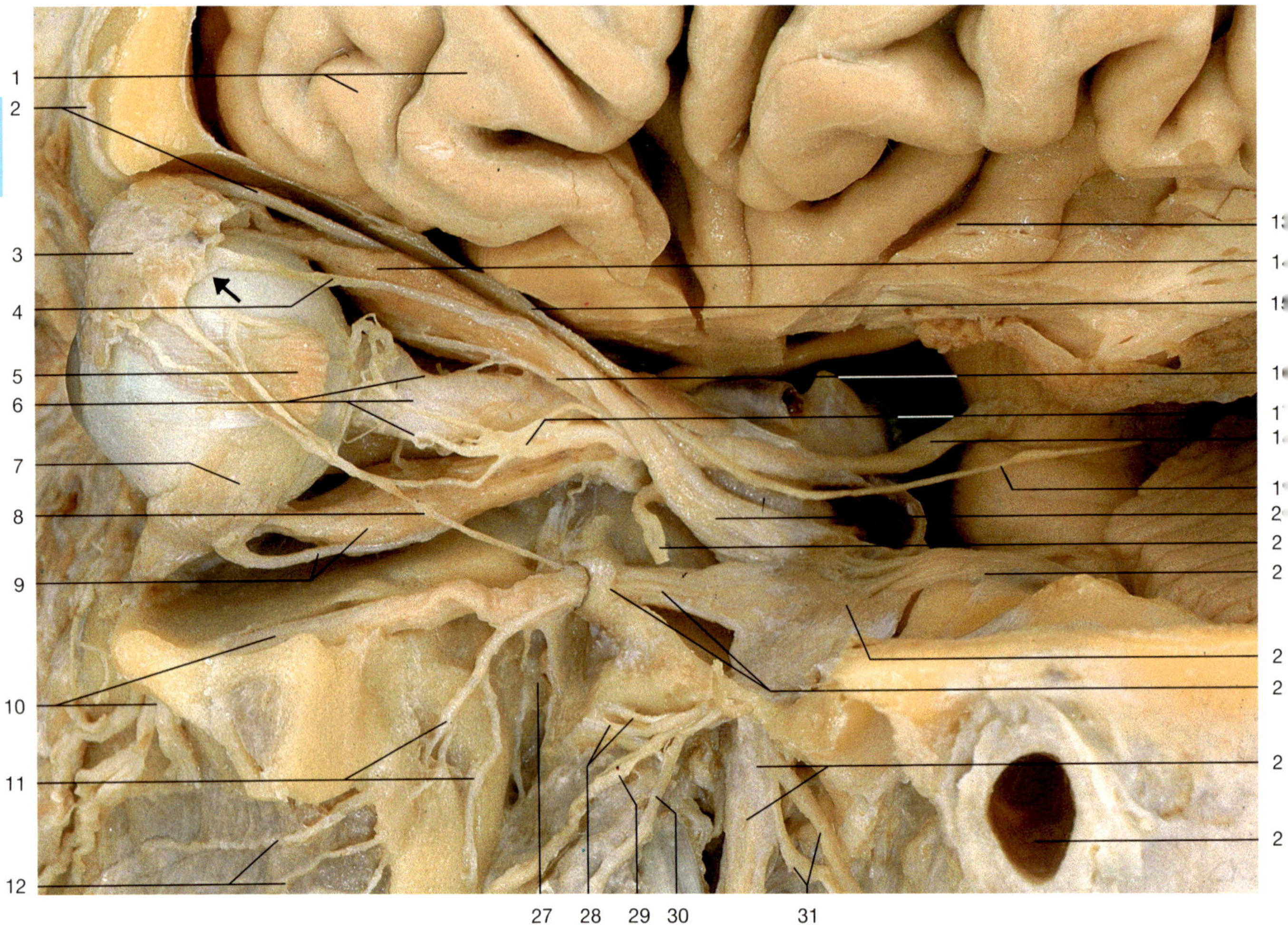

Os nervos cranianos da órbita e da fossa pterigopalatina (vista lateral da órbita esquerda). **Dissecção dos nervos óptico (n. II), oculomotor (n. III), troclear (n. IV), oftálmico (n. V_1) e abducente (n. VI).** Observe a anastomose zigomaticolacrimal (seta).

1 Lobo frontal
2 Nervo supraorbital
3 Glândula lacrimal
4 Nervo lacrimal
5 Músculo reto lateral do bulbo do olho (seccionado)
6 Nervo óptico (n. II) e nervos ciliares curtos
7 Músculo oblíquo inferior do bulbo do olho
8 Nervo zigomático
9 Ramo inferior do nervo oculomotor (n. III) e músculo reto inferior do bulbo do olho
10 Nervo infraorbital
11 Nervos alveolares superiores posteriores
12 Ramos do plexo alveolar superior sob mucosa do seio maxilar
13 Lobo insular (sulco central)
14 Músculo reto superior do bulbo do olho
15 Periórbita (parede superior da órbita)
16 Nervo nasociliar
17 Gânglio ciliar
18 Nervo oculomotor (n. III)
19 Nervo troclear (n. IV)
20 Nervo oftálmico (n. V_1)
21 Nervo abducente (n. VI) (seccionado)
22 Nervo trigêmeo (n. V)
23 Gânglio trigeminal
24 Nervo maxilar (n. V_2) e forame redondo
25 Nervo mandibular (n. V_3)
26 Meato acústico externo
27 Nervos pterigopalatinos
28 Nervos temporais profundos
29 Nervo bucal
30 Nervo massetérico
31 Nervo auriculotemporal
32 Tróclea e músculo oblíquo superior do bulbo do olho

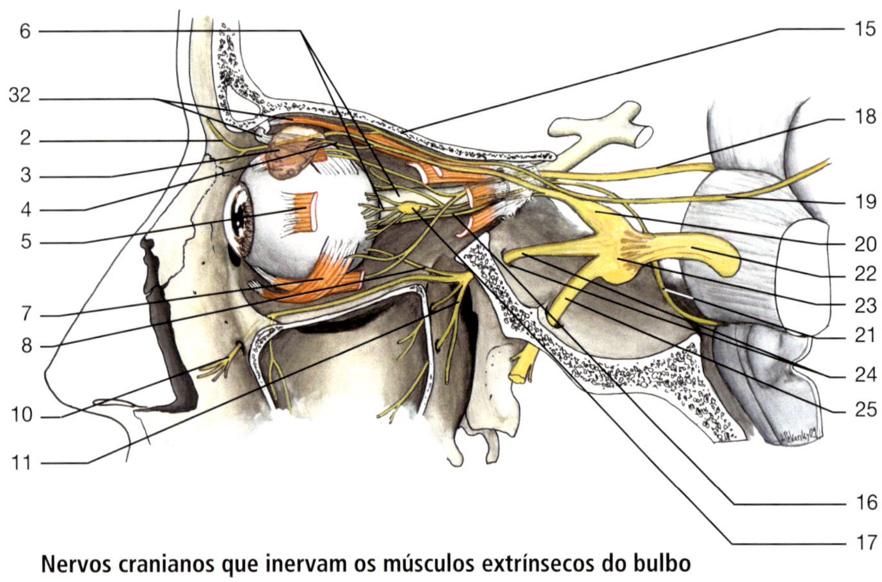

Nervos cranianos que inervam os músculos extrínsecos do bulbo do olho (vista lateral).

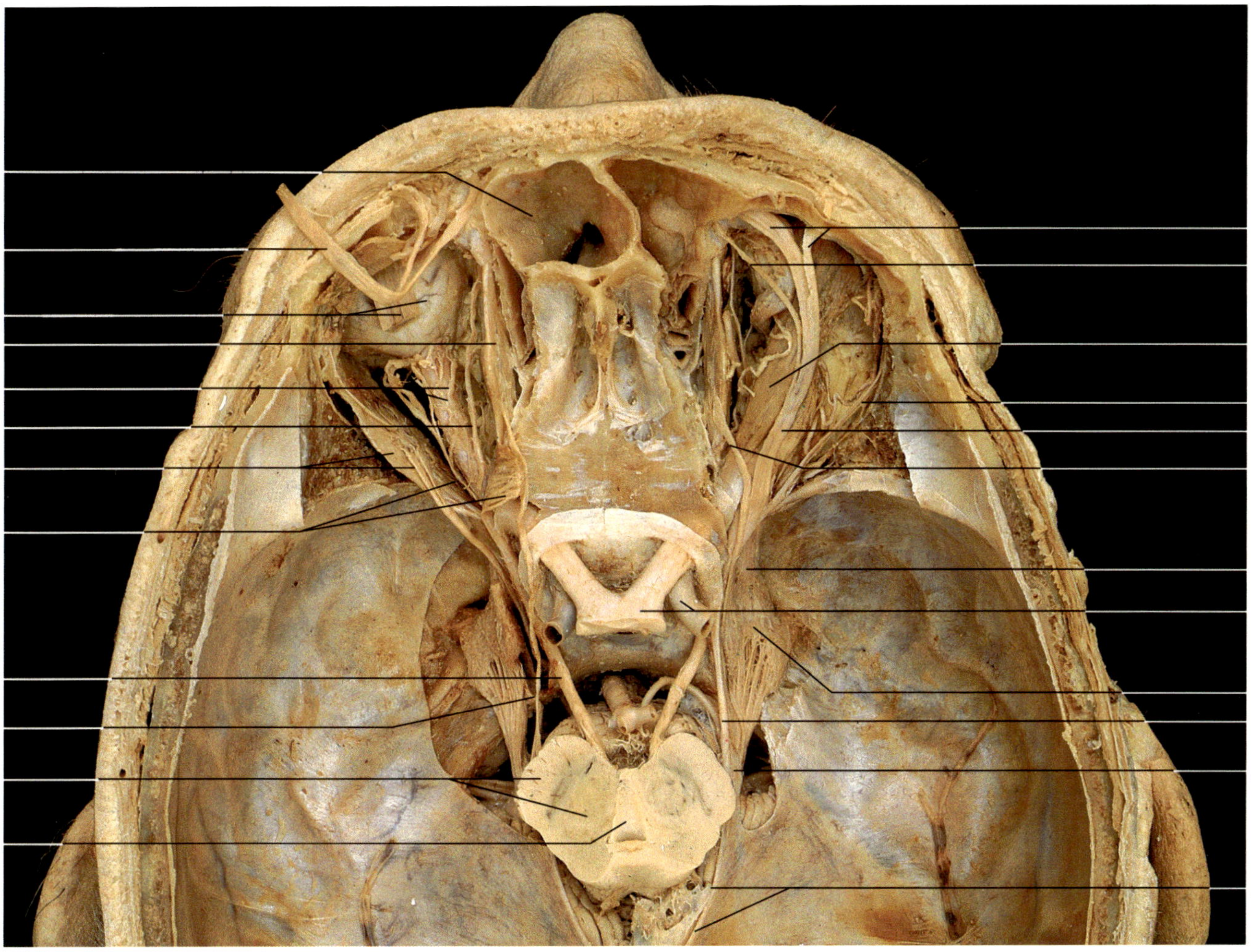

Nervos cranianos da órbita (vista superior). Lado direito: parte superficial; lado esquerdo: parte média da órbita. Músculo reto superior do bulbo do olho e nervo frontal seccionados e rebatidos. Tentório do cerebelo e dura-máter parcialmente removidos.

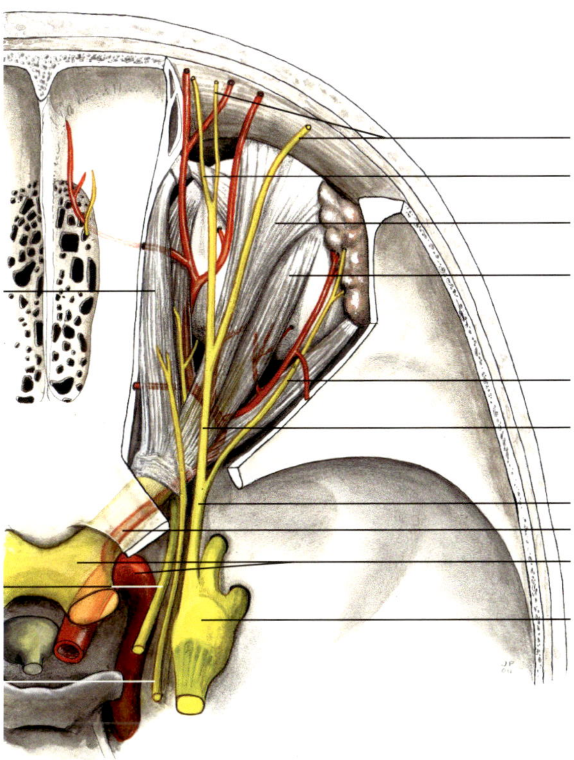

Nervos cranianos no interior da órbita (vista superior).

1 Seio frontal (volumoso)
2 Nervo frontal (seccionado e rebatido)
3 Músculo reto superior (seccionado) e bulbo do olho
4 Músculo oblíquo superior do bulbo do olho
5 Nervos ciliares curtos e nervo óptico (n. II)
6 Nervo nasociliar
7 Nervo abducente (n.VI) e músculo reto lateral do bulbo do olho
8 Gânglio ciliar e músculo reto superior do bulbo do olho (rebatido)
9 Nervo oculomotor (n. III)
10 Nervo troclear (n. IV)
11 Pilar do cérebro e mesencéfalo
12 Assoalho do terceiro ventrículo e abertura do aqueduto do mesencéfalo
13 Ramos lateral e medial do nervo supraorbital
14 Nervo supratroclear
15 Músculo levantador da pálpebra superior
16 Nervo lacrimal
17 Nervo frontal
18 Nervo oftálmico (n. V_1)
19 Quiasma óptico e artéria carótida interna
20 Gânglio trigeminal
21 Nervo trigêmeo (n. V)
22 Incisura do tentório
23 Músculo reto superior do bulbo do olho
24 Artéria oftálmica

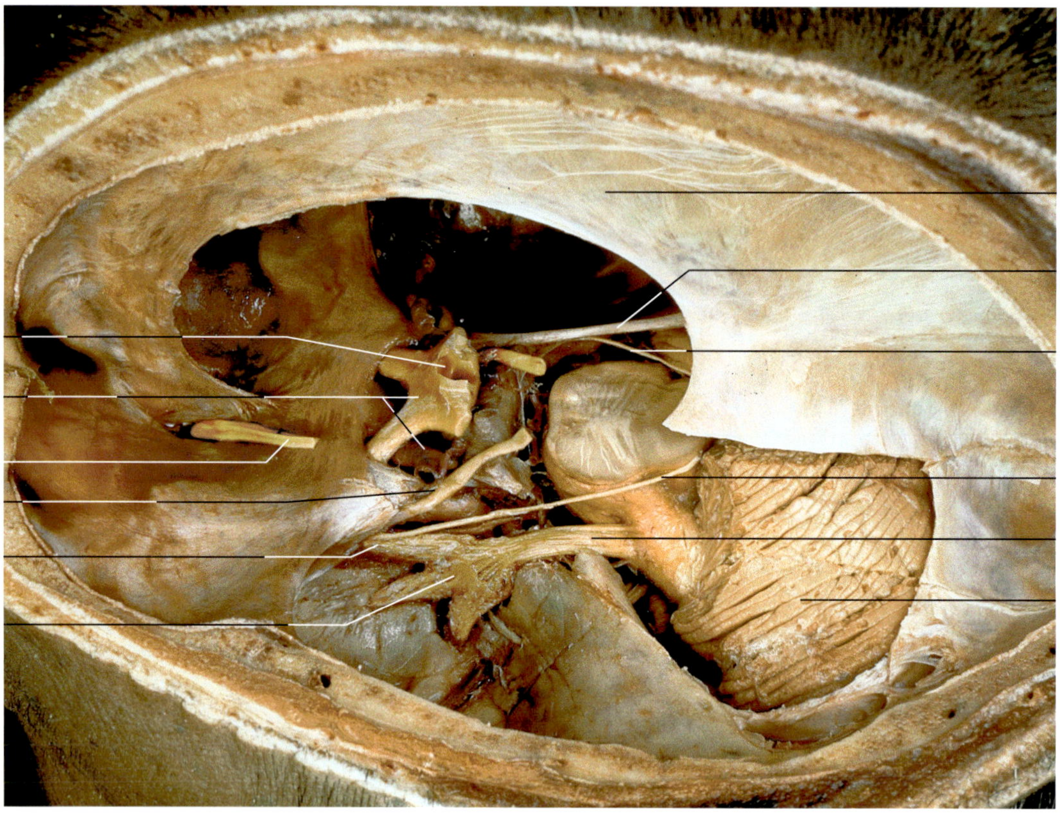

Base do crânio com nervos cranianos. O tronco encefálico foi seccionado e abriu-se uma janela no tentório do cerebelo. Ambos os hemisférios cerebrais foram removidos.

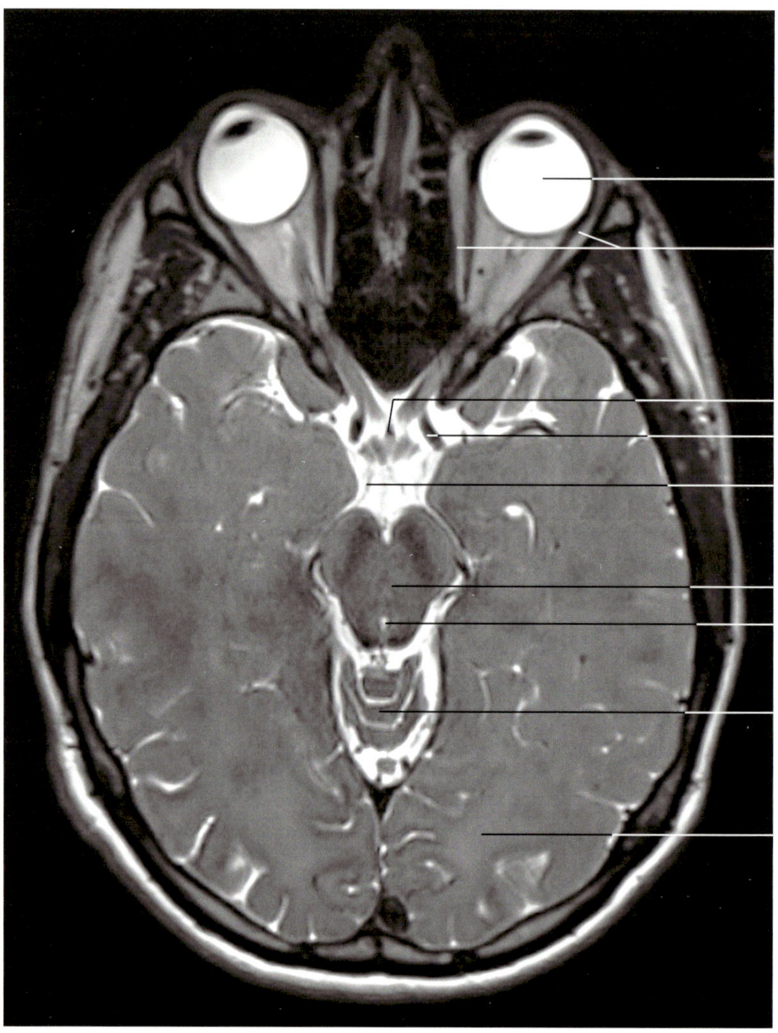

1 Infundíbulo
2 Quiasma óptico e artéria carótida interna
3 Trato olfatório
4 Nervo oculomotor (n. III)
5 Nervo oftálmico (n. V_1)
6 Gânglio trigeminal
7 Foice do cérebro
8 Incisura do tentório
9 Nervo troclear (n. IV)
10 Nervo trigêmeo (n. V)
11 Cerebelo
12 Bulbo do olho
13 Músculos retos medial e lateral
14 Artéria carótida interna
15 Nervo oculomotor (n. III)
16 Mesencéfalo
17 Aqueduto do mesencéfalo
18 Verme do cerebelo
19 Lobo occipital do cérebro

Corte axial da cabeça no nível da sela turca demonstrando os nervos cranianos (RNM). (Depto. de Neurocirurgia, Universidade de Erlangen-Nürnberg, Alemanha.)

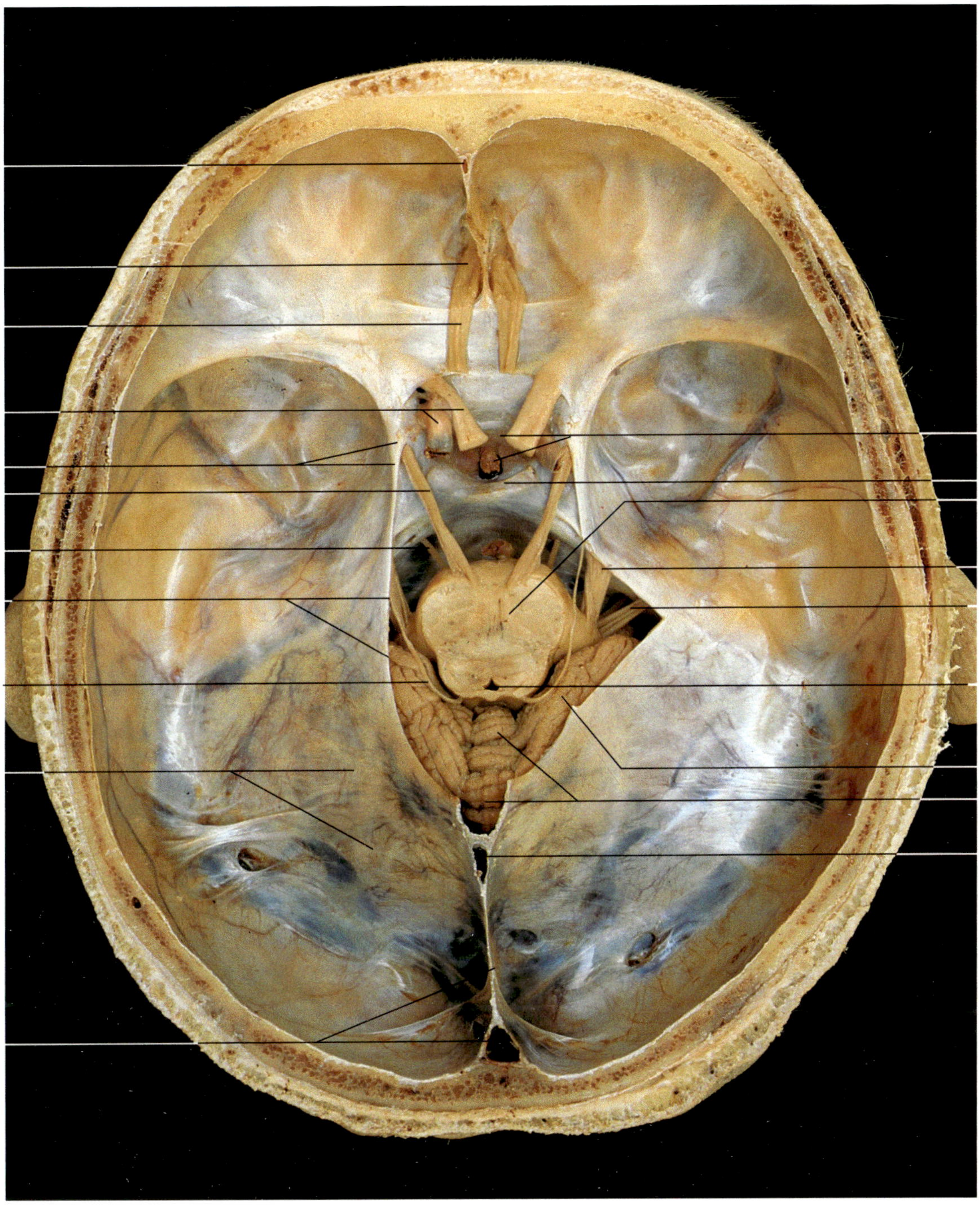

Base do crânio com nervos cranianos (vista interna). Ambos os hemisférios cerebrais e a parte alta do tronco encefálico foram removidos. Tentório do cerebelo seccionado à direita para expor os nervos cranianos do espaço infratentorial.

1 Seio sagital superior, na foice do cérebro
2 Bulbo olfatório
3 Trato olfatório
4 Nervo óptico e artéria carótida interna
5 Processo clinoide anterior, com fixação anterior do tentório do cerebelo
6 Nervo oculomotor (n. III)
7 Nervo abducente (n. VI)
8 Incisura do tentório
9 Nervo troclear (n. IV)
10 Tentório do cerebelo
11 Foice do cérebro e confluência dos seios
12 Fossa hipofisial, infundíbulo e diafragma da sela
13 Dorso da sela
14 Mesencéfalo (seccionado)
15 Nervo trigêmeo (n. V)
16 Nervo facial (n. VII), nervo intermédio e nervo vestibulococlear (n. VIII)
17 Aqueduto do mesencéfalo
18 Hemisfério direito do cerebelo
19 Verme do cerebelo
20 Seio reto da dura-máter

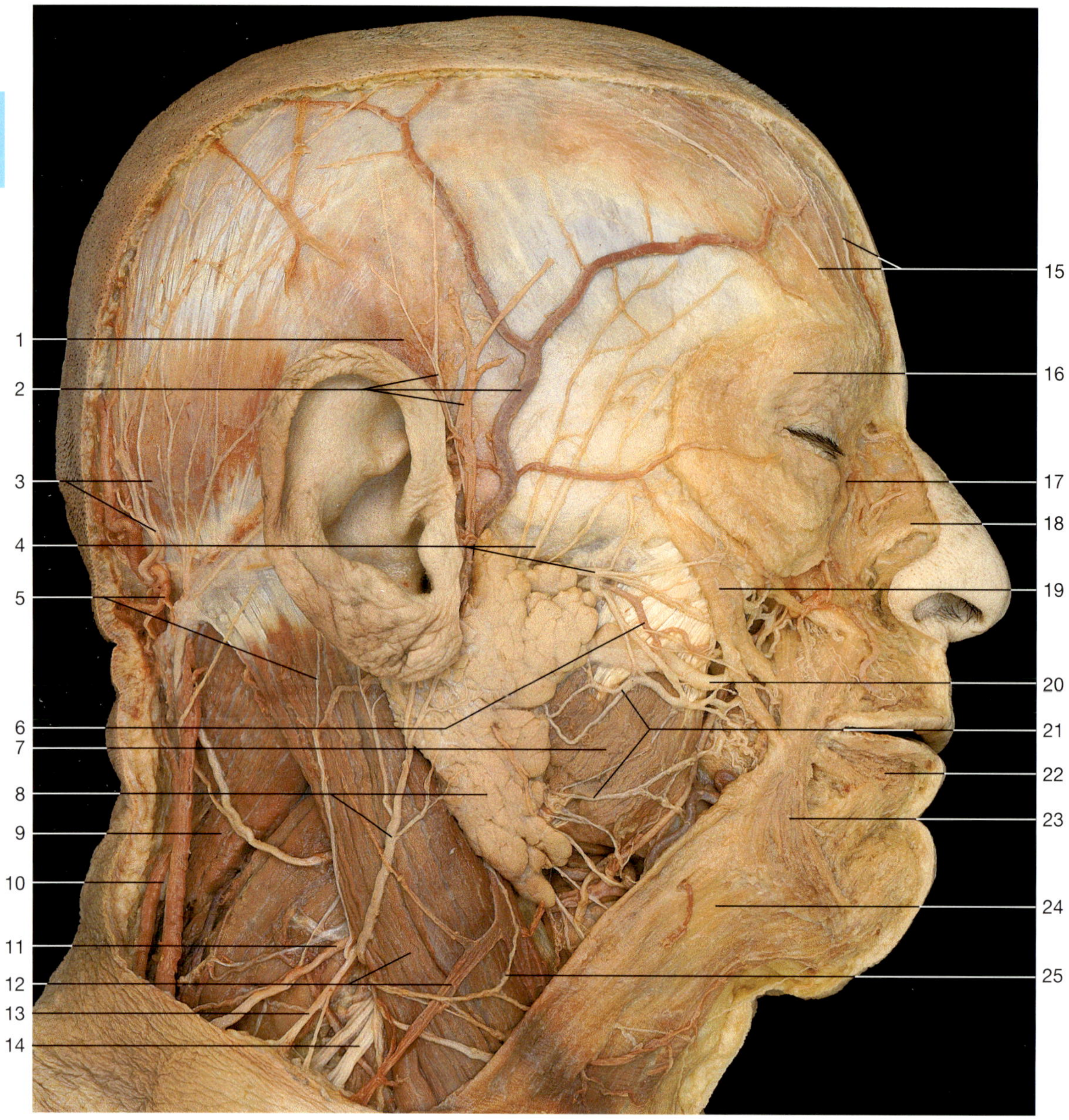

Dissecção superficial da região lateral da face. Distribuição periférica do nervo facial (n. VII).

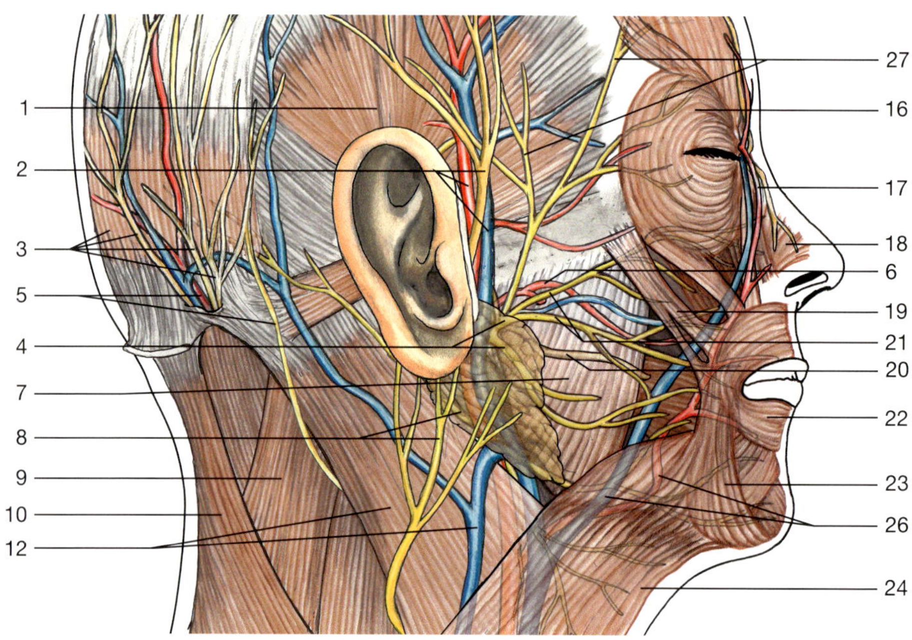

Região superficial da face. Observe o plexo facial dentro da glândula parótida (vista lateral).

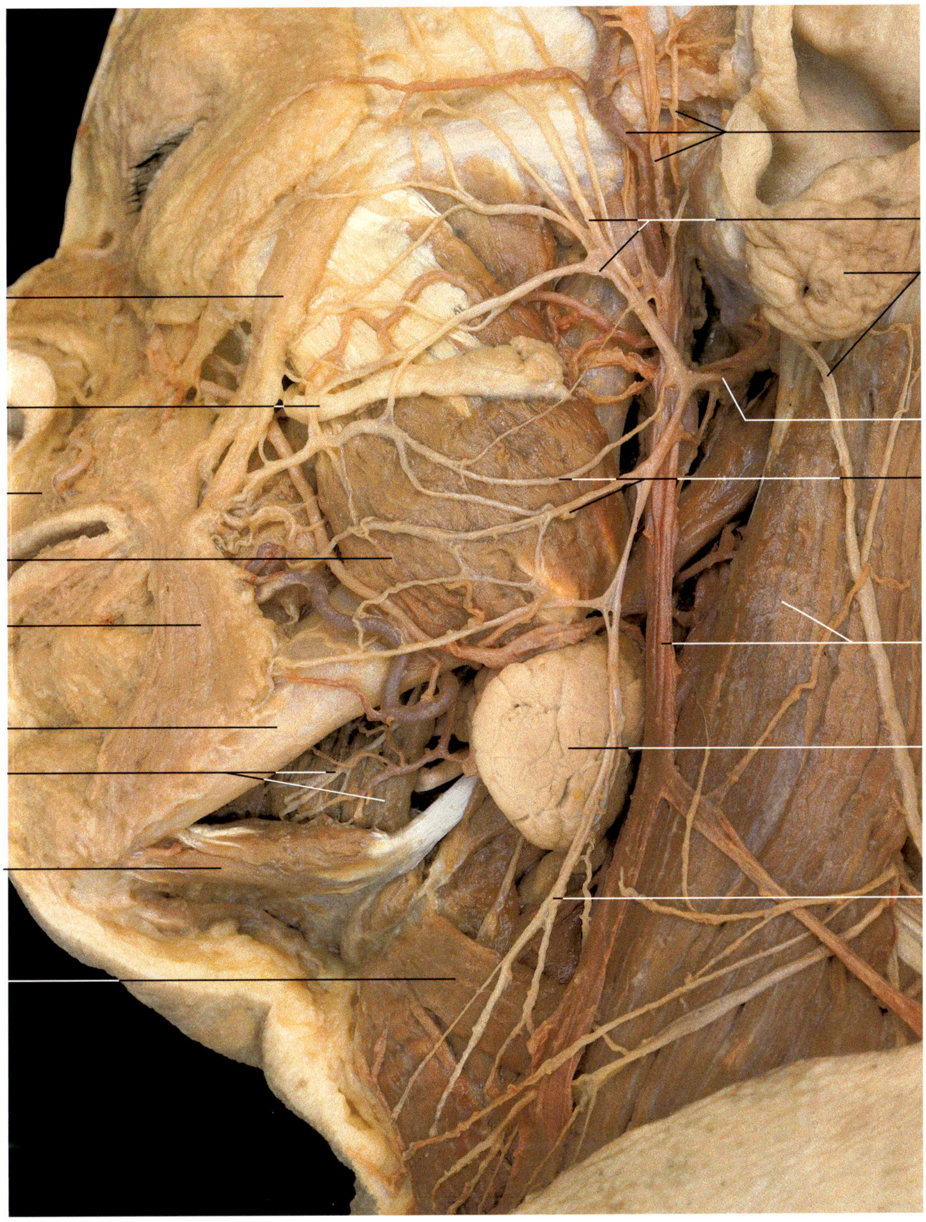

Dissecção profunda do nervo facial. Regiões retromandibular e submandibular (vista lateral). A glândula parótida foi removida.

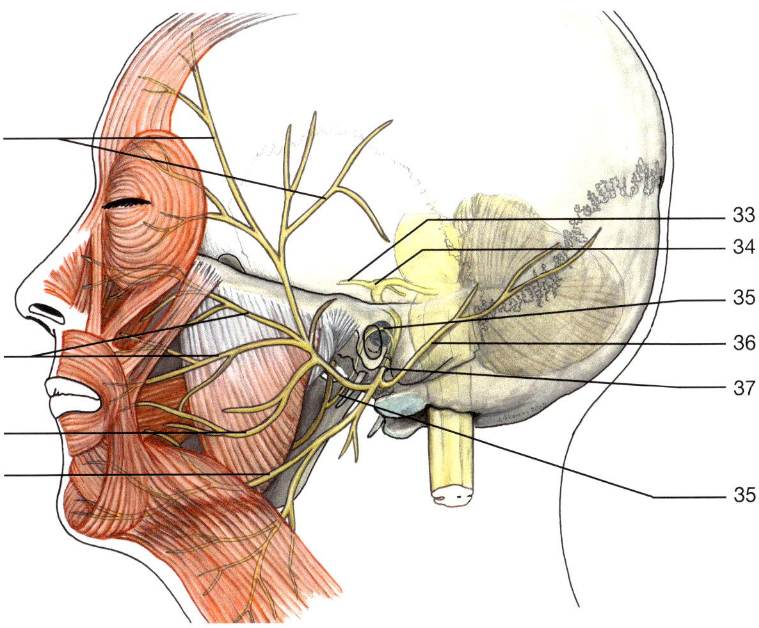

Principais ramos do nervo facial (vista lateral).
a = ramos temporais; b = ramos zigomáticos;
c = ramos bucais; d = ramo marginal da mandíbula.

1 Músculo temporoparietal
2 Artéria e veia temporais superficiais e nervo auriculotemporal
3 Ventre occipital do músculo occipitofrontal e nervo occipital maior (C_2)
4 Nervo facial (n. VII)
5 Nervo occipital menor e artéria occipital
6 Artéria facial transversa
7 Músculo masseter
8 Glândula parótida e nervo auricular magno
9 Músculo esplênio da cabeça
10 Músculo trapézio
11 Ponto nervoso (ponto de distribuição dos nervos cutâneos do plexo cervical)
12 Músculo esternocleidomastóideo e veia jugular externa
13 Nervos supraclaviculares
14 Plexo braquial
15 Nervos supraorbitais
16 Músculo orbicular do olho
17 Artéria angular (ramo terminal da artéria facial)
18 Músculo nasal
19 Músculo zigomático maior
20 Ducto parotídeo
21 Ramos zigomático e bucal do nervo facial
22 Músculo orbicular da boca
23 Músculo abaixador do ângulo da boca
24 Músculo platisma
25 Ramo cervical do nervo facial (comunicação com o nervo cervical transverso do plexo cervical)
26 Artéria e veia faciais
27 Ramos temporais do nervo facial
28 Glândula submandibular
29 Mandíbula
30 Músculo e nervo milo-hióideos
31 Músculo digástrico (ventre anterior)
32 Músculo omo-hióideo
33 Nervo petroso maior
34 Gânglio geniculado
35 Corda do tímpano
36 Nervo auricular posterior
37 Forame estilomastóideo
38 Músculo esternocleidomastóideo e veia retromandibular
39 Lóbulo da orelha e nervo auricular magno

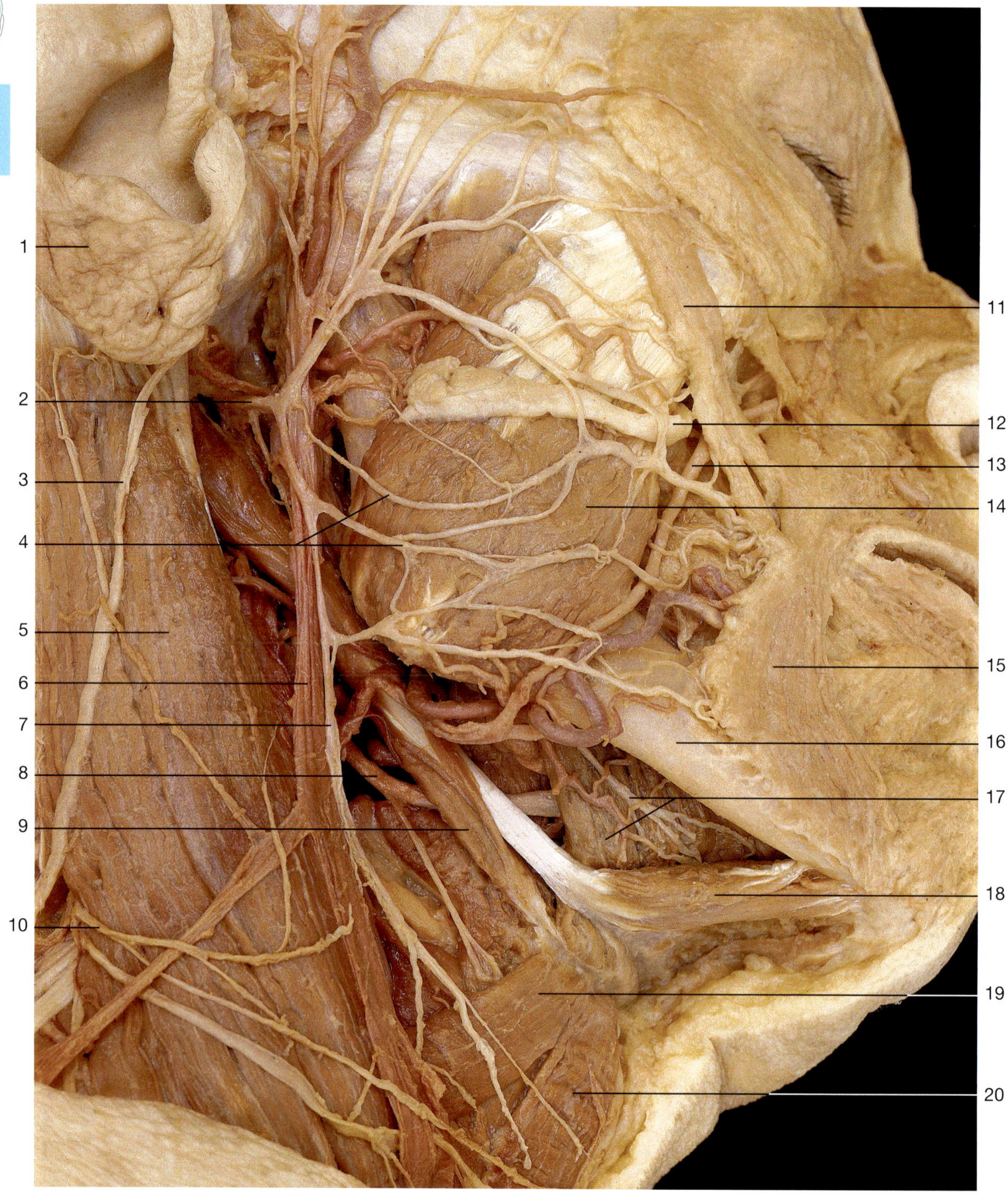

Dissecção profunda do nervo facial. Regiões retromandibular e submandibular (vista lateral). A glândula parótida e a glândula submandibular foram removidas. O plexo parotídeo (4) é formado pelas comunicações entre os ramos do nervo facial: temporal, zigomático, bucal, marginal da mandíbula e cervical, por diante da glândula parótida.

1 Lóbulo da orelha
2 Nervo facial (n. VII)
3 Nervo auricular magno
4 Plexo parotídeo
5 Músculo esternocleidomastóideo
6 Veia retromandibular
7 Ramo cervical do nervo facial
8 Nervo hipoglosso (n. XII)
9 Músculo estilo-hióideo
10 Nervo cervical transverso
11 Músculo zigomático maior
12 Ducto parotídeo
13 Artéria facial
14 Músculo masseter
15 Músculo abaixador do ângulo da boca
16 Mandíbula
17 Músculo e nervo milo-hióideos
18 Ventre anterior do músculo digástrico
19 Músculo omo-hióideo
20 Músculo esterno-hióideo

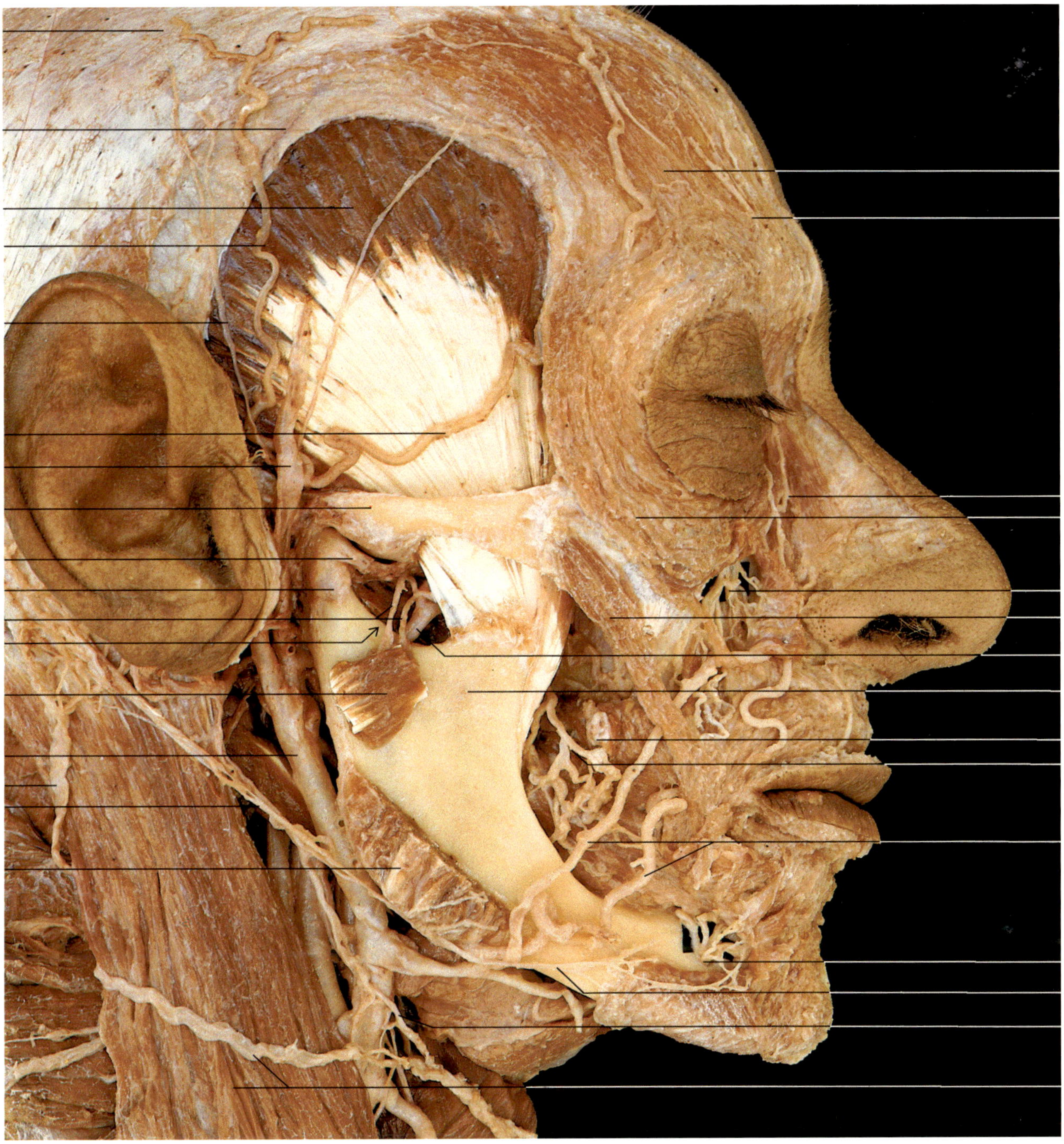

Dissecção superficial da região lateral da face. O músculo masseter e a fáscia temporal foram parcialmente removidos para expor a artéria e o nervo massetéricos.

1 Aponeurose epicrânica (gálea aponeurótica)
2 Fáscia temporal
3 Músculo temporal
4 Artéria temporal superficial (ramo parietal)
5 Nervo auriculotemporal
6 Artéria temporal superficial (ramo frontal)
7 Veia temporal superficial
8 Arco zigomático
9 Disco articular da articulação temporomandibular
10 Cabeça da mandíbula
11 Artéria e nervo massetéricos
12 Incisura da mandíbula
13 Músculo masseter (seccionado)
14 Artéria carótida externa
15 Nervo auricular magno
16 Nervo facial (rebatido)
17 Músculo occipitofrontal (ventre frontal)
18 Nervo supraorbital (ramo medial)
19 Artéria angular
20 Músculo orbicular do olho
21 Nervo infraorbital
22 Músculo zigomático maior
23 Artéria maxilar
24 Processo coronoide
25 Ducto parotídeo (seccionado)
26 Nervo bucal
27 Artéria e veia faciais
28 Nervo mentual
29 Nervo facial (ramo marginal da mandíbula)
30 Nervo facial (ramo cervical)
31 Nervo cervical transverso (ramo comunicante com o nervo facial) e músculo esternocleidomastóideo

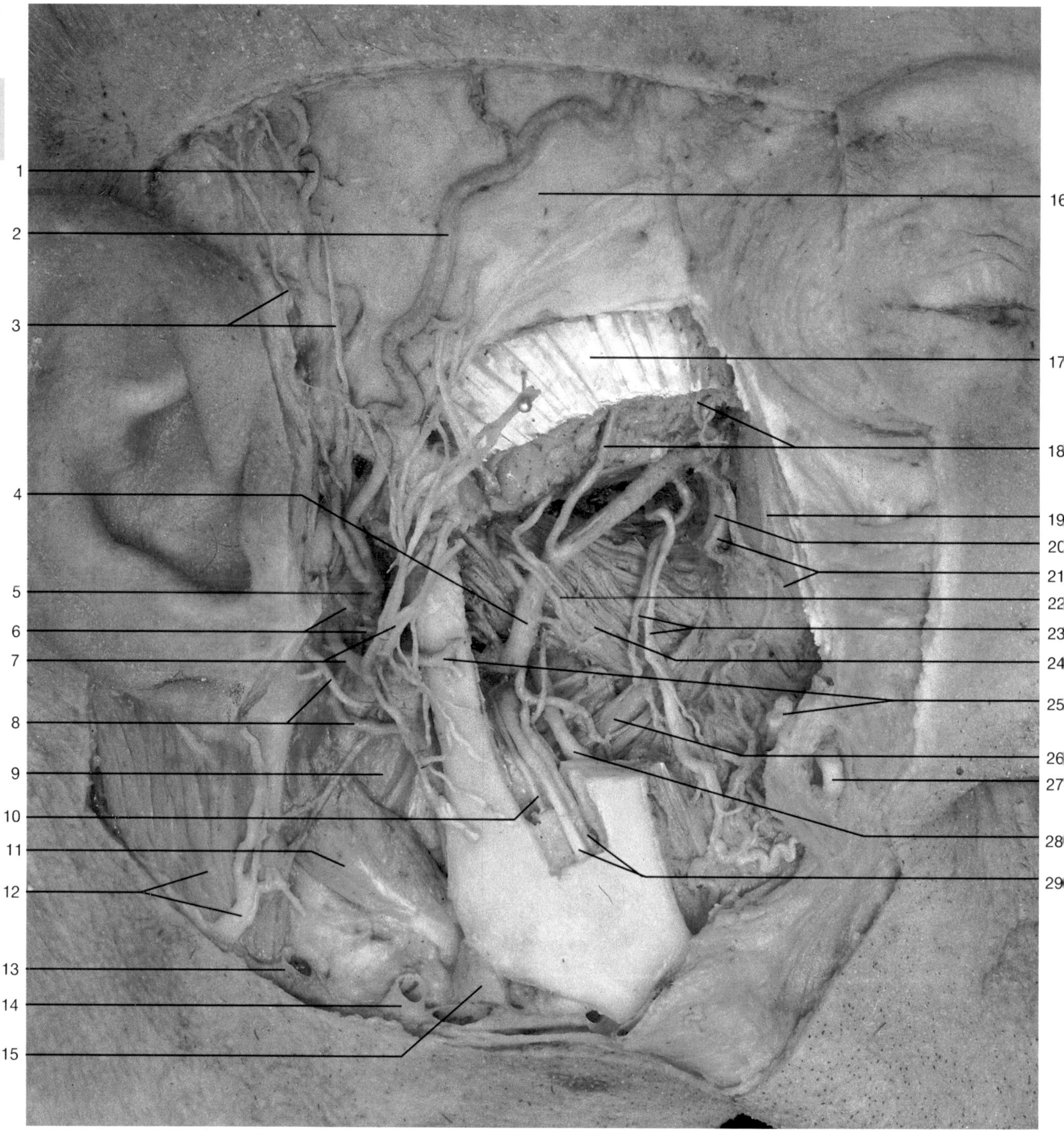

Dissecção profunda das regiões facial e retromandibular. O processo coronoide e as inserções do músculo temporal foram removidos para expor a artéria maxilar. A parte alta do canal da mandíbula foi parcialmente aberta.

1 Ramo parietal da artéria temporal superficial
2 Ramo frontal da artéria temporal superficial
3 Nervo auriculotemporal
4 Artéria maxilar
5 Artéria temporal superficial
6 Ramos comunicantes entre os nervos facial e auriculotemporal
7 Nervo facial
8 Artéria auricular posterior e ramo auricular da artéria temporal superficial
9 Veia jugular interna
10 Nervo milo-hióideo
11 Ventre posterior do músculo digástrico
12 Nervo auricular magno e músculo esternocleidomastóideo
13 Veia jugular externa
14 Veia retromandibular
15 Glândula submandibular
16 Fáscia temporal
17 Tendão do músculo temporal
18 Artérias temporais profundas
19 Nervo alveolar superior posterior
20 Artéria esfenopalatina
21 Artérias alveolares superiores posteriores
22 Artéria e nervo massetéricos
23 Nervo e artéria bucais
24 Músculo pterigóideo lateral
25 Artéria facial transversa e ducto parotídeo (seccionado)
26 Músculo pterigóideo medial
27 Artéria facial
28 Nervo lingual
29 Artéria e nervo alveolares inferiores (canal da mandíbula aberto)

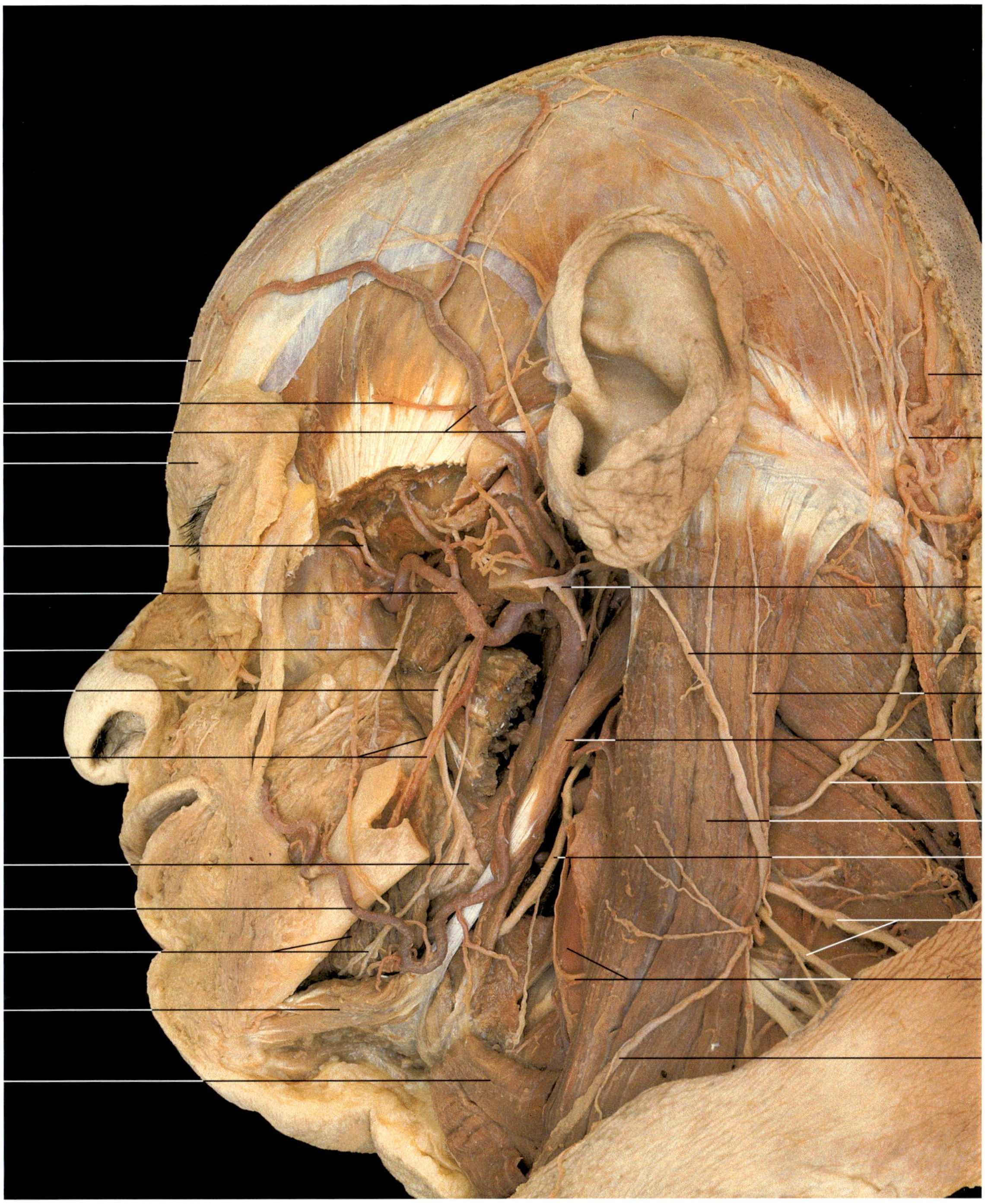

Dissecção das regiões perifaríngea e retromandibular. A mandíbula foi parcialmente removida (vista lateral oblíqua).

1 Nervo supraorbital (ramo medial)
2 Músculo temporal
3 Artéria temporal superficial e nervo auriculotemporal
4 Músculo orbicular do olho
5 Artéria temporal profunda anterior
6 Artéria maxilar
7 Nervo bucal
8 Nervo lingual
9 Nervo e artéria alveolares inferiores
10 Gânglio submandibular
11 Artéria facial
12 Músculo e nervo milo-hióideos
13 Ventre anterior do músculo digástrico
14 Músculo omo-hióideo
15 Artéria occipital
16 Nervo occipital maior (C_2)
17 Nervo facial (seccionado) (n. VII)
18 Nervo auricular magno
19 Nervo occipital menor
20 Ventre posterior do músculo digástrico
21 Nervo acessório (var.)
22 Músculo esternocleidomastóideo
23 Nervo hipoglosso (n. XII)
24 Nervos supraclaviculares (ramos lateral e intermédio)
25 Veia jugular interna e alça cervical
26 Nervo supraclavicular medial

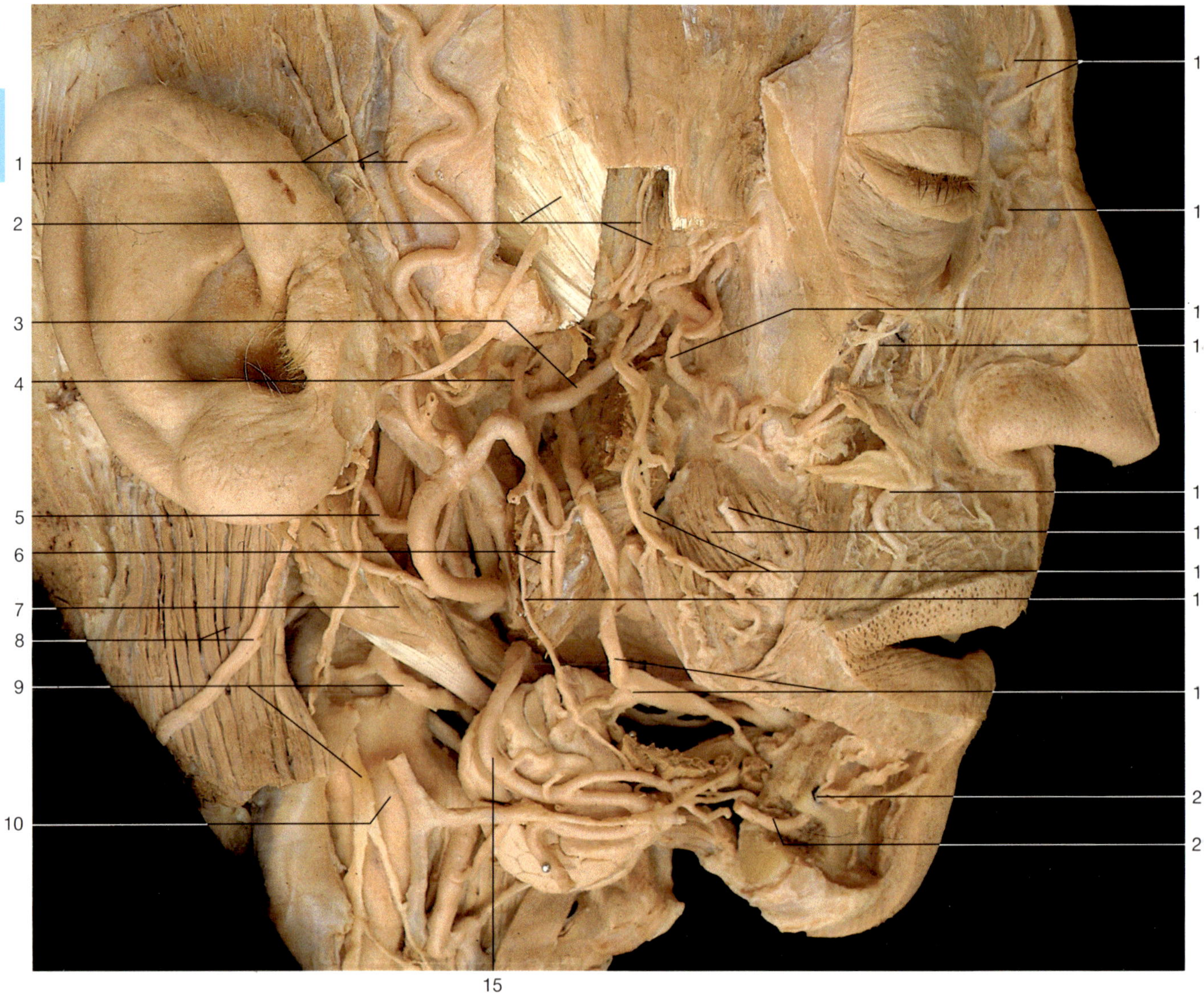

Dissecção profunda das regiões facial e retromandibular. A mandíbula e os músculos pterigóideos foram removidos, e foi feita uma janela no músculo temporal.

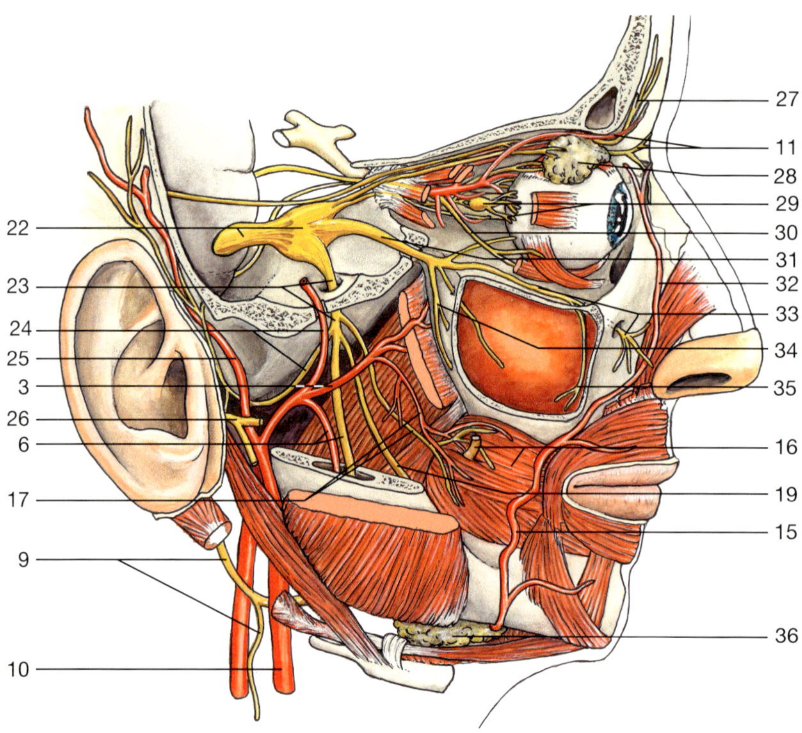

Região profunda da face com artérias e nervos, principalmente com a dissecção da artéria maxilar e do nervo trigêmeo.

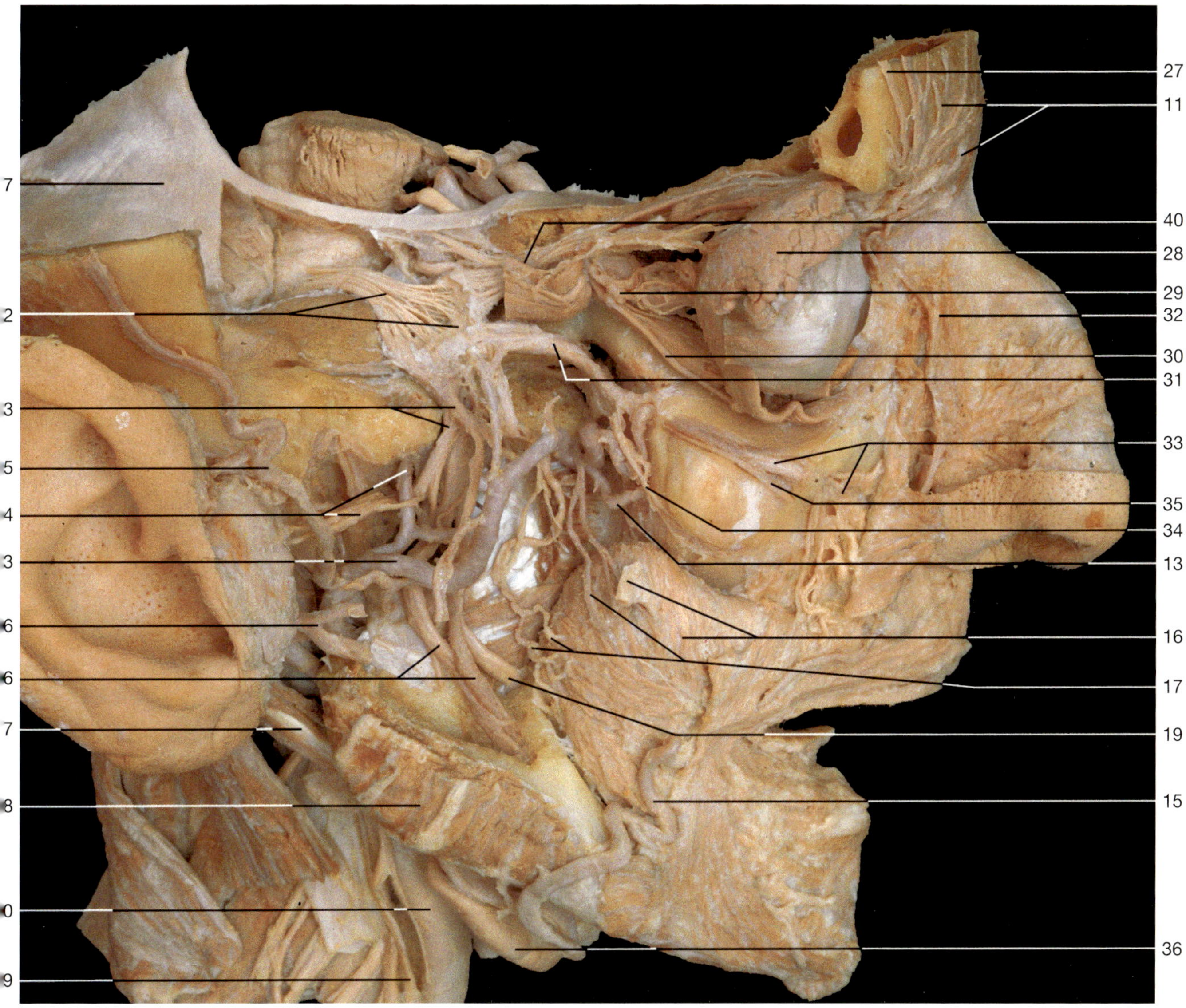

Dissecção das regiões para e retrofaríngeas. A mandíbula e a parede lateral da órbita foram removidas. Os principais ramos do nervo trigêmeo e o seu gânglio estão expostos.

1 Artéria e veia temporais superficiais e nervo auriculotemporal
2 Tendão do músculo temporal; artéria e nervos temporais profundos
3 Artéria maxilar
4 Artéria meníngea média
5 Artéria occipital
6 Artéria e nervo alveolares inferiores
7 Ventre posterior do músculo digástrico
8 Nervo auricular magno e músculo esternocleidomastóideo
9 Nervo hipoglosso e raiz superior da alça cervical
10 Artéria carótida externa
11 Nervo supratroclear e ramo medial da artéria supraorbital
12 Artéria angular
13 Artéria alveolar superior posterior
14 Nervo infraorbital
15 Artéria facial
16 Ducto parotídeo (seccionado) e músculo bucinador
17 Artéria e nervo bucais
18 Nervo milo-hióideo
19 Nervo lingual e gânglio submandibular
20 Nervo e forame mentuais
21 Nervo alveolar inferior
22 Nervo trigêmeo e gânglio trigeminal
23 Nervo mandibular (n. V_3)
24 Nervo auriculotemporal e artéria meníngea média
25 Artéria temporal superficial
26 Nervo facial
27 Ramo lateral do nervo supraorbital
28 Glândula lacrimal
29 Gânglio ciliar e nervos ciliares curtos
30 Ramo inferior do nervo oculomotor
31 Nervo maxilar (n. V_2)
32 Artéria angular
33 Nervo infraorbital
34 Nervo alveolar superior posterior
35 Nervo alveolar superior anterior
36 Glândula submandibular
37 Tentório do cerebelo
38 Músculo masseter
39 Raiz superior da alça cervical
40 Nervo oftálmico (n. V_1)

2.4 Encéfalo e Órgãos do Sentido

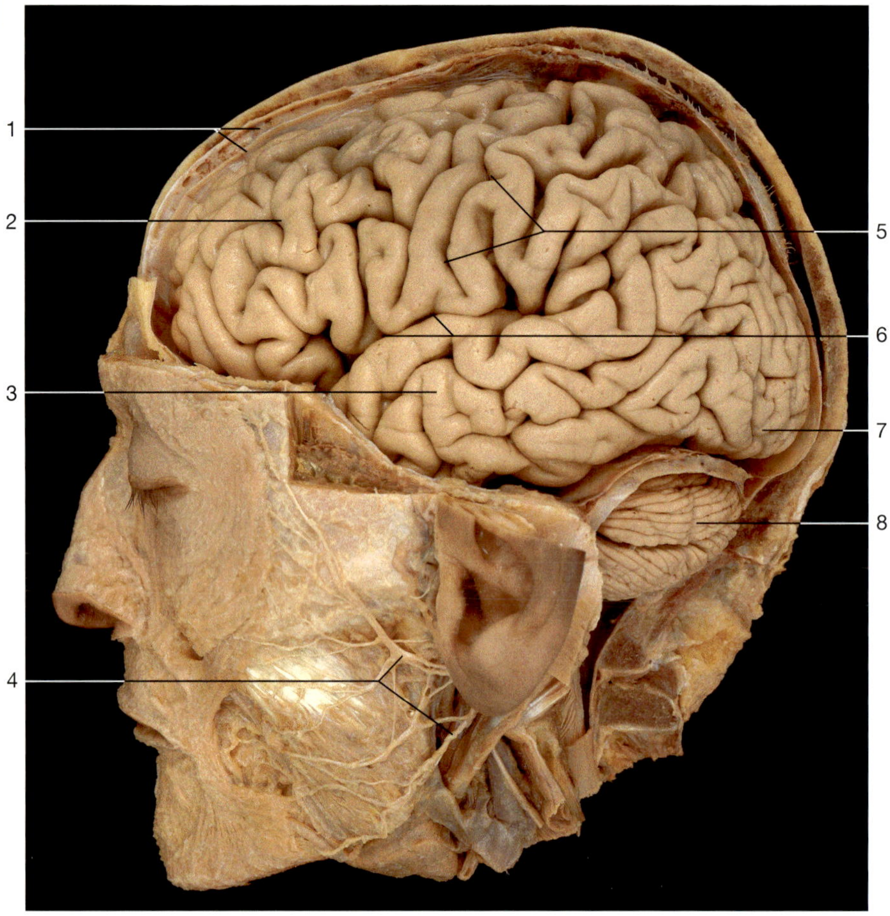

Dissecção da cabeça para demonstrar o encéfalo *in situ* com a pia-máter e a aracnoide-máter (vista lateral).

1 Vértice do crânio e dura-máter
2 Lobo frontal
3 Lobo temporal
4 Nervo facial (n. VII)
5 Sulco central
6 Sulco lateral
7 Lobo occipital
8 Cerebelo
9 Seio frontal
10 Olho e nervo óptico (n. II)
11 Cavidade nasal
12 Cavidade oral
13 Língua
14 Tronco encefálico
15 Base do crânio
16 Medula espinal
17 Coluna vertebral

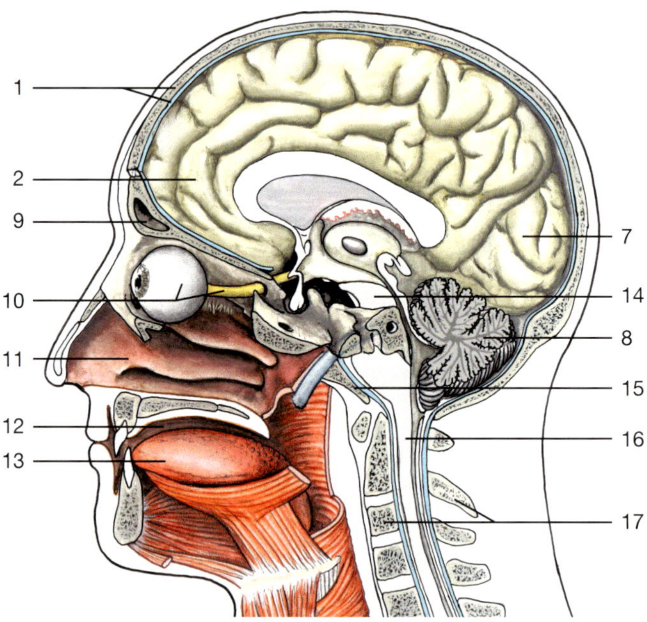

Secção sagital da cabeça com o encéfalo e os órgãos do sentido. O olho com o nervo óptico está situado no interior da órbita, e o labirinto ósseo na parte petrosa do osso temporal.

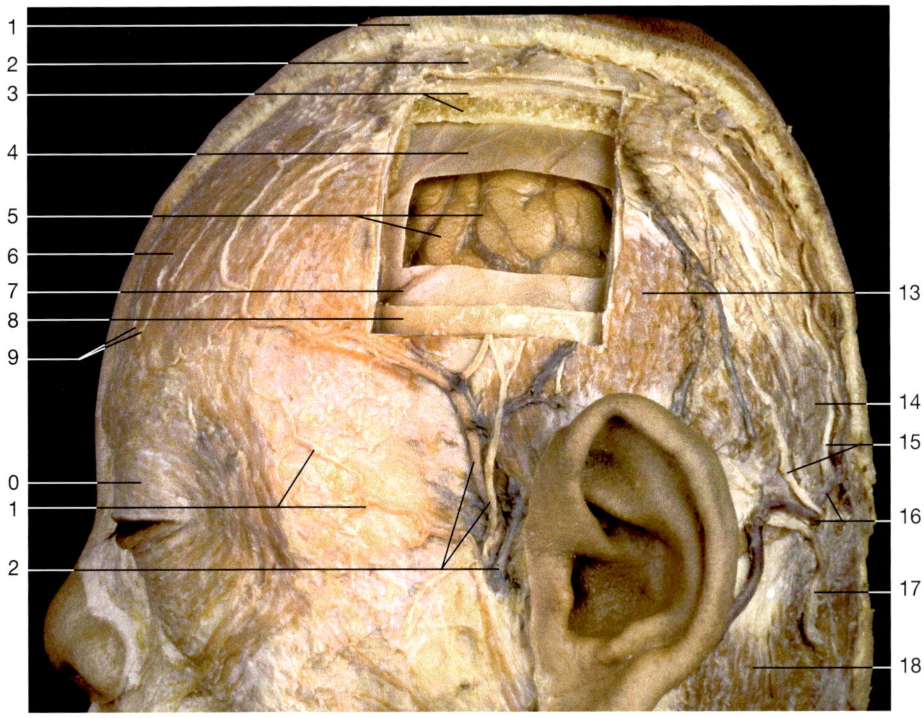

Vista lateral da cabeça. Couro cabeludo, vértice do crânio e meninges expostos em sequência de janelas abertas.

1 Pele
2 Aponeurose epicrânica (gálea aponeurótica)
3 Díploe
4 Dura-máter
5 Aracnoide-máter e pia-máter com vasos cerebrais
6 Ventre frontal do músculo occipitofrontal
7 Ramo da artéria meníngea média
8 Pericrânio (periósteo)
9 Ramos lateral e medial do nervo supraorbital
10 Músculo orbicular do olho
11 Artéria zigomático-orbital
12 Nervo auriculotemporal e artéria e veia temporais superficiais
13 Músculo auricular superior
14 Ventre occipital do músculo occipitofrontal
15 Nervo occipital
16 Artéria e veia occipitais
17 Nervo occipital maior
18 Músculo esternocleidomastóideo
19 Lobo frontal
20 Cisterna quiasmática
21 Cisterna interpeduncular
22 Granulações aracnóideas
23 Espaço subaracnóideo
24 Seio sagital superior
25 Seio sagital inferior
26 Corpo caloso
27 Seio reto da dura-máter
28 Confluência dos seios
29 Cerebelo
30 Cisterna cerebelobulbar posterior (magna)
31 Córtex cerebral

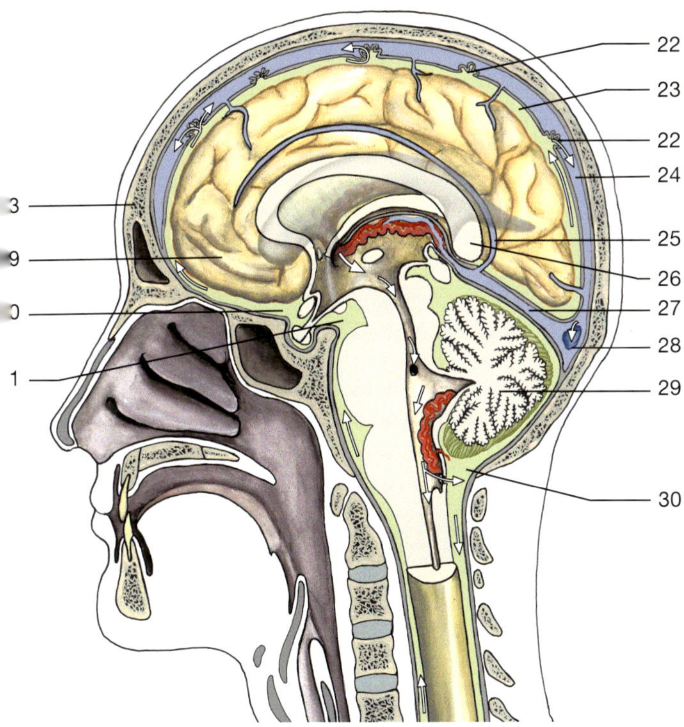

Cisternas subaracnóideas do encéfalo (secção sagital mediana). Verde = cisterna; azul = seios da dura-máter e ventrículos; vermelho = plexo corióideo do terceiro e do quarto ventrículos; setas = fluxo do líquido cerebrospinal.

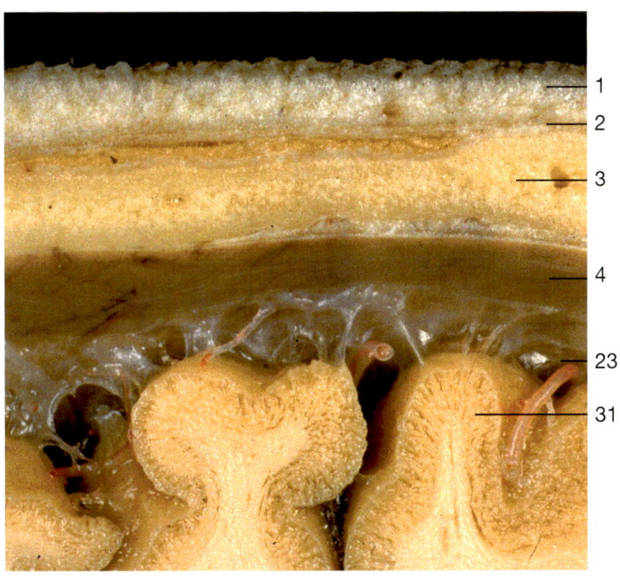

Secção transversal do couro cabeludo e das meninges. O espaço subaracnóideo (23) está exposto.

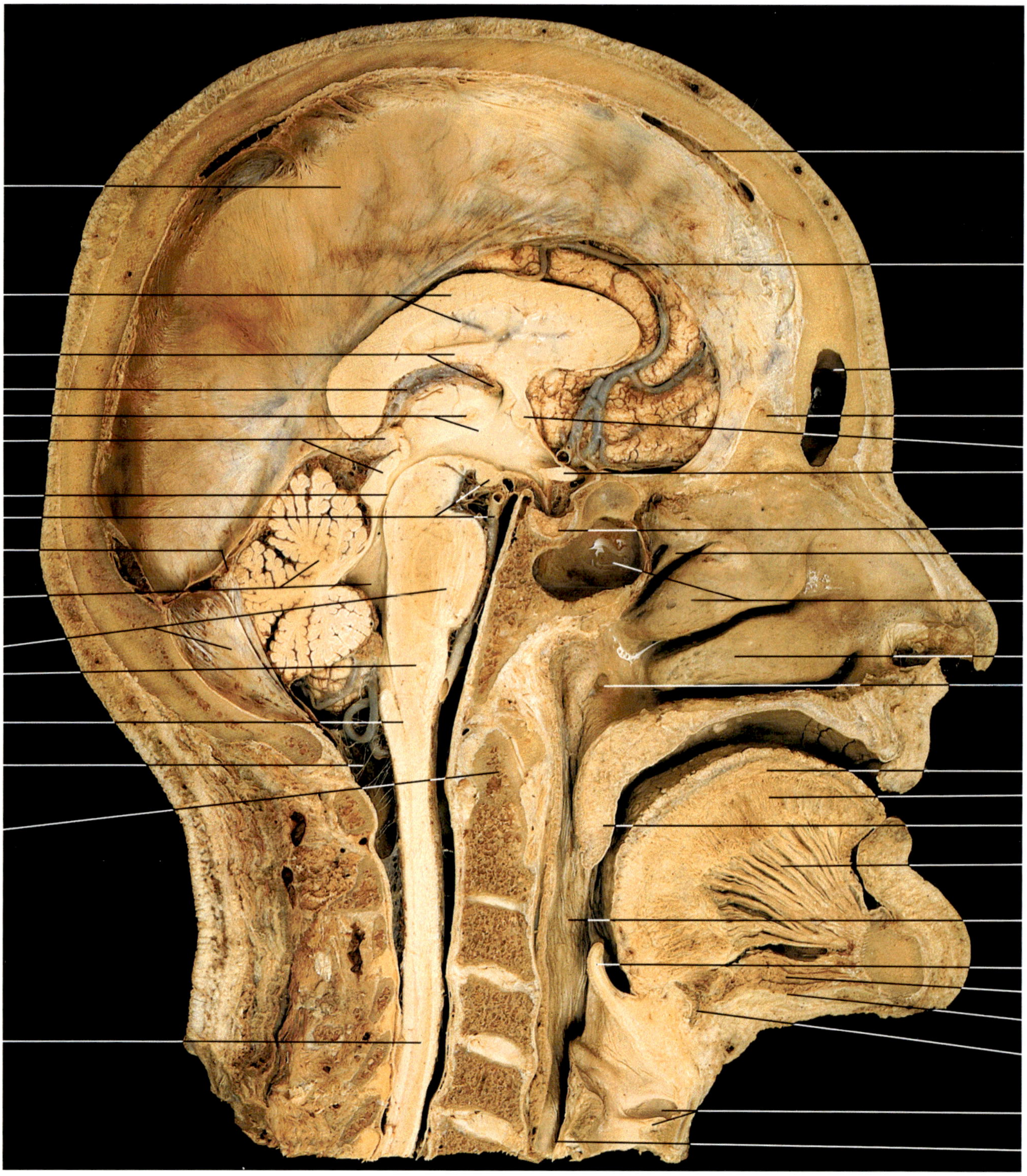

Secção sagital mediana de cabeça e pescoço.

1 Foice do cérebro
2 Corpo caloso e septo pelúcido
3 Forame interventricular e fórnice
4 Plexo corióideo do terceiro ventrículo e veia cerebral interna
5 Terceiro ventrículo e aderência intertalâmica
6 Glândula pineal e colículos do mesencéfalo
7 Aqueduto do mesencéfalo
8 Corpo mamilar e artéria basilar
9 Seio reto da dura-máter
10 Quarto ventrículo e cerebelo
11 Ponte e foice do cerebelo
12 Bulbo
13 Canal central
14 Cisterna cerebelobulbar posterior
15 Dente do áxis (processo odontoide)
16 Medula espinal
17 Seio sagital superior
18 Artéria cerebral anterior
19 Comissura anterior
20 Seio frontal
21 Crista etmoidal
22 Quiasma óptico
23 Hipófise (glândula pituitária)
24 Concha nasal superior
25 Concha nasal média e seio esfenoidal
26 Concha nasal inferior
27 Óstio faríngeo da tuba auditiva
28 Músculo longitudinal superior da língua
29 Músculo vertical da língua
30 Úvula palatina
31 Músculo genioglosso
32 Faringe
33 Cartilagem epiglótica
34 Músculo gênio-hióideo
35 Músculo milo-hióideo
36 Osso hioide
37 Prega vocal e ventrículo da laringe
38 Esôfago

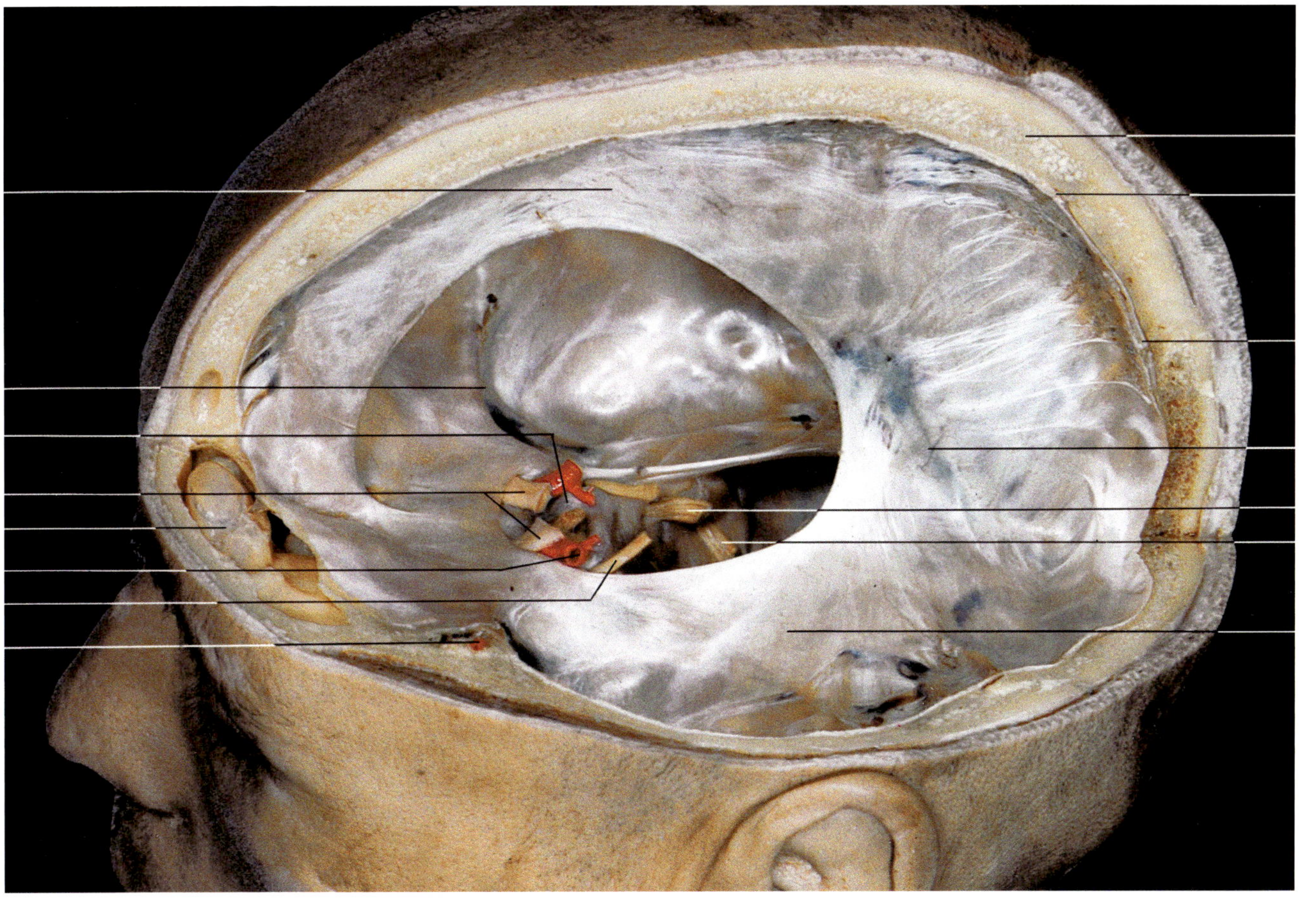

Dura-máter e seios venosos da dura-máter. O encéfalo foi removido (vista lateral oblíqua).

1 Foice do cérebro
2 Posição da artéria e veia meníngeas médias
3 Artéria carótida interna
4 Nervo óptico (n. II)
5 Seio frontal
6 Nervo oculomotor (n. III)
7 Díploe
8 Dura-máter
9 Seio sagital superior
10 Seio reto da dura-máter
11 Nervo trigêmeo (n. V)
12 Nervos facial e vestibulococlear (nn. VII e VIII)
13 Tentório do cerebelo
14 Hipófise
15 Seio sagital inferior
16 Seio sigmóideo
17 Confluência dos seios
18 Seio petroso inferior
19 Seio transverso
20 Seio petroso superior
21 Seios cavernoso e intercavernoso
22 Seio esfenoparietal da dura-máter

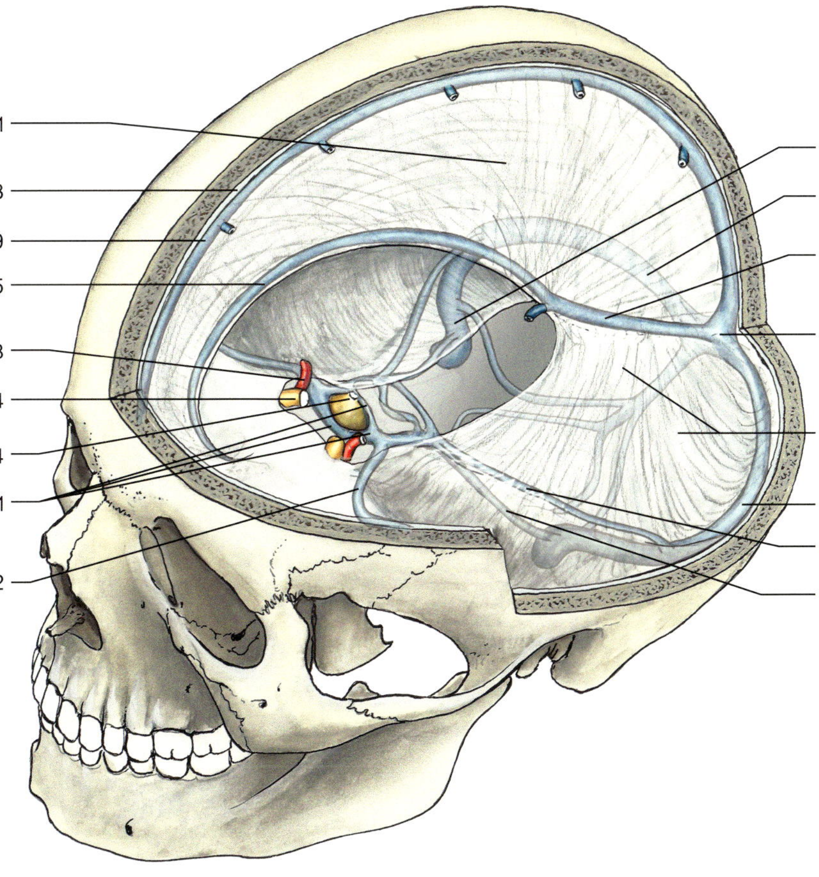

Dura-máter e seios da dura-máter (vista lateral esquerda).

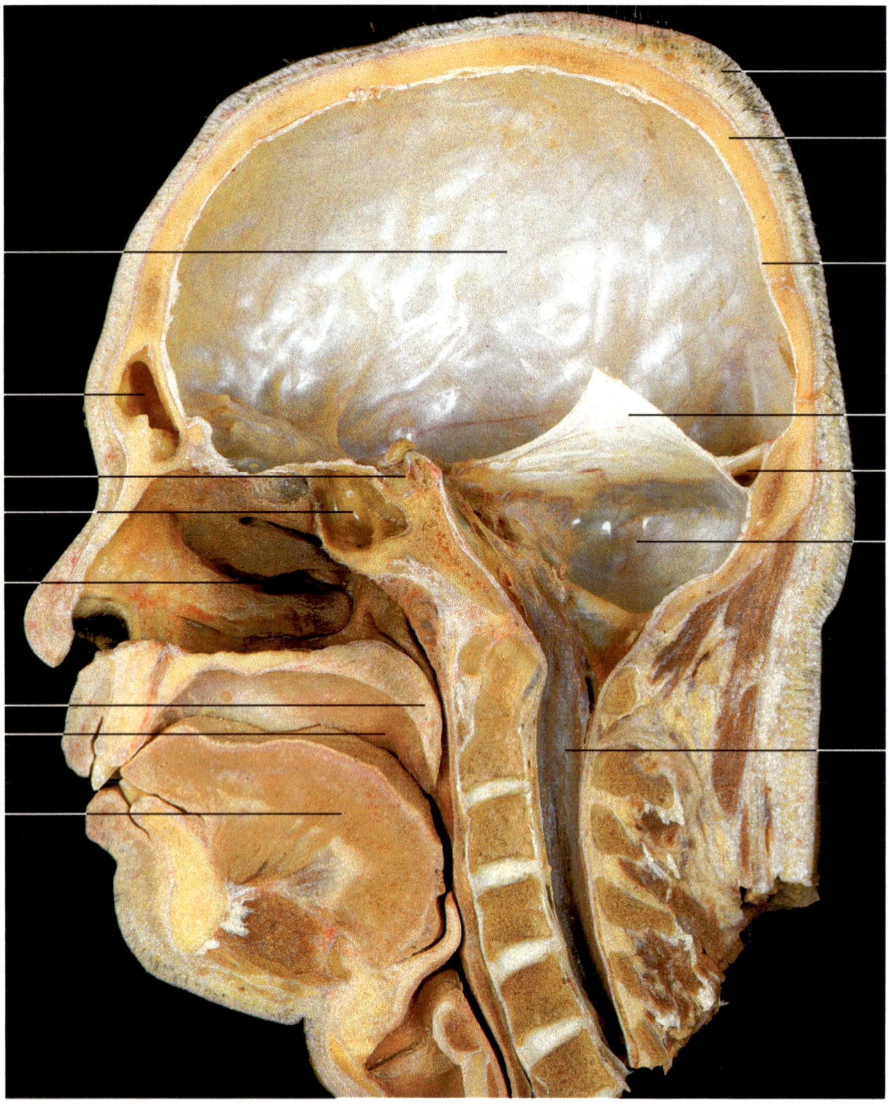

Secção mediana da cabeça. A dura-máter está revestindo a cavidade do crânio. O encéfalo e a medula espinal foram removidos (vista medial da metade direita da cabeça).

1 Cavidade do crânio com dura-máter (o hemisfério cerebral direito foi removido)
2 Seio frontal
3 Fossa hipofisial com hipófise
4 Seio esfenoidal
5 Cavidade nasal
6 Palato mole (úvula palatina)
7 Cavidade oral
8 Língua
9 Pele
10 Calvária
11 Dura-máter
12 Tentório do cerebelo
13 Confluência dos seios
14 Espaço infratentorial (cerebelo e parte do tronco encefálico removidos)
15 Canal vertebral
16 Ramo frontal dos vasos meníngeos médios
17 Artéria meníngea média
18 Díploe
19 Ramo parietal dos vasos meníngeos médios
20 Polo occipital do hemisfério cerebral esquerdo revestido pela dura-máter

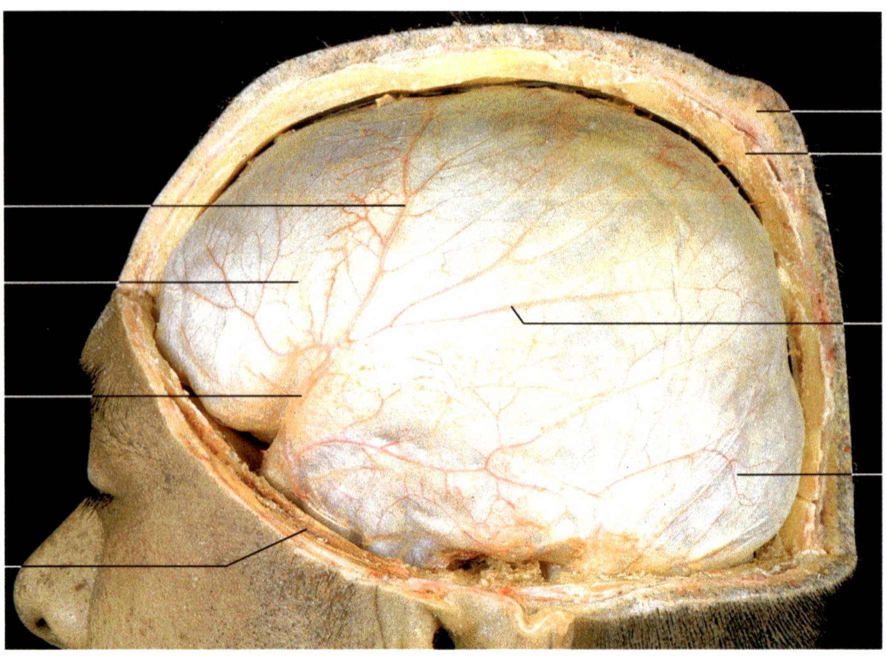

Dissecção da dura-máter e vasos meníngeos. A metade esquerda da calvária foi removida.

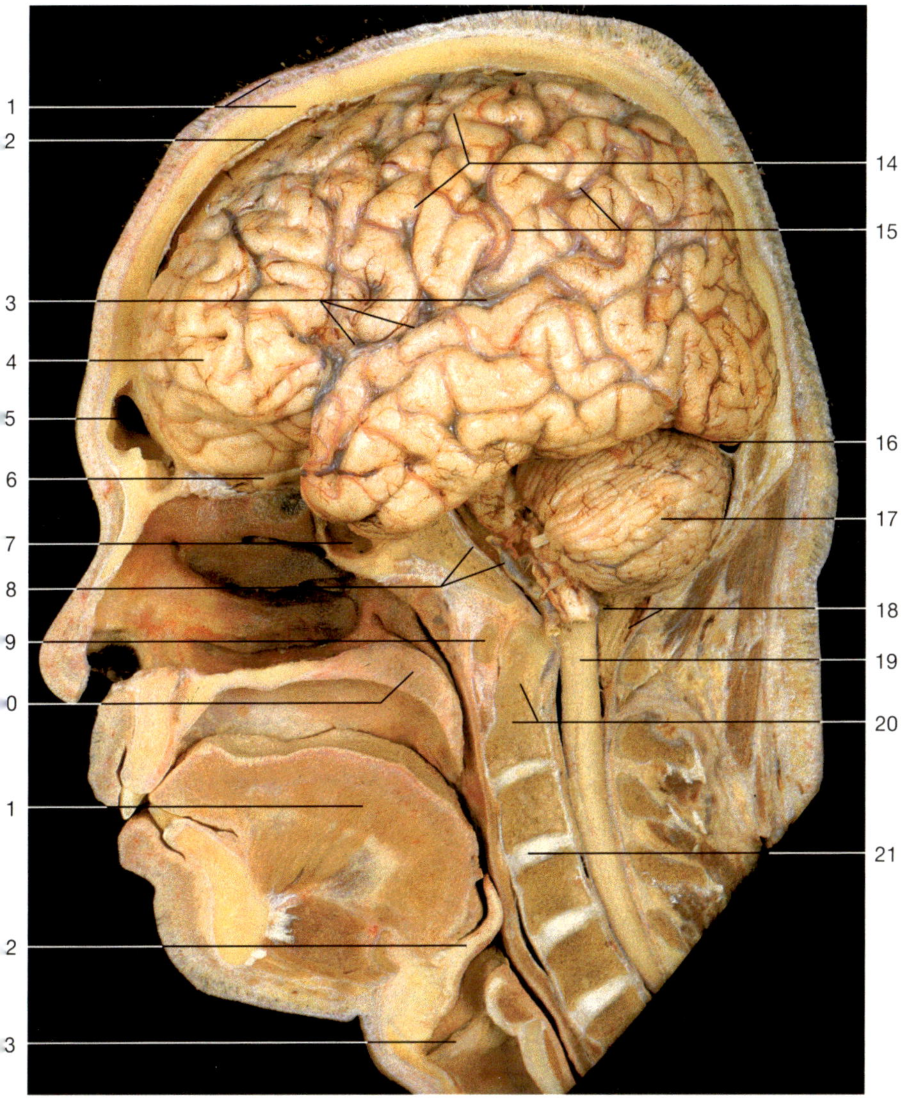

1 Calvária e couro cabeludo
2 Dura-máter (seccionada)
3 Posição do sulco lateral
4 Lobo frontal (sob pia-máter e aracnoide-máter)
5 Seio frontal
6 Bulbo olfatório
7 Seio esfenoidal
8 Dura-máter no clivo e artéria basilar
9 Atlas, arco anterior (seccionado)
10 Palato mole
11 Língua
12 Cartilagem epiglótica
13 Prega vocal
14 Posição do sulco central
15 Veias cerebrais superiores
16 Tentório do cerebelo (seccionado)
17 Cerebelo
18 Cisterna cerebelobulbar
19 Posição do forame magno e medula espinal
20 Dente do áxis
21 Disco intervertebral

Dissecção do encéfalo com pia-máter e aracnoide-máter *in situ*. Hemicabeça direita, vista medial; o encéfalo permaneceu inteiro.

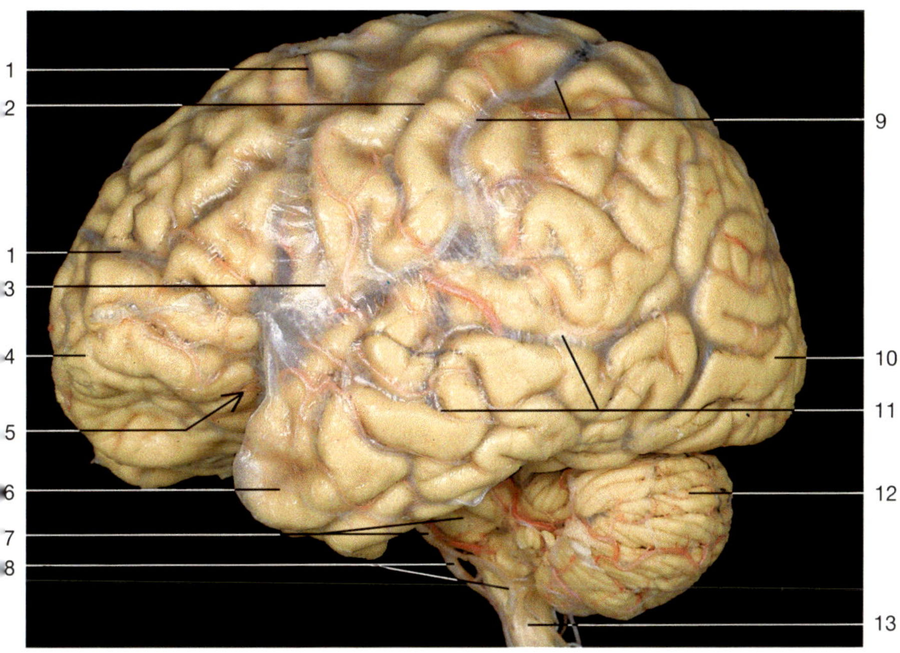

1 Veias cerebrais superiores
2 Posição do sulco central
3 Posição do sulco lateral e cisterna da fossa lateral do cérebro
4 Polo frontal
5 Sulco lateral (seta)
6 Polo temporal
7 Ponte e artéria basilar
8 Artérias vertebrais
9 Veia anastomótica superior
10 Polo occipital
11 Veias cerebrais inferiores
12 Hemisfério do cerebelo
13 Bulbo

Encéfalo com leptomeninge. Polo frontal à esquerda (vista lateral).

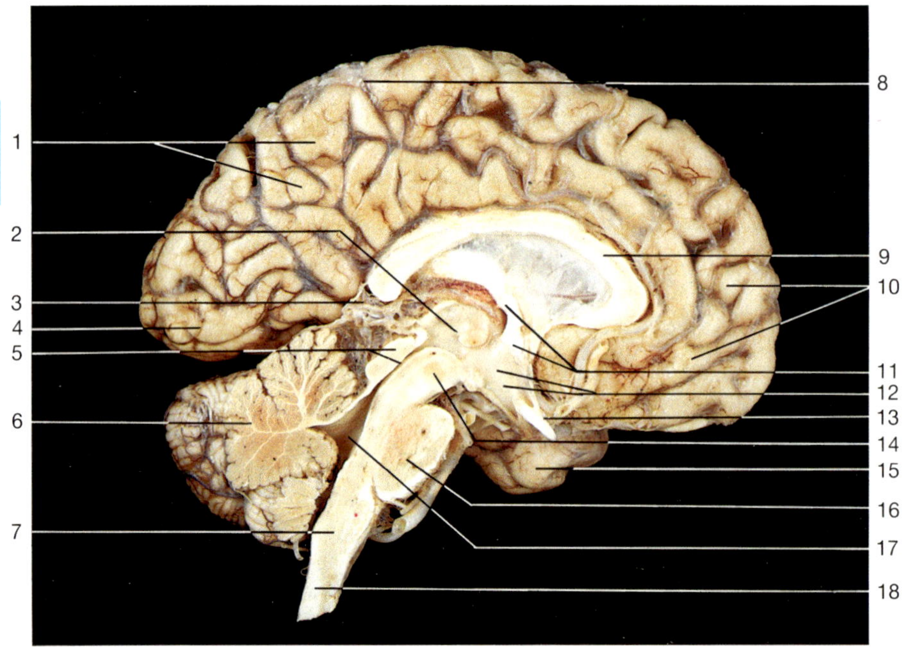

Secção mediana do cérebro e do tronco encefálico. Polo frontal para a direita.

1 Lobo parietal
2 Tálamo, terceiro ventrículo e aderência intertalâmica
3 Veia cerebral magna
4 Lobo occipital
5 Colículos e aqueduto do mesencéfalo
6 Cerebelo
7 Bulbo
8 Sulco central
9 Corpo caloso
10 Lobo frontal
11 Fórnice e comissura anterior
12 Hipotálamo
13 Quiasma óptico
14 Mesencéfalo
15 Lobo temporal
16 Ponte
17 Quarto ventrículo
18 Medula espinal
19 Cisterna cerebelobulbar
20 Bulbo olfatório
21 Fossa hipofisial (sela turca) com a glândula hipófise
22 Seio esfenoidal
23 Artéria basilar
24 Ligamentos do dente do áxis
25 Língua

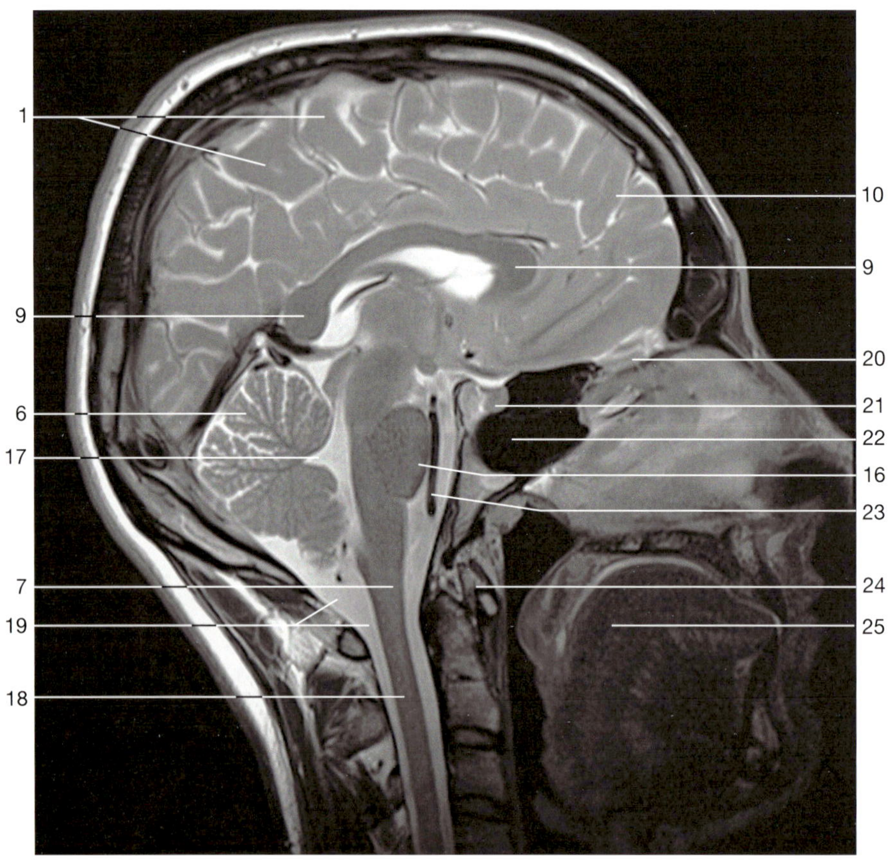

Corte mediano da cabeça (RNM). (Prof. Uder, Depto. de Radiologia, Universidade de Erlangen-Nürnberg, Alemanha.)

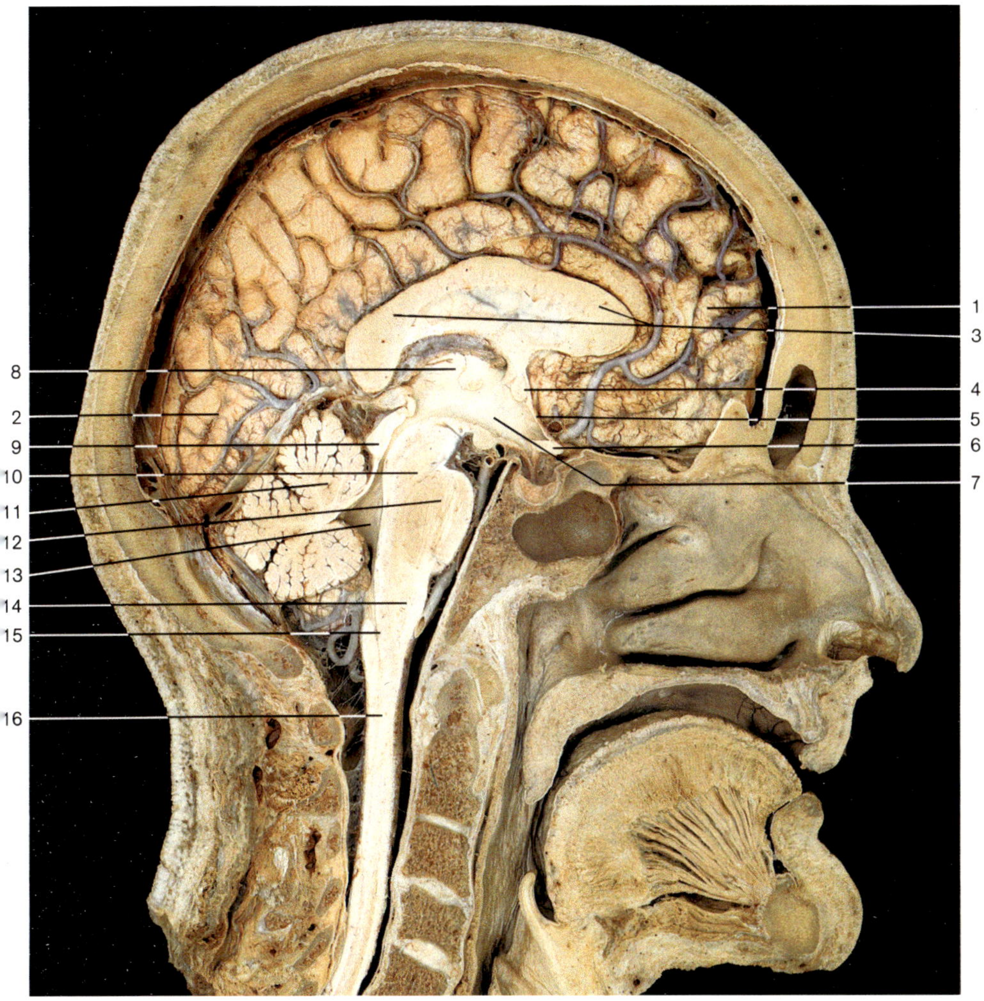

1 Lobo frontal
2 Lobo occipital
3 Corpo caloso
4 Comissura anterior
5 Lâmina terminal
6 Quiasma óptico
7 Hipotálamo
8 Tálamo e terceiro ventrículo
9 Colículo do mesencéfalo
10 Mesencéfalo (porção inferior)
11 Cerebelo
12 Ponte
13 Quarto ventrículo
14 Bulbo
15 Canal central
16 Medula espinal

Secção mediana da cabeça. Regiões do encéfalo. A foice do cérebro foi removida.

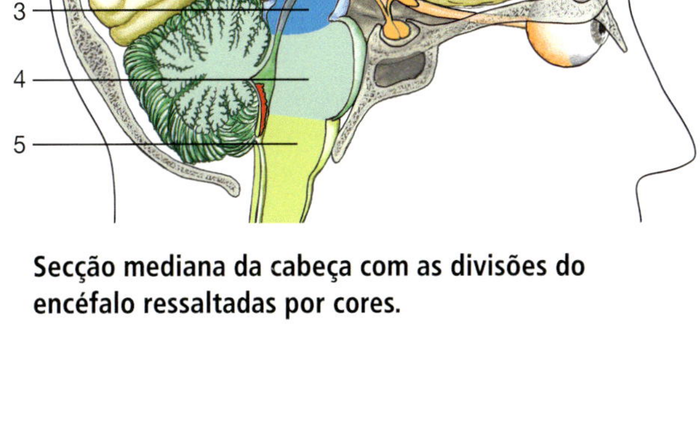

Secção mediana da cabeça com as divisões do encéfalo ressaltadas por cores.

1 Telencéfalo (bege) com ventrículos laterais
2 Diencéfalo (laranja) com terceiro ventrículo, nervo óptico e retina
3 Mesencéfalo (azul) com aqueduto do mesencéfalo
4 Metencéfalo (verde) com quarto ventrículo
5 Mielencéfalo (amarelo)

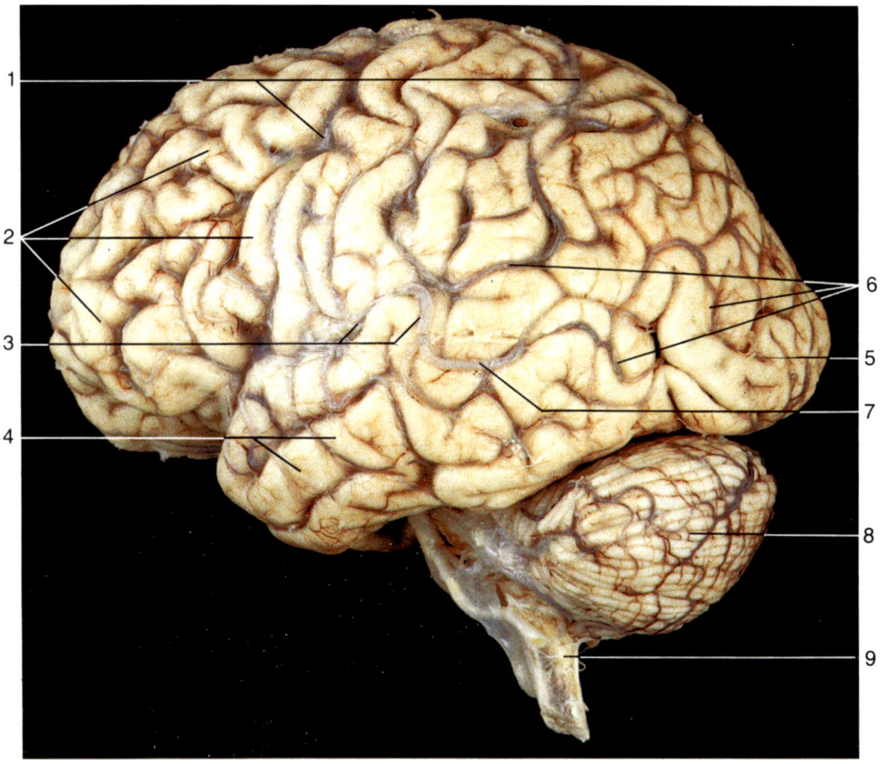

1 Veias cerebrais superiores e lobo parietal
2 Lobo frontal
3 Veia cerebral superficial média e cisterna da fossa lateral do cérebro
4 Lobo temporal
5 Lobo occipital
6 Veias cerebrais inferiores e sulco occipital transverso
7 Veia anastomótica inferior
8 Cerebelo
9 Bulbo

Encéfalo com pia-máter, aracnoide-máter e veias cerebrais (vista lateral). No sulco lateral pode-se reconhecer a cisterna da fossa lateral do cérebro. Lobo frontal à esquerda.

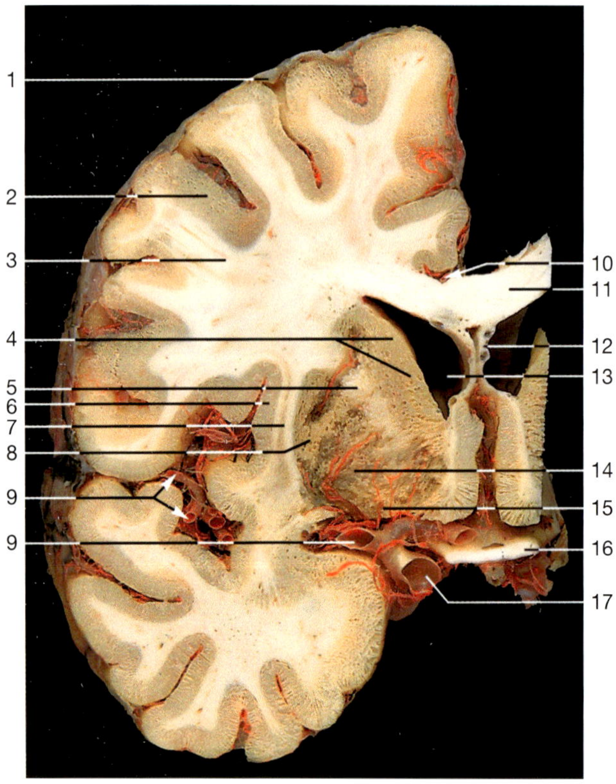

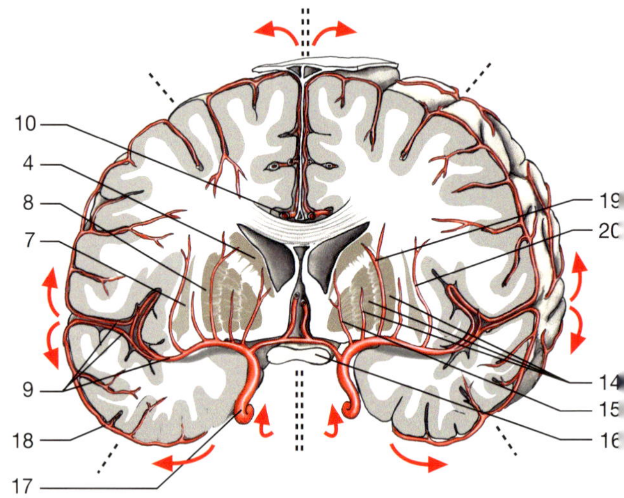

Artérias do encéfalo. (secção coronal). Áreas irrigadas por artérias corticais e centrais. As linhas tracejadas indicam territórios de irrigação; setas = sentido do fluxo sanguíneo.

◁ **Secção coronal do hemisfério direito** mostrando aracnoide-máter, pia-máter e vascularização arterial (vista anterior).

1 Aracnoide-máter
2 Córtex
3 Lobo frontal (substância branca)
4 Núcleo caudado
5 Cápsula interna
6 Lobo da ínsula
7 Claustro
8 Putame
9 Artérias cerebrais médias
10 Artéria cerebral anterior
11 Corpo caloso
12 Septo pelúcido
13 Ventrículo lateral
14 Globo pálido e artéria palidoestriada
15 Artéria talâmica
16 Quiasma óptico
17 Artéria carótida interna
18 Artéria cerebral posterior
19 Ramo estriado posterior
20 Artéria insular

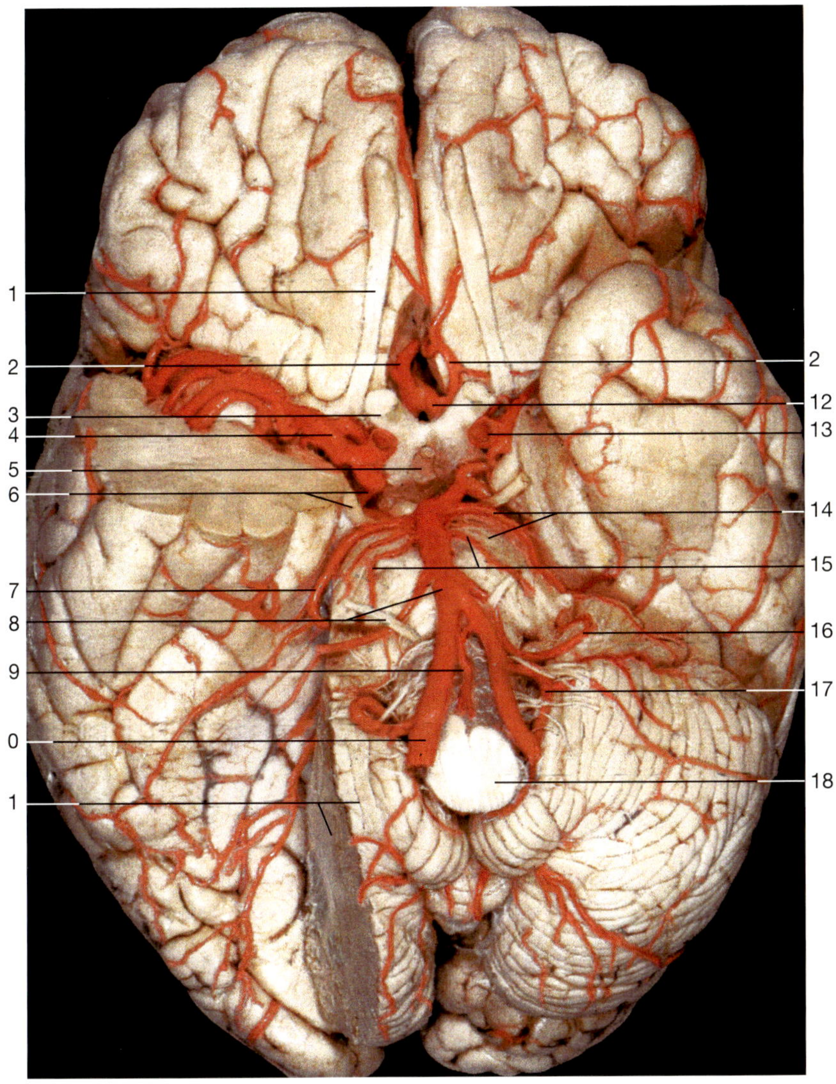

Artérias do encéfalo (vista inferior, polo frontal acima).
O lobo temporal direito e o cerebelo foram parcialmente removidos.

1 Trato olfatório
2 Artéria cerebral anterior
3 Nervo óptico (n. II)
4 Artéria cerebral média
5 Infundíbulo
6 Nervo oculomotor (n. III) e artéria comunicante posterior
7 Artéria cerebral posterior
8 Artéria basilar e nervo abducente (n. VI)
9 Artéria espinal anterior
10 Artéria vertebral
11 Cerebelo
12 Artéria comunicante anterior
13 Artéria carótida interna
14 Artéria cerebelar superior e ponte
15 Artérias do labirinto
16 Artéria cerebelar inferior anterior
17 Artéria cerebelar inferior posterior
18 Bulbo
19 Artéria supratroclear
20 Artérias ciliares anteriores
21 Artéria lacrimal
22 Artérias ciliares posteriores
23 Artéria oftálmica com artéria central da retina
24 Nervo trigêmeo (n. V)
25 Nervo facial (n. VII) e nervo vestibulococlear (n. VIII)
26 Nervos glossofaríngeo (n. IX), vago (n. X) e acessório (n. XI)
27 Bulbo olfatório
28 Artéria espinal posterior

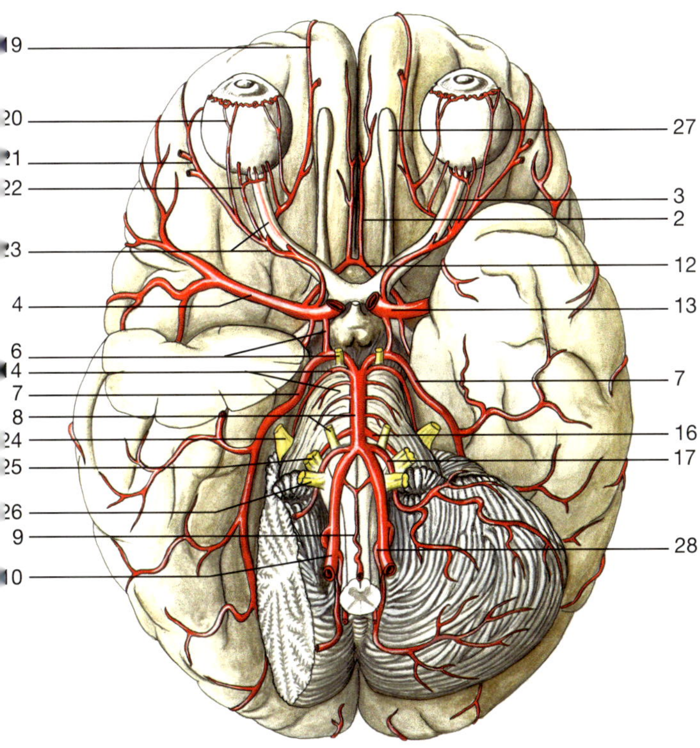

Artérias do encéfalo (vista inferior). O lobo temporal direito e o cerebelo foram parcialmente removidos. Observe o círculo arterial do cérebro (de Willis) em torno do infundíbulo.

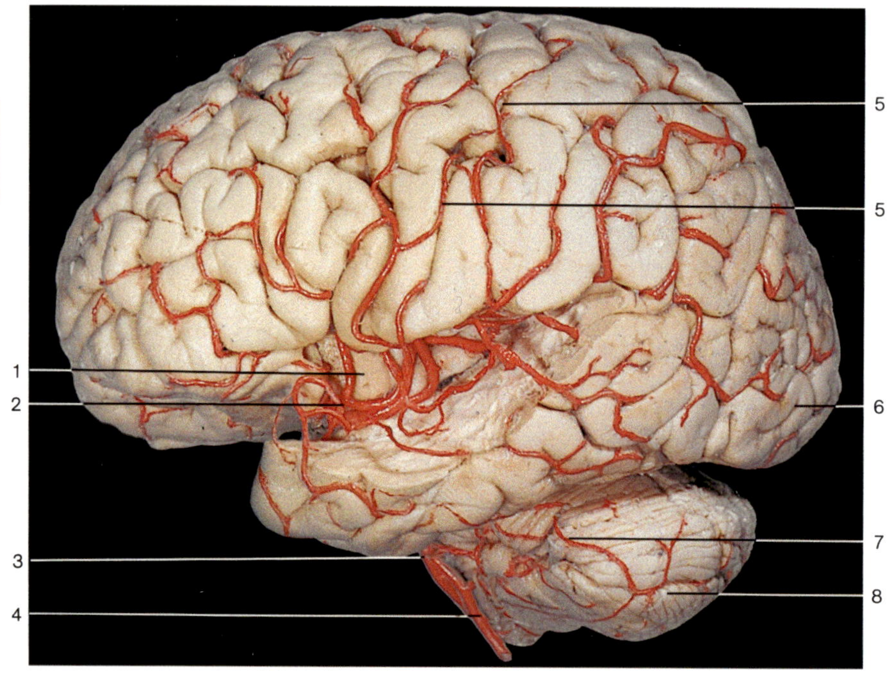

1 Lobo insular
2 Artéria cerebral média com dois ramos:
a Ramos parietais b Ramos temporais
3 Artéria basilar
4 Artéria vertebral
5 Sulco central
6 Lobo occipital
7 Artéria cerebelar superior
8 Cerebelo
9 Artéria cerebral anterior
10 Artérias etmoidais
11 Artéria oftálmica
12 Artéria carótida interna
13 Artéria comunicante posterior
14 Artéria cerebral posterior
15 Artéria cerebelar inferior anterior
16 Artéria cerebelar inferior posterior

Artérias do encéfalo (vista lateral do hemisfério esquerdo). A parte superior do lobo temporal foi removida para expor o lobo insular e as artérias cerebrais (injetadas com resina vermelha).

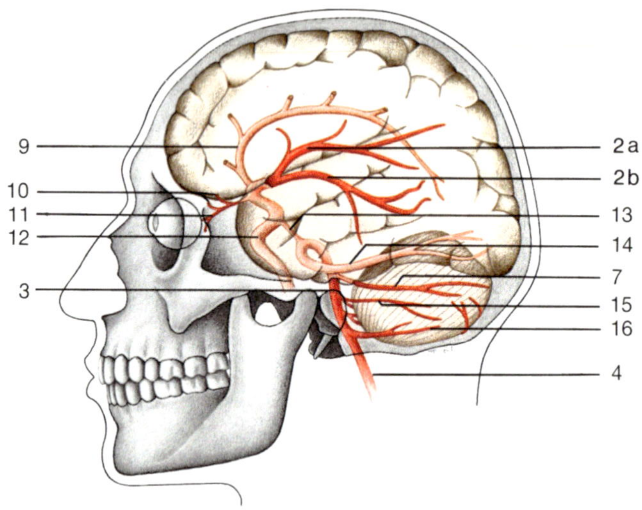

◁ **Artérias do encéfalo** (vista lateral).

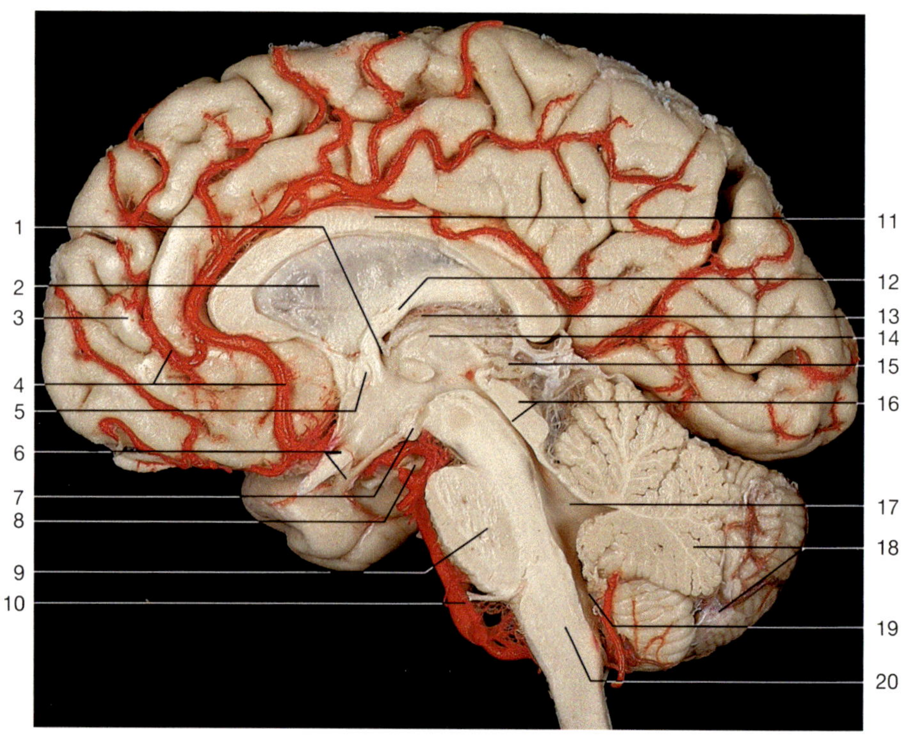

1 Forame interventricular
2 Septo pelúcido
3 Lobo frontal
4 Artéria cerebral anterior
5 Comissura anterior
6 Quiasma óptico e infundíbulo
7 Corpo mamilar
8 Nervo oculomotor (n. III)
9 Ponte
10 Artéria basilar
11 Corpo caloso
12 Fórnice
13 Plexo corióideo
14 Terceiro ventrículo
15 Glândula pineal
16 Teto e aqueduto do mesencéfalo
17 Quarto ventrículo
18 Cerebelo (árvore da vida, verme)
19 Abertura mediana do quarto ventrículo
20 Bulbo

Secção mediana do encéfalo e do tronco encefálico. Artérias injetadas com resina vermelha.

1 Díploe do crânio
2 Artéria cerebral média
3 Artéria carótida interna
4 Artéria cerebral anterior
5 Cavidade nasal
6 Círculo arterial do cérebro
7 Artéria vertebral
8 Artéria carótida comum
9 Artéria subclávia
10 Artéria comunicante posterior
11 Artéria cerebral posterior
12 Artéria basilar
13 Arco da aorta

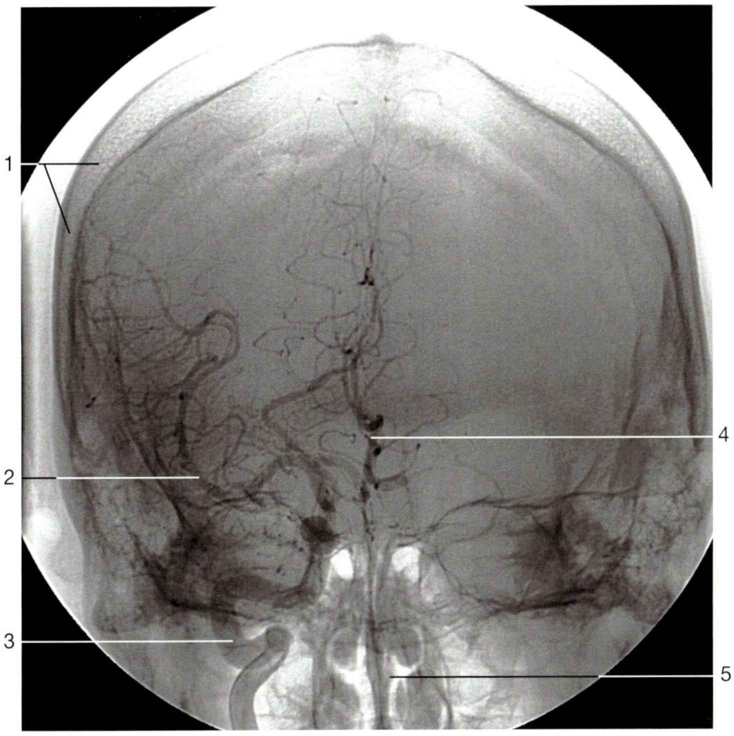

Arteriografia da artéria carótida interna (vista anterior, lado direito). (Dr. Wieners, Depto. de Radiologia, Universidade de Berlim, Alemanha.)

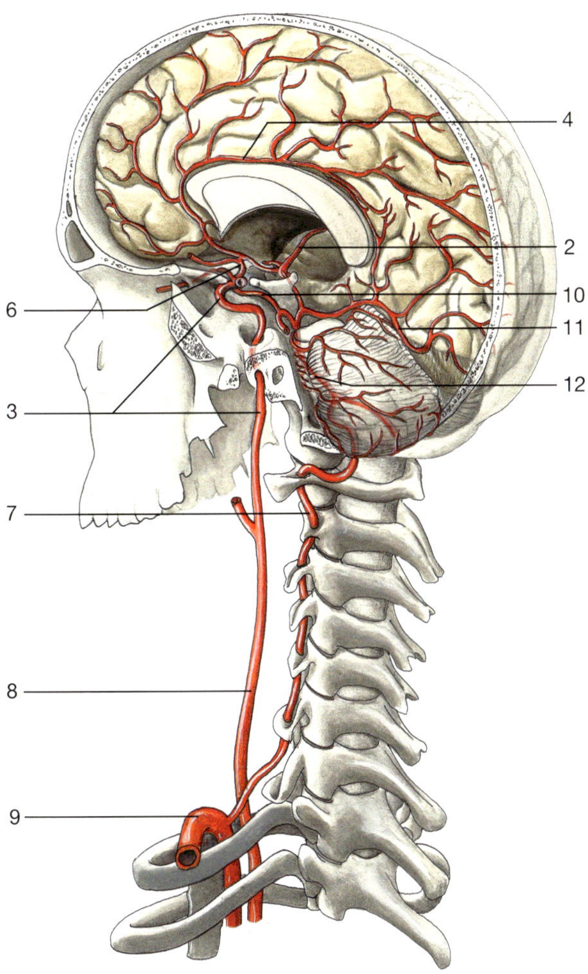

Artérias do encéfalo. O hemisfério esquerdo e o tronco encefálico foram removidos. Observe o círculo arterial do cérebro (de Willis) em torno da sela turca.

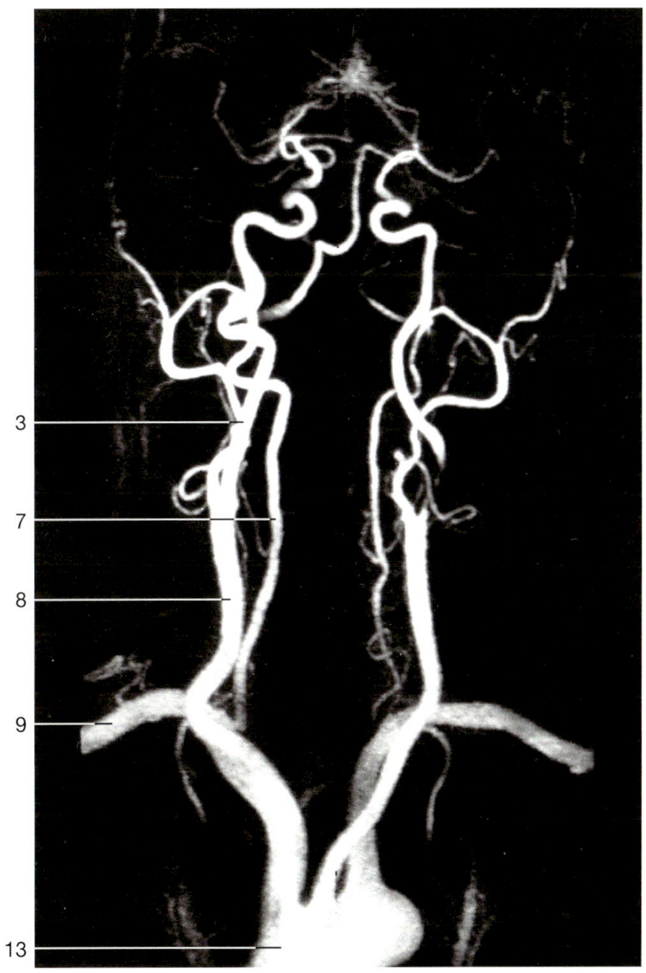

Principais artérias do encéfalo (vista anterior; angiografia por RNM). (Prof. Bautz, Universidade de Erlangen-Nürnberg, Alemanha.)

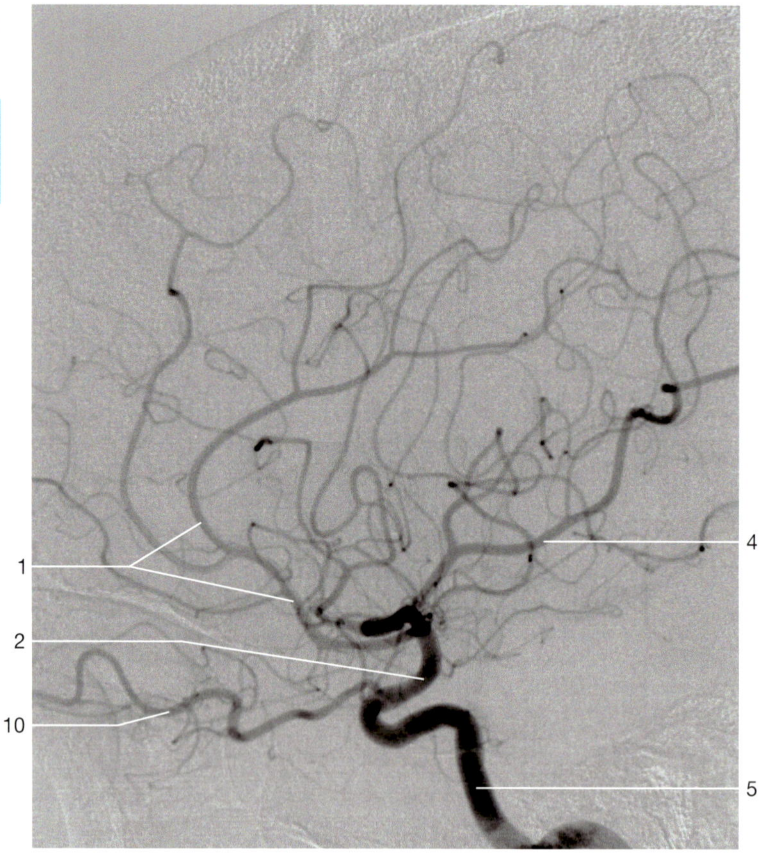

1 Artéria cerebral anterior
2 Sifão carótico
3 Artéria cerebral média
4 Artéria cerebral posterior
5 Artéria carótida interna
6 Artéria cerebelar superior
7 Artéria cerebelar inferior anterior
8 Artéria cerebelar inferior posterior
9 Artéria vertebral
10 Artéria oftálmica

Arteriografia da artéria carótida interna (vista lateral).
(Prof. Huck, Depto. de Neurorradiologia, Universidade de Erlangen-Nürnberg, Alemanha.)

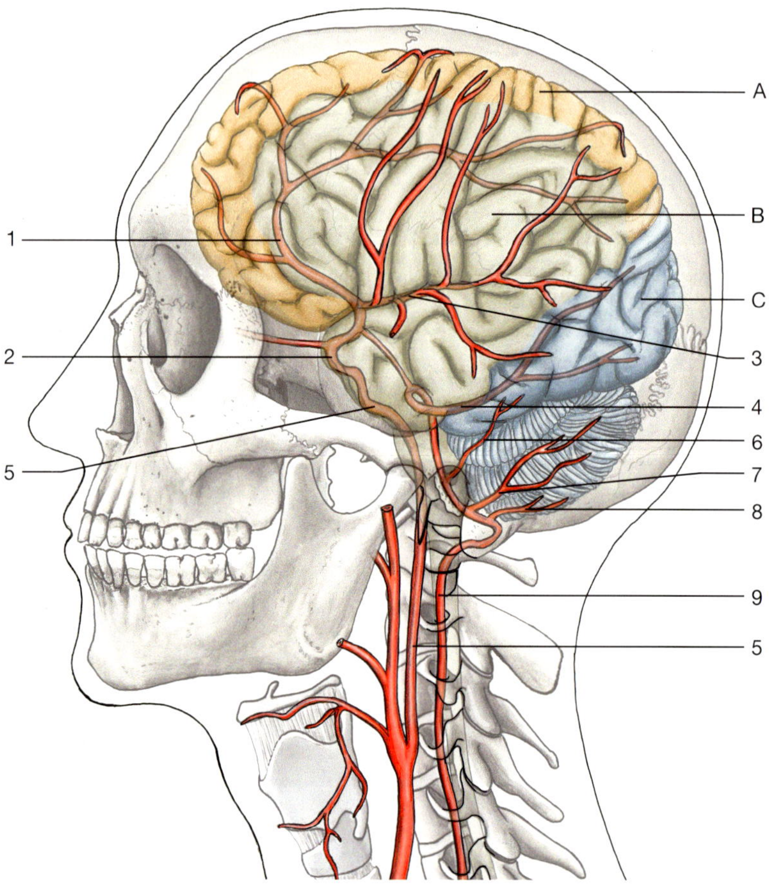

Artérias do encéfalo (vista lateral). As áreas supridas pelas principais artérias estão indicadas por cores diferentes.

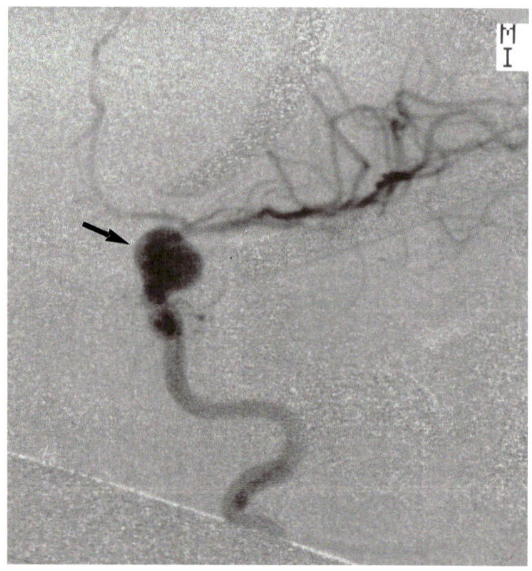

Arteriografia da artéria carótida interna.
Seta = aneurisma localizado na região da sela turca.

Áreas de suprimento sanguíneo do encéfalo (cerebelo = azul-claro).

A = Artéria cerebral anterior (partes superior e medial do córtex) (laranja)

B = Artéria cerebral média (áreas laterais dos lobos frontal, parietal e temporal) (branco)

C = Artéria cerebral posterior (lobo occipital e parte inferior do lobo temporal) (azul)

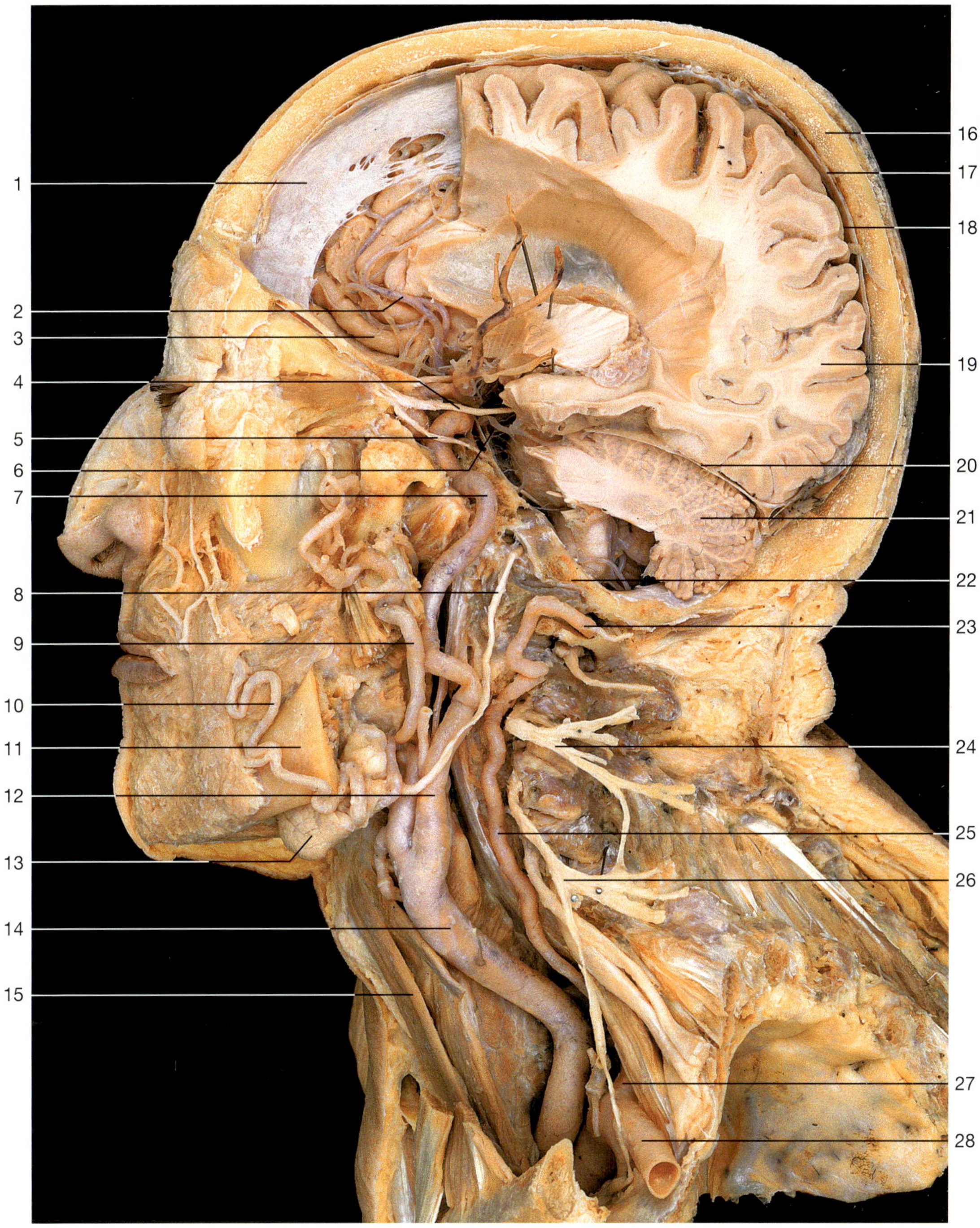

Dissecção das artérias do encéfalo e da face (vista lateral). Camadas superficiais da região facial, hemisfério cerebral esquerdo e cerebelo parcialmente removidos.

1 Foice do cérebro
2 Artéria cerebral anterior
3 Lobo frontal
4 Nervo oculomotor (n. III)
5 Nervo abducente (n. VI)
6 Artéria cerebral posterior
7 Artéria carótida interna, entrando no seio cavernoso
8 Nervo hipoglosso (n. XII)
9 Artéria maxilar
10 Artéria facial
11 Mandíbula
12 Artéria carótida externa
13 Glândula submandibular
14 Artéria carótida comum
15 Músculo esterno-hióideo
16 Calvária
17 Dura-máter
18 Espaço subaracnóideo
19 Lobo occipital
20 Tentório do cerebelo
21 Cerebelo
22 Base do crânio
23 Artéria vertebral (no arco posterior do atlas)
24 Plexo cervical
25 Artéria vertebral (removida das vértebras cervicais)
26 Plexo braquial
27 Artéria vertebral (emergindo da artéria subclávia)
28 Artéria subclávia

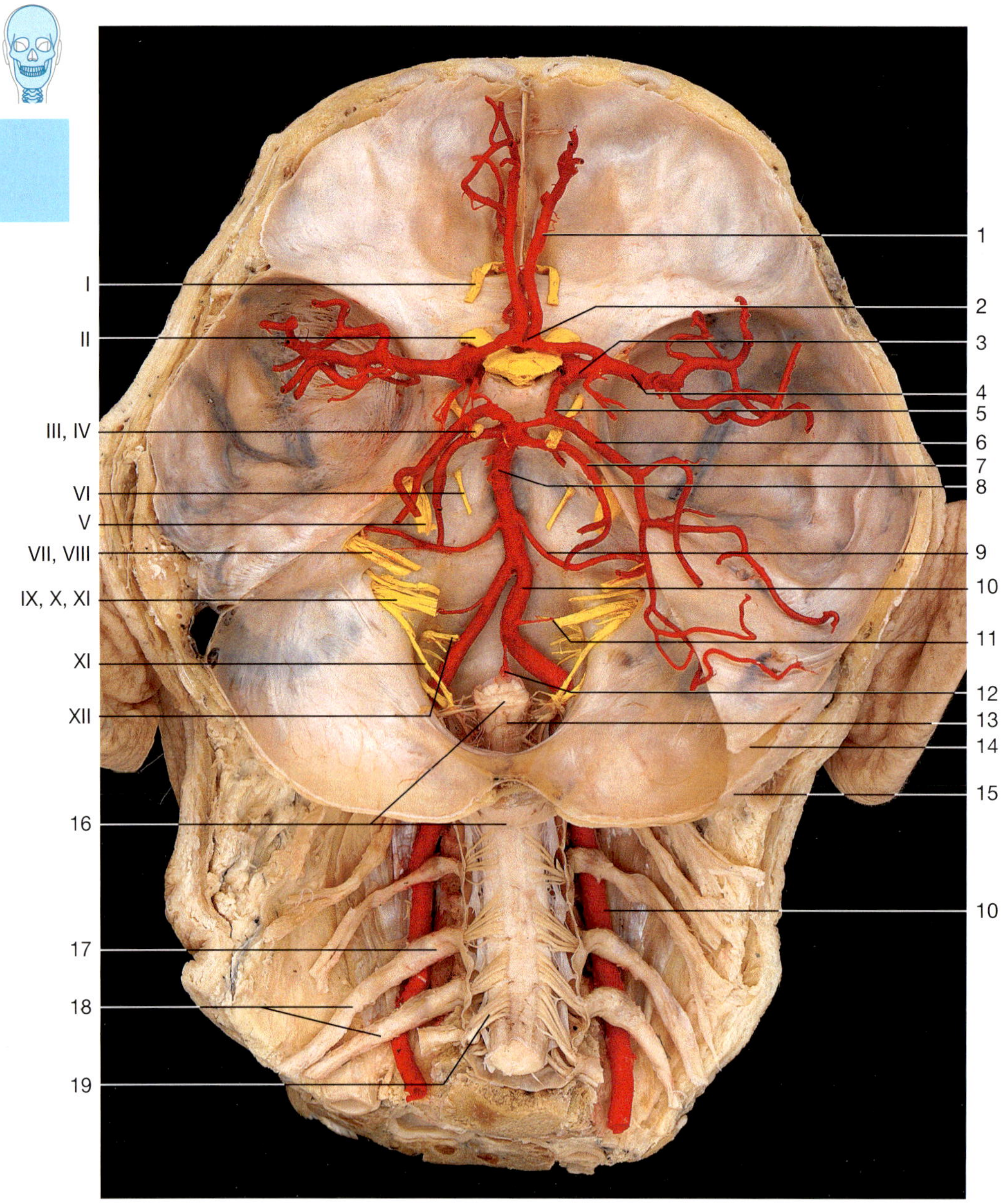

1 Artéria cerebral anterior
2 Artéria comunicante anterior
3 Artéria carótida interna
4 Artéria cerebral média
5 Artéria comunicante posterior
6 Artéria cerebral posterior
7 Artéria cerebelar superior
8 Artéria basilar
9 Artéria cerebelar inferior anterior com a artéria do labirinto
10 Artéria vertebral
11 Artéria cerebelar inferior posterior
12 Artéria espinal anterior
13 Pia-máter da medula espinal
14 Tentório do cerebelo
15 Dura-máter da cavidade craniana
16 Medula espinal
17 Gânglio sensitivo do nervo espinal
18 Nervos espinais (C_3, C_4)
19 Radículas posteriores
20 Artéria oftálmica (no interior da órbita)
21 Artéria carótida interna (no interior do canal carótico)

I = Trato olfatório
II = Nervo óptico
III = Nervo oculomotor
IV = Nervo troclear
V = Nervo trigêmeo
VI = Nervo abducente
VII = Nervo facial
VIII = Nervo vestibulococlear
IX = Nervo glossofaríngeo
X = Nervo vago
XI = Nervo acessório
XII = Nervo hipoglosso

Dissecção do círculo arterial do cérebro na base do crânio (vista superior). A calvária e o encéfalo foram removidos. Vermelho = artérias; amarelo = nervos cranianos (n. I – n. XII).

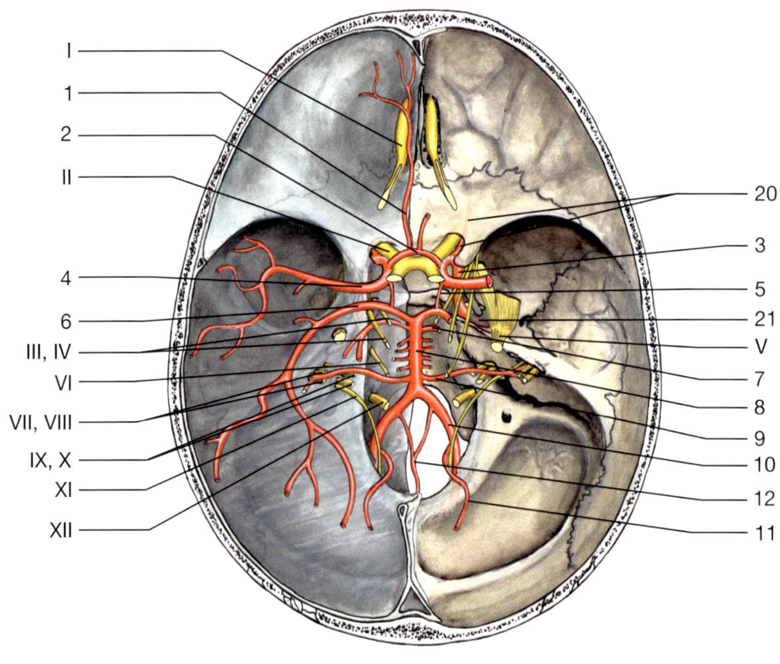

Círculo arterial do cérebro na base do crânio (vista superior). Vermelho = artérias; amarelo = nervos cranianos (n. I – n. XII).

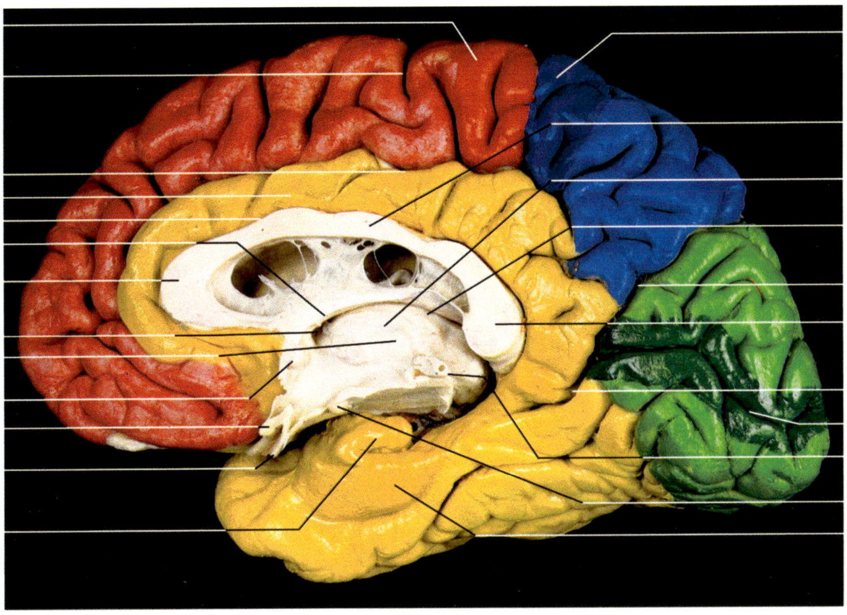

Encéfalo, hemisfério direito (vista medial). Mesencéfalo seccionado; o cerebelo e a parte inferior do tronco encefálico foram removidos. Polo frontal à esquerda.

Vermelho	=	Lobo frontal	Azul-escuro	=	Giro pós-central
Azul	=	Lobo parietal	Verde-escuro	=	Sulco calcarino
Verde	=	Lobo occipital	Amarelo-escuro	=	Córtex límbico (giros do cíngulo e para-hipocampal)
Amarelo	=	Lobo temporal			
Vermelho-escuro	=	Giro pré-central			

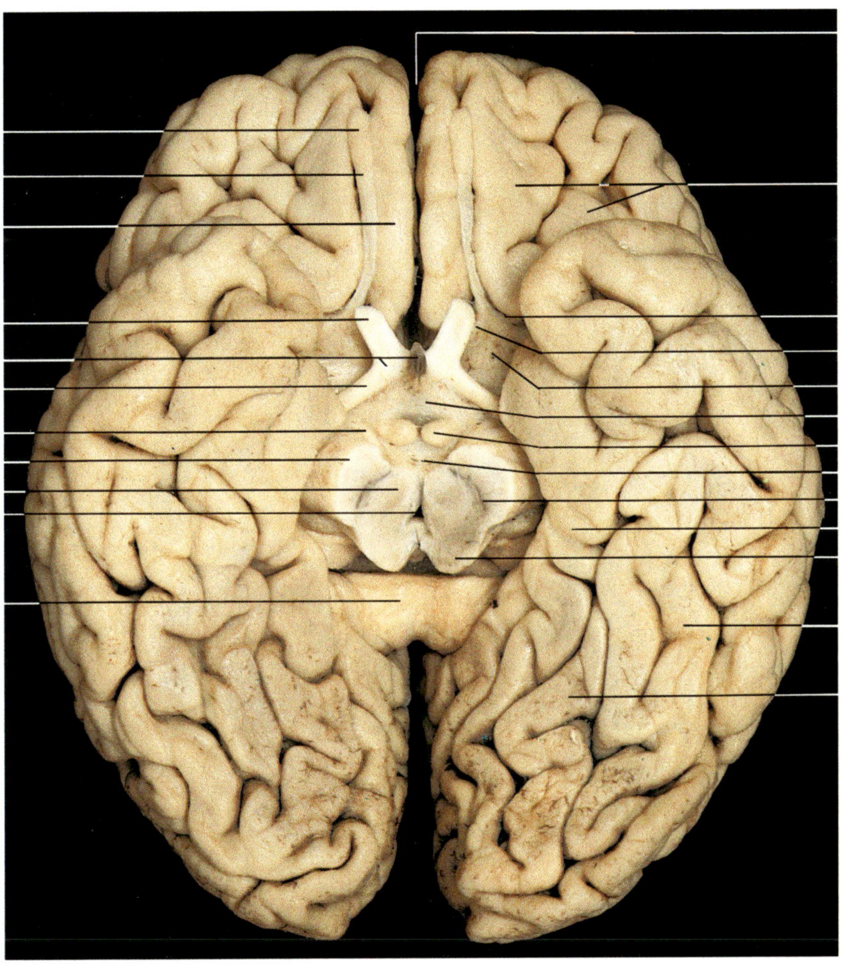

Encéfalo (vista inferior). Mesencéfalo seccionado. O cerebelo e a parte inferior do tronco encefálico foram removidos. Polos frontais para cima.

1 Giro pré-central
2 Sulco pré-central
3 Sulco do cíngulo
4 Giro do cíngulo
5 Sulco do corpo caloso
6 Fórnice
7 Joelho do corpo caloso
8 Forame interventricular
9 Aderência intertalâmica
10 Comissura anterior
11 Quiasma óptico
12 Infundíbulo
13 Unco
14 Giro pós-central
15 Tronco do corpo caloso
16 Terceiro ventrículo e tálamo
17 Estria medular
18 Sulco parietoccipital
19 Esplênio do corpo caloso
20 Comunicação dos sulcos calcarino e parietoccipital
21 Sulco calcarino
22 Glândula pineal
23 Corpo mamilar
24 Giro para-hipocampal
25 Bulbo olfatório
26 Trato olfatório
27 Giro reto
28 Nervo óptico
29 Infundíbulo e quiasma óptico
30 Trato óptico
31 Nervo oculomotor
32 Pedúnculo cerebral
33 Núcleo rubro
34 Aqueduto do mesencéfalo
35 Corpo caloso
36 Fissura longitudinal do cérebro
37 Giros orbitais
38 Estria olfatória lateral
39 Estria olfatória medial
40 Tubérculo olfatório e substância perfurada anterior
41 Túber cinéreo
42 Fossa interpeduncular
43 Substância negra
44 Colículo do mesencéfalo
45 Giro occipitotemporal lateral
46 Giro occipitotemporal medial

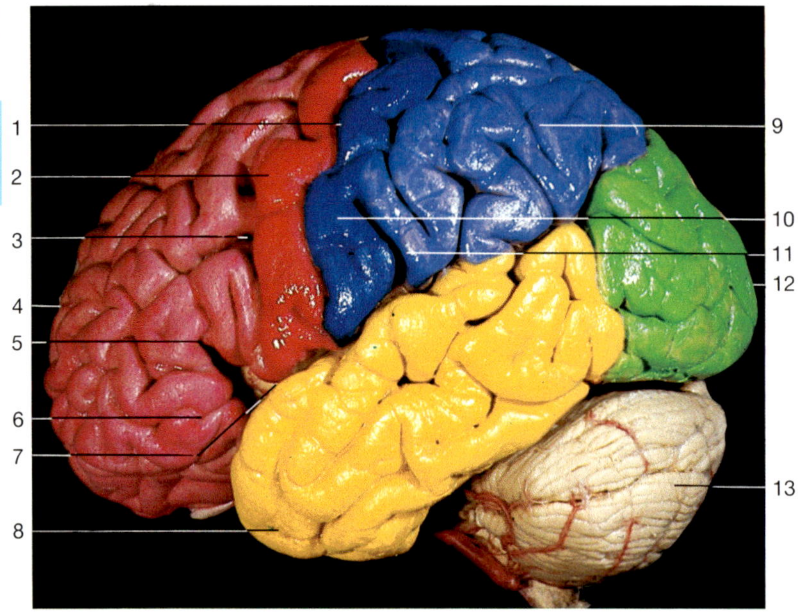

Encéfalo, hemisfério esquerdo (vista lateral). Polo frontal à esquerda.

1 Sulco central
2 Giro pré-central
3 Sulco pré-central
4 Lobo frontal
5 Sulco lateral (ramo ascendente)
6 Sulco lateral (ramo anterior)
7 Sulco lateral (ramo posterior)
8 Lobo temporal
9 Lobo parietal
10 Giro pós-central
11 Sulco pós-central
12 Lobo occipital
13 Cerebelo
14 Sulco frontal superior
15 Giro frontal médio
16 Sulco semilunar
17 Fissura longitudinal do cérebro
18 Granulações aracnóideas

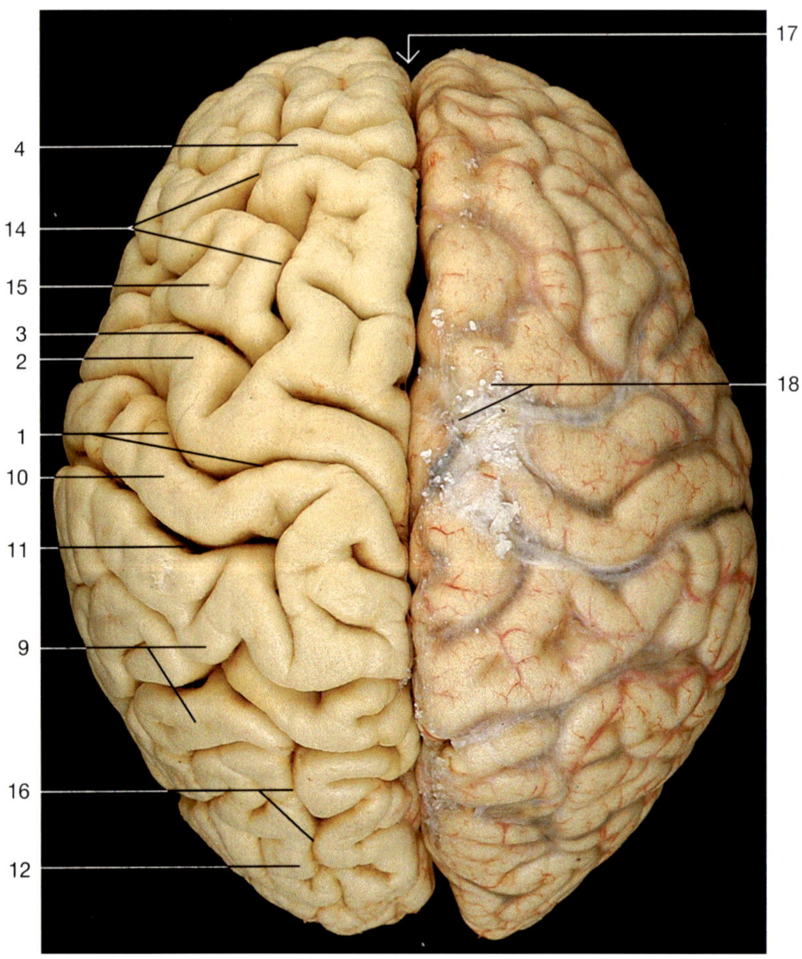

Encéfalo (vista superior). Hemisfério direito com leptomeninge.

Rosa	=	Lobo frontal
Azul	=	Lobo parietal
Verde	=	Lobo occipital
Amarelo	=	Lobo temporal
Vermelho	=	Giro pré-central
Azul-escuro	=	Giro pós-central

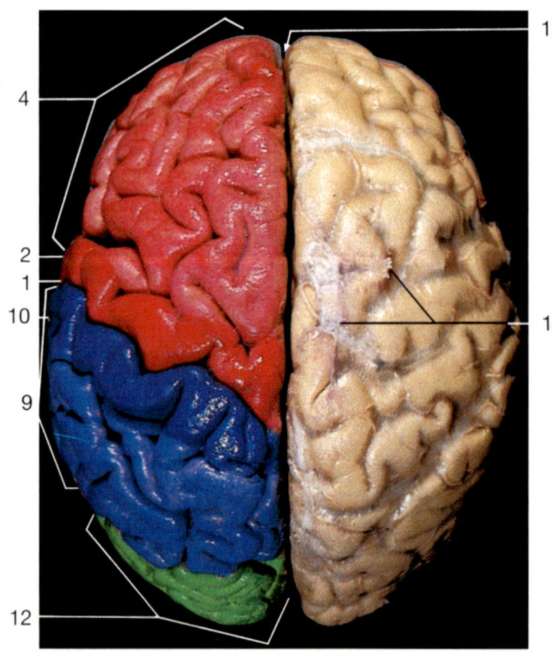

Encéfalo (vista superior). No hemisfério cerebral esquerdo, os lobos estão identificados por cores; o hemisfério cerebral direito está recoberto por aracnoide-máter e pia-máter (leptomeninge).

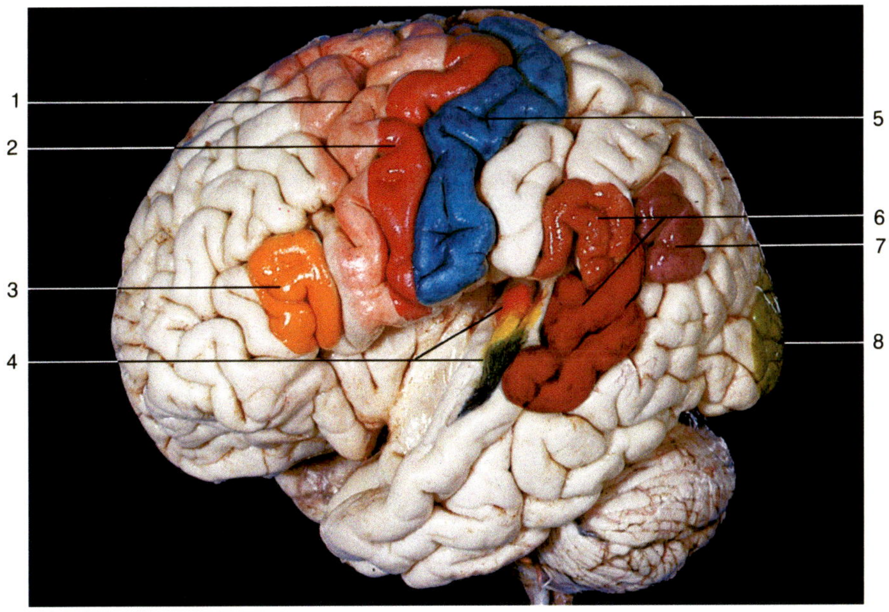

1 Área pré-motora
2 Área somatomotora
3 Área motora da fala (Broca)
4 Área auditiva (vermelho = tons altos; verde-escuro = tons baixos)
5 Área somestésica
6 Área sensorial da fala (Wernicke)
7 Área de compreensão da leitura
8 Área visual

Encéfalo, hemisfério esquerdo (vista lateral). As **principais áreas corticais** estão coloridas. O sulco lateral foi aberto para expor o lobo insular e a face interna do lobo temporal.

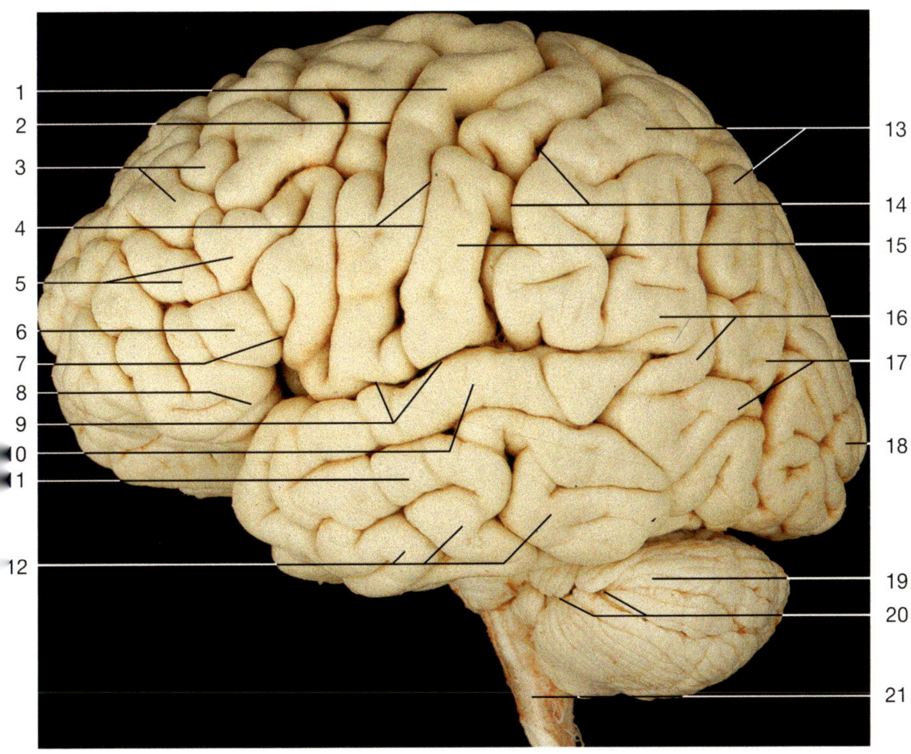

1 Giro pré-central
2 Sulco pré-central
3 Giro frontal superior
4 Sulco central
5 Giro frontal médio
6 Giro frontal inferior
7 Ramo ascendente } do sulco lateral
8 Ramo anterior } do sulco lateral
9 Ramo posterior } do sulco lateral
10 Giro temporal superior
11 Giro temporal médio
12 Giro temporal inferior
13 Lobo parietal
14 Sulco pós-central
15 Giro pós-central
16 Giro supramarginal
17 Giro angular
18 Lobo occipital
19 Cerebelo
20 Fissura horizontal do cerebelo
21 Bulbo

Encéfalo, hemisfério esquerdo (vista lateral). Polo frontal à esquerda.

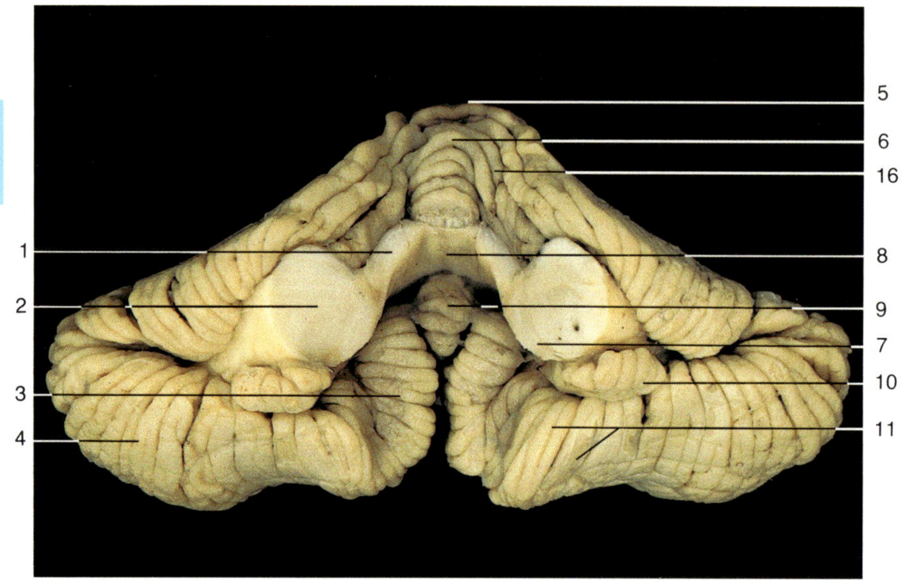

Cerebelo (vista anteroinferior). Os pedúnculos cerebelares foram seccionados.

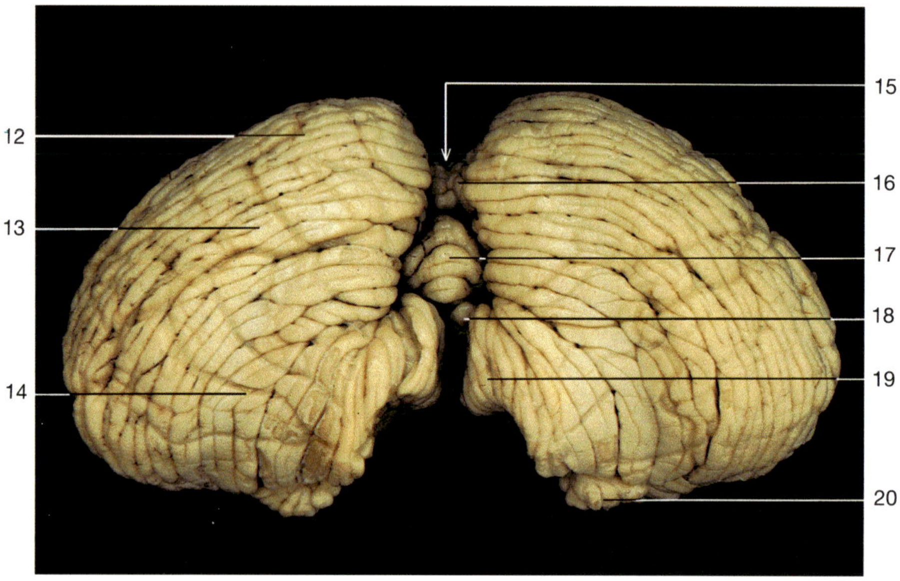

Cerebelo (vista posteroinferior).

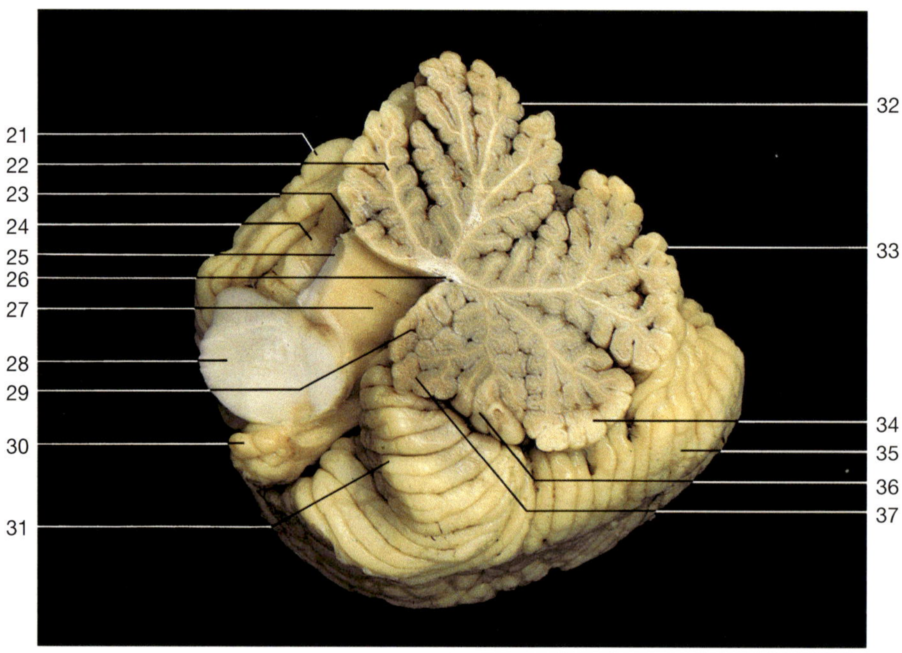

Secção mediana do cerebelo. Hemisfério direito do cerebelo e metade direita do verme.

1 Pedúnculo cerebelar superior
2 Pedúnculo cerebelar médio
3 Tonsila do cerebelo
4 Lóbulo semilunar inferior
5 Verme do cerebelo
6 Lóbulo central do verme
7 Pedúnculo cerebelar inferior
8 Véu medular superior
9 Nódulo do verme
10 Flóculo
11 Lóbulo biventre
12 Hemisfério esquerdo do cerebelo
13 Lóbulo semilunar inferior
14 Lóbulo biventre
15 Verme do cerebelo
16 Túber do verme
17 Pirâmide do verme
18 Úvula do verme
19 Tonsila do cerebelo
20 Flóculo
21 Hemisfério direito do cerebelo
22 Lóbulo central
23 Língula do cerebelo
24 Asa do lóbulo central
25 Pedúnculo cerebelar superior
26 Fastígio
27 Quarto ventrículo
28 Pedúnculo cerebelar médio
29 Nódulo do verme
30 Flóculo
31 Tonsila do cerebelo
32 Cúlmen
33 Declive
34 Túber do verme
35 Lóbulo semilunar inferior
36 Pirâmide do verme (seccionada)
37 Úvula do verme

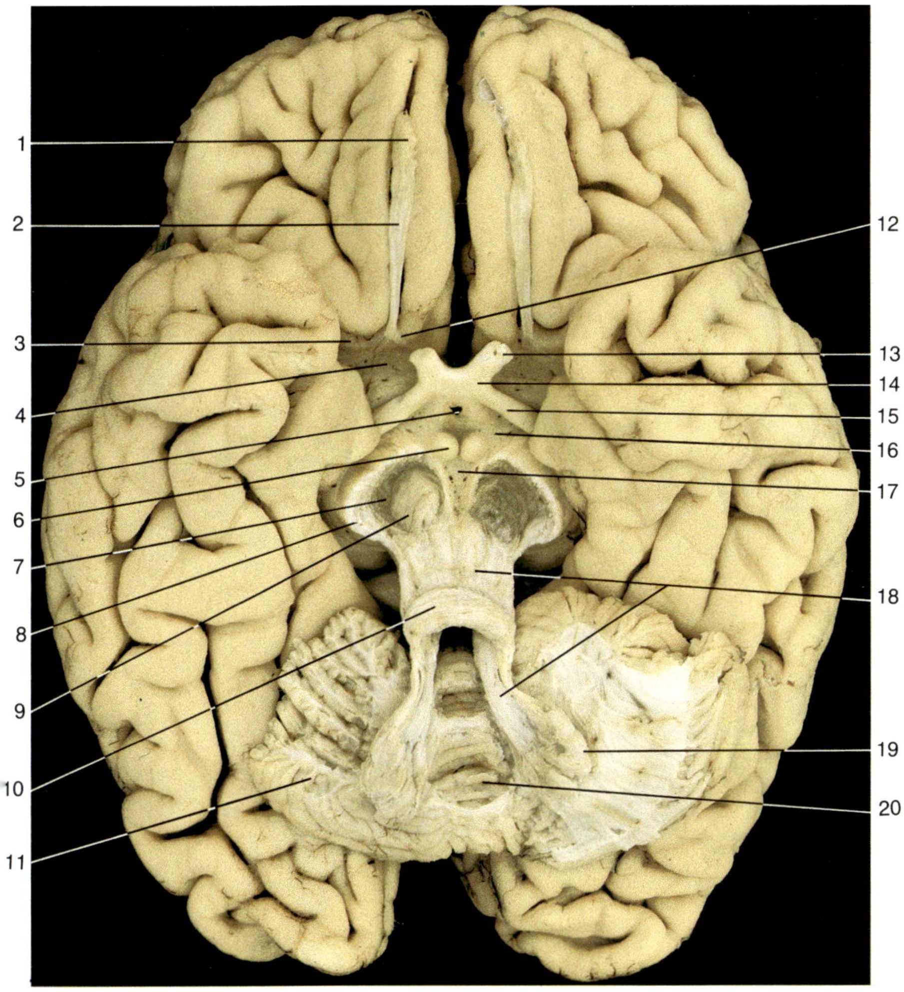

Encéfalo e cerebelo (vista inferior). Parte do cerebelo foi removida para expor o núcleo denteado e a principal via para o mesencéfalo (trato cerebelorrubral).

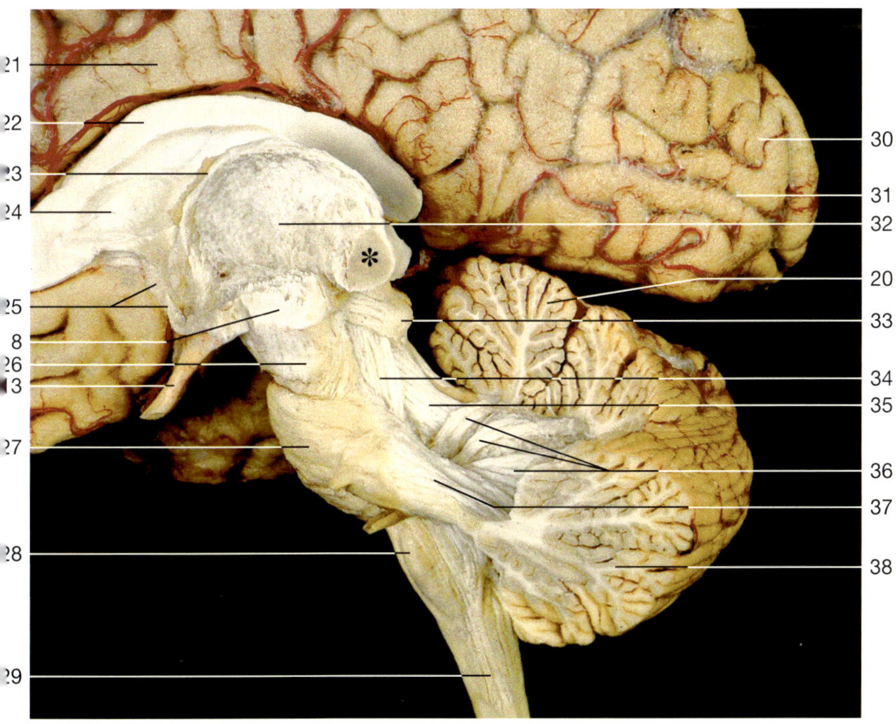

Dissecção dos pedúnculos cerebelares e suas conexões com o mesencéfalo e o diencéfalo. Uma pequena parte do pulvinar do tálamo (*) foi seccionada para mostrar o braço inferior.

1 Bulbo olfatório
2 Trato olfatório
3 Estria olfatória lateral
4 Substância perfurada anterior
5 Infundíbulo (seccionado)
6 Corpo mamilar
7 Substância negra
8 Pedúnculo cerebral (seccionado)
9 Núcleo rubro
10 Decussação do pedúnculo cerebelar superior
11 Hemisfério do cerebelo
12 Estria olfatória medial
13 Nervo óptico
14 Quiasma óptico
15 Trato óptico
16 Substância perfurada posterior
17 Fossa interpeduncular
18 Pedúnculo cerebelar superior e trato cerebelorrubral
19 Núcleo denteado
20 Verme do cerebelo
21 Giro do cíngulo
22 Corpo caloso
23 Estria terminal
24 Septo pelúcido
25 Colunas do fórnice
26 Pedúnculo cerebral no nível do mesencéfalo
27 Ponte
28 Parte inferior da oliva
29 Bulbo com trato piramidal lateral
30 Lobo occipital
31 Sulco calcarino
32 Tálamo
33 Colículo inferior com braço
34 Lemnisco medial
35 Pedúnculo cerebelar superior
36 Pedúnculo cerebelar inferior
37 Pedúnculo cerebelar médio
38 Hemisfério do cerebelo

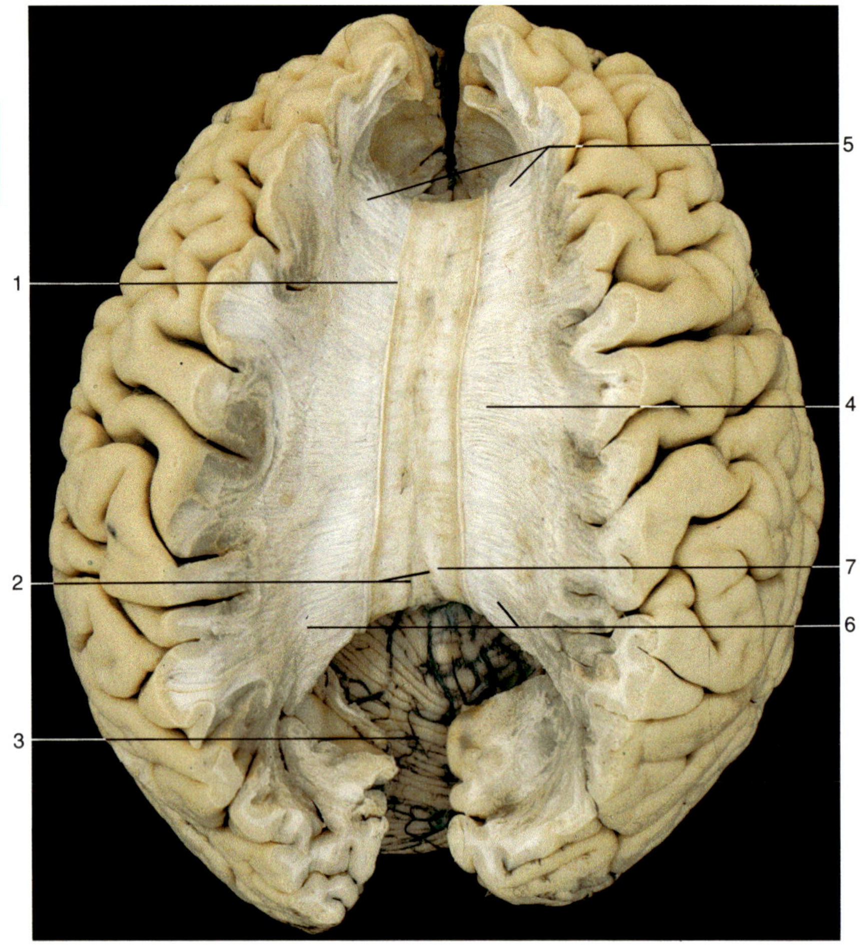

1 Estria longitudinal lateral do indúsio cinzento
2 Estria longitudinal medial do indúsio cinzento
3 Cerebelo
4 Radiação do corpo caloso
5 Fórceps frontal do corpo caloso
6 Fórceps occipital do corpo caloso
7 Esplênio do corpo caloso

Dissecção do encéfalo (I). O sistema de fibras do corpo caloso foi exposto mediante remoção do córtex suprajacente. Polo frontal para cima.

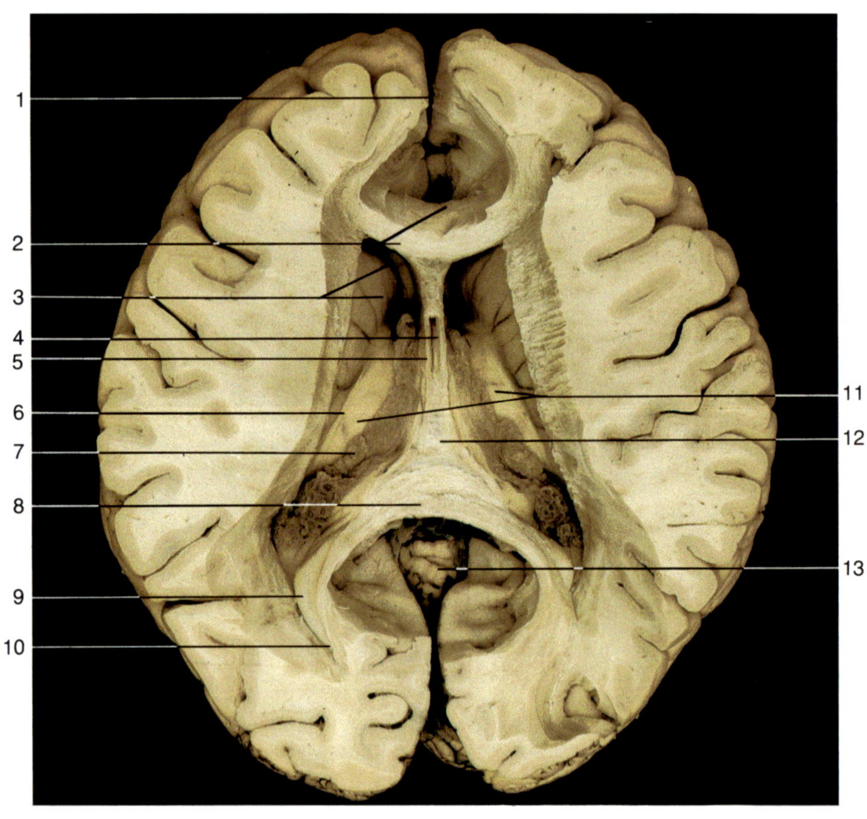

1 Fissura longitudinal do cérebro
2 Joelho do corpo caloso
3 Cabeça do núcleo caudado e corno frontal do ventrículo lateral
4 Cavidade do septo pelúcido
5 Septo pelúcido
6 Estria terminal
7 Plexo corióideo do ventrículo lateral
8 Esplênio do corpo caloso
9 *Calcar avis*
10 Corno occipital do ventrículo lateral
11 Tálamo (lâmina afixa)
12 Comissura do fórnice
13 Verme do cerebelo

Dissecção do encéfalo (II). Ventrículos laterais e núcleos da base do cérebro estão expostos. Corpo caloso parcialmente removido. Polo frontal para cima.

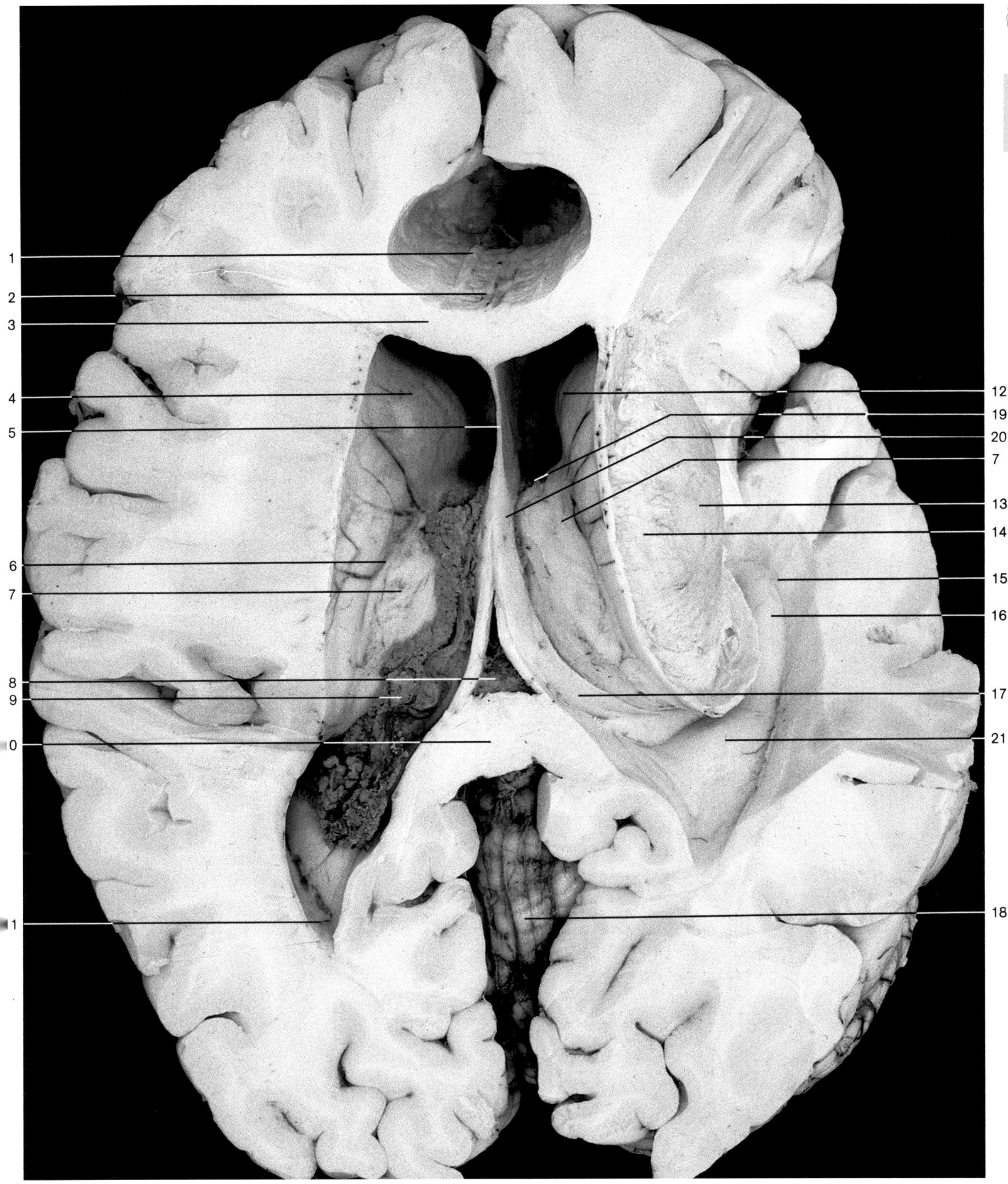

Dissecção do encéfalo (III). Vista superior do ventrículo lateral e núcleos da base do cérebro. Corpo caloso parcialmente removido. À direita, ventrículo lateral todo aberto; lobo insular, claustro, cápsulas extrema e externa removidos, expondo núcleo lentiforme e cápsula interna.

1 Estria longitudinal lateral
2 Estria longitudinal medial
3 Joelho do corpo caloso
4 Cabeça do núcleo caudado
5 Septo pelúcido
6 Estria terminal
7 Tálamo (lâmina afixa)
8 Plexo corióideo do terceiro ventrículo
9 Plexo corióideo do ventrículo lateral
10 Esplênio do corpo caloso
11 Corno occipital do ventrículo lateral
12 Corno frontal do ventrículo lateral (cabeça do núcleo caudado)
13 Putame do núcleo lentiforme
14 Cápsula interna
15 Corno temporal do ventrículo lateral
16 Pé do hipocampo
17 Pilar do fórnice
18 Verme do cerebelo com leptomeninge
19 Forame interventricular
20 Coluna direita do fórnice
21 Eminência colateral

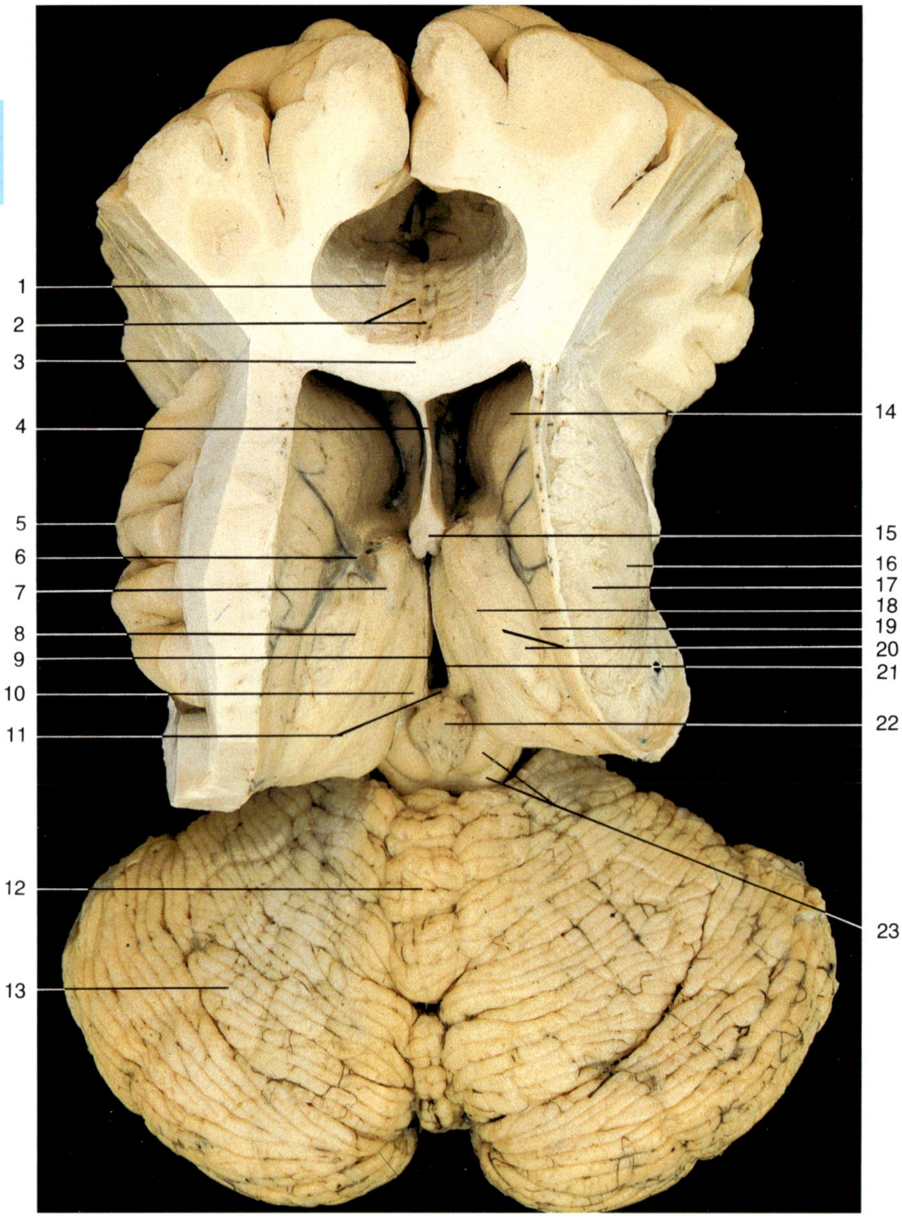

1 Estria longitudinal lateral
2 Estria longitudinal medial
3 Corpo caloso
4 Septo pelúcido
5 Giros da ínsula
6 Veia tálamo-estriada
7 Tubérculo anterior do tálamo
8 Tálamo
9 Estria medular do tálamo
10 Trígono habenular
11 Comissura habenular
12 Verme do cerebelo
13 Hemisfério esquerdo do cerebelo
14 Cabeça do núcleo caudado
15 Colunas do fórnice
16 Putame do núcleo lentiforme
17 Cápsula interna
18 Tênia do plexo corióideo
19 Estria terminal e veia tálamo-estriada
20 Lâmina afixa
21 Terceiro ventrículo
22 Glândula pineal
23 Colículos superior e inferior do mesencéfalo

Dissecção do encéfalo (IVa). O lobo temporal, o fórnice e a parte posterior do corpo caloso foram removidos (essa parte do espécime é descrita abaixo). Polo frontal para cima (vista superior).

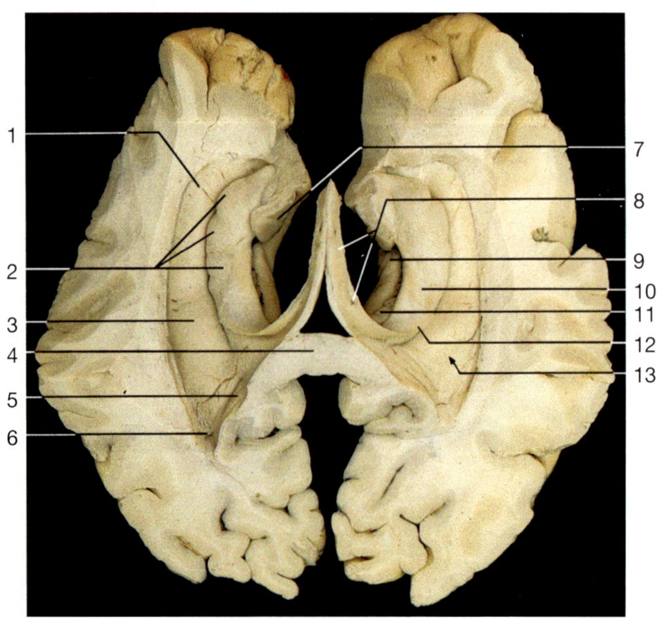

1 Corno temporal do ventrículo lateral
2 Digitações do hipocampo
3 Eminência colateral
4 Esplênio do corpo caloso
5 *Calcar avis*
6 Corno occipital do ventrículo lateral
7 Unco do giro para-hipocampal
8 Corpo e pilar do fórnice
9 Giro para-hipocampal
10 Pé do hipocampo
11 Giro denteado
12 Fímbria do hipocampo
13 Ventrículo lateral

Dissecção do encéfalo (IVb). Está representada a parte do encéfalo removida do espécime acima: lobo temporal e lobo límbico. As colunas do fórnice estão seccionadas (vista superior).

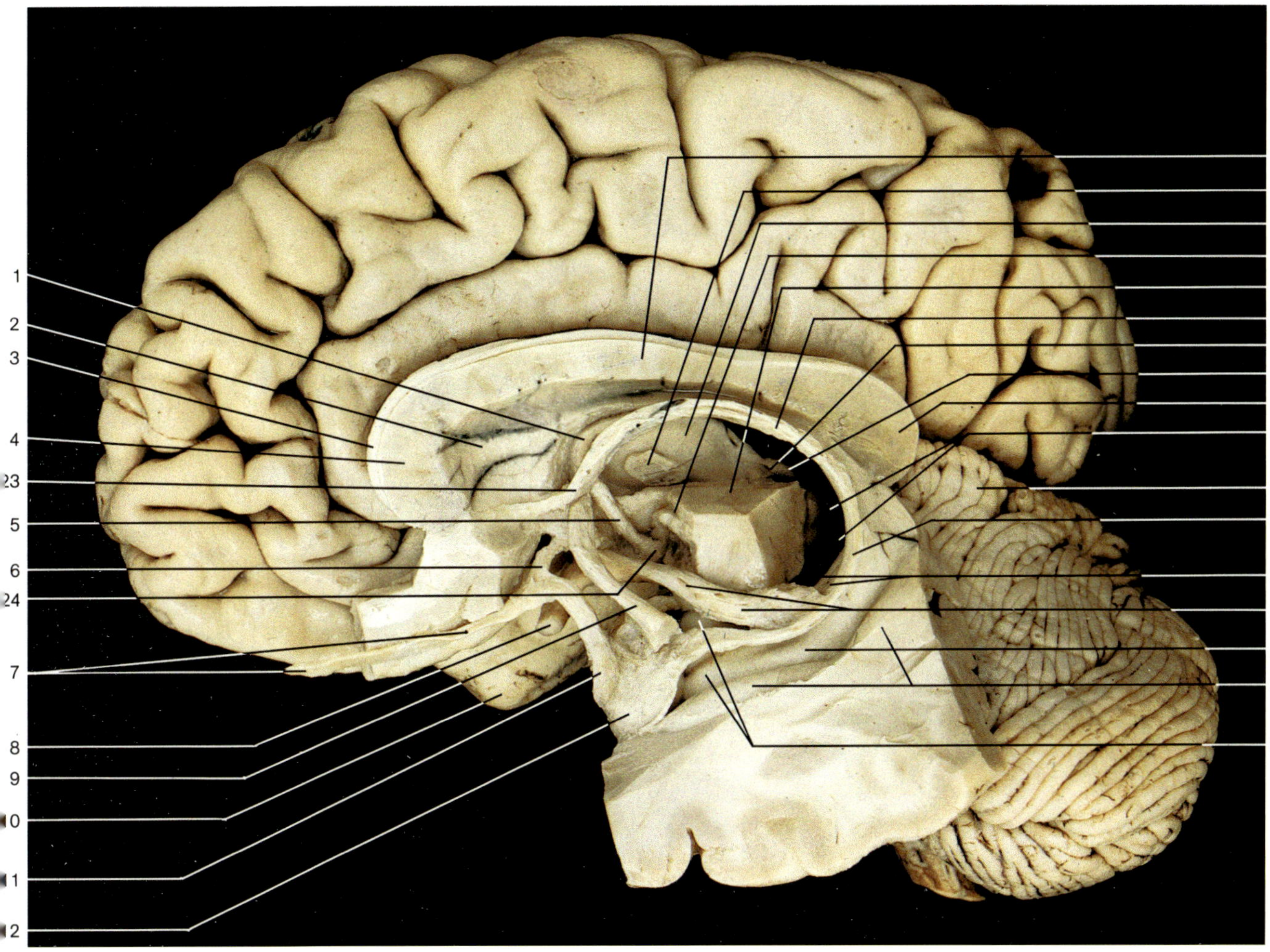

Dissecção do lobo límbico (lado esquerdo, vista lateral). O corpo caloso foi seccionado no plano mediano. O tálamo esquerdo e o hemisfério cerebral esquerdo foram parcialmente removidos.

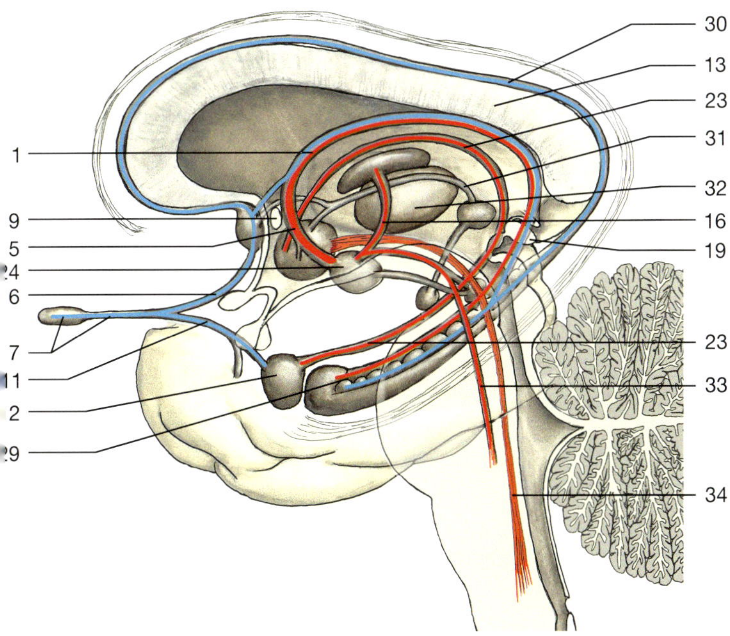

Principais vias olfatórias e do lobo límbico.
Azul = vias aferentes; vermelho = vias eferentes.

1 Corpo do fórnice
2 Septo pelúcido
3 Estria longitudinal lateral
4 Joelho do corpo caloso
5 Coluna do fórnice
6 Estria olfatória medial
7 Bulbo olfatório e trato olfatório
8 Nervo óptico
9 Comissura anterior (metade esquerda)
10 Lobo temporal direito
11 Estria olfatória lateral
12 Corpo amigdaloide
13 Tronco do corpo caloso
14 Aderência intertalâmica
15 Terceiro ventrículo e tálamo direito
16 Fascículo mamilotalâmico
17 Parte do tálamo
18 Comissura habenular
19 Glândula pineal
20 Esplênio do corpo caloso
21 Colículos do mesencéfalo
22 Verme do cerebelo
23 Estria terminal
24 Corpo mamilar
25 Fímbria do hipocampo e pé do hipocampo
26 Trato óptico e corpo geniculado lateral esquerdos
27 Ventrículo lateral e giro para-hipocampal
28 Eminência colateral
29 Digitações do hipocampo
30 Giro supracaloso (com estrias longitudinais)
31 Estria medular do tálamo
32 Núcleo dorsomedial do tálamo
33 Fascículo mamilotegmentar
34 Fascículo longitudinal dorsal (Schütz)

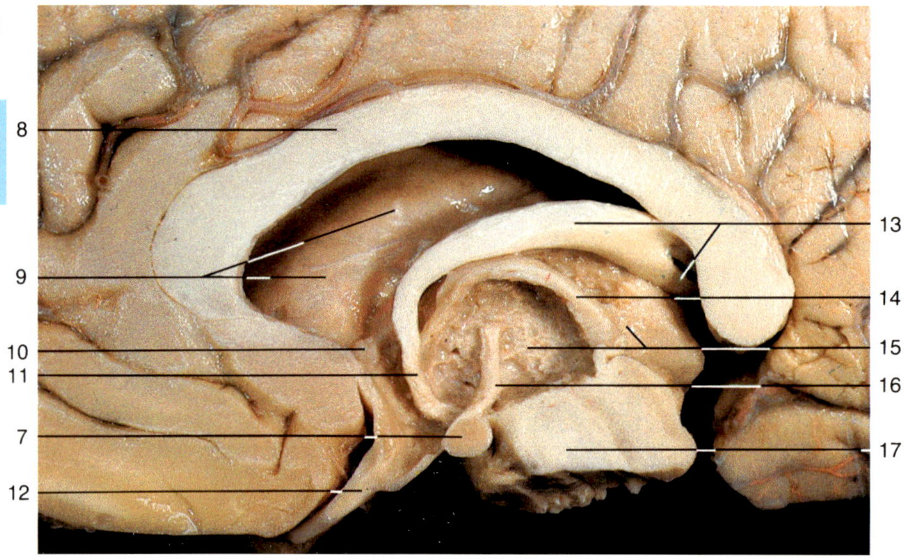

Secção mediana do diencéfalo. A parte medial do tálamo e o septo pelúcido foram removidos para expor o fórnice e o fascículo mamilotalâmico.

1 Núcleo paraventricular
2 Núcleo pré-óptico
3 Núcleo ventromedial
4 Núcleo supraóptico
5 Núcleo posterior
6 Núcleo dorsomedial
} Núcleos hipotalâmicos
7 Corpo mamilar
8 Corpo caloso
9 Ventrículo lateral (mostrando o núcleo caudado)
10 Comissura anterior
11 Coluna do fórnice
12 Quiasma óptico
13 Pilar do fórnice
14 Estria medular do tálamo
15 Tálamo e aderência intertalâmica
16 Fascículo mamilotalâmico (de Vicq d'Azyr)
17 Pedúnculo cerebral
18 Glândula pineal
19 Teto do mesencéfalo

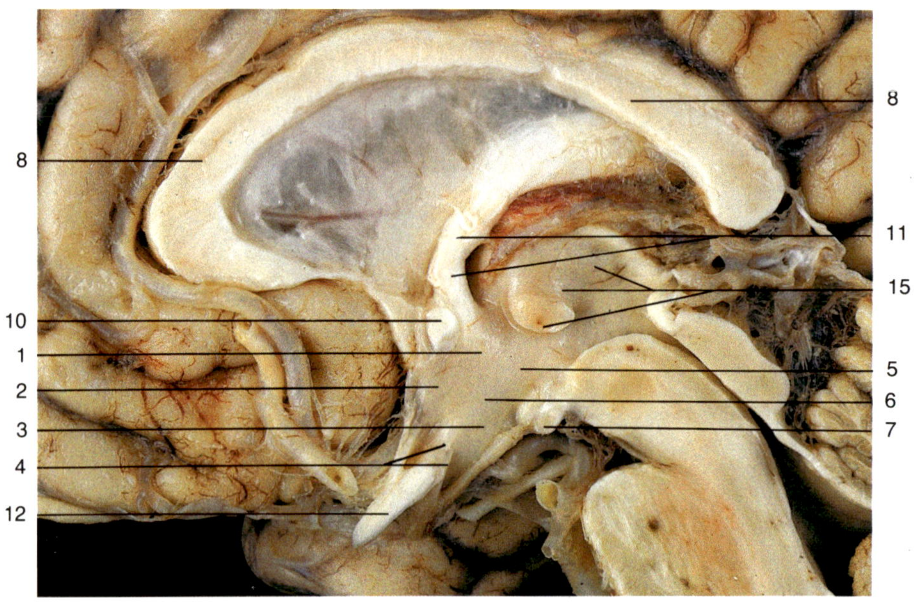

Secção mediana de diencéfalo e mesencéfalo. Localização dos núcleos hipotalâmicos.

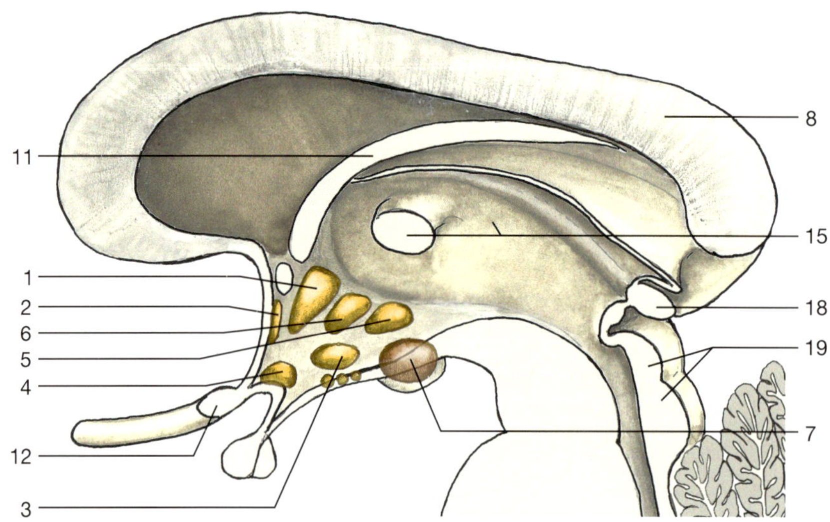

Localização dos principais núcleos hipotalâmicos.

1 Sulco circular da ínsula
2 Giro longo da ínsula
3 Giros curtos da ínsula
4 Límen da ínsula
5 Opérculos (seccionados)
 a Opérculo frontal
 b Opérculo frontoparietal
 c Opérculo temporal
6 Coroa radiada
7 Núcleo lentiforme
8 Comissura anterior
9 Trato olfatório
10 Fibras arqueadas do cérebro
11 Radiação óptica
12 Pedúnculo cerebral
13 Nervo trigêmeo (n. V)
14 Flóculo do cerebelo
15 Trato piramidal
16 Decussação das pirâmides
17 Cápsula interna
18 Trato óptico
19 Nervo óptico (n. II)
20 Infundíbulo
21 Lobo temporal (lado direito)
22 Corpos mamilares
23 Nervo oculomotor (n. III)
24 Fibras transversais da ponte

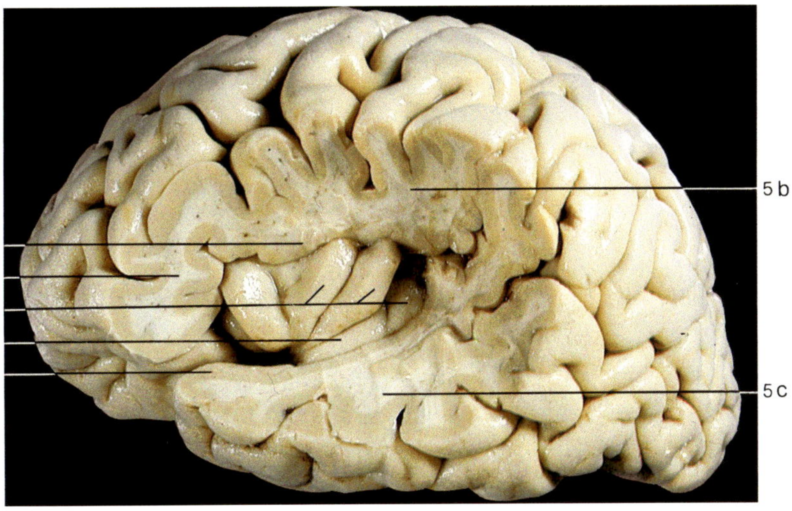

Lobo insular, hemisfério esquerdo. Os opérculos dos lobos frontal, parietal e temporal foram removidos para expor os giros da ínsula.

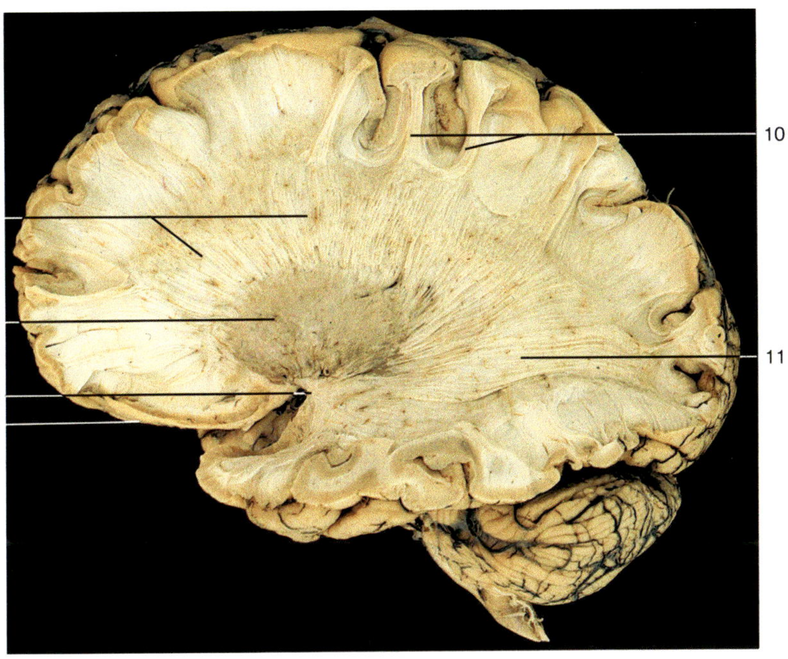

Coroa radiada, hemisfério esquerdo. Polo frontal à esquerda.

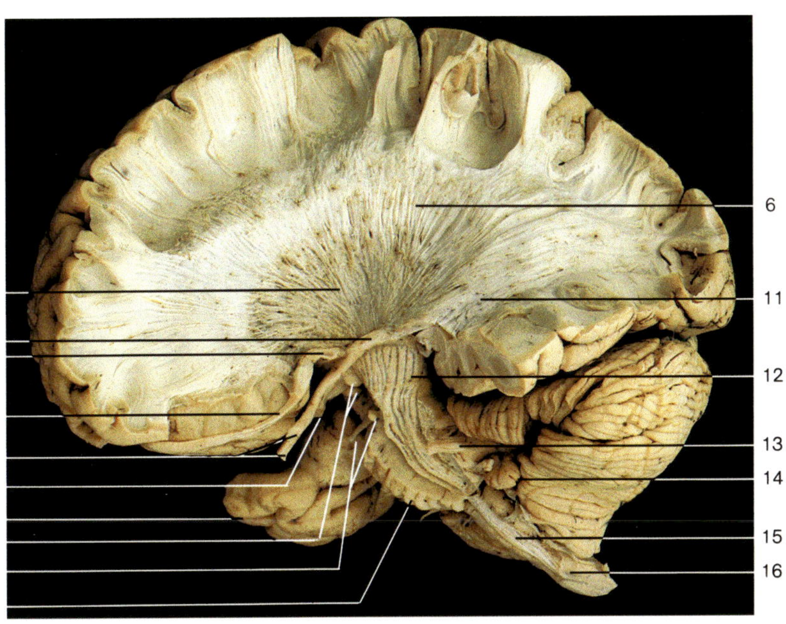

◁ **Coroa radiada e cápsula interna,** hemisfério esquerdo. O núcleo lentiforme foi removido. Polo frontal à esquerda.

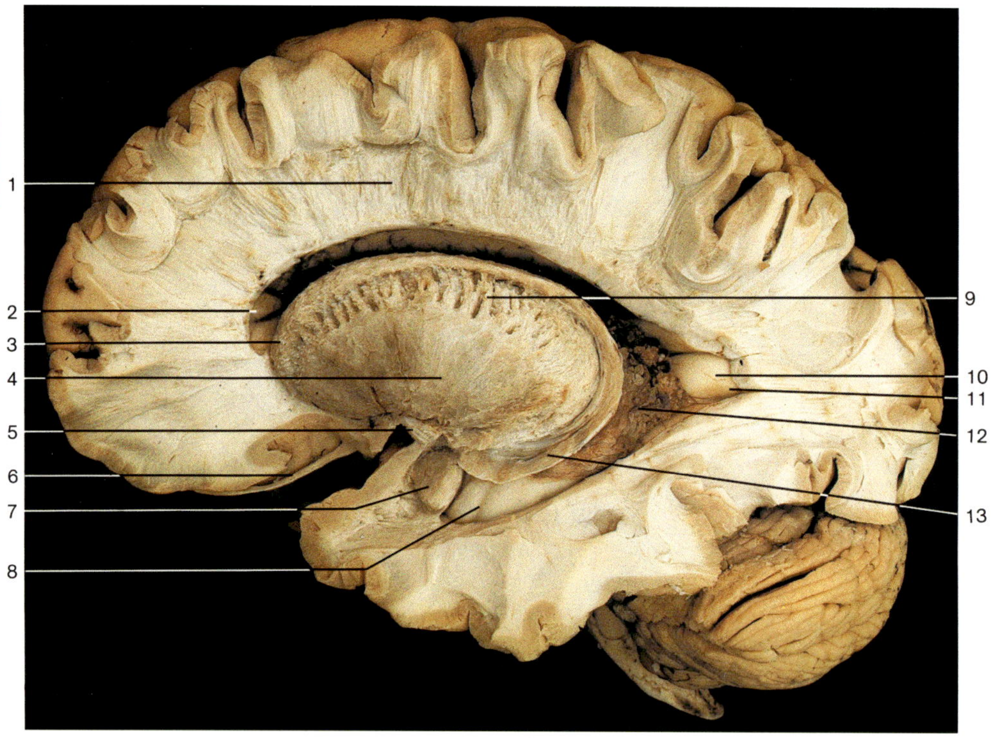

Dissecção dos núcleos da base e da cápsula interna, hemisfério esquerdo (vista lateral). O ventrículo lateral foi aberto, e os giros da ínsula e o claustro foram removidos, expondo o núcleo lentiforme e a cápsula interna. Polo frontal à esquerda.

1 Coroa radiada
2 Corno frontal do ventrículo lateral
3 Cabeça do núcleo caudado
4 Putame
5 Comissura anterior
6 Trato olfatório
7 Corpo amigdaloide
8 Digitações do hipocampo
9 Cápsula interna
10 *Calcar avis*
11 Corno occipital do ventrículo lateral
12 Plexo corióideo do ventrículo lateral
13 Cauda do núcleo caudado
14 Pulvinar do tálamo
15 Corpo mamilar
16 Trato óptico
17 Comissura anterior
18 Fórnice
19 Estria longitudinal
20 Giro denteado
21 Fímbria do hipocampo
22 Pé do hipocampo

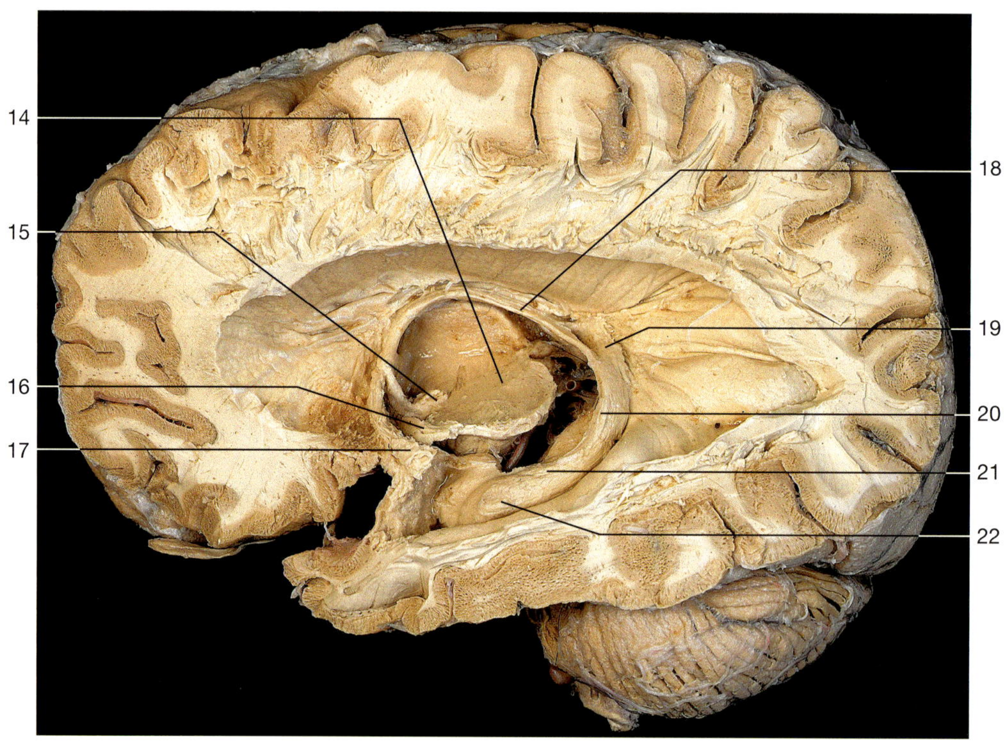

Dissecção do lobo límbico e do fórnice, hemisfério esquerdo (vista lateral). Polo frontal à esquerda.

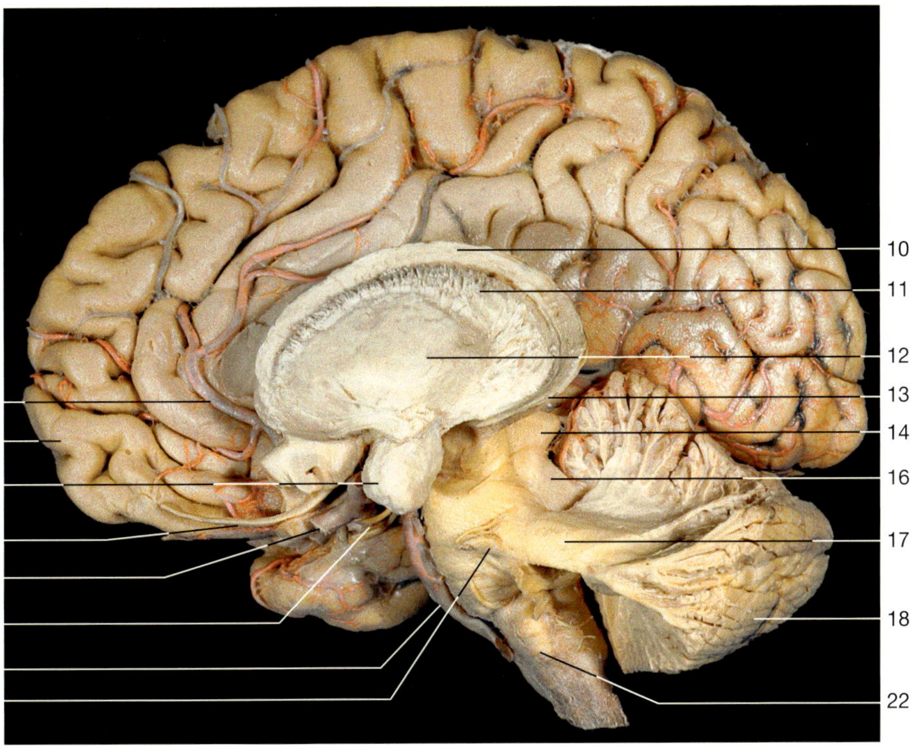

Dissecção do tronco encefálico e do cerebelo (vista lateral). As conexões do tronco encefálico com o cerebelo estão dissecadas. O corpo amigdaloide do hemisfério cerebral esquerdo está exposto. O corpo caloso foi parcialmente removido. Polo frontal à esquerda.

1 Artéria cerebral anterior
2 Lobo frontal
3 Corpo amigdaloide
4 Trato olfatório
5 Artéria carótida interna
6 Nervo oculomotor (n. III)
7 Artéria basilar
8 Nervo trigêmeo (n. V)
9 Nervo hipoglosso (n. XII)
10 Núcleo caudado
11 Cápsula interna
12 Núcleo lentiforme
13 Cauda do núcleo caudado
14 Colículo inferior do mesencéfalo
15 Nervo troclear (n. IV)
16 Pedúnculo cerebelar superior
17 Pedúnculo cerebelar médio
18 Cerebelo
19 Nervo facial (n. VII) e nervo vestibulococlear (n. VIII)
20 Nervo abducente (n. VI)
21 Nervos glossofaríngeo (n. IX), vago (n. X) e acessório (n. XI)
22 Parte inferior da oliva

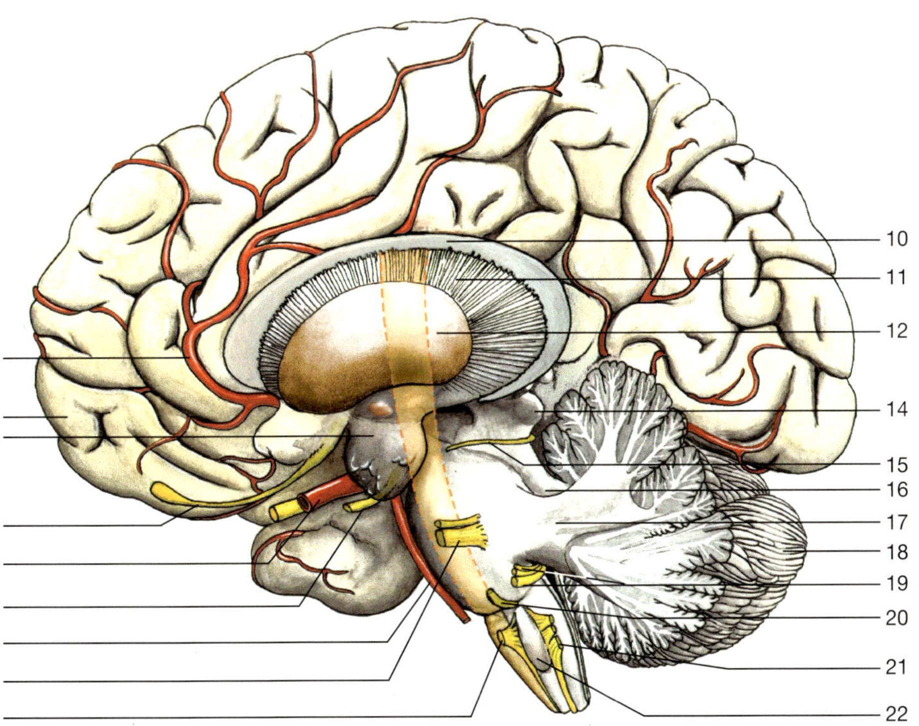

Desenho esquemático do tronco encefálico e do cerebelo dissecados mostrados acima (vista lateral).O trajeto dos tratos piramidais é indicado em vermelho. Amarelo = nervos cranianos.

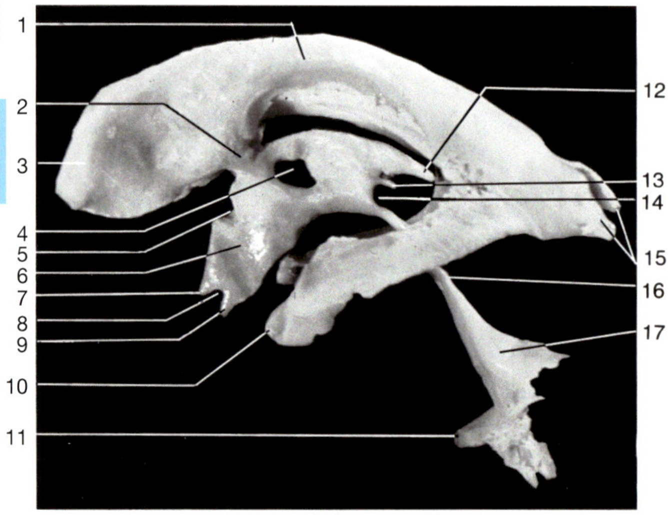

Molde das cavidades ventriculares do encéfalo (vista lateral). Polo frontal à esquerda.

1 Parte central do ventrículo lateral
2 Forame interventricular
3 Corno frontal do ventrículo lateral
4 Local da aderência intertalâmica
5 Incisura para a comissura anterior
6 Terceiro ventrículo
7 Recesso supraóptico
8 Incisura para o quiasma óptico
9 Recesso do infundíbulo
10 Corno temporal do ventrículo lateral com recorte para o corpo amigdaloide
11 Recesso lateral e abertura lateral do quarto ventrículo
12 Recesso suprapineal
13 Recesso pineal
14 Incisura para a comissura posterior
15 Corno occipital do ventrículo lateral
16 Aqueduto do mesencéfalo
17 Quarto ventrículo
18 Abertura mediana do quarto ventrículo

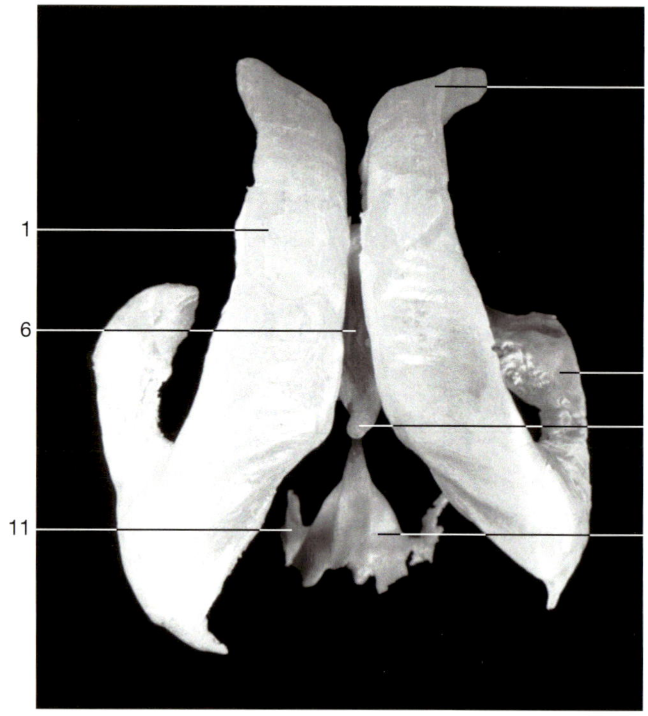

Molde das cavidades ventriculares do encéfalo (vista superior). Corno frontal para cima.

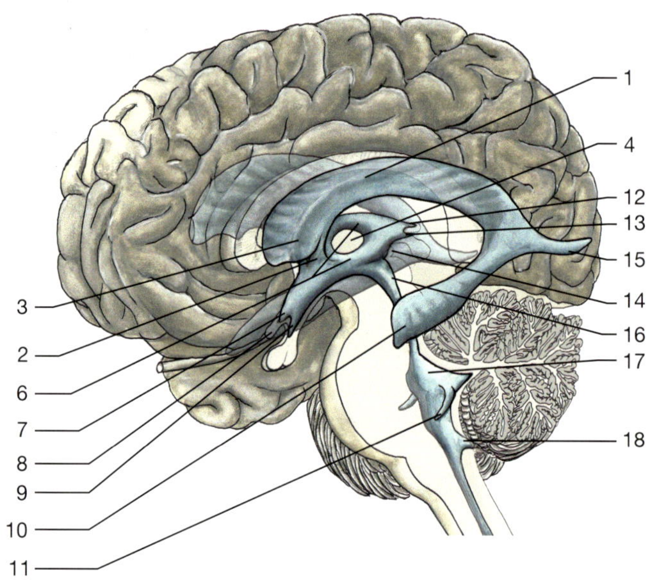

Posição das cavidades ventriculares.

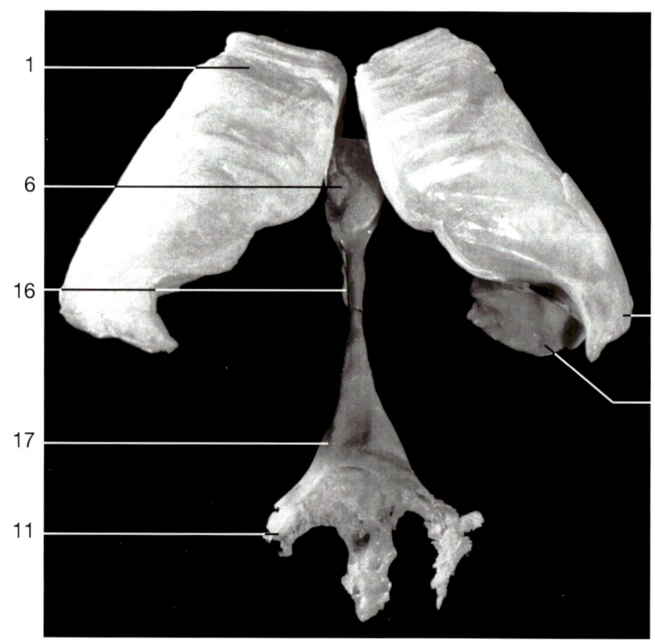

Molde das cavidades ventriculares do encéfalo e do aqueduto mesencéfálico (vista posterior). Cornos occipitais dos ventrículos laterais (15) são mostrados. Quarto ventrículo (17) visto de baixo.

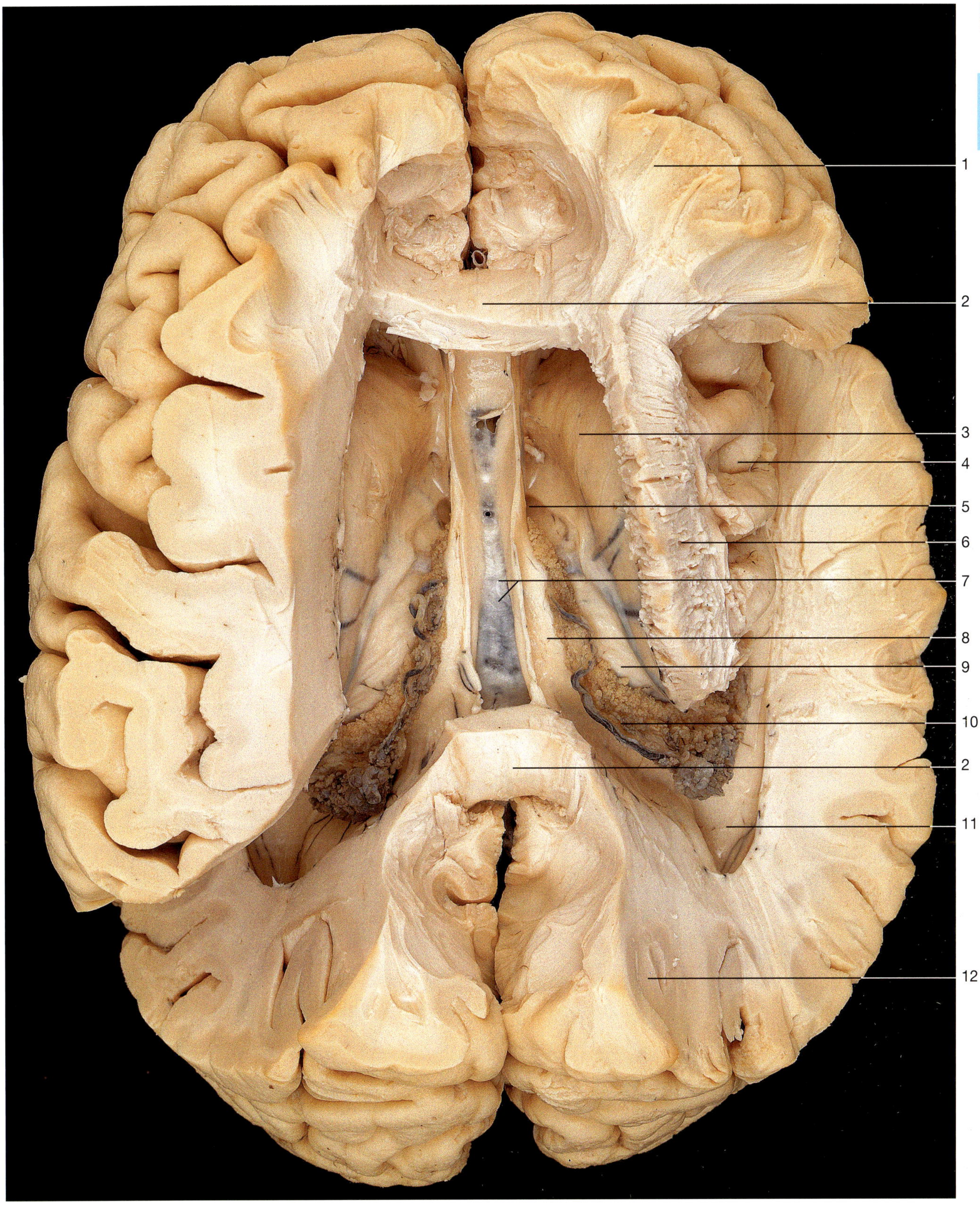

Dissecção do encéfalo (vista superior do ventrículo lateral e dos núcleos da base do encéfalo). Corpo caloso parcialmente removido. Fórnice e plexo corióideo do ventrículo lateral esquerdo estão expostos.

1 Lobo frontal do cérebro
2 Corpo caloso
3 Núcleo caudado (cabeça)
4 Córtex insular
5 Forame interventricular
6 Cápsula interna
7 Plexo corióideo do terceiro ventrículo
8 Corpo do fórnice
9 Tálamo
10 Plexo corióideo
11 Ventrículo lateral
12 Lobo occipital do encéfalo

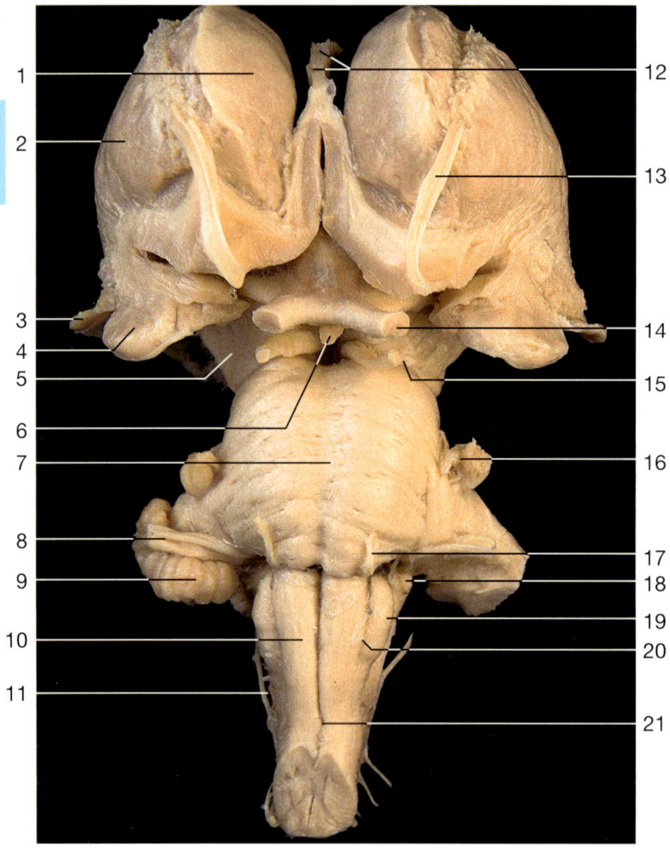

Tronco encefálico (vista anterior). Hemisférios cerebrais removidos.

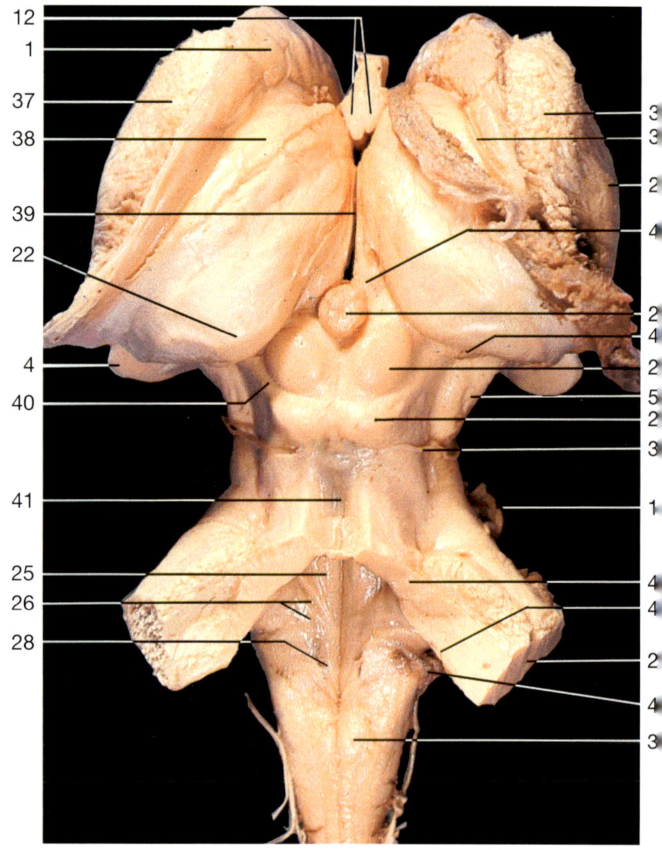

Tronco encefálico (vista posterior). Cerebelo removido.

1 Núcleo caudado
2 Núcleo lentiforme
3 Cauda do núcleo caudado
4 Corpo amigdaloide
5 Pedúnculo cerebral
6 Infundíbulo
7 Ponte
8 Nervos facial e vestibulococlear (n. VII, n. VIII)
9 Flóculo
10 Bulbo
11 Nervo acessório (n. XI)
12 Fórnice e coluna do fórnice
13 Trato olfatório
14 Nervo óptico (n. II)
15 Nervo oculomotor (n. III)
16 Nervo trigêmeo (n. V)
17 Nervo abducente (n. VI)
18 Nervos vago e glossofaríngeo (n. IX, n. X)
19 Parte inferior da oliva
20 Nervo hipoglosso (n. XII)
21 Decussação das pirâmides
22 Tálamo
23 Glândula pineal
24 Teto do mesencéfalo (colículos superior e inferior)
25 Núcleo motor do nervo trigêmeo (n. V)
26 Núcleo facial (n. VII)
27 Pedúnculo cerebelar médio
28 Núcleo visceral dos nervos glossofaríngeo e vago (nn. IX e X); núcleo salivatório
29 Núcleo vestibular (n. VIII)
30 Núcleo ambíguo (nn. IX, X e XI)
31 Núcleo espinal do nervo acessório (n. XI)
32 Núcleo motor do nervo oculomotor (n. III)
33 Núcleo e nervo trocleares (n. IV)
34 Núcleo sensorial do nervo trigêmeo (n. V)
35 Núcleo abducente (n. VI)
36 Núcleo hipoglosso (n. XII)
37 Cápsula interna
38 Lâmina afixa
39 Terceiro ventrículo
40 Braço do colículo inferior
41 Véu medular superior
42 Trígono habenular
43 Corpo geniculado medial
44 Pedúnculo cerebelar superior
45 Pedúnculo cerebelar inferior
46 Plexo corióideo do quarto ventrículo

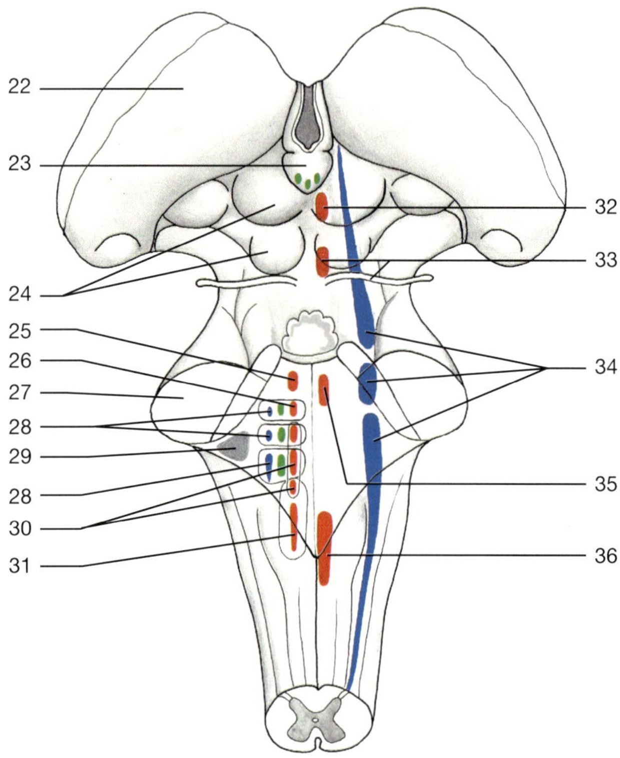

Tronco encefálico (vista posterior). Localização de núcleos dos nervos cranianos.

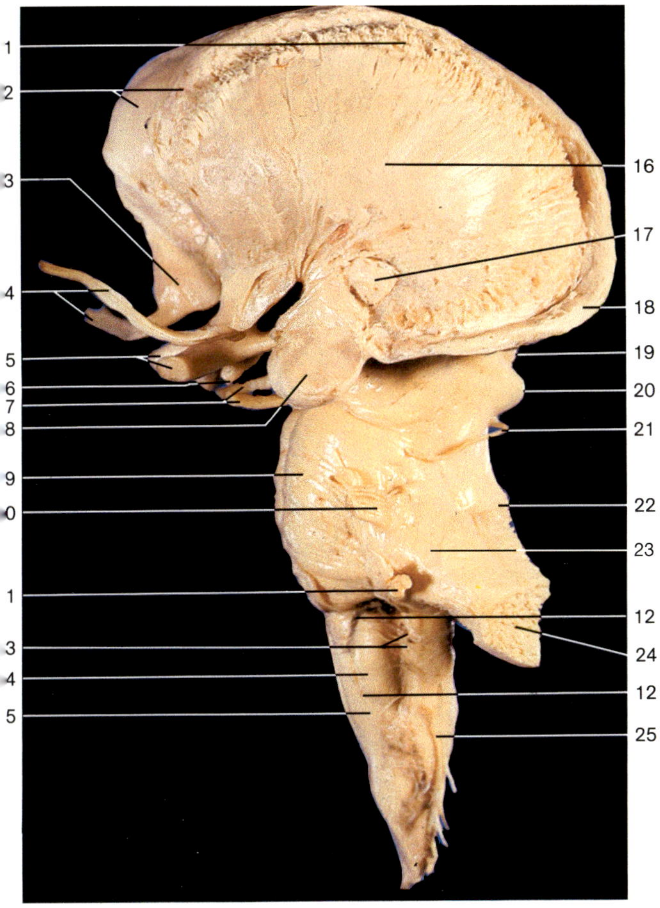

Tronco encefálico (vista lateral esquerda). Os pedúnculos cerebelares foram seccionados; cerebelo e córtex cerebral foram removidos.

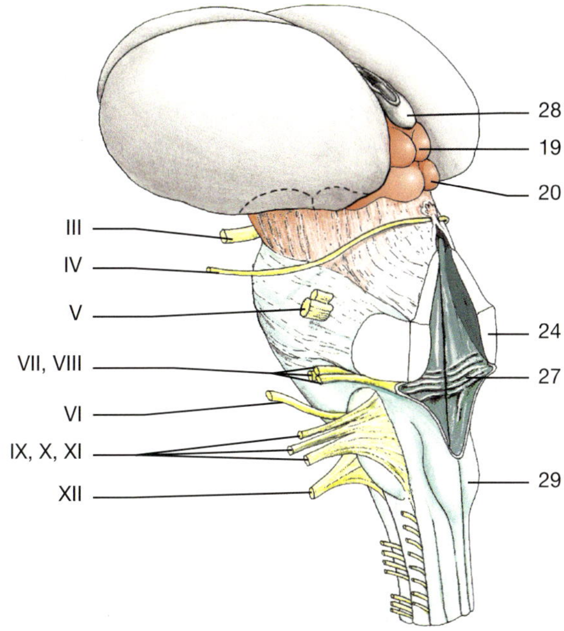

Tronco encefálico (vista lateral). Observe a localização dos nervos cranianos. III–XII = nervos cranianos.

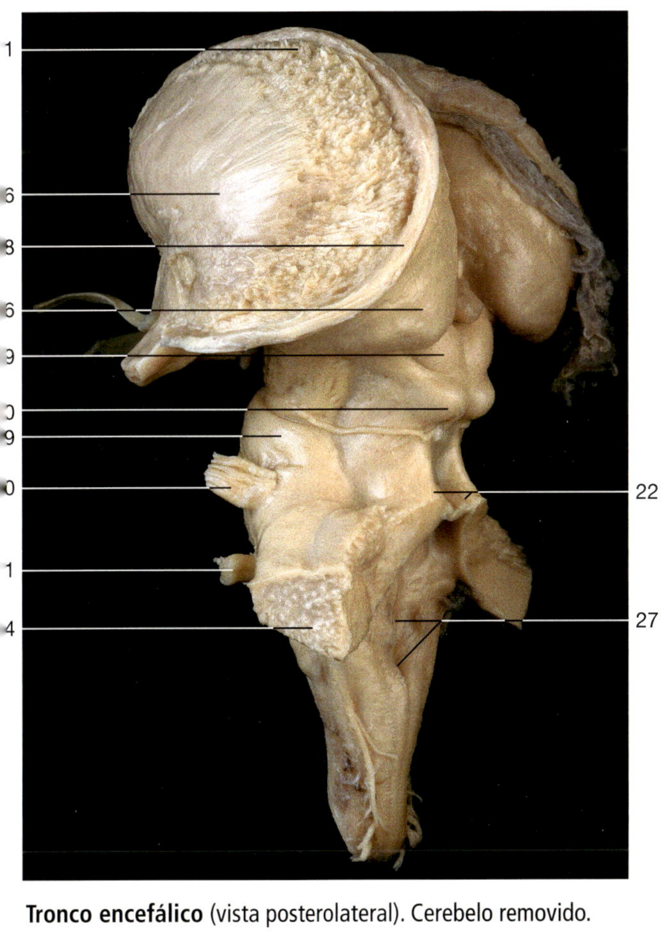

Tronco encefálico (vista posterolateral). Cerebelo removido.

1 Cápsula interna
2 Cabeça do núcleo caudado
3 Trígono olfatório
4 Tratos olfatórios
5 Nervos ópticos (n. II)
6 Infundíbulo
7 Nervo oculomotor (n. III)
8 Corpo amigdaloide
9 Ponte
10 Nervo trigêmeo (n. V)
11 Nervos facial e vestibulococlear (nn. VII e VIII)
12 Nervo hipoglosso (n. XII)
13 Nervos glossofaríngeo e vago (nn. IX e X)
14 Parte inferior da oliva
15 Bulbo
16 Núcleo lentiforme
17 Comissura anterior
18 Cauda do núcleo caudado
19 Colículo superior
20 Colículo inferior
21 Nervo troclear (n. IV)
22 Pedúnculo cerebelar superior
23 Pedúnculo cerebelar inferior
24 Pedúnculo cerebelar médio
25 Nervo acessório (n. XI)
26 Pulvinar do tálamo
27 Estrias medulares e fossa romboide
28 Glândula pineal
29 Tubérculos grácil e cuneiforme

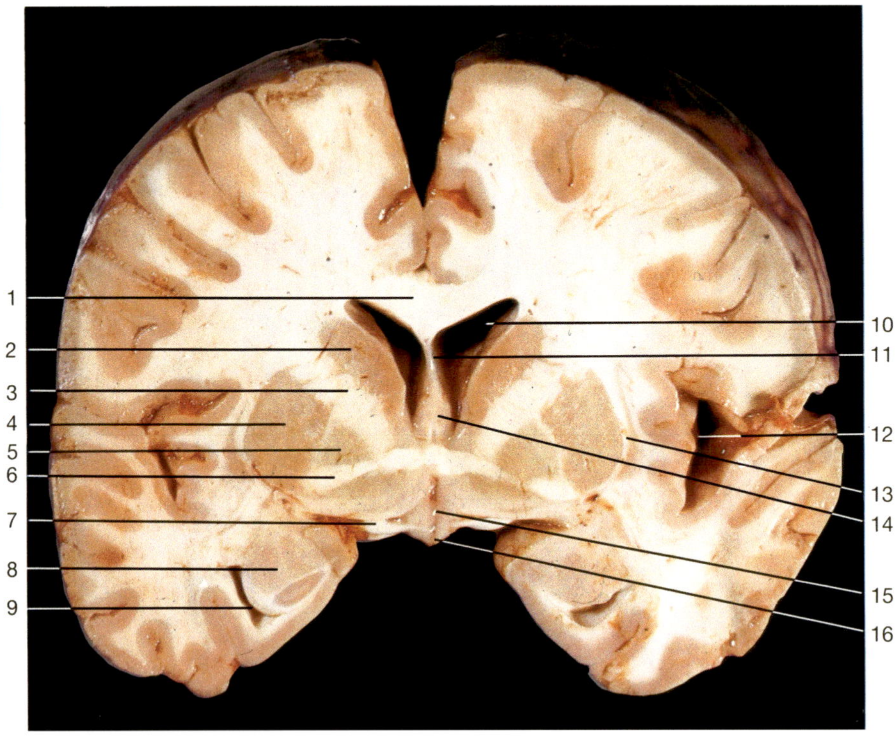

Secção coronal do encéfalo no nível da comissura anterior. Corte 1.

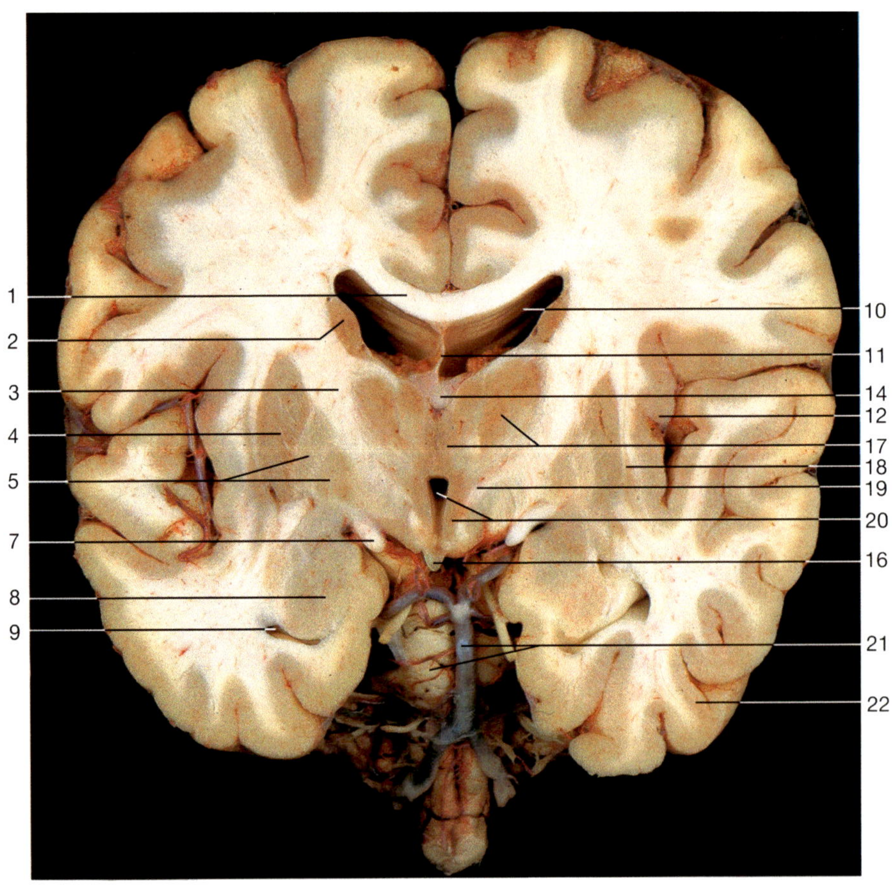

Secção coronal do encéfalo no nível do terceiro ventrículo e da aderência intertalâmica. Corte 2.

1 Corpo caloso
2 Cabeça do núcleo caudado
3 Cápsula interna
4 Putame
5 Globo pálido
6 Comissura anterior
7 Trato óptico
8 Corpo amigdaloide
9 Ventrículo lateral (corno temporal)
10 Ventrículo lateral (corno frontal)
11 Septo pelúcido
12 Lobo insular
13 Cápsula externa
14 Coluna do fórnice
15 Recesso supraóptico
16 Infundíbulo
17 Tálamo
18 Claustro
19 Alça lenticular
20 Terceiro ventrículo e hipotálamo
21 Artéria basilar e ponte
22 Lobo temporal (córtex)
23 Colículo inferior
24 Colículo superior
25 Aqueduto do mesencéfalo
26 Núcleo rubro
27 Substância negra
28 Pedúnculo cerebral
29 Nervo troclear (n. IV)
30 Substância cinzenta central
31 Núcleo do nervo oculomotor
32 Fibras do nervo oculomotor (n. III)
33 Verme do cerebelo
34 Quarto ventrículo
35 Formação reticular
36 Ponte com suas fibras transversais
37 Núcleo emboliforme
38 Núcleo denteado
39 Pedúnculo cerebelar médio
40 Plexo corióideo
41 Núcleo do nervo hipoglosso na fossa romboide
42 Fascículo longitudinal medial
43 Nervo trigêmeo (n. V)
44 Núcleo olivar inferior
45 Fibras corticospinais e fibras arqueadas
46 Quarto ventrículo com plexo corióideo
47 Núcleos vestibulares
48 Trato solitário e seu núcleo
49 Pedúnculo cerebelar inferior
50 Formação reticular
51 Lemnisco medial
52 Núcleo cuneiforme
53 Canal central
54 Trato piramidal
55 Flóculo do cerebelo
56 Cerebelo (hemisfério) com pia-máter
57 Árvore da vida do cerebelo
58 Núcleo grácil
59 Recesso lateral do plexo corióideo do quarto ventrículo
60 Artéria cerebelar inferior posterior
61 Plexo corióideo do ventrículo lateral

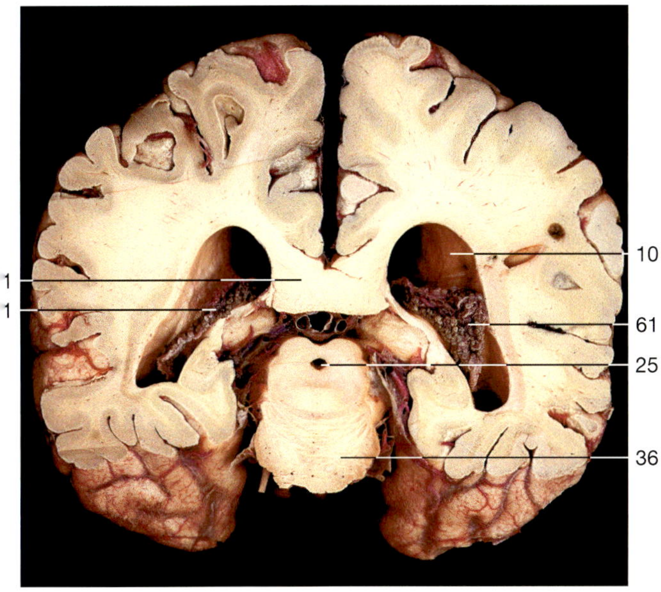

Secção coronal do encéfalo no nível do colículo inferior (vista posterior). Corte 3.

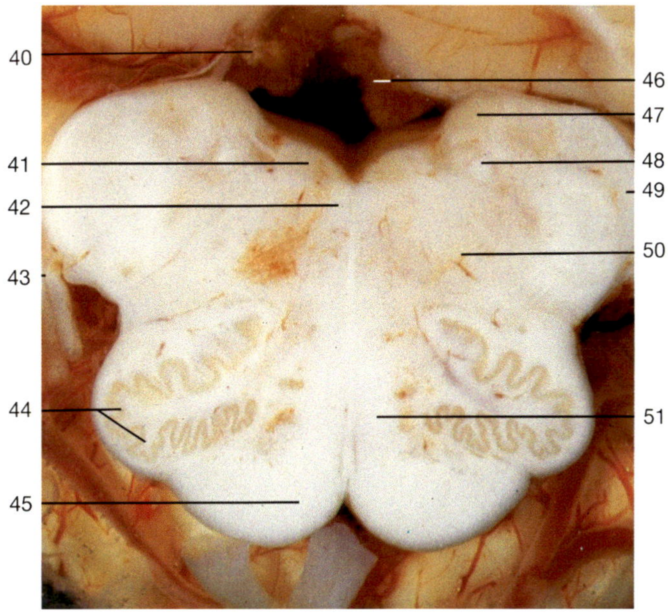

Secção transversal do rombencéfalo no nível da oliva (vista inferior). Corte 6.

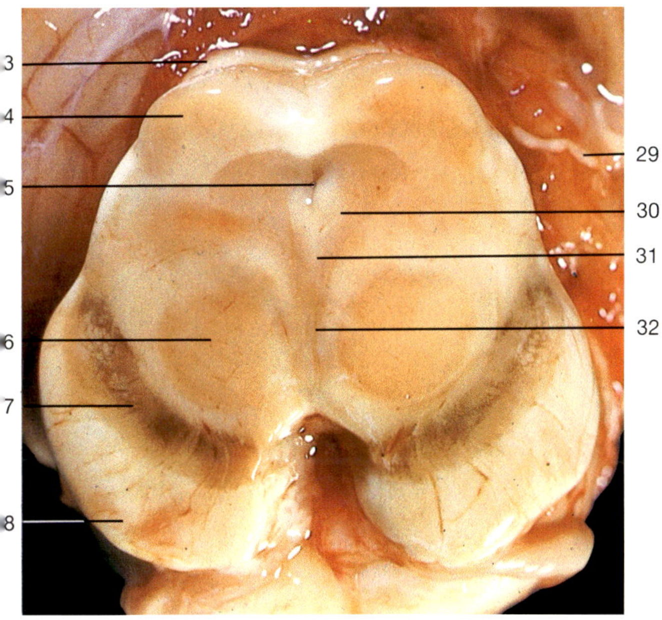

Secção transversal do mesencéfalo no nível do colículo superior (vista superior). Corte 4.

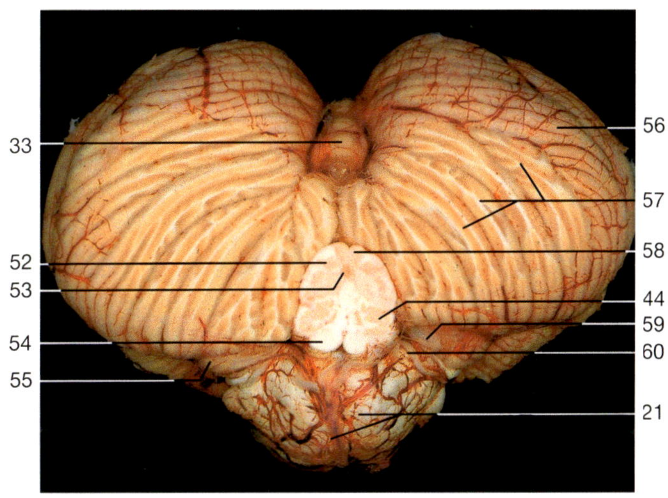

Secção transversal do bulbo e do cerebelo (vista inferior). Corte 7.

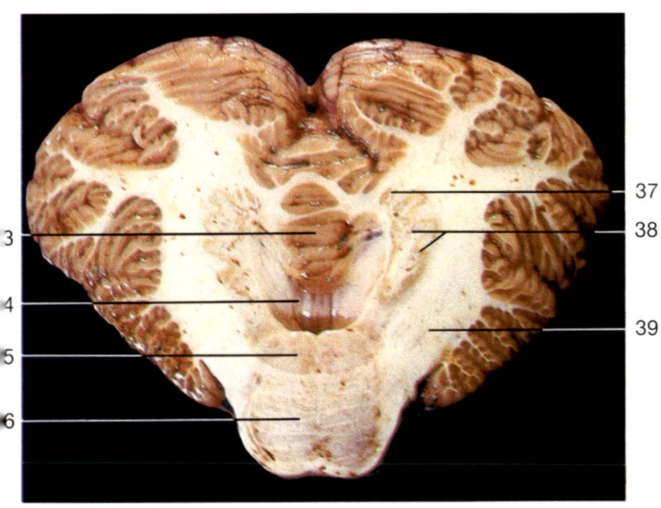

Secção transversal do rombencéfalo no nível da ponte (vista inferior). Corte 5.

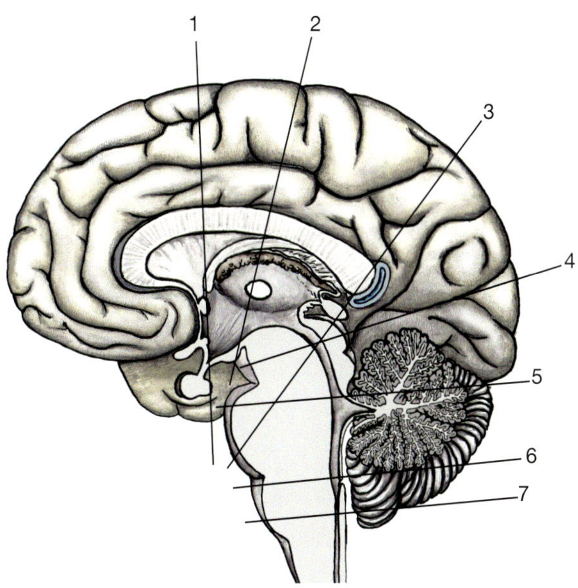

Metade direita do encéfalo com indicação dos níveis dos cortes.

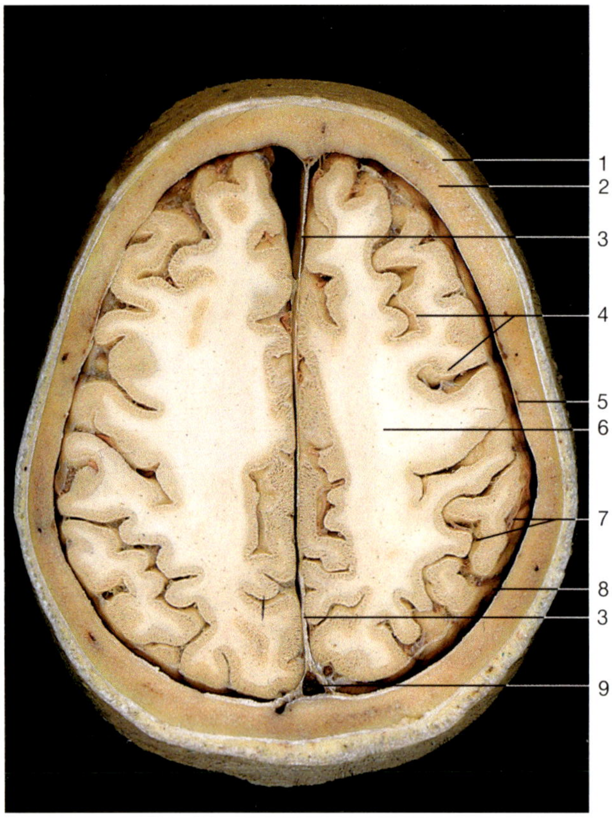

Secção horizontal da cabeça e do encéfalo.
Corte 1.

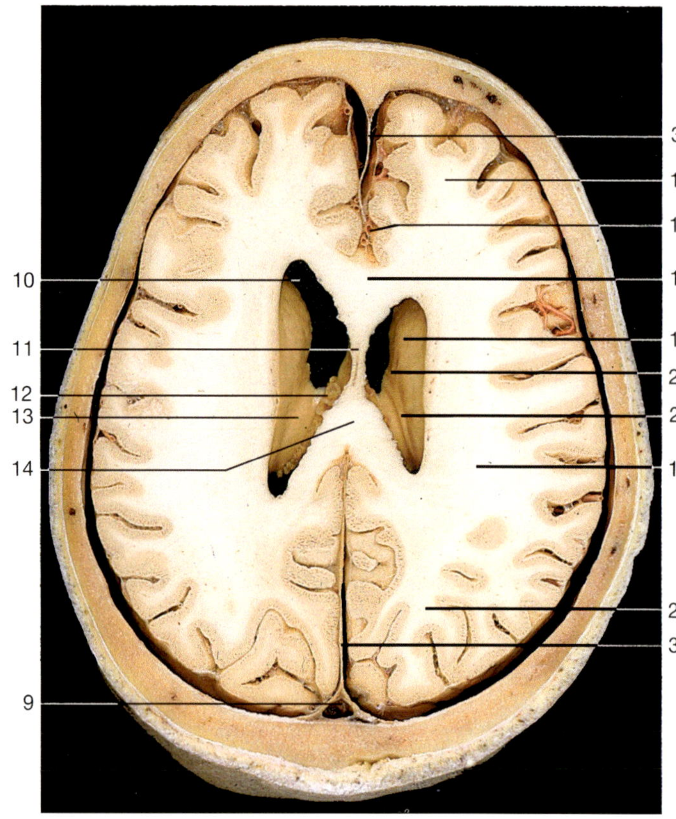

Secção horizontal da cabeça e do encéfalo.
Corte 2.

1 Couro cabeludo
2 Calvária (díploe)
3 Foice do cérebro
4 Substância cinzenta do encéfalo (córtex)
5 Dura-máter
6 Substância branca do encéfalo
7 Aracnoide e pia-máter com vasos
8 Espaço subdural (levemente dilatado por causa da retração do encéfalo)
9 Seio sagital superior
10 Ventrículo lateral (corno frontal)
11 Septo pelúcido
12 Plexo corióideo
13 Tálamo
14 Corpo caloso (esplênio)
15 Lobo parietal
16 Lobo frontal
17 Artéria cerebral anterior
18 Corpo caloso (joelho)
19 Núcleo caudado (cabeça)
20 Ventrículo lateral (parte central)
21 Estria terminal
22 Lobo occipital

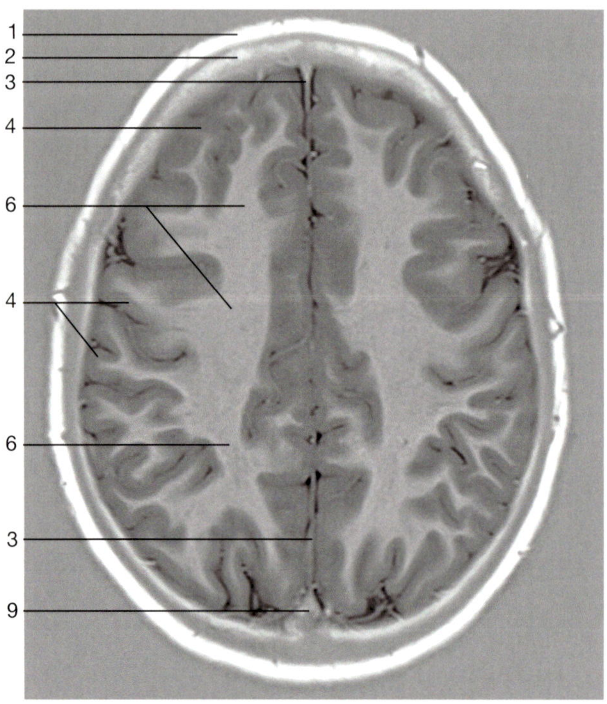

Corte horizontal da cabeça e do encéfalo no nível do corte 1 (RNM). (Prof. Uder, Depto. de Radiologia, Universidade de Erlangen-Nürnberg, Alemanha.)

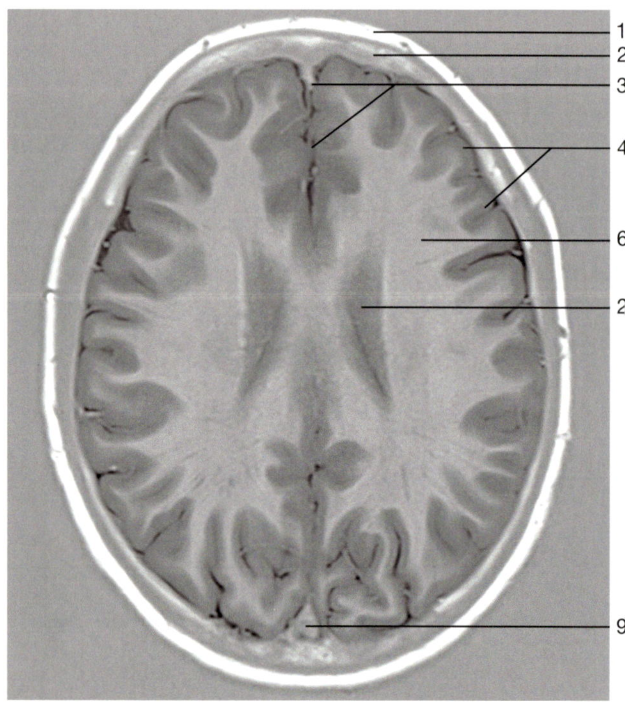

Corte horizontal da cabeça e do encéfalo no nível do corte 2 (RNM). (Prof. Uder, Depto. de Radiologia, Universidade de Erlangen-Nürnberg, Alemanha.)

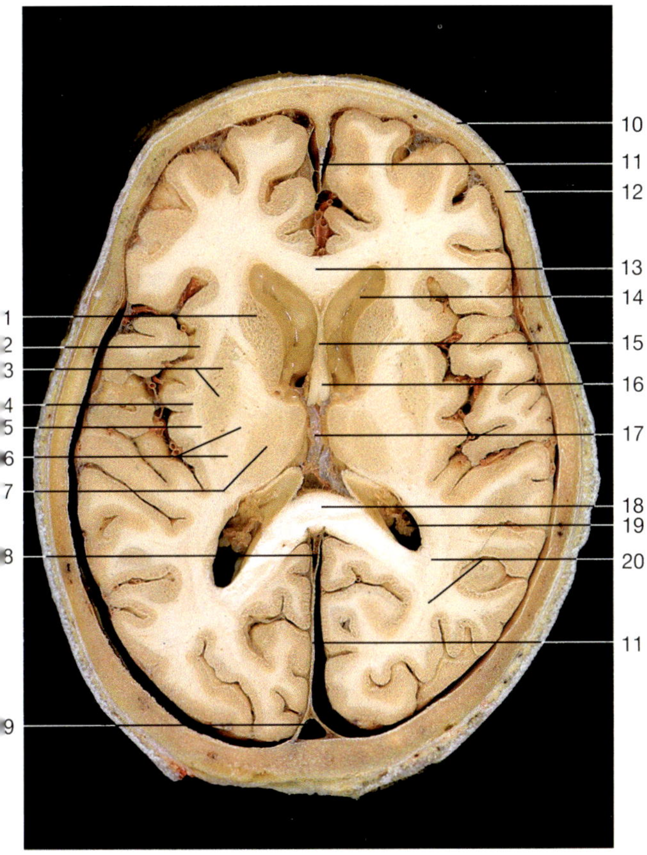

Secção horizontal da cabeça e do encéfalo no nível do terceiro ventrículo da cápsula interna e núcleos adjacentes. Corte 3.

1 Núcleo caudado
2 Lobo insular
3 Putame
4 Claustro
5 Cápsula externa
6 Cápsula interna
7 Tálamo
8 Seio reto da dura-máter
9 Seio sagital superior
10 Couro cabeludo
11 Foice do cérebro
12 Calvária (díploe)
13 Corpo caloso (joelho)
14 Ventrículo lateral (corno frontal)
15 Septo pelúcido
16 Coluna do fórnice
17 Plexo corióideo do terceiro ventrículo
18 Corpo caloso (esplênio)
19 Ventrículo lateral (começo do corno temporal com plexo corióideo)
20 Radiação óptica
21 Terceiro ventrículo

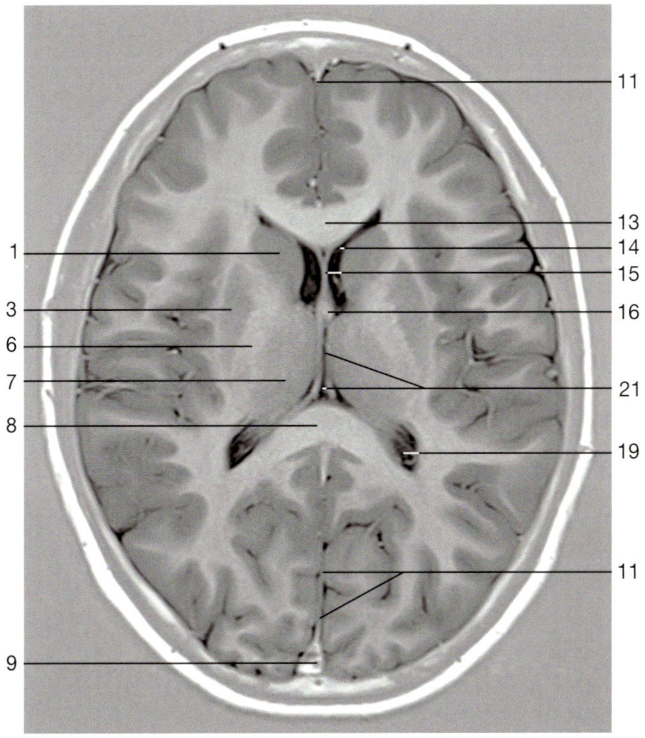

Corte horizontal da cabeça e do encéfalo no nível do corte 3(RNM). (Prof. Uder, Depto. de Radiologia, Universidade de Erlangen-Nürnberg, Alemanha.)

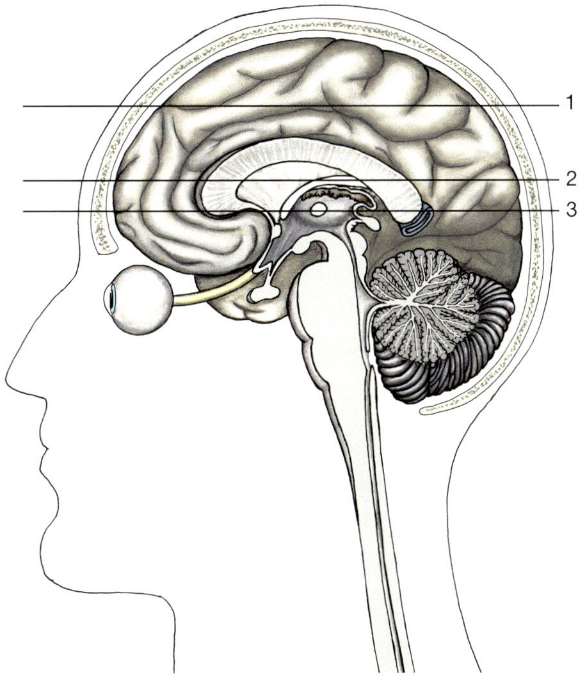

Secção sagital da cabeça e do encéfalo. Os níveis dos cortes estão indicados.

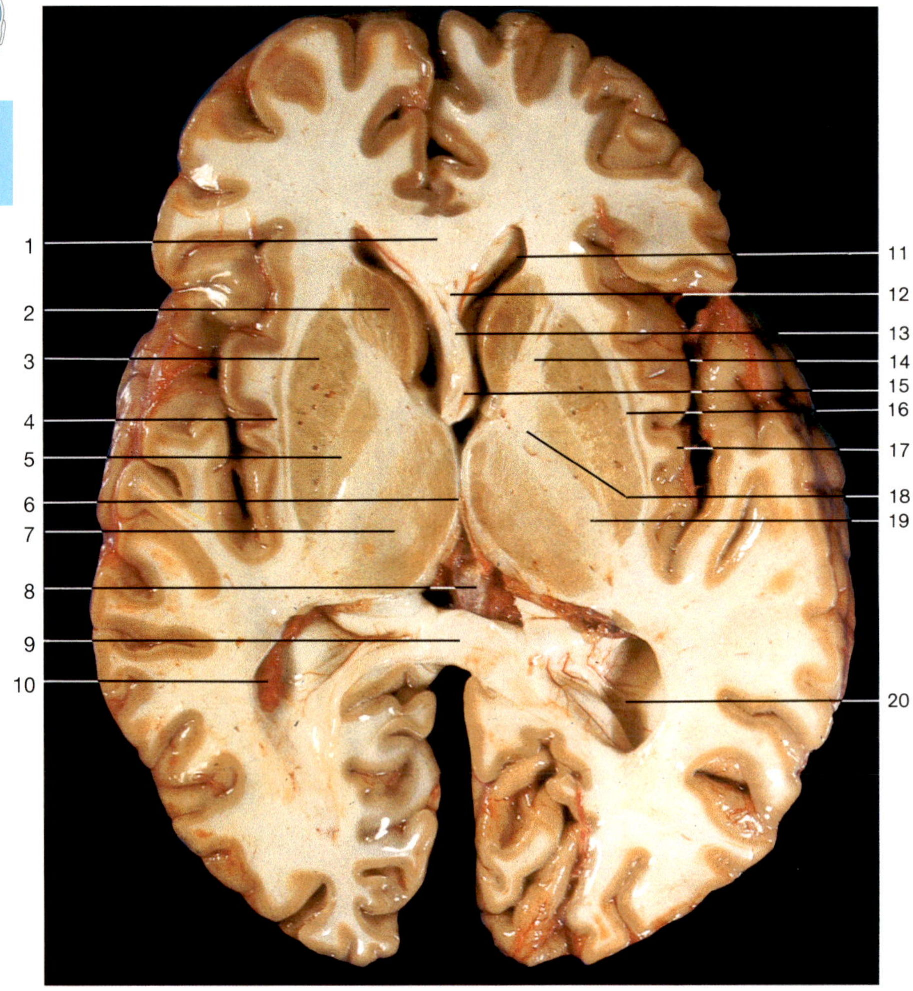

Secção horizontal do encéfalo expondo os núcleos da base e a cápsula interna. Corte 1.

1 Joelho do corpo caloso
2 Cabeça do núcleo caudado
3 Putame
4 Claustro
5 Globo pálido
6 Terceiro ventrículo
7 Tálamo
8 Glândula pineal
9 Esplênio do corpo caloso
10 Plexo corióideo do ventrículo lateral
11 Corno frontal do ventrículo lateral
12 Cavidade do septo pelúcido
13 Septo pelúcido
14 Ramo anterior da cápsula interna
15 Coluna do fórnice
16 Cápsula externa
17 Lobo insular
18 Joelho da cápsula interna
19 Ramo posterior da cápsula interna
20 Corno occipital do ventrículo lateral
21 Comissura anterior
22 Radiação óptica
23 Foice do cérebro
24 Seio maxilar
25 Posição da tuba auditiva
26 Cavidade timpânica
27 Meato acústico externo
28 Bulbo
29 Quarto ventrículo
30 Cerebelo (hemisfério esquerdo)
31 Articulação temporomandibular
32 Membrana timpânica
33 Cóclea (base)
34 Células mastóideas
35 Seio sigmóideo
36 Cerebelo (verme)
37 Aderência intertalâmica

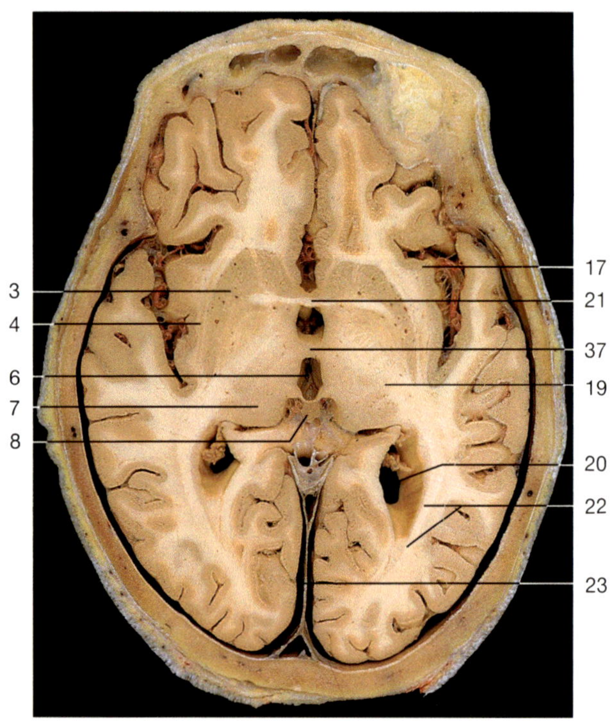

Secção horizontal da cabeça e do encéfalo. Corte 2.

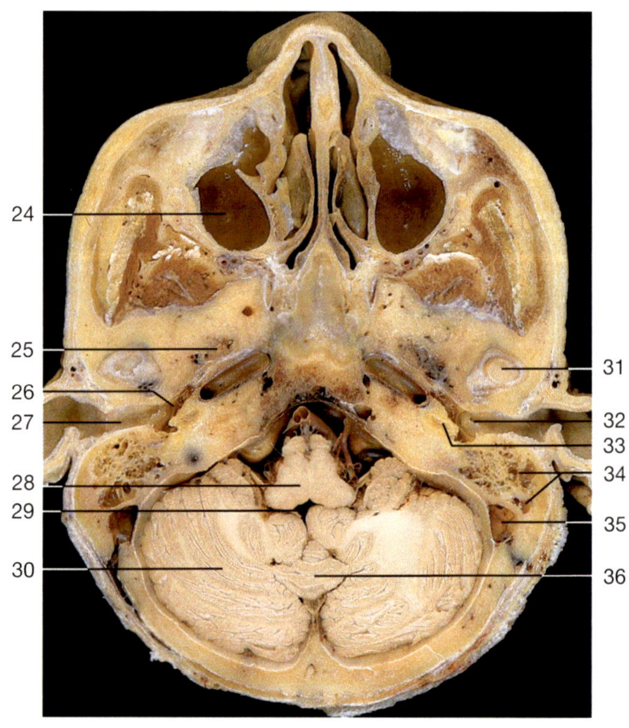

Secção horizontal da cabeça e do encéfalo. Corte 4.

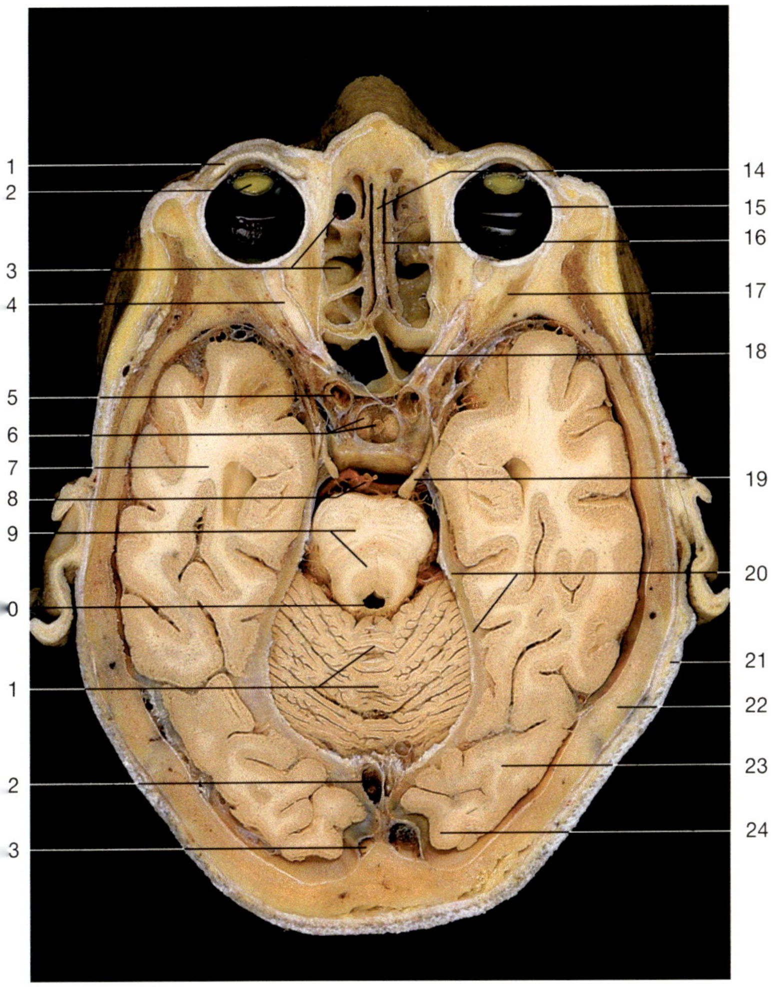

Secção horizontal da cabeça e do encéfalo. Corte 3.

1 Pálpebra superior (tarso superior)
2 Lente
3 Seio etmoidal
4 Nervo óptico (n. II)
5 Artéria carótida interna
6 Infundíbulo e hipófise
7 Lobo temporal
8 Artéria basilar
9 Ponte (em corte transversal)
10 Aqueduto do mesencéfalo (início do quarto ventrículo)
11 Cerebelo (verme)
12 Seio reto da dura-máter
13 Seio transverso
14 Septo nasal
15 Bulbo do olho (esclera)
16 Cavidade nasal
17 Músculo reto lateral do bulbo do olho
18 Seio esfenoidal
19 Nervo oculomotor (n. III)
20 Tentório do cerebelo
21 Couro cabeludo
22 Calvária (díploe do crânio)
23 Lobo occipital
24 Córtex estriado (visual)

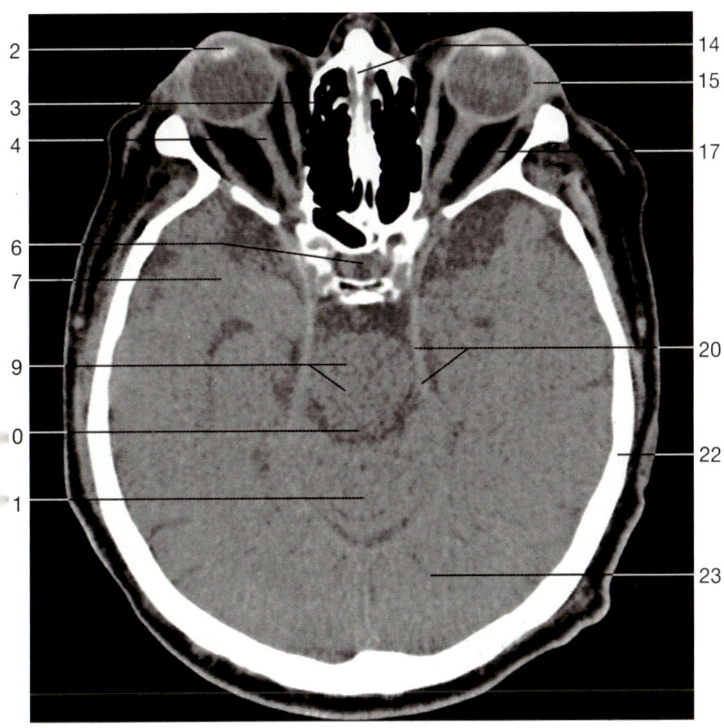

Corte horizontal da cabeça e do encéfalo no nível do corte 3 (TC).

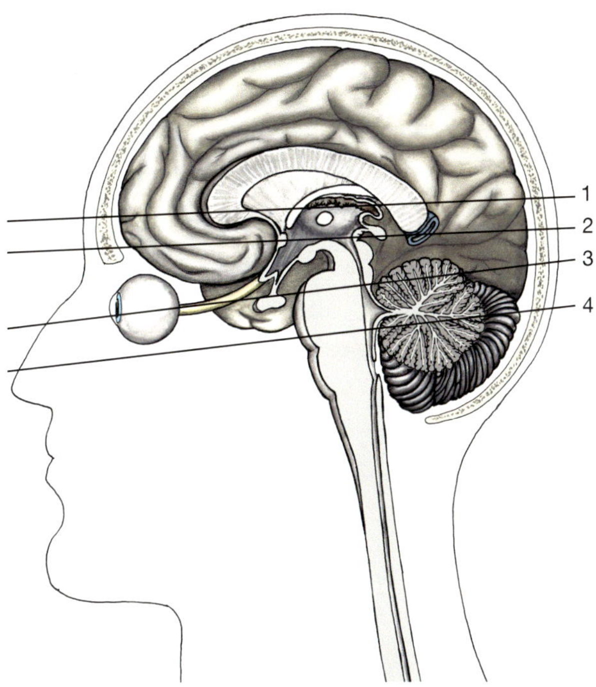

Secção sagital da cabeça e do encéfalo.
Os níveis dos cortes estão indicados.

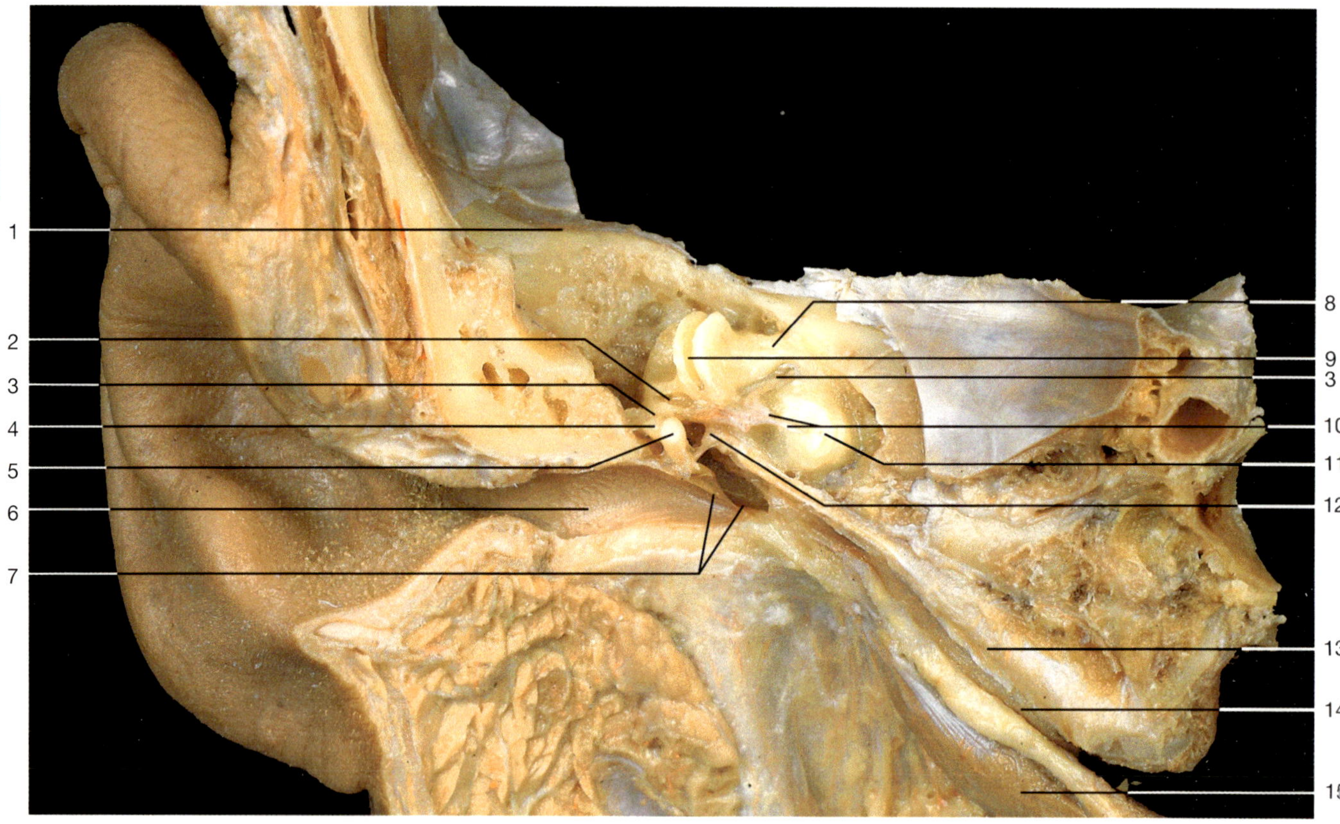

Secção longitudinal das orelhas externa, média e interna (vista anterior). Cóclea e canais semicirculares mais expostos.

1 Teto da cavidade timpânica
2 Canal semicircular lateral
3 Nervo facial
4 Bigorna
5 Martelo
6 Meato acústico externo
7 Cavidade timpânica e membrana timpânica
8 Nervo vestibulococlear
9 Canal semicircular anterior
10 Gânglio geniculado e nervo petroso maior
11 Cóclea
12 Estribo
13 Músculo tensor do tímpano
14 Tuba auditiva
15 Músculo levantador do véu palatino

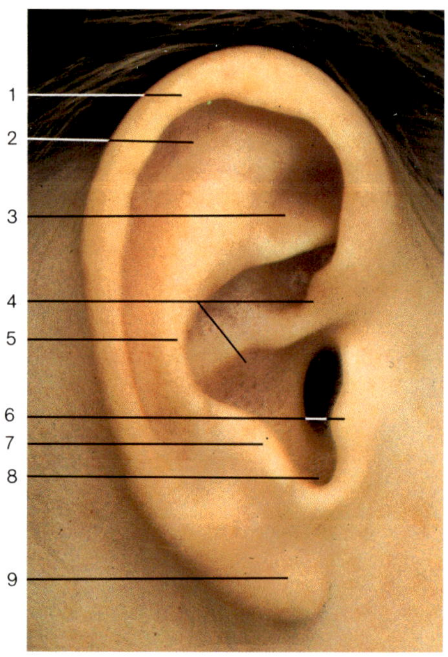

Orelha direita (vista lateral).

◁

1 Hélice
2 Escafa
3 Fossa triangular
4 Concha da orelha
5 Antélice
6 Trago
7 Antitrago
8 Incisura intertrágica
9 Lóbulo da orelha

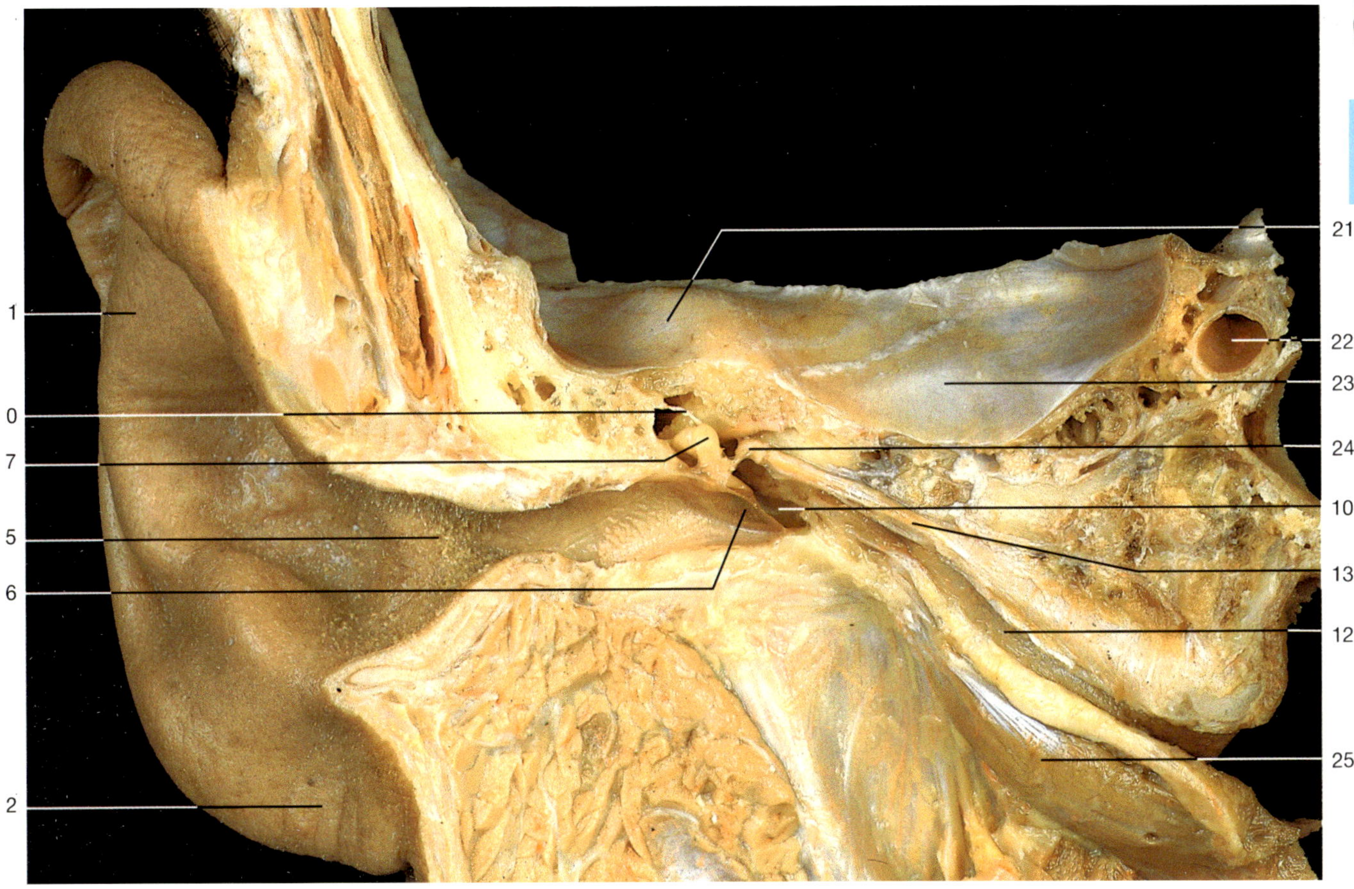

Secção longitudinal das orelhas externa, média e interna do lado direito (vista anterior).

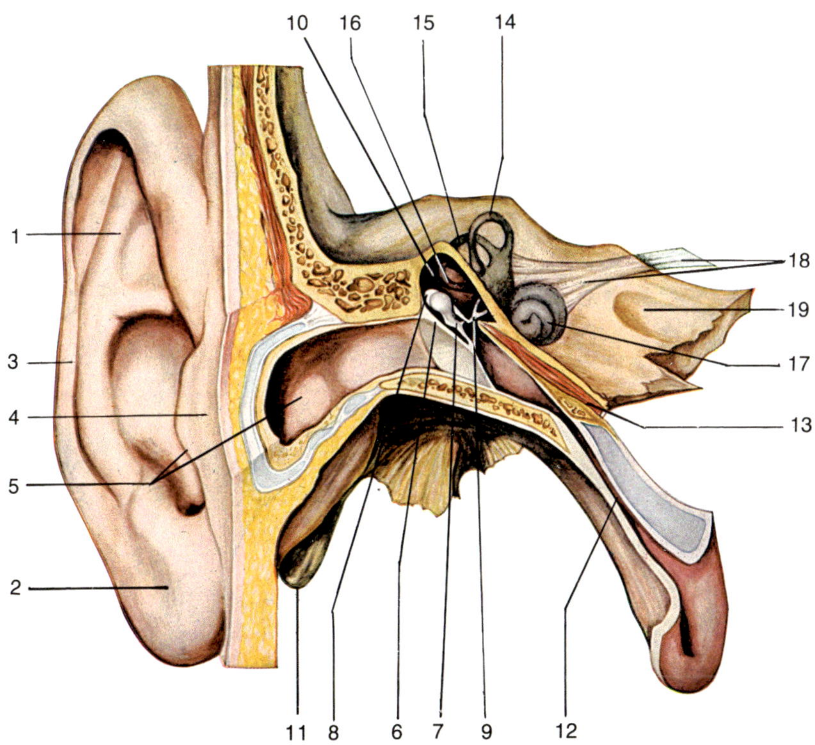

Aparelhos auditivo e vestibular direitos (vista anterior).

Orelha externa

1 Orelha
2 Lóbulo da orelha
3 Hélice
4 Trago
5 Meato acústico externo

Orelha média

6 Membrana timpânica
7 Martelo
8 Bigorna
9 Estribo
10 Cavidade timpânica
11 Processo mastoide
12 Tuba auditiva
13 Músculo tensor do tímpano

Orelha interna

14 Ducto semicircular anterior
15 Ducto semicircular posterior
16 Ducto semicircular lateral
17 Cóclea
18 Nervo vestibulococlear (n. VIII)
19 Parte petrosa do osso temporal

Outros elementos

20 Ligamento superior do martelo
21 Eminência arqueada
22 Artéria carótida interna
23 Face anterior da eminência piramidal com dura-máter
24 Estribo
25 Músculo levantador do véu palatino

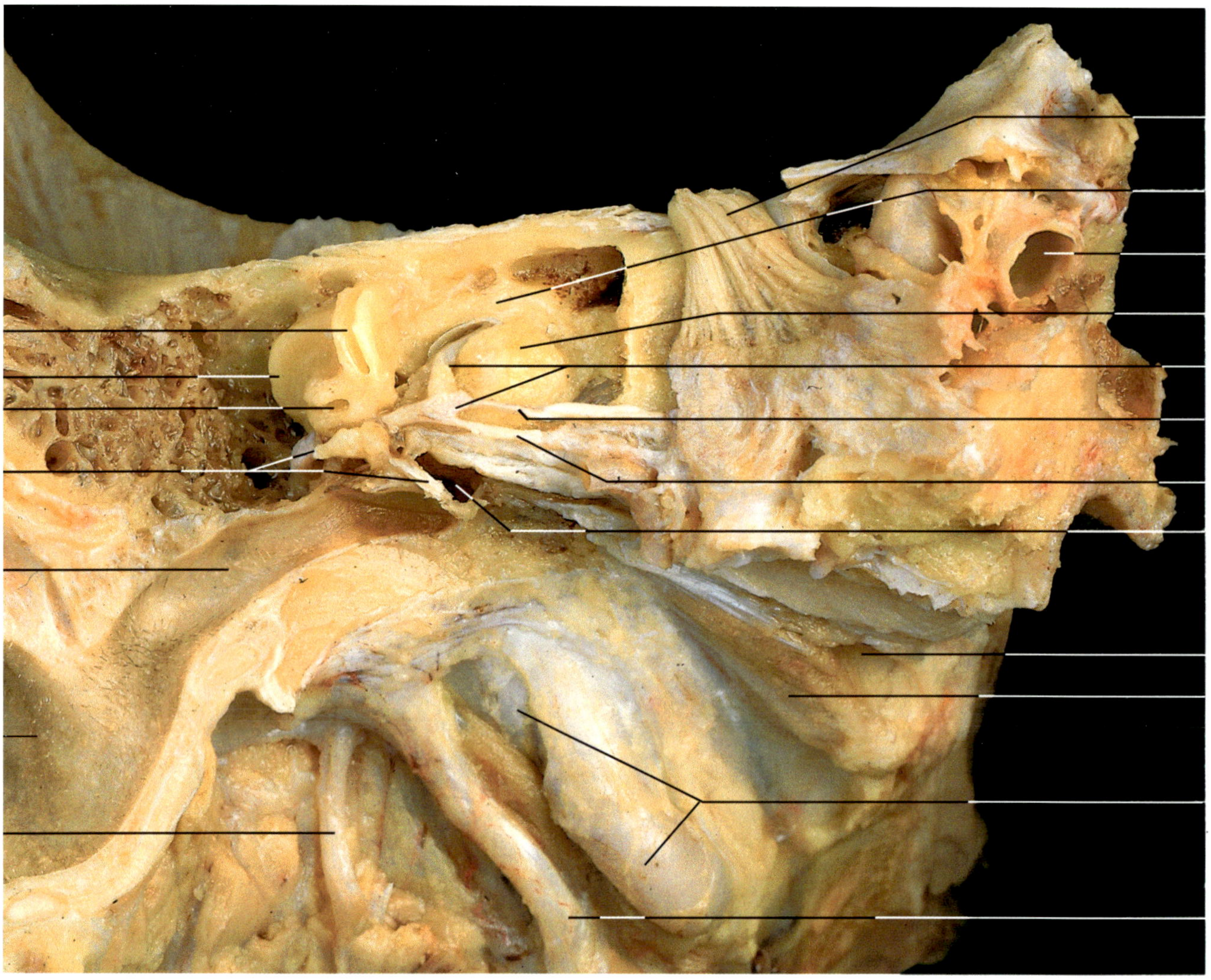

Secção longitudinal das orelhas externa, média e interna (vista anterior). Dissecção mais profunda que expõe nervo facial e os nervos petrosos menor e maior.

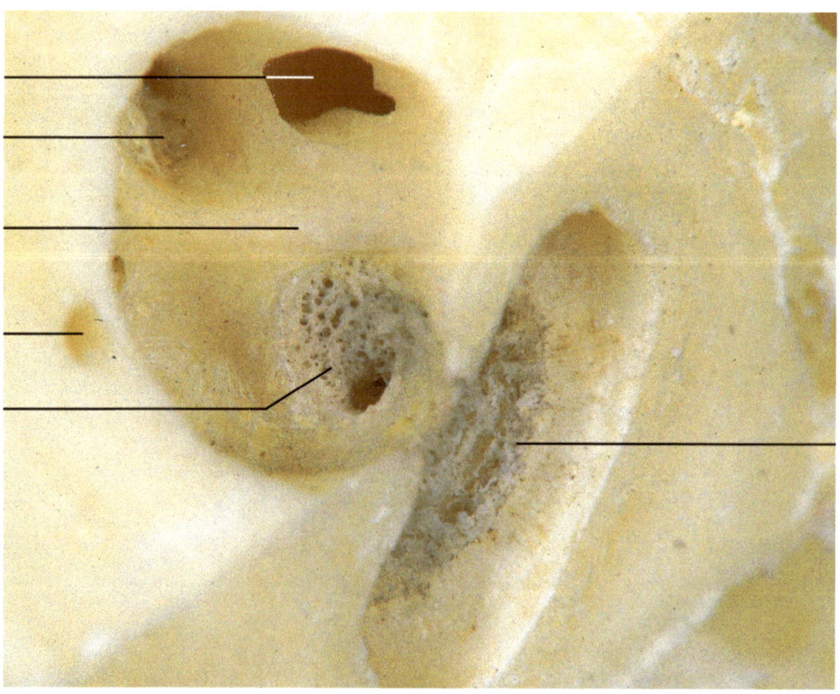

Meato acústico interno, lateral esquerda. O osso foi parcialmente removido para expor o fundo do meato.

1 Canal semicircular anterior (aberto)
2 Canal semicircular posterior
3 Canal semicircular lateral (aberto)
4 Nervos facial e corda do tímpano
5 Meato acústico externo
6 Orelha
7 Nervo facial
8 Nervo trigêmeo
9 Fundo ósseo do meato acústico interno
10 Artéria carótida interna no seio cavernoso
11 Cóclea
12 Nervo facial com gânglio geniculado
13 Nervo petroso maior
14 Nervo petroso menor
15 Cavidade timpânica
16 Tuba auditiva
17 Músculo levantador do véu palatino
18 Artéria carótida interna e veia jugular interna
19 Processo estiloide
20 Área do nervo facial
21 Área vestibular superior
22 Crista transversa do meato acústico interno
23 Forame singular
24 Trato espiral foraminoso (via de saída da parte coclear do nervo vestibulococlear)
25 Base da cóclea

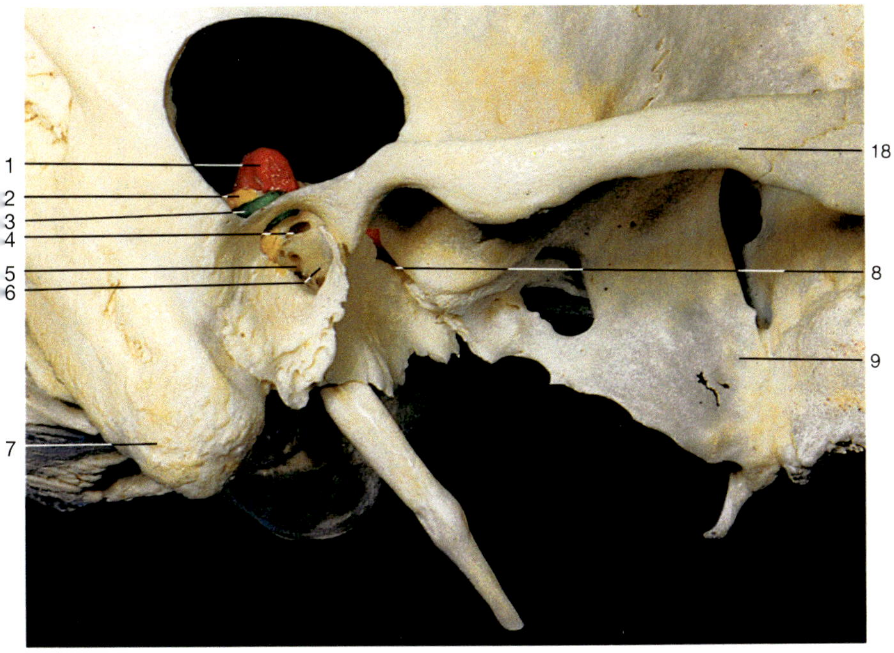

Osso temporal direito (vista lateral). A parte petrosa foi removida para expor os canais semicirculares.

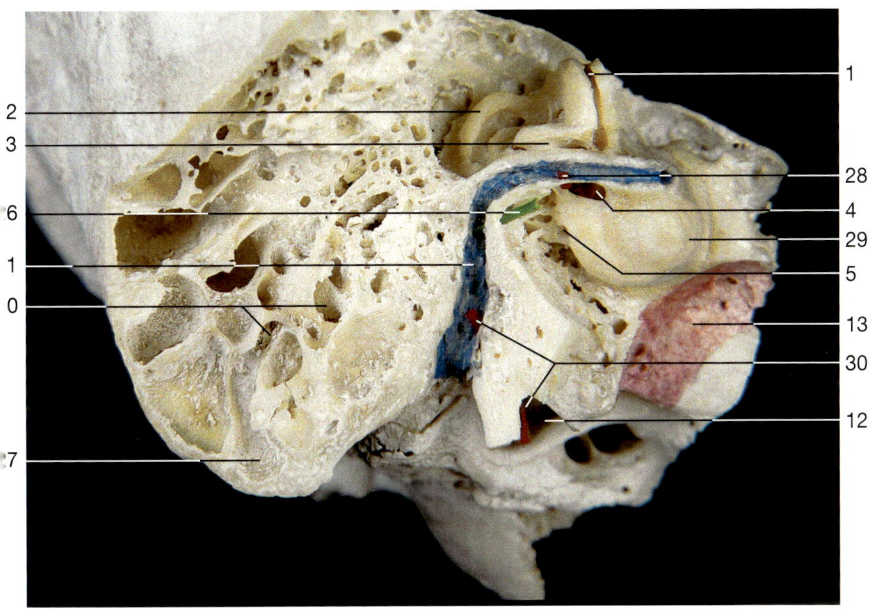

Osso temporal direito (vista lateral). As células mastóideas e o canal do nervo facial foram abertos. Os três canais semicirculares foram dissecados.

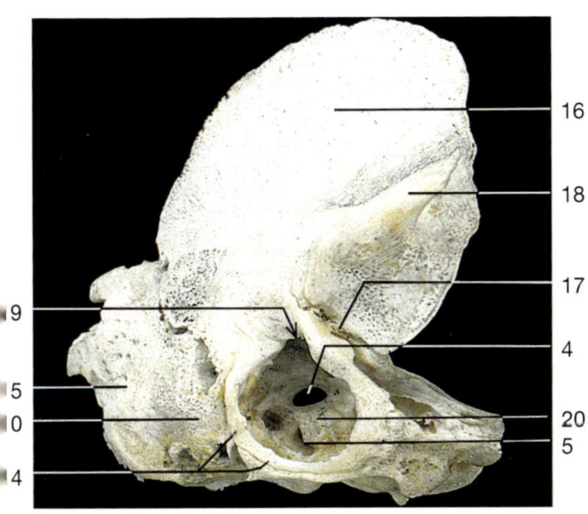

Osso temporal direito do recém-nascido (vista lateral).

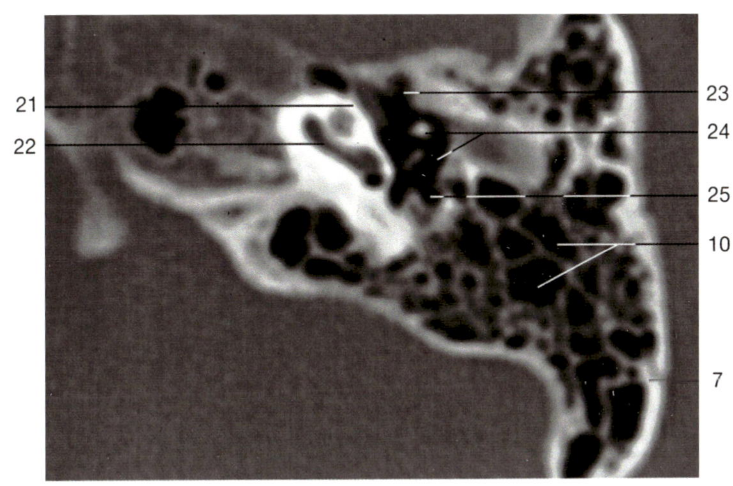

Corte frontal da parte petrosa do osso temporal (TC).

1 Canal semicircular anterior (vermelho)
2 Canal semicircular posterior (amarelo)
3 Canal semicircular lateral (verde)
4 Janela do vestíbulo
5 Janela da cóclea
6 Cavidade timpânica
7 Processo mastoide
8 Fissura petrotimpânica (estilete vermelho = corda do tímpano)
9 Lâmina lateral do processo pterigoide
10 Células mastóideas
11 Canal facial (azul)
12 Forame oval
13 Canal carótico (vermelho)
14 Anel timpânico
15 Parte petrosa do osso temporal
16 Parte escamosa do osso temporal
17 Sutura escamomastóidea
18 Processo zigomático do osso temporal
19 Incisura do anel timpânico
20 Promontório
21 Cúpula da cóclea
22 Canal espiral da cóclea na base da cóclea
23 Recesso epitimpânico
24 Cavidade timpânica e ossículos da audição
25 Recesso hipotimpânico
26 Canalículo da corda do tímpano (estilete verde)
27 Processo mastoide
28 Canalículo para o nervo do estribo (vermelho)
29 Cóclea
30 Canalículo mastóideo (estilete vermelho)

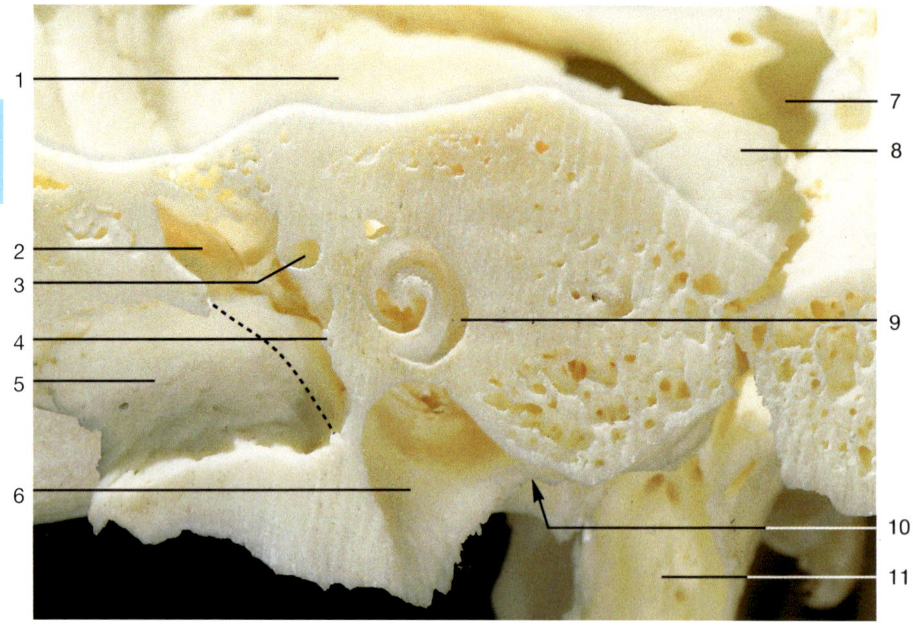

Secção frontal da parte petrosa do osso temporal esquerdo, no nível da cóclea (vista posterior). Posição da membrana timpânica indicada pela linha tracejada.

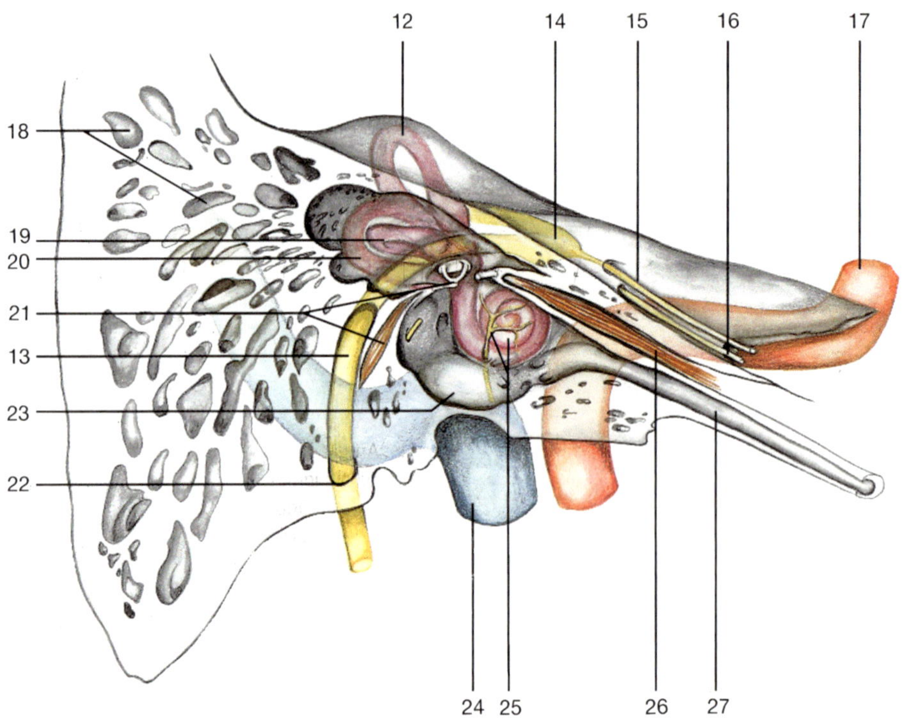

Parede medial da cavidade timpânica e suas relações com os elementos adjacentes na orelha interna, nervo facial e vasos sanguíneos. Secção frontal do osso temporal direito (vista anterior).

1 Face anterior da eminência piramidal
2 Antro mastóideo
3 Canal semicircular lateral
4 Processo cocleariforme
5 Meato acústico externo
6 Fossa jugular
7 Forame lacerado
8 Ápice da parte petrosa
9 Posição da cóclea (modíolo com crista espiral óssea)
10 Canal carótico
11 Processo pterigoide
12 Ducto semicircular anterior
13 Nervo facial
14 Gânglio geniculado
15 Nervo petroso maior
16 Nervo petroso menor
17 Artéria carótida interna
18 Células mastóideas
19 Ducto semicircular lateral
20 Ducto semicircular posterior
21 Estribo e músculo estapédio
22 Forame estilomastóideo
23 Recesso inferior da cavidade timpânica (hipotímpano)
24 Veia jugular interna
25 Promontório com plexo timpânico (posição da cóclea)
26 Músculo tensor do tímpano
27 Tuba auditiva

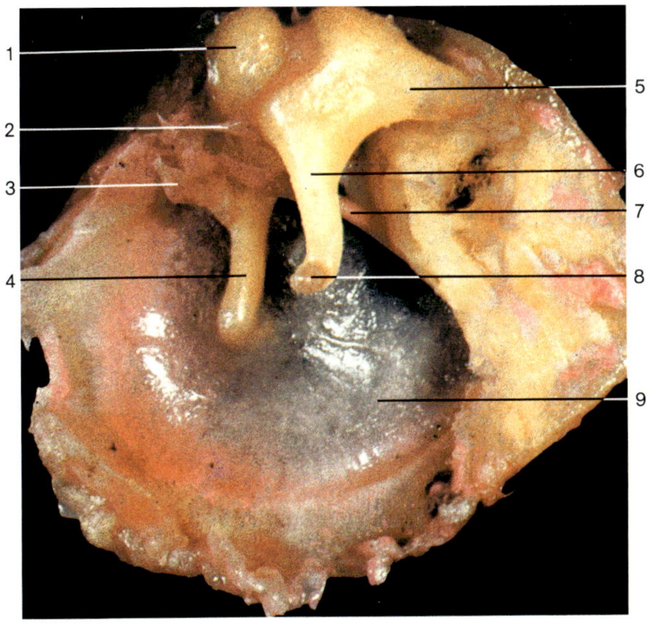

1 Cabeça do martelo
2 Ligamento anterior do martelo
3 Tendão do músculo tensor do tímpano
4 Cabo do martelo
5 Ramo curto da bigorna
6 Ramo longo da bigorna
7 Corda do tímpano
8 Processo lenticular
9 Membrana timpânica

Membrana timpânica com martelo e bigorna (vista interna; lado direito).

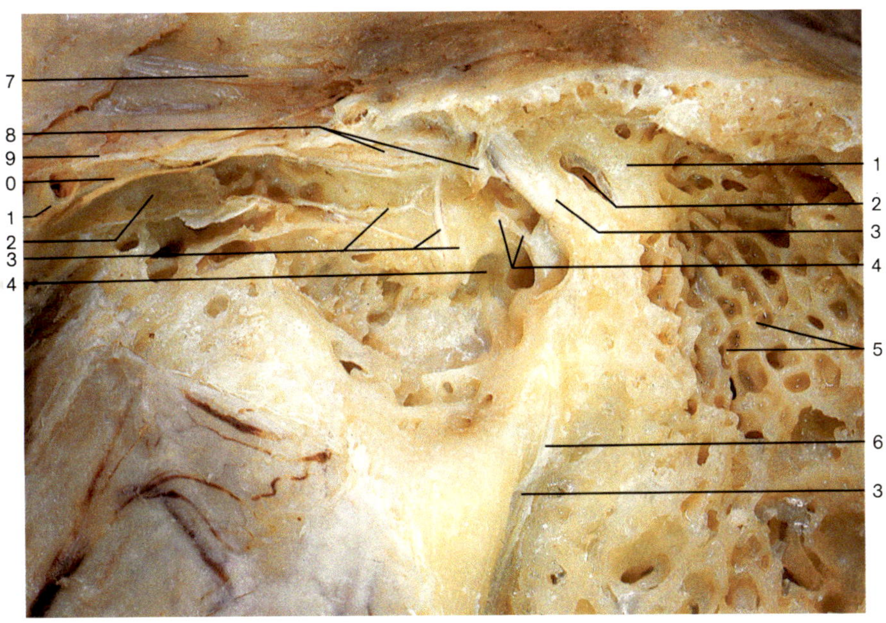

1 Antro timpânico
2 Canal semicircular lateral (aberto)
3 Canal do nervo facial
4 Estribo com tendão do músculo estapédio
5 Células mastóideas
6 Corda do tímpano (parte intracraniana)
7 Nervo petroso maior
8 Músculo tensor do tímpano (processo cocleariforme)
9 Nervo petroso menor
10 Artéria timpânica anterior
11 Artéria meníngea média
12 Tuba auditiva
13 Promontório com plexo timpânico
14 Janela da cóclea

Parede medial da cavidade timpânica (lado esquerdo). Meato acústico externo e parede lateral da cavidade timpânica junto à bigorna. Martelo e membrana timpânica foram removidos; as células mastóideas estão abertas.

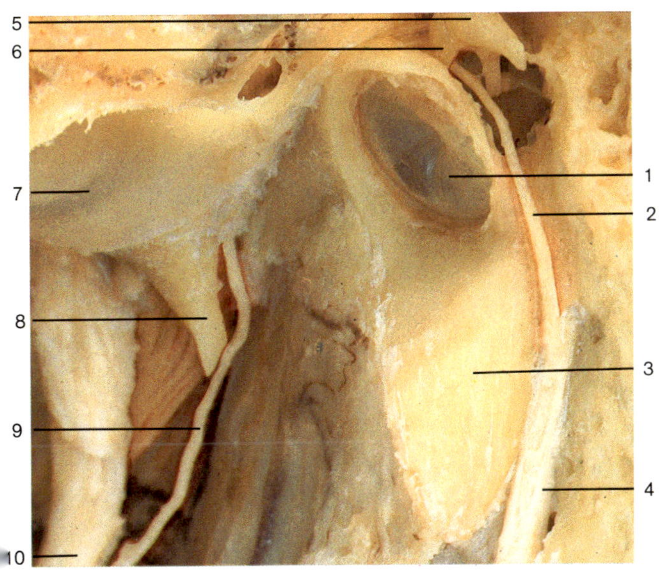

1 Membrana timpânica
2 Corda do tímpano (parte intracraniana)
3 Assoalho do meato acústico externo
4 Nervo facial e canal do nervo facial
5 Bigorna
6 Cabeça do martelo
7 Fossa mandibular
8 Espinha do osso esfenoidal
9 Corda do tímpano (parte extracraniana)
10 Processo estiloide

Membrana timpânica (vista lateral, lado esquerdo). Meato acústico externo e canal do nervo facial foram abertos para expor a corda do tímpano (aumento ~1,5×).

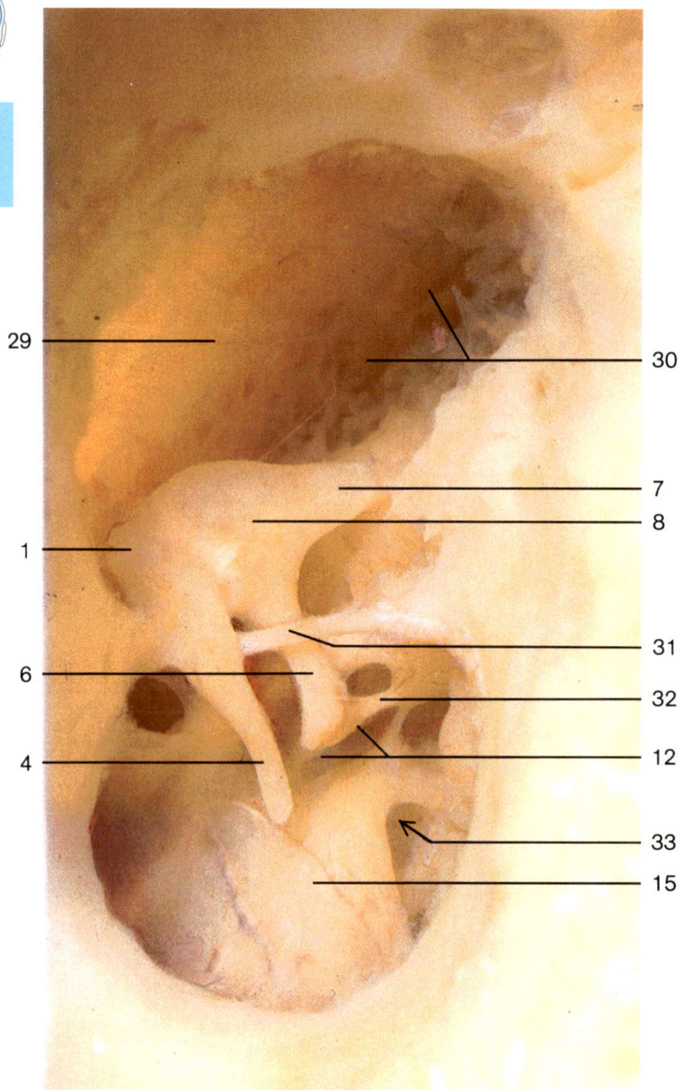

Cavidade timpânica com martelo, bigorna e estribo (lado esquerdo, vista lateral). A membrana timpânica foi removida, e o antro mastóideo aberto.

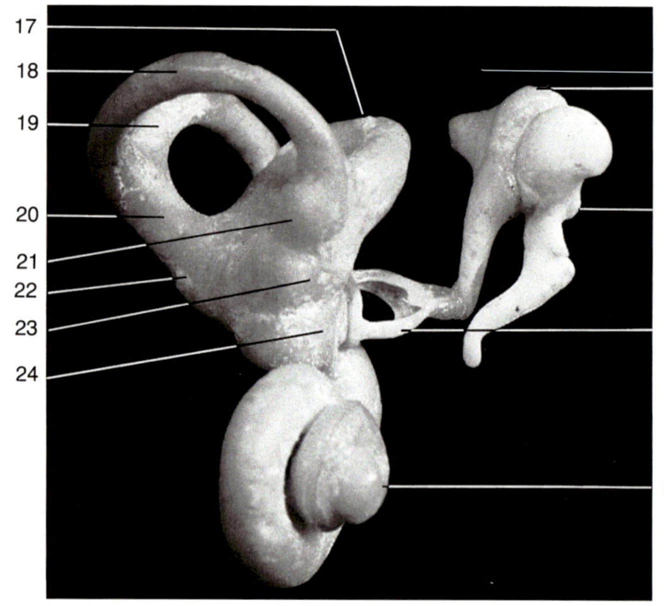

Cadeia dos ossículos da audição em conexão com a orelha interna (lado esquerdo, vista anterolateral).

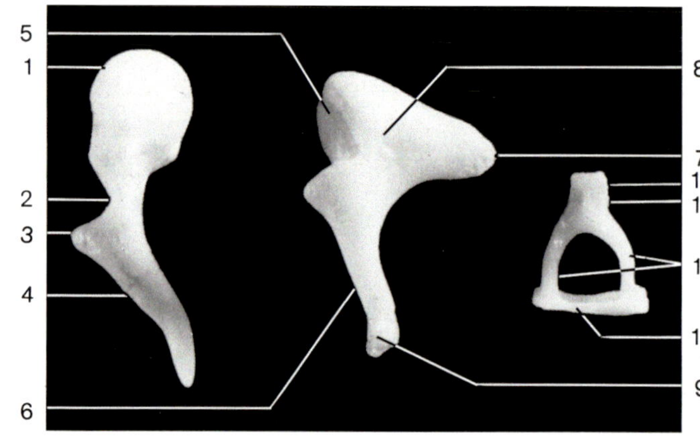

Ossículos da audição (isolados).

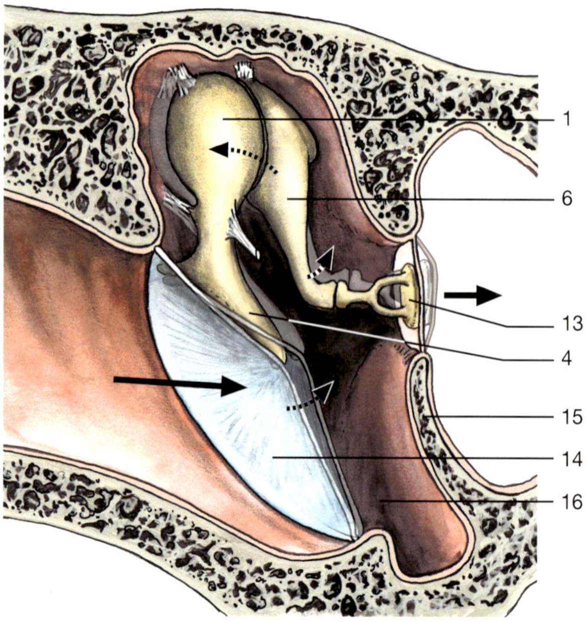

Posição e movimentos dos ossículos da audição.

Martelo
1 Cabeça
2 Colo
3 Processo lateral
4 Cabo

Bigorna
5 Face articular para o martelo
6 Ramo longo
7 Ramo curto
8 Corpo
9 Processo lenticular

Estribo
10 Cabeça
11 Colo
12 Ramos anterior e posterior
13 Base

Paredes da cavidade timpânica
14 Membrana timpânica
15 Promontório
16 Recesso hipotimpânico da cavidade timpânica

Orelha interna (labirinto)
17 Ducto semicircular lateral
18 Ducto semicircular anterior
19 Ducto semicircular posterior
20 Ramo comum
21 Ampola
22 Início do ducto endolinfático
23 Proeminência do utrículo
24 Proeminência do sáculo
25 Bigorna
26 Martelo
27 Estribo
28 Cóclea

Cavidade timpânica
29 Recesso epitimpânico
30 Antro mastóideo
31 Corda do tímpano
32 Tendão do músculo estapédio
33 Janela da cóclea

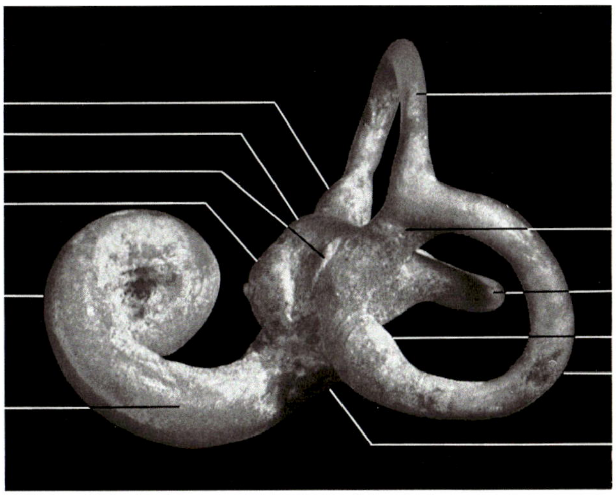

Molde do labirinto direito (vista posteromedial).

1. Ampola (canal semicircular anterior)
2. Recesso elíptico
3. Aqueduto do vestíbulo
4. Recesso esférico
5. Cóclea
6. Base da cóclea
7. Canal semicircular anterior
8. Pilar ósseo comum
9. Canal semicircular lateral
10. Ampola óssea posterior
11. Canal semicircular posterior
12. Janela da cóclea
13. Ampola óssea
14. Janela do vestíbulo
15. Cúpula da cóclea
16. Meato acústico externo
17. Células mastóideas
18. Cavidade timpânica e janela da cóclea (estilete)
19. Meato acústico externo
20. Canal do nervo facial
21. Cóclea (base) e canal musculotubário
22. Martelo e bigorna
23. Estribo
24. Membrana timpânica
25. Cavidade timpânica
26. Aqueduto da cóclea
27. Saco endolinfático
28. Ducto endolinfático
29. Mácula do utrículo
30. Mácula do sáculo

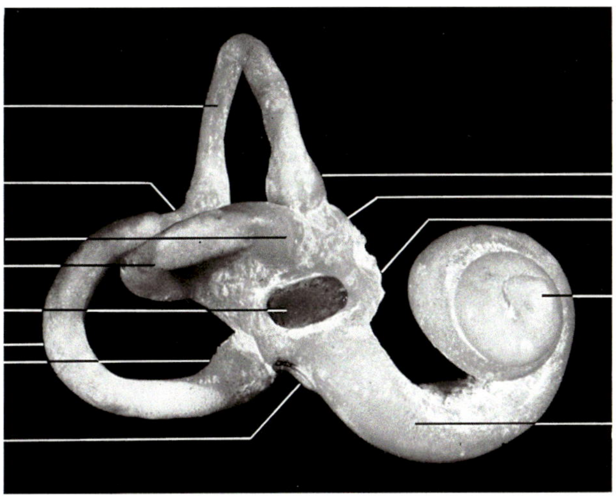

Molde do labirinto direito (vista lateral).

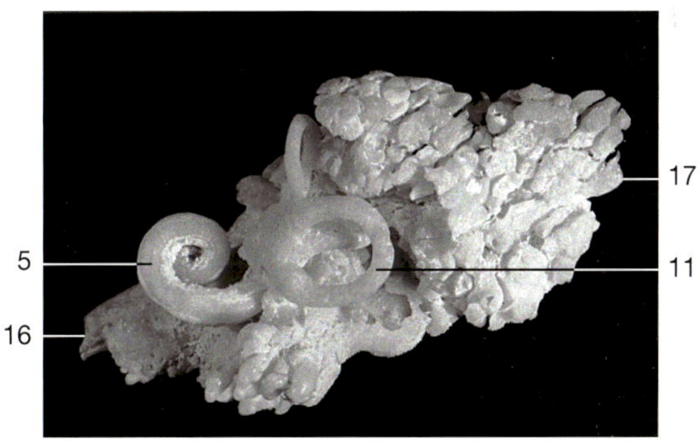

Molde de labirinto ósseo e células mastóideas em tamanho natural (vista posterior).

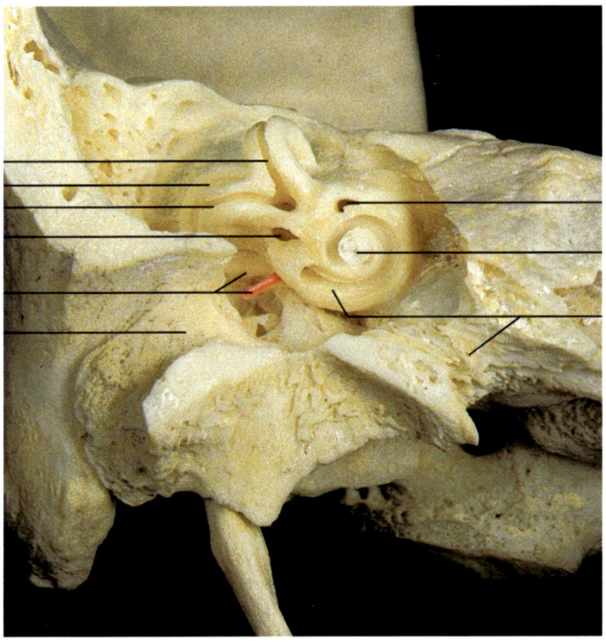

Dissecção do labirinto ósseo *in situ*. Canais semicirculares e canal espiral da cóclea abertos.

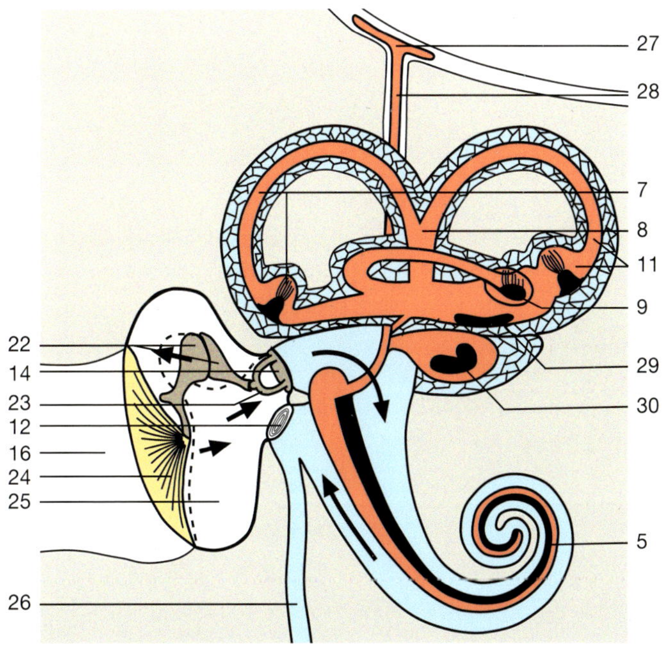

Aparelhos auditivo e vestibular. Setas = direção das ondas sonoras; azul = espaço perilinfático.

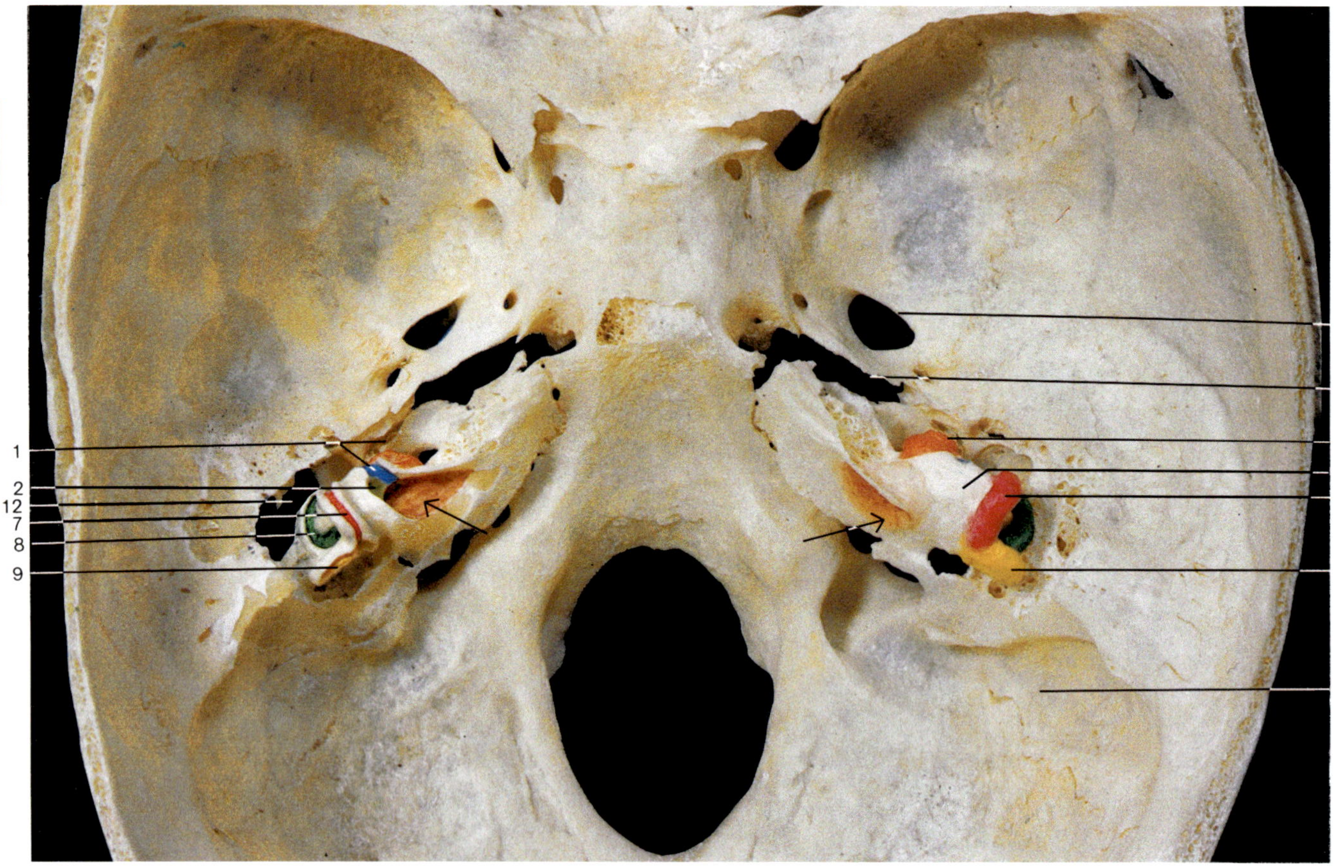

Labirinto ósseo, parte petrosa do osso temporal (vista superior). Esquerda: canais semicirculares abertos; direita: canais semicirculares fechados. Setas = meato acústico interno.

1 Canal do nervo facial e semicanal da tuba auditiva
2 Área vestibular superior
3 Forame oval
4 Forame lacerado
5 Cóclea
6 Vestíbulo
7 Canal semicircular anterior
8 Canal semicircular lateral
9 Canal semicircular posterior
10 Sulco do seio sigmóideo
11 Seio sigmóideo
12 Cavidade timpânica
13 Tuba auditiva
14 Células mastóideas
15 Nervos facial, vestibulococlear e intermédio
16 Fossa temporal
17 Janela do vestíbulo
18 Promontório
19 Processo zigomático
20 Janela da cóclea
21 Processo mastoide

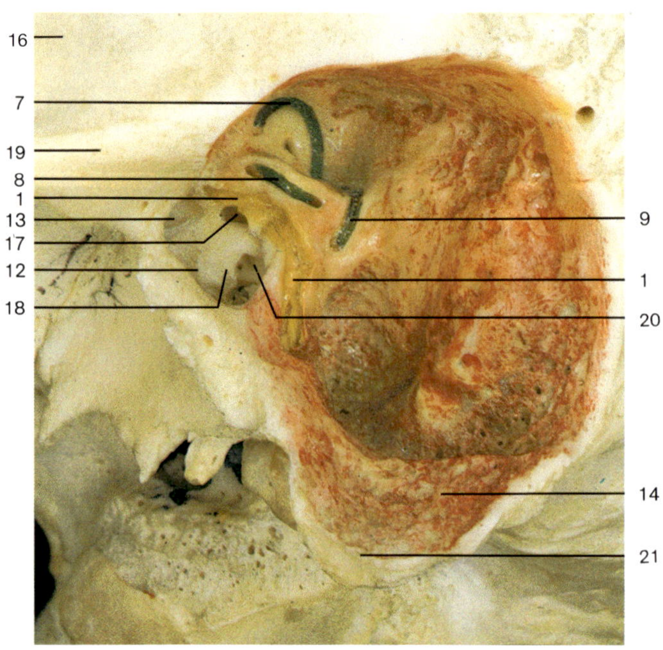

Labirinto ósseo (vista lateral esquerda). Osso temporal e parte timpânica parcialmente removidos; canais semicirculares abertos.

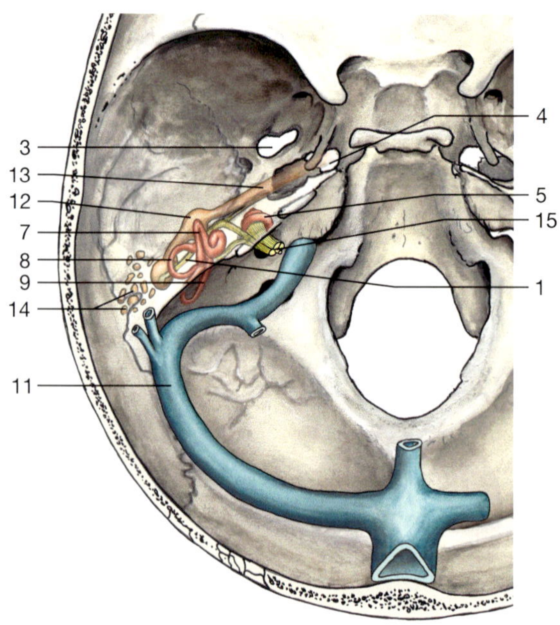

Orelha interna (vista superior). Diagrama mostrando a posição do labirinto membranáceo e a cavidade timpânica.

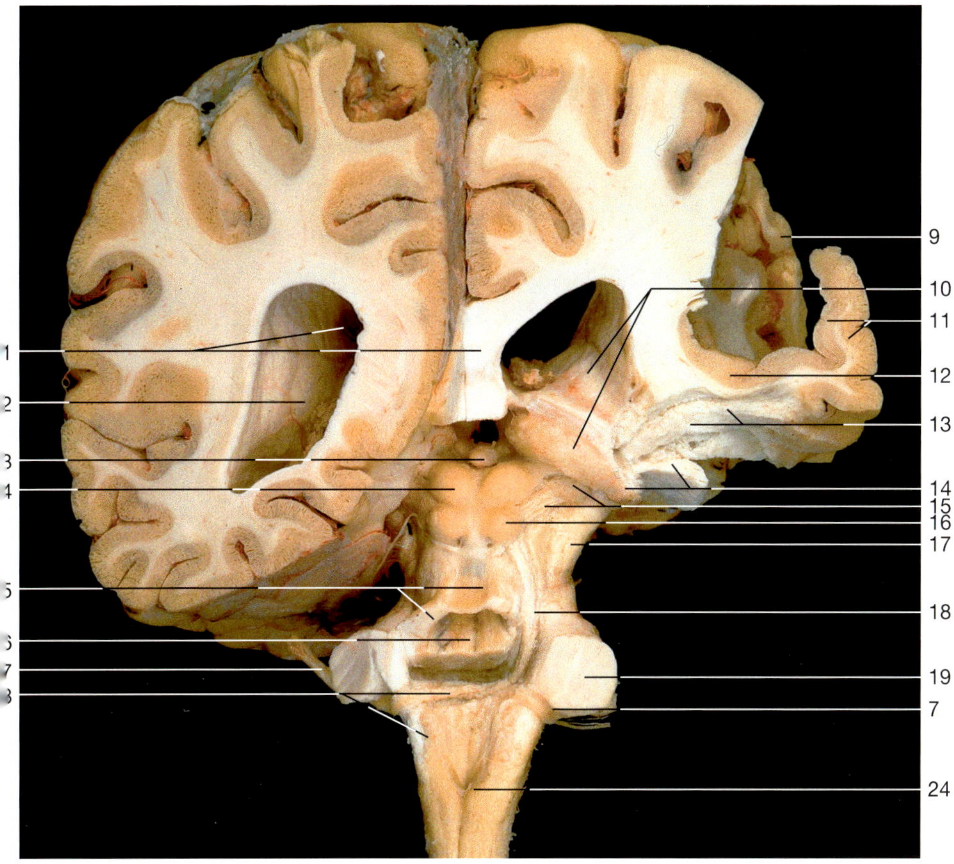

Dissecção do tronco encefálico mostrando a via auditiva (vista posterior). O cerebelo e a parte posterior dos dois hemisférios cerebrais foram removidos.

1 Ventrículo lateral esquerdo e corpo caloso
2 Tálamo
3 Glândula pineal
4 Colículo superior
5 Véu medular superior e pedúnculo cerebelar superior
6 Fossa romboide
7 Nervo vestibulococlear (n. VIII)
8 Estria coclear posterior e pedúnculo cerebelar inferior
9 Lobo insular
10 Núcleo caudado e tálamo
11 Lobo temporal (giro temporal superior) (área dos centros da audição)
12 Giros temporais transversos (de Heschl) (área primária dos centros da audição)
13 Radiação acústica da cápsula interna
14 Corpo geniculado lateral e radiação óptica (seccionada)
15 Corpo geniculado medial e braço do colículo inferior
16 Colículo inferior
17 Pedúnculo cerebral
18 Lemnisco lateral
19 Pedúnculo cerebelar médio
20 Núcleo coclear posterior
21 Núcleo coclear anterior
22 Parte inferior da oliva com trato olivococlear (de Rasmussen) (vermelho)
23 Gânglio espiral
24 Óbex
25 Lobo frontal
26 Lobo temporal
27 Giro temporal médio (área terciária dos centros da audição)
28 Corpo trapezoide

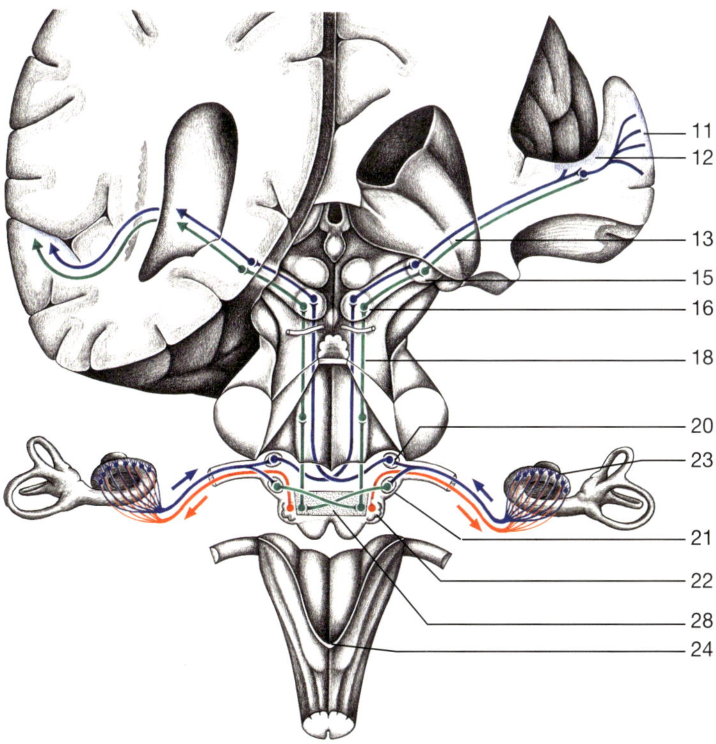

Via da audição (comparar com a dissecção acima).
Vermelho = via descendente (eferente) (trato olivococlear de Rasmussen); verde e azul = vias ascendentes (aferentes).

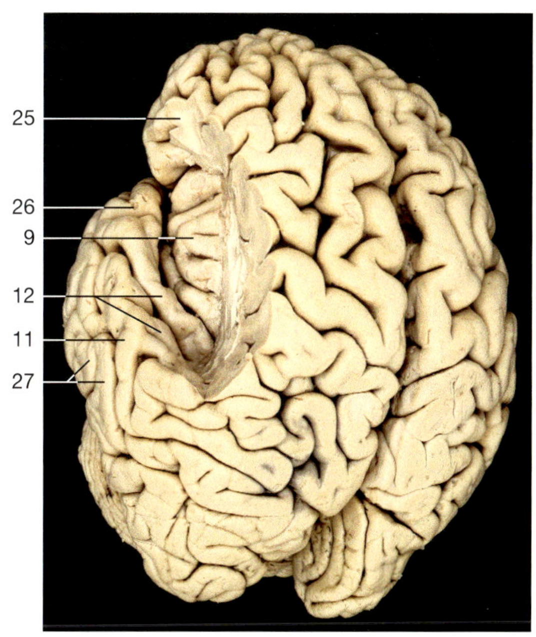

Áreas da audição no hemisfério cerebral esquerdo (face superolateral). Partes dos lobos frontal e parietal foram removidas.

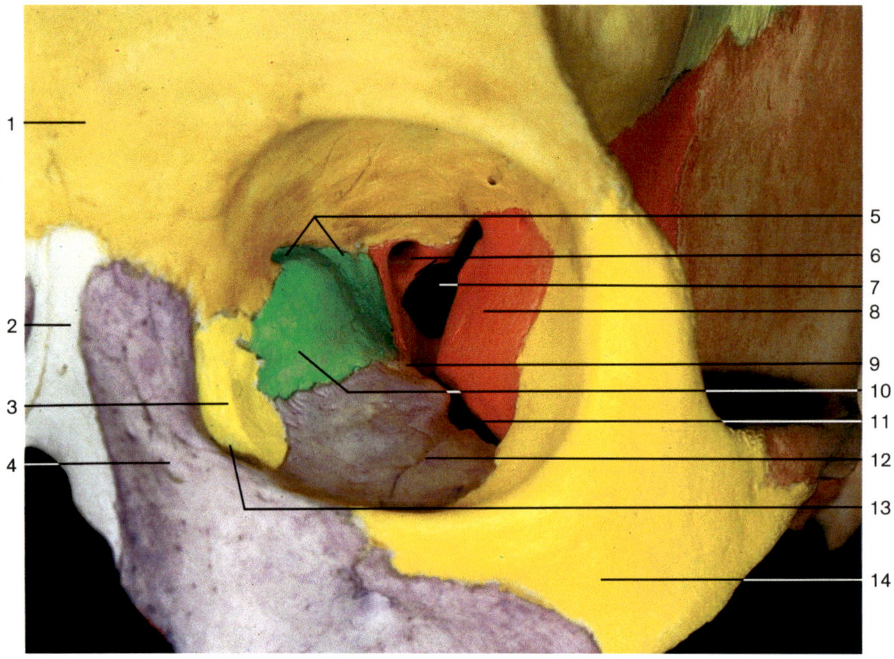

Ossos da órbita esquerda (indicados por cores diferentes).

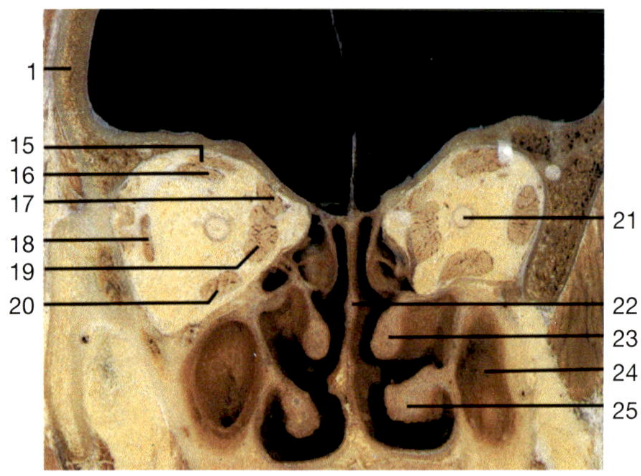

Secção frontal pela parte posterior da órbita.

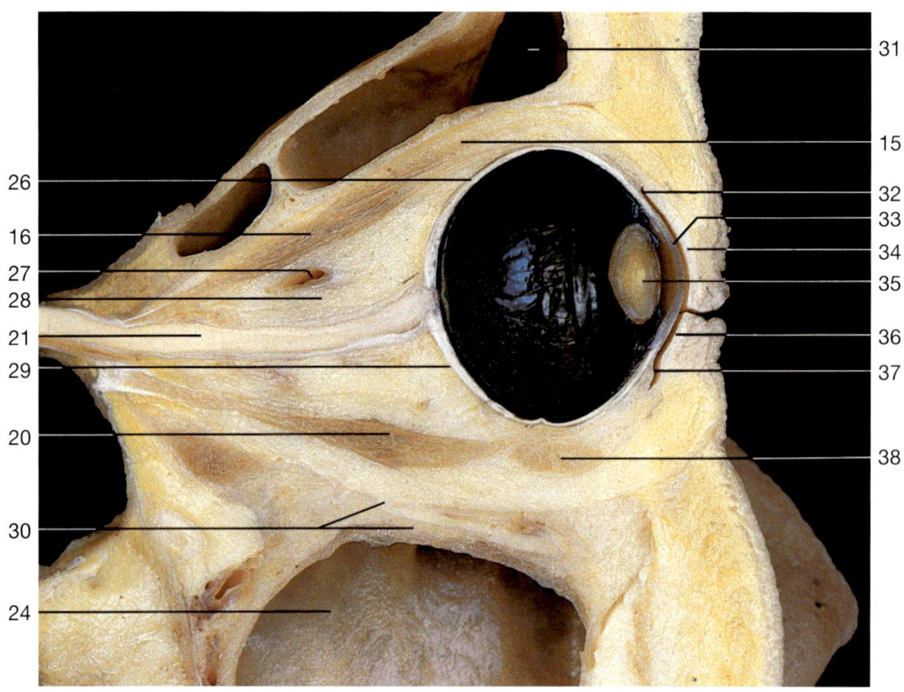

Secção sagital da órbita e do bulbo do olho.

1 Osso frontal
2 Osso nasal
3 Osso lacrimal
4 Processo frontal da maxila
5 Forames etmoidais
6 Asa menor do osso esfenoide e canal óptico
7 Fissura orbital superior
8 Asa maior do osso esfenoide
9 Processo orbital do osso palatino
10 Lâmina orbital do osso etmoide
11 Fissura orbital inferior
12 Sulco infraorbital
13 Ducto lacrimonasal
14 Osso zigomático
15 Músculo levantador da pálpebra superior
16 Músculo reto superior do bulbo do olho
17 Músculo oblíquo superior do bulbo do olho
18 Músculo reto lateral do bulbo do olho
19 Músculo reto medial do bulbo do olho
20 Músculo reto inferior do bulbo do olho
21 Nervo óptico (n. II)
22 Septo nasal
23 Concha nasal média
24 Seio maxilar
25 Concha nasal inferior
26 Esclera
27 Artéria oftálmica
28 Corpo adiposo da órbita
29 Espaço episcleral
30 Periórbita e maxila
31 Seio frontal
32 Fórnice superior da conjuntiva
33 Córnea
34 Tarso superior
35 Lente
36 Tarso inferior
37 Fórnice inferior da conjuntiva
38 Músculo oblíquo inferior do bulbo do olho

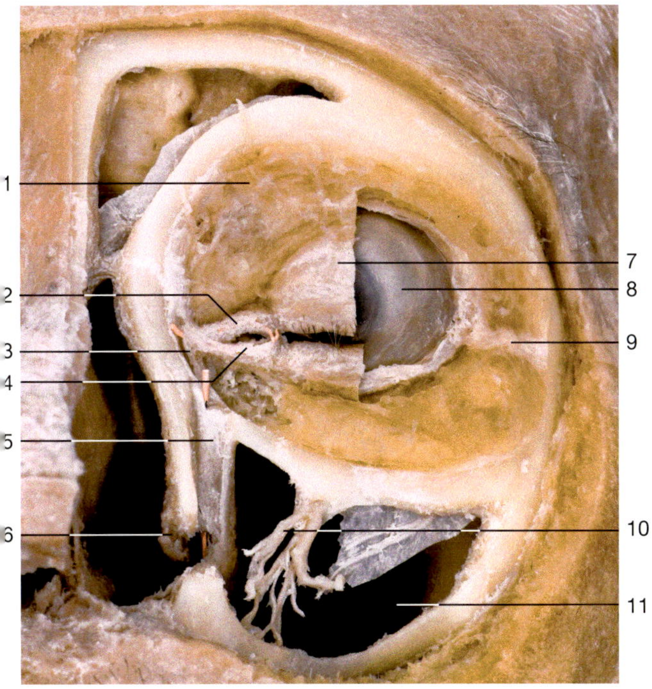

Pálpebras e aparelho lacrimal do olho esquerdo (vista anterior). Partes da pálpebra foram removidas para expor o bulbo do olho subjacente. O seio maxilar foi aberto.

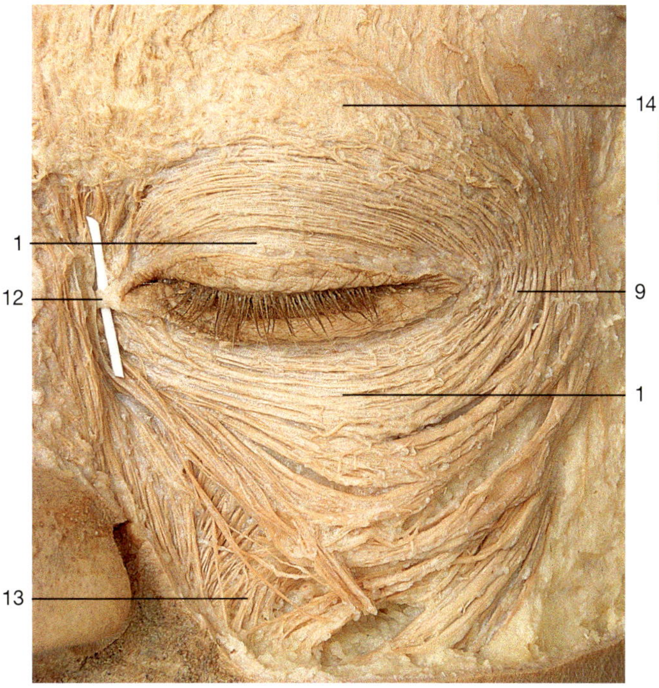

Músculos da face relacionados ao olho esquerdo (vista anterior). O músculo orbicular do olho e sua conexão com os músculos do lábio superior estão demonstrados. Observe o ligamento palpebral medial (estilete).

1 Músculo orbicular do olho
2 Canalículo lacrimal superior
3 Saco lacrimal
4 Canalículo lacrimal inferior
5 Ducto lacrimonasal
6 Concha nasal inferior
7 Pálpebra superior
8 Bulbo do olho
9 Ligamento palpebral lateral
10 Nervo e artéria infraorbitais
11 Seio maxilar
12 Ligamento palpebral medial
13 Músculo levantador do lábio superior
14 Ventre frontal do músculo occipitofrontal
15 Aponeurose do músculo levantador da pálpebra superior
16 Glândula lacrimal
17 Parte palpebral do músculo orbicular do olho
18 Forame infraorbital

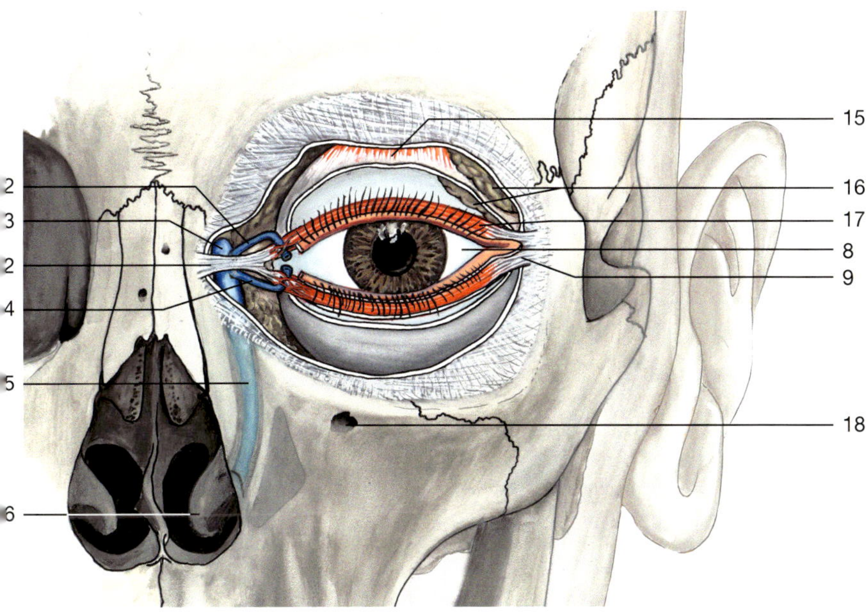

Aparelho lacrimal do olho esquerdo (vista anterior).
Vermelho = parte palpebral do músculo orbicular do olho.

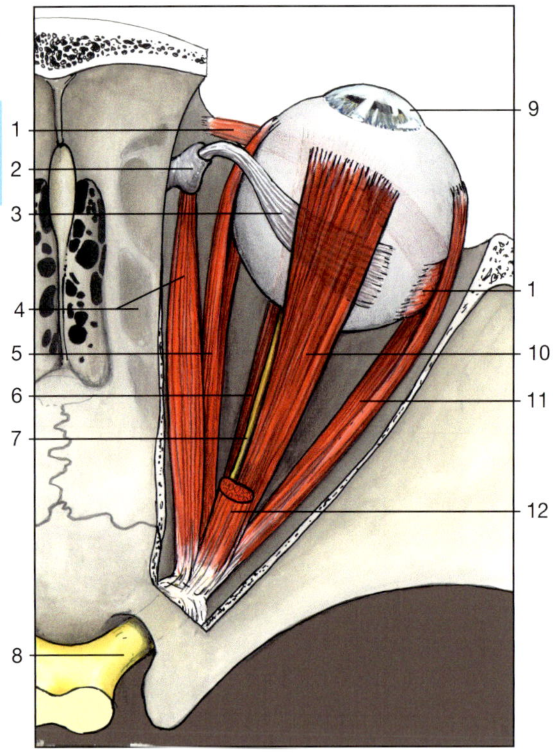

Órbita direita com bulbo do olho e músculos extrínsecos do bulbo do olho (vista superior). O músculo levantador da pálpebra superior foi seccionado.

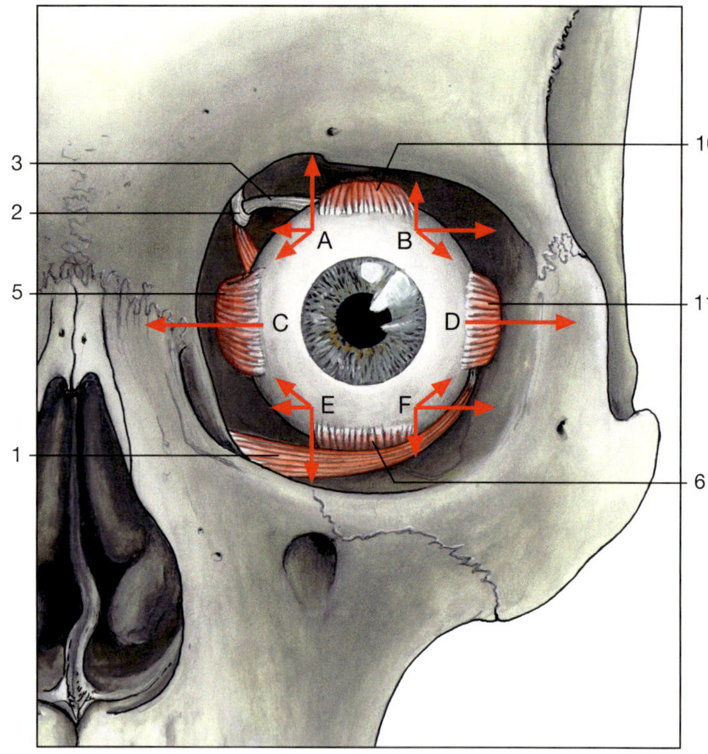

Ação dos músculos extrínsecos do bulbo do olho (vista anterior).

A = Músculo reto superior
B = Músculo oblíquo inferior
C = Músculo reto medial
D = Músculo reto lateral
E = Músculo reto inferior
F = Músculo oblíquo superior

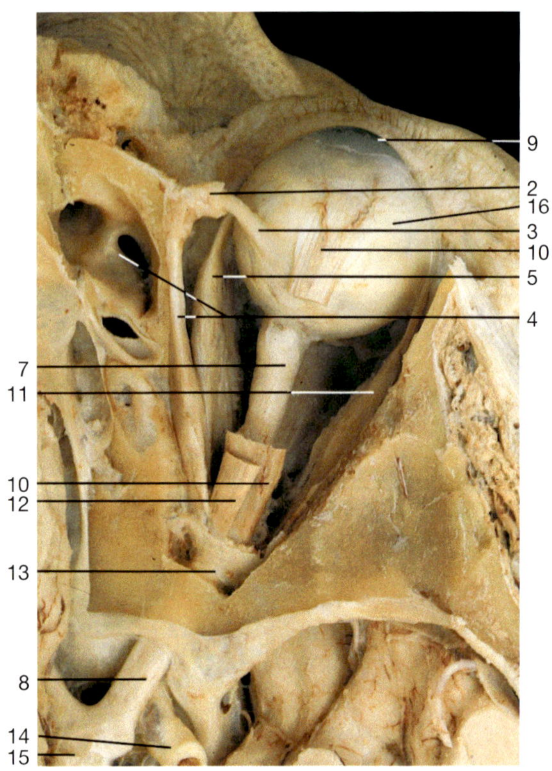

Órbita direita com bulbo do olho e músculos extrínsecos (vista superior). A parede superior da órbita foi removida; os músculos reto superior do bulbo do olho e levantador da pálpebra superior foram seccionados.

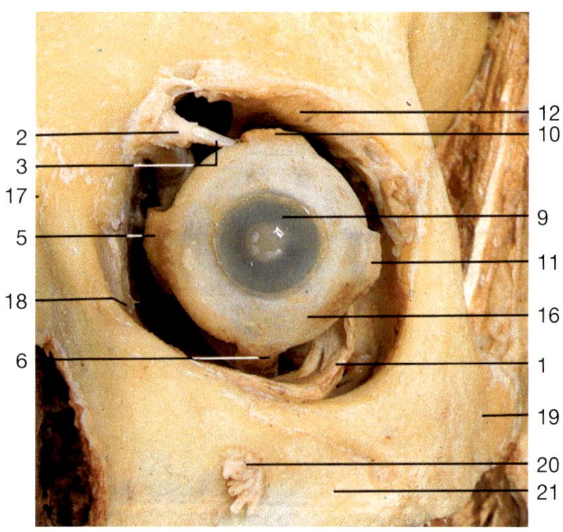

Órbita esquerda com bulbo do olho e músculos extrínsecos do bulbo do olho (vista anterior). Pálpebras, conjuntiva e aparelho lacrimal removidos.

1 Músculo oblíquo inferior do bulbo do olho
2 Tróclea
3 Tendão do músculo oblíquo superior do bulbo do olho
4 Músculo oblíquo superior do bulbo do olho e células etmoidais
5 Músculo reto medial do bulbo do olho
6 Músculo reto inferior do bulbo do olho
7 Nervo óptico (parte extracraniana)
8 Nervo óptico (parte intracraniana)
9 Córnea
10 Músculo reto superior do bulbo do olho
11 Músculo reto lateral do bulbo do olho
12 Músculo levantador da pálpebra superior
13 Anel tendíneo comum
14 Artéria carótida interna
15 Quiasma óptico
16 Esclera
17 Osso nasal
18 Ducto lacrimonasal
19 Osso zigomático
20 Nervos infraorbitais
21 Maxila

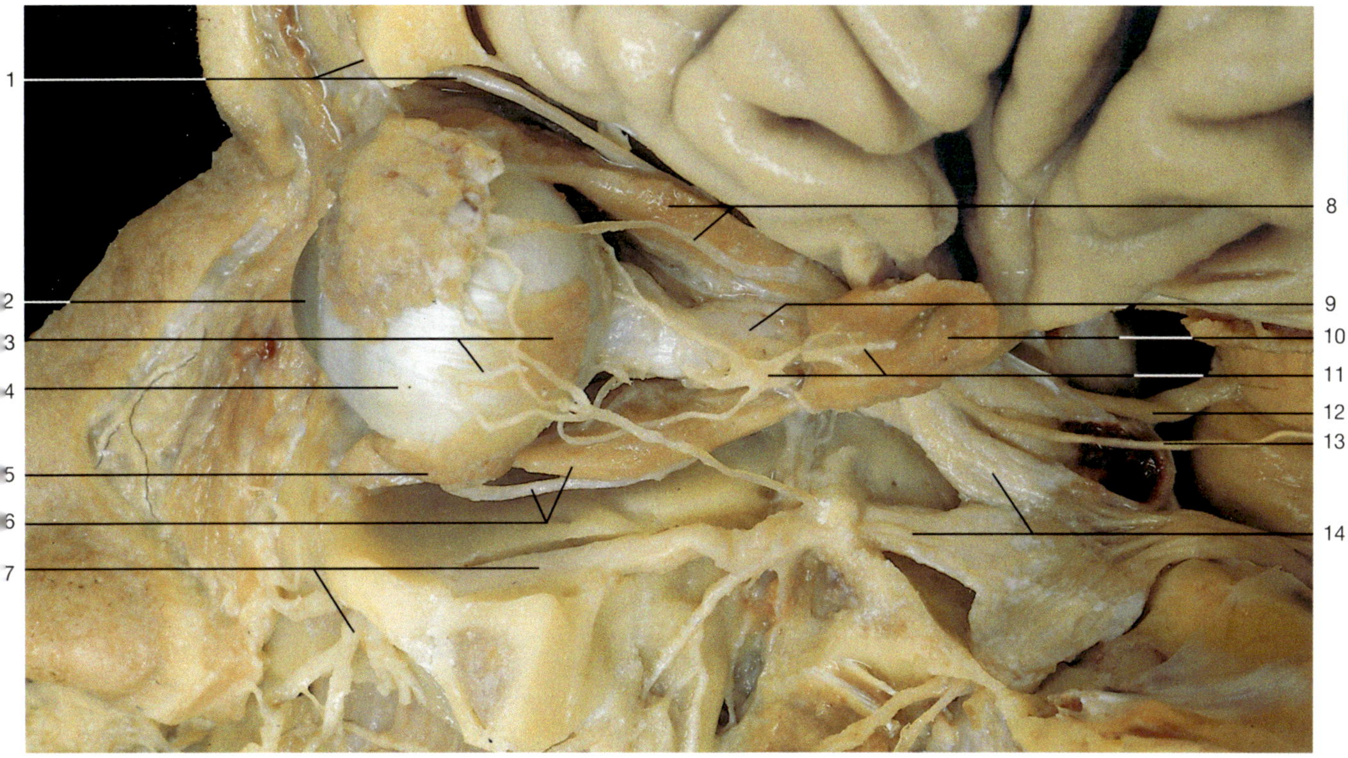

Músculos extrínsecos do bulbo do olho e seus nervos (vista lateral do olho esquerdo). Músculo reto lateral do bulbo do olho seccionado e rebatido.

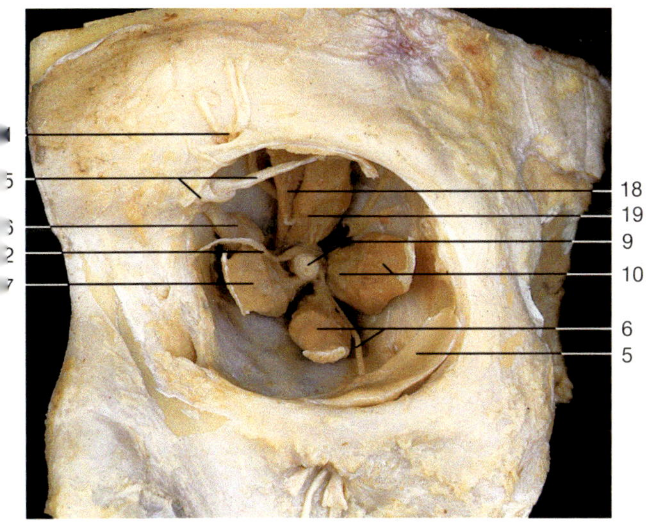

Órbita esquerda com músculos extrínsecos do bulbo do olho (vista anterior). Bulbo do olho removido.

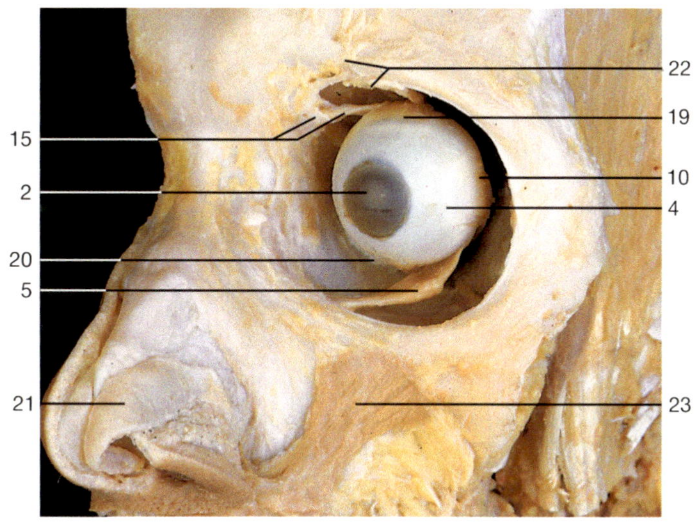

Músculos extrínsecos do bulbo do olho (vista anterolateral).

1 Nervo supraorbital
2 Córnea
3 Inserção do músculo reto lateral do bulbo do olho
4 Bulbo do olho (esclera)
5 Músculo oblíquo inferior do bulbo do olho
6 Músculo reto inferior do bulbo do olho e ramo inferior do nervo oculomotor
7 Nervo infraorbital
8 Músculo reto superior do bulbo do olho e nervo lacrimal
9 Nervo óptico (n. II)
10 Músculo reto lateral do bulbo do olho
11 Gânglio ciliar e nervo abducente (n. VI)
12 Nervo oculomotor (n. III)
13 Nervo troclear (n. IV)
14 Nervo oftálmico (n. V_1) e nervo maxilar (n. V_2)
15 Tróclea e tendão do músculo oblíquo superior do bulbo do olho
16 Músculo oblíquo superior do bulbo do olho
17 Músculo reto medial do bulbo do olho
18 Músculo levantador da pálpebra superior
19 Músculo reto superior do bulbo do olho
20 Músculo reto inferior do bulbo do olho
21 Cartilagem alar maior
22 Nervo supraorbital e músculo levantador da pálpebra superior
23 Músculo levantador do lábio superior

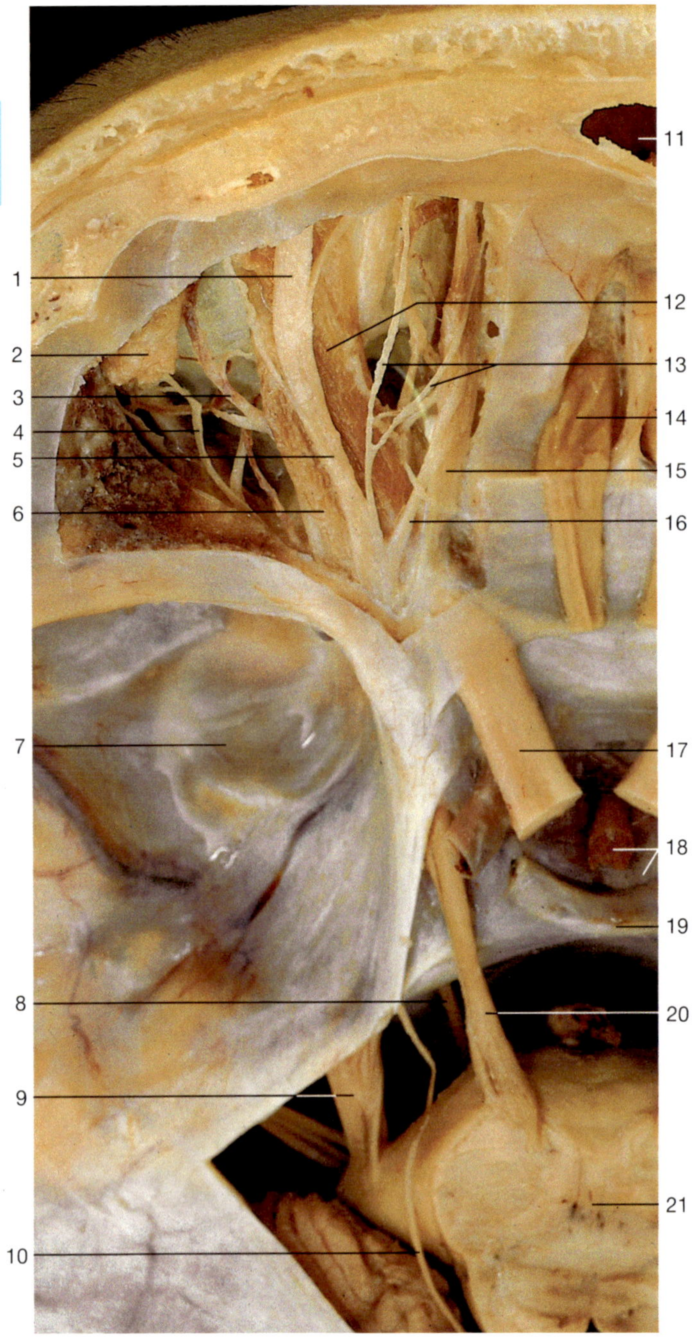

Conteúdo do plano superficial da órbita esquerda (vista superior). A parede superior da órbita e uma parte do lado esquerdo do tentório do cerebelo foram removidas.

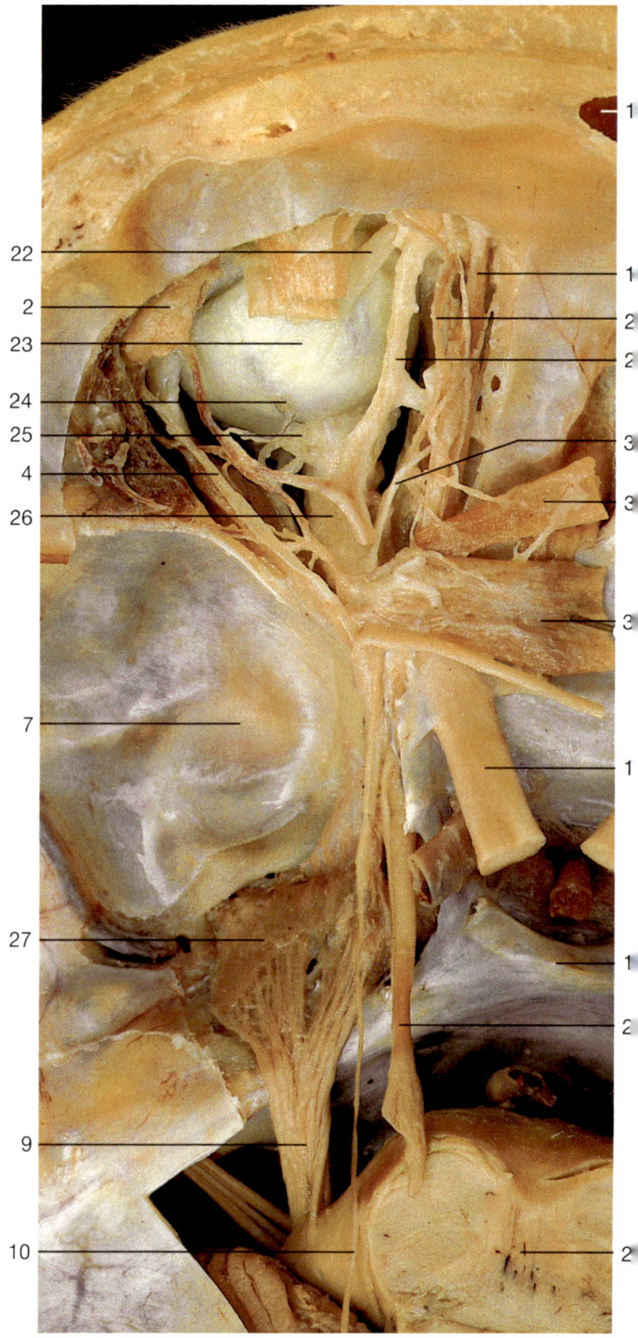

Conteúdo do plano médio da órbita esquerda (vista superior). A parede superior da órbita foi removida, e os músculos extrínsecos do bulbo do olho superiores foram seccionados e rebatidos.

1 Nervo frontal (ramo lateral)
2 Glândula lacrimal
3 Veia lacrimal
4 Nervo lacrimal
5 Nervo frontal
6 Músculo reto superior do bulbo do olho
7 Fossa média do crânio
8 Nervo abducente (n. VI)
9 Nervo trigêmeo (n. V)
10 Nervo troclear (parte intracraniana)
11 Seio frontal
12 Músculo levantador da pálpebra superior
13 Ramos do nervo supratroclear
14 Bulbo olfatório
15 Músculo oblíquo superior do bulbo do olho
16 Nervo troclear (parte intraorbital)
17 Nervo óptico (parte intracraniana)
18 Hipófise e infundíbulo
19 Dorso da sela
20 Nervo oculomotor (n. III)
21 Mesencéfalo
22 Tendão do músculo oblíquo superior do bulbo do olho
23 Bulbo do olho
24 Veia vorticosa
25 Nervos ciliares curtos
26 Nervo óptico (parte orbital)
27 Gânglio trigeminal

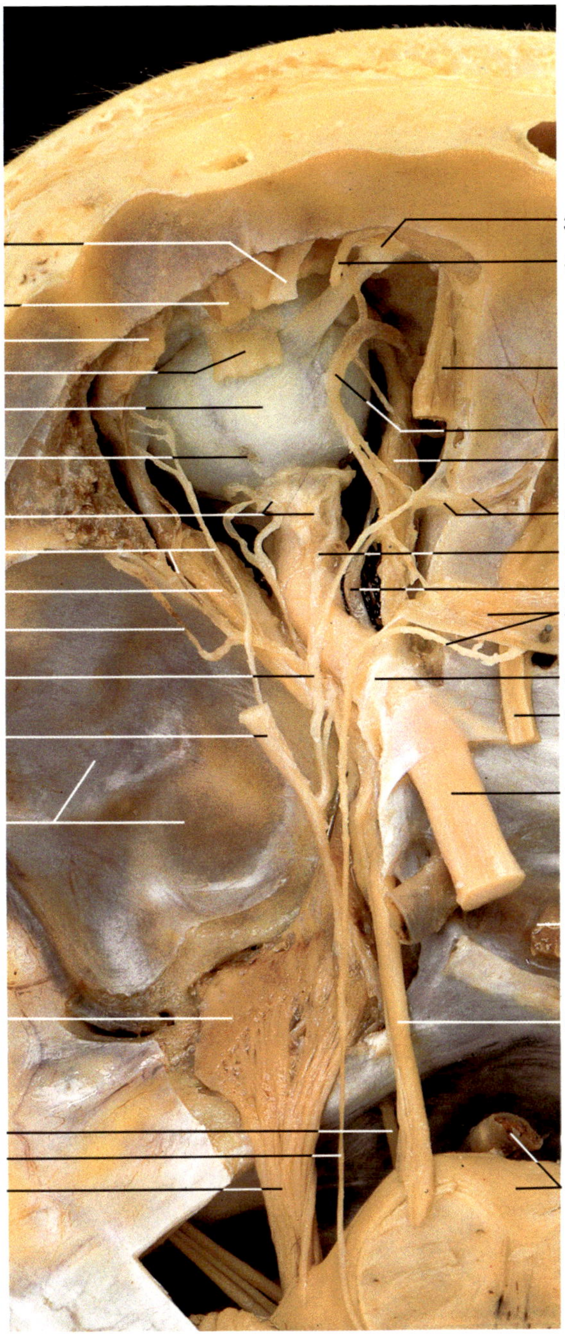

Conteúdo do plano médio da órbita esquerda (vista superior). A parede superior da órbita e os músculos extrínsecos do bulbo do olho superiores foram removidos.

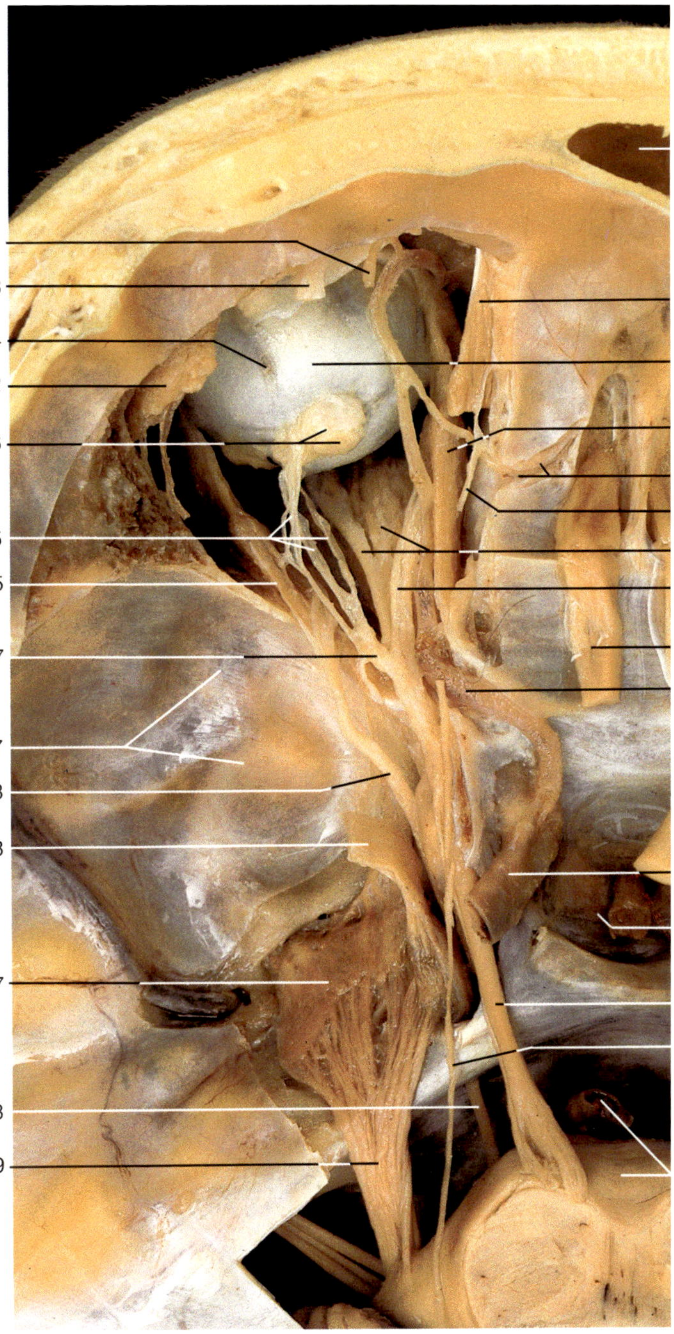

Conteúdo do plano profundo da órbita esquerda (vista superior). Agora, com o nervo óptico também removido.

28 Artéria oftálmica
29 Veia oftálmica superior
30 Nervo nasociliar
31 Músculo levantador da pálpebra superior (rebatido)
32 Músculo reto superior do bulbo do olho (rebatido)
33 Nervo supraorbital (ramo lateral)
34 Nervo e artéria lacrimais
35 Músculo reto lateral do bulbo do olho
36 Artéria meningolacrimal (anastomosando com a artéria meníngea média)
37 Tróclea
38 Nervo supraorbital (ramo medial)
39 Músculo reto medial do bulbo do olho
40 Artéria e nervo etmoidais anteriores
41 Nervo ciliar longo
42 Músculo oblíquo superior do bulbo do olho e nervo troclear
43 Anel tendíneo comum
44 Trato olfatório
45 Artéria basila e ponte
46 Nervo óptico e sua bainha (seccionada)
47 Gânglio ciliar
48 Nervo oftálmico (seccionado e rebatido)
49 Nervo oculomotor (ramo inferior) e músculo reto inferior do bulbo do olho
50 Nervo oculomotor (ramo superior)
51 Artéria carótida interna

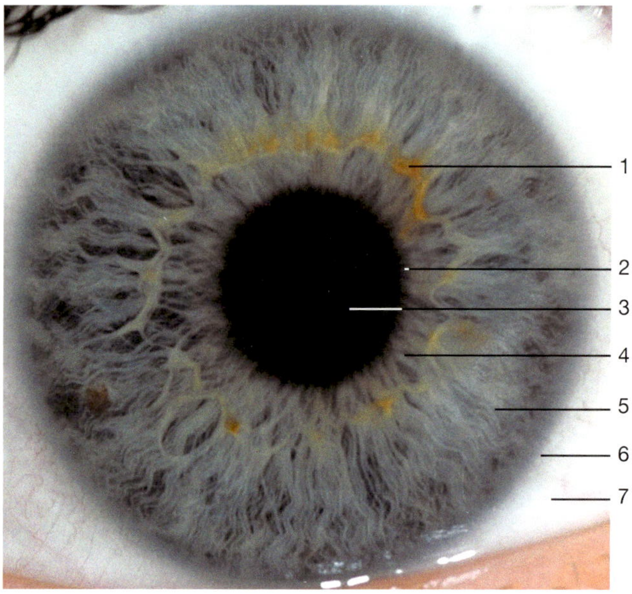

Segmento anterior do olho humano. Observe a íris colorida e a localização da lente atrás da íris.

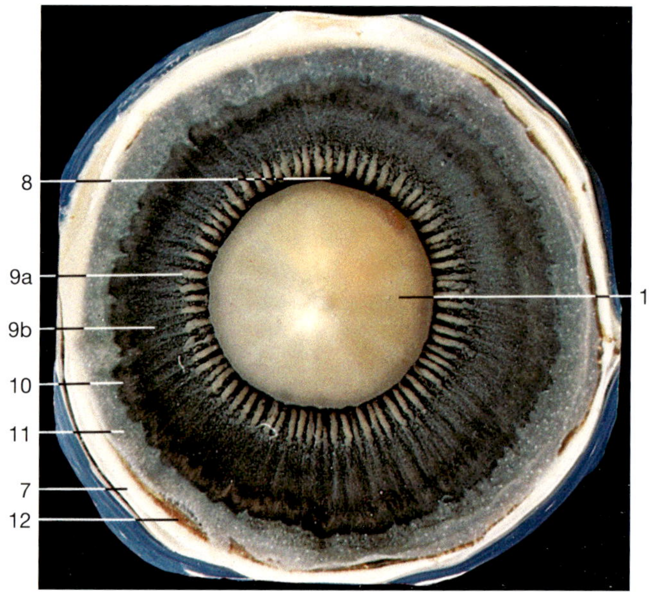

Segmento anterior do bulbo do olho (face posterior). A opacidade da lente é um artefato.

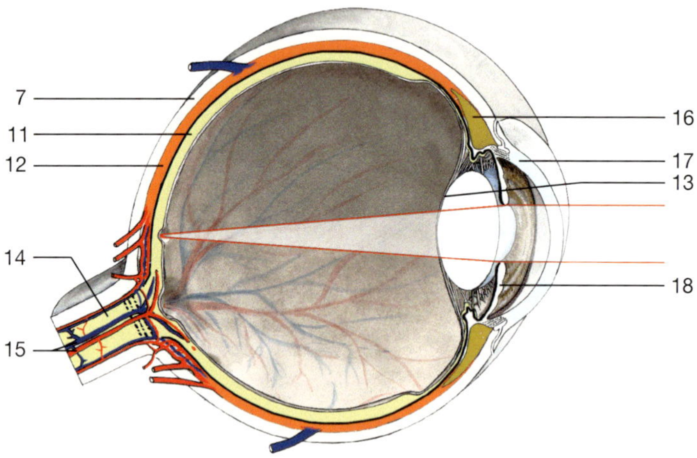

Organização do bulbo do olho (corte sagital). Linhas vermelhas = projeção da luz na fóvea central.

1 Prega da íris
2 Margem pupilar da íris
3 Face anterior da lente
4 Margem interna da íris
5 Margem externa da íris
6 Limbo da córnea
7 Esclera
8 Fibras zonulares
9 Corpo ciliar
   a Processos ciliares
   b Orbículo ciliar
10 *Ora serrata*
11 Retina
12 Corioide
13 Face posterior da lente
14 Nervo óptico (n. II)
15 Veia e artéria centrais da retina
16 Músculo ciliar
17 Córnea
18 Íris
19 Osso da órbita
20 Músculo reto superior do bulbo do olho
21 Corpo vítreo
22 Lente
23 Músculo reto inferior do bulbo do olho
24 Seio maxilar

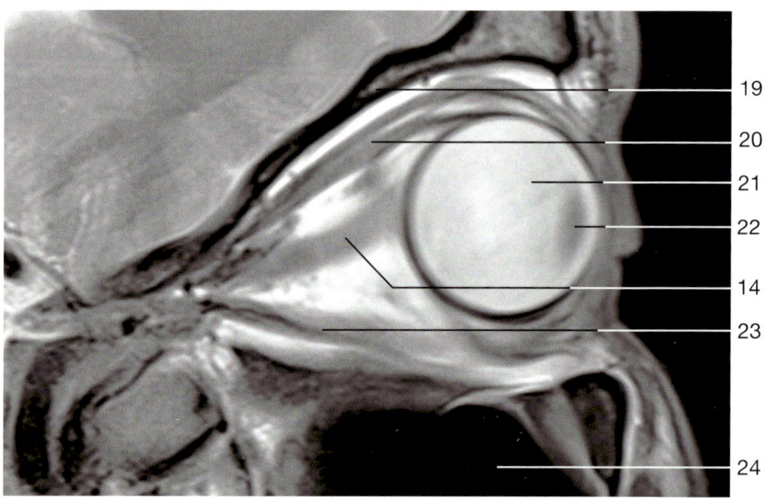

Corte sagital da órbita e do bulbo do olho (RNM).
(Prof. Uder, Depto. de Radiologia, Universidade de Erlangen-Nürnberg, Alemanha.)

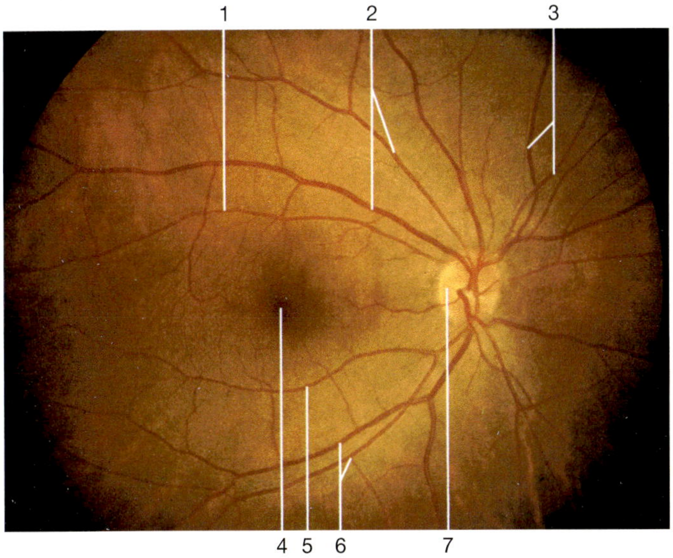

Fundo de olho direito normal. Observe que artérias são menores e mais claras do que as veias (Prof. Okamura, Depto. de Oftalmologia, Universidade de Kumamoto, Japão).

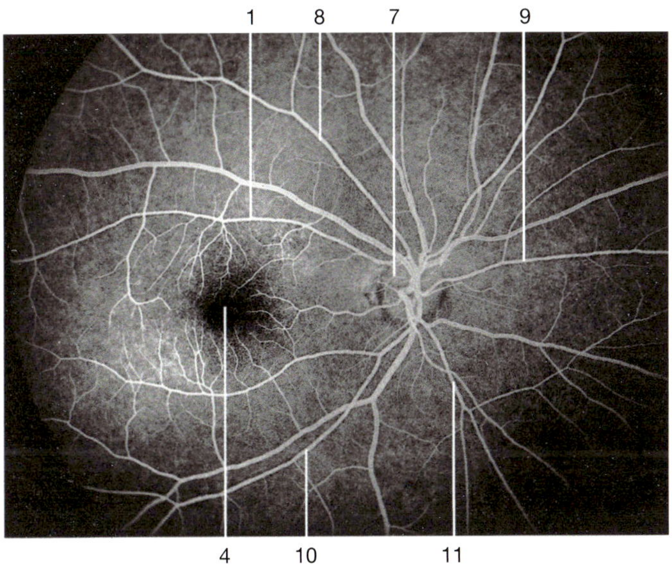

Angiografia fluorescente do olho direito (mesmo olho visto acima). Vasos da retina. (Prof. Okamura, Depto. de Oftalmologia, Universidade de Kumamoto, Japão.)

1 Arteríola macular superior
2 Arteríola e vênula temporais superiores da retina
3 Artéria e veia centrais da retina
4 Fóvea central e mácula lútea
5 Arteríola macular inferior
6 Arteríola e vênula temporais inferiores da retina
7 Disco do nervo óptico
8 Arteríola temporal superior da retina
9 Arteríola nasal superior da retina
10 Arteríola temporal inferior da retina
11 Arteríola nasal inferior da retina
12 Artérias etmoidais anterior e posterior
13 Artérias ciliares posteriores longas e curtas
14 Nervo óptico (n. II) e artéria oftálmica
15 Artéria central da retina
16 Artérias retinianas
17 Artéria supratroclear
18 Artéria supraorbital
19 Artéria ciliar anterior
20 Artéria dorsal do nariz
21 Artérias da íris
22 Lente

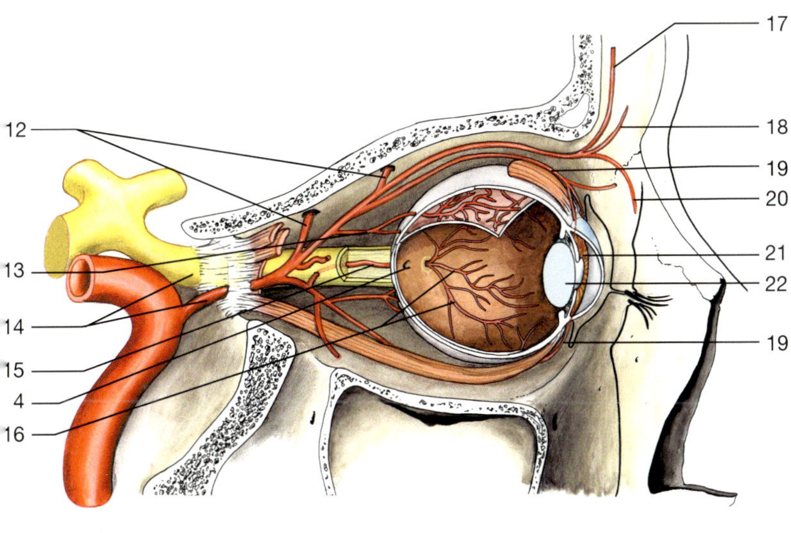

Órbita com o bulbo do olho, nervo óptico e vasos do olho. A artéria oftálmica e seus ramos são demonstrados.

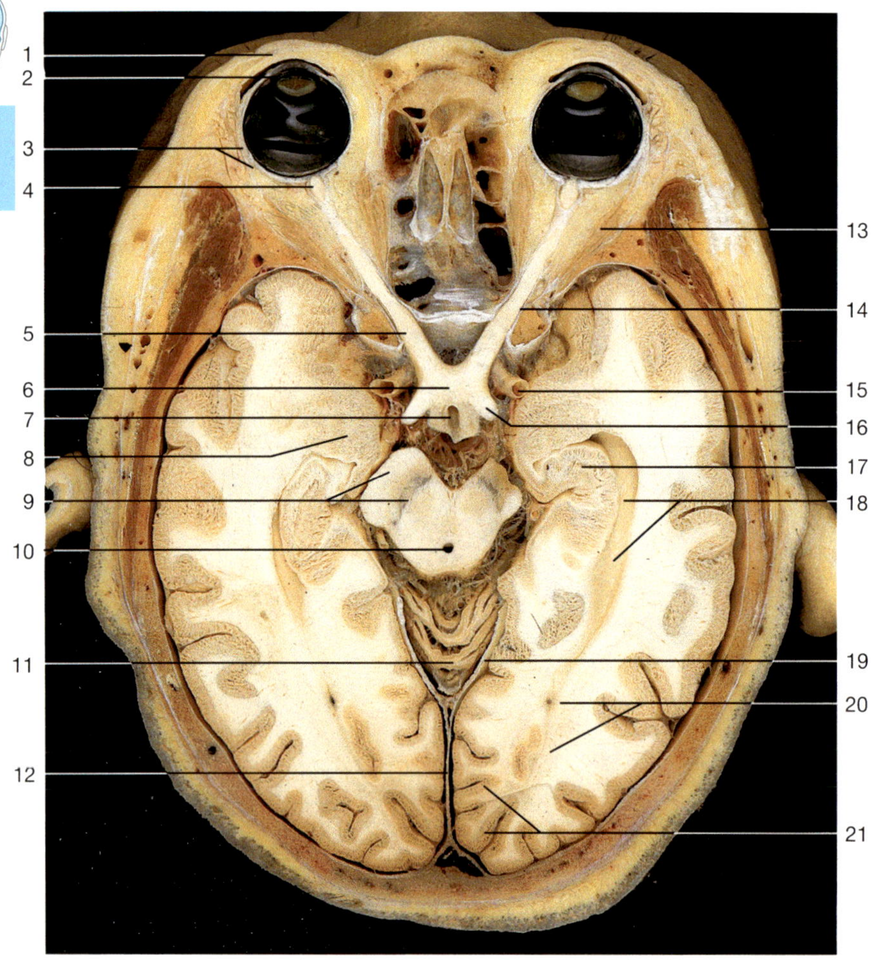

Secção horizontal da cabeça no nível do quiasma óptico e pelo córtex estriado (vista superior). Observe a relação do quiasma óptico com o infundíbulo do hipotálamo.

1 Pálpebra superior
2 Córnea
3 Bulbo do olho (esclera, retina)
4 Nervo óptico (papila)
5 Nervo óptico
6 Quiasma óptico
7 Recesso do infundíbulo do hipotálamo
8 Corpo amigdaloide
9 Substância negra e pilares do cérebro
10 Aqueduto do mesencéfalo
11 Verme do cerebelo
12 Foice do cérebro
13 Músculo reto lateral do bulbo do olho
14 Canal óptico
15 Artéria carótida interna
16 Trato óptico
17 Hipocampo
18 Ventrículo lateral (corno temporal)
19 Tentório do cerebelo
20 Radiação óptica
21 Córtex visual (área calcarina, córtex estriado)
22 Lente
23 Bulbo do olho
24 Músculo reto medial do bulbo do olho
25 Pedúnculo cerebral
26 Células etmoidais
27 Nervo óptico (n.II) com bainha de dura-máter
28 Músculo temporal
29 Nervo oculomotor (n. III) e glândula pituitária (hipófise)

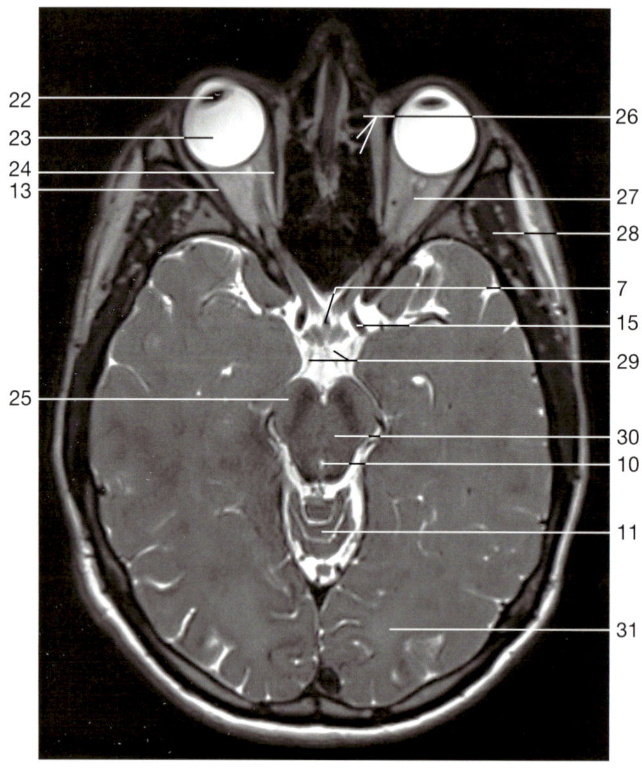

Corte horizontal da cabeça no nível da sela turca (RNM). (Prof. Uder, Depto. de Radiologia, Universidade de Erlangen-Nürnberg, Alemanha.)

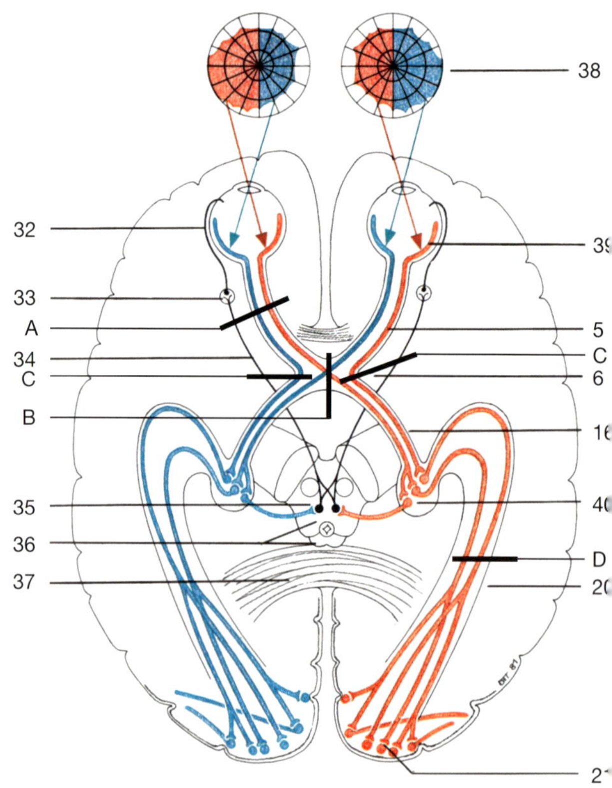

Diagrama da via da visão e do reflexo à luz.

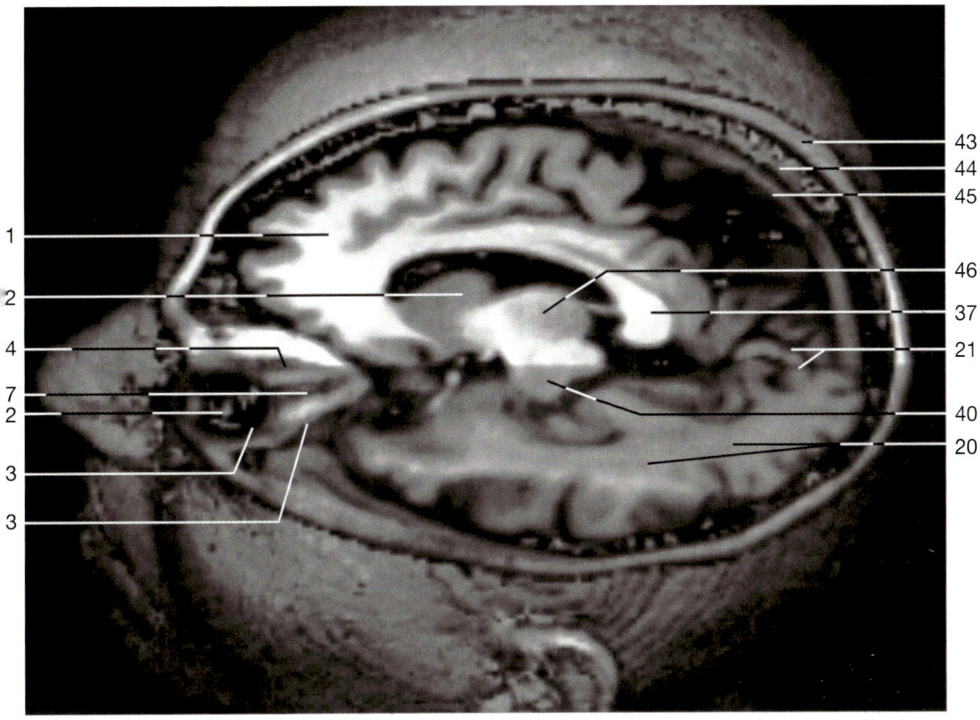

Reconstrução em 3D da via visual no ser humano (RNM). (Prof. Huk, Universidade de Erlangen-Nürnberg, Alemanha.)

30 Mesencéfalo
31 Lobo occipital
32 Nervos ciliares longos e curtos
33 Gânglio ciliar
34 Nervo oculomotor (n. III) no seio cavernoso
35 Núcleo oculomotor acessório
36 Colículos do mesencéfalo
37 Corpo caloso
38 Campo visual
39 Retina
40 Corpo geniculado lateral
41 Lobo frontal
42 Núcleo caudado
43 Couro cabeludo
44 Díploe do crânio
45 Dura-máter
46 Tálamo
47 Artéria cerebral anterior
48 Seio frontal
49 Cápsula interna
50 Núcleo lentiforme (putame)
51 Hipocampo
52 Lobo temporal do hemisfério esquerdo

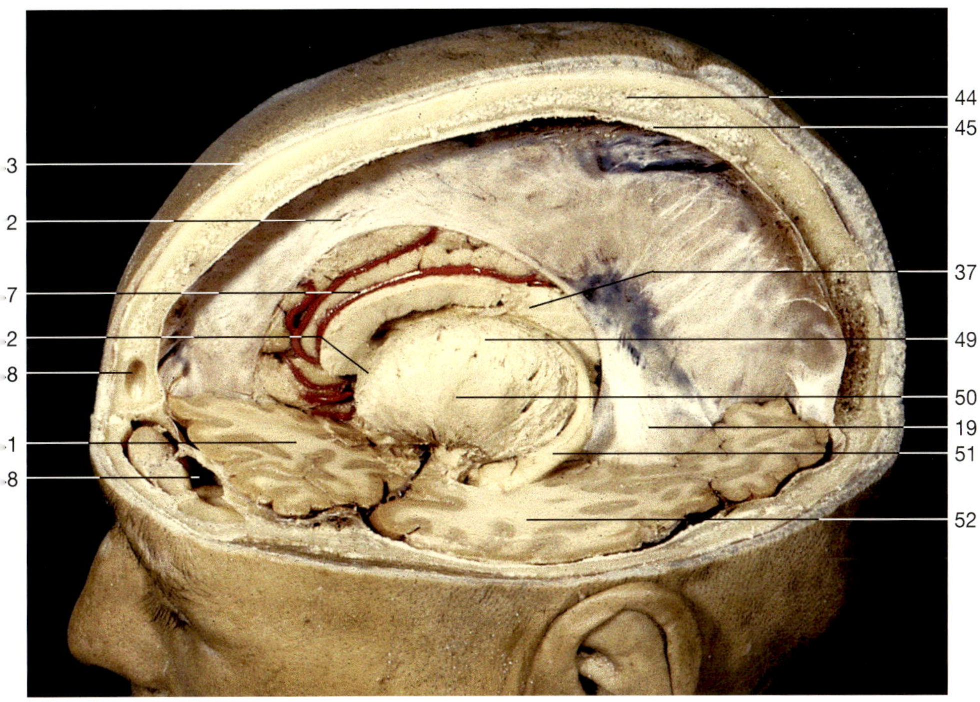

Dissecção do tronco encefálico *in situ*. O hemisfério cerebral esquerdo foi parcialmente removido (comparar com a imagem de ressonância magnética acima).

Em **visão binocular,** o campo visual (38) projeta-se sobre porções de ambas as retinas (azul e vermelho no desenho). No quiasma, as fibras das duas porções da retina estão combinadas para formar o trato óptico esquerdo. As fibras dos dois olhos permanecem separadas em todo o trajeto da via óptica até as suas terminações finais no córtex visual (21). **Lesões na via óptica** produzem defeitos visuais cuja natureza depende do local da lesão. A destruição de um nervo óptico (A) produz **cegueira no olho correspondente** com perda do reflexo pupilar à luz. Se as **lesões do quiasma** destroem as fibras cruzadas das porções nasais da retina (B), ambos os campos temporais são perdidos (**hemianopsia bitemporal**). Se ambos os ângulos laterais do quiasma são comprimidos (C), as fibras que não cruzaram da retina temporal são afetadas, o que resulta, por sua vez, na perda do campo visual nasal (**hemianopsia binasal**). Lesões posteriores ao quiasma (D) (por exemplo, trato óptico, corpo geniculado lateral, radiação óptica ou córtex visual) resultam em perda de todo o campo oposto da visão (**hemianopsia homônima**).

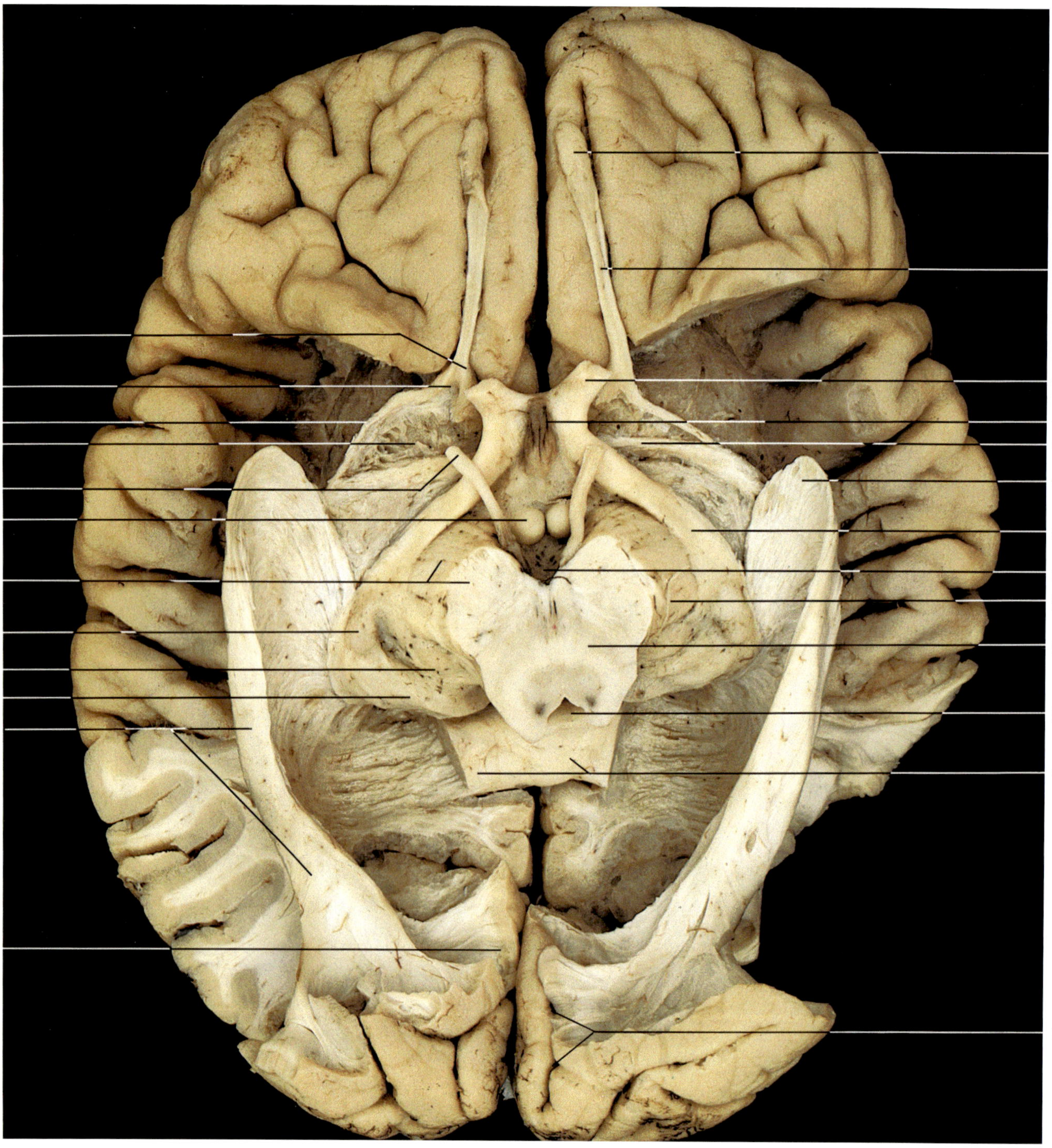

Dissecção da via da visão (vista inferior). O mesencéfalo foi seccionado. Polo frontal para cima.

1 Estria olfatória medial
2 Trígono olfatório
3 Estria olfatória lateral
4 Substância perfurada anterior
5 Nervo oculomotor (n. III)
6 Corpo mamilar
7 Pedúnculo cerebral
8 Corpo geniculado lateral
9 Corpo geniculado medial
10 Pulvinar do tálamo
11 Radiação óptica
12 Esplênio do corpo caloso (fibras comissurais)
13 Cúneo
14 Bulbo olfatório
15 Trato olfatório
16 Nervo óptico (n. II)
17 Infundíbulo
18 Comissura anterior
19 Radiação óptica (joelho)
20 Trato óptico
21 Fossa interpeduncular e substância perfurada posterior
22 Nervo troclear (n. IV)
23 Substância negra
24 Aqueduto do mesencéfalo
25 Córtex visual
26 Estria occipital
27 Giro do córtex estriado
28 Sulco calcarino

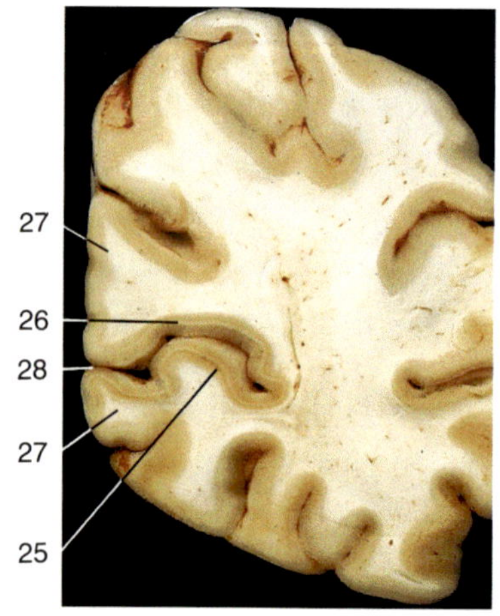

Secção frontal do córtex estriado no nível da área estriada no lobo occipital.

2.5 Cavidades Nasal e Oral

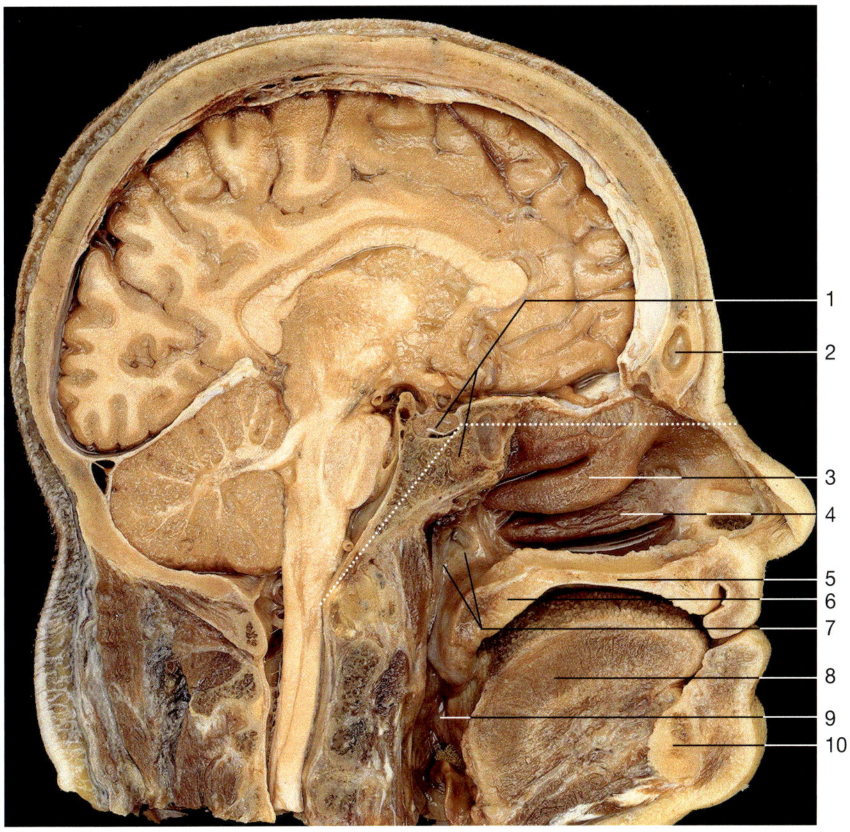

Secção sagital mediana da cabeça. O palato separa as cavidades nasal e oral. A base do crânio forma um ângulo de aproximadamente 150º na sela turca (linha pontilhada).

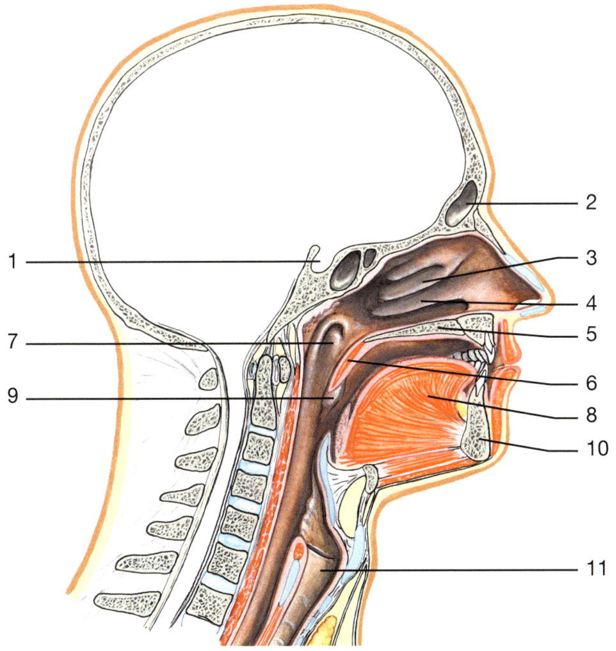

Secção sagital mediana da cabeça. A língua foi disposta para mostrar a conexão da cavidade oral com a faringe e a posição da tonsila palatina.

1 Hipófise na fossa hipofisial
2 Seio frontal
3 Concha nasal média
4 Concha nasal inferior
5 Palato duro
6 Palato mole
7 Faringe com tonsila palatina
8 Língua
9 Faringe com tonsila palatina
10 Mandíbula
11 Laringe

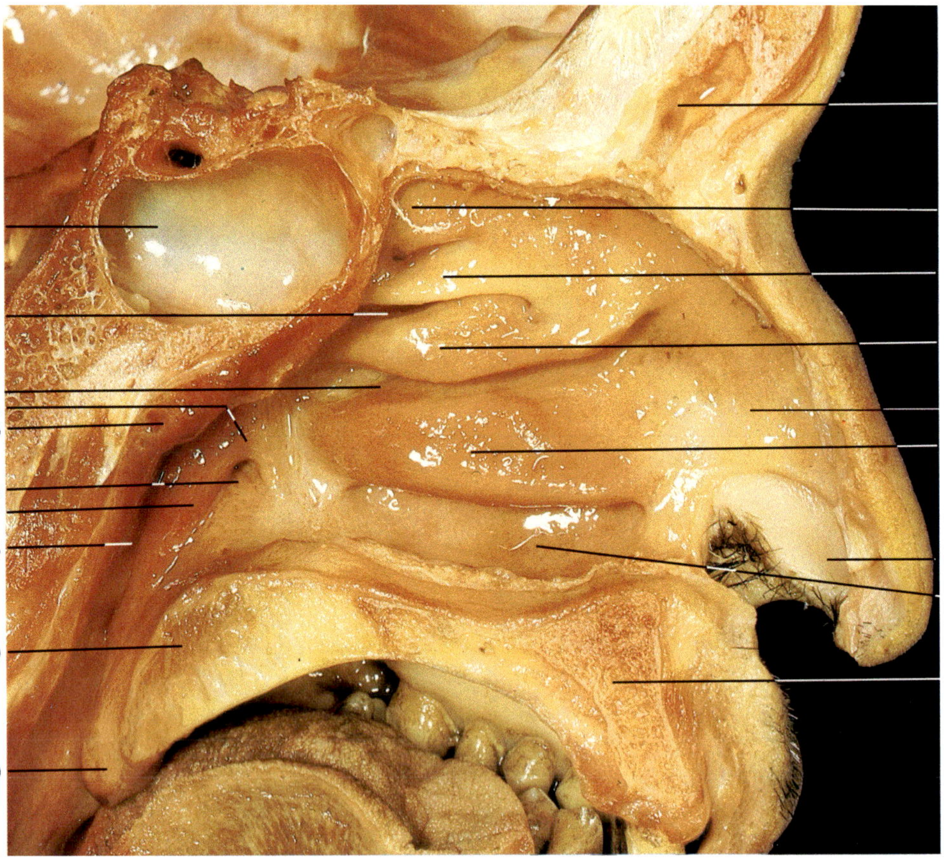

Parede lateral da cavidade nasal. O septo foi removido.

1 Seio esfenoidal
2 Meato nasal superior
3 Meato nasal médio
4 Toro tubário
5 Tonsila faríngea (adenoide)
6 Óstio faríngeo da tuba auditiva
7 Prega salpingofaríngea
8 Recesso faríngeo
9 Palato mole
10 Úvula palatina
11 Seio frontal
12 Recesso esfenoetmoidal
13 Concha nasal superior
14 Concha nasal média
15 Concha nasal inferior
16 Vestíbulo do nariz
17 Meato nasal inferior
18 Palato duro
19 Sulcos da artéria meníngea média; osso parietal (amarelo)
20 Hiato maxilar
21 Lâmina perpendicular do osso palatino
22 Aberturas das células etmoidais
23 Ducto naso-frontal
24 Lâmina medial do processo pterigoide (vermelho)
25 Lâmina horizontal do osso palatino
26 Células etmoidais
27 Seio maxilar
28 Septo nasal
29 Hâmulo pterigóideo
30 Osso nasal (branco)
31 Processo frontal da maxila (roxo)
32 Processo palatino da maxila (roxo)
33 Átrio do meato médio

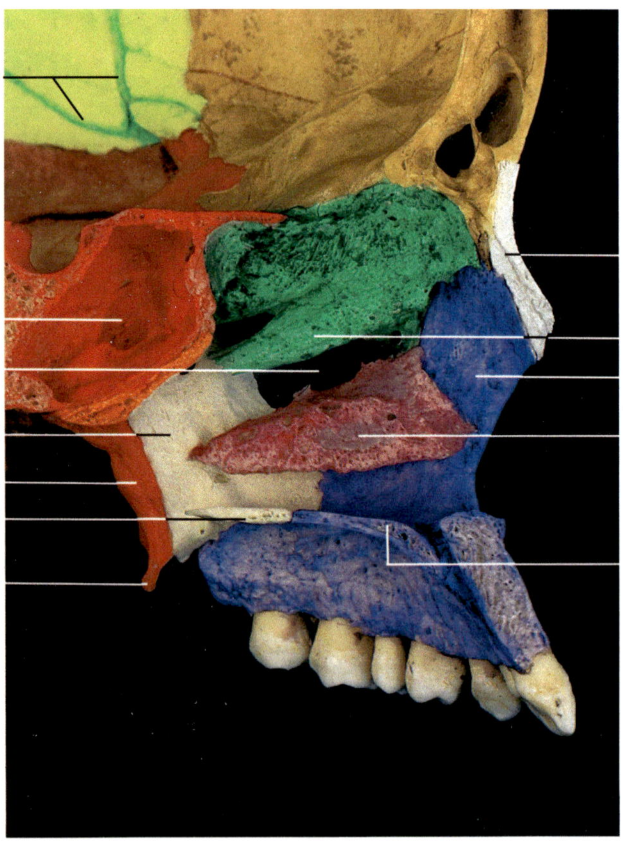

Ossos da cavidade nasal esquerda (vista medial).

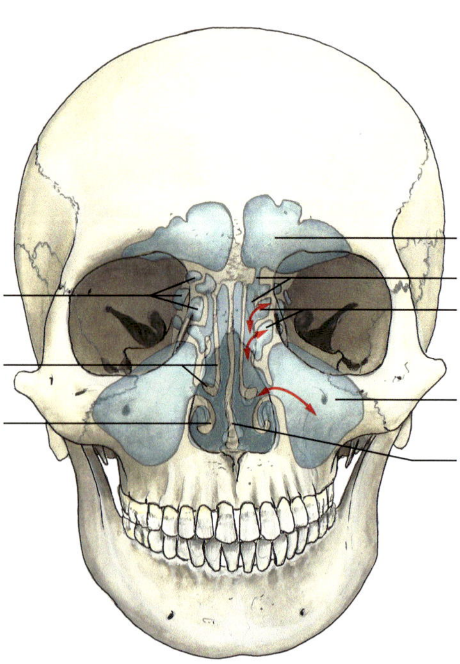

Seios paranasais e suas comunicações com a cavidade nasal (aberturas indicadas pelas setas).

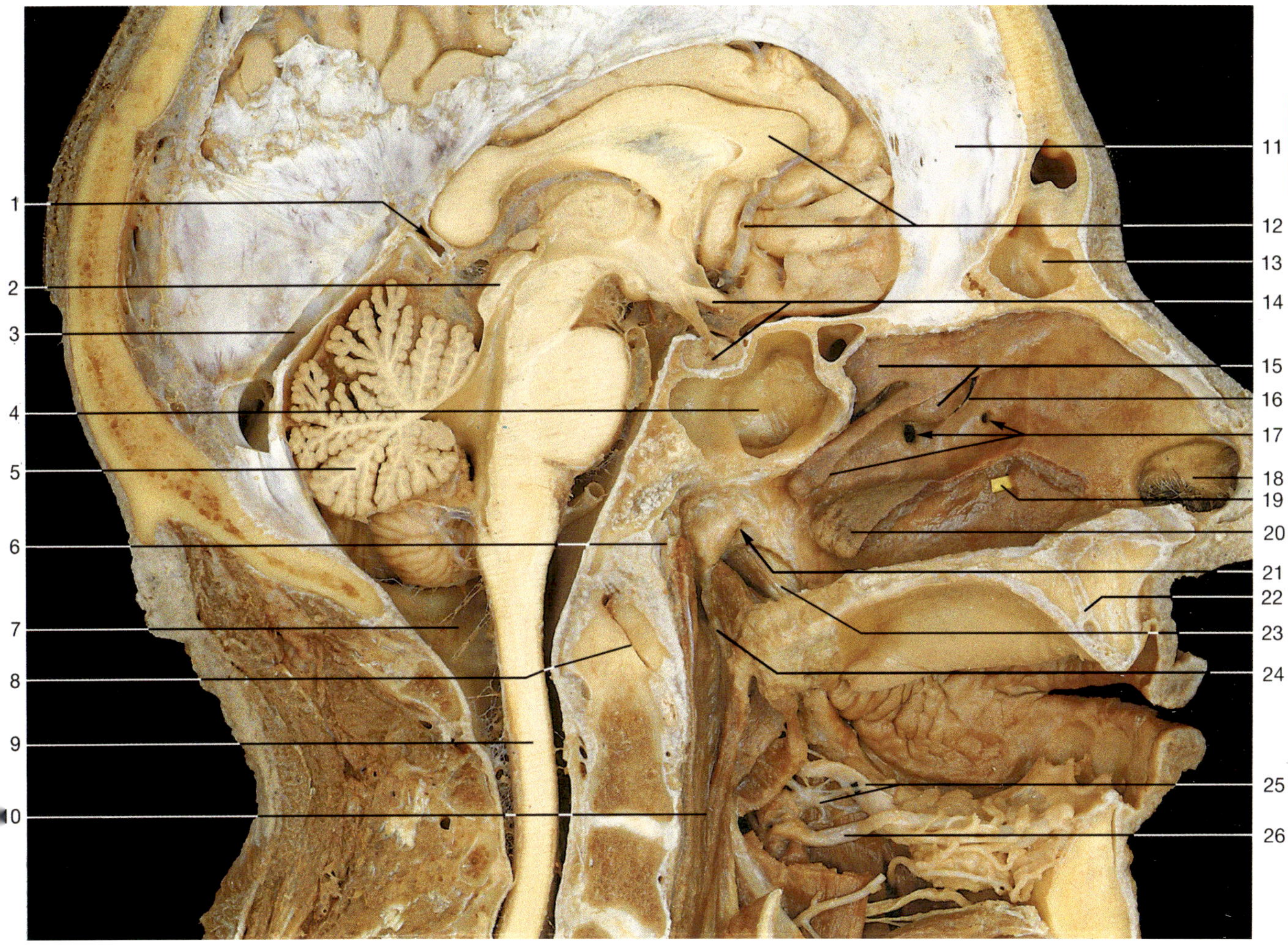

Secção sagital mediana da cabeça com as cavidades nasal e oral. As conchas nasais média e inferior foram parcialmente removidas para expor as aberturas dos seios paranasais.

1 Veia cerebral magna
2 Teto do mesencéfalo
3 Seio reto da dura-máter
4 Seio esfenoidal
5 Cerebelo
6 Tonsila faríngea
7 Cisterna magna (cerebelobulbar posterior)
8 Articulação atlantoaxial mediana
9 Medula espinal
10 Parte oral da faringe
11 Foice do cérebro
12 Corpo caloso e artéria cerebral anterior
13 Seio frontal
14 Quiasma óptico e hipófise
15 Concha nasal superior e bolha etmoidal
16 Hiato semilunar
17 Aberturas acessórias do seio maxilar e margem de corte da concha nasal média
18 Vestíbulo do nariz
19 Abertura do ducto lacrimonasal
20 Concha nasal inferior (seccionada)
21 Óstio faríngeo da tuba auditiva
22 Canal incisivo
23 Músculo levantador do véu palatino
24 Prega salpingofaríngea
25 Nervo lingual e gânglio submandibular
26 Ducto submandibular
27 Recesso esfenoetmoidal
28 Meato nasal superior
29 Prega salpingopalatina
30 Ducto frontonasal
31 Ducto lacrimonasal

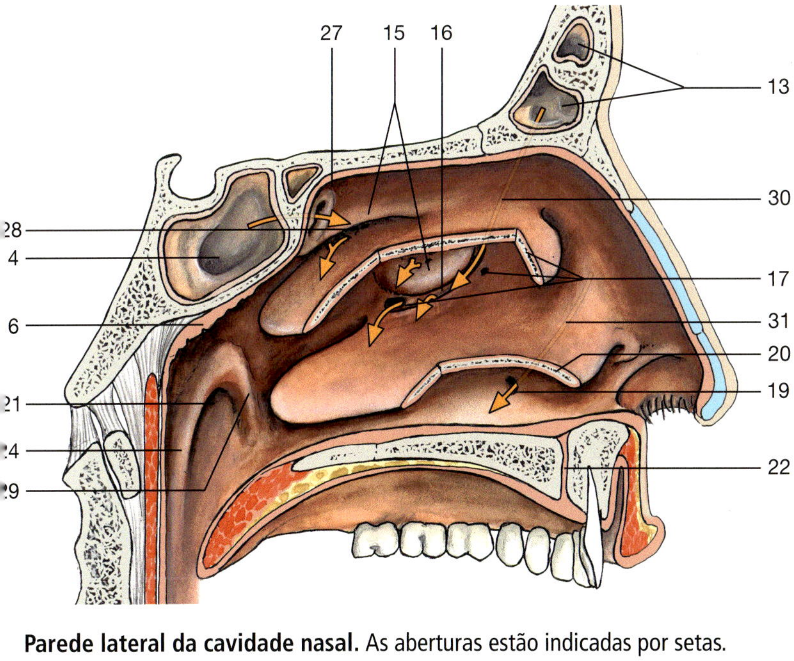

Parede lateral da cavidade nasal. As aberturas estão indicadas por setas.

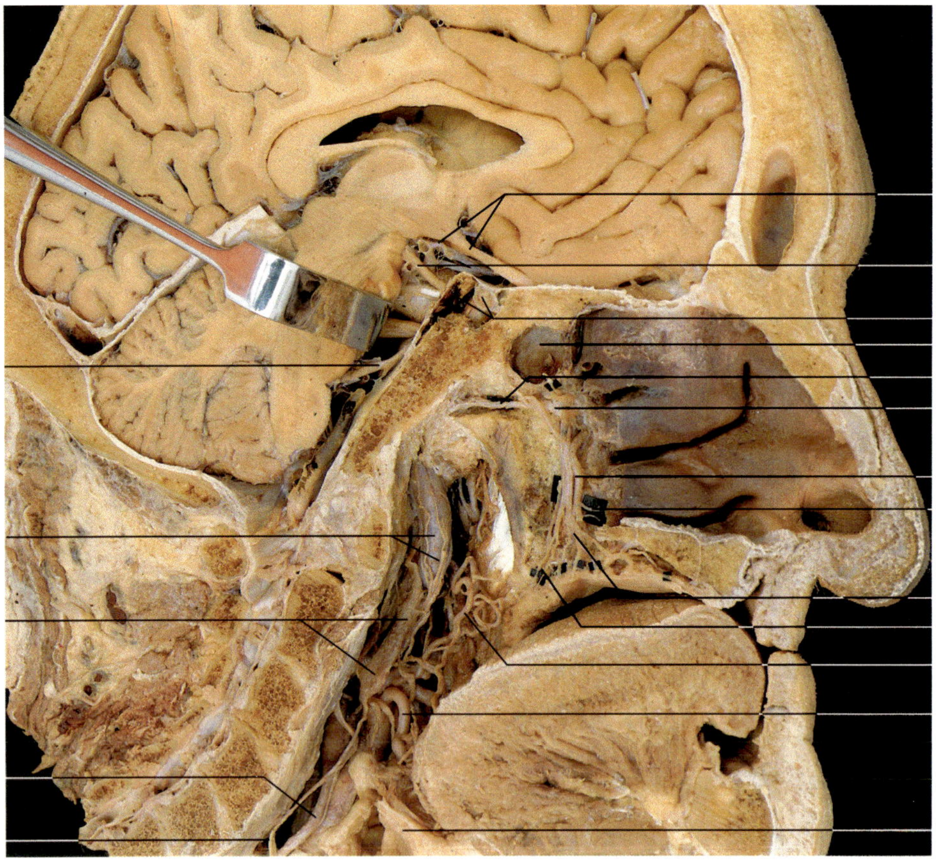

Nervos da parede lateral da cavidade nasal (secção sagital da cabeça). Mucosas parcialmente removidas; canal pterigóideo aberto.

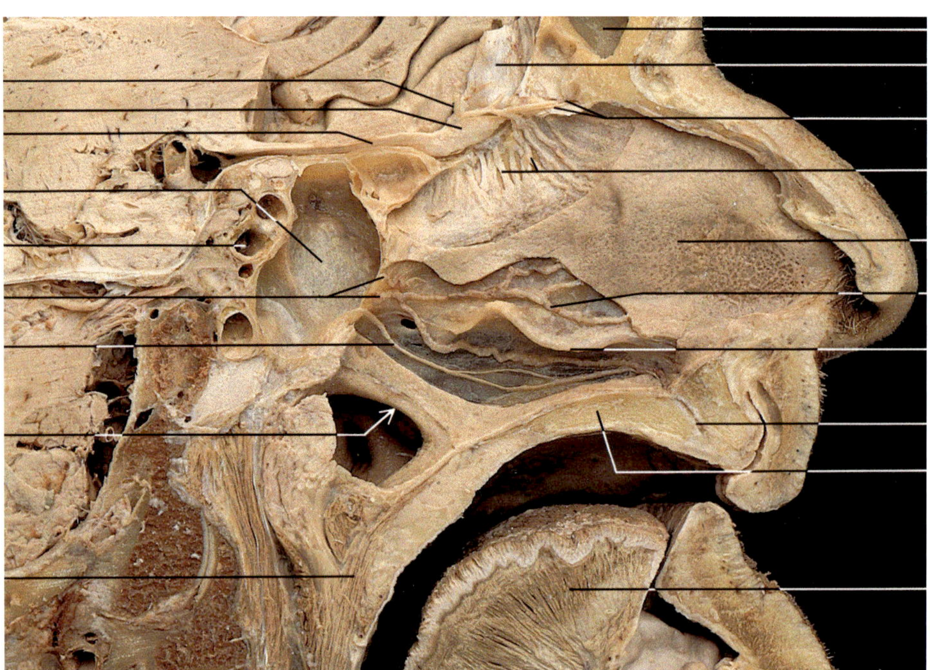

Septo nasal. Dissecção de nervos e vasos.

1 Nervo facial
2 Artéria carótida interna e plexo carótico interno
3 Gânglio cervical superior
4 Nervo vago (n. X)
5 Tronco simpático
6 Nervo óptico (n. II) e artéria oftálmica
7 Nervo oculomotor (n. III)
8 Artéria carótida interna e seio cavernoso
9 Seio esfenoidal
10 Nervo do canal pterigóideo
11 Gânglio pterigopalatino
12 Artéria palatina descendente
13 Ramos nasais posteroinferiores laterais; artérias nasal posterior lateral e septal
14 Nervos e artéria palatinos maiores
15 Nervos e artérias palatinos menores
16 Ramos da artéria faríngea ascendente
17 Artéria lingual
18 Epiglote
19 Artéria etmoidal anterior
20 Bulbo olfatório
21 Trato olfatório
22 Nervo nasopalatino
23 Cóano
24 Seio frontal
25 Crista etmoidal
26 Nervo e artéria etmoidais anteriores e ramo nasal
27 Septo nasal
28 Artéria septal
29 Crista nasal
30 Palato duro
31 Tentório do cerebelo
32 Nervo troclear (n. IV)
33 Nervo trigêmeo (n. V) com raiz motora
34 Plexo carótico interno
35 Nervo lingual com nervo corda do tímpano
36 Músculo pterigóideo medial e lâmina medial do processo pterigoide
37 Nervo alveolar inferior
38 Tronco simpático
39 Nervo petroso maior
40 Nervos palatinos
41 Língua
42 Bulbo olfatório
43 Nervo oftálmico (n. V_1)
44 Gânglio trigeminal

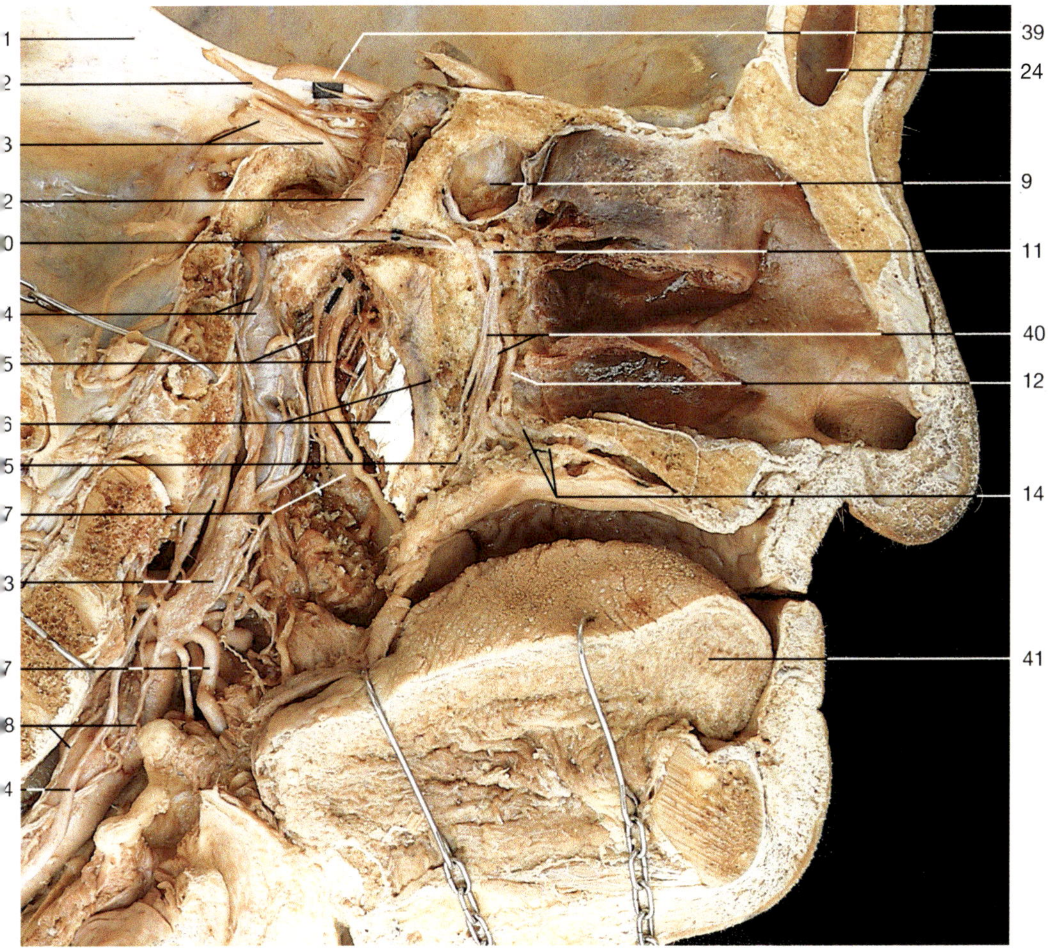

Nervos da parede lateral da cavidade nasal (secção sagital da cabeça). Canal carótico aberto; túnicas mucosas da faringe e da cavidade nasal parcialmente removidas.

45 Nervo maxilar (n. V_2)
46 Nervo mandibular (n. V_3)
47 Nervo petroso profundo
48 Músculo pterigóideo medial
49 Músculo tensor do véu palatino
50 Nervo palatino maior
51 Nervos olfatórios
52 Ramos nasais interno e medial do nervo etmoidal anterior
53 Ramos nasais laterais posterossuperiores
54 Ramos nasais laterais posteroinferiores
55 Canal incisivo com nervo nasopalatino
56 Úvula palatina

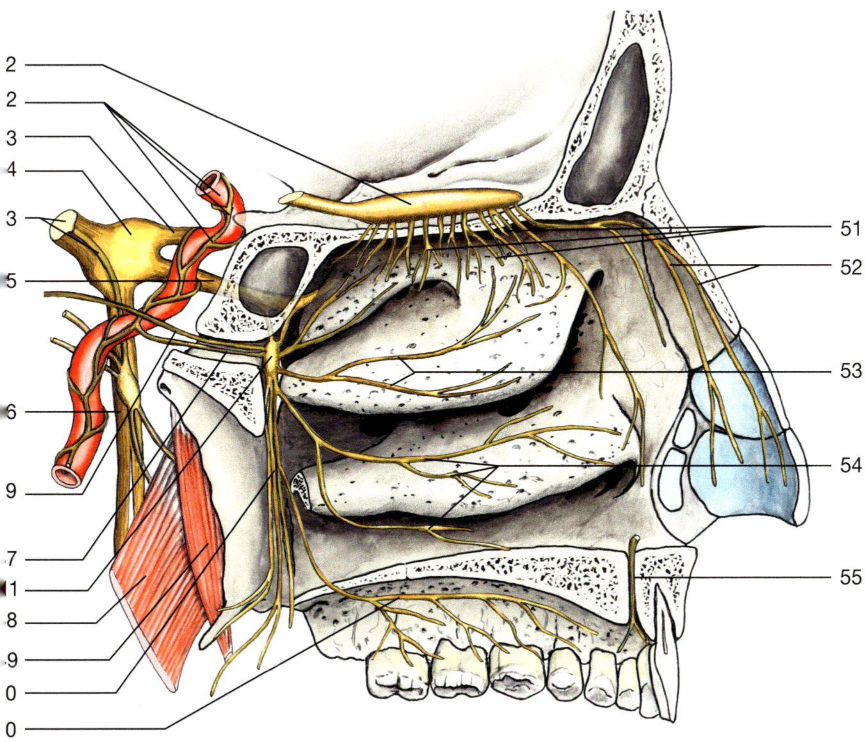

Nervos da parede lateral da cavidade nasal (secção sagital).

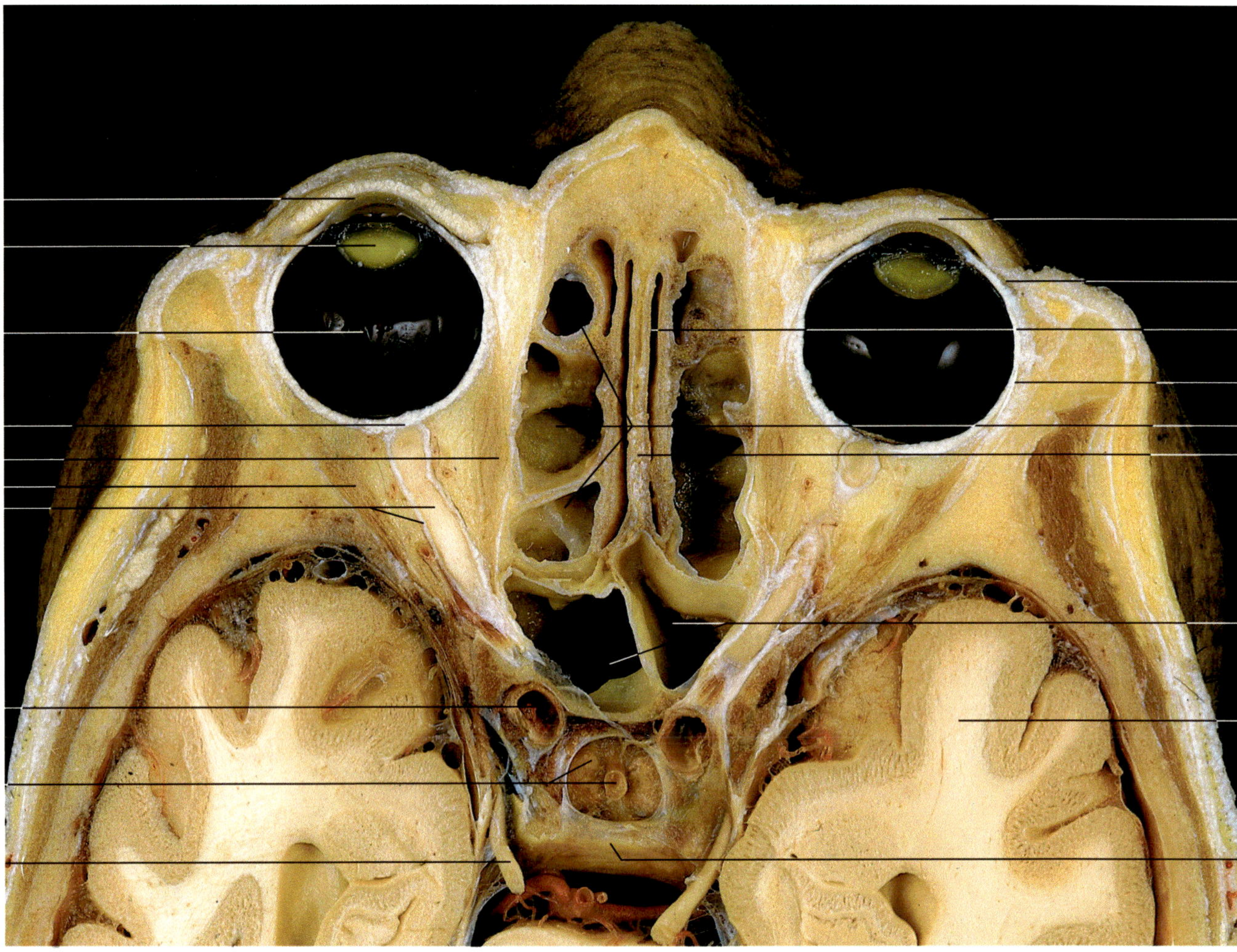

Secção horizontal da cavidade nasal, órbitas e lobos temporais do cérebro no nível da hipófise.

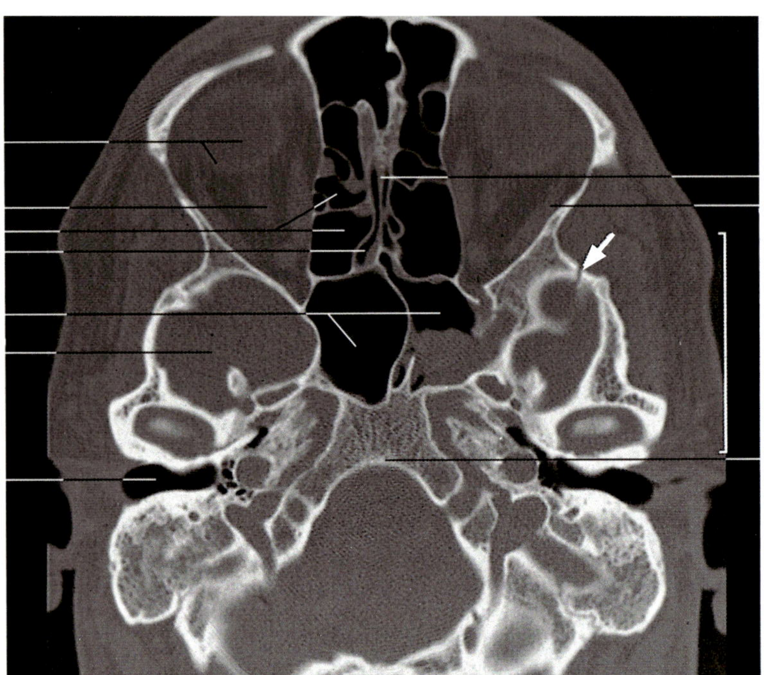

Corte horizontal da cavidade nasal da órbita e dos lobos temporais do cérebro (TC). Barra = 2 cm. Seta = fratura.

1 Córnea
2 Lente
3 Corpo vítreo (bulbo do olho)
4 Nervo óptico (papila)
5 Músculo reto medial do bulbo do olho
6 Músculo reto lateral do bulbo do olho
7 Nervo óptico com bainha dural
8 Artéria carótida interna
9 Hipófise e infundíbulo
10 Nervo oculomotor
11 Tarso da pálpebra superior
12 Fórnice da conjuntiva
13 Cavidade nasal
14 Esclera
15 Seio etmoidal
16 Septo nasal
17 Seio esfenoidal
18 Lobo temporal
19 Clivo
20 Fossa média do crânio
21 Meato acústico externo
22 Seio sagital superior
23 Foice do cérebro
24 Músculos reto superior do bulbo do olho e levantador da pálpebra superior
25 Bulbo do olho e glândula lacrimal
26 Músculos reto inferior e oblíquo inferior do bulbo do olho
27 Osso zigomático
28 Seio maxilar
29 Concha nasal inferior
30 Palato duro

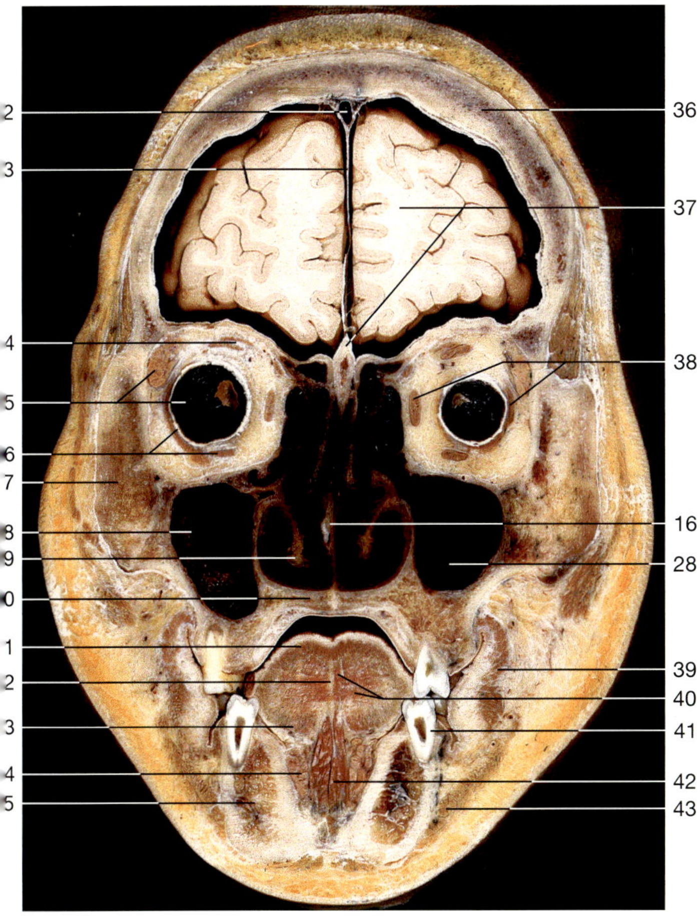

Secção coronal da cabeça no nível do segundo pré-molar da mandíbula.

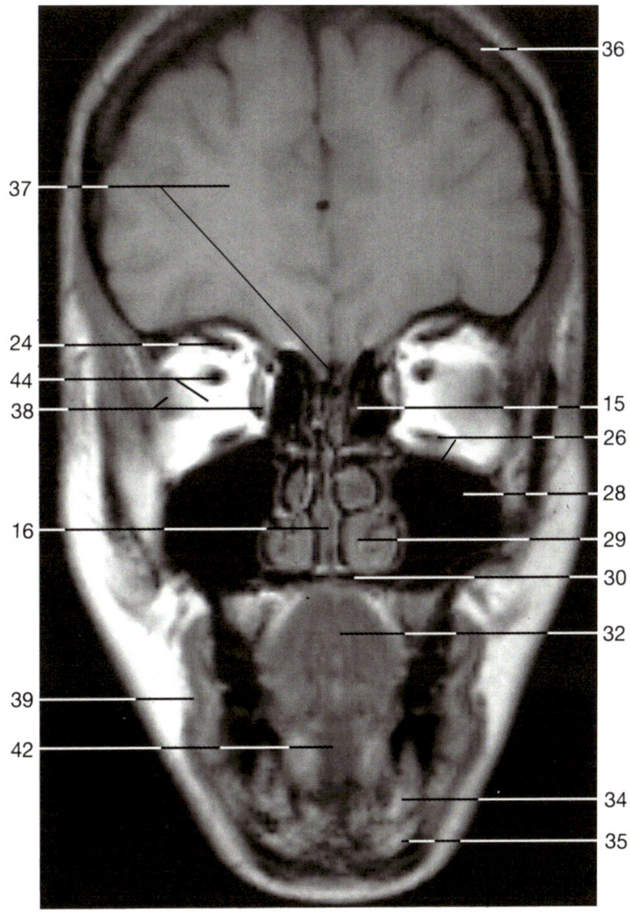

Corte coronal da cabeça (RNM). (Prof. Heuck, Munique, Alemanha). Observe a posição das cavidades da cabeça.

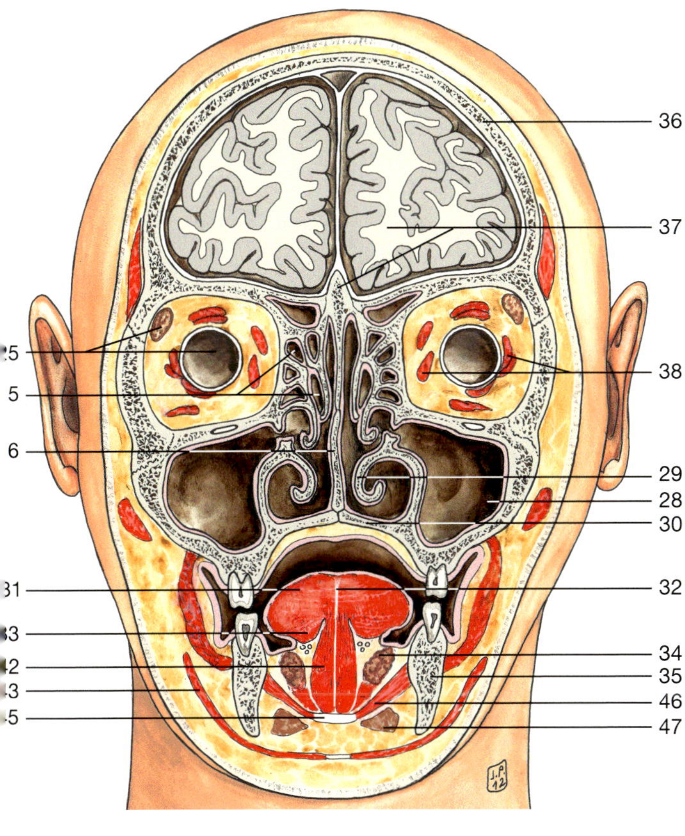

31 Músculo longitudinal superior da língua
32 Septo da língua
33 Músculo longitudinal inferior da língua
34 Glândula sublingual
35 Mandíbula
36 Calvária
37 Lobo frontal do cérebro e crista etmoidal
38 Músculos retos lateral e medial do bulbo do olho
39 Músculo bucinador
40 Músculos vertical e transverso da língua
41 Segundo pré-molar da mandíbula
42 Músculo genioglosso
43 Músculo platisma
44 Órbita e nervo óptico (n. II)
45 Osso hioide
46 Músculo milo-hióideo
47 Glândula submandibular

◁ **Secção coronal da cabeça** no nível do segundo dente pré-molar da mandíbula.

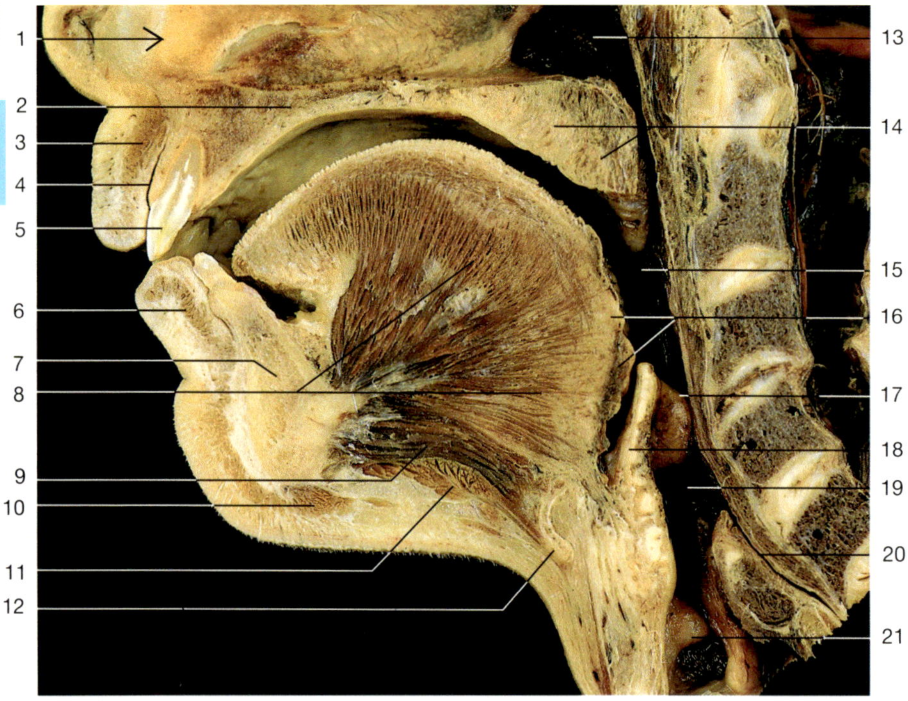

Secção sagital mediana da cavidade oral e faringe.

1 Cavidade nasal
2 Palato duro
3 Lábio superior e músculo orbicular da boca
4 Vestíbulo da boca
5 Incisivo central
6 Lábio inferior e músculo orbicular da boca
7 Mandíbula
8 Músculo genioglosso
9 Músculo gênio-hióideo
10 Músculo digástrico (ventre anterior)
11 Músculo milo-hióideo
12 Osso hioide
13 Parte nasal da faringe
14 Palato mole e úvula palatina
15 Parte oral da faringe
16 Tonsila lingual na base da língua
17 Parte laríngea da faringe
18 Cartilagem epiglótica
19 Prega ariepiglótica
20 Transição da parte laríngea da faringe com o esôfago
21 Laringe

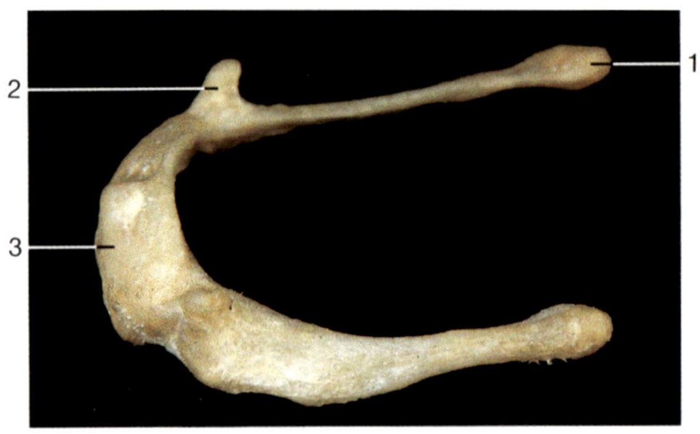

Osso hioide (vista lateral oblíqua).

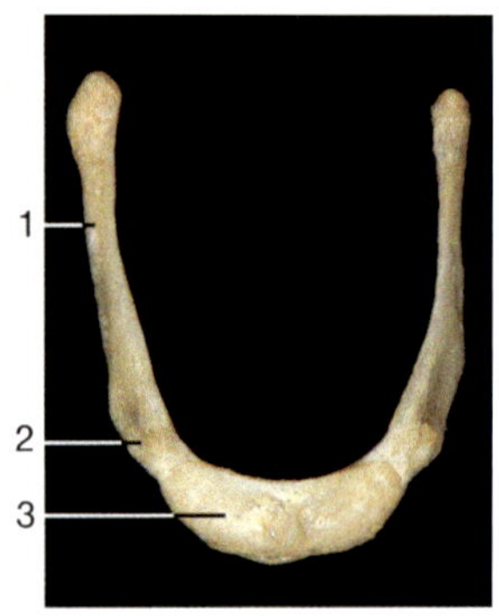

Osso hioide (vista anterior).

1 Corno maior
2 Corno menor
3 Corpo
} do osso hioide

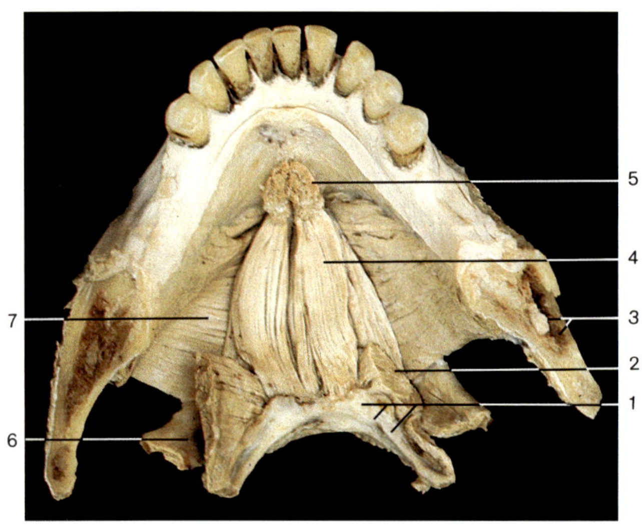

Músculos do assoalho da cavidade oral (vista superior).

1 Osso hioide (corno menor e corpo)
2 Músculo hioglosso (seccionado)
3 Ramo da mandíbula e nervo alveolar inferior
4 Músculo gênio-hióideo
5 Músculo genioglosso (seccionado)
6 Músculo estilo-hióideo (seccionado)

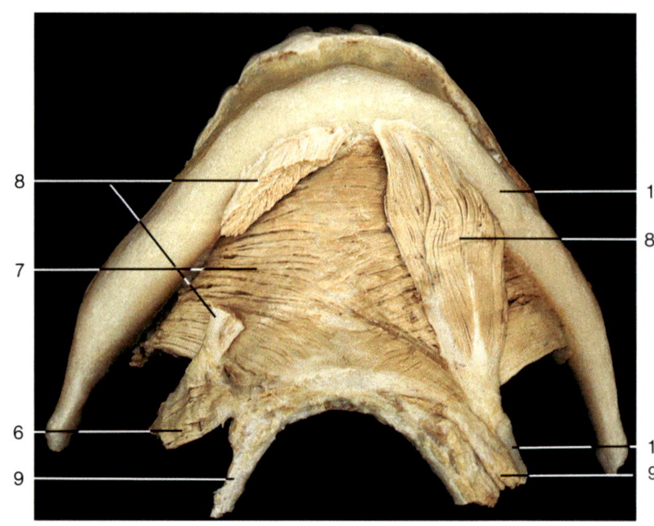

Músculos do assoalho da cavidade oral (vista inferior). Seccionados na base.

7 Músculo milo-hióideo
8 Músculo digástrico (ventre anterior)
9 Osso hioide
10 Mandíbula
11 Músculo digástrico (tendão intermédio)

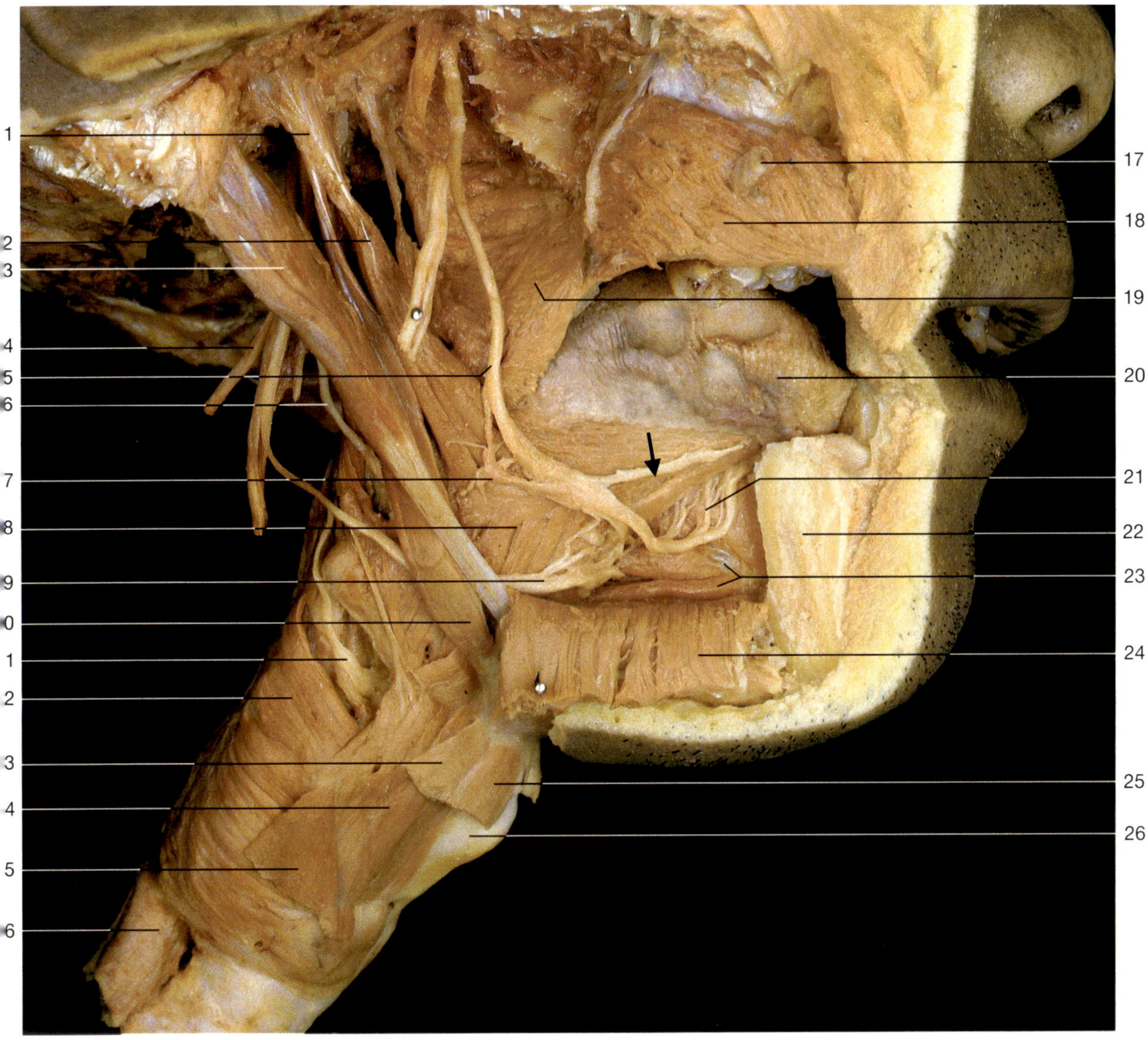

Regiões parafaríngea e sublingual. Inervação da língua. Parte lateral da face e da mandíbula removidas; cavidade oral aberta. Seta = ducto submandibular.

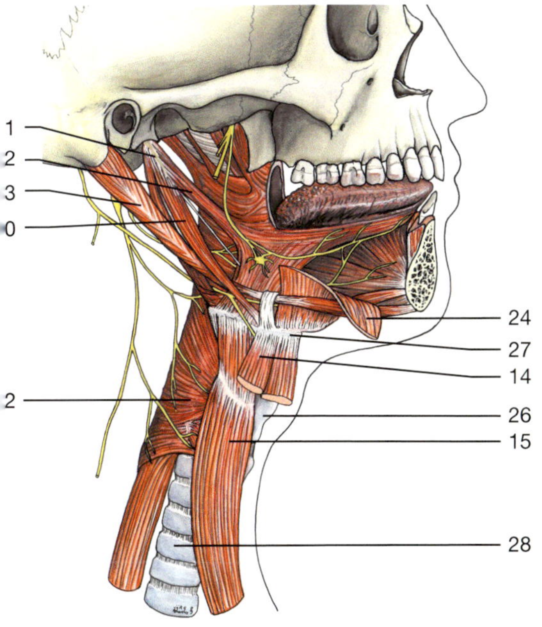

Músculos supra e infra-hióideos e da faringe.

1 Processo estiloide
2 Músculo estiloglosso
3 Músculo digástrico (ventre posterior)
4 Nervo vago (n. X)
5 Nervo lingual (n. V_3)
6 Nervo glossofaríngeo (n. IX)
7 Gânglio submandibular
8 Músculo hioglosso
9 Nervo hipoglosso (n. XII)
10 Músculo estilo-hióideo
11 Ramo interno do nervo laríngeo superior (ramo do nervo vago, não visualizado)
12 Músculo constritor médio da faringe
13 Músculo omo-hióideo (seccionado)
14 Músculo tíreo-hióideo
15 Músculo esternotireóideo
16 Esôfago
17 Ducto parotídeo (seccionado)
18 Músculo bucinador
19 Músculo constritor superior da faringe
20 Língua
21 Ramos terminais do nervo lingual
22 Mandíbula (seccionada)
23 Músculos genioglosso e gênio-hióideo
24 Músculo milo-hióideo (seccionado e rebatido)
25 Músculo esterno-hióideo (seccionado)
26 Cartilagem tireóidea
27 Osso hioide
28 Traqueia

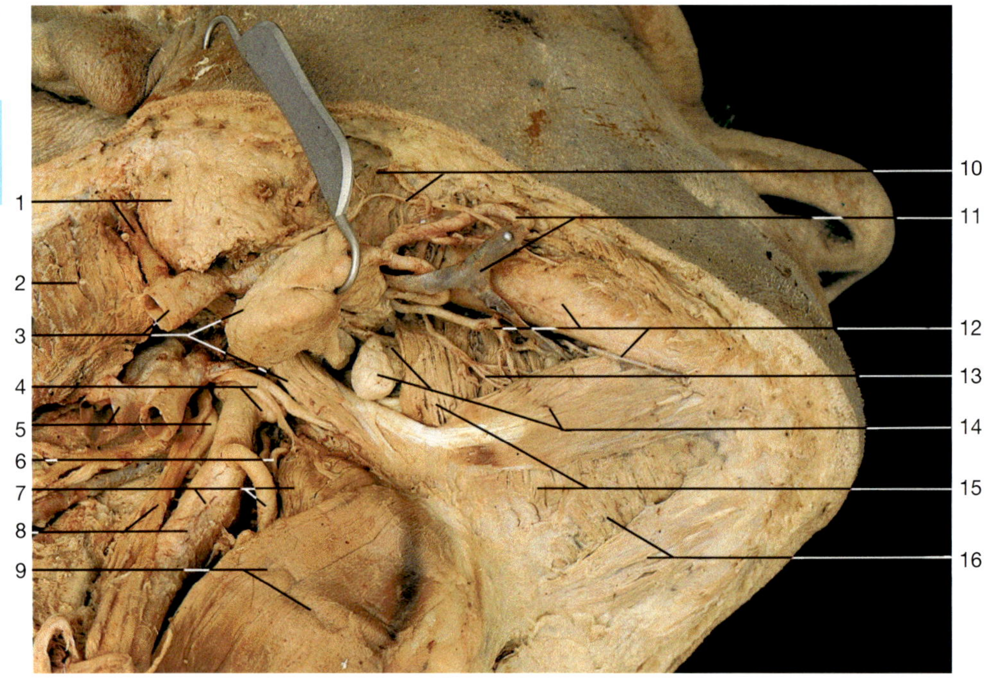

Trígono submandibular, dissecção superficial (lado direito, vista inferior). Glândula submandibular rebatida.

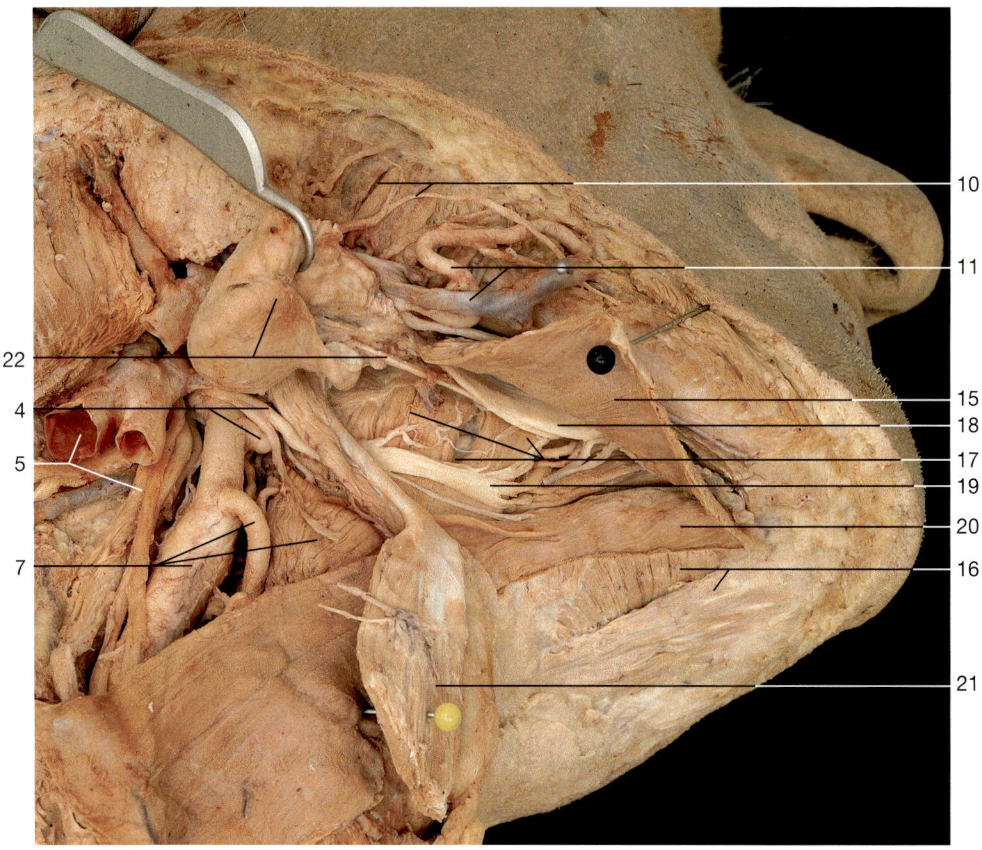

Trígono submandibular, dissecção profunda (lado direito, vista inferior). O músculo milo-hióideo foi seccionado e rebatido para expor os nervos lingual e hipoglosso.

1 Glândula parótida e veia retromandibular
2 Músculo esternocleidomastóideo
3 Veia retromandibular, glândula submandibular e músculo estilo-hióideo
4 Nervo hipoglosso e artéria lingual
5 Nervo vago e veia jugular interna
6 Artéria laríngea superior
7 Artéria carótida externa, músculo tíreo-hióideo e artéria tireóidea superior
8 Artéria carótida comum e raiz superior da alça cervical
9 Músculos omo-hióideo e esterno-hióideo
10 Músculo masseter e ramo marginal da mandíbula (do nervo facial)
11 Artéria e veia faciais
12 Mandíbula; artéria e veia submentuais
13 Nervo milo-hióideo
14 Ducto submandibular, glândula sublingual e ventre anterior do músculo digástrico
15 Músculo milo-hióideo
16 Músculo milo-hióideo esquerdo e ventre anterior do músculo digástrico esquerdo
17 Músculo hioglosso e artéria lingual
18 Nervo lingual
19 Nervo hipoglosso
20 Músculo gênio-hióideo
21 Ventre anterior do músculo digástrico direito
22 Glândula e ducto submandibulares

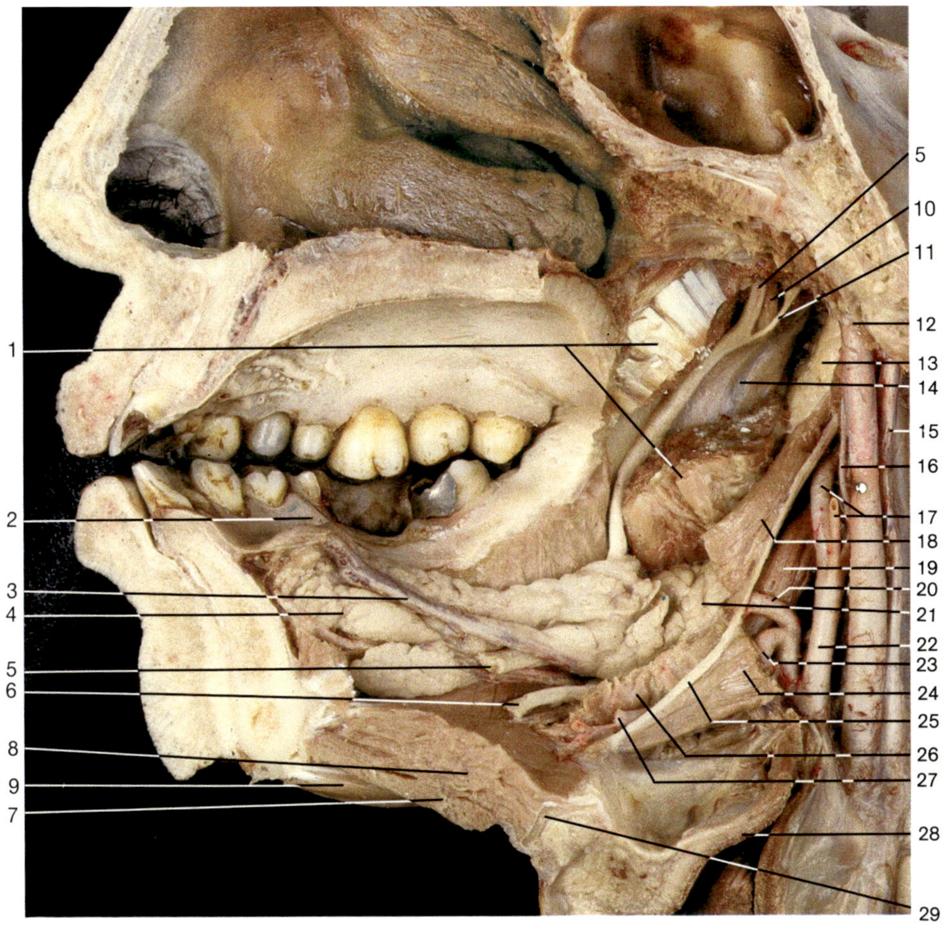

Cavidade oral (vista interna). Língua e parede da faringe foram removidas.

1 Músculo pterigóideo medial
2 Papila sublingual
3 Ducto submandibular
4 Glândula sublingual
5 Nervo lingual
6 Nervo hipoglosso
7 Músculo milo-hióideo
8 Músculo gênio-hióideo
9 Ventre anterior do músculo digástrico
10 Nervo alveolar inferior
11 Corda do tímpano
12 Artéria carótida interna
13 Glândula parótida
14 Ligamento esfenomandibular
15 Nervo vago
16 Nervo glossofaríngeo
17 Artéria temporal superficial e artéria faríngea ascendente
18 Músculo estiloglosso
19 Ventre posterior do músculo digástrico
20 Artéria facial
21 Glândula submandibular
22 Artéria carótida externa
23 Artéria lingual
24 Músculo constritor médio da faringe
25 Ligamento estilo-hióideo
26 Músculo hioglosso
27 Artéria profunda da língua
28 Cartilagem epiglótica
29 Osso hioide
30 Músculo bucinador
31 Língua
32 Mandíbula (seccionada)
33 Ducto parotídeo
34 Músculo masseter
35 Carúnculas sublinguais direita e esquerda
36 Carúncula sublingual esquerda

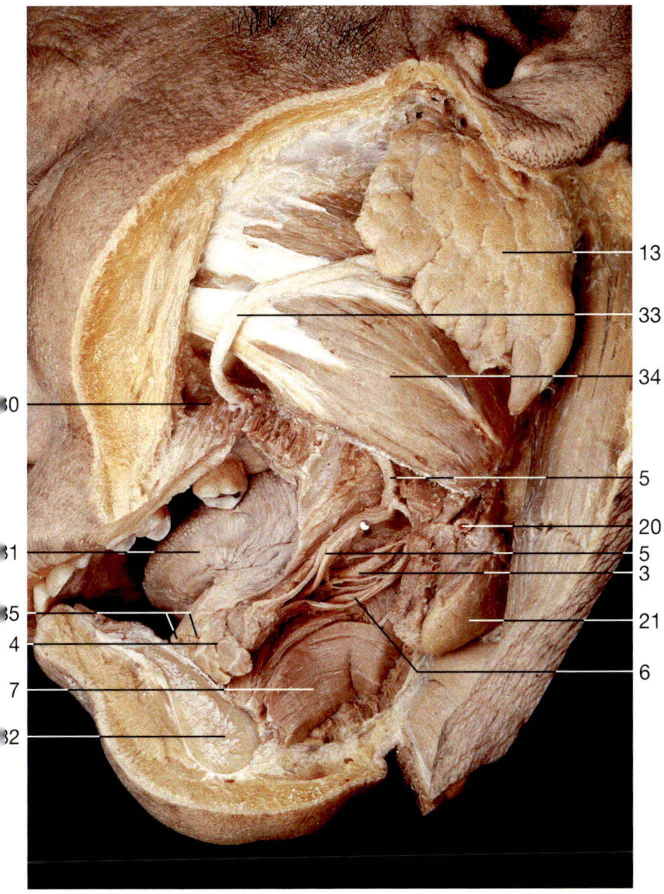

Dissecção das glândulas salivares maiores (vista inferolateral). O lado esquerdo da mandíbula e o músculo bucinador foram parcialmente removidos para expor a cavidade oral.

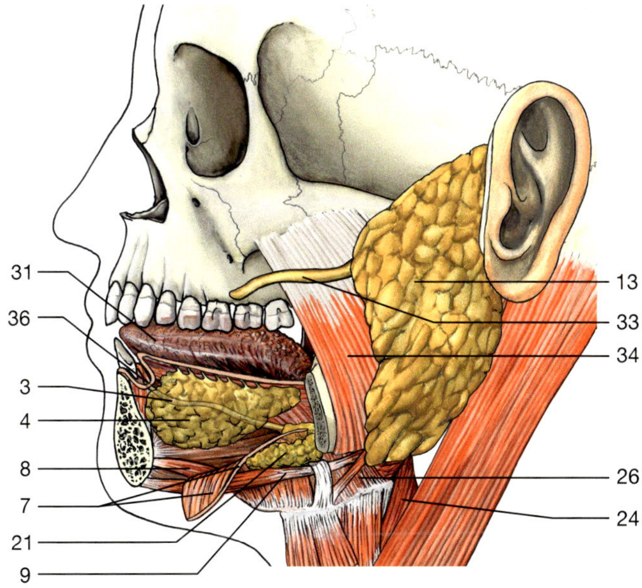

Localização das glândulas salivares maiores (vista lateral) em relação à cavidade oral.

2.6 Pescoço e Órgãos do Pescoço

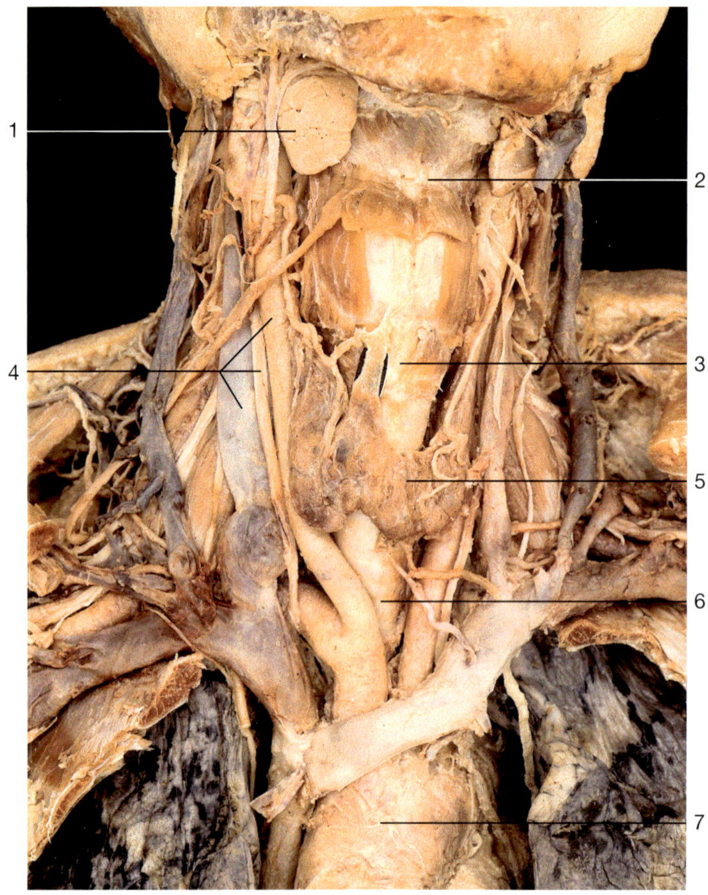

Anatomia regional do pescoço (vista anterior). Os músculos localizados anteriormente e a parede torácica foram removidos.

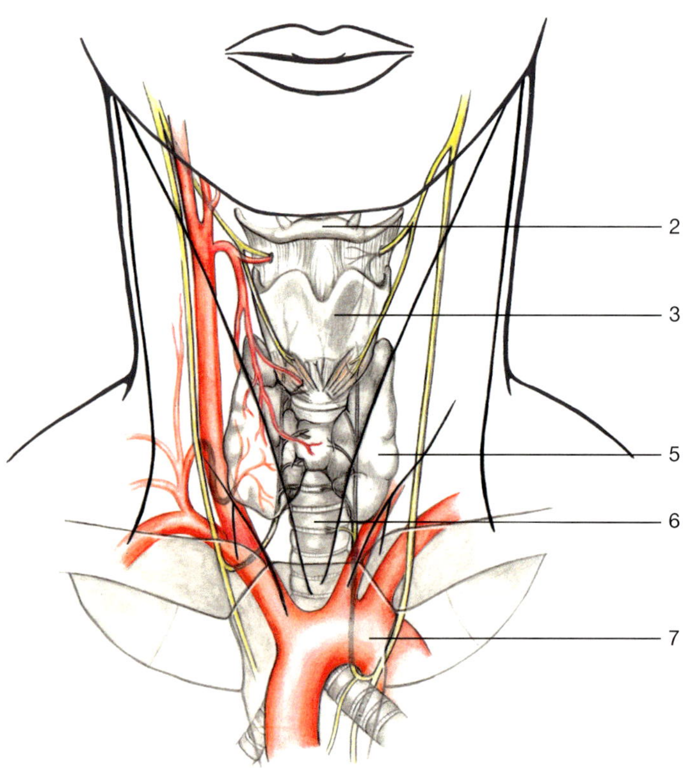

1 Glândula submandibular
2 Osso hioide
3 Laringe (cartilagem tireóidea)
4 Nervos e vasos do pescoço (artéria carótida comum, veia jugular interna e nervo vago)
5 Glândula tireoide
6 Traqueia
7 Arco da aorta

Órgãos do pescoço (vista anterior). Os troncos arteriais principais estão indicados em vermelho.

1 Septo nasal
2 Úvula palatina
3 Músculo genioglosso
4 Mandíbula
5 Músculo gênio-hióideo
6 Músculo milo-hióideo
7 Osso hioide
8 Cartilagem tireóidea
9 Manúbrio do esterno
10 Seio esfenoidal
11 Parte nasal da faringe
12 Parte oral da faringe
13 Cartilagem epiglótica
14 Parte laríngea da faringe
15 Músculos aritenóideos
16 Prega vocal
17 Cartilagem cricóidea
18 Traqueia
19 Veia braquiocefálica esquerda
20 Timo
21 Esôfago

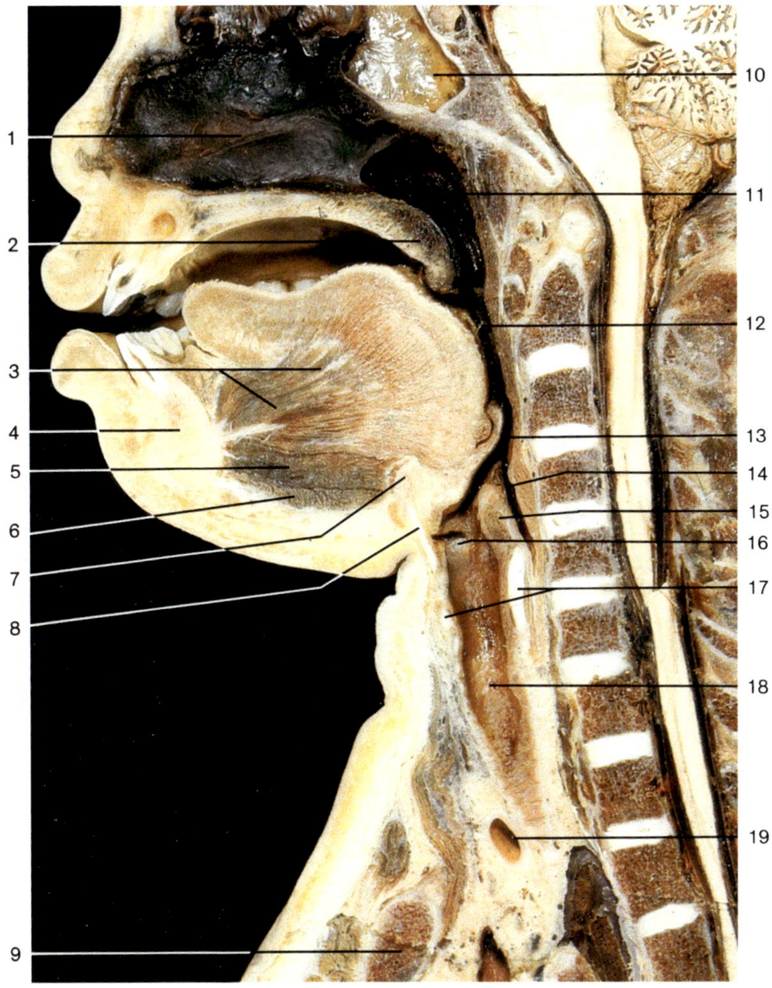

Secção mediana da cabeça e do pescoço. Observe a posição baixa da laringe adulta quando comparada com a do recém-nascido (comparar com a dissecção abaixo).

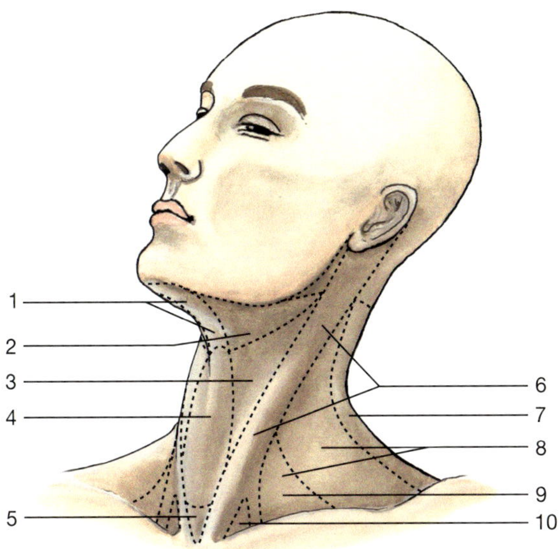

Regiões e trígonos do pescoço (vista lateral oblíqua).

1 Trígono submentual
2 Trígono submandibular
3 Trígono carótico
4 Trígono muscular
} Região cervical anterior
5 Fossa jugular
6 Região esternocleidomastóidea
7 Região cervical posterior
8 Região cervical lateral
9 Fossa supraclavicular maior (trígono supraclavicular)
10 Fossa supraclavicular menor

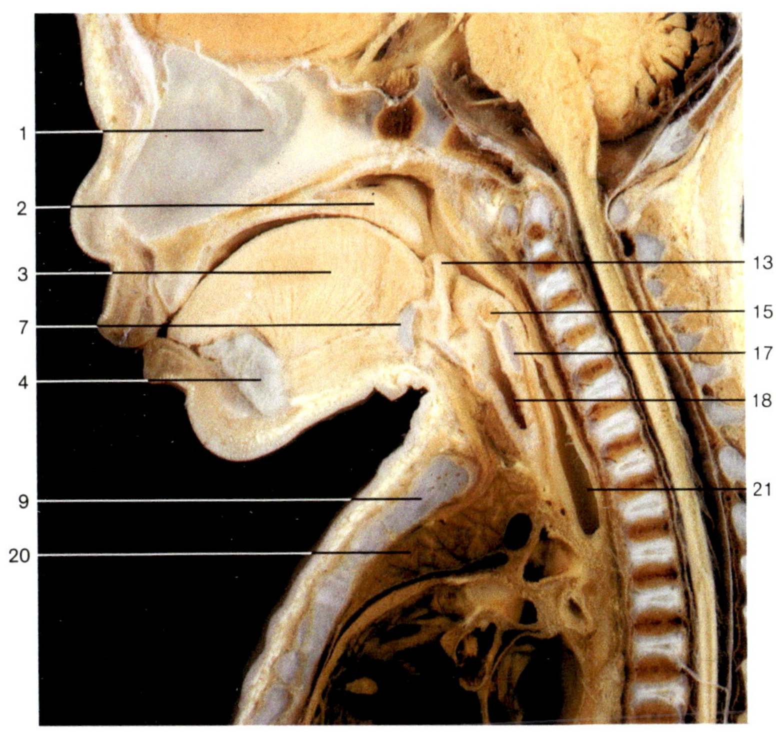

Secção mediana de cabeça e pescoço de recém-nascido. Observe a posição alta da laringe levando a cartilagem epiglótica a quase tocar a úvula palatina (comparar com a dissecção acima).

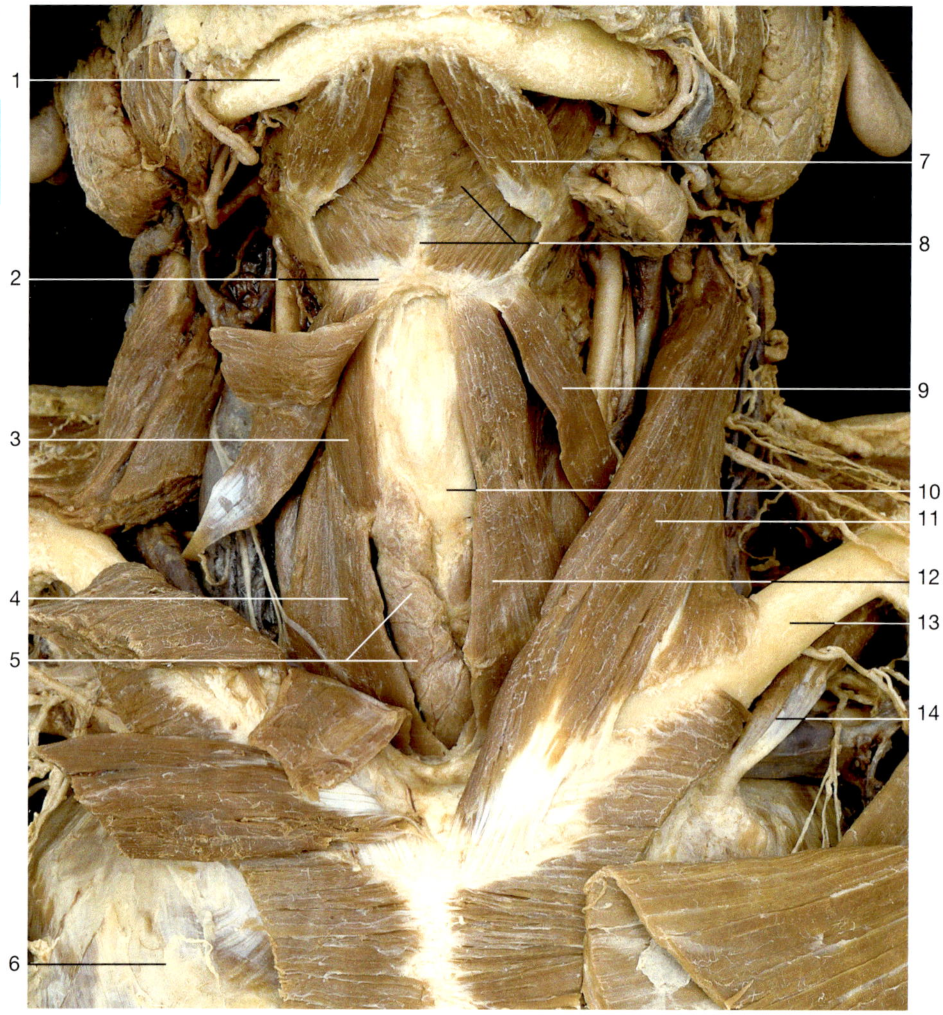

1 Mandíbula
2 Osso hioide
3 Músculo tíreo-hióideo
4 Músculo esternotireóideo
5 Glândula tireoide
6 Segunda costela
7 Ventre anterior do músculo digástrico
8 Músculo milo-hióideo (e rafe milo-hióidea)
9 Músculo omo-hióideo
10 Cartilagem tireóidea
11 Músculo esternocleidomastóideo
12 Músculo esterno-hióideo
13 Clavícula
14 Músculo subclávio
15 Ventre posterior do músculo digástrico
16 Músculo estilo-hióideo
17 Músculo escaleno
18 Músculo trapézio
19 Primeira costela
20 Escápula
21 Traqueia
22 Manúbrio do esterno

Músculos do pescoço (vista anterior). Os músculos esternocleidomastóideo e esterno-hióideo do lado direito foram seccionados e rebatidos.

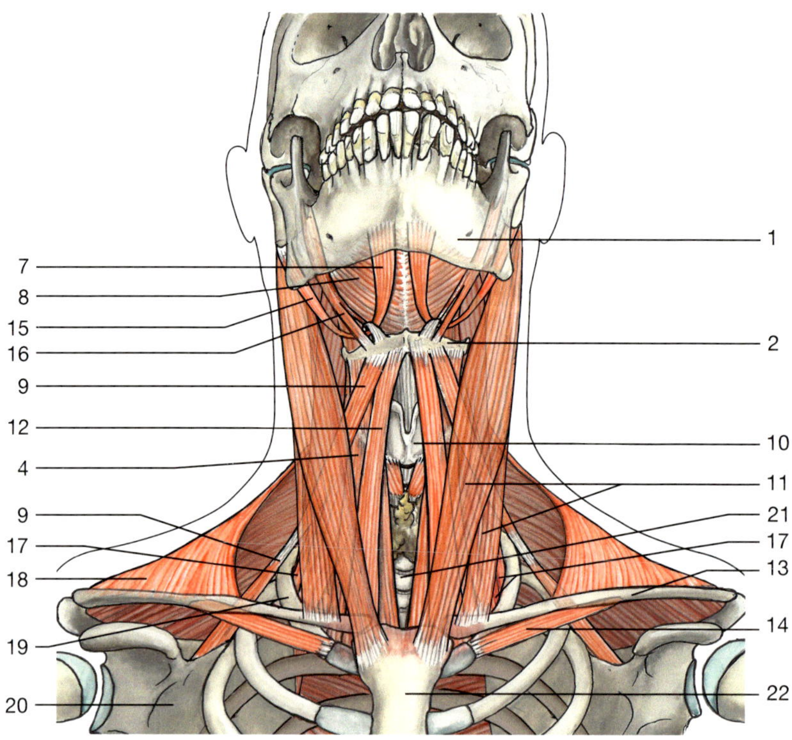

Músculos do pescoço (vista anterior).

Os músculos do pescoço são complexos e altamente sofisticados. Funcionalmente, há dois grupos principais distintos de músculos. Um grupo está constituído pelos músculos que ligam a cabeça ao osso hioide e à laringe. O segundo grupo liga a cabeça à caixa torácica.
O músculo esternocleidomastóideo representa o limite entre os trígonos cervicais anterior e posterior.

1 Músculos esterno-hióideo e tíreo-hióideo
2 Laringe
3 Cartilagem cricóidea
4 Veia jugular interna, artéria carótida comum e nervo vago
5 Esôfago
6 Corpo vertebral cervical
7 Artéria vertebral
8 Medula espinal
9 Músculo escaleno posterior
10 Músculos profundos do pescoço
11 Músculo trapézio
12 Músculo omo-hióideo
13 Glândula tireoide
14 Músculo esternocleidomastóideo
15 Tronco simpático
16 Músculo longo do pescoço
17 Músculo escaleno anterior
18 Músculo longuíssimo da cabeça
19 Músculo escaleno médio
20 Raízes anterior e posterior do nervo espinal cervical
21 Traqueia
22 Artéria e veia vertebrais e forame transversário
23 Nervo espinal cervical
24 Face articular superior do processo articular
25 Processo espinhoso
26 Músculos esterno-hióideo e esternotireóideo

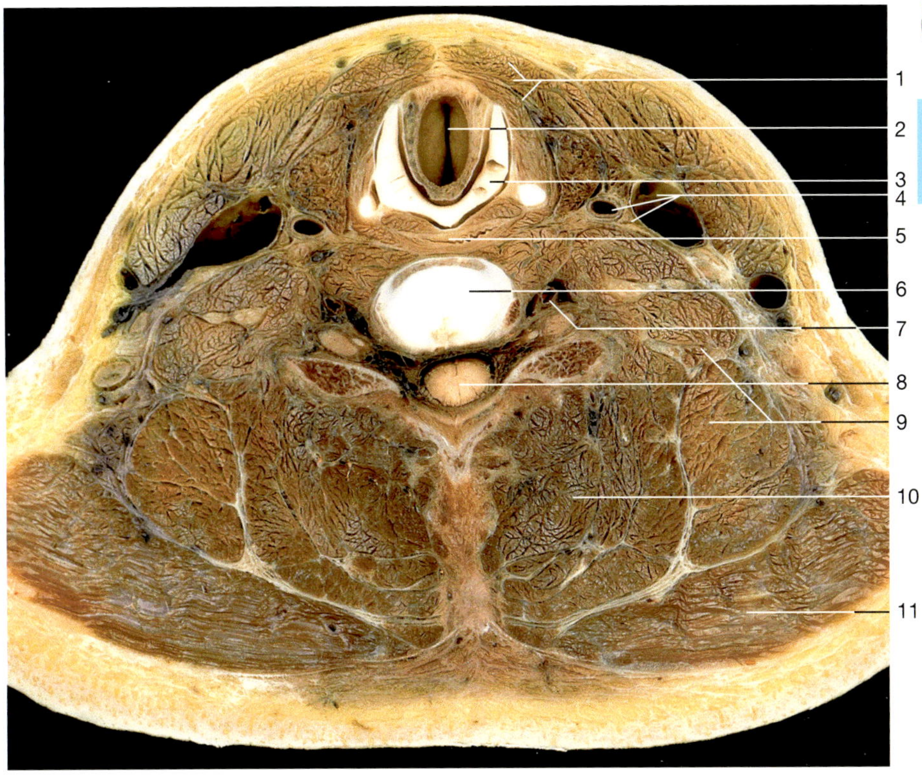

Secção axial do pescoço no nível do disco intervertebral entre a quinta e a sexta vértebras cervicais (vista inferior).

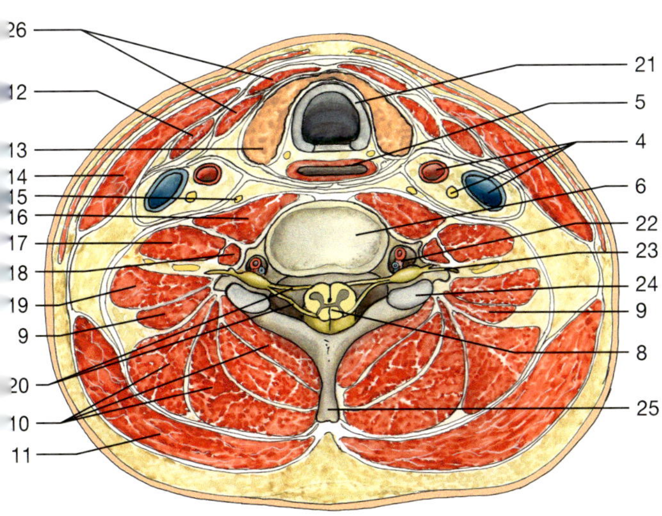

Organização do pescoço (secção axial no nível da glândula tireoide).

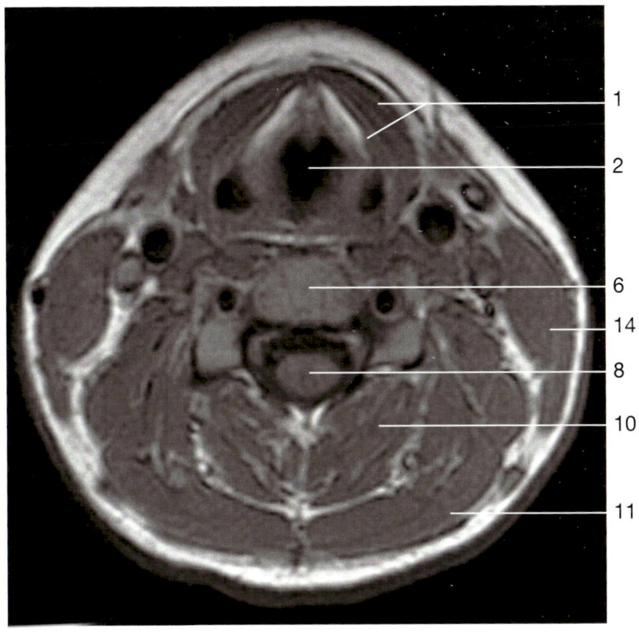

Corte axial do pescoço no nível da quarta vértebra cervical (RNM). (De Heuck et al., *Atlas de ressonância magnética do sistema musculoesquelético*, ed. bras. 2012.)

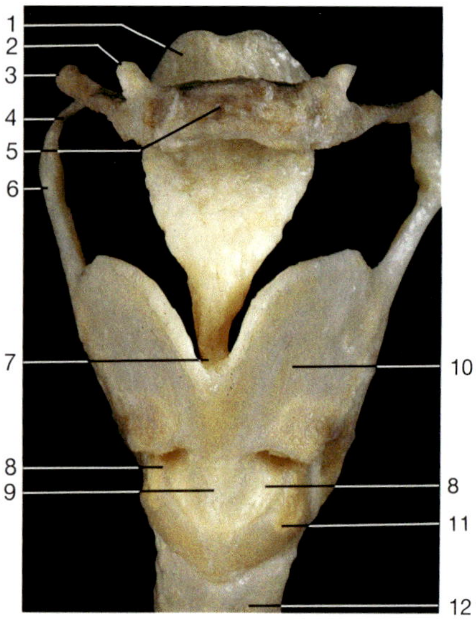

Cartilagens da laringe e osso hioide (vista anterior).

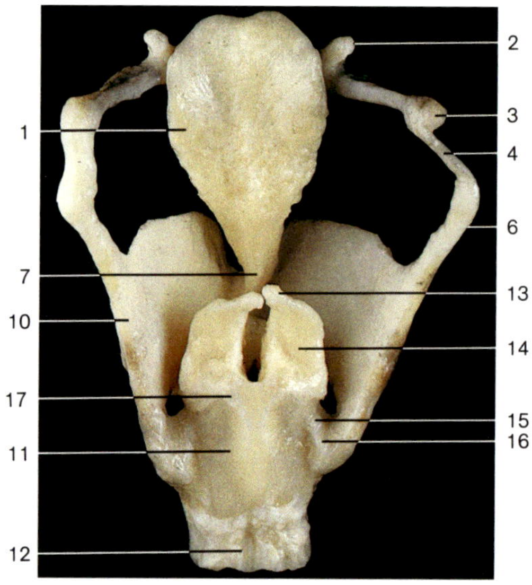

Cartilagens da laringe e osso hioide (vista posterior).

1 Cartilagem epiglótica
2 Corno menor do osso hioide
3 Corno maior do osso hioide
4 Ligamento tíreo-hióideo lateral
5 Corpo do osso hioide
6 Corno superior da cartilagem tireóidea
7 Ligamento tireoepiglótico
8 Cone elástico
9 Ligamento cricotireóideo
10 Cartilagem tireóidea
11 Cartilagem cricóidea
12 Traqueia
13 Cartilagem corniculada
14 Cartilagem aritenóidea
15 Ligamento cricoaritenóideo posterior
16 Articulação cricotireóidea
17 Articulação cricoaritenóidea

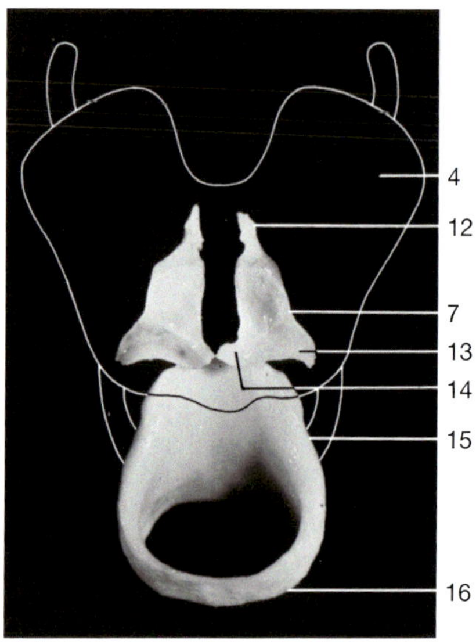

Cartilagens da laringe (vista anterior). A cartilagem tireóidea está indicada pelo contorno.

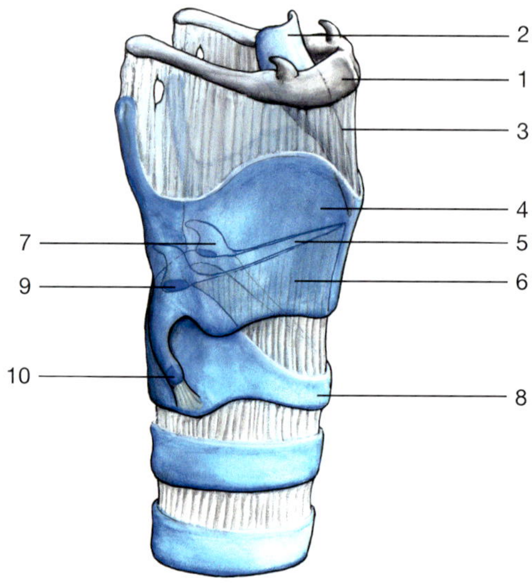

Cartilagens e ligamentos da laringe (vista lateral).

1 Osso hioide
2 Cartilagem epiglótica
3 Membrana tíreo-hióidea
4 Cartilagem tireóidea
5 Ligamento vocal
6 Cone elástico
7 Cartilagem aritenóidea
8 Cartilagem cricóidea
9 Articulação cricoaritenóidea
10 Articulação cricotireóidea
11 Cartilagens traqueais
12 Cartilagem corniculada
13 Processo muscular da cartilagem aritenóidea
14 Processo vocal da cartilagem aritenóidea
15 Lâmina da cartilagem cricóidea
16 Arco da cartilagem cricóidea

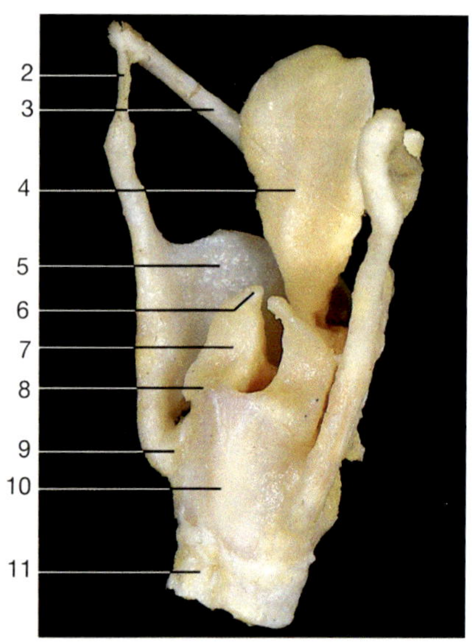

Cartilagens da laringe (vista posterior oblíqua).

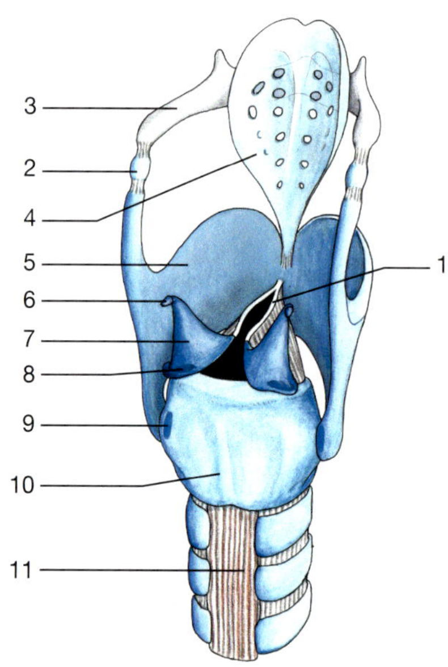

Cartilagens da laringe (vista posterior oblíqua).

1 Ligamento vocal
2 Ligamento tíreo-hióideo lateral
3 Osso hioide (corno maior)
4 Cartilagem epiglótica
5 Cartilagem tireóidea
6 Cartilagem corniculada
7 Cartilagem aritenóidea
8 Articulação cricoaritenóidea
9 Articulação cricotireóidea
10 Cartilagem cricóidea
11 Traqueia

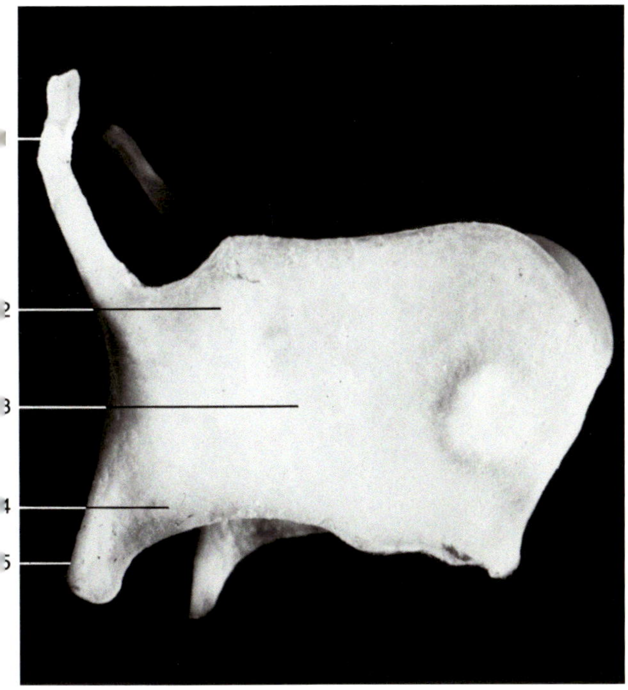

Cartilagem tireóidea (vista lateral).

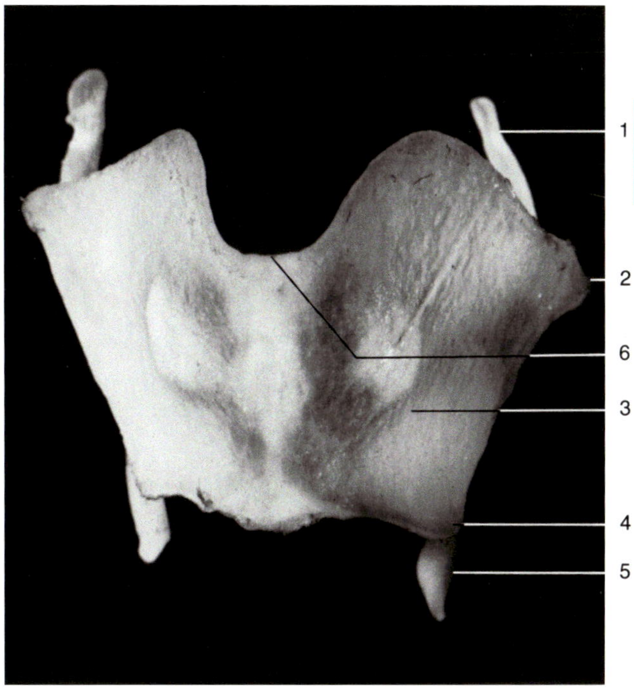

Cartilagem tireóidea (vista anterior).

1 Corno superior
2 Tubérculo tireóideo superior
3 Lâmina da cartilagem tireóidea
4 Tubérculo tireóideo inferior
5 Corno inferior
6 Incisura tireóidea superior

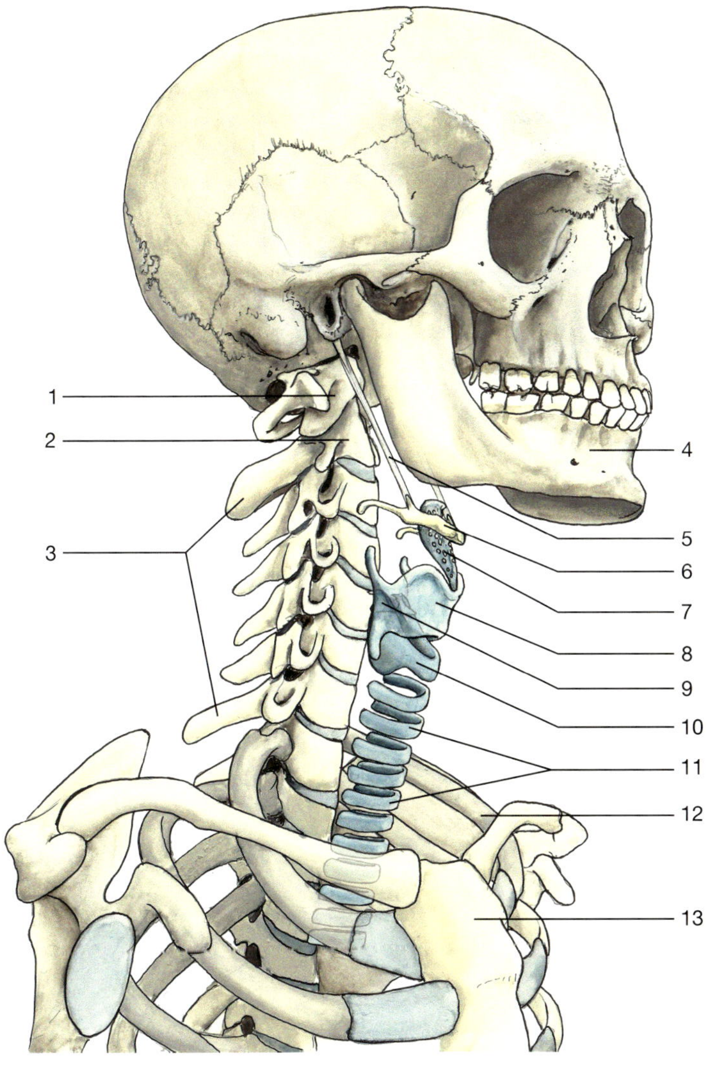

1 Atlas
2 Áxis
3 Vértebras cervicais II–VII
4 Mandíbula
5 Ligamento estilo-hióideo
6 Osso hioide
7 Epiglote
8 Cartilagem tireóidea
9 Cartilagem aritenóidea
10 Cartilagem cricóidea
11 Cartilagens traqueais
12 Primeira costela
13 Manúbrio do esterno

Posição da laringe e do osso hioide no pescoço (vista lateral oblíqua).

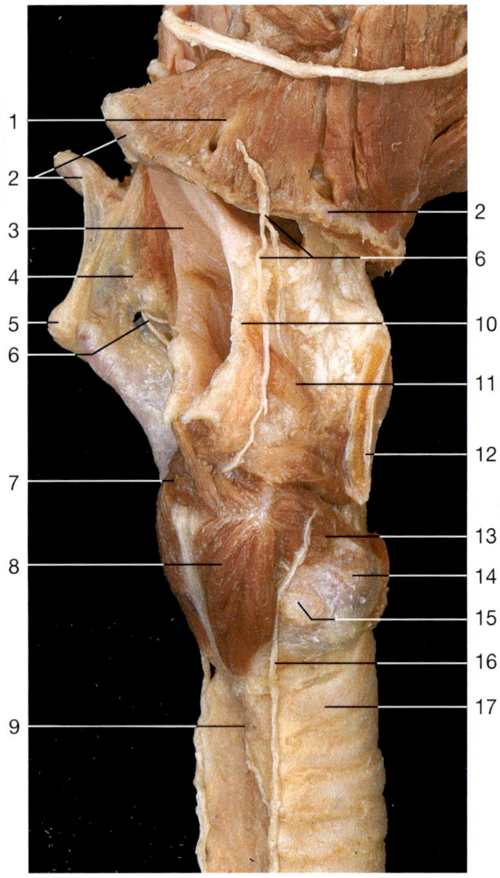

Músculos da laringe (vista lateral).
A cartilagem tireóidea e o músculo tireoaritenóideo foram parcialmente removidos.

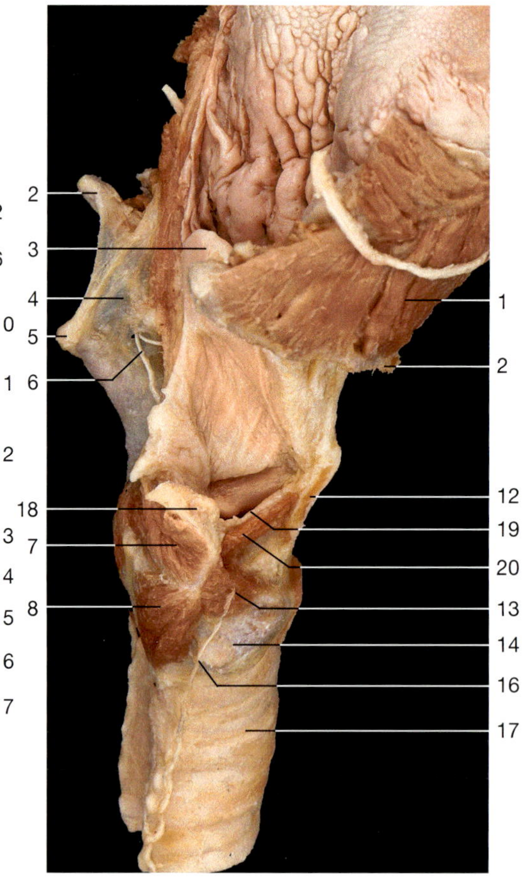

Músculos da laringe (vista lateral).
Metade da cartilagem tireóidea foi removida.
Dissecção do ligamento vocal.

1 Músculo hioglosso
2 Osso hioide
3 Cartilagem epiglótica
4 Membrana tíreo-hióidea
5 Corno superior da cartilagem tireóidea
6 Nervo laríngeo superior
7 Músculo aritenóideo transverso
8 Músculo cricoaritenóideo posterior
9 Músculo traqueal
10 Prega ariepiglótica
11 Músculo tireoepiglótico
12 Cartilagem tireóidea
13 Músculo cricoaritenóideo lateral
14 Cartilagem cricóidea
15 Faceta articular para a cartilagem tireóidea
16 Nervo laríngeo inferior (ramo do nervo laríngeo recorrente)
17 Traqueia
18 Cartilagem aritenóidea
19 Ligamento vocal
20 Músculo vocal (parte do músculo tireoaritenóideo)
21 Músculo tíreo-hióideo
22 Músculo cricotireóideo
23 Raiz da língua
24 Tubérculo cuneiforme
25 Tubérculo corniculado
26 Músculo ariepiglótico

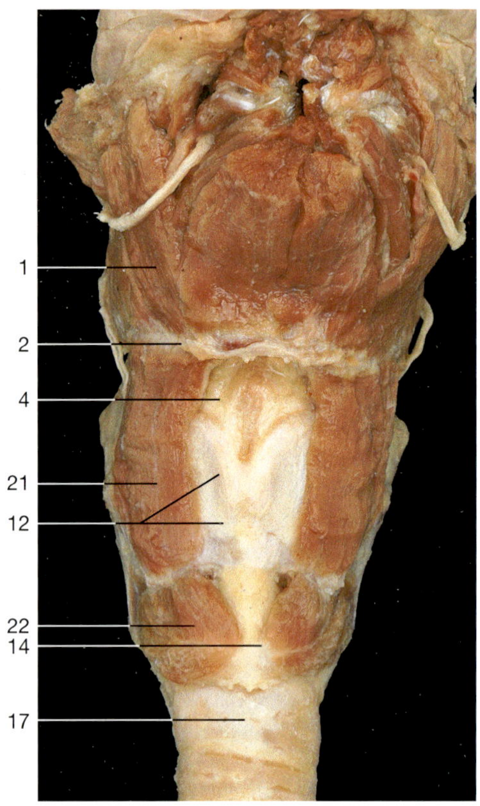

Laringe e músculos da laringe (vista anterior).

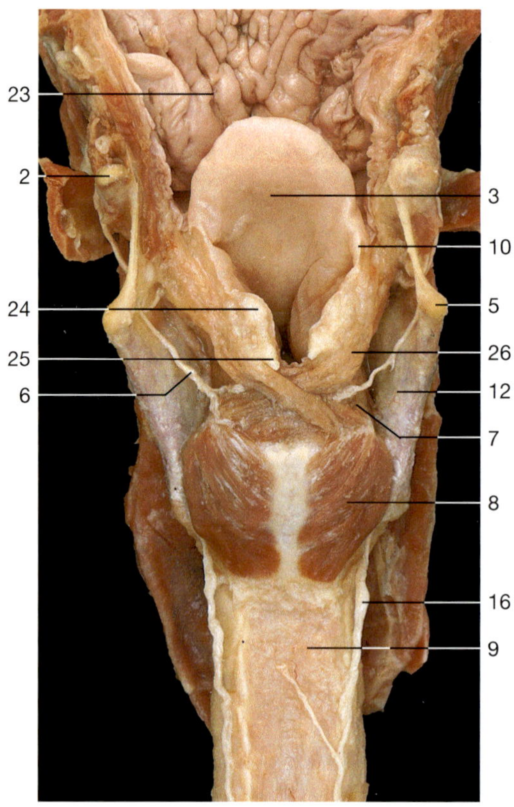

Laringe e músculos da laringe (vista posterior).

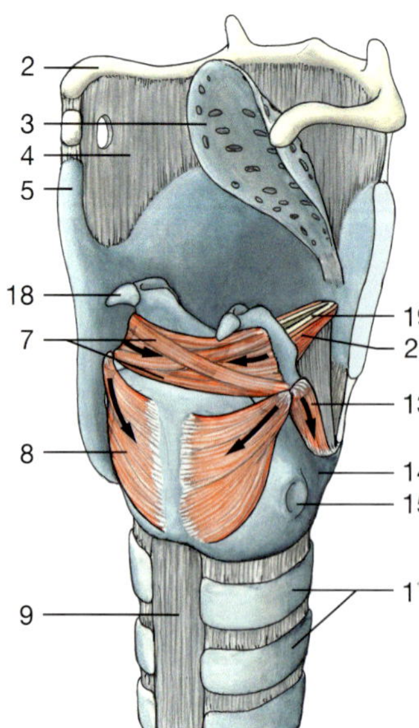

Ação dos músculos intrínsecos da laringe.

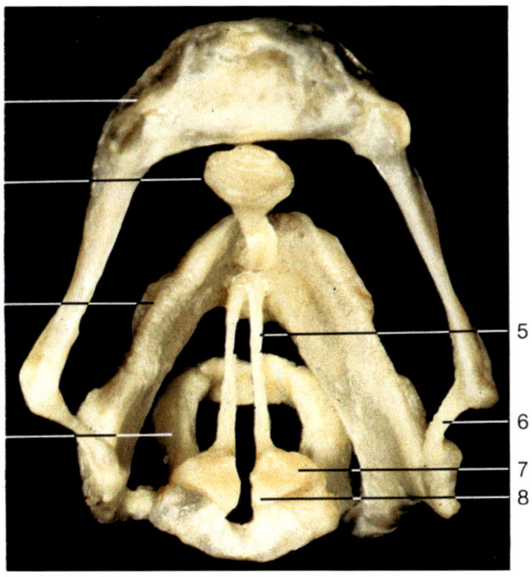

Cartilagens da laringe (vista superior).

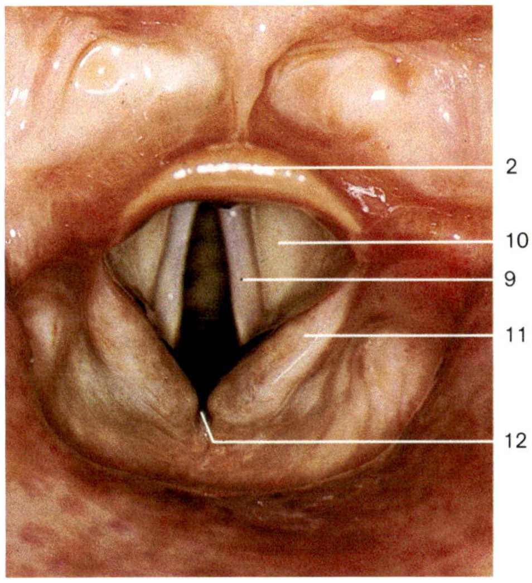

Glote *in vivo* (vista superior).

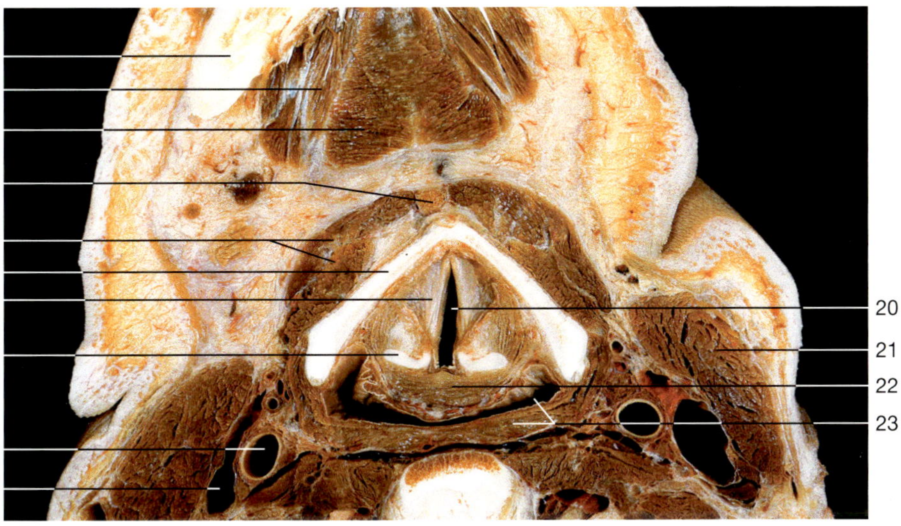

Secção horizontal da laringe no nível das pregas vocais (vista superior).

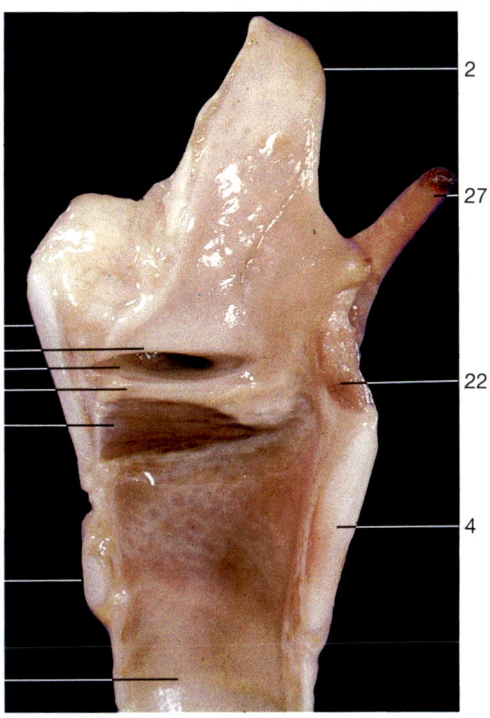

Secção sagital da laringe e da traqueia.

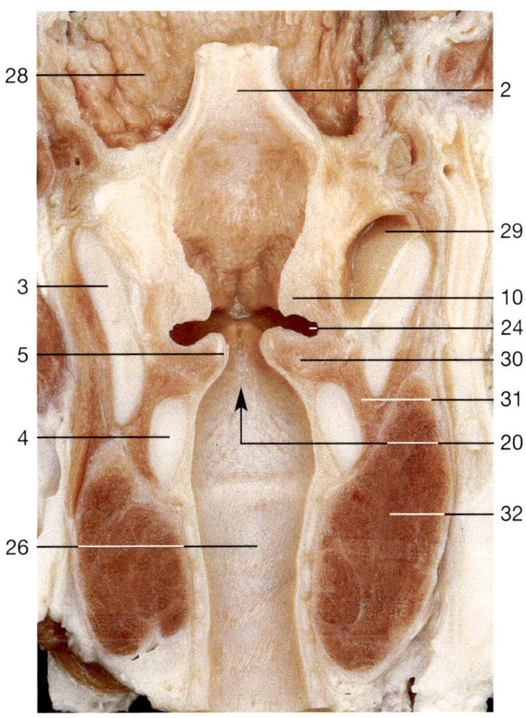

Secção coronal da laringe e da traqueia.

1 Osso hioide
2 Cartilagem epiglótica
3 Cartilagem tireóidea
4 Cartilagem cricóidea
5 Ligamento vocal
6 Ligamento tíreo-hióideo
7 Cartilagem aritenóidea
8 Cartilagem corniculada
9 Prega vocal
10 Prega vestibular
11 Prega ariepiglótica
12 Incisura interaritenóidea
13 Mandíbula
14 Ventre anterior do músculo digástrico
15 Músculo milo-hióideo
16 Glândula tireoide (lobo piramidal)
17 Músculos esterno-hióideo e esternotireóideo
18 Artéria carótida comum
19 Veia jugular interna
20 Rima da glote
21 Músculo esternocleidomastóideo
22 Músculo aritenóideo transverso
23 Faringe e músculo constritor inferior da faringe
24 Ventrículo da laringe
25 Músculo vocal
26 Traqueia
27 Corno superior da cartilagem tireóidea
28 Raiz da língua (tonsila lingual)
29 Recesso piriforme
30 Músculo vocal
31 Músculo cricoaritenóideo lateral
32 Glândula tireoide

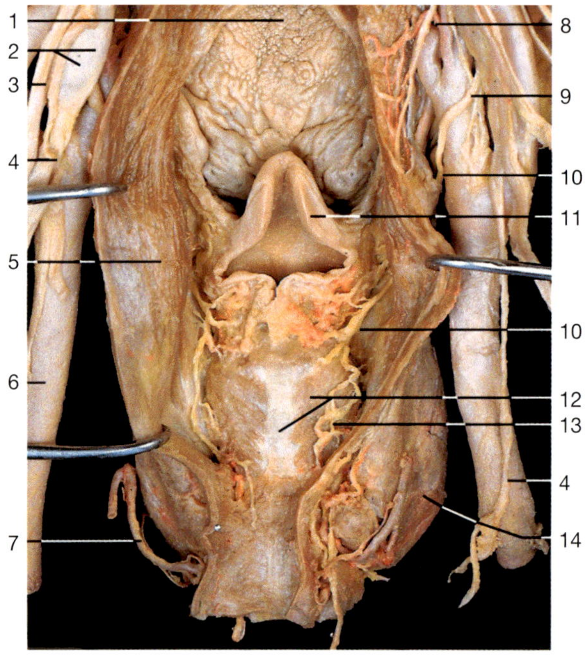

Inervação da laringe (vista posterior).
Dissecção dos nervos laríngeos superior e inferior.
Faringe aberta.

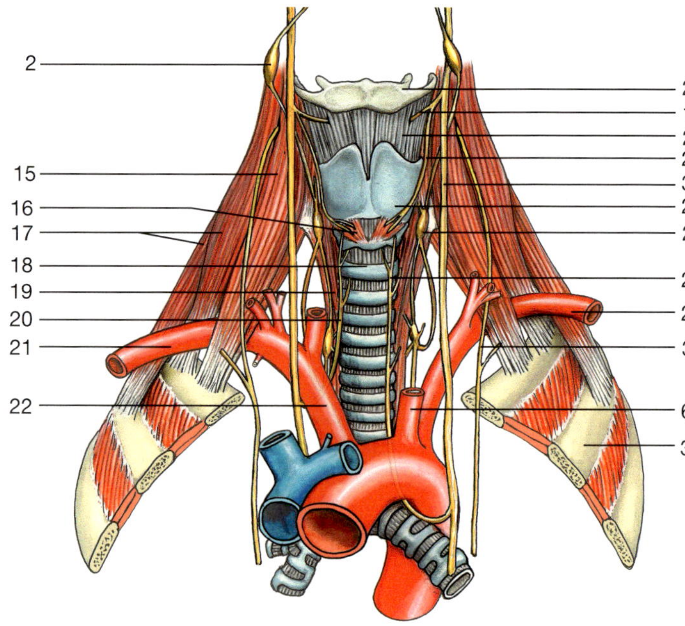

Inervação da laringe (vista anterior).

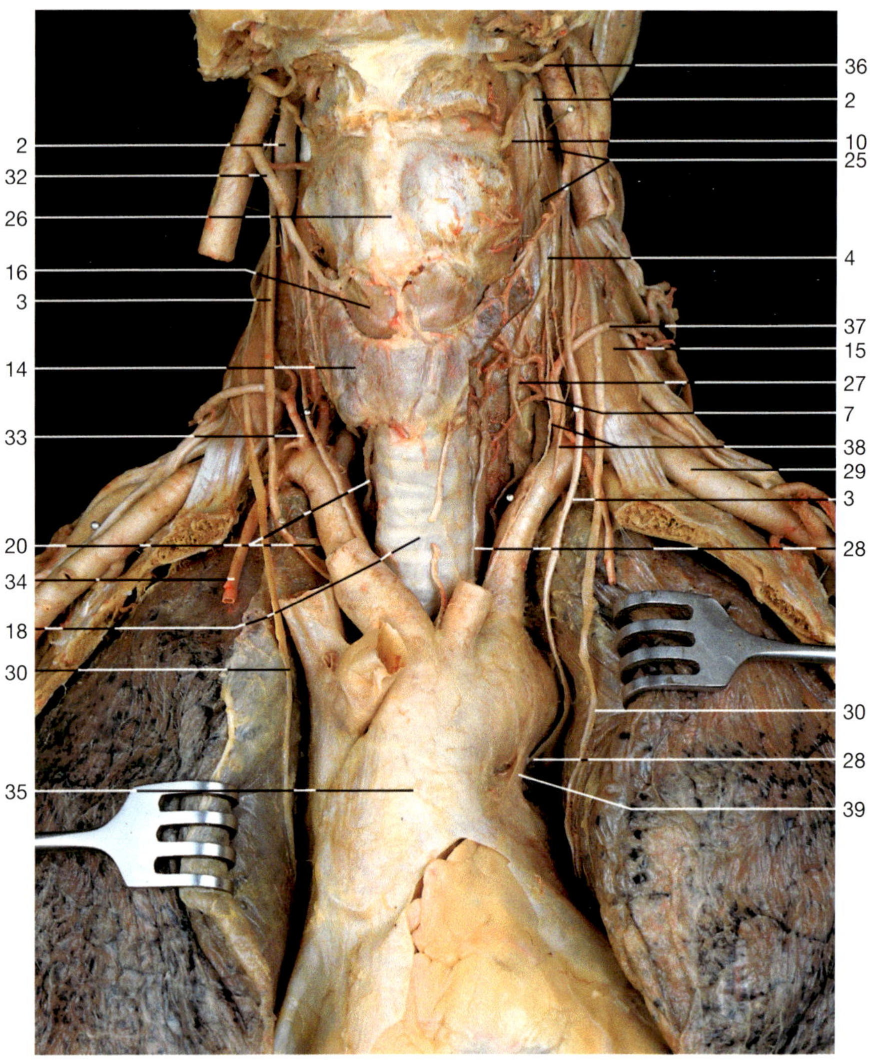

Laringe e órgãos torácicos (vista anterior). Dissecção dos nervos laríngeo recorrente e vago.

1 Língua
2 Gânglio cervical superior
3 Nervo vago (n. X)
4 Tronco simpático
5 Músculo constritor inferior da faringe
6 Artéria carótida comum esquerda
7 Artéria tireóidea inferior
8 Nervo glossofaríngeo (n. IX)
9 Nervo laríngeo superior
10 Ramo interno do nervo laríngeo superior
11 Epiglote
12 Músculo cricoaritenóideo posterior e cartilagem cricóidea
13 Nervo laríngeo recorrente
14 Glândula tireoide
15 Músculo escaleno anterior
16 Músculo cricotireóideo
17 Músculos escalenos médio e posterior
18 Traqueia
19 Músculo longo da cabeça
20 Nervo laríngeo recorrente direito
21 Artéria subclávia direita
22 Tronco braquiocefálico
23 Osso hioide
24 Membrana tíreo-hióidea
25 Ramo externo do nervo laríngeo superior
26 Cartilagem tireóidea
27 Gânglio cervical médio
28 Nervo laríngeo recorrente esquerdo
29 Artéria subclávia esquerda
30 Nervo frênico
31 Segunda costela
32 Artéria tireóidea superior
33 Tronco tireocervical
34 Artéria torácica interna
35 Arco da aorta
36 Nervo hipoglosso (n. XII)
37 Artéria cervical transversa
38 Nervos cardíacos cervicais inferiores (ramos do tronco simpático)
39 Ligamento arterial

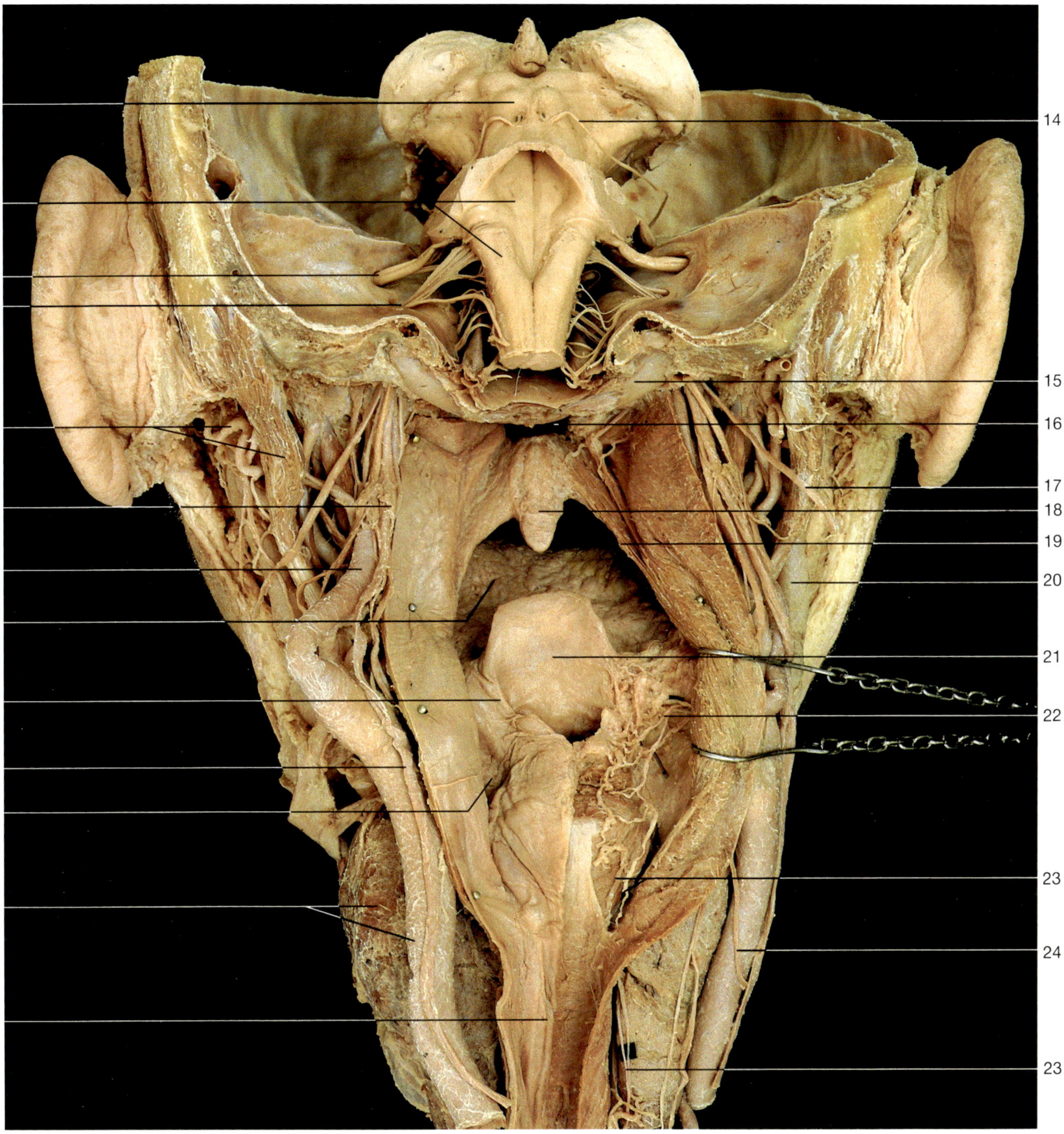

Laringe e cavidade oral (vista posterior). A túnica mucosa do lado direito da faringe foi removida.

1 Mesencéfalo (colículo inferior)
2 Fossa romboide e bulbo
3 Nervos facial e vestibulococlear
4 Nervos glossofaríngeo, vago e acessório
5 Artéria occipital e músculo digástrico (ventre posterior)
6 Gânglio cervical superior
7 Artéria carótida interna
8 Cavidade oral (língua)
9 Prega ariepiglótica
10 Nervo vago
11 Recesso piriforme
12 Glândula tireoide e artéria carótida comum
13 Esôfago
14 Nervo troclear
15 Côndilo occipital
16 Cavidade nasal (cóano)
17 Nervo acessório
18 Úvula palatina e palato mole
19 Músculo palatofaríngeo
20 Artéria carótida externa
21 Cartilagem epiglótica
22 Nervo laríngeo superior (ramo interno)
23 Nervo laríngeo inferior (ramo do nervo laríngeo recorrente)
24 Alça cervical

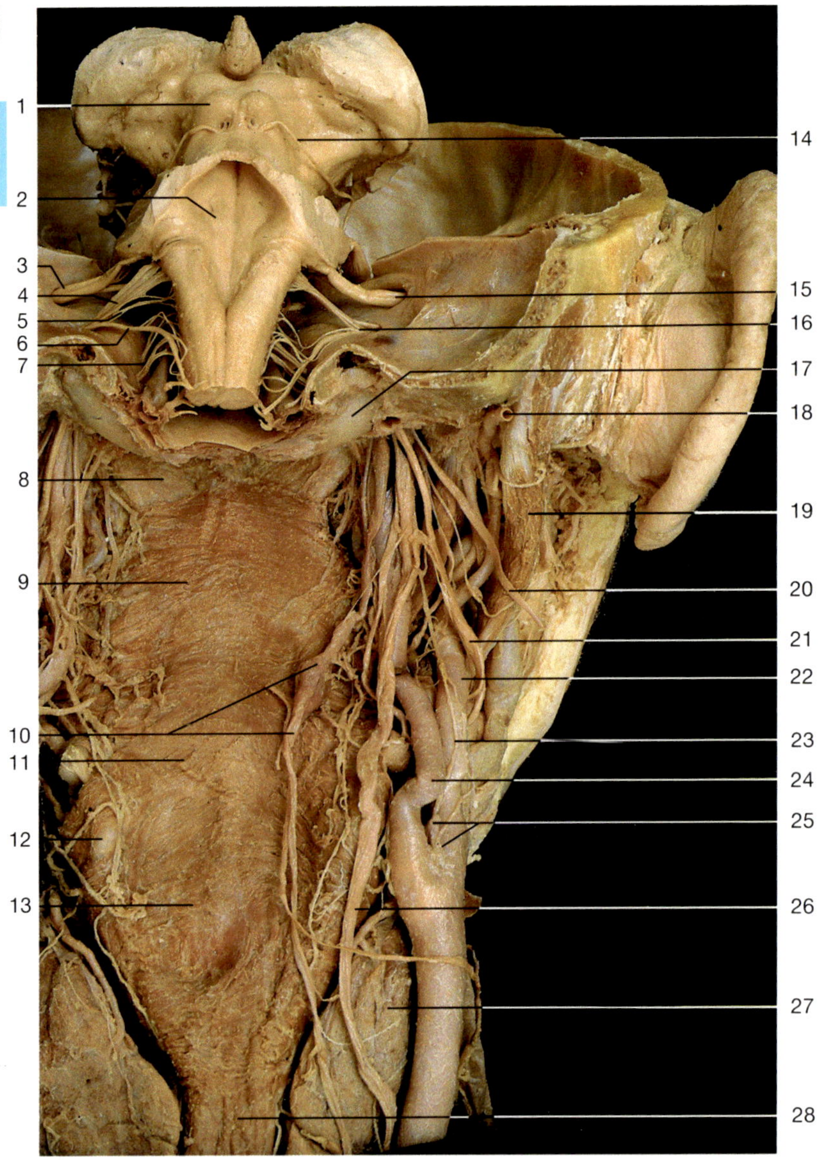

Faringe e nervos parafaríngeos em suas ligações com o tronco encefálico (vista posterior).

1 Colículo inferior do mesencéfalo
2 Colículo facial na fossa romboide
3 Nervos facial e vestibulococlear
4 Nervo glossofaríngeo
5 Nervo vago
6 Nervo acessório
7 Nervo hipoglosso
8 Fáscia faringobasilar
9 Músculo constritor superior da faringe
10 Tronco simpático e gânglio cervical superior (deslocados medialmente)
11 Músculo constritor médio da faringe
12 Osso hioide (corno maior)
13 Músculo constritor inferior da faringe
14 Nervo troclear
15 Meato acústico interno com nervos facial e vestibulococlear
16 Forame jugular com nervos glossofaríngeo, vago e acessório
17 Côndilo occipital
18 Artéria occipital
19 Músculo digástrico (ventre posterior)
20 Nervo acessório (parte extracraniana)
21 Nervo hipoglosso (parte extracraniana)
22 Artéria carótida externa
23 Nervo do seio carótico
24 Artéria carótida interna
25 Seio carótico e glomo carótico
26 Nervo vago
27 Glândula tireoide
28 Esôfago
29 Cóano
30 Lâmina medial do processo pterigoide
31 Forame lacerado
32 Tubérculo faríngeo
33 Palato duro
34 Forames palatinos maior e menor
35 Hâmulo pterigóideo
36 Lâmina lateral do processo pterigoide
37 Forame oval
38 Fossa mandibular
39 Canal carótico
40 Processo estiloide e forame estilomastóideo
41 Forame jugular

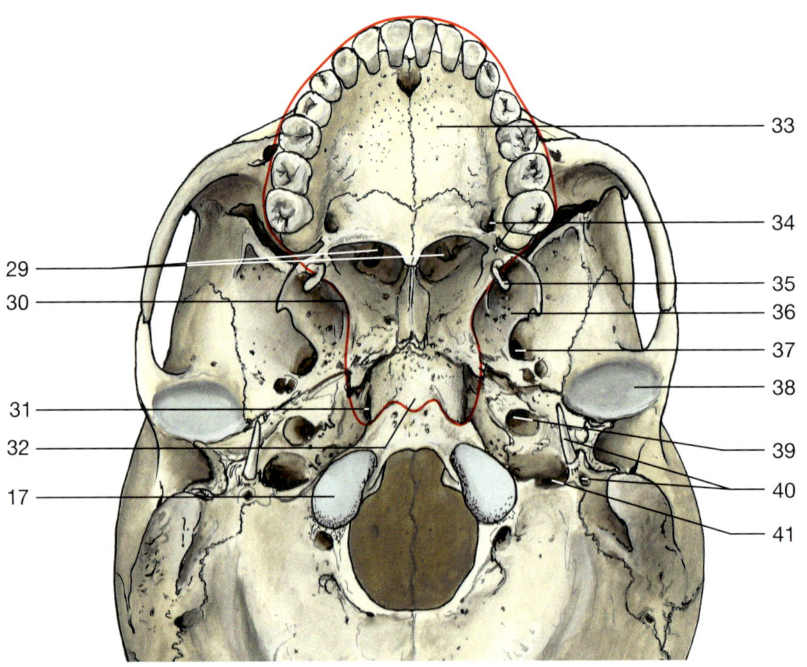

Base do crânio (vista inferior).
Linha vermelha = arcabouço do músculo constritor superior em continuação com os músculos orbicular da boca e bucinador.

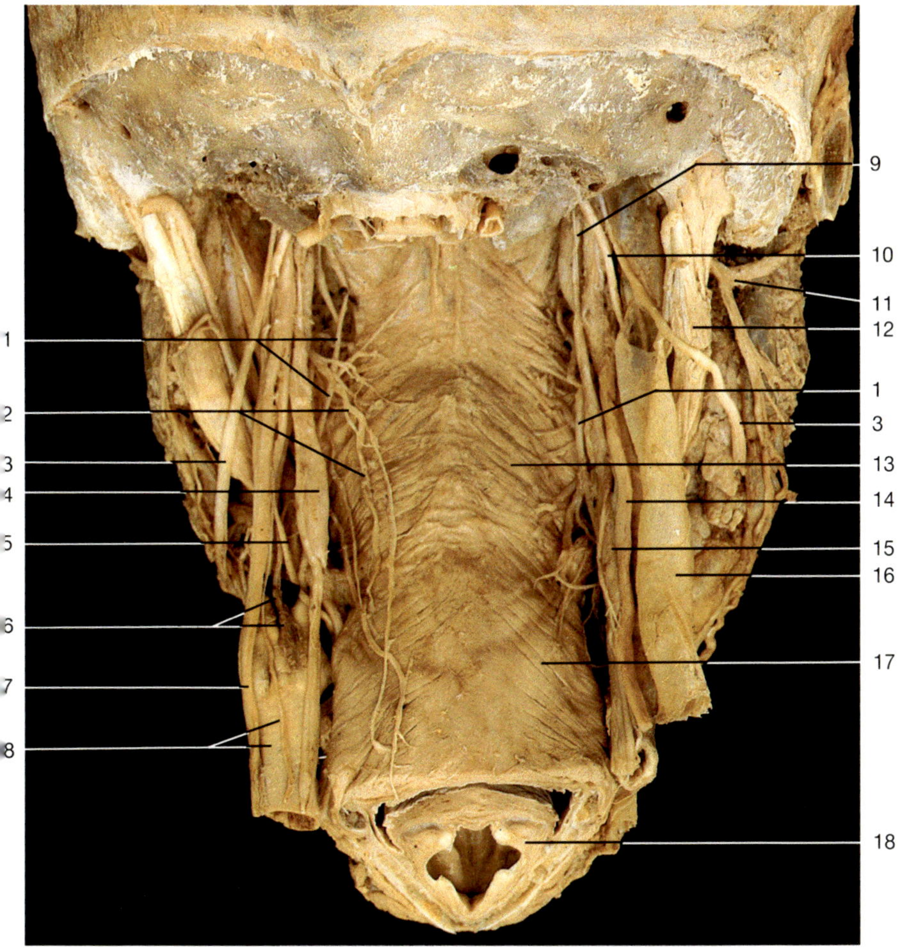

Faringe com vasos e nervos parafaríngeos (vista posterior).

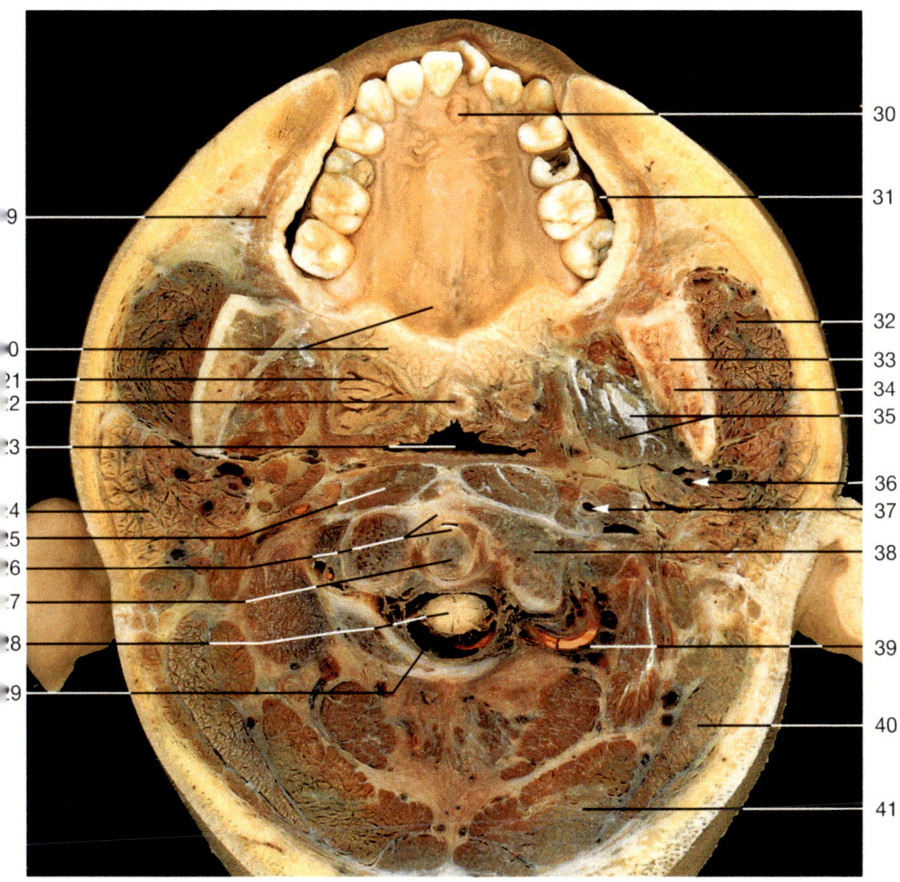

Secção transversal da cabeça e do pescoço no nível do atlas (vista inferior).

1 Artéria faríngea ascendente
2 Plexo faríngeo
3 Nervo acessório
4 Gânglio cervical superior do tronco simpático
5 Nervo laríngeo superior
6 Glomo carótico e nervo do seio carótico
7 Nervo vago esquerdo
8 Artéria carótida comum e ramo cardíaco do nervo vago
9 Nervo glossofaríngeo
10 Nervo hipoglosso
11 Nervo facial
12 Ventre posterior do músculo digástrico
13 Músculo constritor médio da faringe
14 Nervo vago direito
15 Tronco simpático
16 Veia jugular interna
17 Músculo constritor inferior da faringe
18 Laringe
19 Músculo bucinador
20 Palato mole e glândulas palatinas
21 Tonsila palatina
22 Úvula palatina
23 Faringe (parte oral)
24 Glândula parótida
25 Músculo longo da cabeça
26 Articulação atlantoaxial mediana e arco anterior do atlas
27 Dente do áxis
28 Medula espinal
29 Dura-máter
30 Papila incisiva
31 Vestíbulo da boca
32 Músculo masseter
33 Mandíbula
34 Canal da mandíbula com vasos e nervos
35 Músculo pterigóideo medial
36 Artéria carótida externa
37 Artéria carótida interna
38 Atlas
39 Artéria vertebral
40 Músculo esplênio da cabeça
41 Músculo semiespinal da cabeça

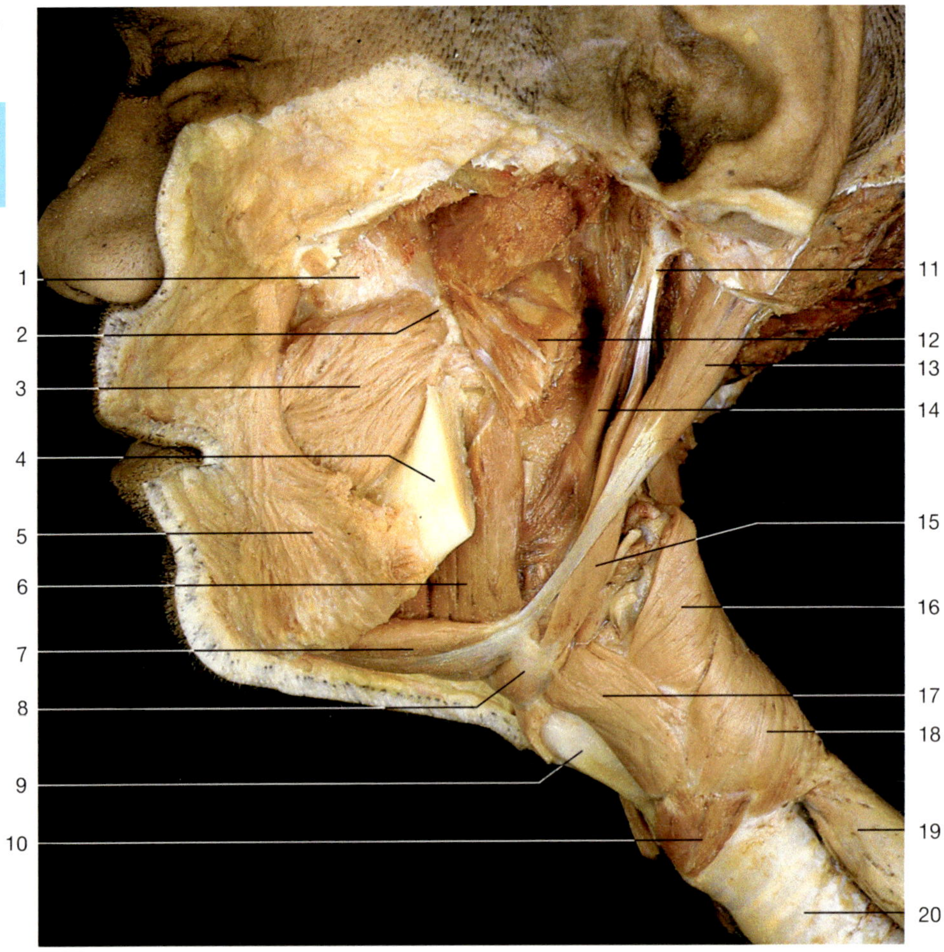

Dissecção de músculos da faringe, supra e infra-hióideos (vista lateral). Removida uma parte da mandíbula.

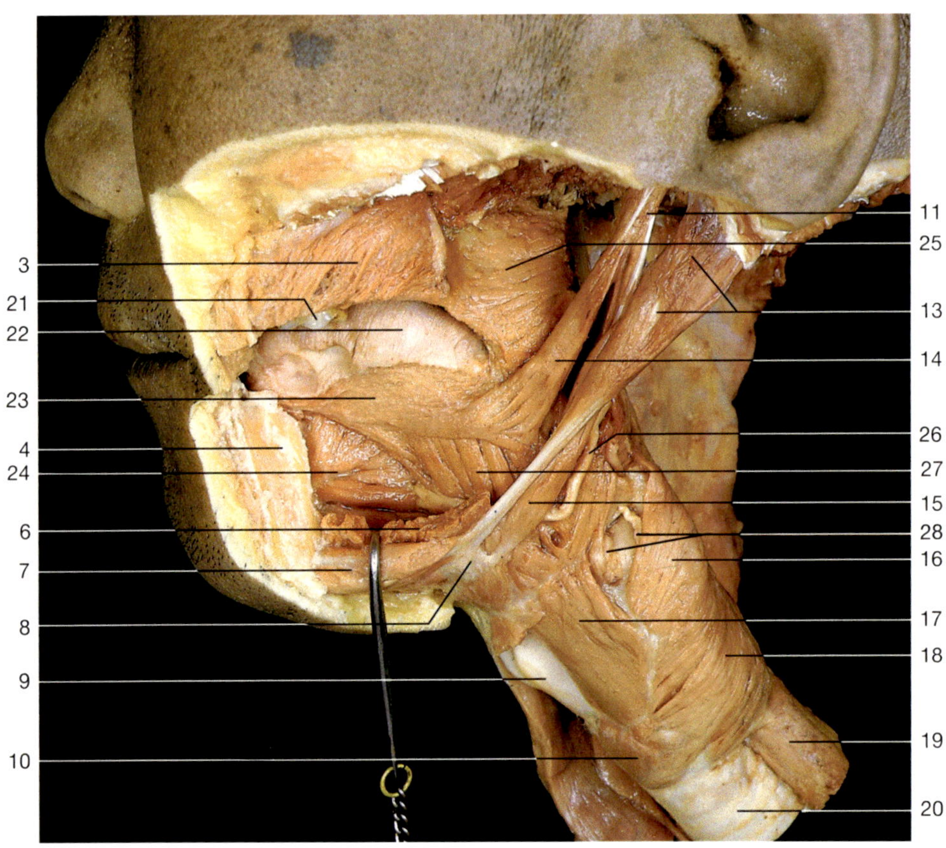

Dissecção de músculos da faringe, supra e infra-hióideos (vista lateral). Cavidade oral aberta.

1 Maxila
2 Rafe pterigomandibular
3 Músculo bucinador
4 Mandíbula (seccionada)
5 Músculo abaixador do ângulo da boca
6 Músculo milo-hióideo
7 Músculo digástrico (ventre anterior)
8 Osso hioide
9 Cartilagem tireóidea
10 Músculo cricotireóideo
11 Processo estiloide
12 Músculo pterigóideo medial (seccionado)
13 Músculo digástrico (ventre posterior)
14 Músculo estiloglosso
15 Músculo estilo-hióideo
16 Músculo constritor inferior da faringe (parte tireofaríngea)
17 Músculo tíreo-hióideo
18 Músculo constritor inferior da faringe (parte cricofaríngea)
19 Esôfago
20 Traqueia
21 Primeiro molar da maxila
22 Língua
23 Músculo longitudinal inferior da língua
24 Músculo genioglosso
25 Músculo constritor superior da faringe
26 Nervo hipoglosso
27 Músculo hioglosso
28 Nervo laríngeo superior e artéria laríngea superior

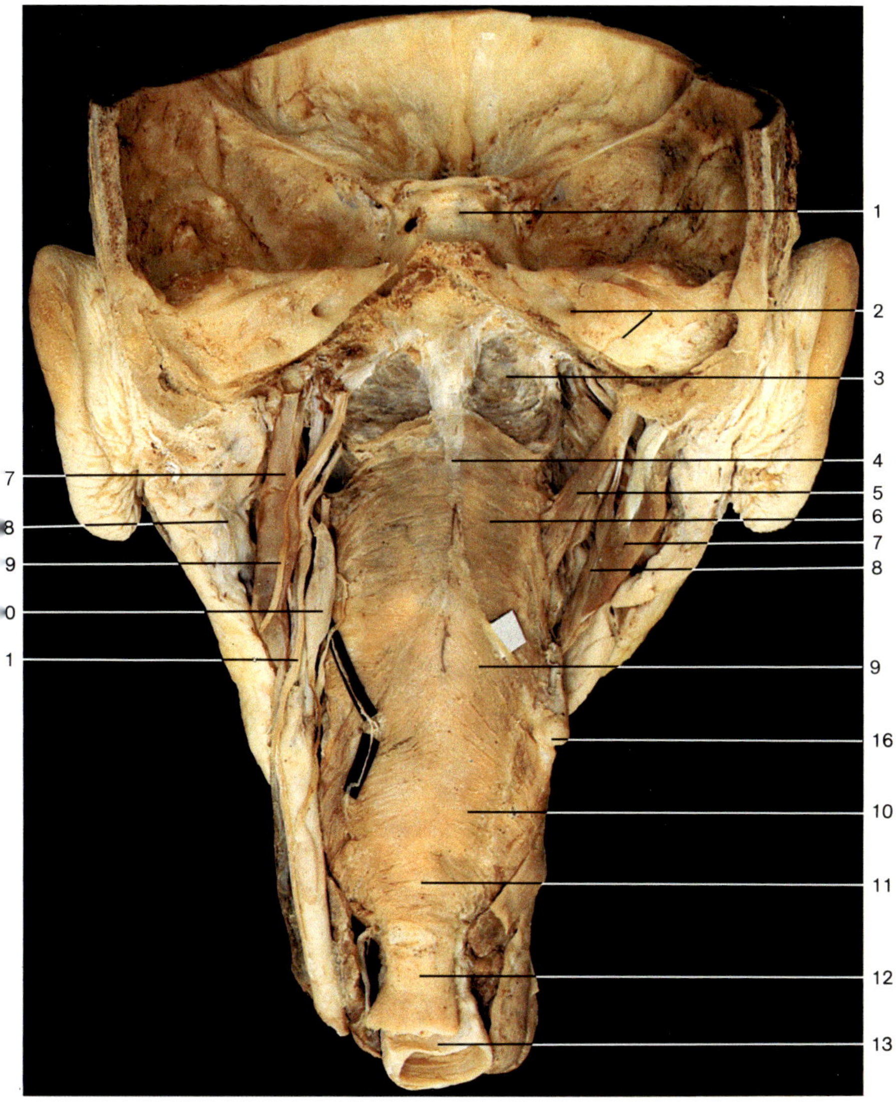

Músculos da faringe (vista posterior).

1 Sela turca
2 Meato acústico interno e parte petrosa do osso temporal
3 Fáscia faringobasilar
4 Rafe fibrosa da faringe
5 Músculo estilofaríngeo
6 Músculo constritor superior da faringe
7 Ventre posterior do músculo digástrico
8 Músculo estilo-hióideo
9 Músculo constritor médio da faringe
10 Músculo constritor inferior da faringe
11 Hiato inferior da faringe (trígono de Killian)
12 Esôfago
13 Traqueia
14 Glândulas tireoide e paratireoide
15 Músculo pterigóideo medial
16 Corno maior do osso hioide
17 Veia jugular interna
18 Glândula parótida
19 Nervo acessório
20 Gânglio cervical superior do tronco simpático
21 Nervo vago
22 Trígono de Laimer (área propensa ao desenvolvimento de divertículos)
23 Músculo orbicular do olho
24 Músculo nasal
25 Músculos levantador do lábio superior e levantador do lábio superior e da asa do nariz
26 Músculo levantador do ângulo da boca
27 Músculo orbicular da boca
28 Músculo bucinador
29 Músculo abaixador do lábio inferior
30 Músculo hioglosso
31 Músculo tíreo-hióideo
32 Cartilagem tireóidea
33 Músculo cricotireóideo
34 Rafe pterigomandibular
35 Músculo tensor do véu palatino
36 Músculo levantador do véu palatino
37 Músculo abaixador do ângulo da boca
38 Músculo mentual
39 Músculo estiloglosso

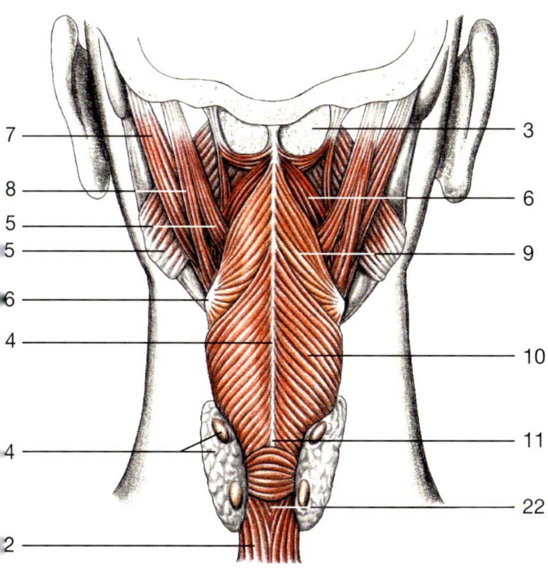

Músculos da faringe (vista posterior).

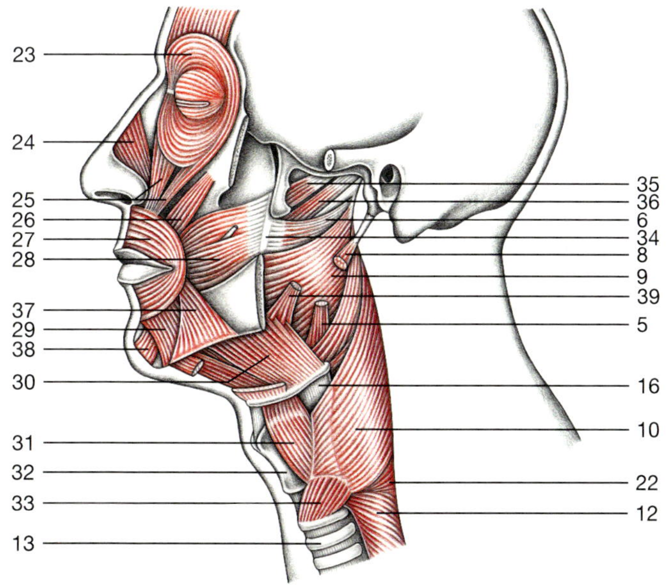

Músculos da faringe (vista lateral).

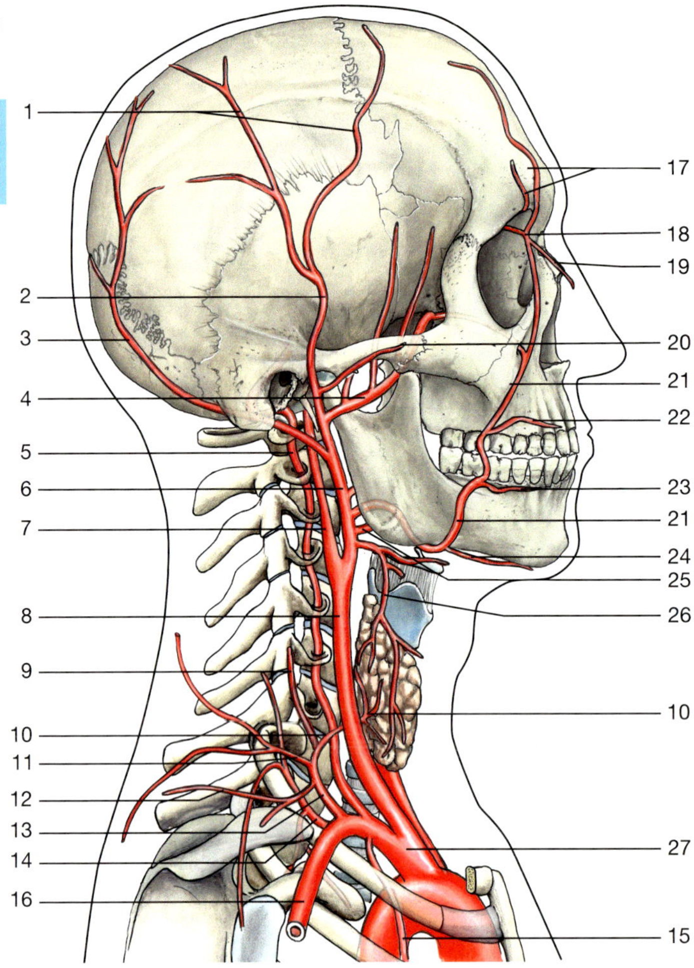

Artérias do pescoço e da cabeça (vista lateral). Diagrama dos principais ramos das artérias carótida externa e subclávia.

1 Ramos frontal e parietal da artéria temporal superficial
2 Artéria temporal superficial
3 Artéria occipital
4 Artéria maxilar
5 Artéria vertebral
6 Artéria carótida externa
7 Artéria carótida interna
8 Artéria carótida comum (seccionada)
9 Artéria cervical ascendente
10 Artéria tireóidea inferior
11 Artéria cervical transversa com dois ramos (artéria cervical superficial e artéria dorsal da escápula)
12 Artéria supraescapular
13 Tronco tireocervical
14 Tronco costocervical com dois ramos (artéria cervical profunda e artéria intercostal suprema)
15 Artéria torácica interna
16 Artéria axilar
17 Artérias supraorbital e supratroclear
18 Artéria angular
19 Artéria dorsal do nariz
20 Artéria facial transversa
21 Artéria facial
22 Artéria labial superior
23 Artéria labial inferior
24 Artéria submentual
25 Artéria lingual
26 Artéria tireóidea superior
27 Tronco braquiocefálico

▷ **Para a página 171:**

1 Aponeurose epicrânica (gálea aponeurótica)
2 Ramo frontal } da artéria temporal
3 Ramo parietal } superficial
4 Músculo auricular superior
5 Artéria e veia temporais superficiais
6 Artéria temporal média
7 Nervo auriculotemporal
8 Ramos do nervo facial
9 Nervo facial
10 Artéria carótida externa na fossa retromandibular
11 Músculo digástrico (ventre posterior)
12 Artéria esternocleidomastóidea
13 Tronco simpático e gânglio cervical superior
14 Músculo esternocleidomastóideo (seccionado e rebatido)
15 Clavícula (seccionada)
16 Artéria cervical transversa
17 Artéria cervical ascendente e nervo frênico
18 Músculo escaleno anterior
19 Artéria supraescapular
20 Artéria dorsal da escápula
21 Plexo braquial e artéria axilar
22 Artéria toracoacromial
23 Artéria torácica lateral
24 Nervo mediano (deslocado) e músculo peitoral menor (rebatido)
25 Músculo occipitofrontal (ventre frontal)
26 Músculo orbicular do olho (parte orbital)
27 Artéria e veia angulares
28 Artéria facial
29 Artéria labial superior
30 Músculo zigomático maior
31 Artéria labial inferior
32 Ducto parotídeo
33 Corpo adiposo da bochecha
34 Artéria maxilar
35 Músculo masseter
36 Artéria facial e mandíbula
37 Artéria submentual
38 Músculo digástrico (ventre anterior)

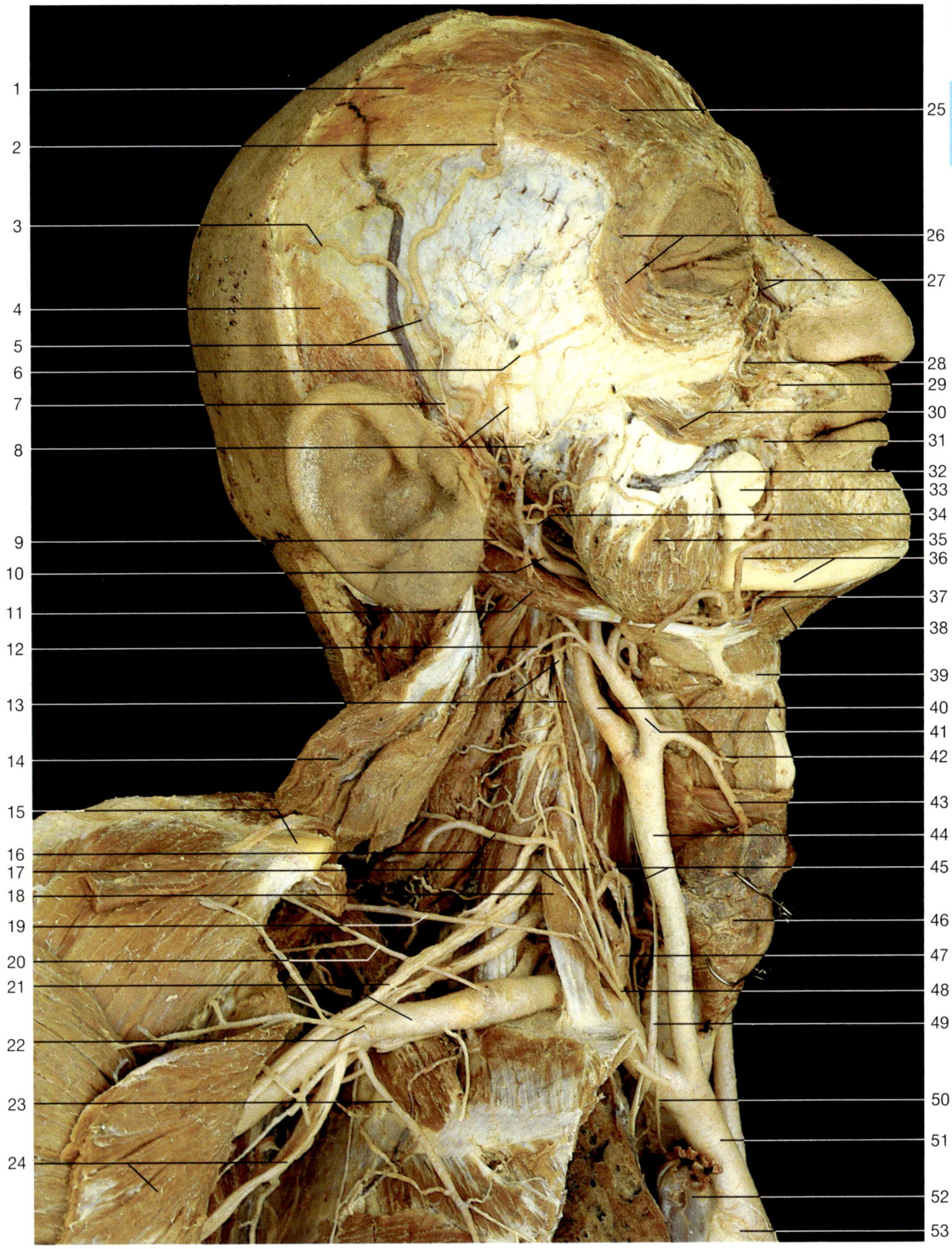

Ramos arteriais principais do pescoço e da cabeça (vista lateral). Foram removidas partes da parede torácica e da clavícula; músculos peitorais foram rebatidos para expor as artérias subclávia e axilar.

39 Osso hioide
40 Artéria carótida interna
41 Artéria carótida externa
42 Artéria laríngea superior
43 Artéria tireóidea superior
44 Artéria carótida comum
45 Alça tireóidea do tronco simpático e artéria tireóidea inferior
46 Glândula tireoide (lobo direito)
47 Artéria vertebral
48 Tronco tireocervical
49 Nervo vago
50 Alça subclávia do tronco simpático
51 Tronco braquiocefálico
52 Veia cava superior (seccionada)
53 Arco da aorta

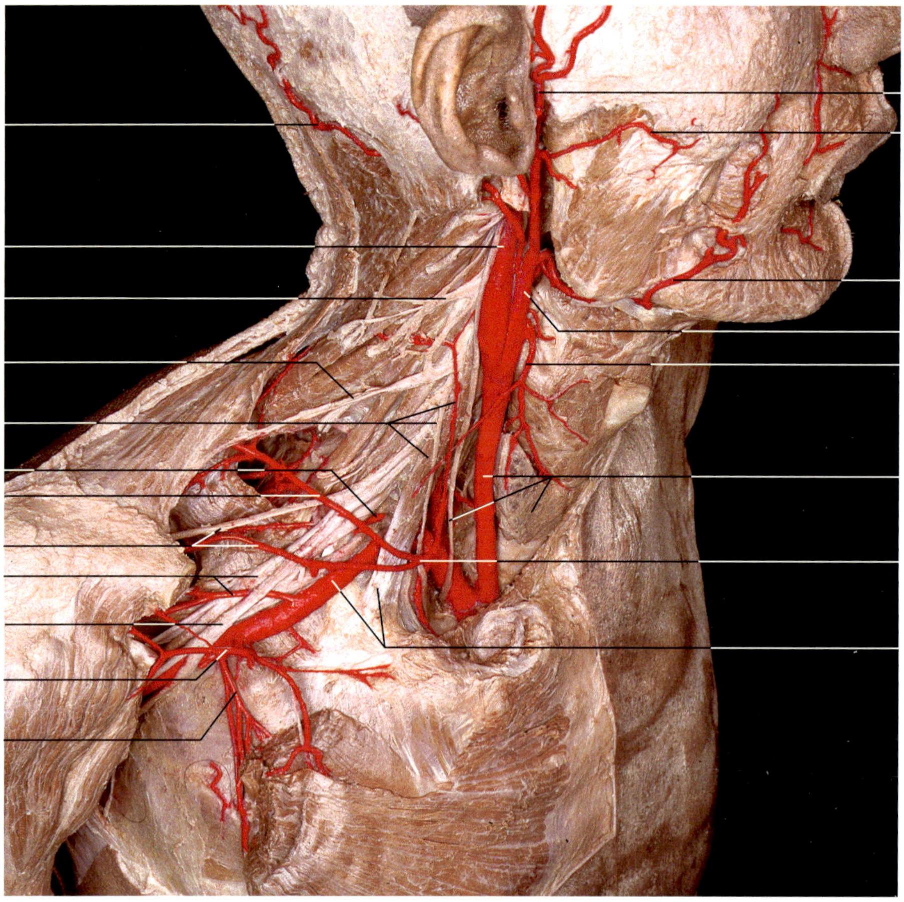

Artérias da cabeça e do pescoço (vista anterolateral). A clavícula, o músculo esternocleidomastóideo e as veias foram parcialmente removidos. As artérias foram pintadas de vermelho.

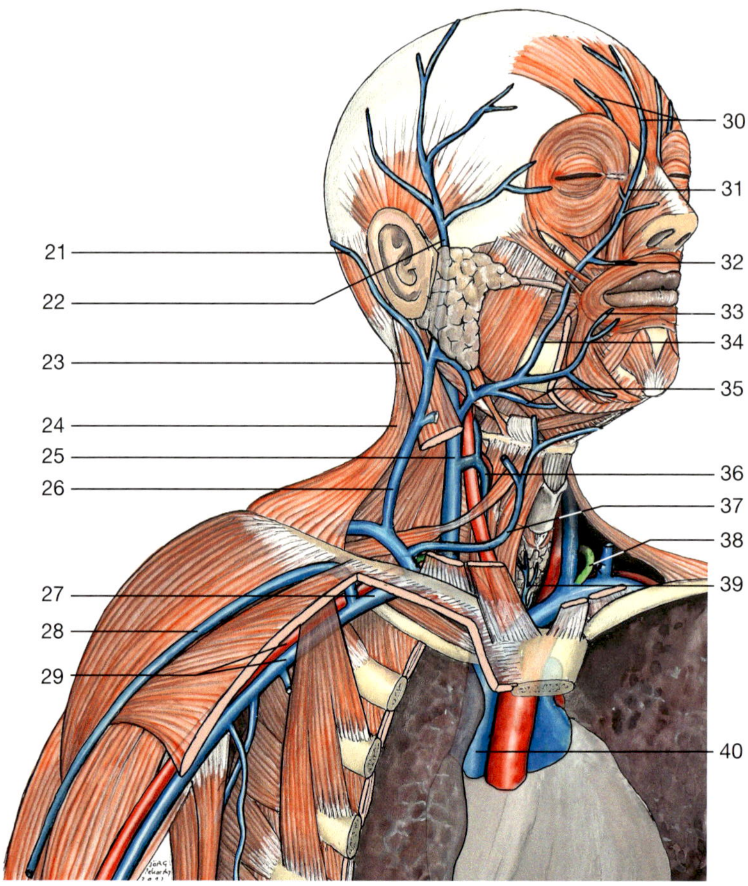

Veias da cabeça, pescoço e ombro (vista anterior). O músculo esternocleidomastóideo e a parede torácica anterior encontram-se apenas parcialmente representados. Observe a junção venosa com a veia cava superior.

1 Ramo occipital da artéria occipital
2 Artéria carótida interna
3 Plexo cervical
4 Nervo supraclavicular
5 Nervo frênico e artéria cervical ascendente no músculo escaleno anterior
6 Artéria cervical transversa
7 Ramo superficial da artéria cervical transversa
8 Artéria e nervo supraescapulares
9 Plexo braquial e artéria cervical transversa
10 Fascículo lateral do plexo braquial
11 Artéria toracoacromial
12 Artéria torácica lateral
13 Artéria temporal superficial
14 Artéria facial transversa
15 Artéria facial
16 Artéria carótida externa
17 Artéria tireóidea superior
18 Artéria carótida comum, nervo vago e glândula tireoide
19 Tronco tireocervical
20 Artéria subclávia e músculo escaleno anterior
21 Veia occipital
22 Veia temporal superficial
23 Músculo esternocleidomastóideo
24 Músculo trapézio
25 Veia jugular interna
26 Veia jugular externa
27 Veia subclávia
28 Veia cefálica
29 Artéria e veia axilares
30 Veias supraorbitais
31 Veia angular
32 Veia labial superior
33 Veia labial inferior
34 Veia facial
35 Veia submentual
36 Veia tireóidea superior
37 Veia jugular anterior
38 Ducto torácico
39 Veia tireóidea inferior
40 Veia cava superior
41 Glândula parótida e nervo facial
42 Nervo auricular magno
43 Veia jugular externa
44 Plexo braquial
45 Veia cefálica no trígono deltopeitoral
46 Veia braquiocefálica direita
47 Veia cava superior
48 Pulmão direito (rebatido)
49 Artéria e veias temporais superficiais
50 Artéria e veia faciais
51 Ramo cervical do nervo facial e glândula submandibular
52 Veia jugular interna, artéria carótida comum e músculo omo-hióideo
53 Veia jugular anterior e glândula tireoide
54 Arco venoso jugular
55 Veia braquiocefálica esquerda
56 Pericárdio do coração (localização do átrio direito)

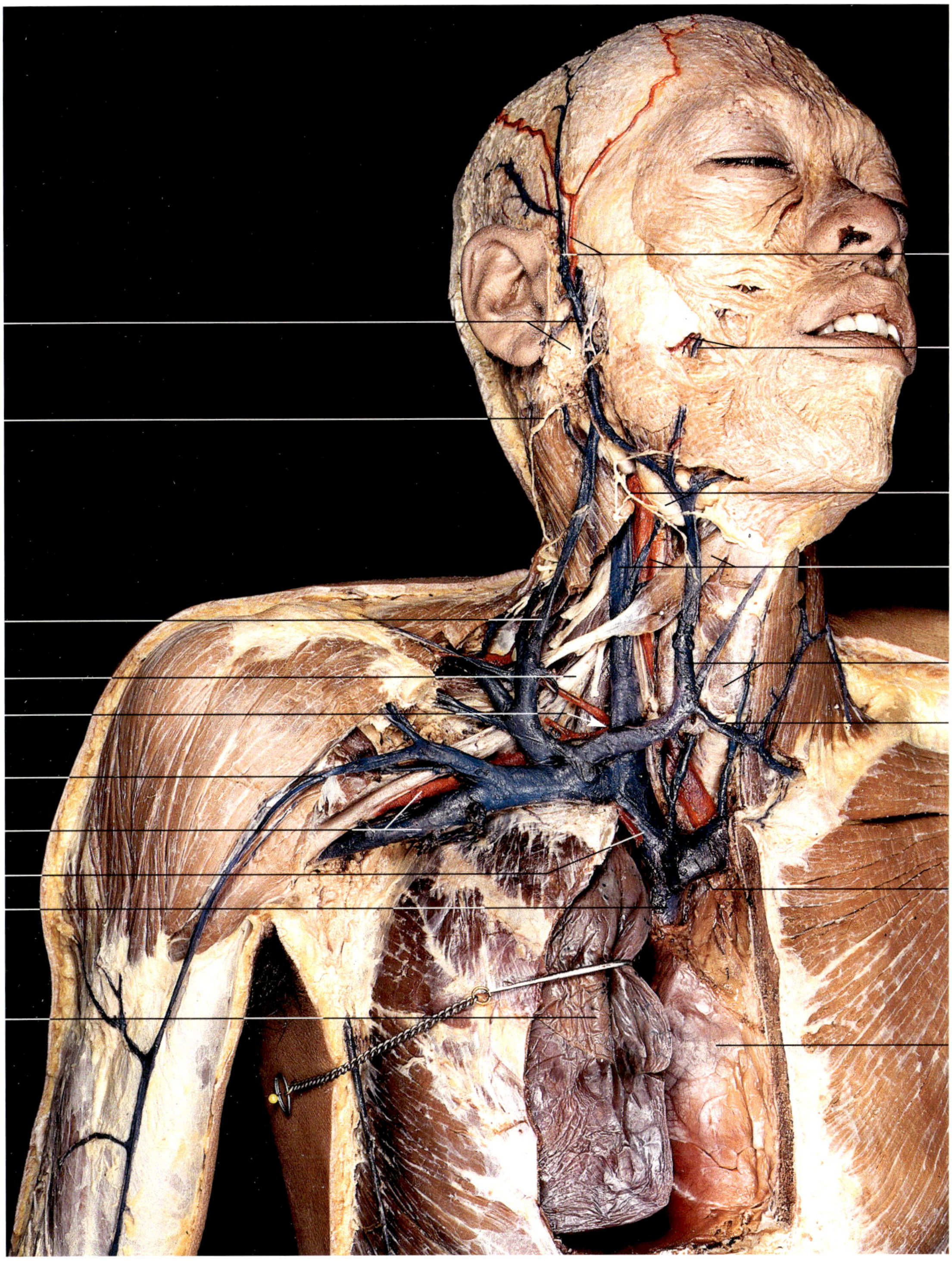

Veias da cabeça, do pescoço e do ombro (vista anterior). Parte da parede torácica, clavícula e músculo esternocleidomastóideo foram removidos. As veias foram pintadas de azul; as artérias foram pintadas de vermelho.

A **veia jugular interna** é a continuação do seio sigmóideo que drena a maior parte do sangue venoso do encéfalo junto ao líquido cerebrospinal. Pela junção com a veia subclávia, forma-se a veia braquiocefálica direita que continua, no lado direito, diretamente na veia cava superior. A via comum para introduzir o condutor de um aparelho de marca-passo no coração é a veia cefálica. No lado esquerdo, o ducto torácico desemboca na veia jugular interna no ponto em que ela e a veia subclávia formam a veia braquiocefálica esquerda. Observe que a veia subclávia coloca-se na frente do músculo escaleno anterior, enquanto a artéria subclávia, junto ao plexo braquial, situa-se por trás dele. A **veia cefálica** desemboca na veia axilar, passando pelo triângulo deltopeitoral. A **veia subclávia** está firmemente aderida à primeira costela, de tal forma que pode ser puncionada com agulha naquele ponto (sob a extremidade esternal da clavícula) para introduzir um cateter (linha subclávia).

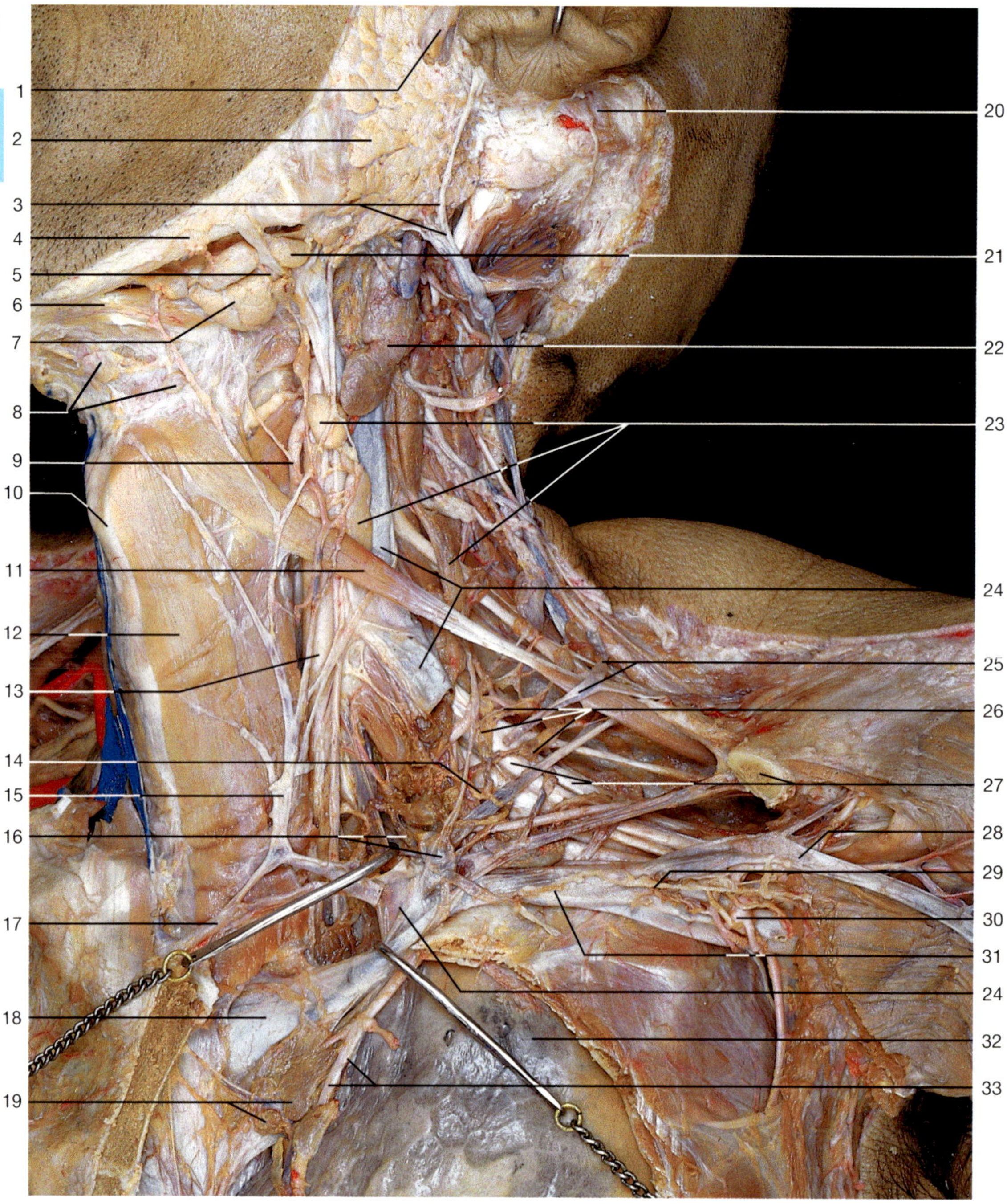

Linfonodos e vasos linfáticos do pescoço, lado esquerdo (vista lateral oblíqua). O músculo esternocleidomastóideo e a metade esquerda da parede torácica foram removidos. A parte inferior da veia jugular interna foi seccionada e deslocada lateralmente para expor o ducto torácico.

1 Linfonodo parotídeo superficial
2 Glândula parótida
3 Nervo auricular magno
4 Mandíbula
5 Veia facial
6 Ventre anterior do músculo digástrico
7 Glândula submandibular
8 Linfonodos submentuais
9 Artéria tireóidea superior
10 Cartilagem tireóidea
11 Músculo omo-hióideo
12 Músculo esterno-hióideo
13 Artéria carótida comum
14 Linfonodos supraclaviculares
15 Veia jugular anterior
16 Ducto torácico e veia jugular interna
17 Arco venoso jugular
18 Veia braquiocefálica esquerda
19 Linfonodos mediastinais superiores
20 Linfonodos retroauriculares
21 Linfonodos submandibulares
22 Linfonodos cervicais superficiais
23 Linfonodos jugulodigástricos e tronco jugular
24 Veia jugular interna
25 Veia jugular externa
26 Linfonodos jugulo-omo-hióideos
27 Plexo braquial
28 Veia cefálica
29 Tronco subclávio
30 Linfonodos infraclaviculares
31 Veia subclávia
32 Pulmão
33 Artéria e veia torácicas internas

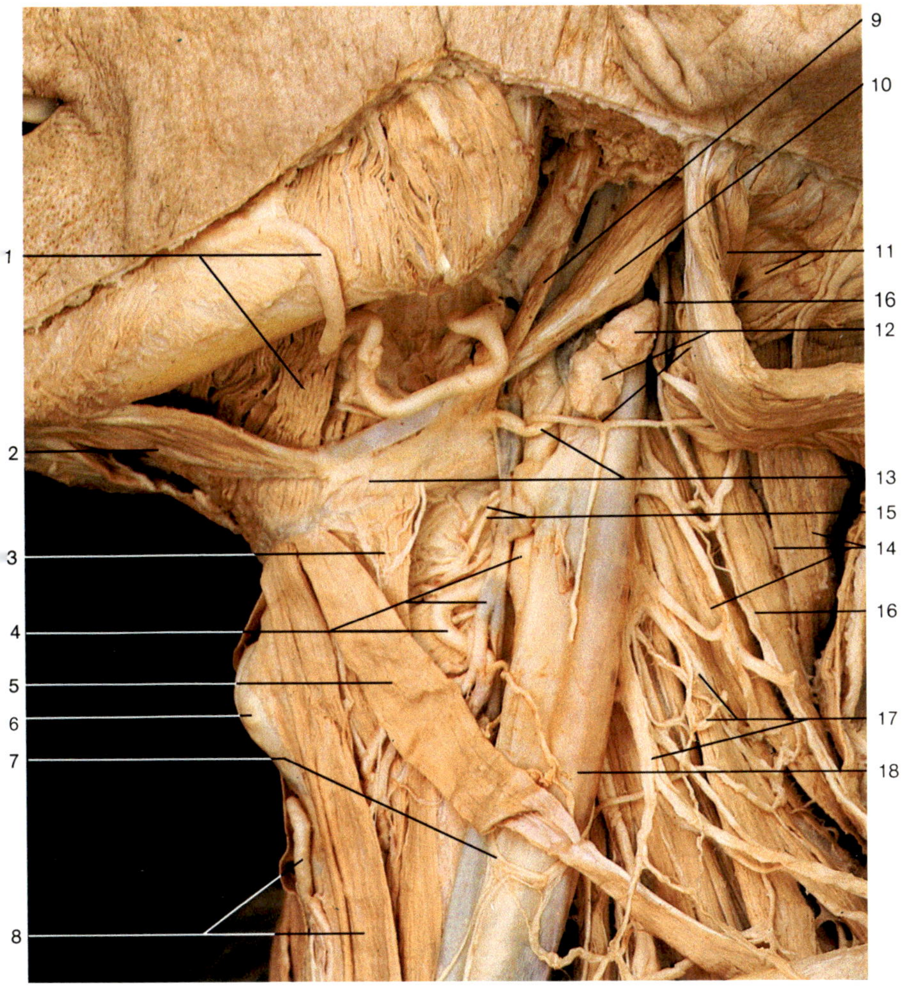

Trígono carótico (vista lateral esquerda). Músculo esternocleidomastóideo rebatido.

1 Músculo milo-hióideo e artéria facial
2 Músculo digástrico (ventre anterior)
3 Músculo tíreo-hióideo
4 Artéria carótida externa; artéria e veia tireóideas superiores
5 Músculo omo-hióideo
6 Cartilagem tireóidea
7 Alça cervical
8 Músculo esterno-hióideo e artéria tireóidea superior
9 Músculo estilo-hióideo
10 Músculo digástrico (ventre posterior)
11 Músculo esternocleidomastóideo (rebatido)
12 Linfonodos cervicais profundos superiores e artéria esternocleidomastóidea
13 Osso hioide e nervo hipoglosso (n. XII)
14 Músculos esplênio da cabeça e levantador da escápula
15 Artéria laríngea superior e ramo interno do nervo laríngeo superior
16 Nervo acessório
17 Plexo cervical
18 Veia jugular interna
19 Veia facial
20 Linfonodos submandibulares
21 Linfonodos submentuais
22 Ducto torácico
23 Linfonodos retroauriculares
24 Linfonodos occipitais
25 Linfonodos parotideos
26 Linfonodo jugulodigástrico
27 Linfonodos profundos cervicais
28 Veia jugular externa
29 Linfonodo jugulo-omo-hióideo
30 Tronco jugular
31 Tronco subclávio
32 Linfonodos infraclaviculares

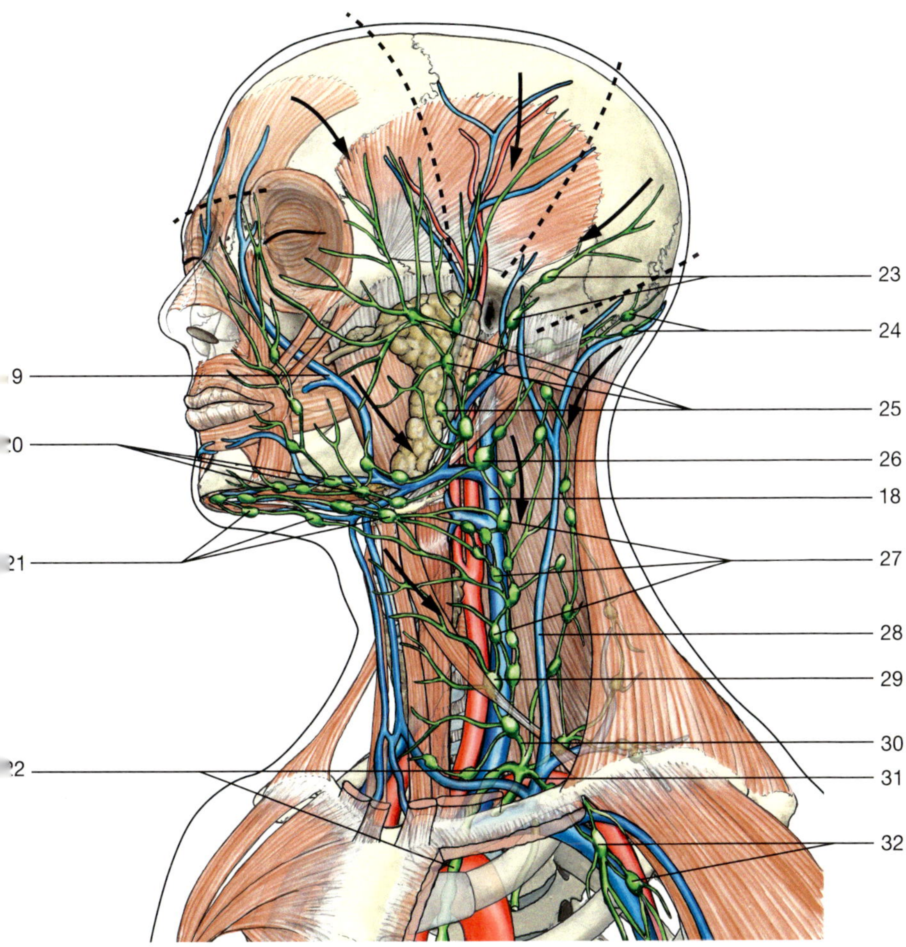

Linfonodos e veias da cabeça e do pescoço (vista oblíqua lateral). Linhas tracejadas = limites entre áreas de drenagem; setas = sentido do fluxo da linfa.

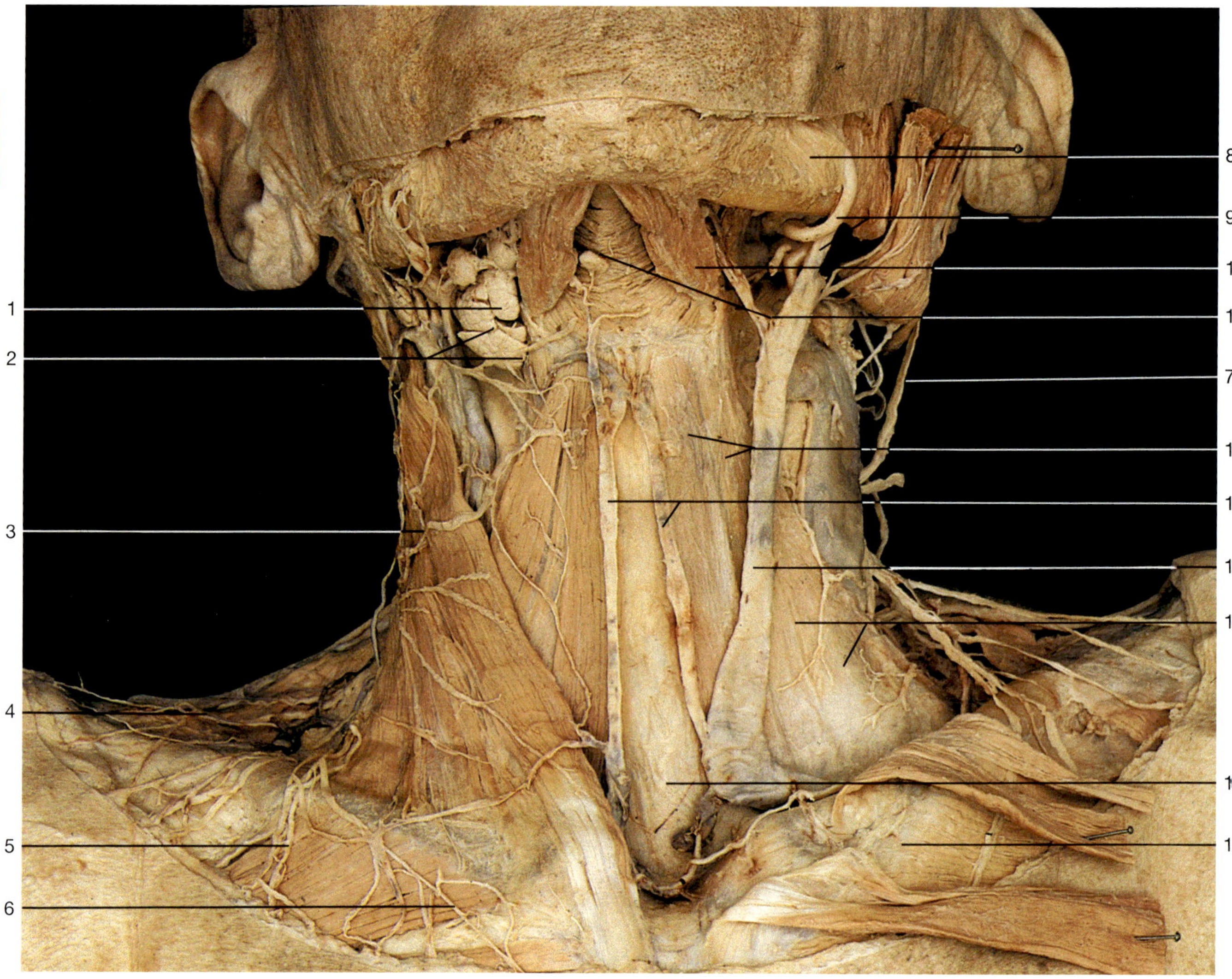

Região cervical anterior (camada superficial). A fáscia superficial foi removida.

1 Glândula submandibular
2 Ramo cervical do nervo facial
3 Nervo cervical transverso
4 Nervos supraclaviculares laterais
5 Nervos supraclaviculares intermédios
6 Nervos supraclaviculares mediais
7 Nervo auricular magno
(3–7: Ramos cutâneos do plexo cervical)
8 Mandíbula
9 Artéria e veia faciais
10 Ventre anterior do músculo digástrico
11 Músculo milo-hióideo
12 Músculos infra-hióideos (músculos esterno-hióideo, esternotireóideo e omo-hióideo)
13 Veias jugulares anteriores
14 Veia jugular externa
15 Lâmina pré-traqueal da fáscia cervical
16 Glândula tireoide
17 Clavícula
18 Lâmina superficial da fáscia cervical
19 Bainha carótica com a artéria carótida comum, veia jugular interna e nervo vago
20 Bainha carótica
21 Parte cervical do tronco simpático
22 Lâmina pré-vertebral da fáscia cervical
23 Músculo platisma
24 Músculo esternocleidomastóideo
25 Artéria e veia vertebrais
26 Músculos escalenos
27 Músculo trapézio

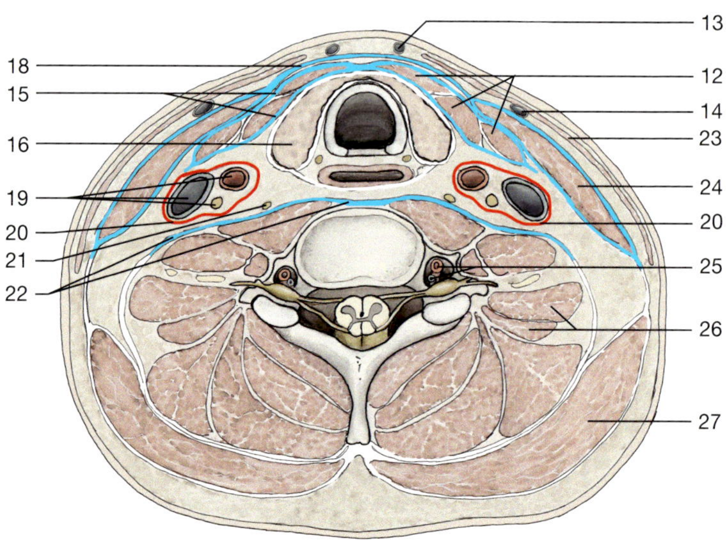

◁ **Secção transversal do pescoço** no nível da glândula tireoide. Observe a posição das três lâminas da fáscia cervical (em azul).

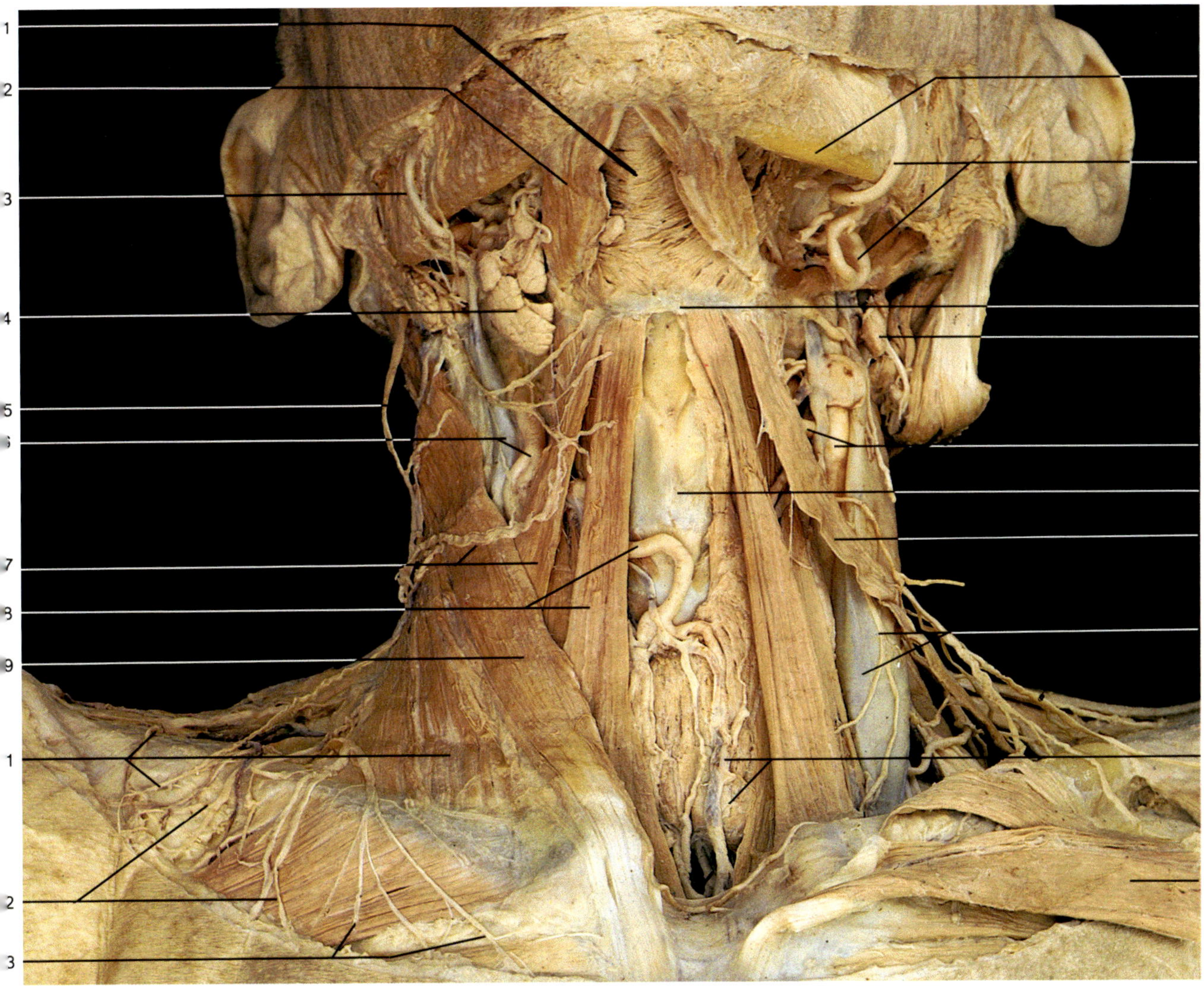

Região cervical anterior com trígono anterior (lado direito: camada superficial, lado esquerdo; camada profunda). A lâmina pré-traqueal da fáscia cervical e o músculo esternocleidomastóideo esquerdo foram removidos.

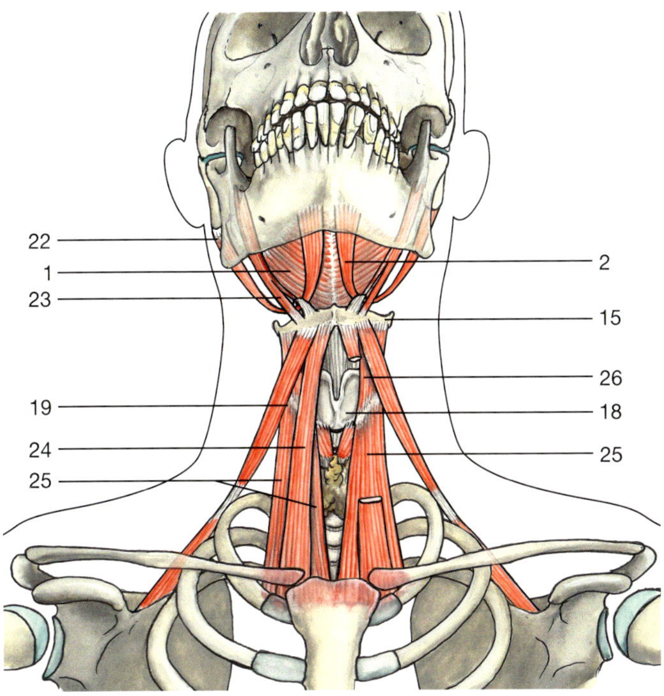

Músculos supra e infra-hióideos (vista anterior).

1 Músculo milo-hióideo
2 Ventre anterior do músculo digástrico
3 Artéria facial
4 Glândula submandibular
5 Nervo auricular magno
6 Veia jugular interna e artéria carótida comum
7 Nervo cervical transverso e músculo omo-hióideo
8 Músculo esterno-hióideo e artéria tireóidea superior
9 Músculo esternocleidomastóideo (cabeça esternal)
10 Músculo esternocleidomastóideo esquerdo (rebatido)
11 Músculo esternocleidomastóideo (cabeça clavicular) e nervos supraclaviculares laterais
12 Nervos supraclaviculares intermédios
13 Nervos supraclaviculares mediais
14 Mandíbula
15 Osso hioide
16 Linfonodos cervicais superficiais
17 Artéria tireóidea superior esquerda e artéria carótida externa
18 Cartilagem tireóidea
19 Músculo omo-hióideo (ventre superior)
20 Veia jugular interna e ramos da alça cervical
21 Glândula tireoide e veia tireóidea inferior ímpar
22 Músculo digástrico (ventre posterior)
23 Músculo estilo-hióideo
24 Músculo esterno-hióideo
25 Músculo esternotireóideo
26 Músculo tíreo-hióideo

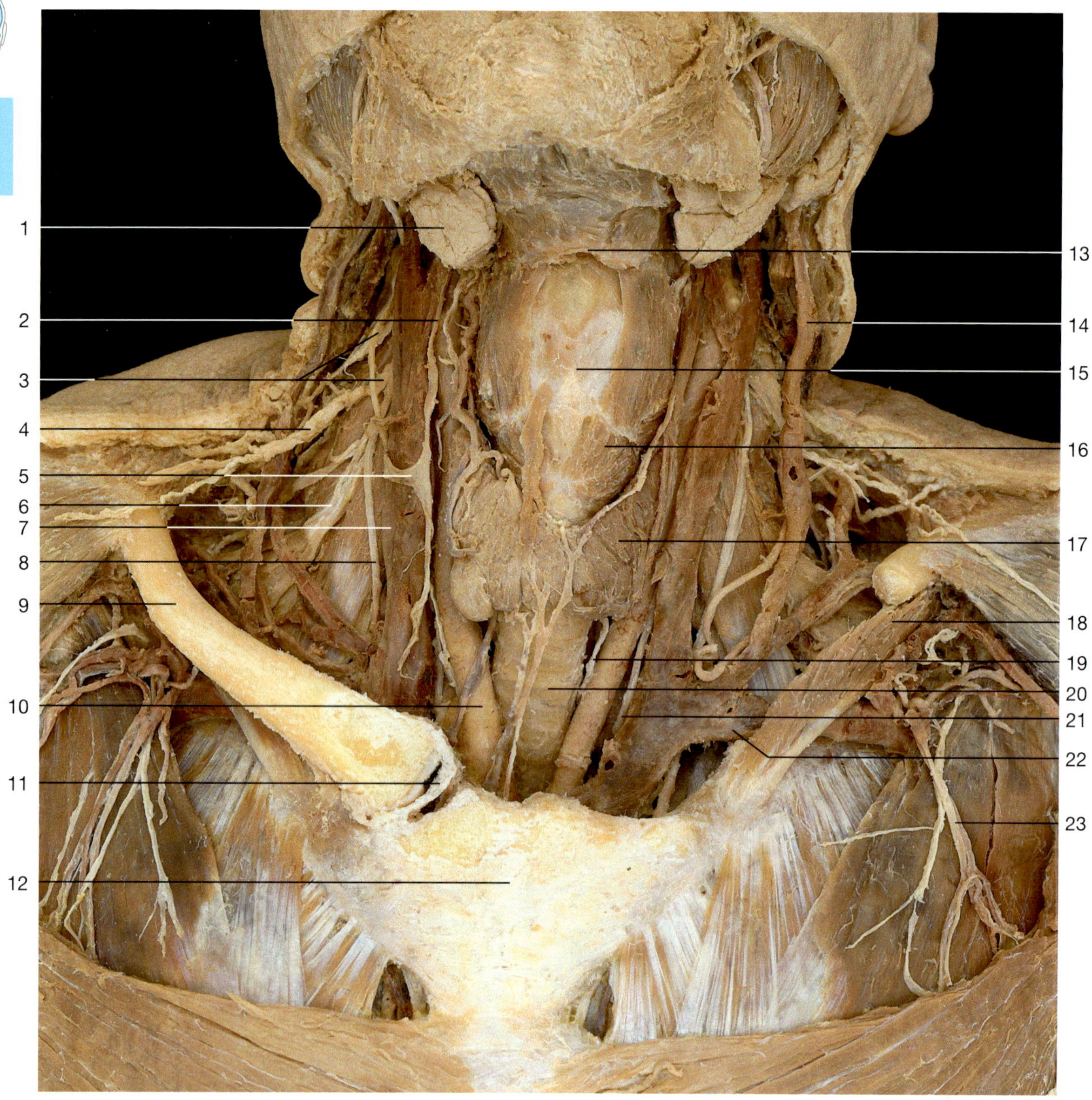

Região cervical anterior (camada profunda). Os músculos esternocleidomastóideos e a clavícula esquerda foram removidos. Está exposta a relação da glândula tireoide com a traqueia, a laringe e os vasos do pescoço.

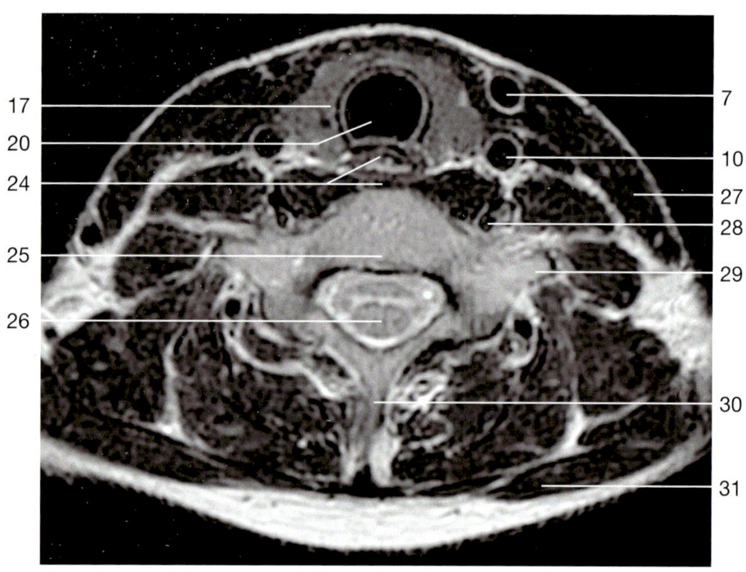

Corte transverso do pescoço no nível da glândula tireoide (RNM) (Prof. Heuck, Munique, Alemanha.)

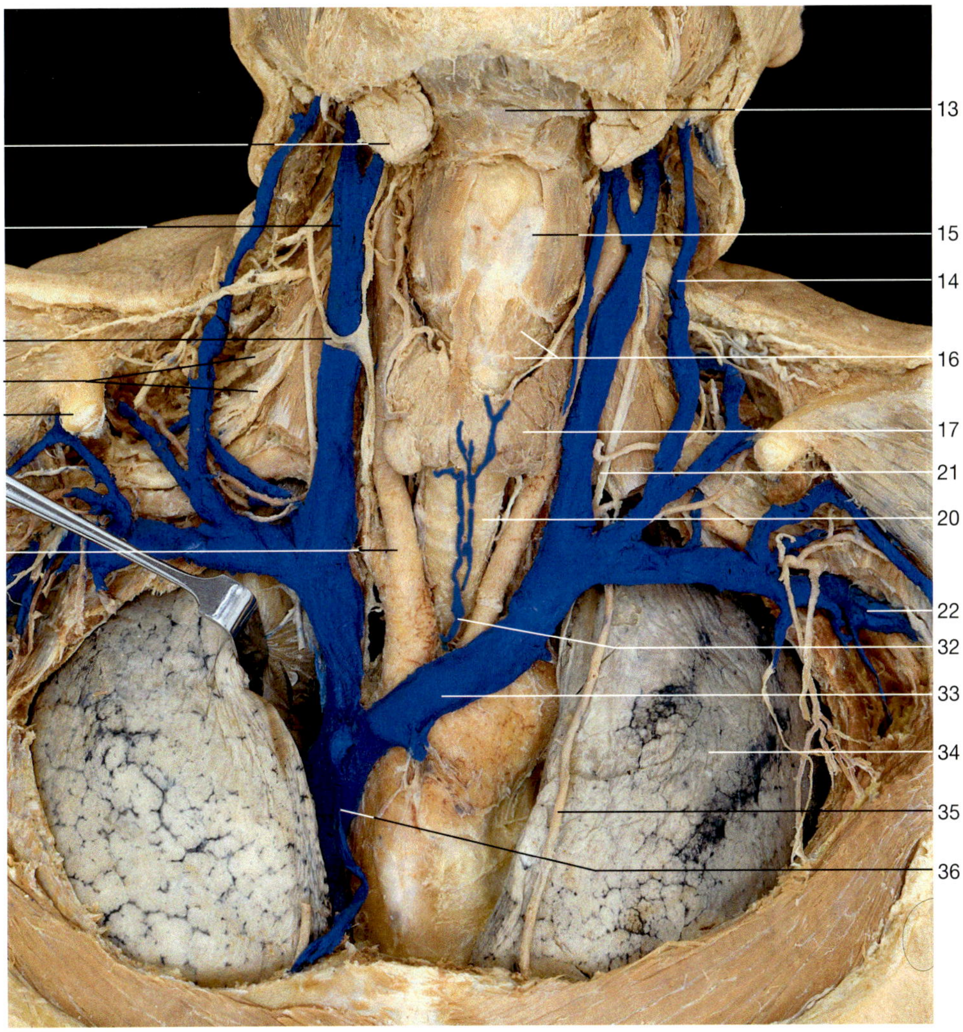

Região cervical anterior e cavidade torácica (camada mais profunda). Ambas as clavículas, o esterno e as costelas foram removidos. As principais veias foram pintadas de azul.

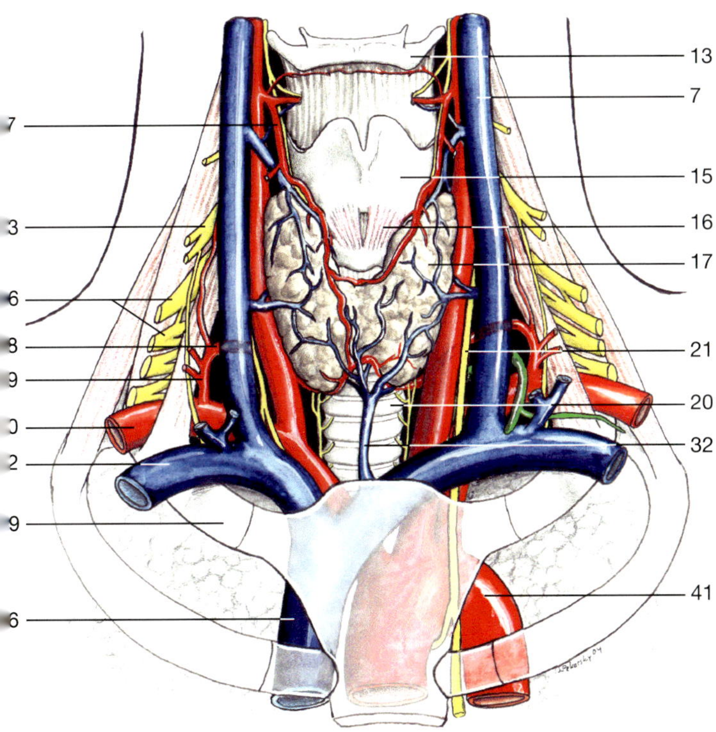

Região cervical anterior. Anatomia regional da glândula tireoide com os vasos sanguíneos correlacionados.

1 Glândula submandibular
2 Ramo cervical do nervo facial (n. VII)
3 Plexo cervical
4 Nervos supraclaviculares intermédios
5 Alça cervical
6 Plexo braquial
7 Veia jugular interna
8 Nervo frênico
9 Clavícula
10 Artéria carótida comum
11 Articulação esternoclavicular com o disco articular
12 Manúbrio do esterno
13 Osso hioide
14 Veia jugular externa
15 Cartilagem tireóidea
16 Músculo cricotireóideo
17 Glândula tireoide
18 Músculo subclávio
19 Nervo laríngeo recorrente
20 Traqueia
21 Nervo vago (n. X)
22 Veia subclávia
23 Nervo peitoral medial
24 Esôfago
25 Corpo vertebral cervical
26 Medula espinal
27 Músculo esternocleidomastóideo
28 Artéria vertebral
29 Processo transverso da vértebra cervical
30 Processo espinhoso da vértebra cervical
31 Músculo trapézio
32 Veias tireóideas inferiores
33 Veia braquiocefálica esquerda
34 Lobo superior do pulmão esquerdo
35 Artéria torácica interna
36 Veia cava superior
37 Artéria tireóidea superior
38 Artéria tireóidea inferior
39 Tronco tireocervical
40 Artéria subclávia
41 Arco da aorta

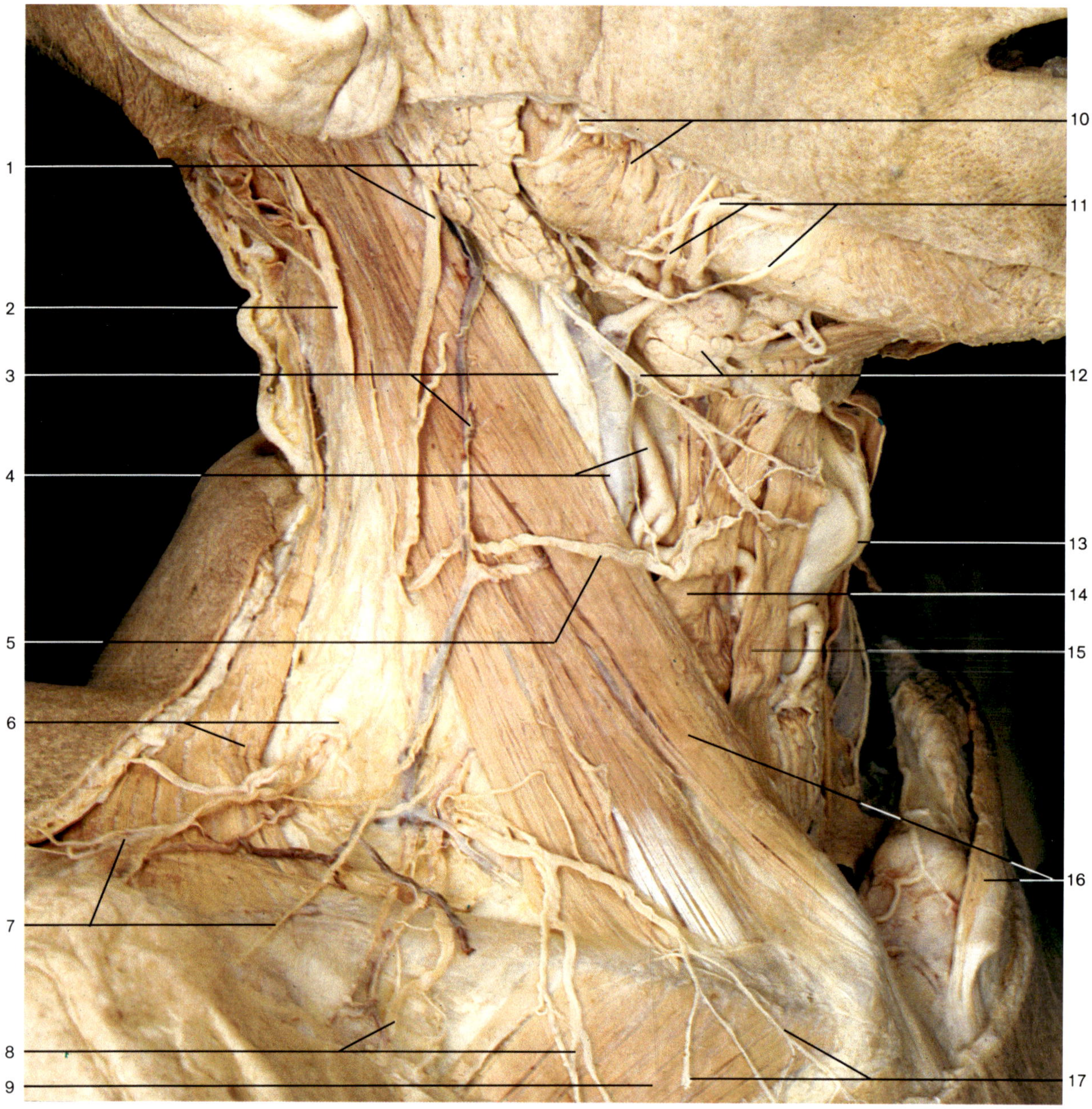

Região cervical lateral com os trígonos posterior e carótico (camada superficial).

1 Glândula parótida e nervo auricular magno
2 Nervo occipital menor
3 Veias jugulares interna e externa
4 Veia retromandibular e artéria carótida externa
5 Nervo cervical transverso com ramo comunicante para o ramo cervical do nervo facial
6 Músculo trapézio e lâmina superficial da fáscia cervical
7 Nervos supraclaviculares laterais
8 Nervos supraclaviculares intermédios
9 Músculo peitoral maior
10 Ramo bucal do nervo facial e músculo masseter
11 Artéria e veia faciais e ramo marginal da mandíbula do nervo facial
12 Ramo cervical do nervo facial e glândula submandibular (somente nesta dissecção)
13 Cartilagem tireóidea
14 Músculo omo-hióideo
15 Músculo esterno-hióideo
16 Músculo esternocleidomastóideo
17 Nervos supraclaviculares mediais
18 Ramo marginal da mandíbula do nervo facial

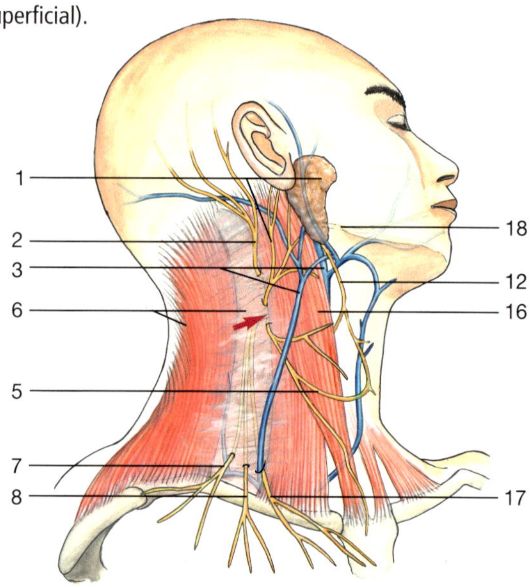

Ramos cutâneos do plexo cervical (região lateral). O ponto de Erb está indicado pela seta.

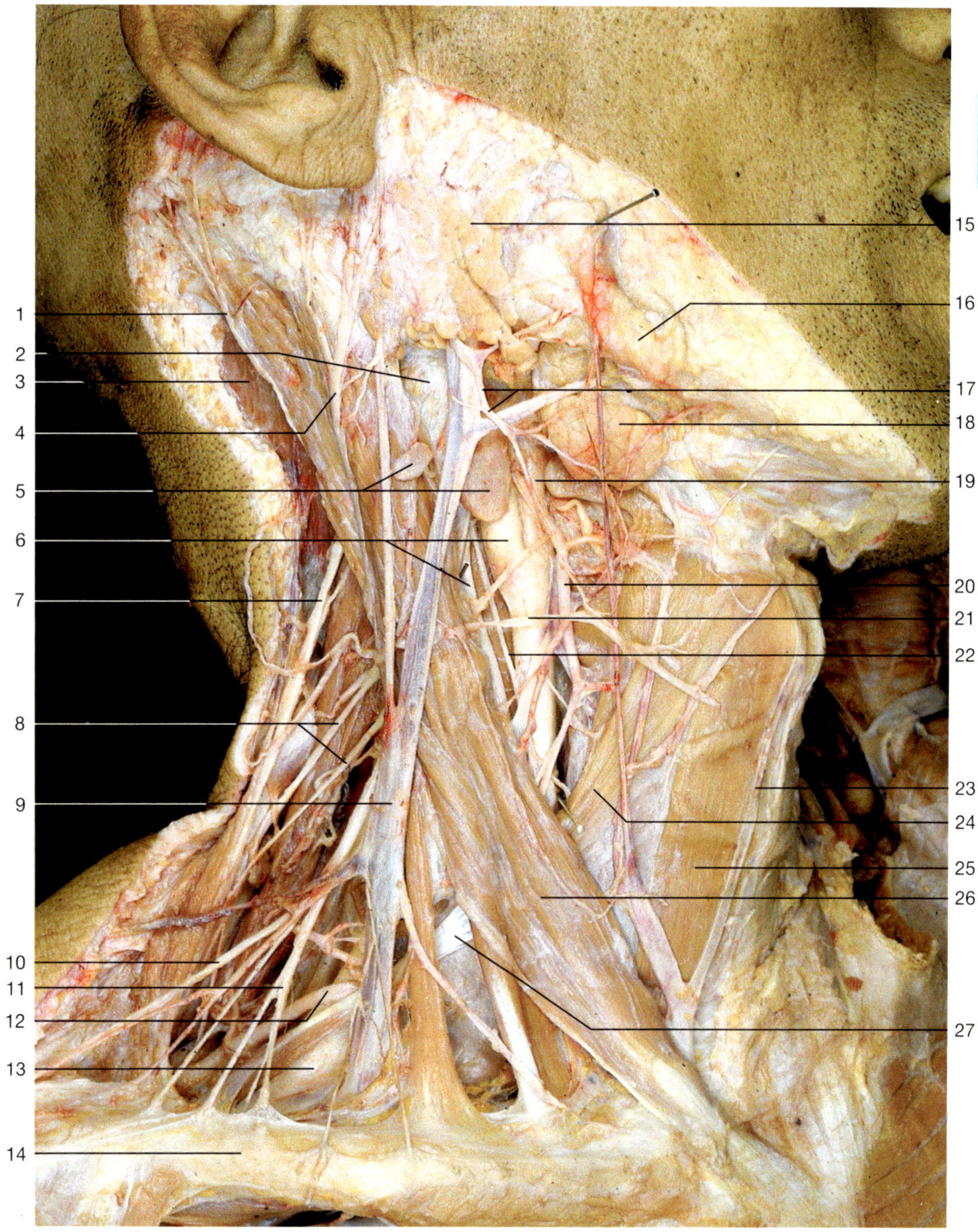

Região cervical lateral com os trígonos posterior e carótico (camada superficial). A lâmina superficial da fáscia cervical foi removida para expor os ramos cutâneos do plexo cervical e as veias superficiais.

1 Nervo occipital menor
2 Veia jugular interna
3 Músculo esplênio da cabeça
4 Nervo auricular magno
5 Linfonodos submandibulares
6 Artéria carótida interna e nervo vago
7 Nervo acessório
8 Ramos musculares do plexo cervical
9 Veia jugular externa
10 Nervos supraclaviculares laterais
11 Nervos supraclaviculares intermédios
12 Artéria supraescapular
13 Lâmina pré-traqueal da fáscia cervical
14 Clavícula
15 Glândula parótida
16 Mandíbula
17 Nervo facial (ramo cervical)
18 Glândula submandibular
19 Artéria carótida externa
20 Artéria tireóidea superior
21 Nervo cervical transverso
22 Alça cervical (raiz superior)
23 Veia jugular anterior
24 Músculo omo-hióideo
25 Músculo esterno-hióideo
26 Músculo esternocleidomastóideo
27 Músculo omo-hióideo (tendão intermédio)

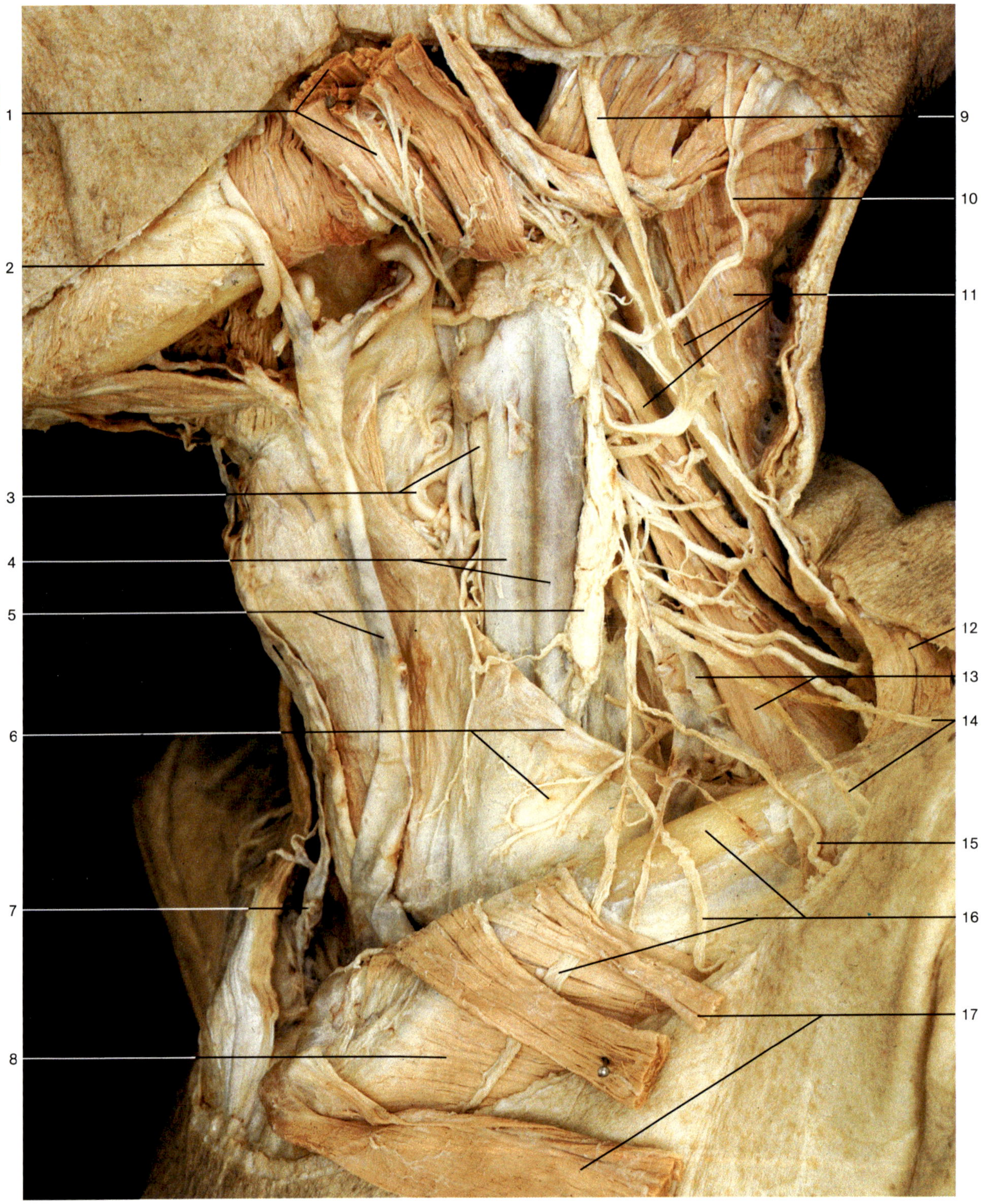

Região cervical lateral (camada profunda). O músculo esternocleidomastóideo foi seccionado e rebatido para expor a lâmina pré-traqueal da fáscia cervical.

1 Músculo esternocleidomastóideo (rebatido) e ramo do nervo acessório
2 Artéria facial
3 Artéria carótida externa e artéria tireóidea superior
4 Veia jugular interna
5 Linfonodos cervicais profundos e veia jugular externa
6 Músculo omo-hióideo e lâmina pré-traqueal da fáscia cervical
7 Veia jugular anterior
8 Músculo peitoral maior
9 Nervo auricular magno
10 Nervo occipital menor
11 Músculo esplênio da cabeça e músculo levantador da escápula
12 Músculo trapézio
13 Músculo escaleno médio e plexo braquial
14 Nervos supraclaviculares laterais
15 Nervo supraclavicular intermédio
16 Clavícula e nervos supraclaviculares mediais
17 Músculo esternocleidomastóideo (rebatido)

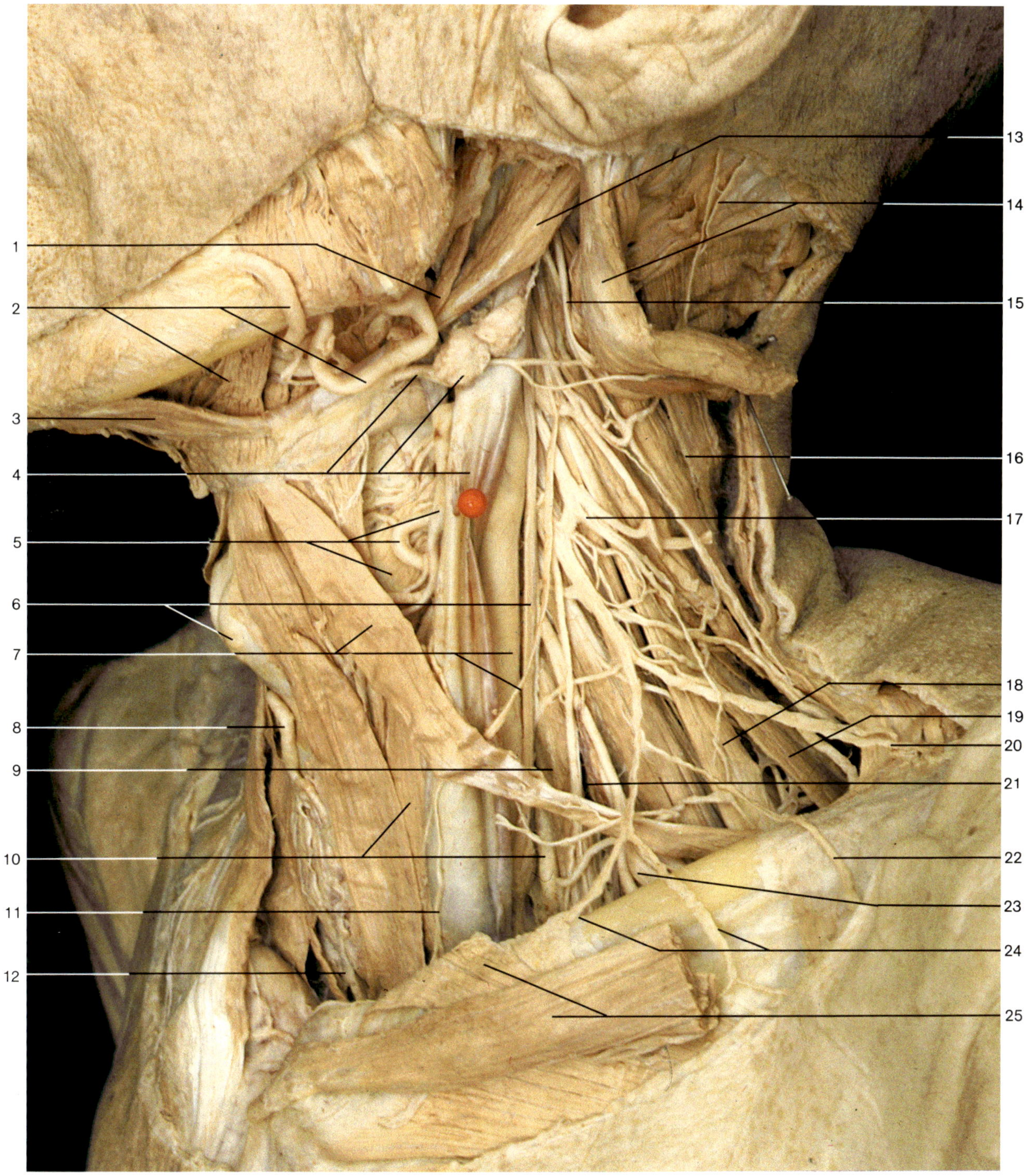

Região cervical lateral (camada profunda). Veia jugular interna rebatida para expor a artéria carótida comum e o nervo vago.

1 Músculo estilo-hióideo
2 Artéria facial e músculo milo-hióideo
3 Ventre anterior do músculo digástrico
4 Veia jugular interna, nervo hipoglosso e linfonodos cervicais superficiais
5 Artéria e veia tireóideas superiores; músculo constritor inferior da faringe
6 Cartilagem tireóidea e nervo vago
7 Alça cervical, músculo omo-hióideo e artéria carótida comum
8 Artéria tireóidea superior direita
9 Músculo escaleno anterior
10 Músculo esternotireóideo e artéria tireóidea inferior
11 Ramos da alça cervical para os músculos infra-hióideos
12 Veia tireóidea inferior
13 Ventre posterior do músculo digástrico
14 Músculo esternocleidomastóideo e nervo occipital menor
15 Nervo acessório
16 Músculo esplênio da cabeça
17 Plexo cervical
18 Músculo escaleno posterior
19 Músculo levantador da escápula
20 Nervos supraclaviculares laterais
21 Nervo frênico
22 Nervo supraclavicular intermédio
23 Plexo braquial
24 Nervos supraclaviculares mediais
25 Músculo esternocleidomastóideo

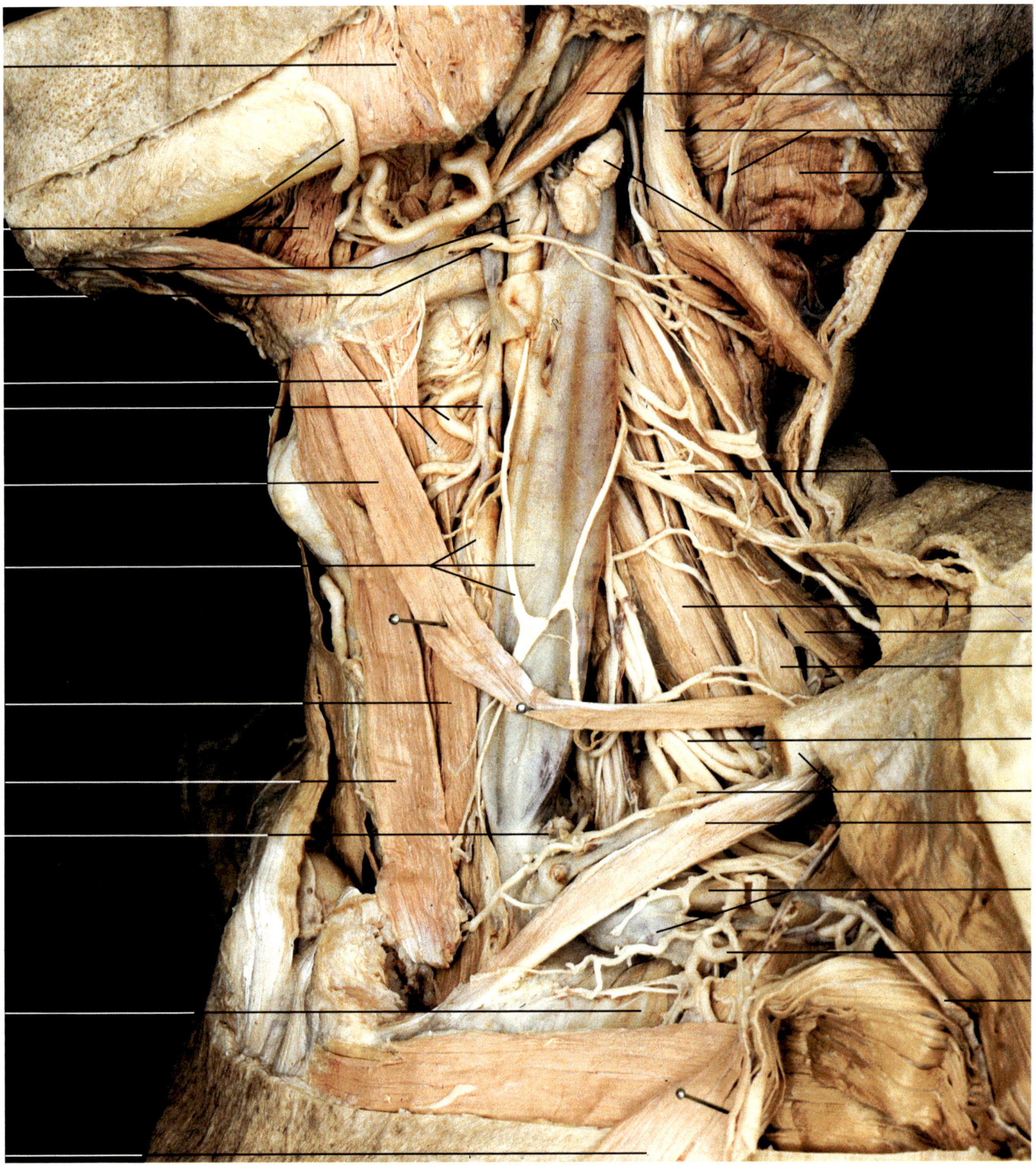

Região cervical lateral com a alça cervical (camada mais profunda). Fáscia cervical e clavícula parcialmente removidas. Alça cervical e músculos infra-hióideos expostos.

1 Músculo masseter
2 Músculo milo-hióideo e artéria facial
3 Artéria carótida externa e músculo digástrico (ventre anterior)
4 Nervo hipoglosso
5 Músculo tíreo-hióideo
6 Artéria e veia tireóideas superiores; músculo constritor inferior da faringe
7 Músculo omo-hióideo (ventre superior)
8 Alça cervical, glândula tireoide e veia jugular interna
9 Músculo esternotireóideo
10 Músculo esterno-hióideo
11 Ducto torácico
12 Músculo peitoral menor
13 Músculo peitoral maior
14 Músculo digástrico (ventre posterior)
15 Músculo esternocleidomastóideo e nervo occipital menor
16 Músculo esplênio da cabeça
17 Linfonodos cervicais superficiais e nervo acessório
18 Plexo cervical
19 Músculo escaleno médio
20 Músculo levantador da escápula
21 Músculo escaleno posterior
22 Plexo braquial
23 Artéria cervical transversa e clavícula
24 Músculo subclávio
25 Artéria e veia subclávias
26 Artéria toracoacromial
27 Veia cefálica

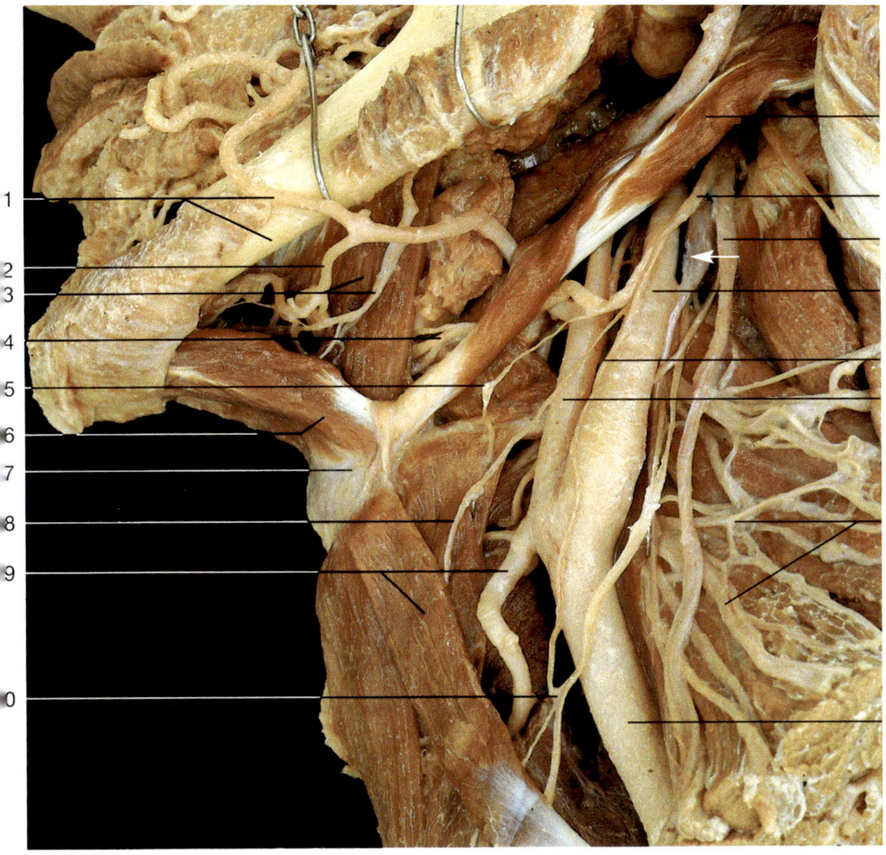

Região cervical lateral e região submandibular com o nervo hipoglosso (n. XII). Mandíbula levemente elevada. Seta = gânglio cervical superior.

1 Artéria facial e mandíbula
2 Artéria submentual
3 Músculo e nervo milo-hióideos
4 Nervo hipoglosso (ramos linguais)
5 Ramo tíreo-hióideo do nervo hipoglosso (n. XII)
6 Ventre anterior do músculo digástrico
7 Osso hioide
8 Ramo omo-hióideo do nervo hipoglosso (n. XII)
9 Músculo omo-hióideo e artéria tireóidea superior
10 Alça cervical
11 Ventre posterior do músculo digástrico
12 Nervo hipoglosso (n. XII)
13 Nervo vago (n. X)
14 Artéria carótida interna
15 Raiz superior da alça cervical
16 Artéria carótida externa
17 Plexo cervical
18 Artéria carótida comum
19 Artéria e veia faciais
20 Músculo omo-hióideo
21 Veia jugular interna
22 Músculos esterno-hióideo e esternotireóideo
23 Clavícula
24 Artéria e veia temporais superficiais
25 Artéria occipital
26 Nervos espinais (C_3 e C_4)
27 Processos espinhosos de vértebras cervicais (C_4 e C_5)
28 Escápula

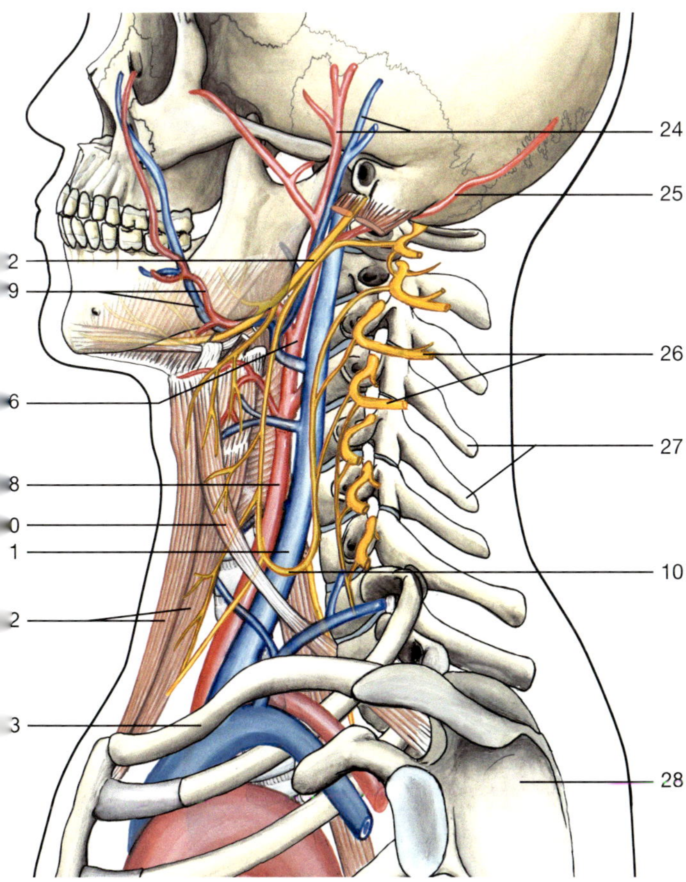

Nervos e vasos do pescoço (vista lateral). A alça cervical com suas conexões com os nervos espinais está ilustrada.

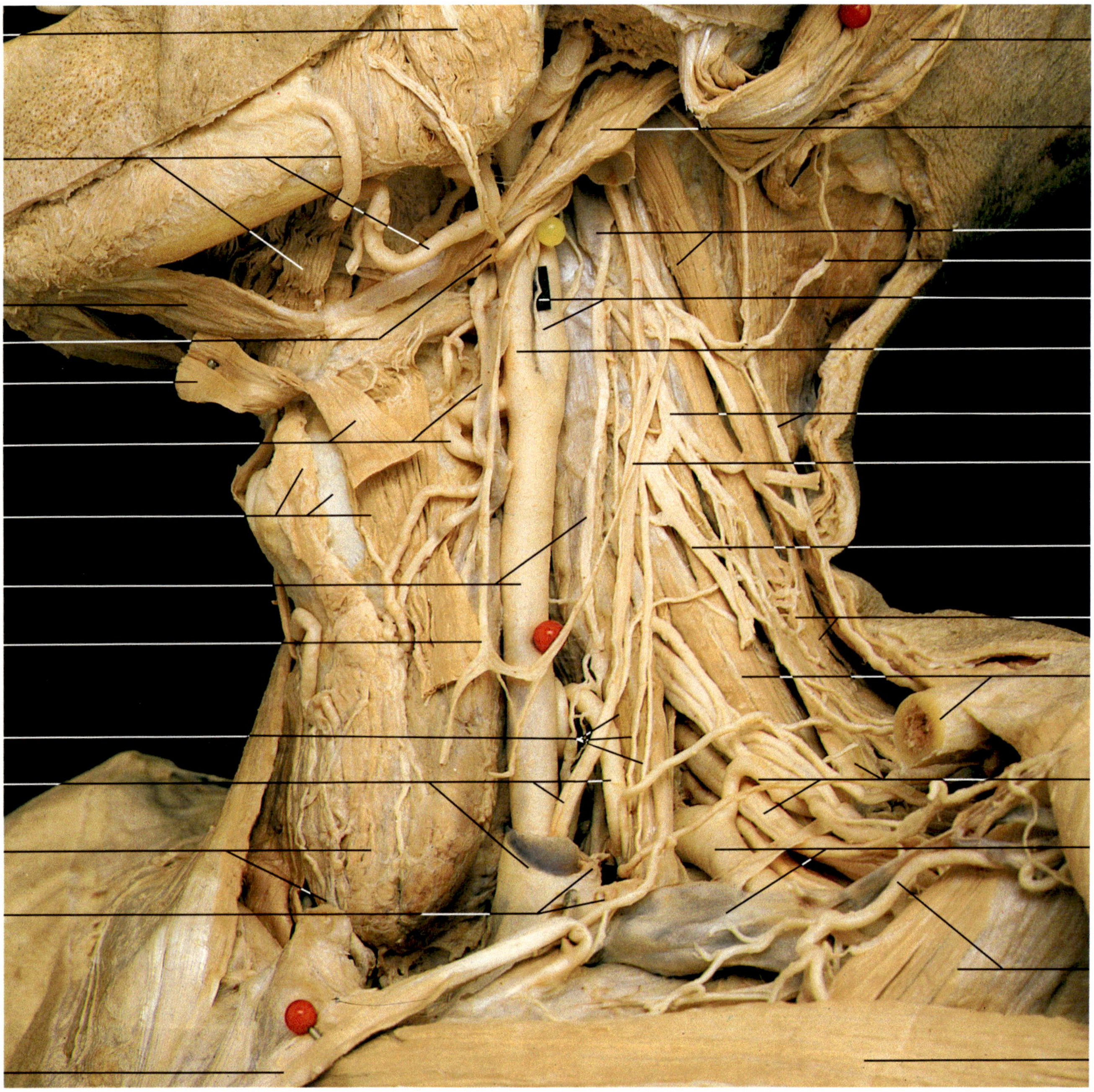

Região cervical lateral (camada mais profunda). A clavícula foi parcialmente removida para expor a fenda entre os músculos escalenos. A veia jugular interna foi removida.

1 Músculo masseter
2 Músculo milo-hióideo e artéria facial
3 Ventre anterior do músculo digástrico
4 Nervo hipoglosso
5 Músculo esterno-hióideo
6 Músculo omo-hióideo; artéria e veia tireóideas superiores
7 Músculo esternotireóideo, cartilagem tireóidea e lobo piramidal da glândula tireoide
8 Artéria carótida comum e tronco simpático
9 Alça cervical
10 Nervo frênico, artéria cervical ascendente e músculo escaleno anterior
11 Artéria tireóidea inferior, nervo vago e veia jugular interna (seccionada)
12 Glândula tireoide e veia tireóidea inferior ímpar
13 Ducto torácico e tronco subclávio esquerdo
14 Músculo subclávio (rebatido)
15 Músculo esternocleidomastóideo (rebatido)
16 Ventre posterior do músculo digástrico
17 Gânglio cervical superior e músculo esplênio do pescoço
18 Nervo occipital menor
19 Artéria carótida interna e ramo do seio carótico (do nervo glossofaríngeo)
20 Artéria carótida externa
21 Plexo cervical e nervo acessório
22 Raiz inferior da alça cervical
23 Nervo supraclavicular
24 Músculo levantador da escápula
25 Músculo escaleno médio e clavícula
26 Artéria cervical transversa, plexo braquial e músculo escaleno posterior
27 Artéria e veia subclávias
28 Artéria toracoacromial e músculo peitoral menor
29 Músculo peitoral maior

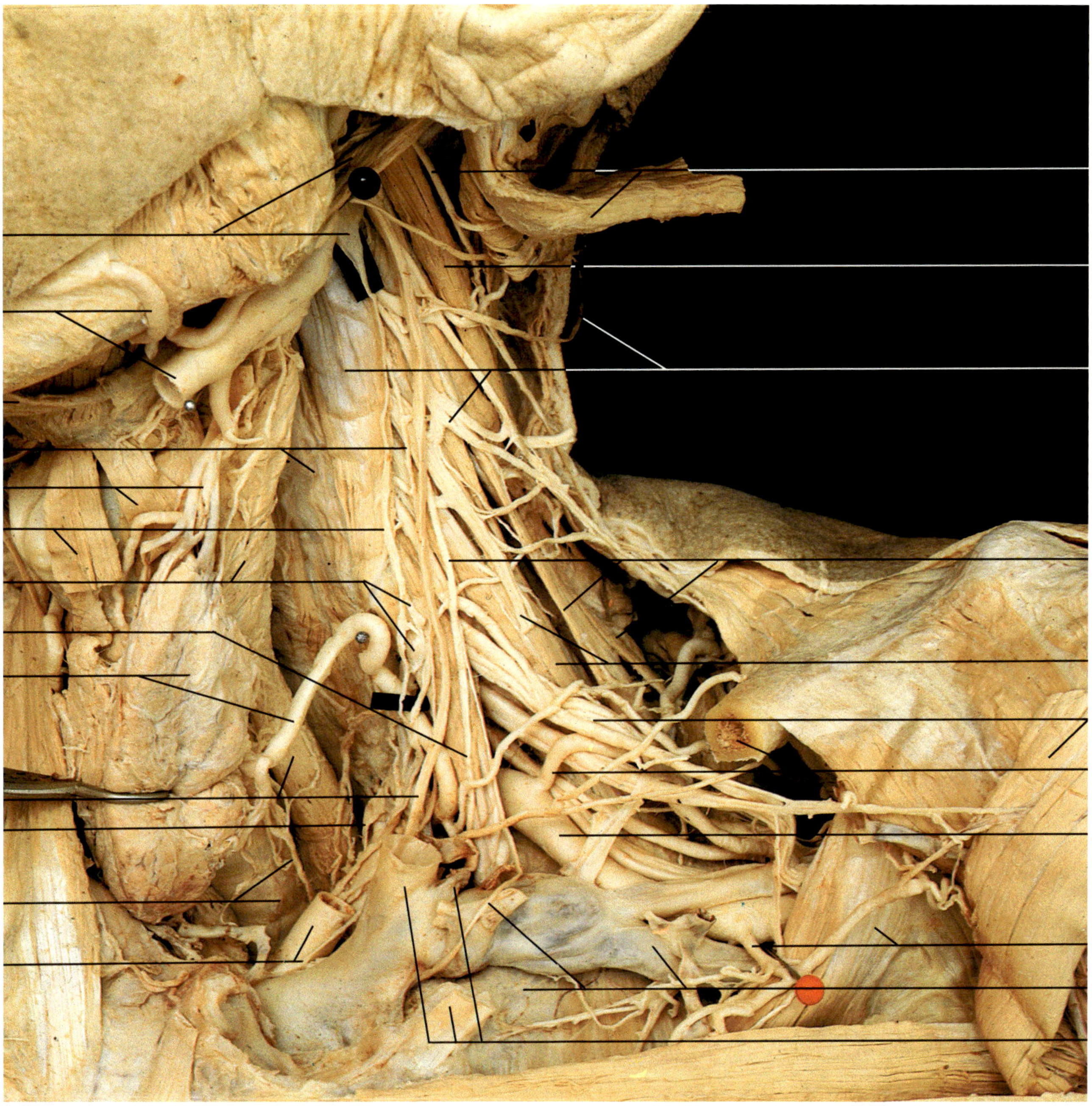

Região cervical lateral (camada mais profunda). Glândula tireoide rebatida para expor o esôfago e o nervo laríngeo recorrente.

1 Gânglio cervical superior do tronco simpático e músculo digástrico (ventre posterior)
1a Músculo digástrico (ventre anterior)
2 Artéria facial e artéria carótida comum (rebatida anteriormente)
3 Artéria cervical ascendente e músculo longo do pescoço
4 Músculo omo-hióideo e artéria tireóidea superior
5 Tronco simpático e músculo esterno-hióideo
6 Gânglio cervical médio e músculo constritor inferior da faringe
7 Músculo escaleno anterior e nervo frênico
8 Glândula tireoide e artéria tireóidea inferior
9 Nervo vago e esôfago
10 Gânglio cervicotorácico (estrelado)
11 Nervo laríngeo recorrente e traqueia
12 Artéria carótida comum e ramo cardíaco cervical do nervo vago
13 Músculo esternocleidomastóideo e nervo acessório
14 Músculo esplênio da cabeça
15 Nervo occipital menor, músculo longo da cabeça e plexo cervical
16 Nervo frênico, músculo escaleno posterior e músculo levantador da escápula
17 Nervos supraclaviculares e músculo escaleno médio
18 Plexo braquial e músculo peitoral maior (parte clavicular)
19 Artéria cervical transversa e clavícula
20 Artéria subclávia
21 Artéria toracoacromial e músculo peitoral menor
22 Primeira costela, nervo frênico acessório e veia subclávia
23 Veia jugular interna, ducto torácico e músculo subclávio

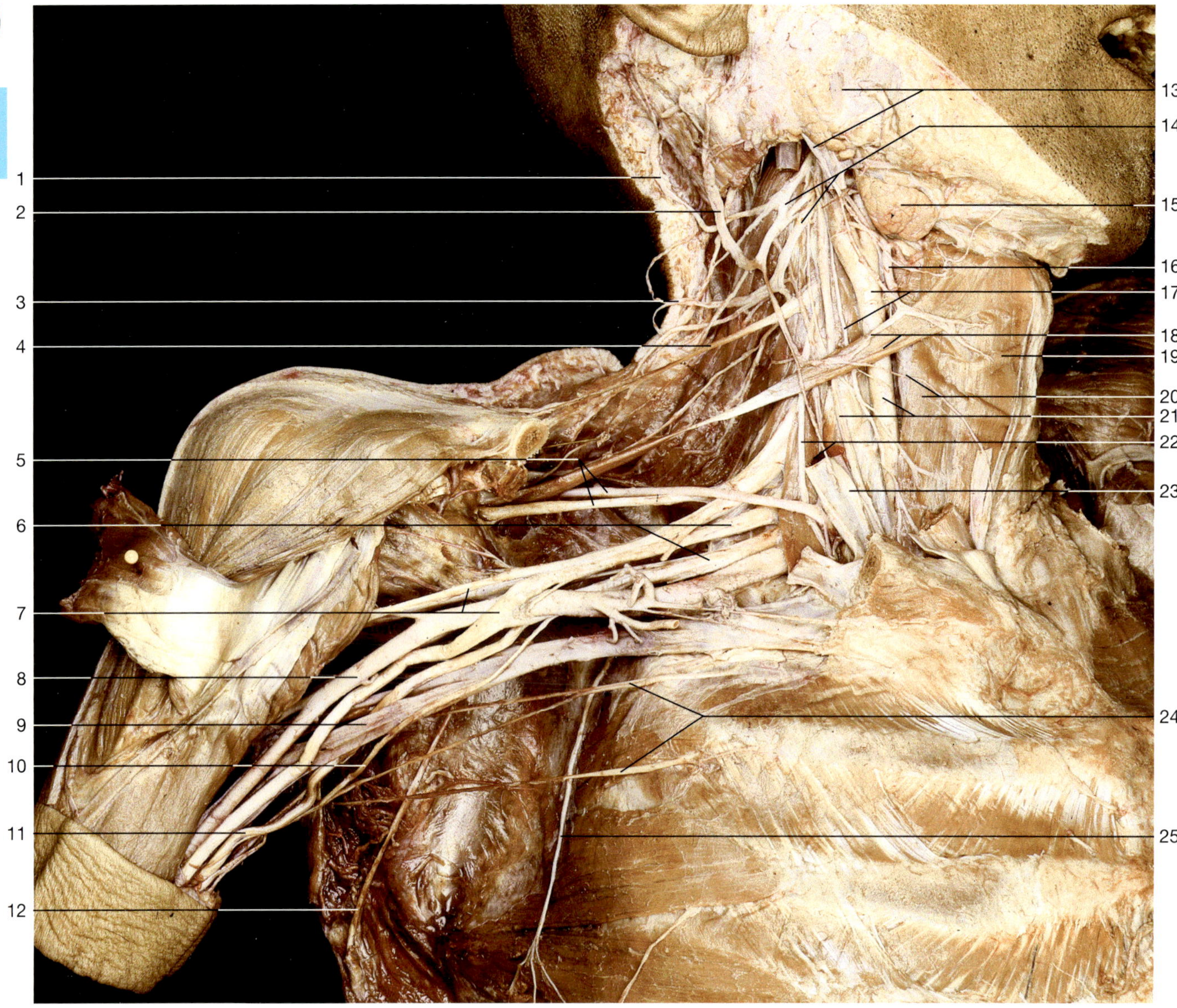

Região cervical lateral e ombro (camada mais profunda). Exposição dos plexos cervical e braquial e suas relações com os vasos sanguíneos. Observe a localização e o conteúdo do triângulo escaleno. O músculo esternocleidomastóideo e a clavícula foram removidos; a veia jugular interna foi seccionada para expor as raízes dos plexos cervical e braquial.

1 Nervo occipital menor
2 Nervo auricular magno
3 Ramos cutâneos do plexo cervical
4 Nervo supraclavicular
5 Nervo e artéria supraescapulares
6 Plexo braquial
7 Nervo mediano (com duas raízes) e nervo musculocutâneo
8 Artéria axilar
9 Veia axilar
10 Nervo cutâneo medial do antebraço
11 Nervo ulnar
12 Nervo toracodorsal
13 Glândula parótida e nervo facial (ramo cervical)
14 Plexo cervical
15 Glândula submandibular
16 Artéria tireóidea superior
17 Artéria carótida comum dividindo-se em artérias carótidas interna e externa; raiz superior da alça cervical
18 Músculo omo-hióideo e ramo cervical do nervo facial unindo-se ao nervo cervical transverso (C_2, C_3)
19 Músculo esterno-hióideo
20 Nervo cervical transverso e músculo esternotireóideo
21 Artéria carótida comum e nervo vago
22 Nervo frênico e músculo escaleno anterior
23 Veia jugular interna
24 Nervos intercostobraquiais
25 Nervo torácico longo

3 Tronco

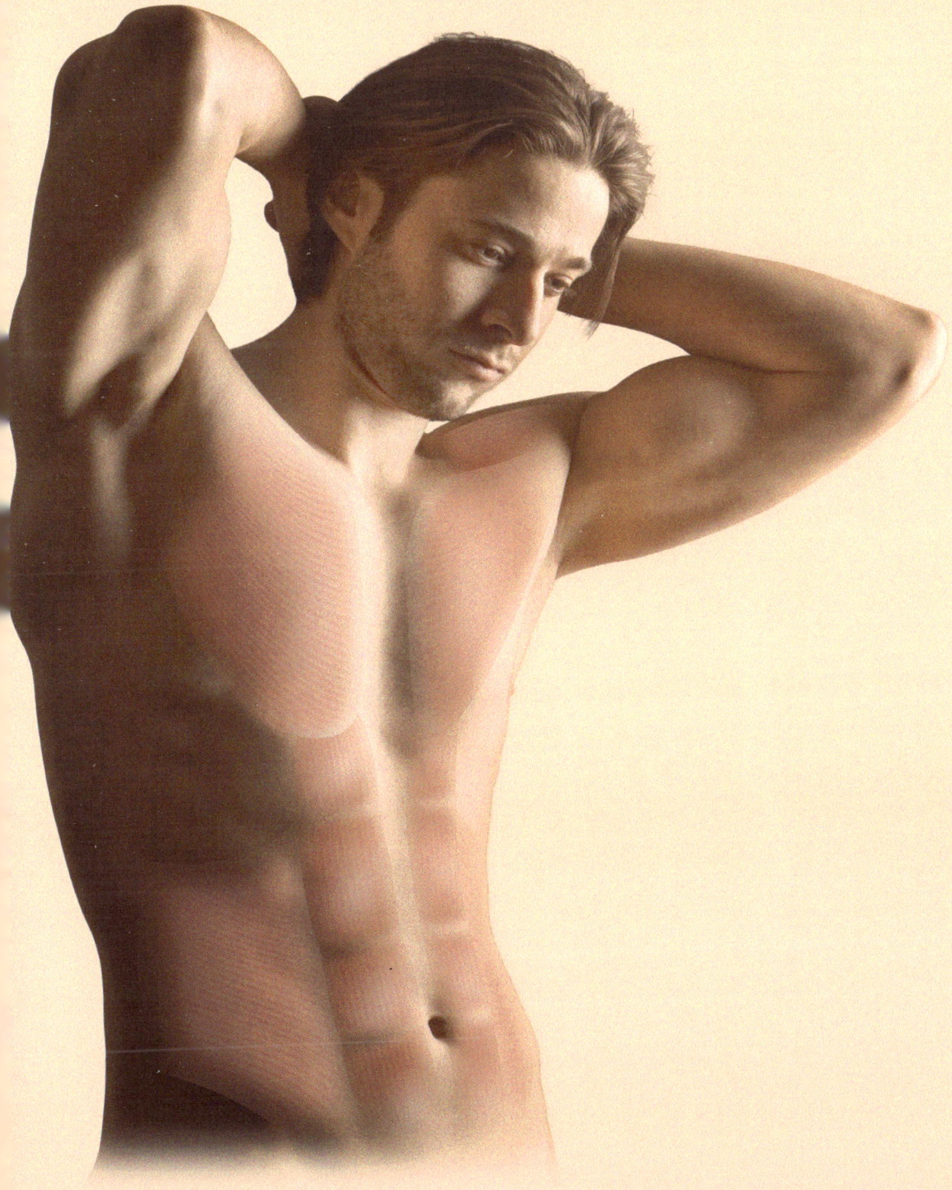

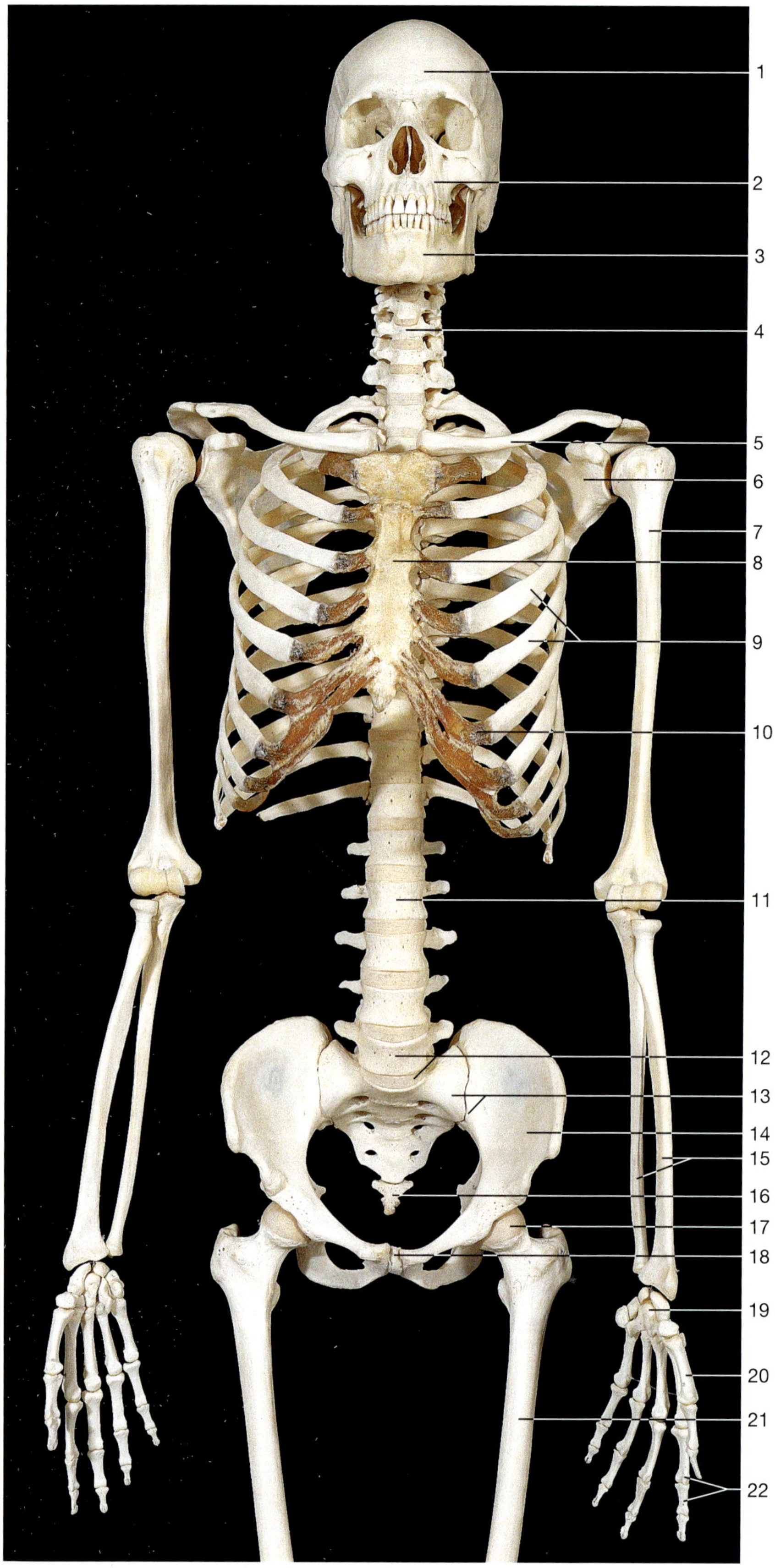

1 Osso frontal
2 Maxila
3 Mandíbula
4 Vértebras cervicais
5 Clavícula
6 Escápula
7 Úmero
8 Esterno
9 Costelas
10 Cartilagem costal
11 Vértebras lombares
12 Vértebra lombar (L_5) e promontório sacral
13 Sacro
14 Osso do quadril
15 Rádio e ulna
16 Cóccix
17 Cabeça do fêmur
18 Sínfise púbica
19 Ossos do carpo
20 Ossos do metacarpo
21 Fêmur
22 Falanges

Esqueleto do tronco com a cabeça, coluna vertebral, tórax, pelve e membro superior (vista anterior).

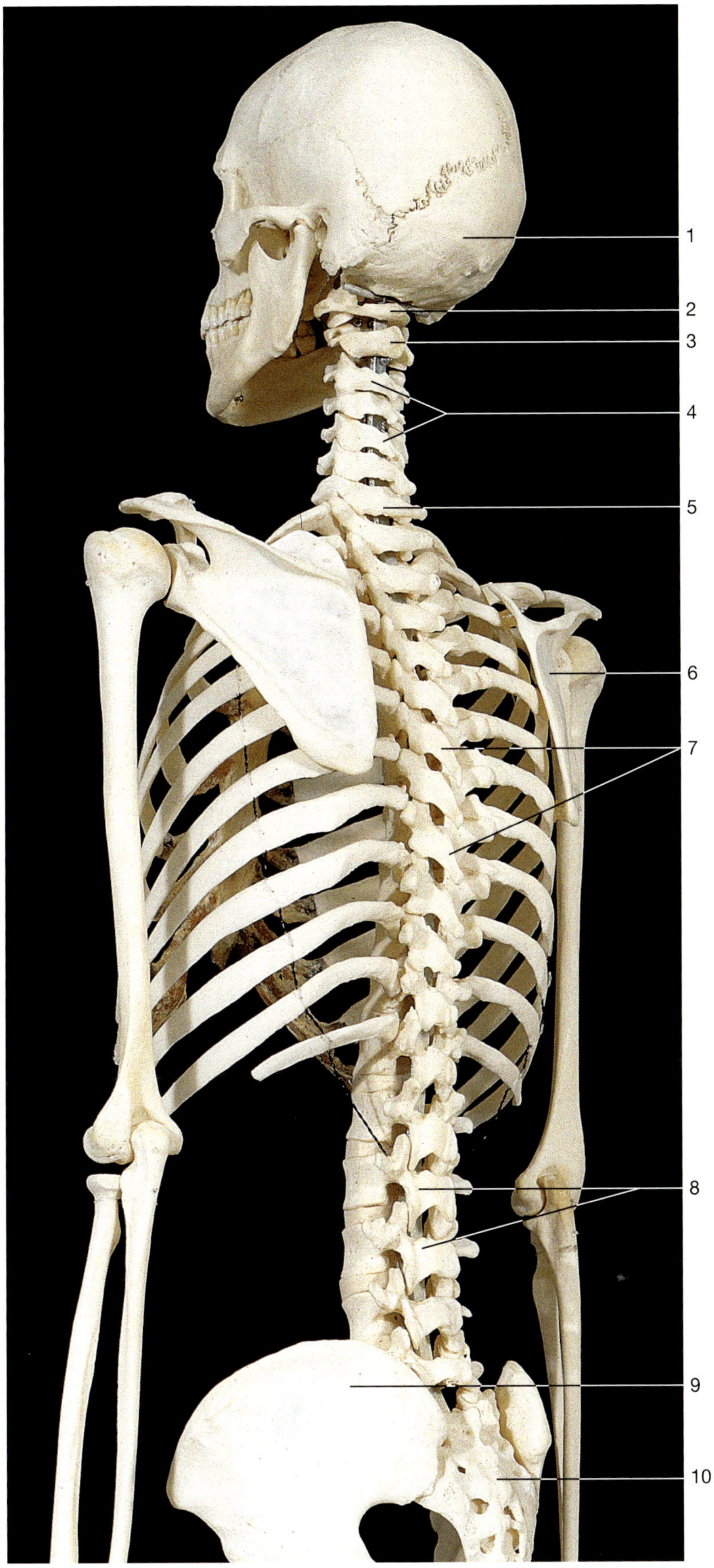

Esqueleto do tronco com a cabeça, coluna vertebral, tórax, pelve e cíngulo do membro superior (vista posterior oblíqua).

1 Osso occipital
2 Atlas
3 Áxis
4 Vértebras cervicais
5 Vértebra proeminente (C_7)
6 Escápula
7 Vértebras torácicas
8 Vértebras lombares
9 Osso do quadril
10 Sacro

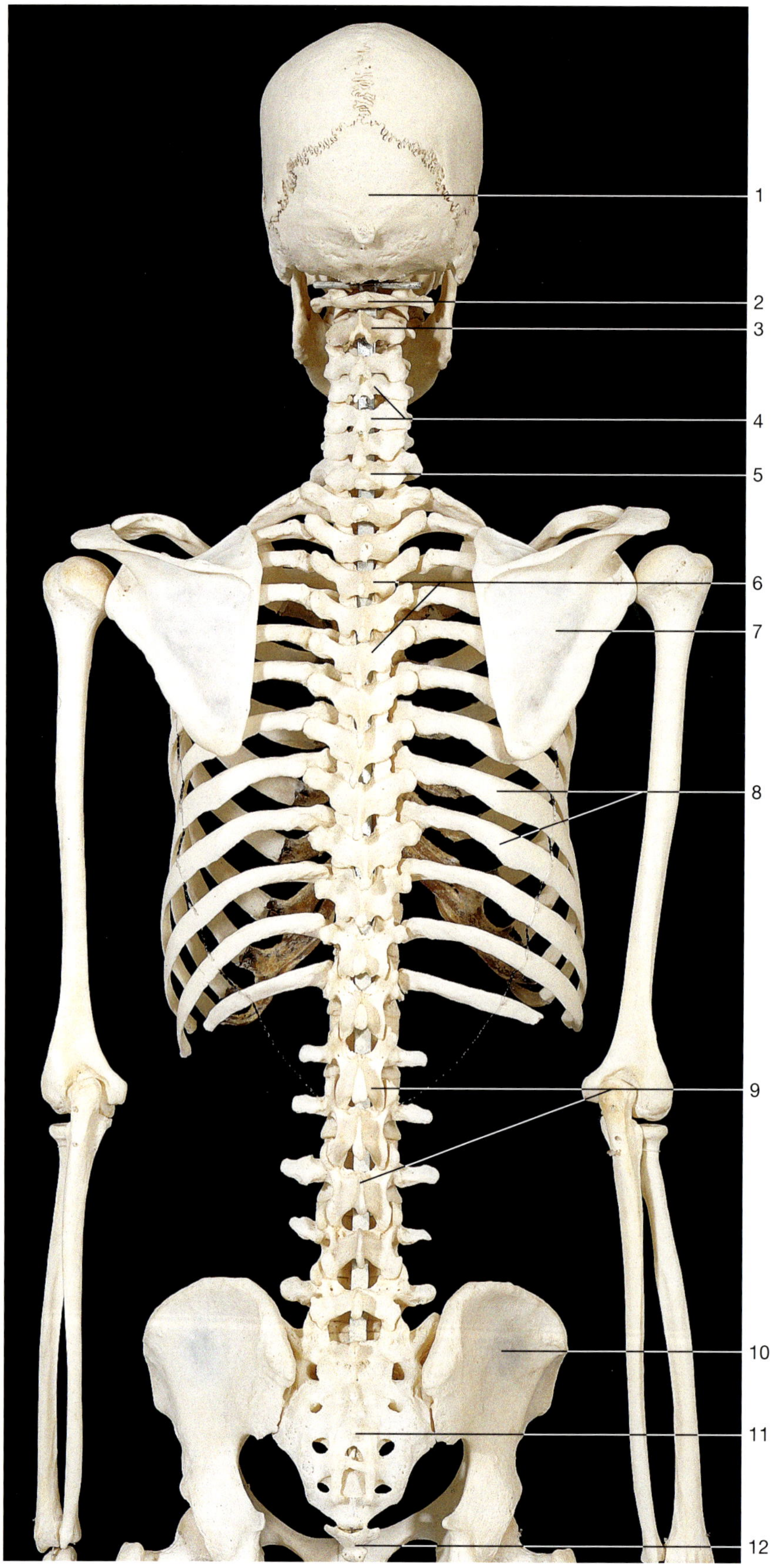

1 Osso occipital
2 Atlas
3 Áxis
4 Vértebras cervicais
5 Vértebra proeminente (C_7)
6 Vértebras torácicas
7 Escápula
8 Costelas
9 Vértebras lombares
10 Osso do quadril
11 Sacro
12 Cóccix

Esqueleto do tronco com a cabeça, coluna vertebral, tórax, pelve e cíngulo do membro superior (vista posterior).

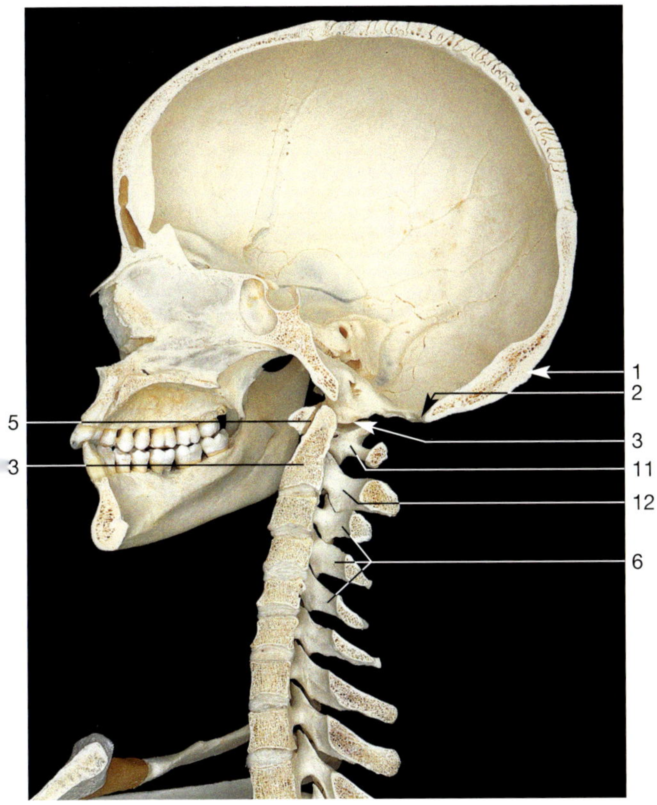

Parte cervical da coluna vertebral em relação à cabeça (secção sagital mediana, vista medial).

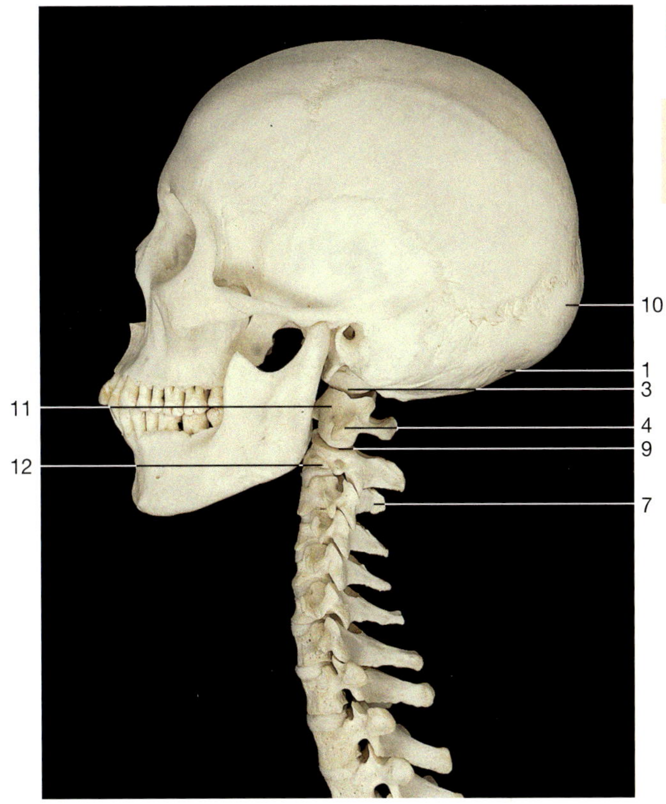

Atlas e áxis em relação à cabeça (vista lateral).

1 Protuberância occipital externa
2 Forame magno
3 Articulação atlantoccipital
4 Processo transverso do atlas
5 Articulação atlantoaxial mediana
6 Canal vertebral
7 Processo espinhoso da terceira vértebra cervical
8 Côndilo occipital
9 Articulação atlantoaxial lateral
10 Osso occipital
11 Atlas
12 Áxis
13 Dente do áxis
14 Canal do nervo hipoglosso
15 Processo espinhoso do áxis

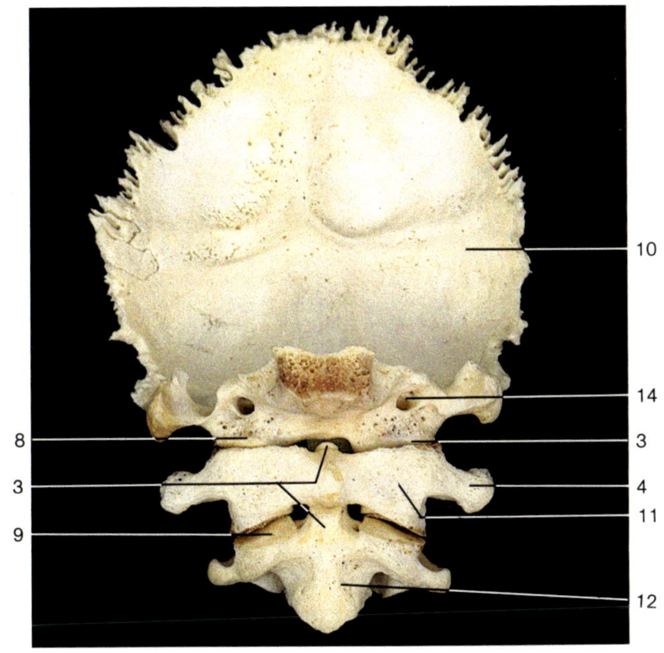

Osso occipital, atlas e áxis (vista anterior).

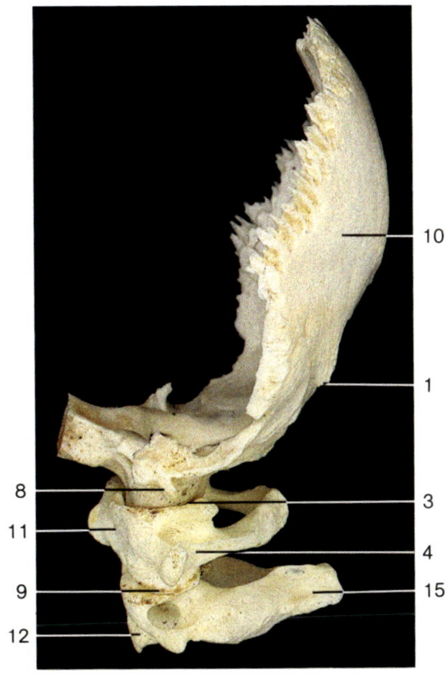

Osso occipital, atlas e áxis (vista lateral esquerda).

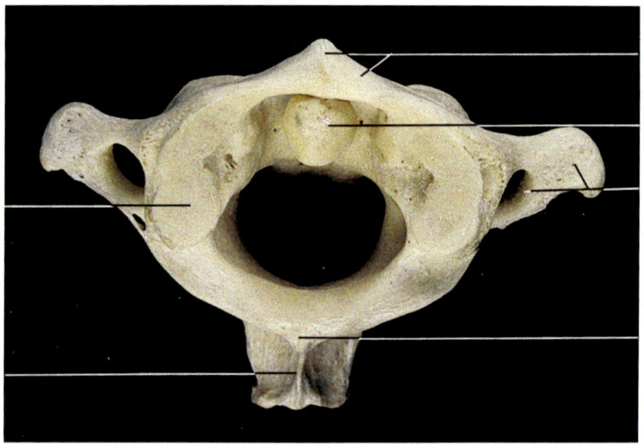

Atlas e áxis (vista superior).

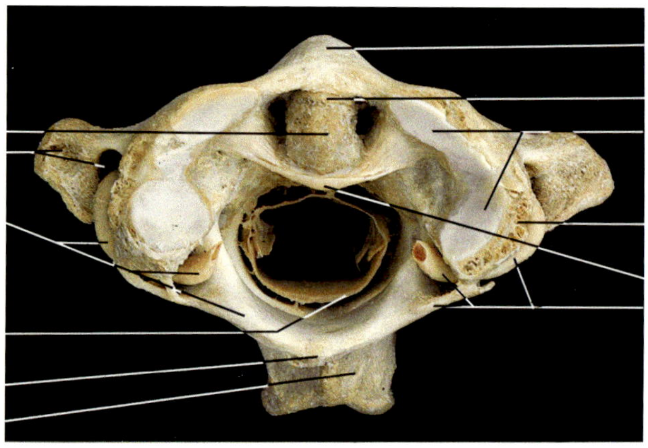

Articulação atlantoaxial mediana e ligamento transverso do atlas (vista superior). O dente do áxis foi parcialmente seccionado.

1 Face articular superior do atlas
2 Processo espinhoso
3 Arco anterior do atlas com o tubérculo anterior
4 Dente do áxis
5 Forame e processo transversos
6 Tubérculo posterior do atlas
7 Arco posterior do atlas e artéria vertebral
8 Dura-máter
9 Processo espinhoso do áxis
10 Articulação atlantoaxial mediana (parte anterior)
11 Cápsula articular da articulação atlantoccipital
12 Ligamento transverso do atlas
13 Face articular superior do áxis
14 Processo articular inferior
15 Corpo do áxis
16 Pedículo e lâmina do áxis
17 Fascículo longitudinal superior do ligamento cruciforme do atlas
18 Ligamentos alares
19 Ligamento transverso do atlas
20 Fascículo longitudinal inferior do ligamento cruciforme do atlas
21 Osso occipital
22 Articulação atlantoccipital
23 Articulação atlantoaxial lateral
24 Terceira vértebra cervical (C_3)

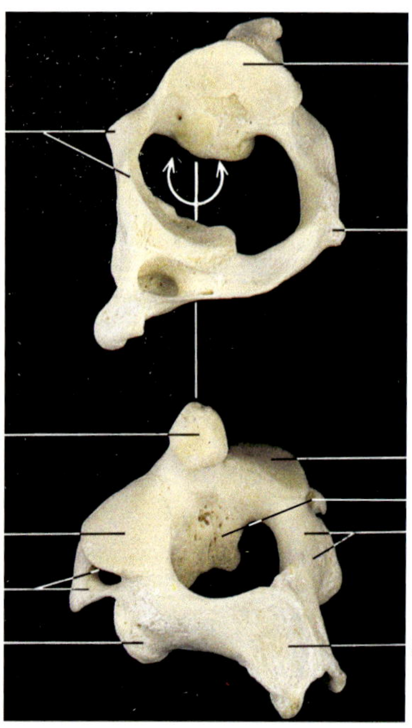

Atlas e áxis. Vista oblíqua posterolateral esquerda demonstrando a articulação do dente do áxis com o atlas (cf. setas).

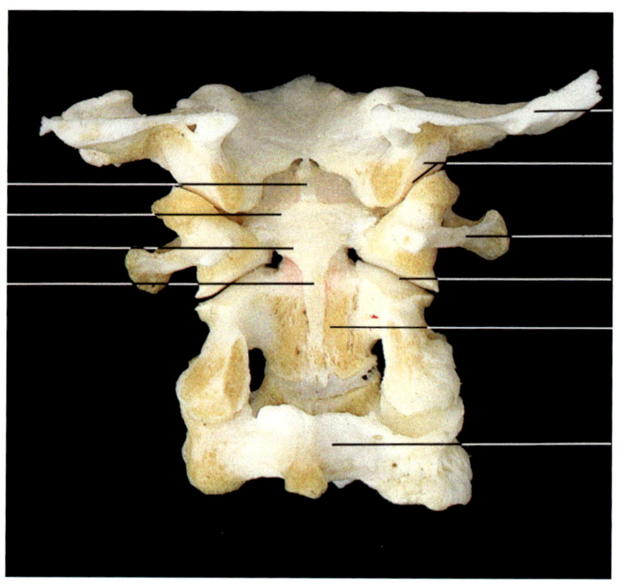

Articulações atlantoccipital e atlantoaxial (vista posterior). Parte posterior do osso occipital, arco posterior do atlas e áxis removidos para expor o ligamento cruciforme.

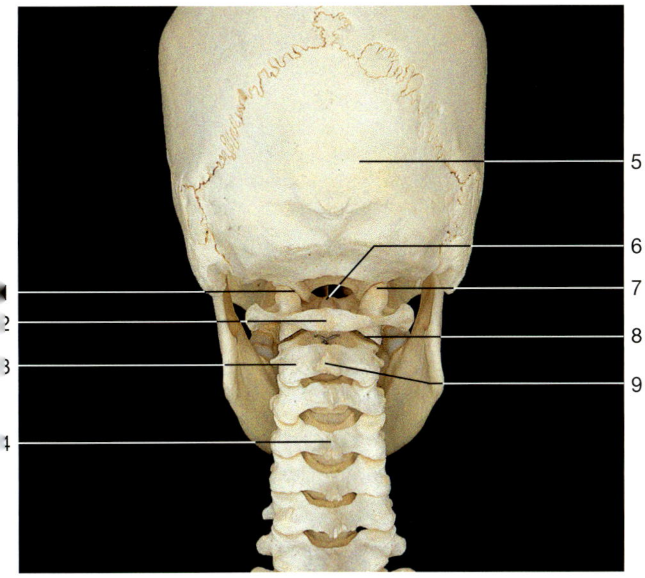

Parte cervical da coluna cervical e crânio (vista posterior). Observe a localização das articulações atlantoccipital e atlantoaxial.

1 Face articular superior
2 Tubérculo posterior do atlas
3 Pedículo e lâmina do áxis
4 Processo espinhoso da vértebra cervical
5 Osso occipital
6 Dente do áxis
7 Articulação atlantoccipital
8 Articulação atlantoaxial lateral
9 Processo espinhoso do áxis
10 Protuberância occipital externa
11 Forame magno
12 Processo transverso do atlas
13 Ligamento longitudinal posterior
14 Côndilo occipital
15 Membrana tectória
16 Dorso da sela
17 Clivo
18 Áxis
19 Sela turca
20 Fissura orbital superior
21 Meato acústico interno
22 Forame jugular
23 Canal do nervo hipoglosso
24 Fascículo longitudinal superior do ligamento cruciforme
25 Ligamentos alares
26 Ligamento transverso do atlas

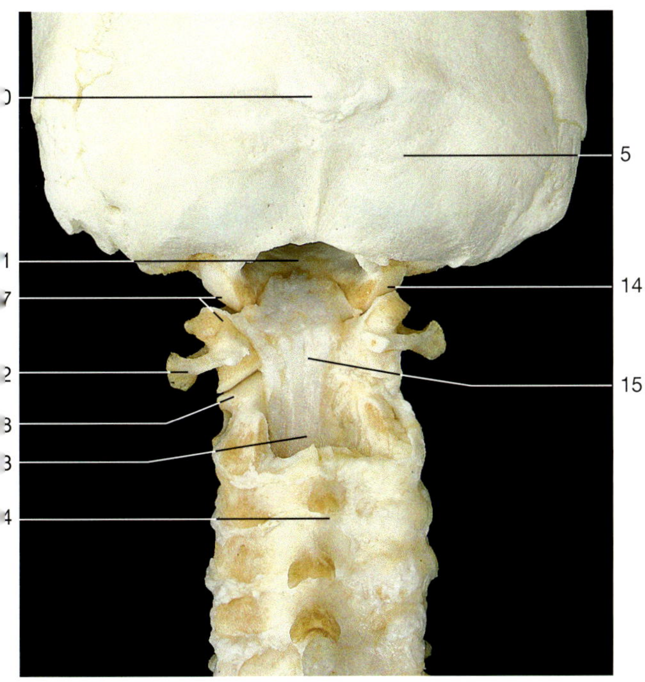

Parte cervical da coluna vertebral e crânio com ligamentos (vista posterior). Arcos posteriores do atlas e do áxis foram removidos para expor a membrana tectória.

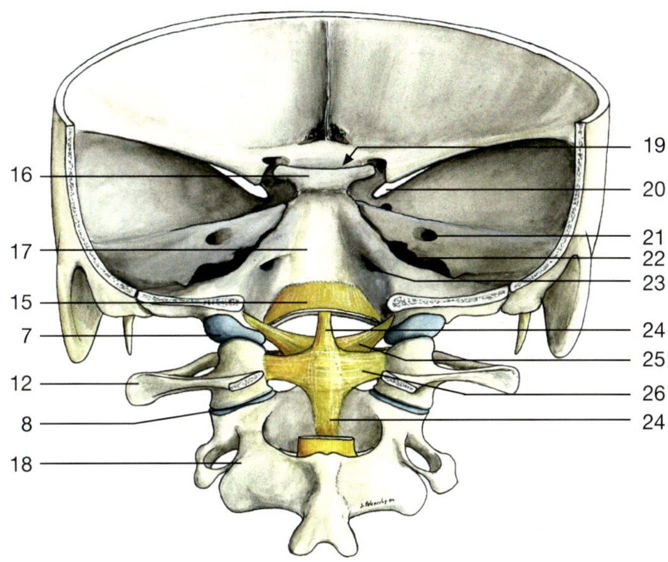

Articulações atlantoccipital e atlantoaxial com ligamentos (vista posterior). A parte posterior do osso occipital e o arco posterior do atlas foram removidos para expor o ligamento cruciforme.

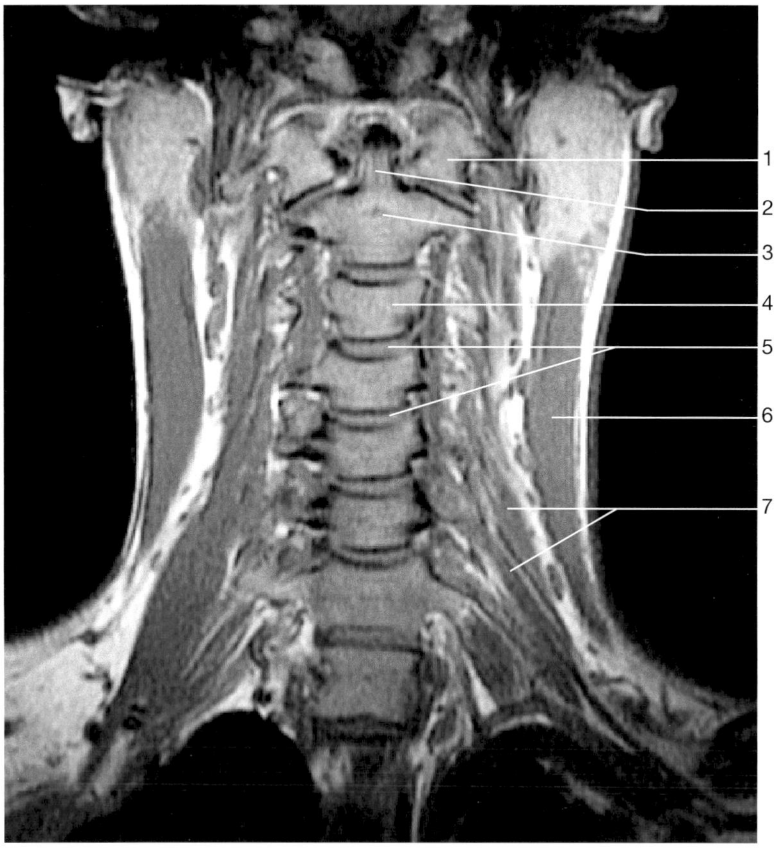

1 Atlas
2 Dente do áxis
3 Áxis
4 Corpo vertebral de C_3
5 Discos intervertebrais
6 Músculo esternocleidomastóideo
7 Músculos escalenos

Corte coronal da parte cervical da coluna vertebral no nível dos corpos vertebrais (RNM). (Prof. Heuck, Munique, Alemanha.)

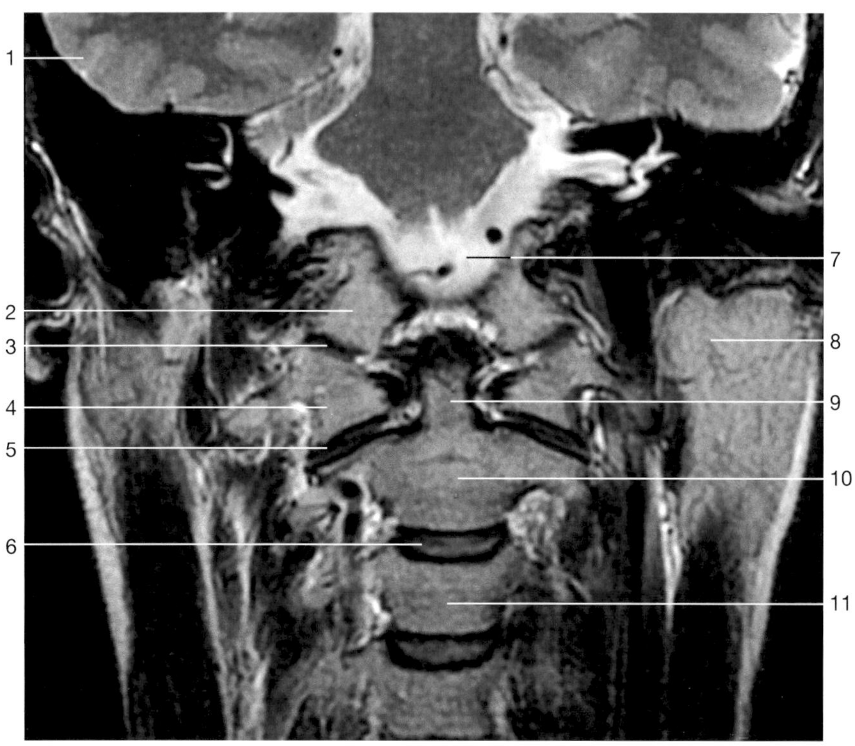

1 Cerebelo
2 Côndilo occipital
3 Articulação atlantoccipital
4 Atlas
5 Articulação atlantoaxial lateral
6 Disco intervertebral
7 Cisterna da ponte
8 Cabeça da mandíbula
9 Dente do áxis
10 Áxis
11 Corpo vertebral de C_3

Corte coronal da parte cervical da coluna vertebral no nível do dente do áxis (RNM). (Prof. Heuck, Munique, Alemanha.)

1 Ponte
2 Base do crânio (clivo)
3 Bulbo
4 Atlas (arco anterior)
5 Dente do áxis
6 Disco intervertebral
7 Corpo vertebral de C_4
8 Posição da laringe
9 Traqueia
10 Cerebelo
11 Cisterna cerebelobulbar posterior
12 Medula espinal
13 Músculo trapézio
14 Músculos do pescoço
15 Processo espinhoso de C_7
16 Veia jugular interna
17 Artéria carótida comum
18 Nervo vago (n. X)
19 Laringe
20 Corpo vertebral cervical
21 Artéria vertebral
22 Nervo espinal com gânglio sensitivo do nervo espinal
23 Processo transverso de vértebra cervical
24 Processo espinhoso de vértebra cervical

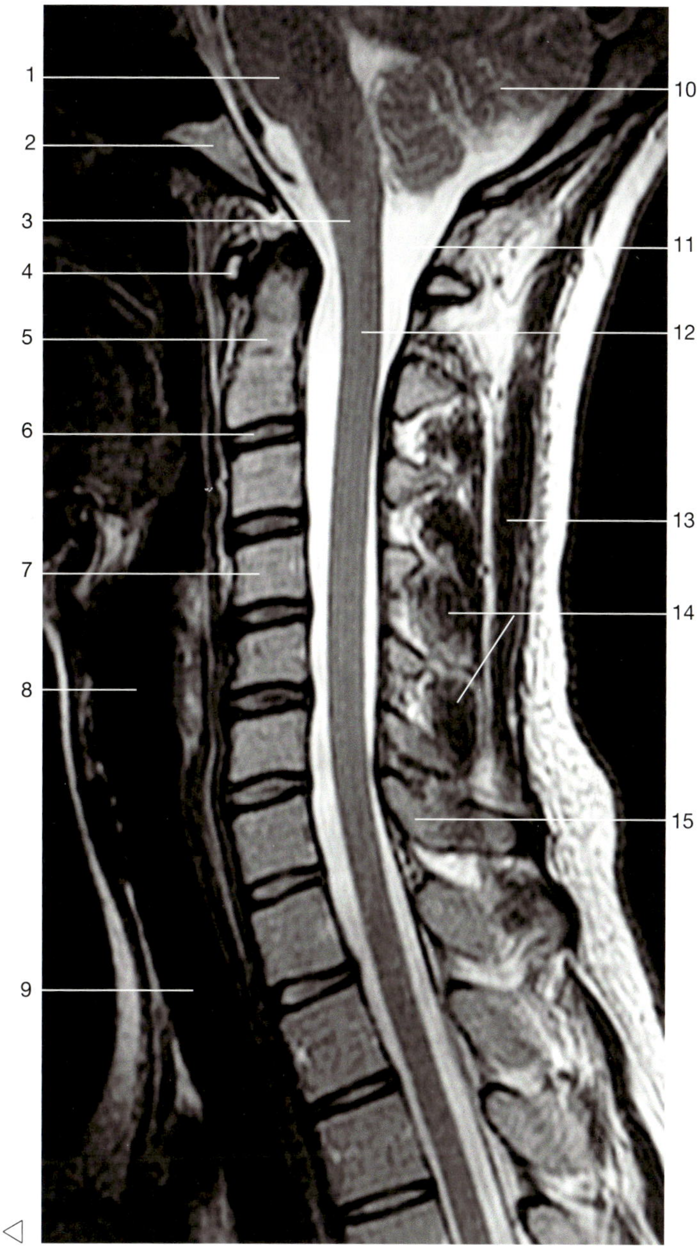

Corte sagital da parte cervical da coluna vertebral expondo a medula espinal e sua continuação com o bulbo (RNM). (Prof. Heuck, Munique, Alemanha.)

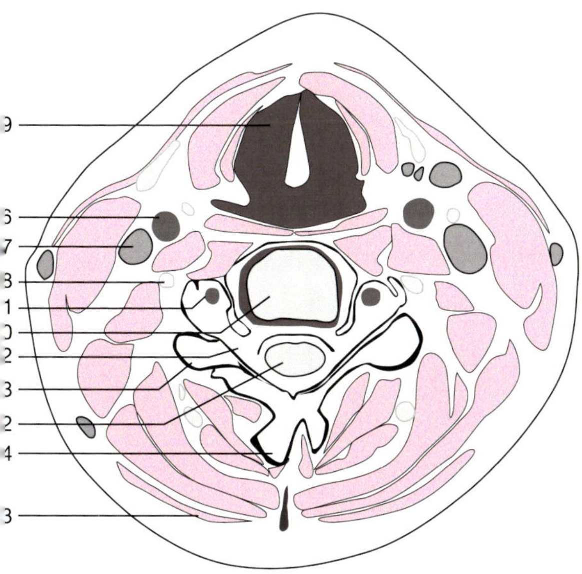

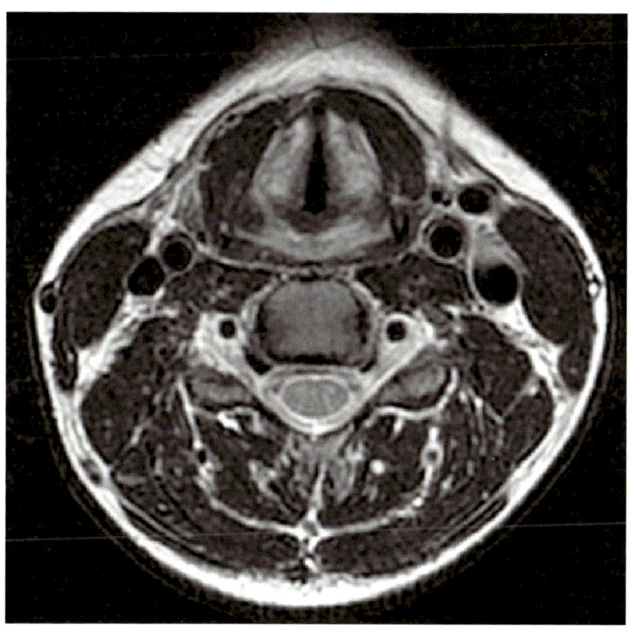

Corte horizontal do pescoço no nível da laringe (RNM). (Prof. Heuck, Munique, Alemanha.) Compare com o desenho esquemático.

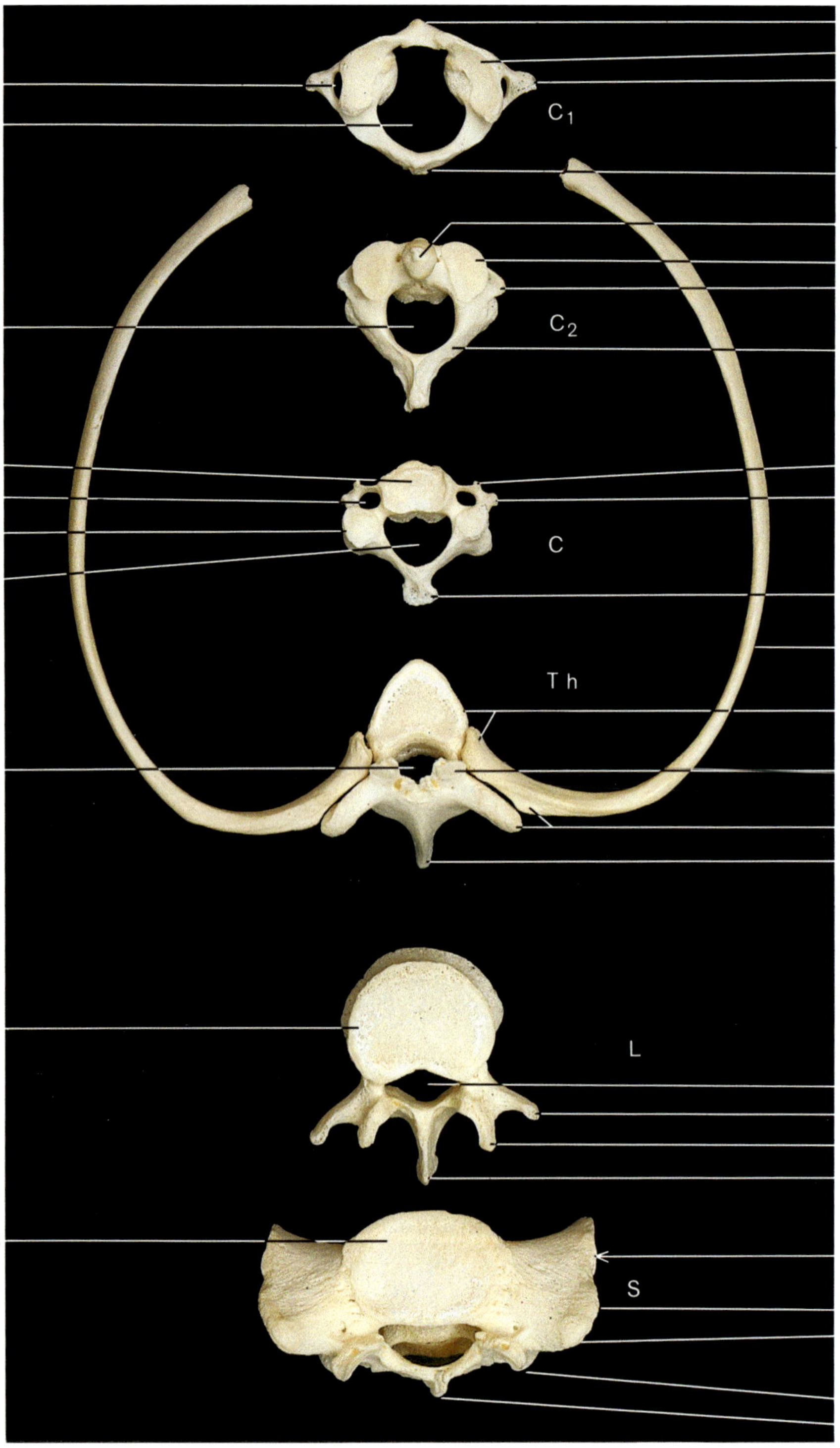

Vértebras representativas de cada região da coluna vertebral (vista superior).
De cima para baixo: atlas (C_1), áxis (C_2), vértebra cervical (C), vértebra torácica (T), vértebra lombar (L) e sacro (S).

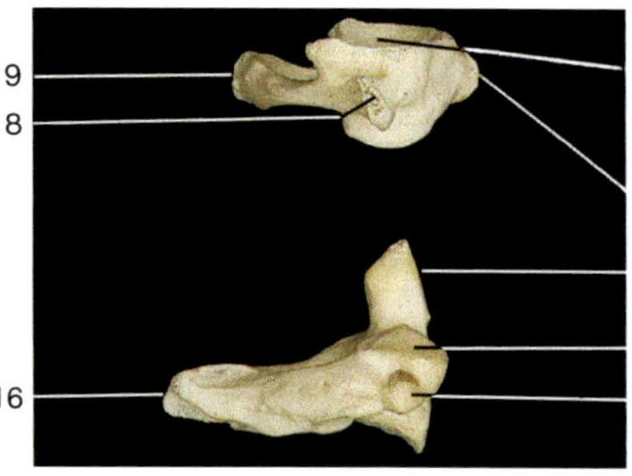

Atlas e áxis.

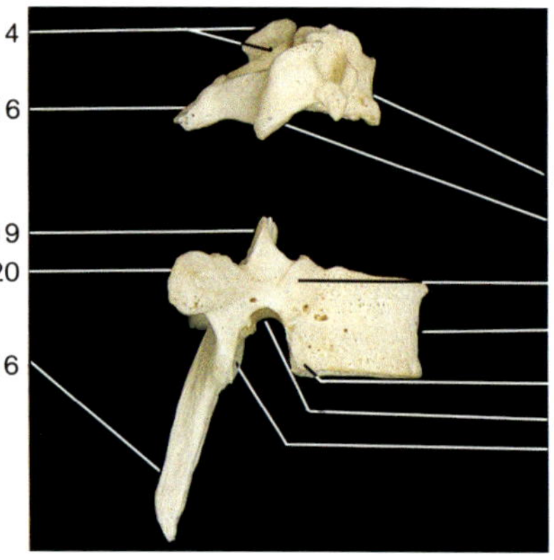

Vértebras cervical e torácica típicas.

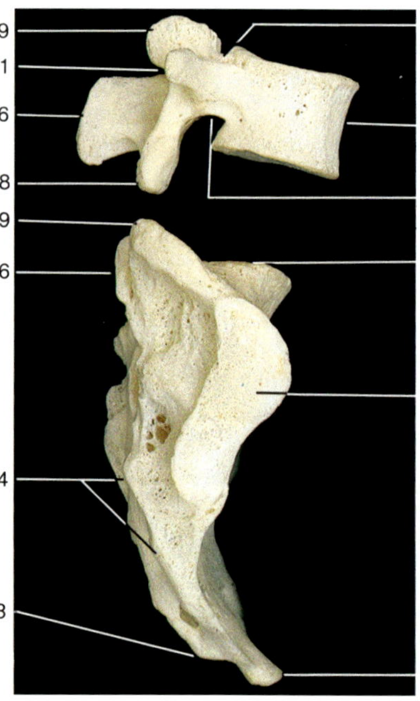

Vértebra lombar típica e sacro.

△
Vértebras representativas de cada região da coluna vertebral (vista lateral; face anterior à direita).

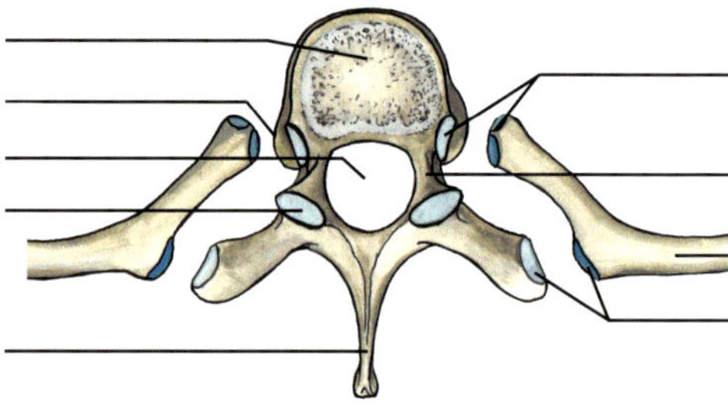

Organização geral de costelas e vértebras (desenho esquemático).

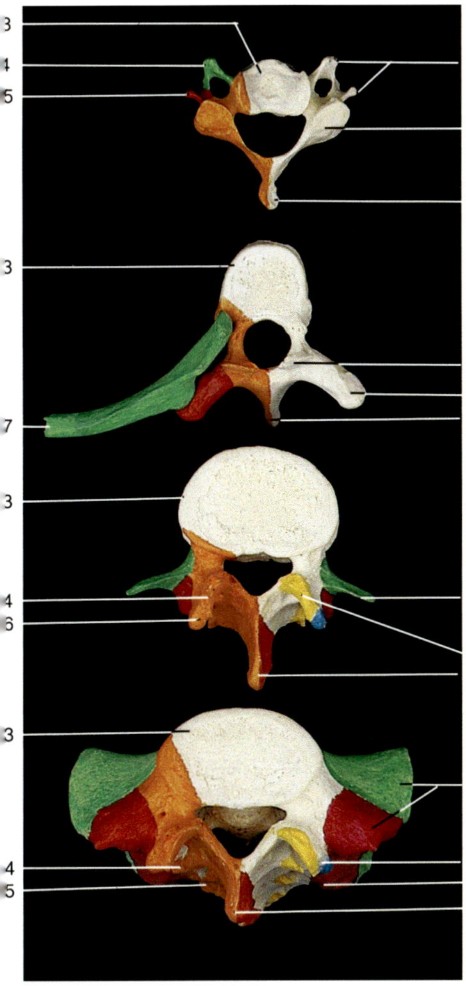

Características gerais das vértebras. Vértebras cervical, torácica e lombar típicas e sacro.

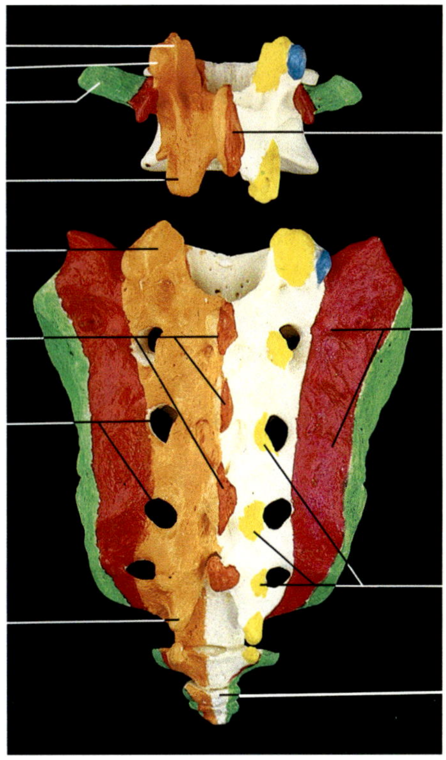

Características gerais das vértebras lombares e do sacro (vista posterior).

Verde	=	Costelas ou processos homólogos
Vermelho	=	Processos musculares (transverso e espinhoso)
Laranja	=	Lâminas e processos articulares
Amarelo e azul	=	Faces articulares

1 Forame transversário
2 Forame vertebral
3 Corpo vertebral
4 Face articular superior
5 Base do sacro
6 Tubérculo anterior do atlas
7 Face articular superior do atlas
8 Processo transverso
9 Tubérculo posterior do atlas
10 Dente do áxis
11 Face articular superior
12 Processo transverso
13 Arco vertebral
14 Tubérculo anterior do processo transverso
15 Tubérculo posterior do processo transverso
16 Processo espinhoso
17 Corpo da costela
18 Corpo vertebral e cabeça de costela articulando-se entre si (articulação costovertebral)
19 Processo articular superior
20 Processo transverso e tubérculo de costela articulando-se entre si (articulação costotransversária)
21 Processo transverso
22 Face auricular
23 Parte lateral do sacro
24 Crista sacral lateral
25 Crista sacral medial
26 Crista sacral mediana
27 Face articular inferior
28 Fóvea costal superior para cabeça de costela
29 Fóvea costal inferior para cabeça de costela
30 Incisura vertebral inferior
31 Incisura vertebral superior
32 Ápice do sacro
33 Corno sacral
34 Cóccix
35 Forames sacrais posteriores
36 Processo mamilar
37 Pedículo do arco vertebral
38 Processo articular inferior

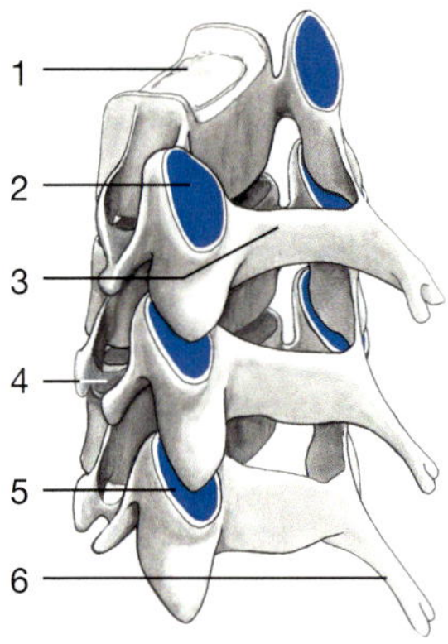

Vértebras cervicais (vista lateral; azul = faces articulares).

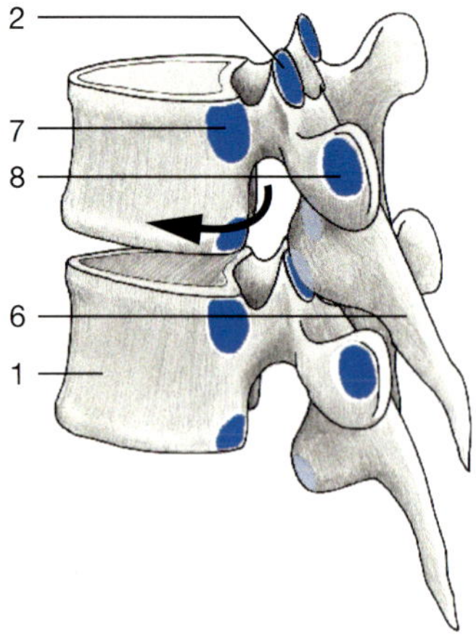

Vértebras torácicas (vista lateral; azul = faces articulares).

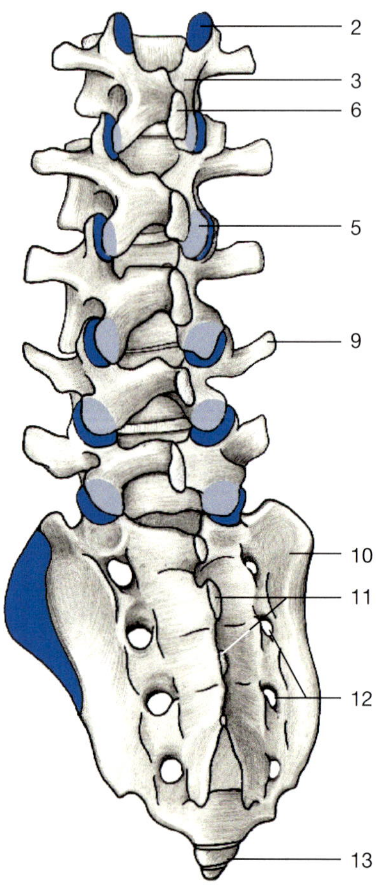

Vértebras lombares com sacro e cóccix (vista posterior; azul = faces articulares).

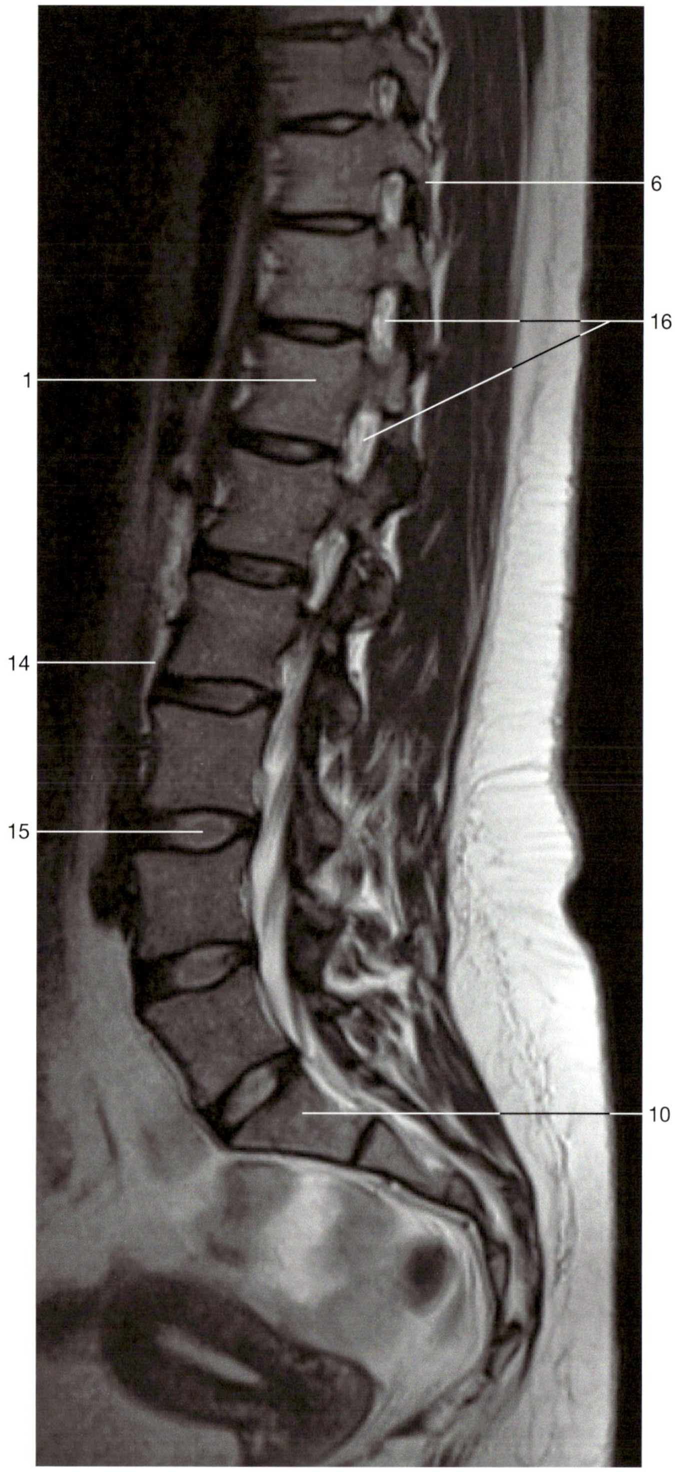

Corte paramediano da coluna vertebral com a cavidade pélvica (RNM). (Prof. Uder, Depto. de Radiologia, Universidade de Erlangen-Nürnberg, Alemanha.)

1 Corpo vertebral
2 Face articular superior
3 Arco vertebral
4 Processo transverso da vértebra
5 Articulação dos processos articulares
6 Processo espinhoso
7 Fóvea costal superior da articulação com a cabeça da costela
8 Fóvea costal do processo transverso
9 Processo costiforme da vértebra lombar
10 Sacro
11 Crista sacral mediana
12 Forame sacral posterior
13 Cóccix
14 Ligamento longitudinal anterior
15 Disco intervertebral
16 Canal vertebral

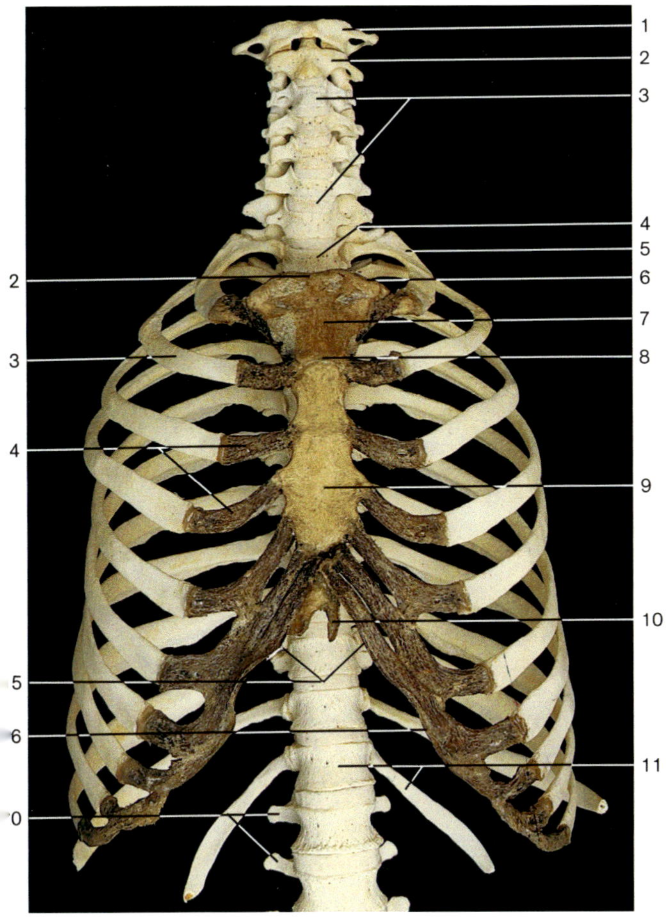

Esqueleto do tórax (vista anterior).

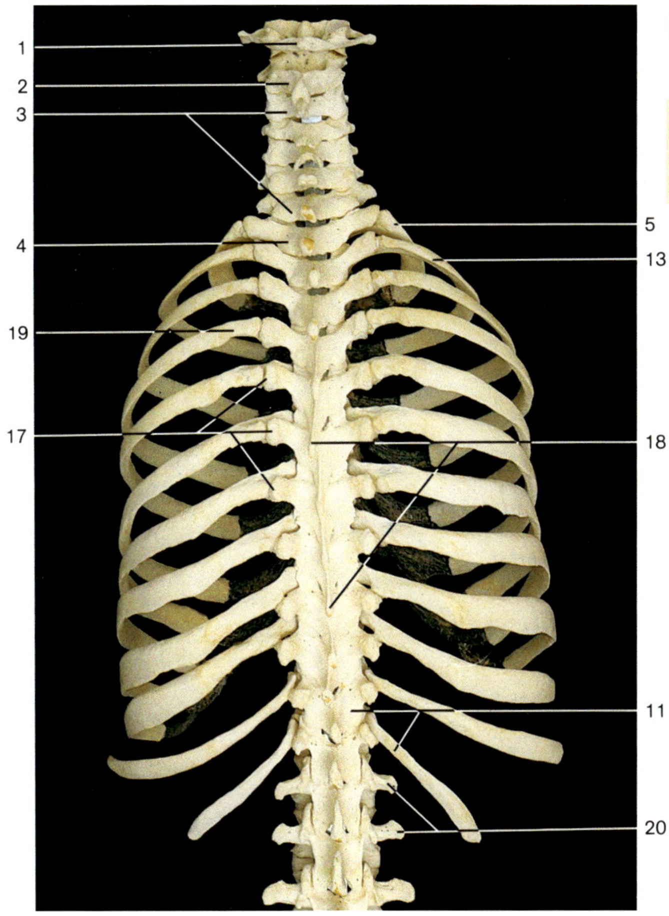

Esqueleto do tórax (vista posterior).

1 Atlas
2 Áxis
3 Vértebras cervicais
4 Primeira vértebra torácica
5 Primeira costela
6 Incisura clavicular e faceta para clavícula
7 Manúbrio do esterno
8 Ângulo do esterno
9 Corpo do esterno
10 Processo xifoide
11 Décima segunda vértebra torácica e costela
12 Incisura jugular
13 Segunda costela
14 Cartilagens costais
15 Ângulo infraesternal
16 Arco costal
17 Articulações costotransversárias (entre processos transversos das vértebras torácicas e tubérculos das costelas)
18 Processos espinhosos
19 Ângulo da costela
20 Processo costiforme de vértebra lombar

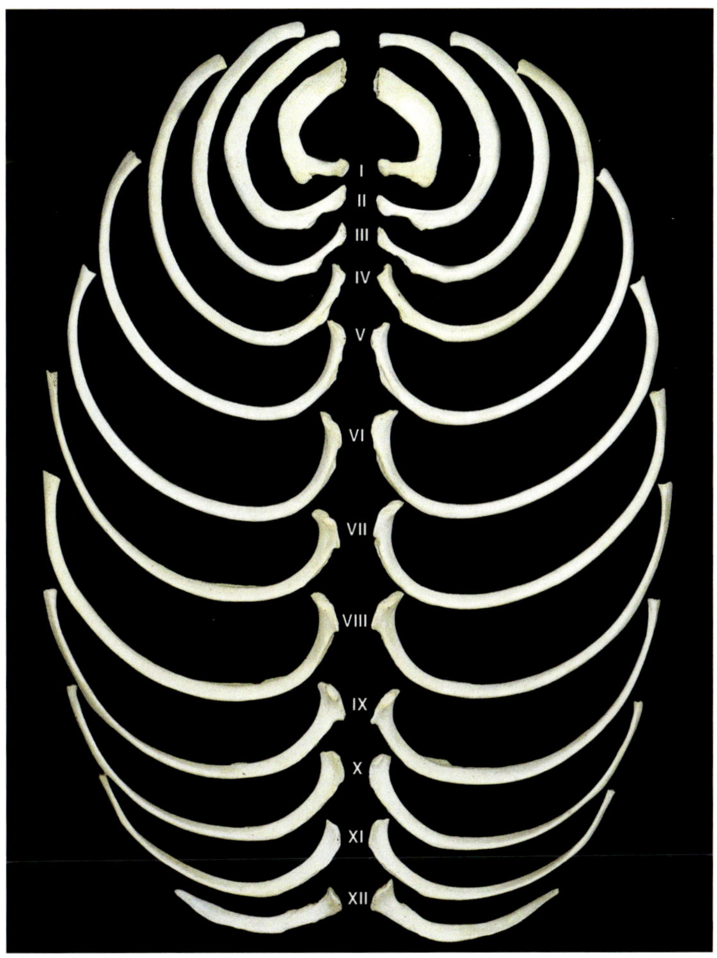

Esqueleto torácico desarticulado. As doze costelas (I-XII) estão dispostas em sequência craniocaudal. ▷

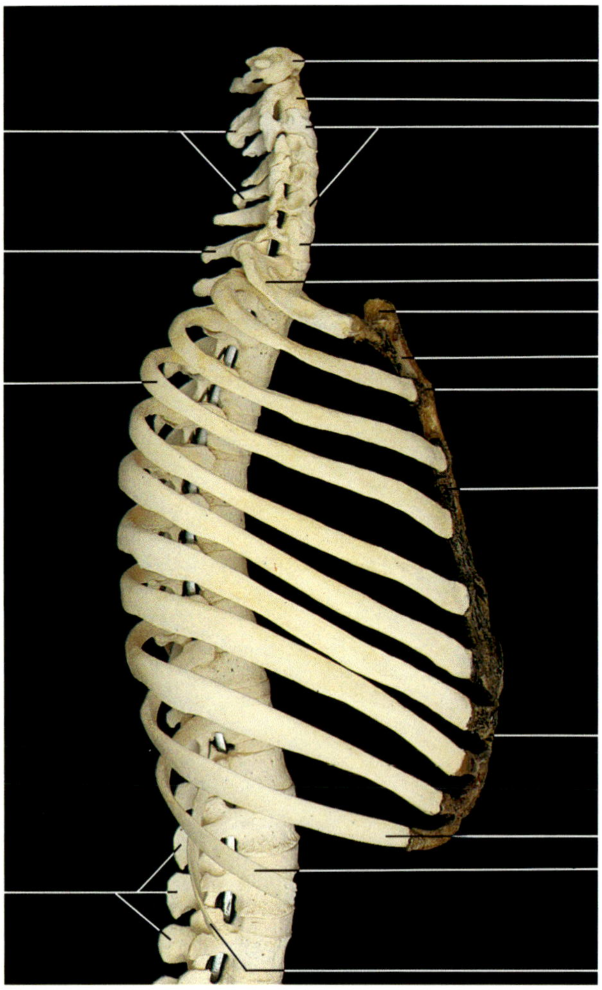

Esqueleto do tórax (vista lateral direita).

1 Atlas
2 Áxis
3 Vértebras cervicais
4 Sétima vértebra cervical (vértebra proeminente)
5 Primeira costela
6 Faceta clavicular
7 Manúbrio do esterno
8 Ângulo do esterno
9 Corpo do esterno
10 Arco costal
11 Décima costela
12 Décima primeira costela
13 Décima segunda costela
14 Processos espinhosos das vértebras cervicais
15 Processos espinhosos das vértebras torácicas
16 Processos espinhosos das vértebras lombares
17 Ângulo da costela
18 Forames intervertebrais
19 Discos intervertebrais
20 Curvatura cervical (lordose)
21 Curvatura torácica (cifose)
22 Curvatura lombar (lordose)
23 Sacro
24 Cóccix

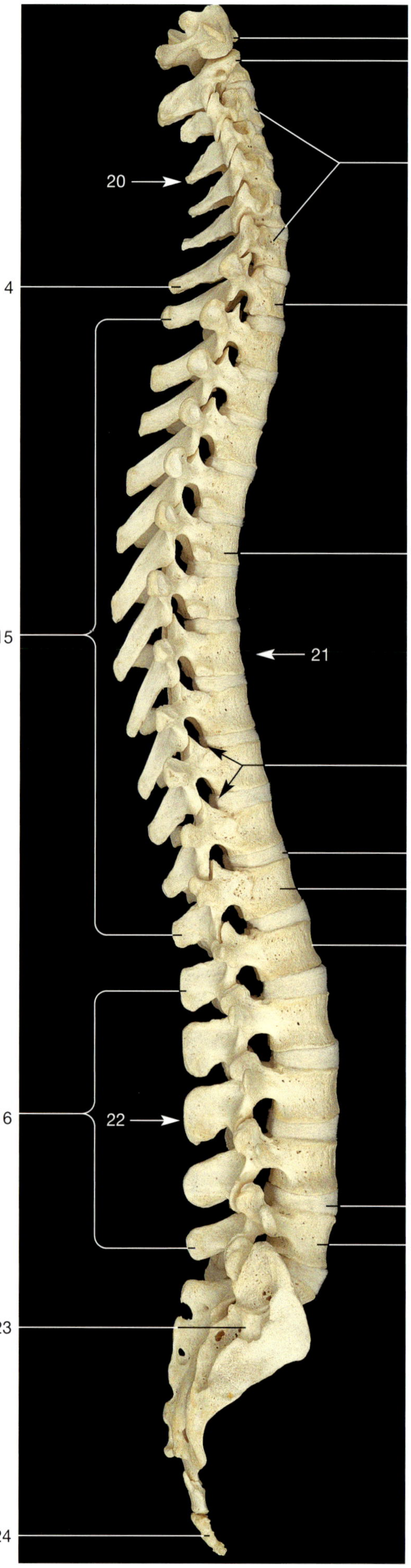

Coluna vertebral (vista lateral direita).

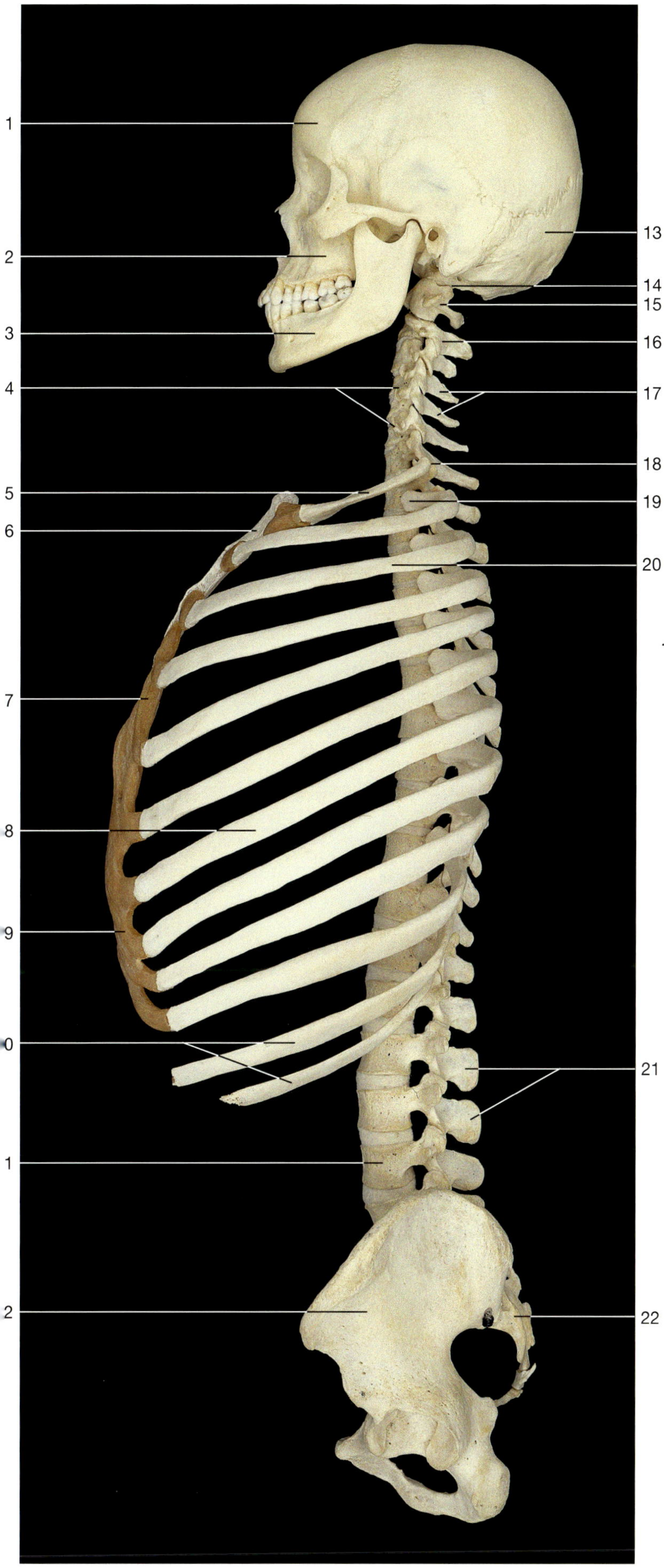

Coluna vertebral e tórax ligados à cabeça e à pelve (vista lateral).

1 Osso frontal
2 Maxila
3 Mandíbula
4 Corpos vertebrais cervicais
5 Primeira costela
6 Manúbrio do esterno
7 Corpo do esterno
8 Sétima costela (última costela verdadeira)
9 Arco costal
10 Costela flutuante
11 Corpo vertebral de L_4
12 Pelve
13 Osso occipital
14 Articulação atlantoccipital
15 Atlas
16 Áxis
17 Processos espinhosos de vértebras cervicais (C_4, C_5)
18 Articulação costotransversária da primeira costela
19 Cabeça da segunda costela
20 Terceira costela
21 Processos espinhosos de vértebras lombares (L_2, L_3)
22 Sacro

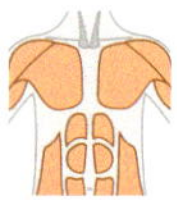

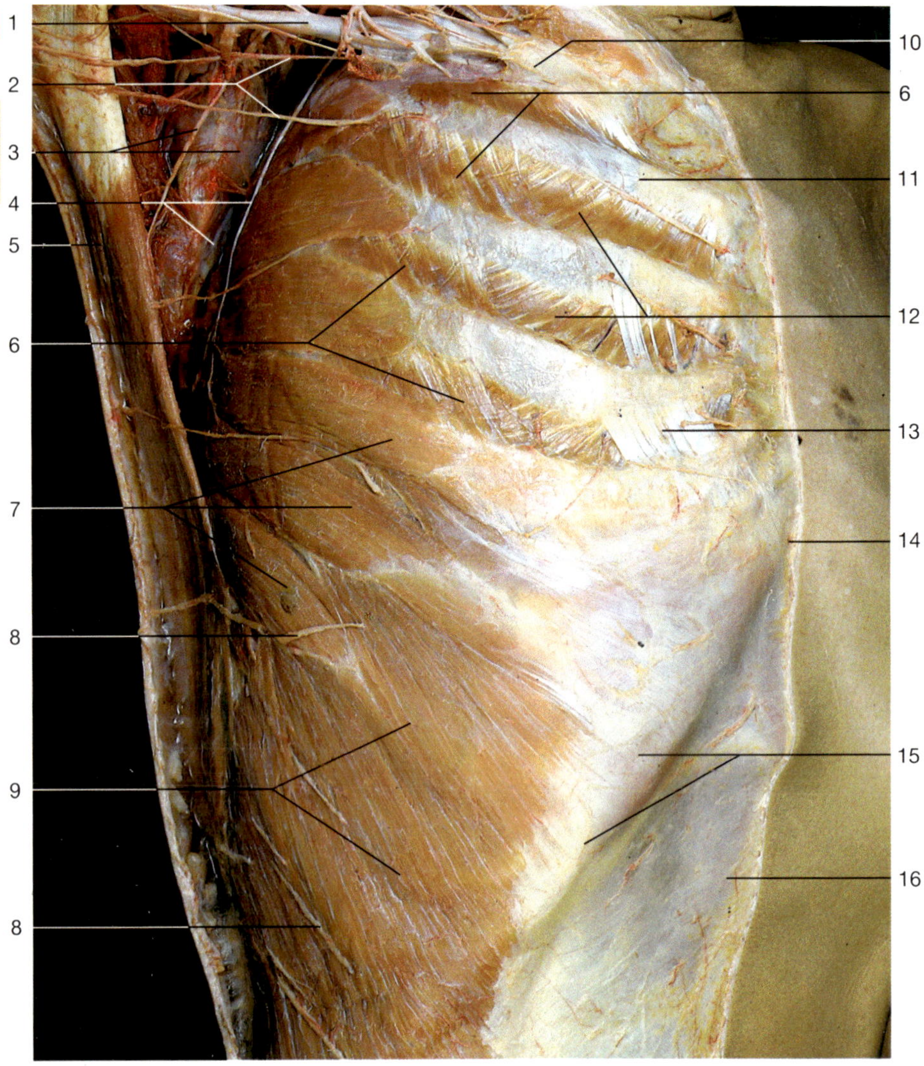

1 Veia axilar
2 Nervos intercostobraquiais
3 Músculo subescapular e nervo toracodorsal
4 Nervo torácico longo; articulação e veia torácicas laterais
5 Músculo latíssimo do dorso
6 Músculos intercostais externos
7 Músculo serrátil anterior
8 Ramos cutâneos laterais de nervos intercostais
9 Músculo oblíquo externo do abdome
10 Clavícula (seccionada)
11 Segunda costela (junção costocondral)
12 Músculos intercostais internos
13 Membrana intercostal externa
14 Posição do processo xifoide
15 Arco costal
16 Lâmina anterior da bainha do músculo reto do abdome

Músculos do tórax, camada superficial (vista lateral). Membro superior elevado. Os músculos peitorais maior e menor foram removidos.

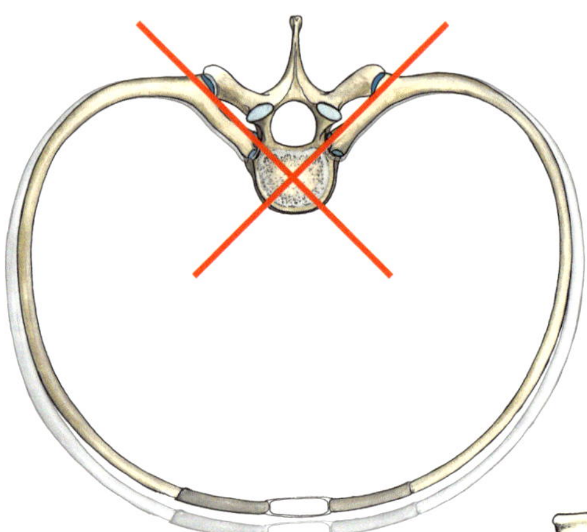

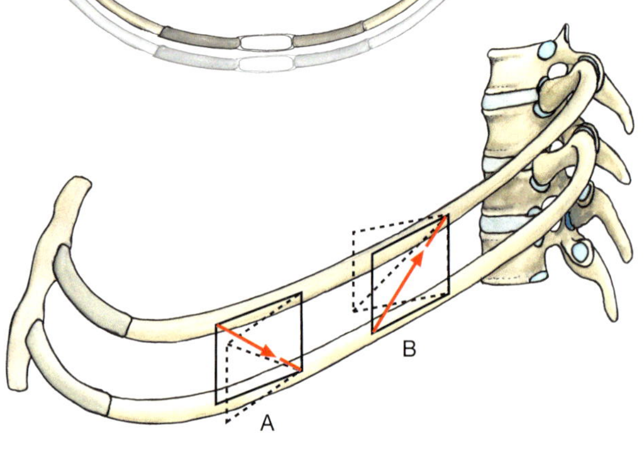

Efeito dos músculos intercostais sobre as articulações costovertebral e costotransversária. Eixos de movimentos indicados por linhas vermelhas; direção dos movimentos indicada por setas vermelhas.

A = Ação dos músculos intercostais internos (expiração);

B = Ação dos músculos intercostais externos (inspiração).

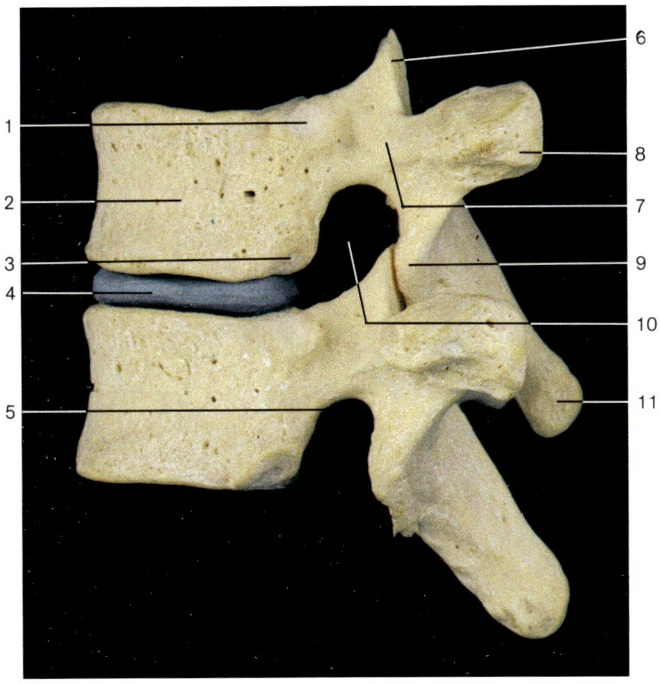

Duas vértebras torácicas (vista lateral esquerda).

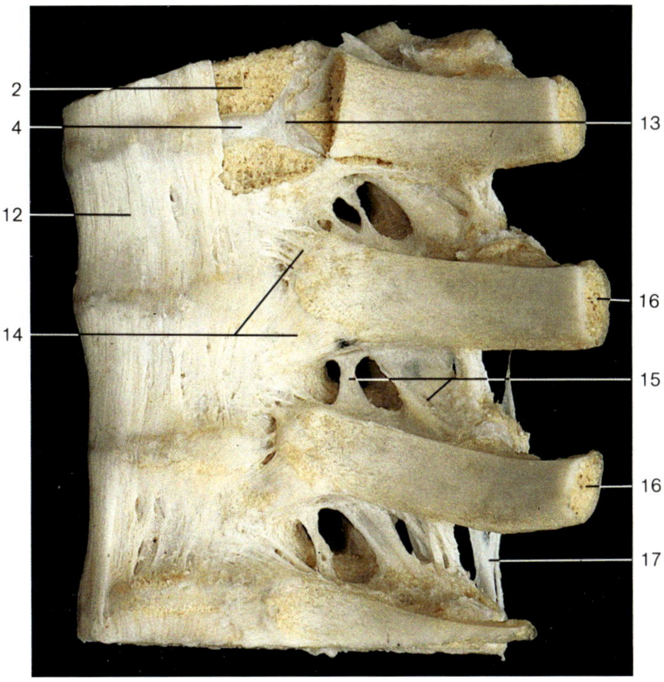

Ligamentos das vértebras torácicas e articulações costovertebrais (vista anterolateral esquerda).

1 Fóvea costal superior para cabeça da costela
2 Corpo vertebral torácico
3 Fóvea costal inferior para cabeça da costela
4 Disco intervertebral
5 Incisura vertebral inferior
6 Processo e face articulares superiores
7 Pedículo do arco vertebral
8 Processo transverso e fóvea costal para tubérculo da costela
9 Processo articular inferior
10 Forame intervertebral
11 Processo espinhoso
12 Ligamento longitudinal anterior
13 Ligamento intra-articular
14 Ligamento radiado da cabeça da costela
15 Ligamento costotransversário superior
16 Corpo da costela
17 Ligamento intertransversário
18 Articulação da cabeça da costela com duas vértebras
19 Ângulo da articulação costotransversária (face articular)
20 Articulação costotransversária
21 Tubérculo da costela
22 Ângulo da costela
23 Canal vertebral
24 Fóvea costal superior da articulação com a cabeça da costela
25 Cabeça da costela
26 Processo articular superior
27 Faces articulares da articulação costotransversária

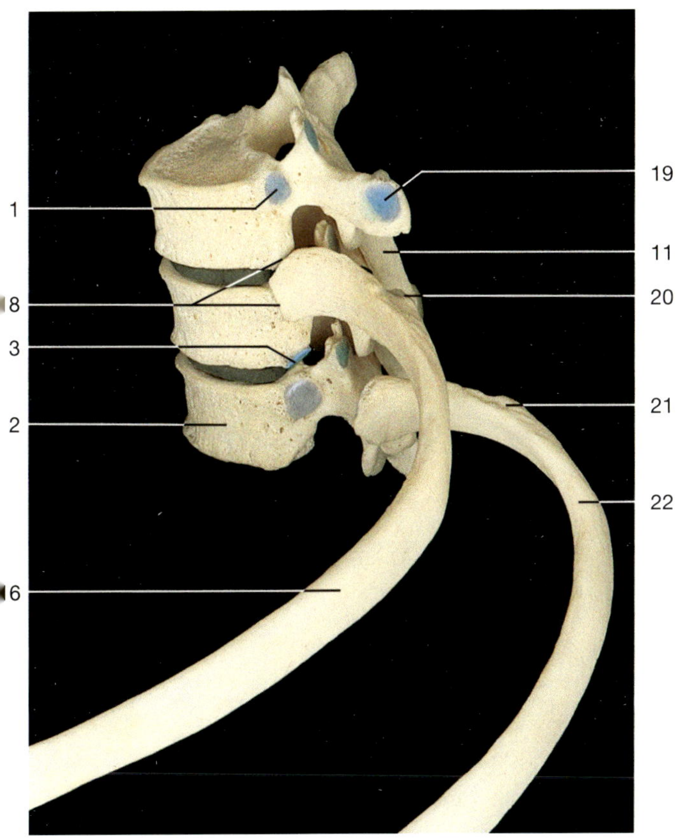

Articulações costovertebrais (vista lateral).

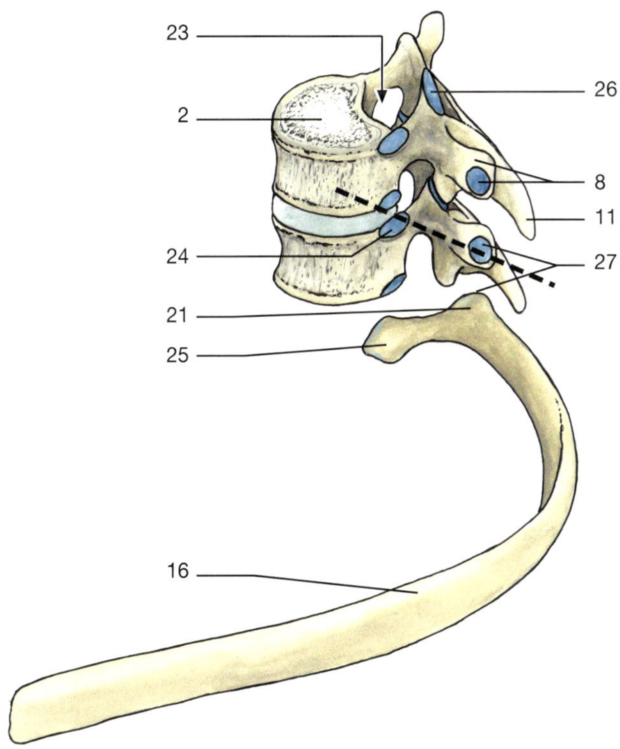

Articulações costovertebrais (vista lateral). Duas vértebras torácicas com uma costela articulante (separada). Eixo de movimento indicado pela linha tracejada. Azul = faces e fóveas articulares.

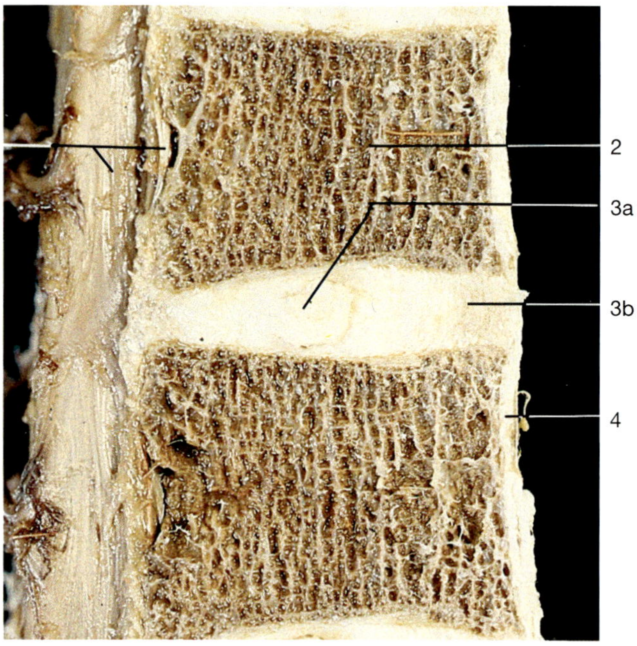

Secção sagital dos corpos das vértebras lombares expondo os **discos intervertebrais**, cada um deles composto de um anel fibroso laminar externo e um núcleo pulposo interno.

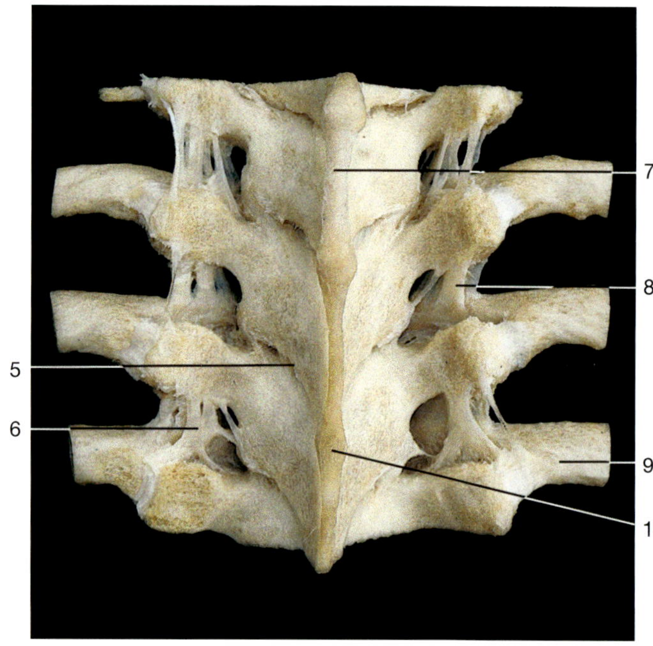

Ligamentos das vértebras torácicas (vista posterior).

1 Ligamento longitudinal posterior e parte espinal da dura-máter
2 Corpo vertebral
3 Disco intervertebral
 a Núcleo pulposo
 b Ânulo fibroso
4 Ligamento longitudinal anterior
5 Ligamento amarelo
6 Ligamento intertransversário
7 Ligamento supraespinal
8 Ligamento costotransversário superior
9 Costela
10 Processo espinhoso
11 Processo costiforme da vértebra lombar
12 Sacro
13 Forame intervertebral
14 Ligamento interespinal
15 Processo transverso da vértebra torácica

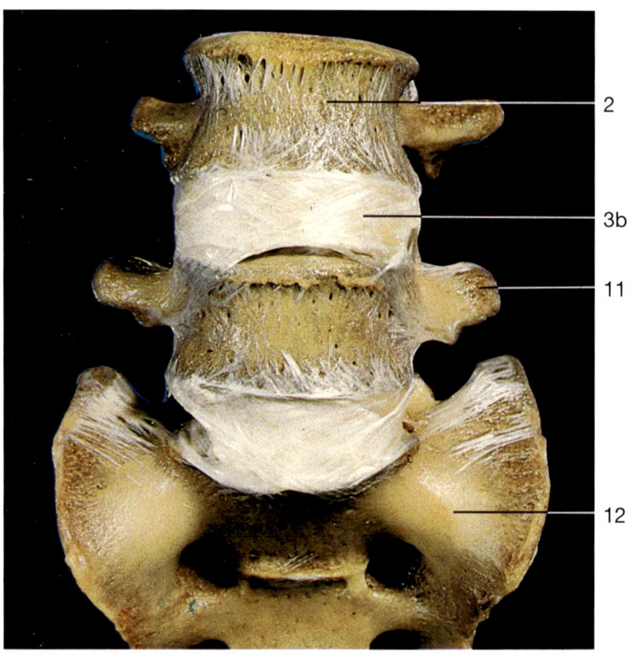

Vértebras L_4, L_5 e sacro com seus discos intervertebrais (vista anterior). Ligamento longitudinal anterior removido.

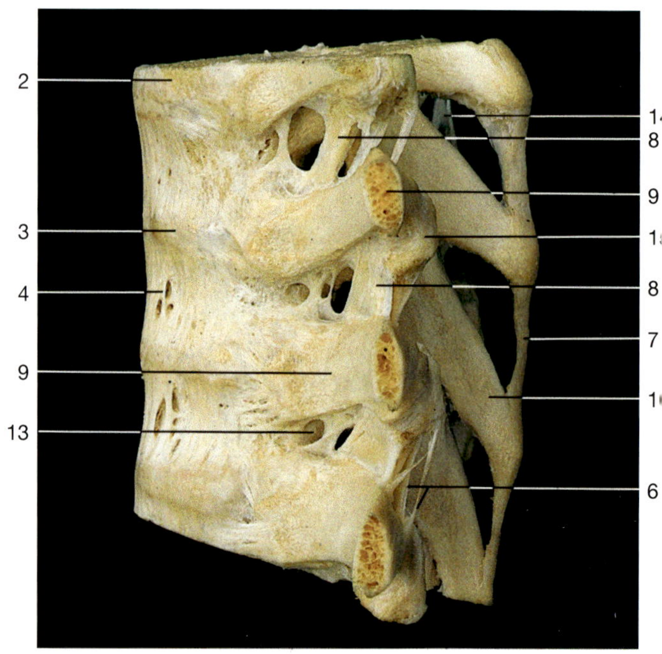

Ligamentos das vértebras torácicas (vista lateral esquerda).

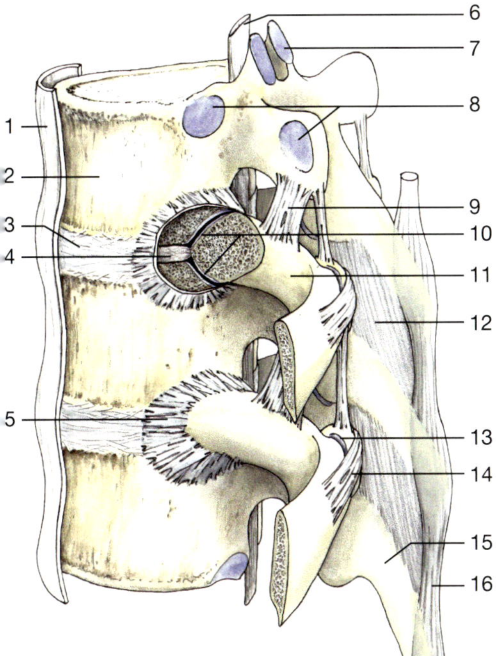

Ligamentos das vértebras torácicas (vista lateral oblíqua; azul = faces articulares).

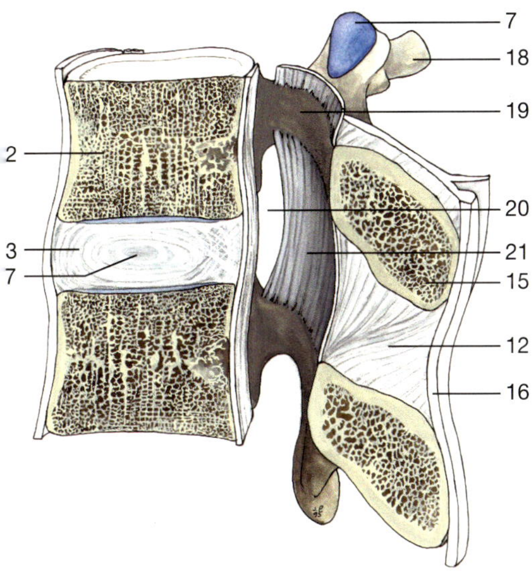

Ligamentos das vértebras lombares (secção sagital; azul = faces articulares).

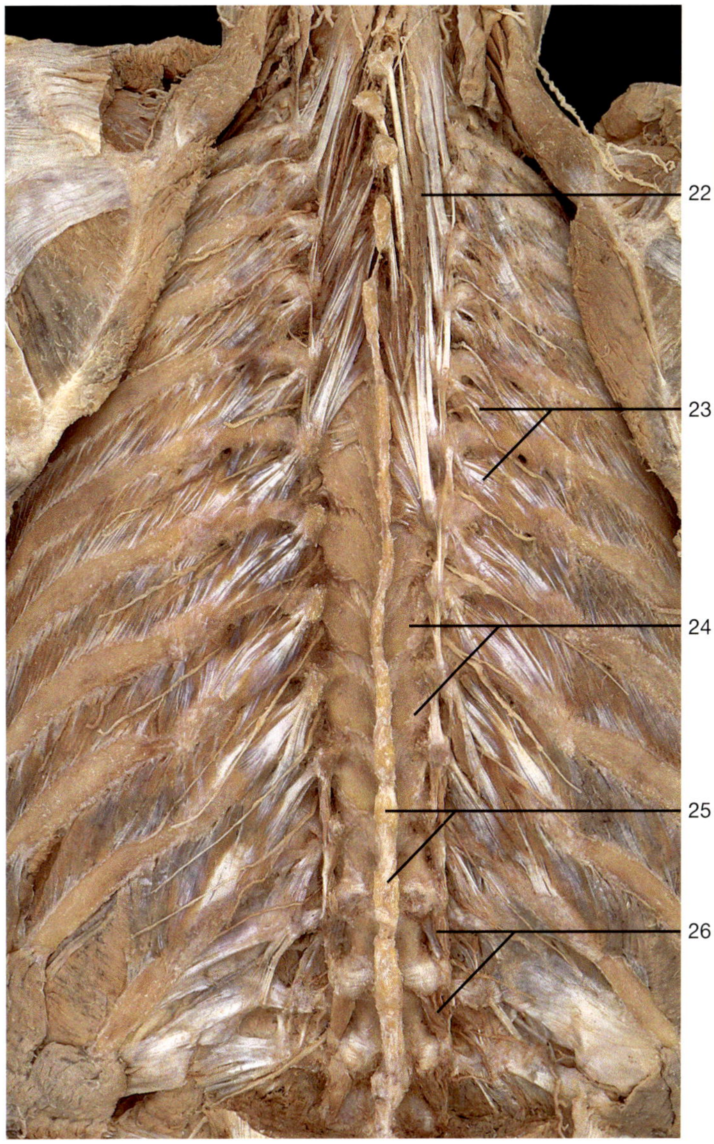

Coluna vertebral e costelas (vista posterior). Os músculos do dorso foram amplamente removidos para demonstrar os ligamentos.

1 Ligamento longitudinal anterior
2 Corpo vertebral
3 Disco intervertebral
4 Ligamento intra-articular da cabeça da costela
5 Ligamento radiado da cabeça da costela
6 Ligamento longitudinal posterior
7 Face articular superior
8 Faces articulares da articulação da cabeça da costela e articulação costotransversária
9 Ligamento costotransversário superior
10 Articulação da cabeça da costela
11 Costela
12 Ligamento interespinal
13 Articulação costotransversária
14 Ligamento costotransversário lateral
15 Processo espinhoso
16 Ligamento supraespinal
17 Núcleo pulposo
18 Processo transverso
19 Arco vertebral
20 Forame intervertebral
21 Ligamento intertransversário
22 Músculo semiespinal do pescoço
23 Músculos levantadores das costelas
24 Corpos das vértebras lombares
25 Processos espinhosos das vértebras lombares e ligamentos supraespinais
26 Músculos intertransversários

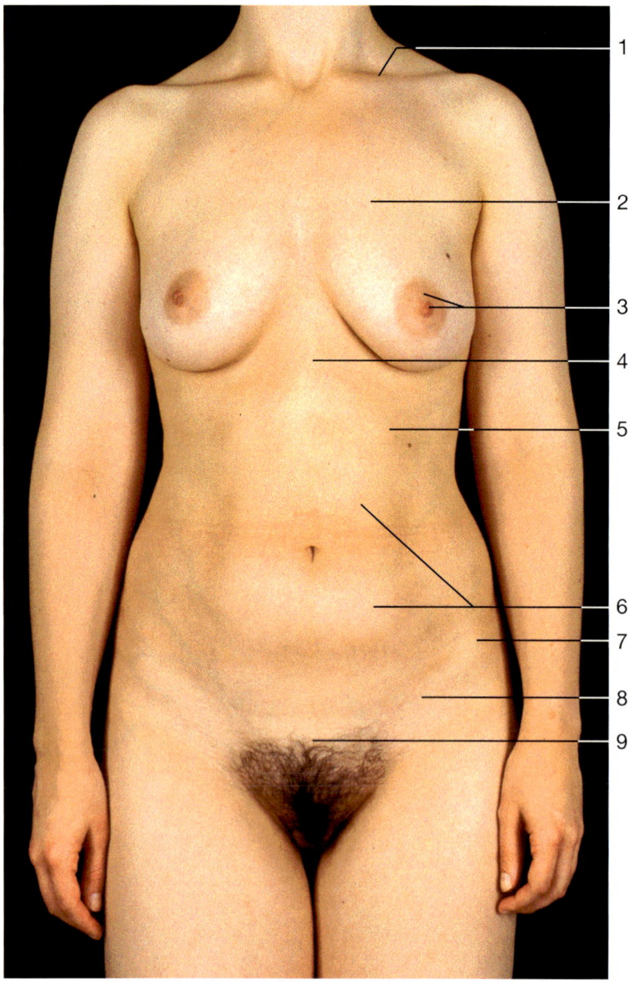

1 Clavícula
2 Músculo peitoral maior
3 Aréola e papila mamária
4 Ângulo infraesternal
5 Arco costal
6 Músculo reto do abdome
7 Espinha ilíaca anterossuperior
8 Ligamento inguinal
9 Monte do púbis
10 Músculo oblíquo externo do abdome
11 Funículo espermático
12 Músculo deltoide
13 Músculo intercostal externo
14 Músculo oblíquo interno do abdome
15 Músculo transverso do abdome
16 Bainha do músculo reto do abdome
17 Músculo peitoral menor
18 Músculo serrátil anterior
19 Linha alba

Anatomia de superfície da parede anterior do tronco feminino. Observe as diferenças da distribuição dos pelos entre as regiões.

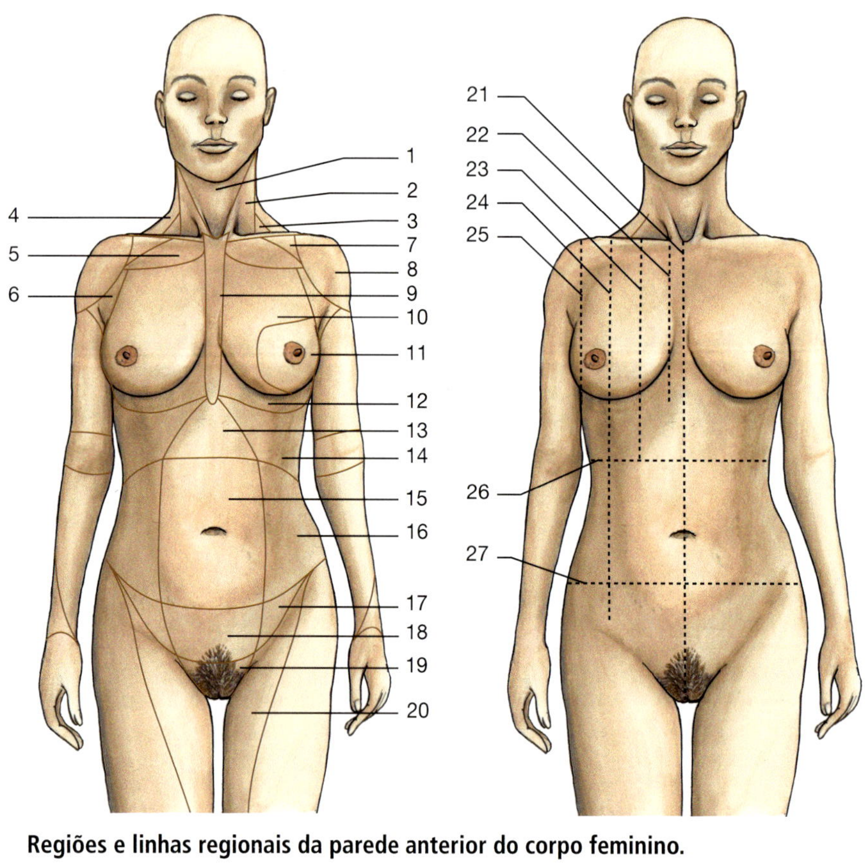

1 Região cervical anterior
2 Região esternocleidomastóidea
3 Trígono omoclavicular
4 Região cervical lateral
5 Fossa infraclavicular
6 Região axilar
7 Trígono clavipeitoral
8 Região deltóidea
9 Região pré-esternal
10 Região inframamária
11 Região mamária
12 Região peitoral
13 Epigástrio
14 Hipocôndrio
15 Região umbilical
16 Região abdominal lateral
17 Região inguinal
18 Região púbica
19 Região urogenital
20 Trígono femoral
21 Linha mediana anterior
22 Linha esternal
23 Linha paraesternal
24 Linha medioclavicular
25 Linha axilar anterior
26 Plano horizontal no nível da abertura inferior do tórax
27 Plano horizontal no nível da espinha ilíaca anterossuperior

Regiões e linhas regionais da parede anterior do corpo feminino.

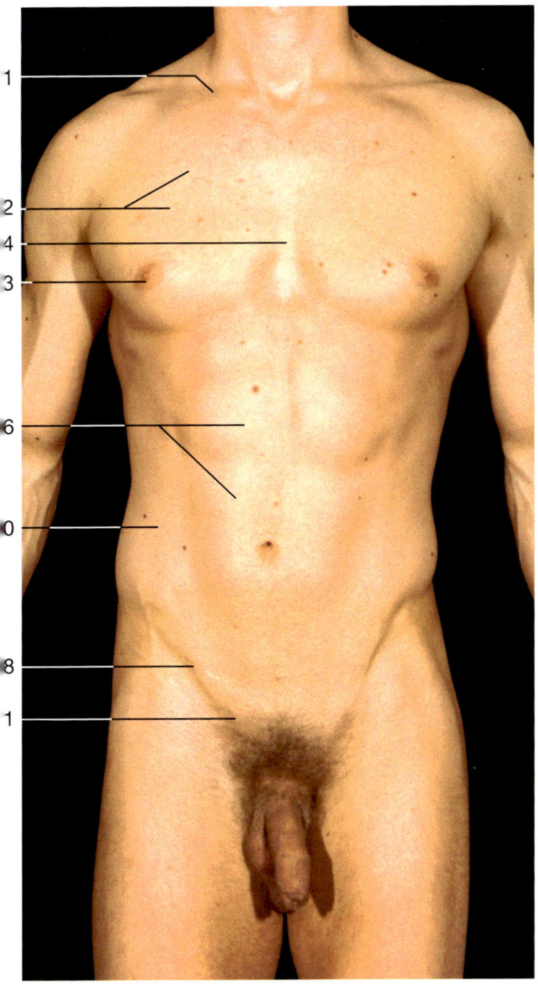

Anatomia de superfície da parede anterior do tronco masculino. Localização e estrutura dos músculos podem ser identificadas.

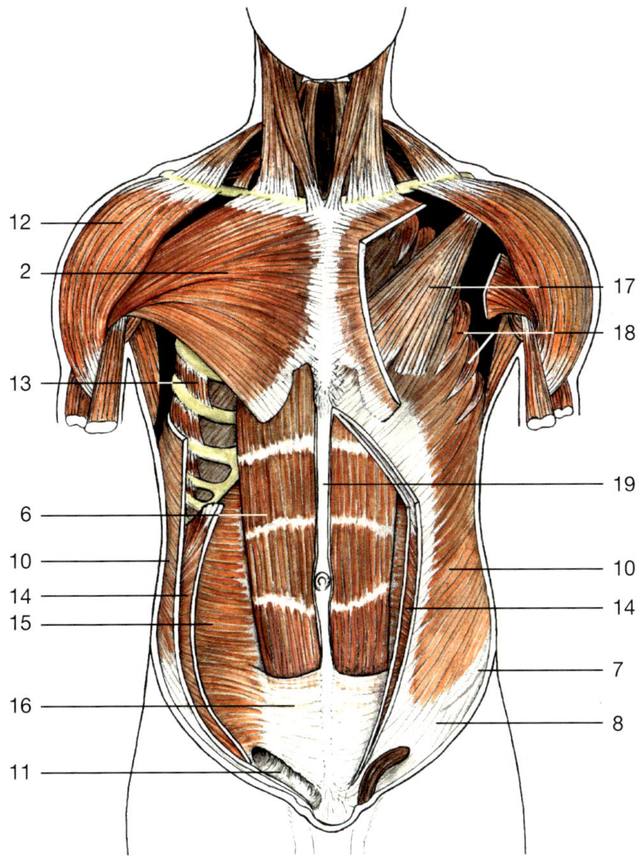

Músculos da parede anterior do tronco.

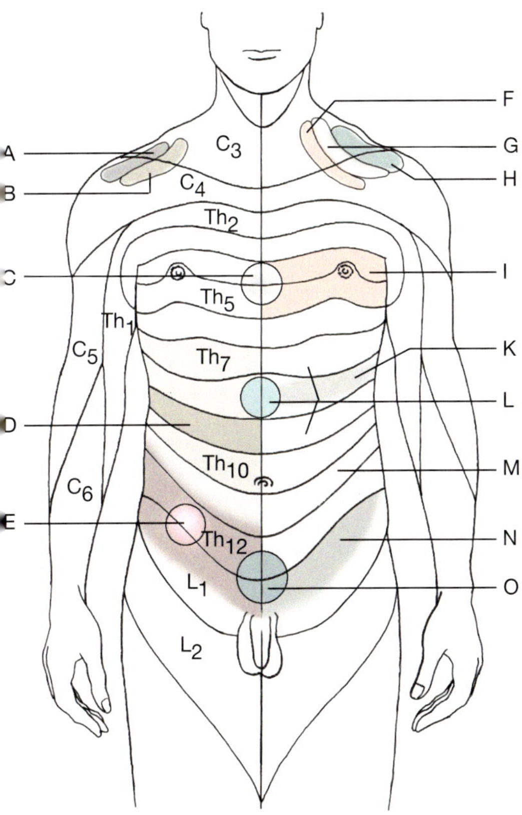

Áreas de projeção dos órgãos

A = Duodeno
B = Vesícula biliar, fígado (C_3, C_4)
C = Esôfago (T_4, T_5)
D = Fígado, vesícula biliar (T_6–T_{11})
E = Colo, apêndice vermiforme (T_{11}, T_{12}, L_1)
F = Coração
G = Pâncreas
H = Estômago (C_3, C_4)
I = Coração (T_3, T_4)
K = Pâncreas (T_8)
L = Estômago (T_6–T_9)
M = Intestino delgado (T_{10}–L_1)
N = Rim, ureter, testículo (T_{10}–L_1)
O = Bexiga urinária (T_{11}–L_1)

◁ **Segmentos da parede anterior do corpo.** As áreas de projeção dos órgãos estão indicados.

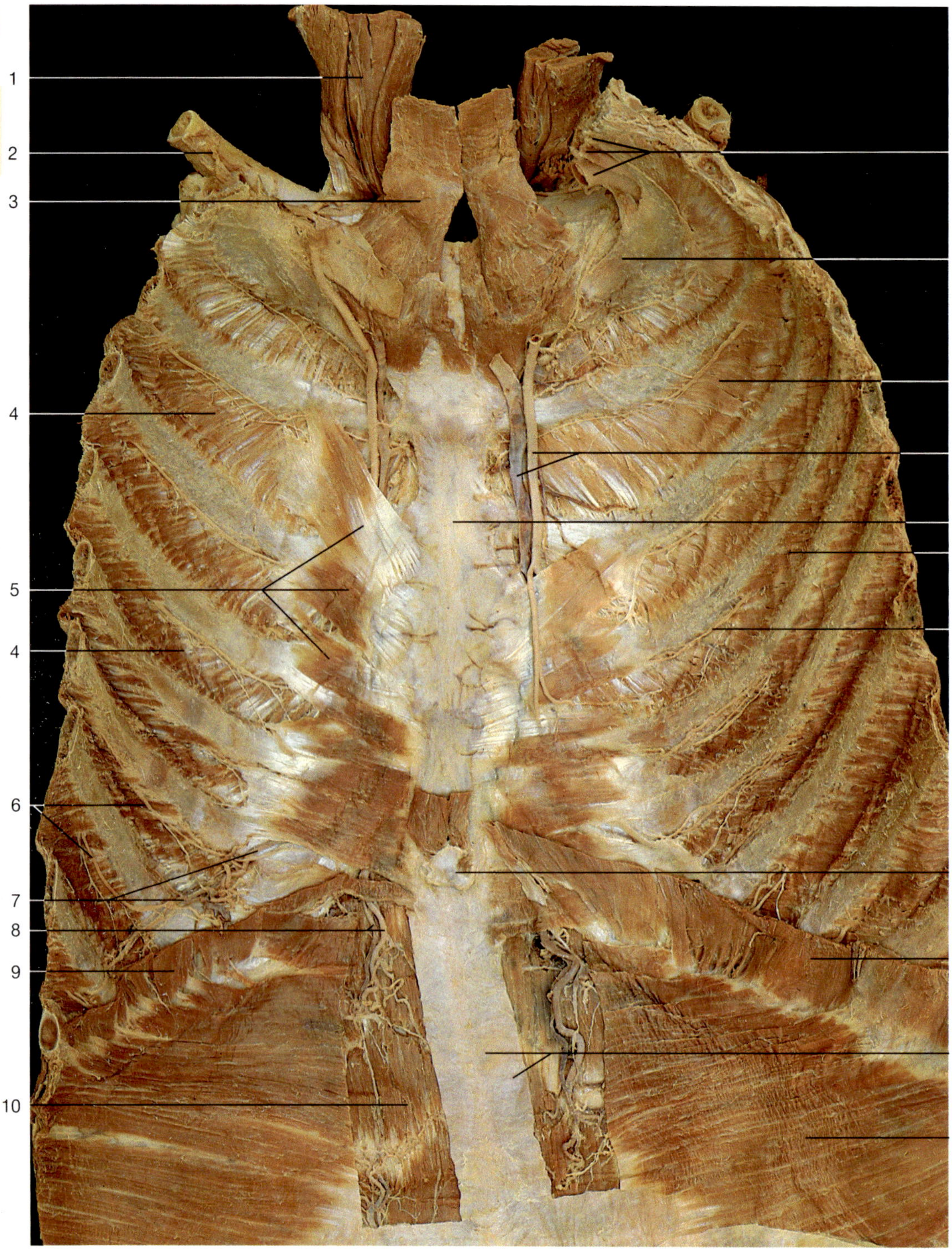

Parede torácica anterior (vista posterior). Diafragma parcialmente removido; lâmina posterior da bainha do músculo reto do abdome fenestrada em ambos os lados.

1 Músculo esternocleidomastóideo (seccionado)
2 Clavícula
3 Músculo esternotireóideo
4 Músculo intercostal interno
5 Músculo transverso do tórax
6 Artérias e nervos intercostais
7 Artéria musculofrênica
8 Artéria e veia epigástricas superiores
9 Diafragma (seccionado)
10 Músculo reto do abdome
11 Artéria subclávia e plexo braquial
12 Primeira costela
13 Artéria e veia torácicas internas
14 Esterno
15 Músculo intercostal íntimo
16 Artéria e veia intercostais
17 Processo xifoide
18 Linha alba; lâmina posterior da bainha do músculo reto do abdome
19 Músculo transverso do abdome

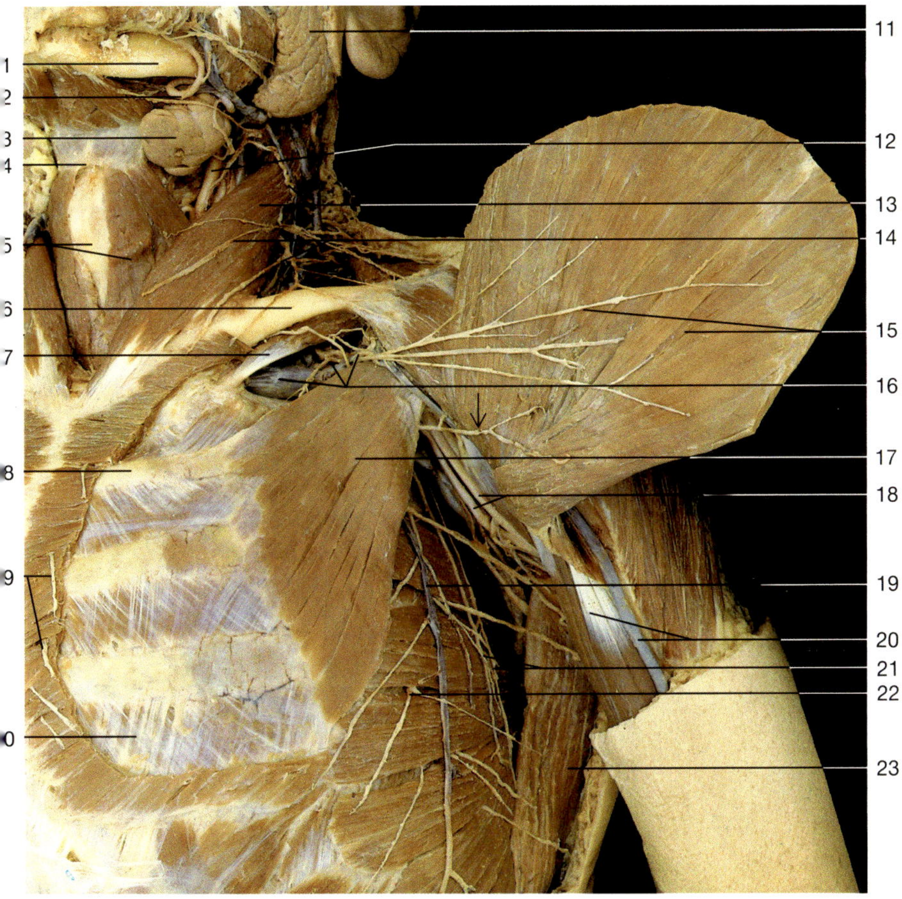

Parede torácica (vista anterior). O músculo peitoral maior esquerdo foi seccionado e rebatido. Observe a conexão da veia cefálica com a veia subclávia. Seta = nervo peitoral medial.

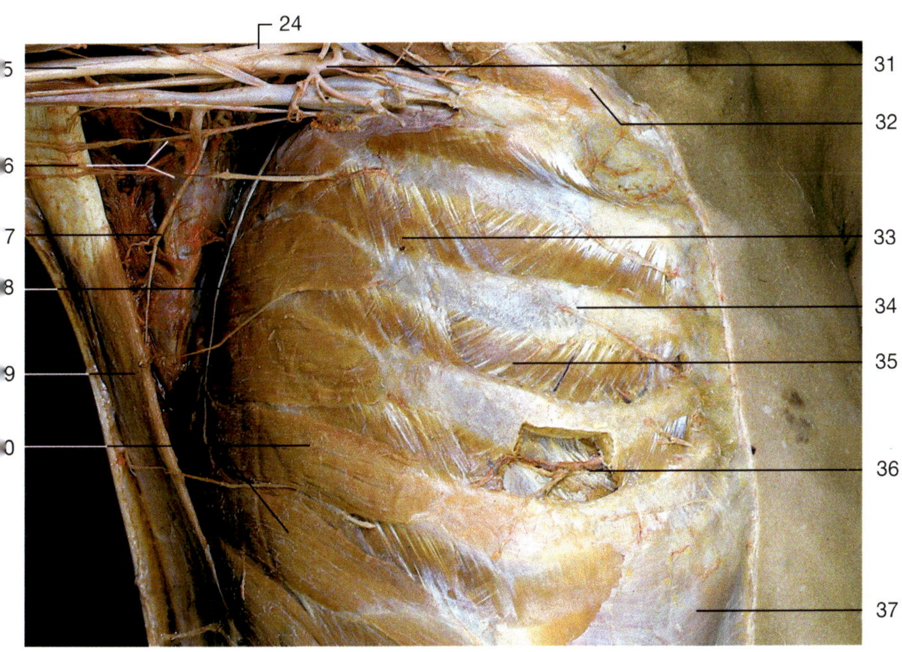

Parede torácica (vista lateral). Os músculos peitorais maior e menor foram removidos. A quarta costela foi fenestrada para expor nervo e vasos intercostais.

1 Mandíbula
2 Artéria facial
3 Glândula submandibular
4 Osso hioide
5 Cartilagem tireóidea e músculo esterno-hióideo
6 Clavícula
7 Músculo subclávio
8 Segunda costela
9 Ramos cutâneos anteriores de nervos intercostais
10 Membrana intercostal externa
11 Glândula parótida
12 Artéria carótida externa
13 Músculo esternocleidomastóideo e ramos cutâneos do plexo cervical
14 Nervos supraclaviculares
15 Músculo peitoral maior; nervos peitorais laterais
16 Artéria toracoacromial; veia subclávia
17 Músculo peitoral menor
18 Nervos mediano e ulnar
19 Veia toracoepigástrica
20 Veia cefálica; cabeça longa do bíceps braquial
21 Artéria torácica lateral; nervo torácico longo
22 Ramos cutâneos laterais de nervo intercostal
23 Músculo latíssimo do dorso
24 Nervo mediano
25 Artéria axilar
26 Nervos intercostobraquiais
27 Nervo toracodorsal
28 Nervo torácico longo
29 Músculo latíssimo do dorso
30 Músculo serrátil anterior
31 Artéria toracoacromial
32 Clavícula
33 Músculo intercostal externo
34 Terceira costela
35 Músculo intercostal interno
36 Artéria e veia intercostais anteriores e nervo intercostal
37 Arco costal

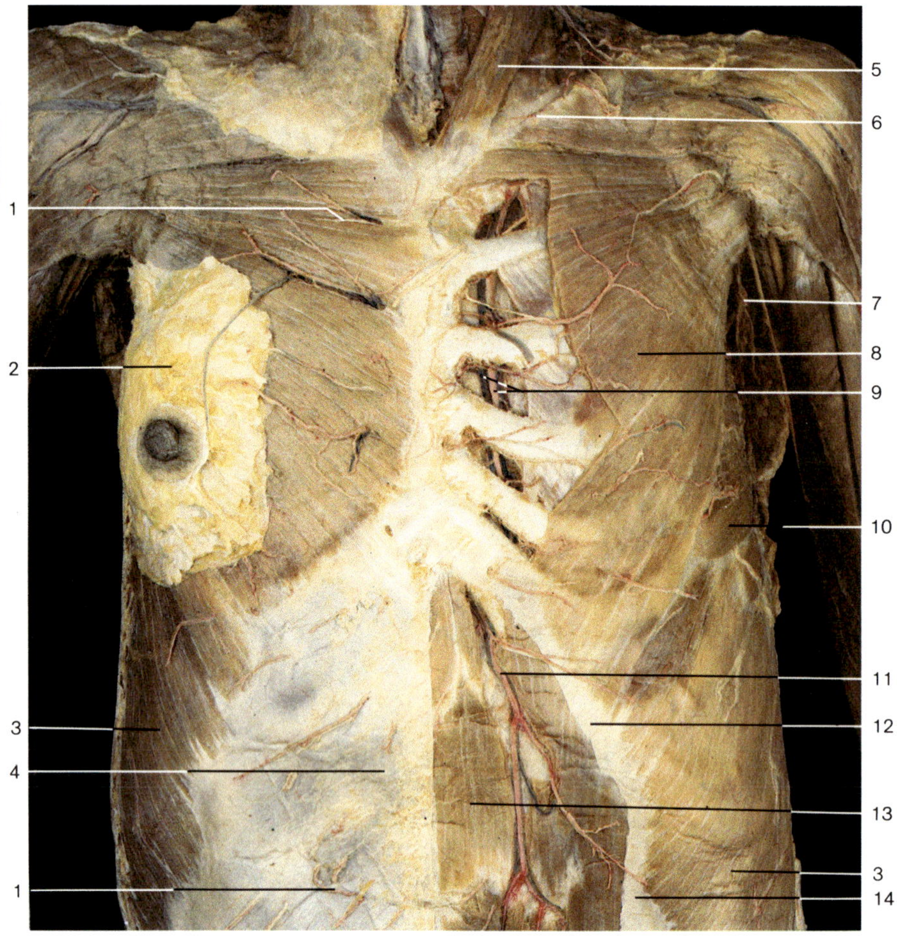

Paredes torácica e abdominal (vista anterior). Dissecção da artéria e veia torácicas internas. À esquerda, remoção parcial do músculo peitoral maior e remoção completa da lâmina anterior da bainha do músculo reto do abdome.

Paredes torácica e abdominal (vista anterior). Dissecção da artéria e veia torácicas internas. À esquerda, remoção parcial do músculo peitoral maior e remoção completa da lâmina anterior da bainha do músculo reto do abdome.

1 Ramos perfurantes anteriores de nervo intercostal
2 Glândula mamária
3 Músculo oblíquo externo do abdome
4 Bainha do músculo reto do abdome (lâmina anterior)
5 Músculo esternocleidomastóideo
6 Clavícula
7 Artéria e veia torácicas laterais
8 Músculo peitoral maior
9 Artéria e veia torácicas internas
10 Músculo serrátil anterior
11 Artéria e veia epigástricas superiores
12 Arco costal
13 Músculo reto do abdome
14 Bainha do músculo reto do abdome (margem de corte da lâmina anterior)
15 Artéria subclávia
16 Artéria intercostal suprema
17 Artéria torácica interna
18 Artéria musculofrênica
19 Artéria epigástrica superficial
20 Artéria circunflexa ilíaca profunda
21 Artéria epigástrica superior
22 Artéria epigástrica inferior
23 Artéria circunflexa ilíaca superficial

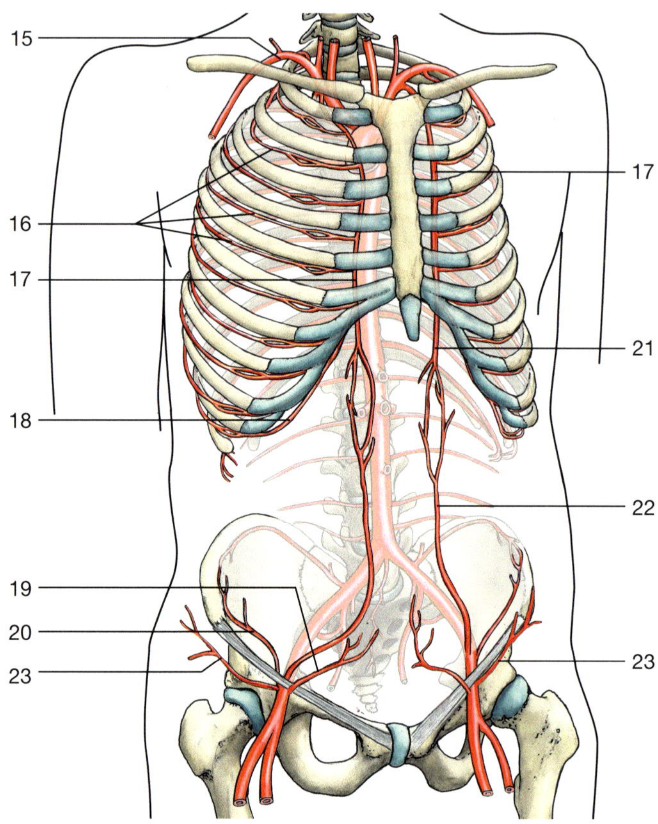

Principais artérias das paredes torácica e abdominal (vista anterior).

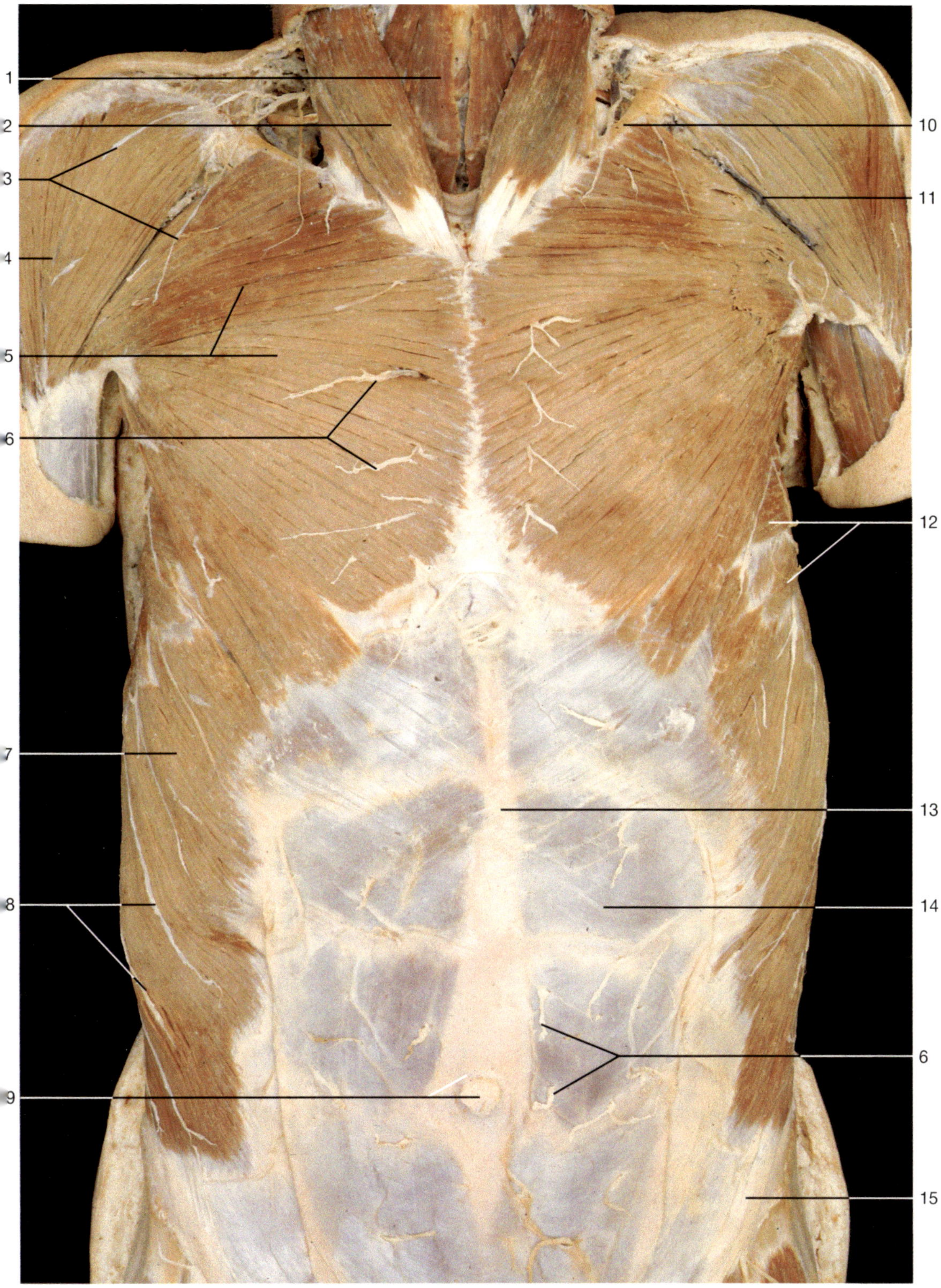

Paredes torácica e abdominal com os músculos superficiais (vista anterior). As fáscias do músculo peitoral maior e dos músculos da parede abdominal foram removidas; a lâmina anterior da bainha do músculo reto do abdome está exposta.

1 Músculo esterno-hióideo
2 Músculo esternocleidomastóideo
3 Nervos supraclaviculares (ramos do plexo braquial)
4 Músculo deltoide
5 Músculo peitoral maior
6 Ramos cutâneos anteriores dos nervos intercostais
7 Músculo oblíquo externo do abdome
8 Ramos cutâneos laterais dos nervos intercostais
9 Umbigo e anel umbilical
10 Clavícula
11 Veia cefálica
12 Músculo serrátil anterior
13 Linha alba
14 Bainha do músculo reto do abdome (lâmina anterior)
15 Ligamento inguinal

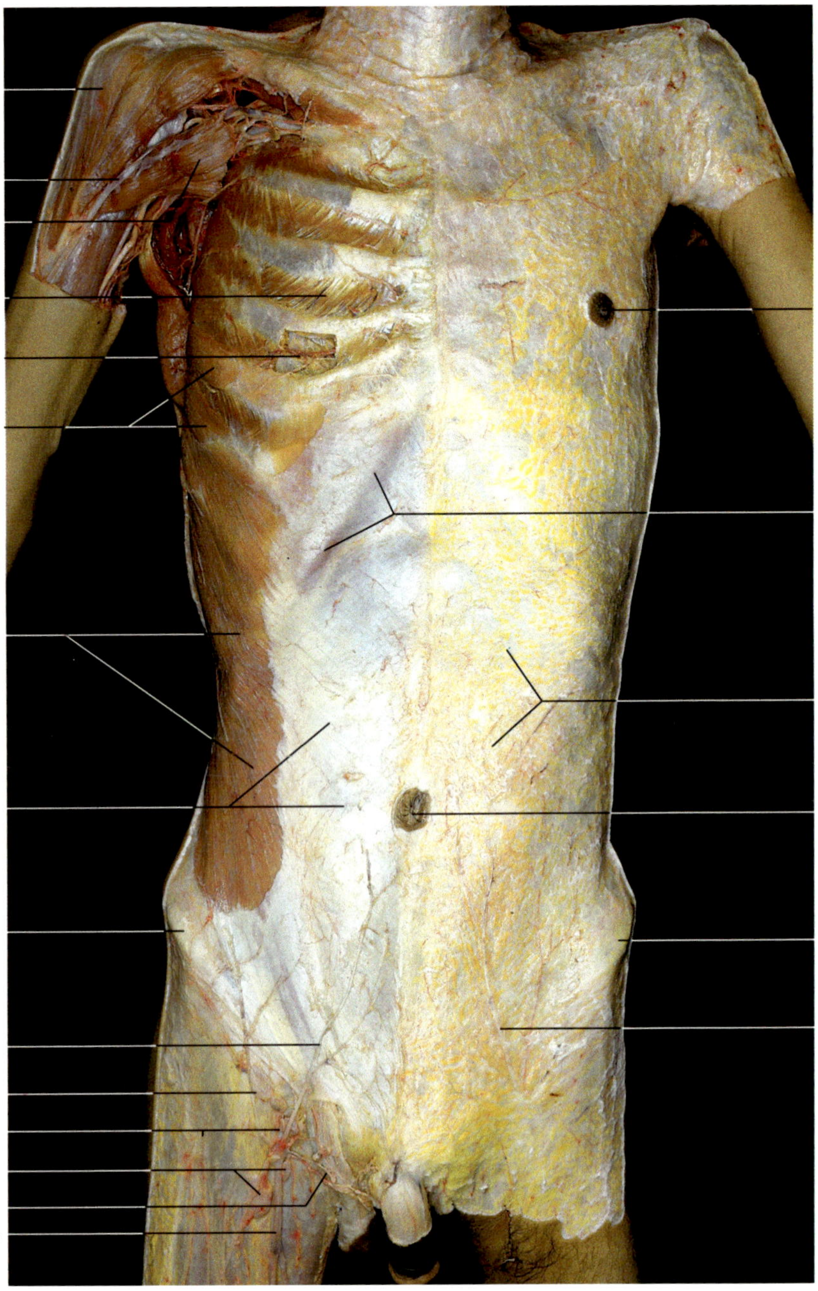

1 Músculo deltoide
2 Veia cefálica
3 Músculo peitoral maior (seccionado)
4 Músculo intercostal interno
5 Artéria e veia intercostais (espaço intercostal, fenestrado)
6 Músculo serrátil anterior
7 Músculo oblíquo externo do abdome
8 Bainha do músculo reto do abdome (lâmina anterior)
9 Crista ilíaca
10 Veia epigástrica superficial
11 Veia circunflexa ilíaca superficial
12 Hiato safeno
13 Linfonodos inguinais superficiais
14 Veias pudendas externas superficiais
15 Veia safena magna
16 Papila mamária
17 Arco costal
18 Tela subcutânea
19 Umbigo
20 Lâmina anterior da bainha do músculo reto do abdome
21 Músculo reto do abdome
22 Lâmina posterior da bainha do músculo reto do abdome
23 Músculo oblíquo interno do abdome
24 Músculo oblíquo externo do abdome (seccionado)
25 Músculo transverso do abdome
26 Fáscia transversal e peritônio parietal
27 Músculo psoas maior
28 Corpo vertebral de L_4
29 Músculo quadrado do lombo
30 Músculo eretor da espinha (fascículo medial)
31 Músculo eretor da espinha (fascículo lateral: músculos longuíssimo e iliocostal)
32 Intestino delgado
33 Ureter esquerdo
34 Parte abdominal da aorta
35 Veia cava inferior
36 Colo descendente
37 Processo espinhoso

Paredes torácica e abdominal (vista anterior). Os músculos peitorais maior e menor do lado direito foram seccionados. Os músculos das paredes torácica e abdominal do lado direito estão expostos.

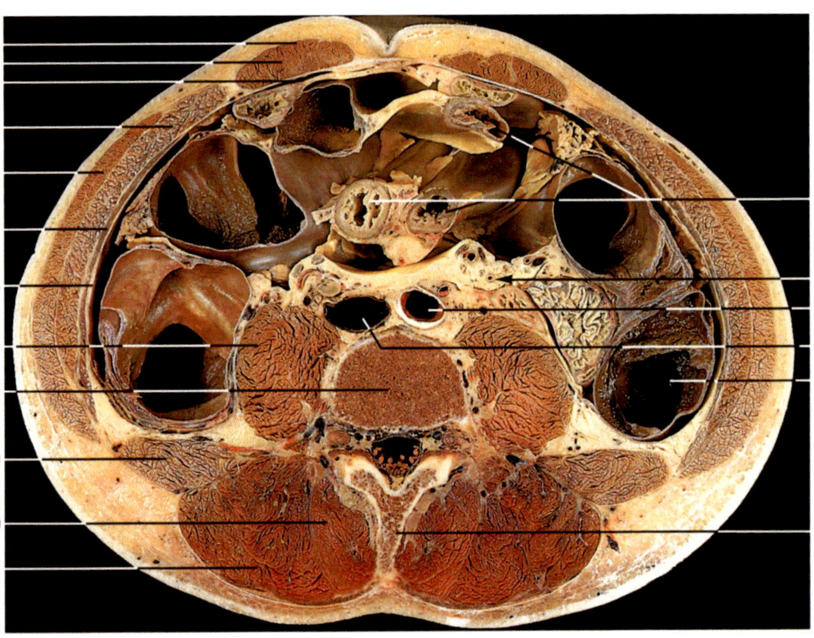

Secção transversal do tronco, no nível do umbigo, superior à linha arqueada (vista inferior).

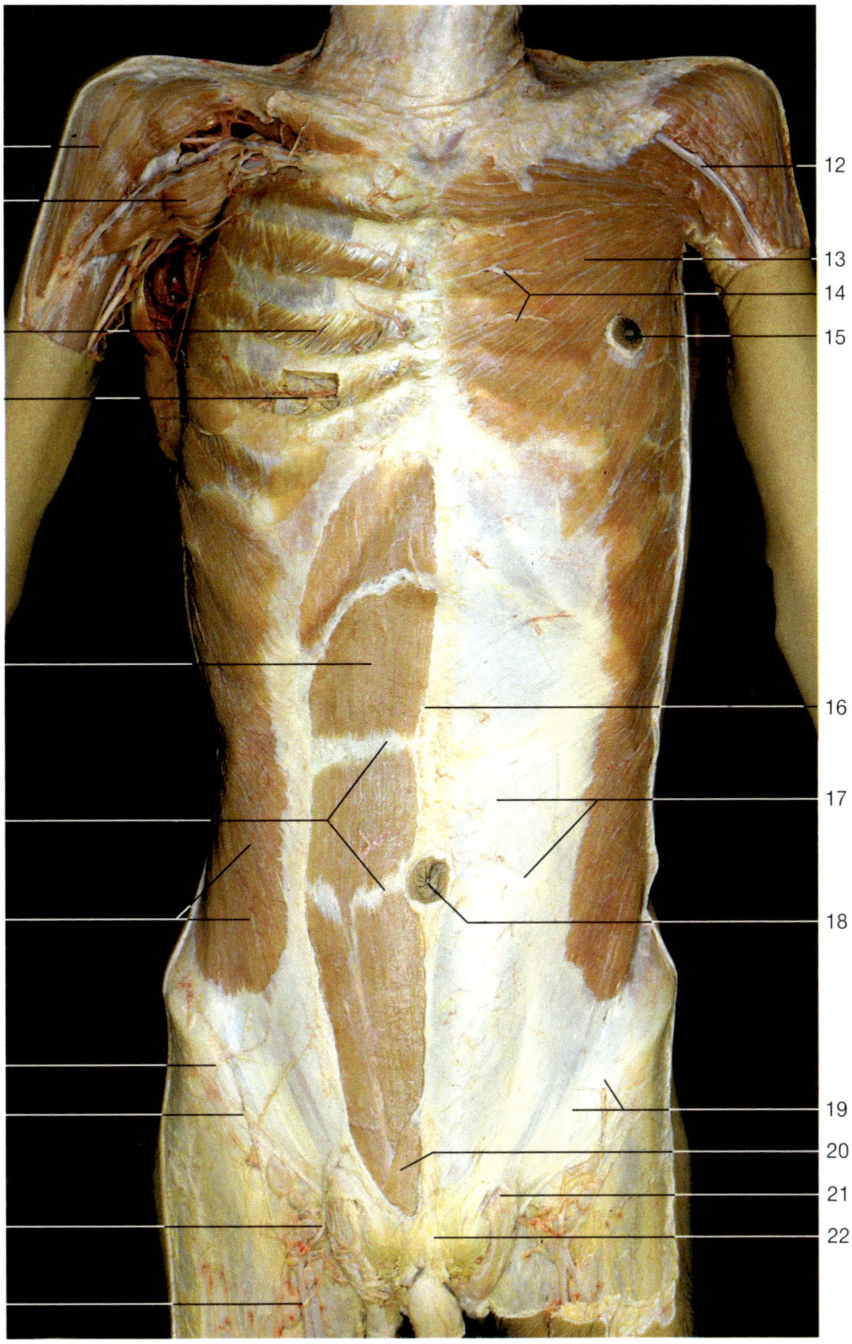

1 Músculo deltoide
2 Músculo peitoral maior (seccionado)
3 Músculo intercostal interno
4 Artéria e veia intercostais
5 Músculo reto do abdome
6 Intersecções tendíneas
7 Músculo oblíquo externo do abdome
8 Espinha ilíaca anterossuperior
9 Veia circunflexa ilíaca superficial
10 Veia epigástrica superficial
11 Veia safena magna
12 Veia cefálica
13 Músculo peitoral maior
14 Nervos intercostais (ramos cutâneos anteriores)
15 Papila mamária
16 Linha alba
17 Lâmina anterior da bainha do músculo reto do abdome
18 Umbigo
19 Ligamento inguinal
20 Músculo piramidal
21 Anel inguinal superficial; funículo espermático
22 Ligamento fundiforme do pênis
23 Artérias ilíacas comuns
24 Intestino delgado
25 Veia cava inferior
26 Corpo vertebral de L_4
27 Músculo psoas maior
28 Processo espinhoso da vértebra
29 Músculo oblíquo interno do abdome
30 Músculo transverso do abdome
31 Colo descendente
32 Ílio
33 Músculo multífido
34 Músculos longuíssimo e iliocostal

Paredes torácica e abdominal (vista anterior). Os músculos peitorais maior e menor e a lâmina anterior da bainha do músculo reto do abdome foram removidos no lado direito.

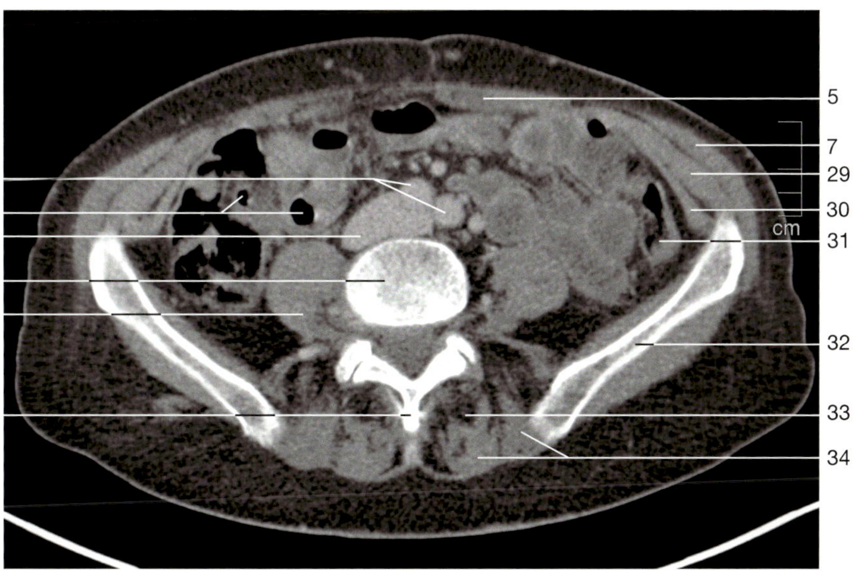

Corte transversal do tronco no nível da quarta vértebra lombar (vista inferior, TC).

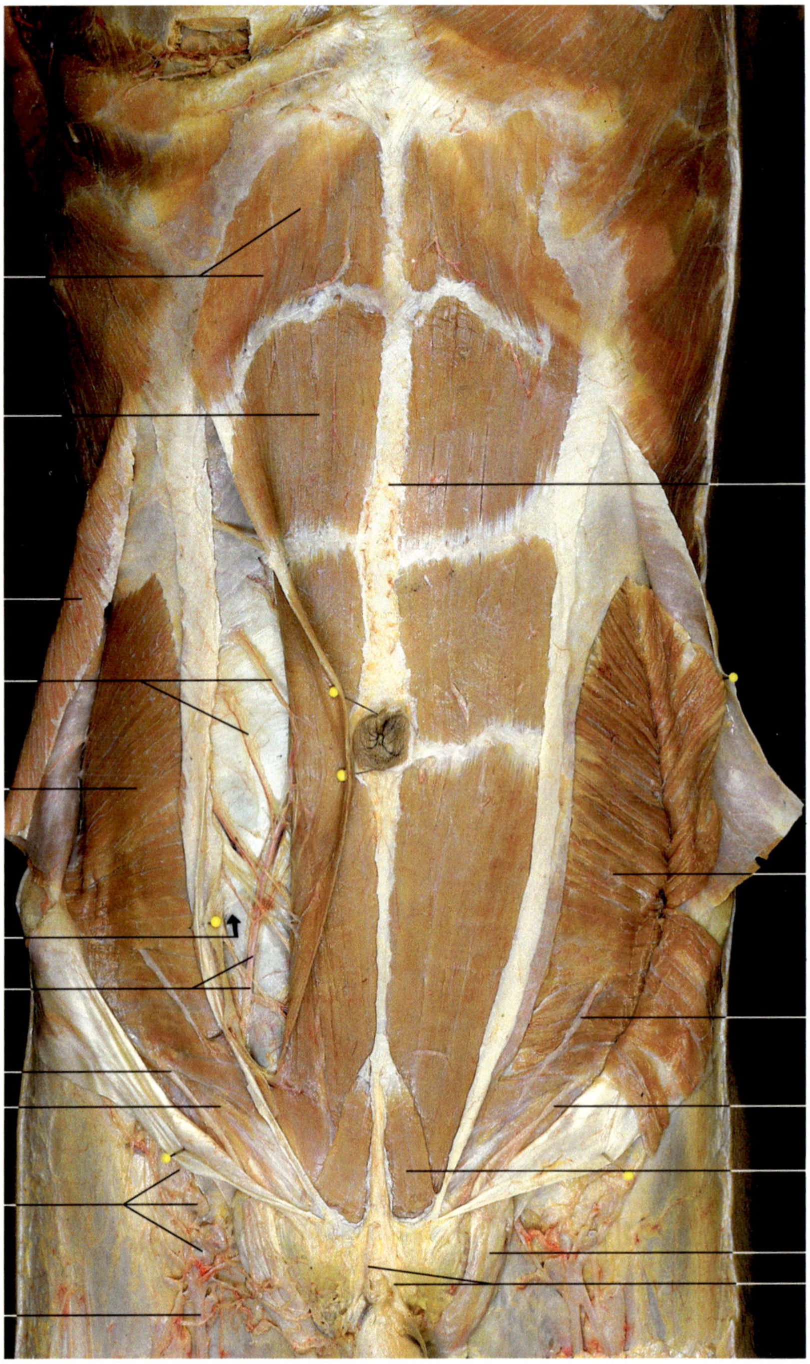

1 Arco costal
2 Músculo reto do abdome
3 Músculo oblíquo externo do abdome (rebatido)
4 Nervos toracoabdominais intercostais acompanhados de vasos
5 Músculo oblíquo interno do abdome
6 Linha arqueada (seta)
7 Artéria e veia epigástricas inferiores
8 Nervo ilioinguinal
9 Posição do anel inguinal profundo
10 Linfonodos inguinais superficiais
11 Veia safena magna
12 Linha alba
13 Nervo ilio-hipogástrico
14 Músculo piramidal
15 Funículo espermático
16 Ligamento fundiforme do pênis

Paredes do tórax e abdome (vista anterior). O músculo oblíquo externo do abdome foi seccionado e rebatido em ambos os lados. O músculo reto do abdome direito foi rebatido medialmente para expor a lâmina posterior da bainha do reto do abdome. A seta aponta para a linha arqueada.

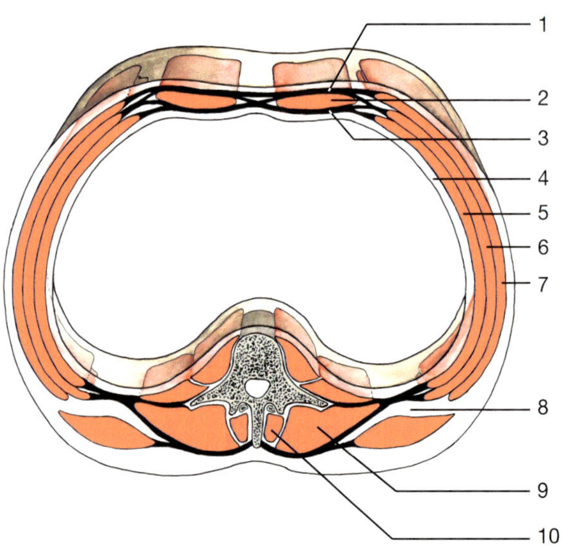

1 Lâmina anterior da bainha do músculo reto do abdome
2 Músculo reto do abdome
3 Lâmina posterior da bainha do músculo reto do abdome
4 Fáscia transversal
5 Músculo transverso do abdome
6 Músculo oblíquo interno do abdome
7 Músculo oblíquo externo do abdome
8 Aponeurose toracolombar com suas lâminas posterior e anterior
9 Coluna lateral do músculo eretor da espinha
10 Feixe medial do músculo eretor da espinha

Secção horizontal do tronco, superiormente à linha arqueada (vista inferior).

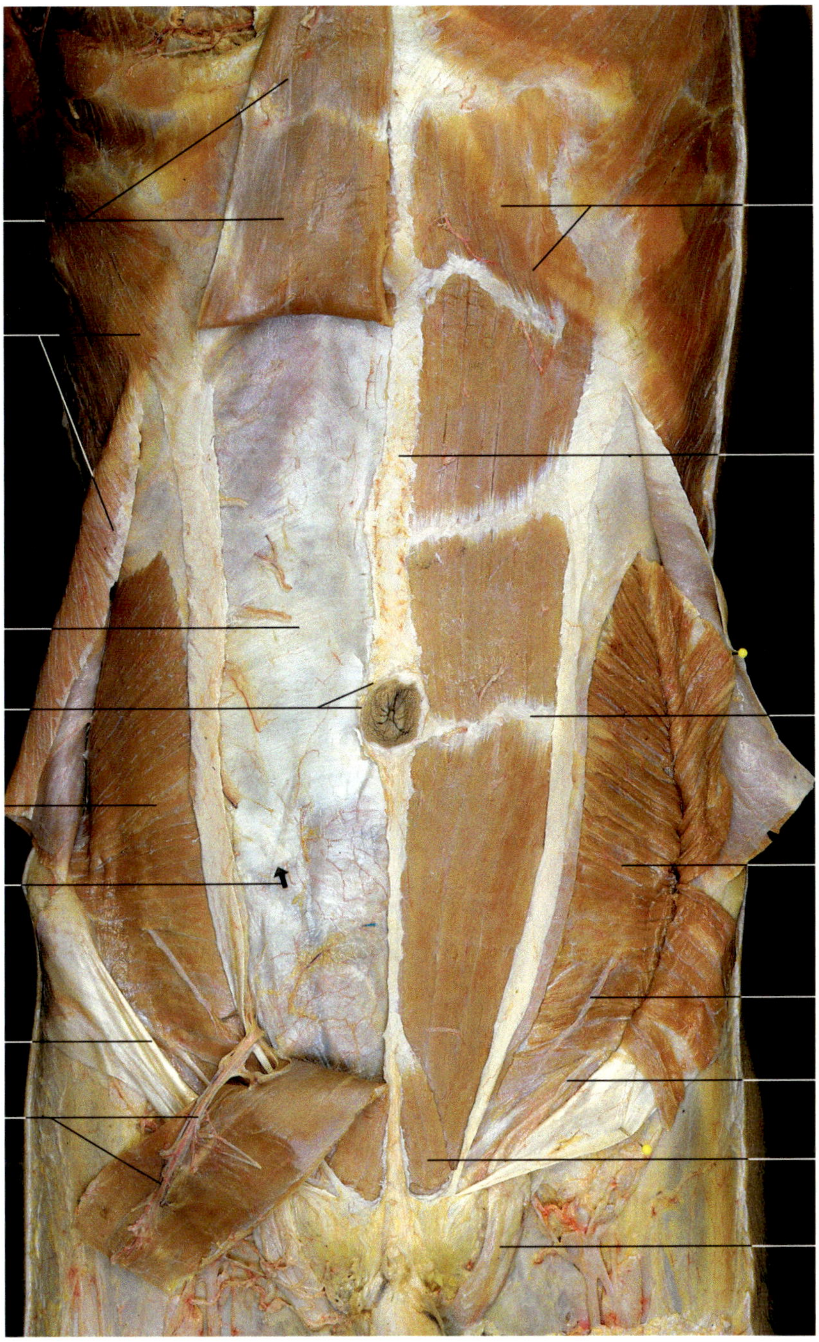

1 Músculo reto do abdome (rebatido)
2 Músculo oblíquo externo do abdome (seccionado)
3 Bainha do músculo reto do abdome (lâmina posterior)
4 Anel umbilical
5 Músculo oblíquo interno do abdome
6 Linha arqueada (seta)
7 Ligamento inguinal
8 Artéria e veia epigástricas inferiores e músculo reto do abdome (seccionado e rebatido)
9 Arco costal
10 Linha alba
11 Intersecção tendínea
12 Nervo ilio-hipogástrico
13 Nervo ilioinguinal
14 Músculo piramidal
15 Funículo espermático

Paredes torácica e abdominal (vista anterior). Músculo oblíquo externo do abdome seccionado e rebatido em ambos os lados. O músculo reto do abdome no lado direito foi seccionado e rebatido para expor a lâmina posterior da sua bainha. Seta = local da linha arqueada.

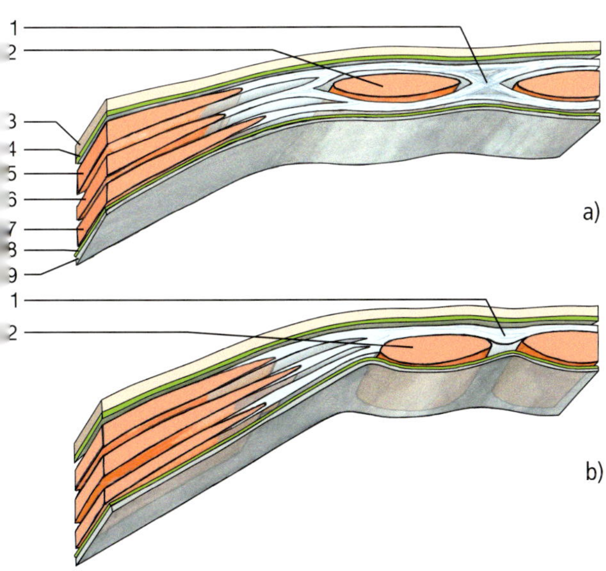

1 Linha alba
2 Músculo reto do abdome
3 Epiderme
4 Fáscia do músculo oblíquo externo (verde)
5 Músculo oblíquo externo do abdome
6 Músculo oblíquo interno do abdome
7 Músculo transverso do abdome
8 Fáscia transversal (verde)
9 Peritônio

Secções transversais da parede abdominal
a) acima e
b) abaixo
da linha arqueada.

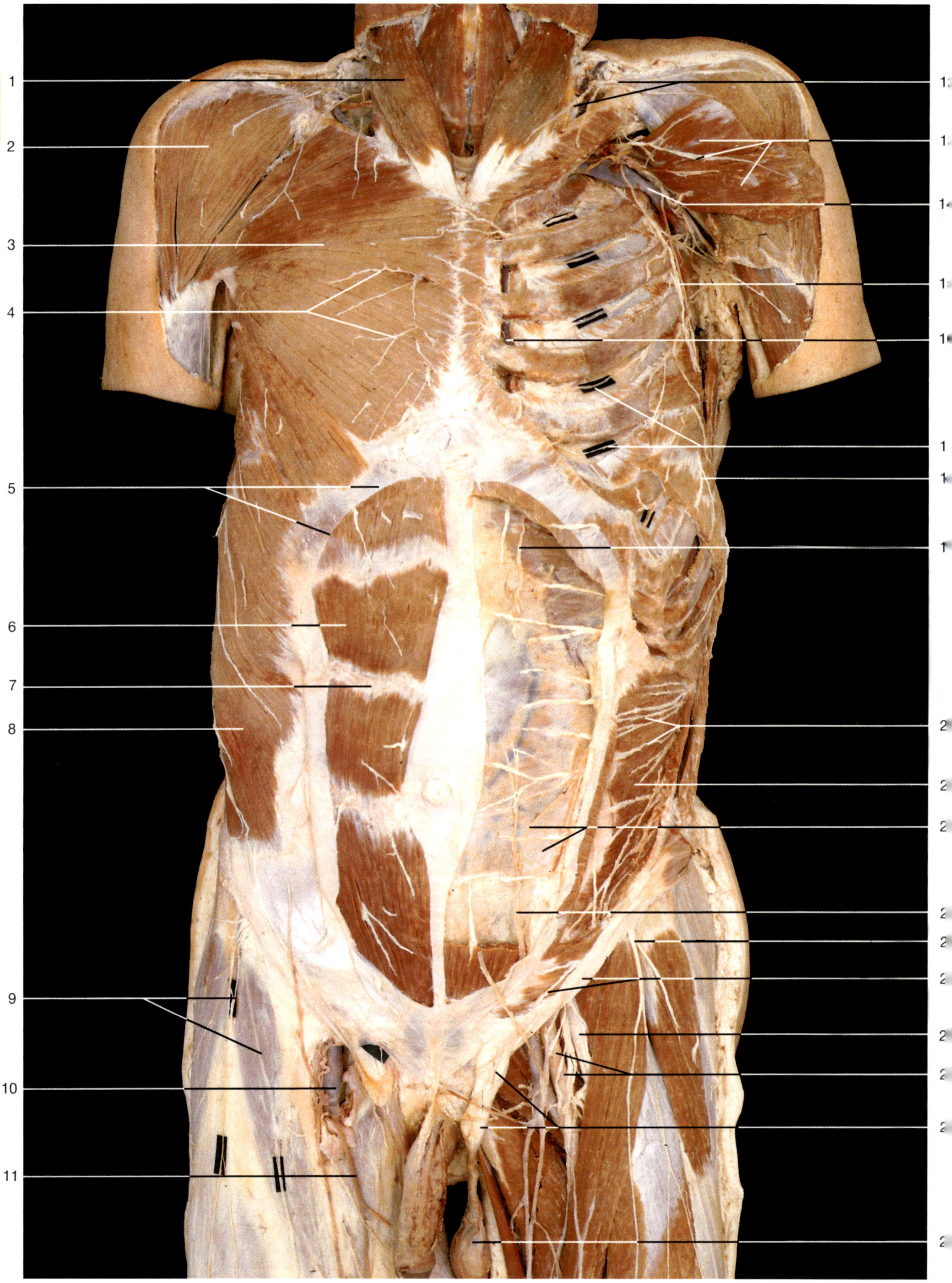

Paredes torácica e abdominal com vasos e nervos (vista anterior). Lado direito: camadas superficiais; lado esquerdo: camadas mais profundas. Removidos, no lado esquerdo, os músculos peitorais maior e menor e os intercostais externos e internos para expor os nervos intercostais. A lâmina anterior da bainha do músculo reto do abdome, o músculo reto do abdome, o oblíquo externo e o interno do abdome do lado esquerdo foram removidos para expor os nervos toracoabdominais na parede abdominal.

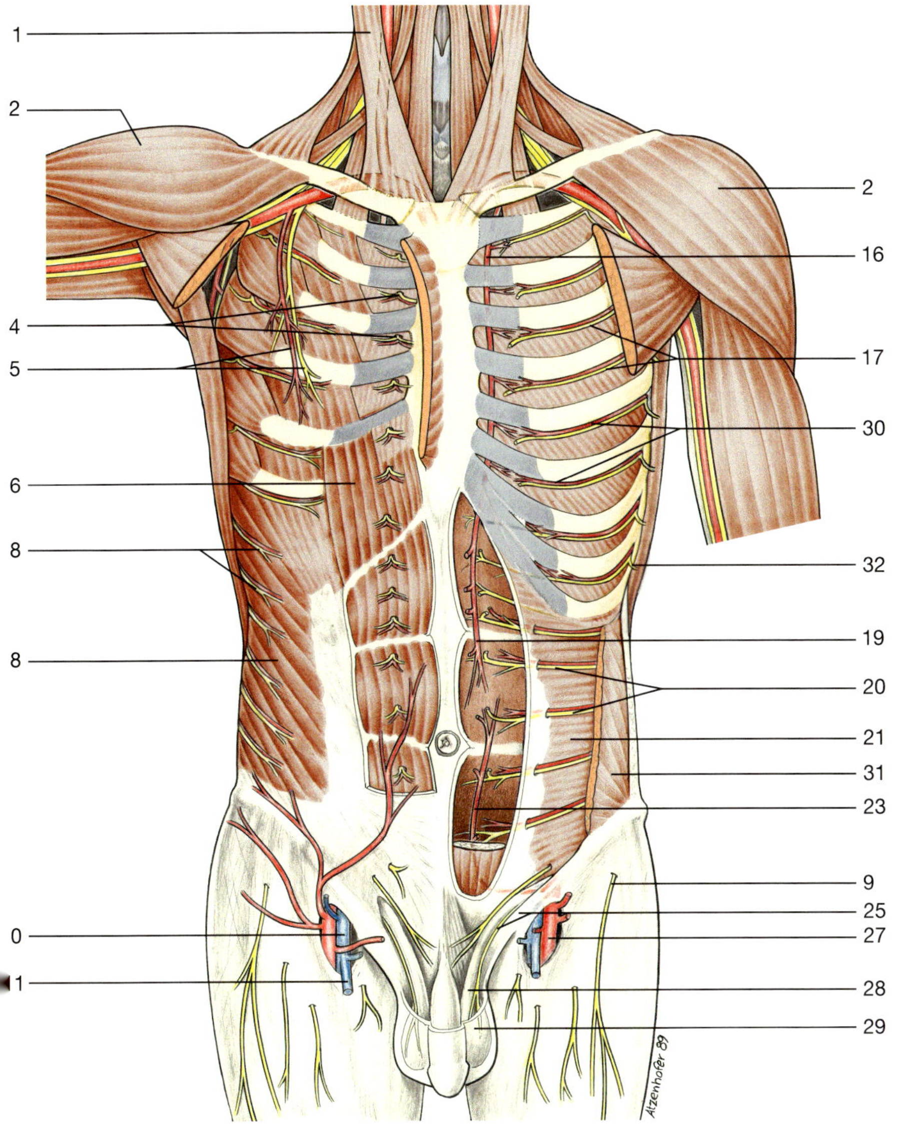

Paredes torácica e abdominal com os vasos e nervos (vista anterior). Observe a organização segmentar de vasos e nervos. Lado direito: plano superficial; lado esquerdo: planos mais profundos.

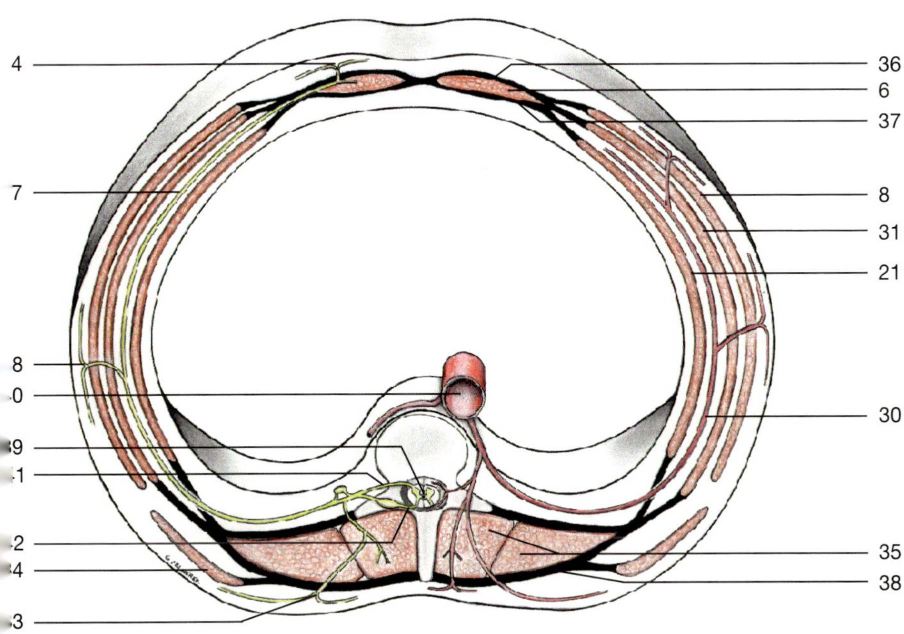

1 Músculo esternocleidomastóideo
2 Músculo deltoide
3 Músculo peitoral maior
4 Ramos cutâneos anteriores de nervos intercostais
5 Margem de corte da lâmina anterior de bainha do músculo reto do abdome
6 Músculo reto do abdome
7 Intersecção tendínea
8 Músculo oblíquo externo do abdome
9 Nervo cutâneo femoral lateral
10 Veia femoral
11 Veia safena magna
12 Nervos supraclaviculares mediais
13 Músculo peitoral menor (rebatido) e nervos peitorais mediais
14 Veia axilar
15 Nervo torácico longo; artéria torácica lateral
16 Artéria torácica interna
17 Nervos intercostais
18 Ramos cutâneos laterais de nervos intercostais
19 Artéria epigástrica superior
20 Nervos (intercostais) toracoabdominais
21 Músculo transverso do abdome
22 Lâmina posterior da bainha do músculo reto do abdome
23 Artéria epigástrica inferior
24 Nervo cutâneo femoral lateral
25 Ligamento inguinal; nervo ilioinguinal
26 Nervo femoral
27 Artéria femoral
28 Funículo espermático
29 Testículo
30 Artérias intercostais posteriores
31 Músculo oblíquo interno do abdome
32 Ramo cutâneo lateral de nervo intercostal
33 Ramo posterior do nervo espinal
34 Músculo latíssimo do dorso
35 Músculos profundos do dorso (fascículos medial e lateral)
36 Lâmina anterior da bainha do músculo reto do abdome
37 Lâmina posterior da bainha do músculo reto do abdome
38 Aponeurose toracolombar
39 Medula espinal
40 Aorta
41 Raiz anterior } do nervo
42 Raiz posterior } espinal

Secção transversal da parede do abdome (vista inferior) mostrando a localização das artérias intercostais (lado esquerdo) e dos nervos (lado direito).

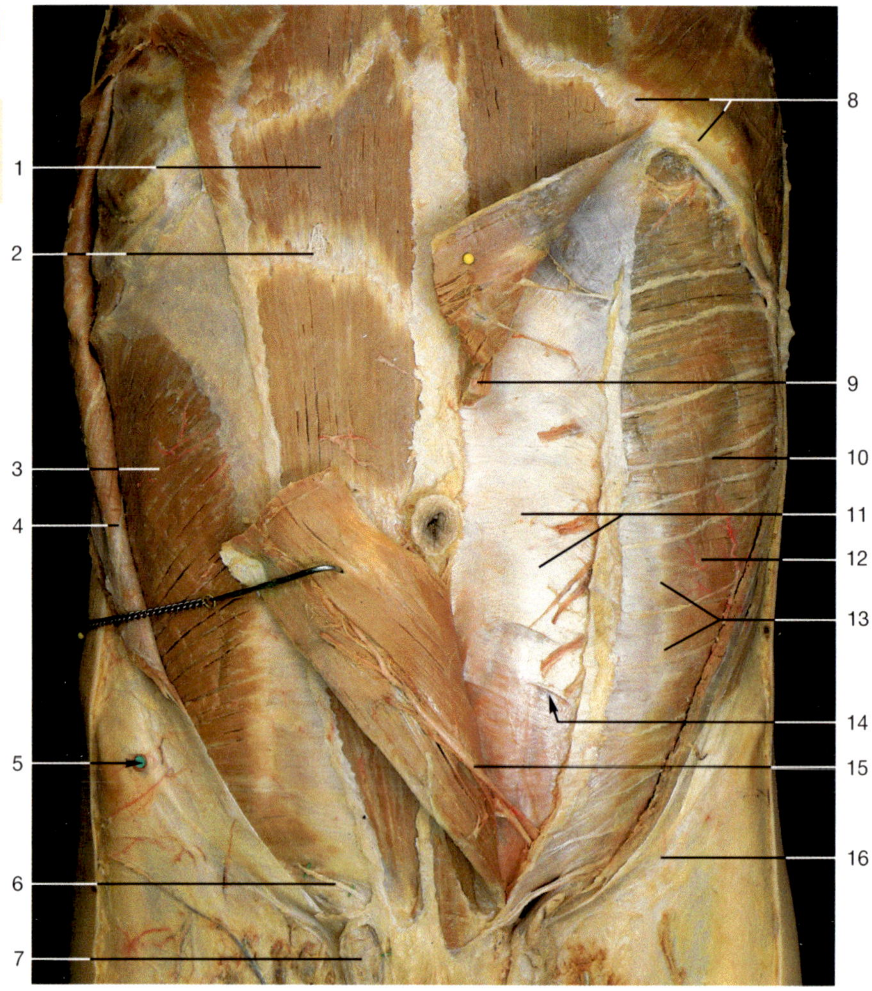

1 Músculo reto do abdome
2 Intersecção tendínea
3 Músculo oblíquo interno do abdome
4 Músculo oblíquo externo do abdome (rebatido)
5 Espinha ilíaca anterossuperior
6 Nervo ilioinguinal
7 Funículo espermático
8 Arco costal
9 Artéria epigástrica superior
10 Nervos (intercostais) toracoabdominais
11 Lâmina posterior da bainha do músculo reto do abdome
12 Músculo transverso do abdome
13 Linha semilunar
14 Linha arqueada
15 Artéria epigástrica inferior
16 Ligamento inguinal

Parede abdominal com vasos e nervos (vista anterior). O músculo reto do abdome esquerdo foi seccionado e rebatido para expor os vasos epigástricos inferiores. No lado esquerdo também foi removido o músculo oblíquo interno do abdome para mostrar os nervos toracoabdominais.

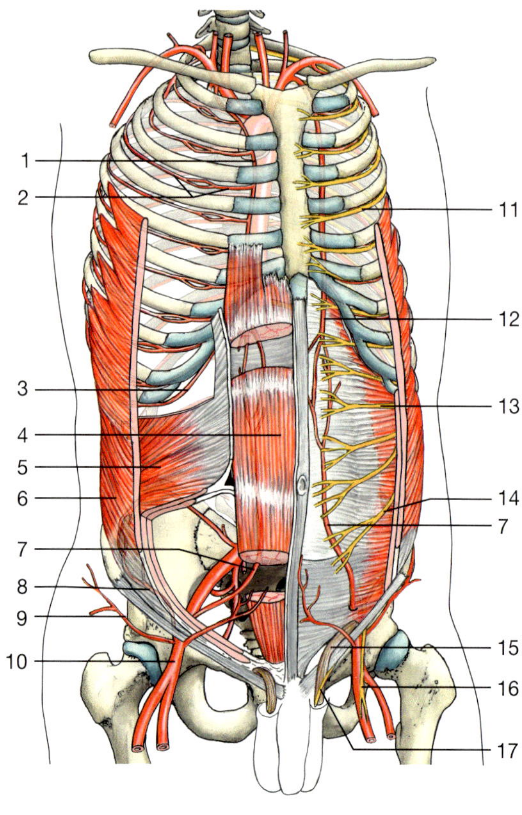

1 Artéria torácica interna
2 Artéria intercostal
3 Artéria musculofrênica
4 Músculo reto do abdome
5 Músculo oblíquo interno do abdome
6 Músculo oblíquo externo do abdome
7 Artéria epigástrica inferior
8 Artéria circunflexa ilíaca profunda
9 Artéria circunflexa ilíaca superficial
10 Artéria femoral
11 Nervo intercostal
12 Artéria epigástrica superior
13 Nervo intercostal
14 Nervo ílio-hipogástrico (L_1)
15 Funículo espermático
16 Ramo femoral do nervo genitofemoral
17 Ramo genital do nervo genitofemoral

Paredes torácica e abdominal com artérias e nervos (vista anterior).

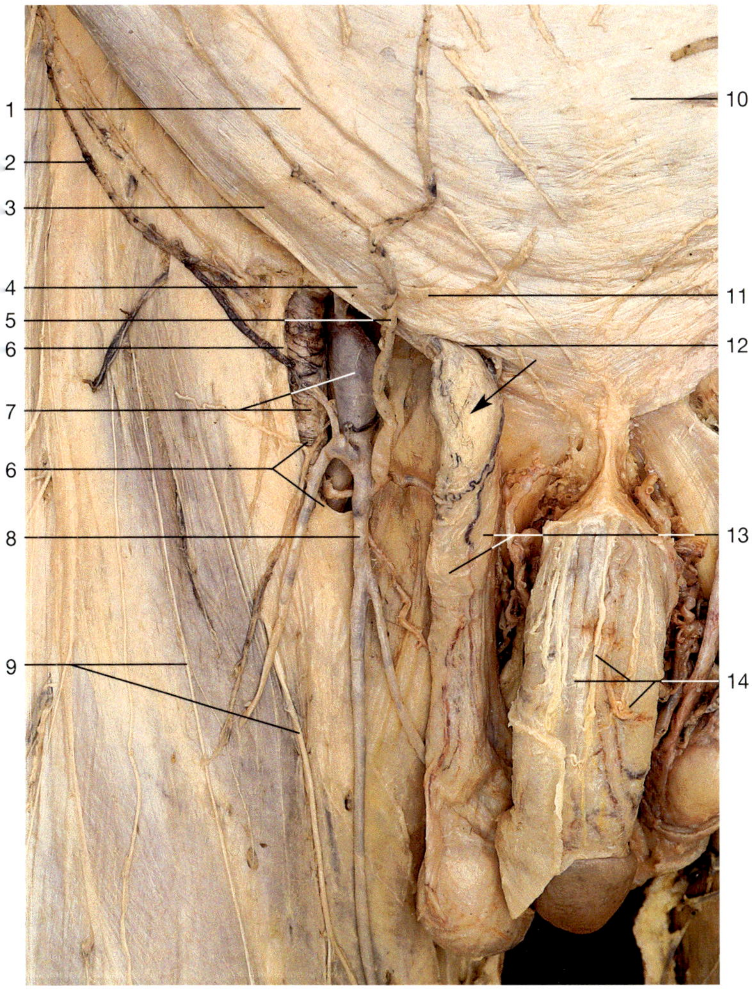

Canal inguinal masculino, lado direito (vista anterior da camada superficial). Há uma pequena hérnia inguinal (seta).

1 Aponeurose do músculo oblíquo externo do abdome
2 Veia circunflexa ilíaca superficial
3 Ligamento inguinal
4 Pilar lateral do anel inguinal superficial
5 Veia epigástrica superficial
6 Hiato safeno
7 Artéria e veias femorais
8 Veia safena magna
9 Ramos cutâneos anteriores do nervo femoral
10 Lâmina anterior da bainha do músculo reto do abdome
11 Fibras intercrurais
12 Anel inguinal superficial
13 Funículo espermático e ramo genital do nervo genitofemoral
14 Pênis com nervos dorsais e veia dorsal profunda do pênis
15 Aponeurose do músculo oblíquo externo do abdome (seccionada e rebatida)
16 Músculo oblíquo interno do abdome
17 Nervo ilioinguinal
18 Nervo ilio-hipogástrico (ramos cutâneos anteriores)
19 Veias pudendas externas superficiais

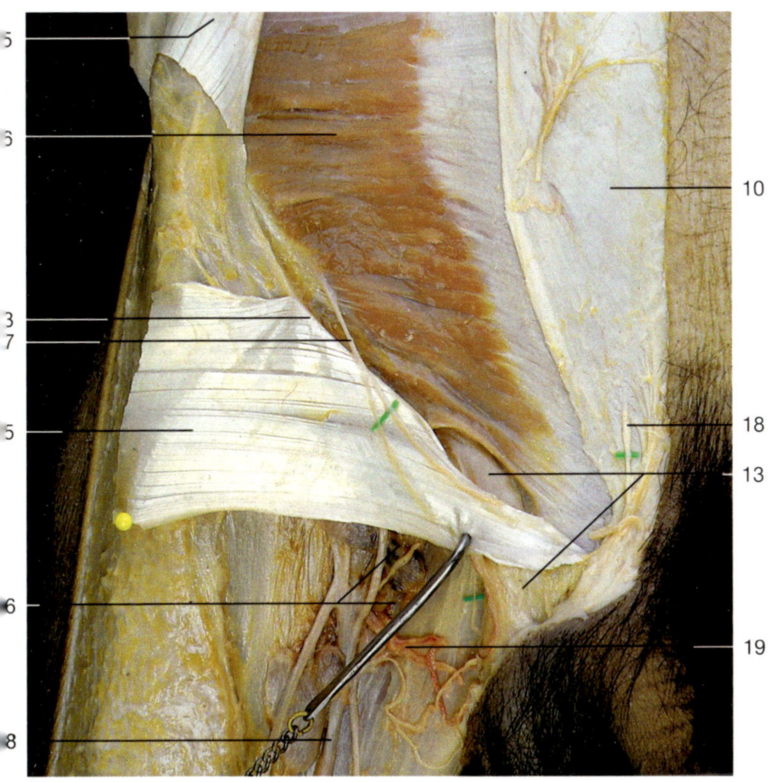

Canal inguinal masculino, lado direito (vista anterior da camada superficial). Músculo oblíquo externo do abdome seccionado para expor o canal inguinal.

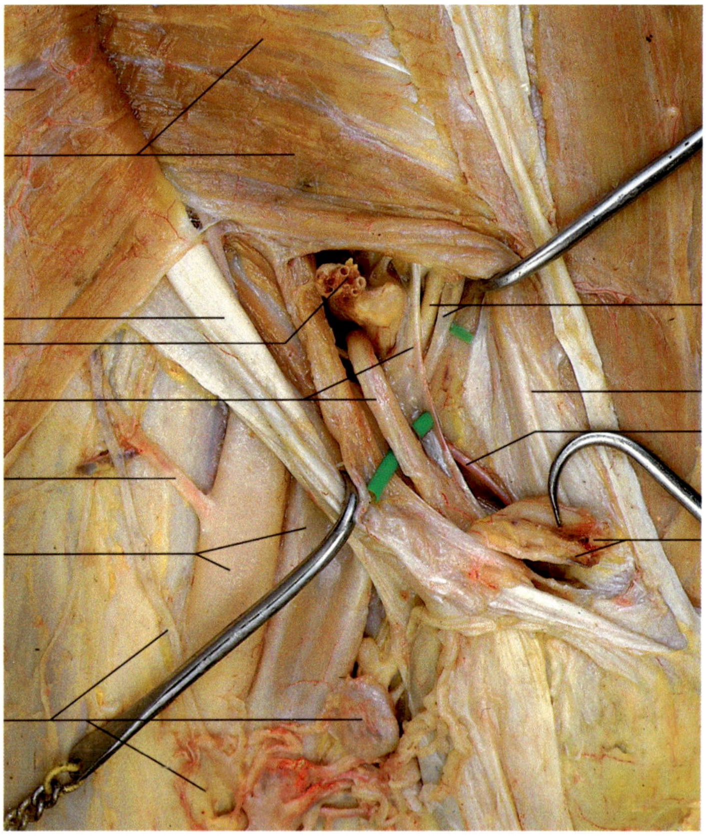

Canal inguinal masculino, lado direito (camada profunda, vista anterior). O funículo espermático, com exceção do ducto deferente (estilete), foi dividido e rebatido.

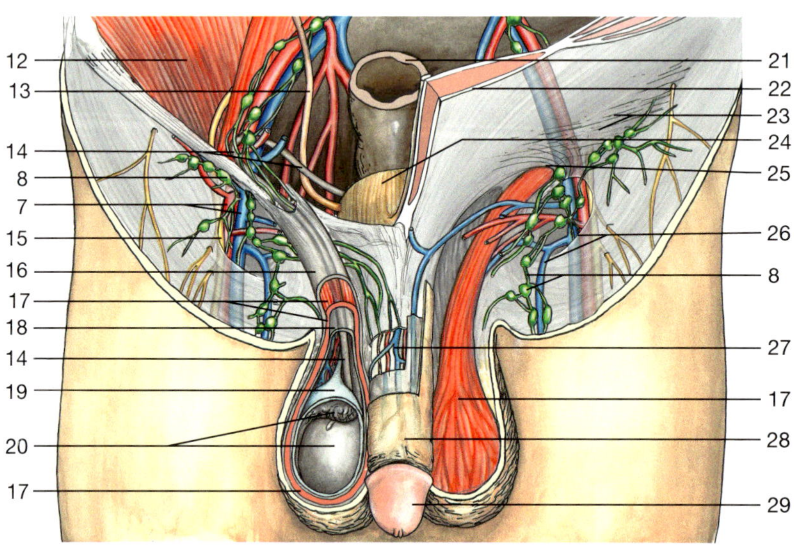

Características gerais da parte inferior da parede abdominal anterior e do canal inguinal.

1 Músculo oblíquo interno do abdome (rebatido)
2 Músculo transverso do abdome
3 Ligamento inguinal
4 Funículo espermático (seccionado e rebatido, exceto o ducto deferente)
5 Ducto deferente; ligamento interfoveolar
6 Artéria circunflexa ilíaca superficial
7 Artéria e veia femorais
8 Linfonodos inguinais superficiais; vasos linfáticos inguinais
9 Artéria e veia epigástricas inferiores
10 Foice inguinal ou tendão conjunto (seccionado)
11 Ramo púbico da artéria epigástrica inferior
12 Músculo ilíaco
13 Ureter
14 Ducto deferente (*in situ*)
15 Nervo femoral
16 Ducto espermático com o ducto deferente e a fáscia espermática externa
17 Músculo cremaster
18 Fáscia espermática interna
19 Túnica vaginal do testículo
20 Testículo e epidídimo
21 Reto
22 Lâmina anterior da bainha do músculo reto do abdome
23 Fibras intercrurais
24 Bexiga urinária
25 Anel inguinal superficial
26 Desembocadura da veia safena magna na veia femoral
27 Veia dorsal profunda do pênis
28 Pênis
29 Glande do pênis
30 Músculo reto do abdome
31 Anel inguinal profundo
32 Plexo pampiniforme e artéria testicular
33 Fáscia lata e músculo sartório
34 Espinha ilíaca anterossuperior
35 Artéria epigástrica inferior
36 Nervo cutâneo femoral lateral
37 Nervo ilioinguinal
38 Ligamento suspensor do pênis
39 Músculo sartório
40 Músculo oblíquo externo do abdome
41 Músculo dartos e pele do escroto
42 Ducto deferente
43 Conduto peritoniovaginal
44 Peritônio

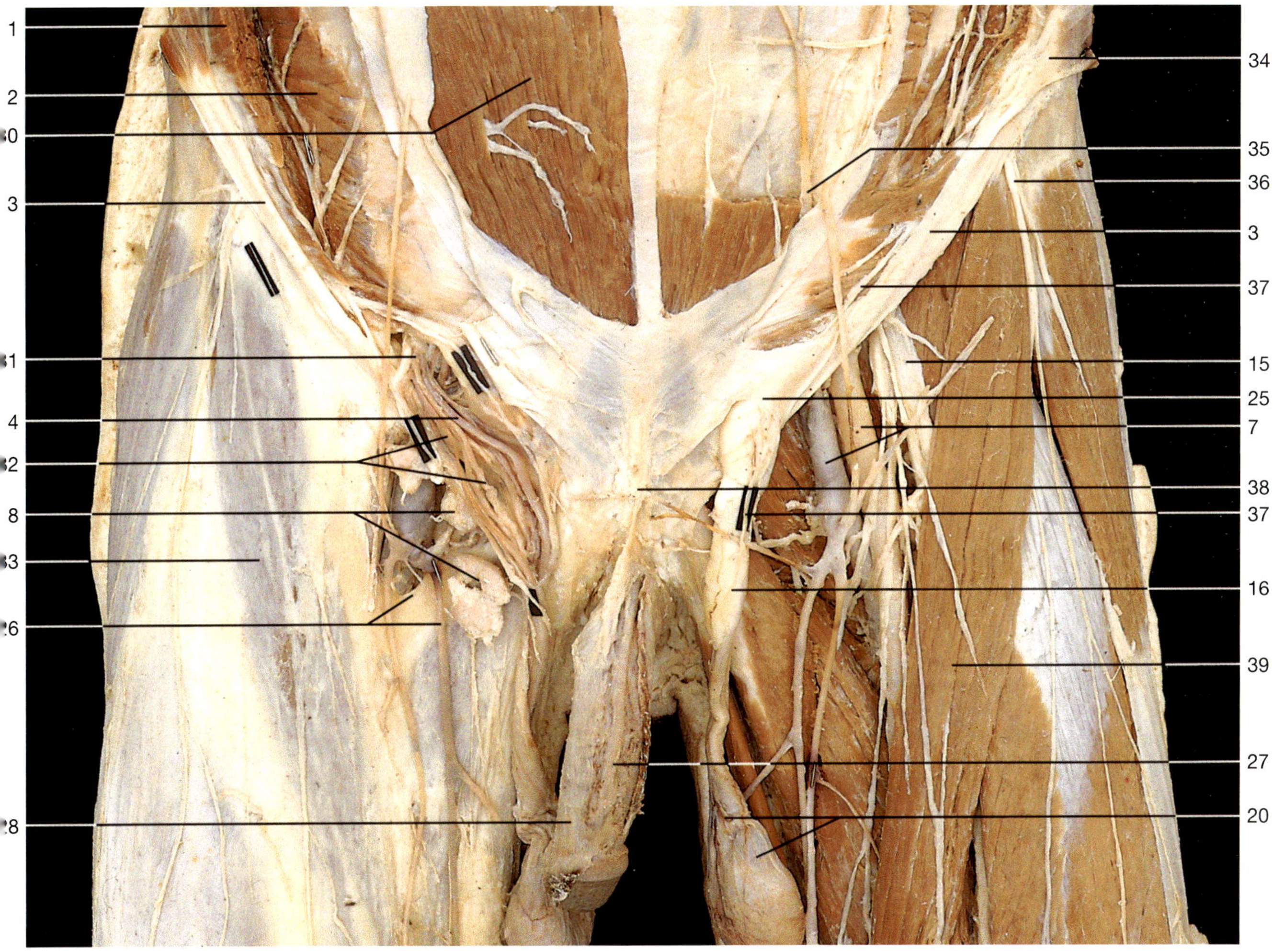

Regiões inguinal e femoral masculinas (vista anterior). À direita, o funículo espermático foi dissecado para expor o ducto deferente e os vasos e nervos contíguos. A fáscia lata do lado esquerdo foi removida.

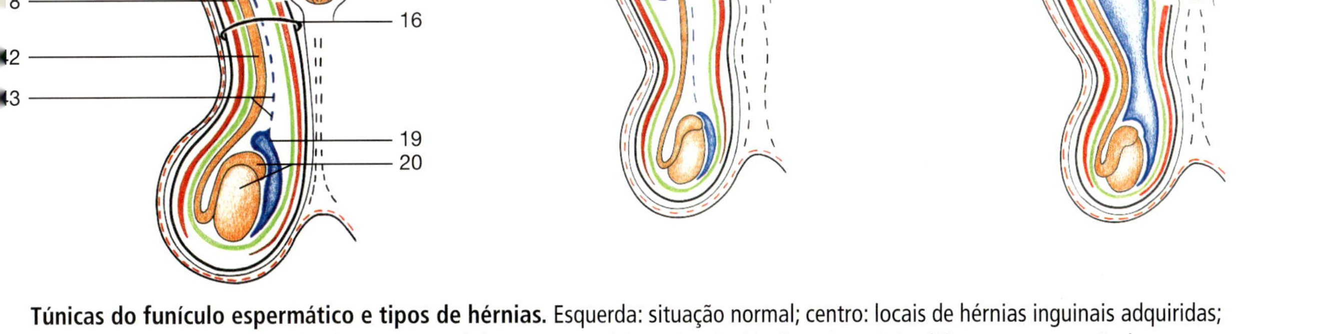

Túnicas do funículo espermático e tipos de hérnias. Esquerda: situação normal; centro: locais de hérnias inguinais adquiridas; A = hérnia inguinal indireta; B = hérnia inguinal direta. Direita: hérnia inguinal indireta congênita (C); o processo vaginal permaneceu permeável.

I = Prega umbilical mediana, com o úraco.

II = Prega umbilical medial com remanescentes da artéria umbilical.

III = Prega umbilical lateral com artéria e veia epigástricas inferiores.

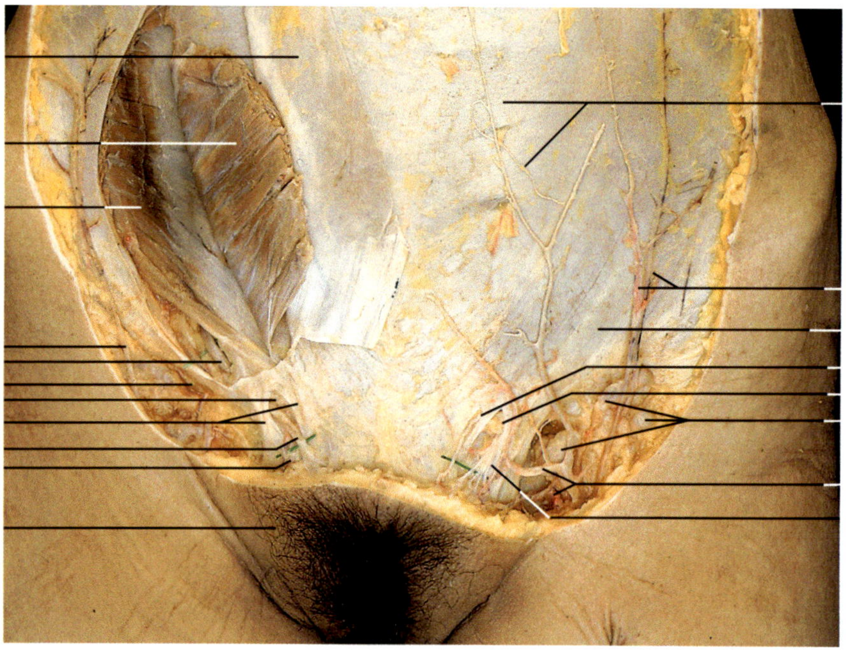

Região inguinal feminina (vista anterior). Lado esquerdo: plano superficial; lado direito: músculos oblíquos externo e interno do abdome seccionados e rebatidos.

1 Aponeurose do músculo oblíquo externo do abdome
2 Músculo oblíquo interno do abdome (seccionado e rebatido)
3 Músculo transverso do abdome
4 Artéria e veia circunflexas ilíacas superficiais
5 Anel inguinal superficial com coxim adiposo
6 Pilares medial e lateral
7 Ligamento redondo do útero
8 Lábio maior do pudendo
9 Lâmina anterior da bainha do músculo reto do abdome
10 Artéria e veia epigástricas superficiais
11 Ligamento inguinal
12 Nervo ilioinguinal (ramo cutâneo)
13 Linfonodos inguinais superficiais
14 Ligamento redondo no lábio maior do pudendo
15 Artéria e veia pudendas externas
16 Posição do anel inguinal profundo
17 Nervo ilioinguinal
18 Músculo oblíquo interno do abdome
19 Ramo púbico da artéria epigástrica inferior
20 Nervo genitofemoral (ramo genital)
21 Coxim adiposo do canal inguinal
22 Nervo ilioinguinal
23 Bainha do ligamento redondo do útero (canal inguinal)
24 Fáscia transversal

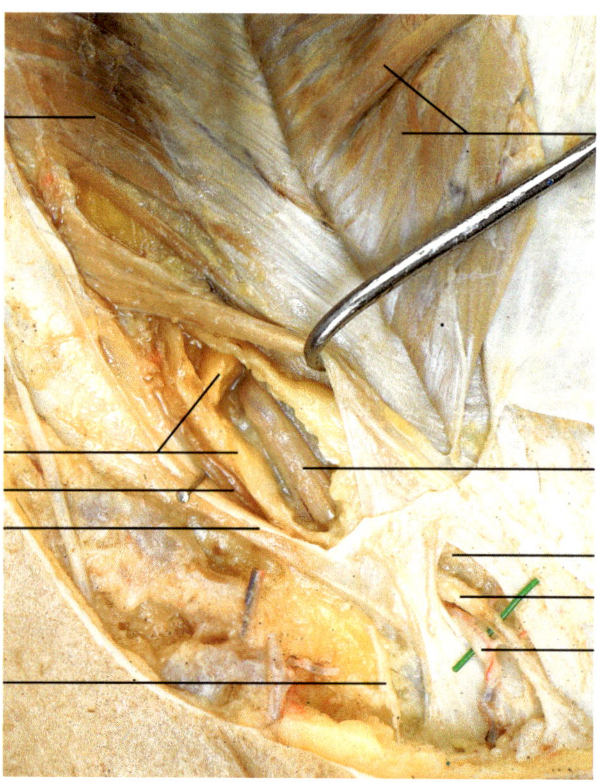

Canal inguinal feminino (vista anterior, lado direito). O músculo oblíquo externo do abdome foi seccionado e rebatido para expor o nervo ilioinguinal e o ligamento redondo do útero.

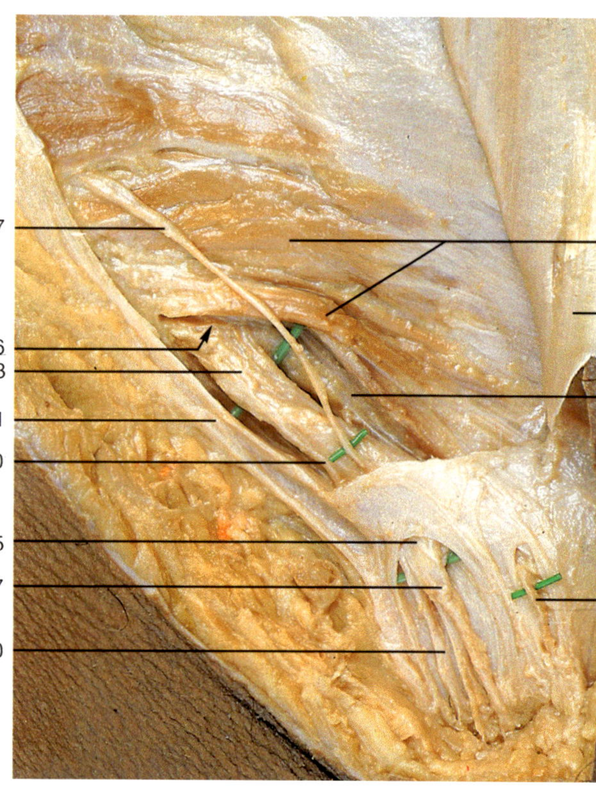

Canal inguinal feminino, lado direito (vista anterior). Os músculos oblíquos externo e interno do abdome foram seccionados e rebatidos para mostrar o conteúdo do canal inguinal.

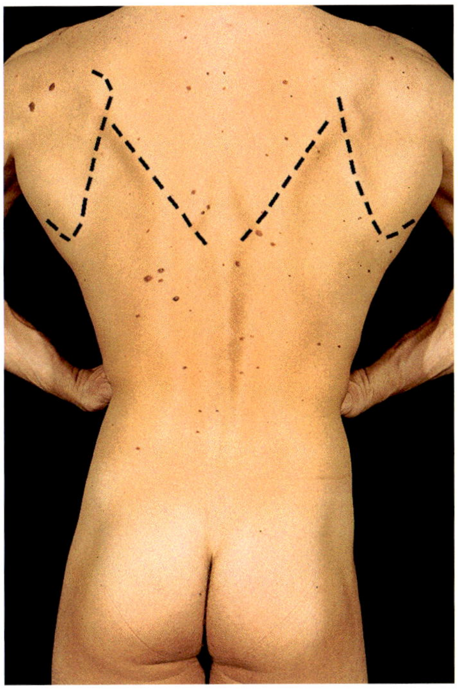

Dorso de um homem forte. As linhas pontilhadas indicam a escápula e o músculo trapézio.

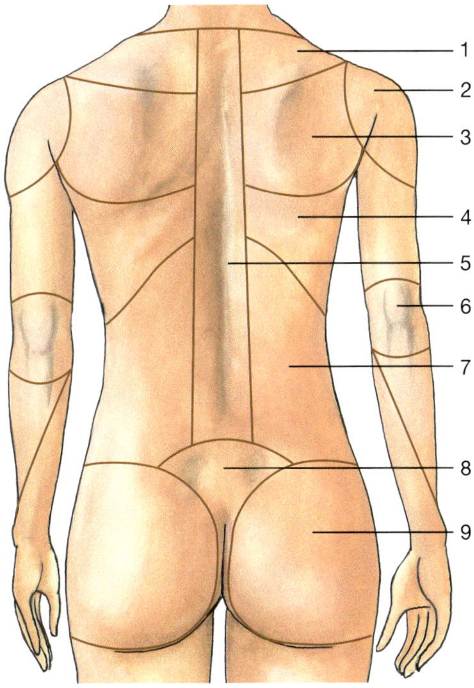

Regiões do dorso no sexo feminino.

1 Região supraescapular
2 Região deltóidea
3 Região escapular
4 Região infraescapular
5 Região vertebral
6 Região cubital posterior
7 Região lombar
8 Região sacral
9 Região glútea

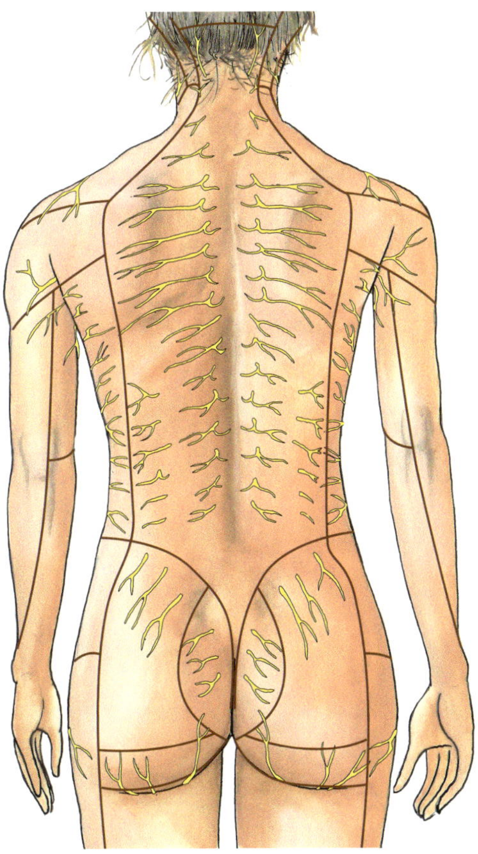

Invervação do dorso. Os ramos posteriores dos troncos dos nervos espinais obedecem a uma distribuição segmentar. Os dermátomos do dorso estão indicados.

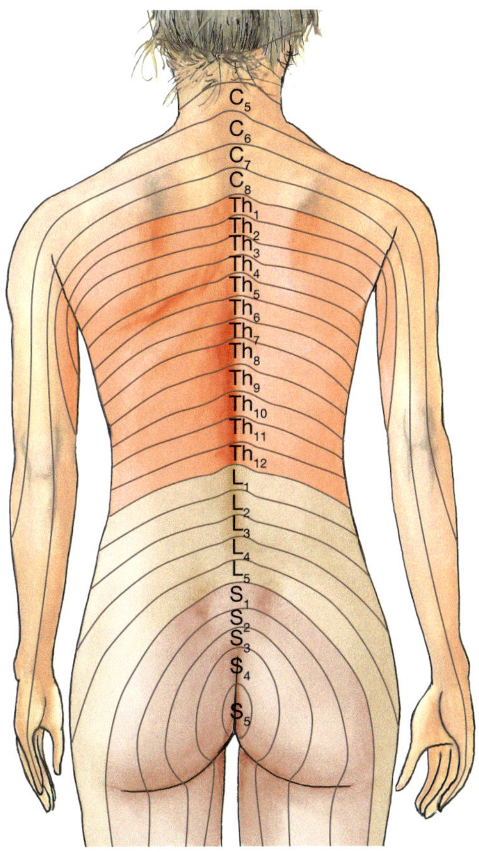

Distribuição segmentar do dorso. Os segmentos cervical (C_1–C_8; somente de C_5–C_8 estão demonstrados), torácico (T_1–T_{12}), lombar (L_1–L_5), e sacral (S_1–S_5) estão indicados por cores diferentes.

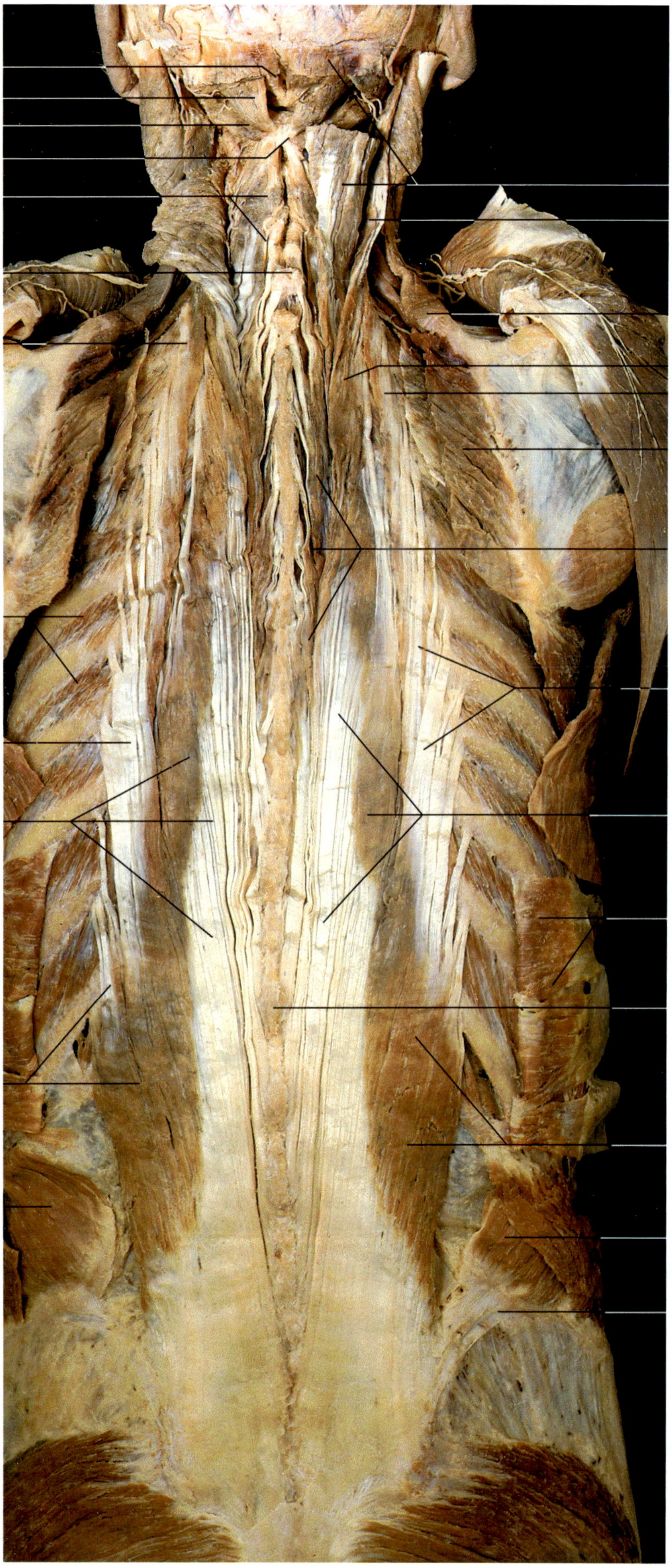

Músculos do dorso. Dissecção do músculo eretor da espinha (coluna lateral dos músculos próprios do dorso).

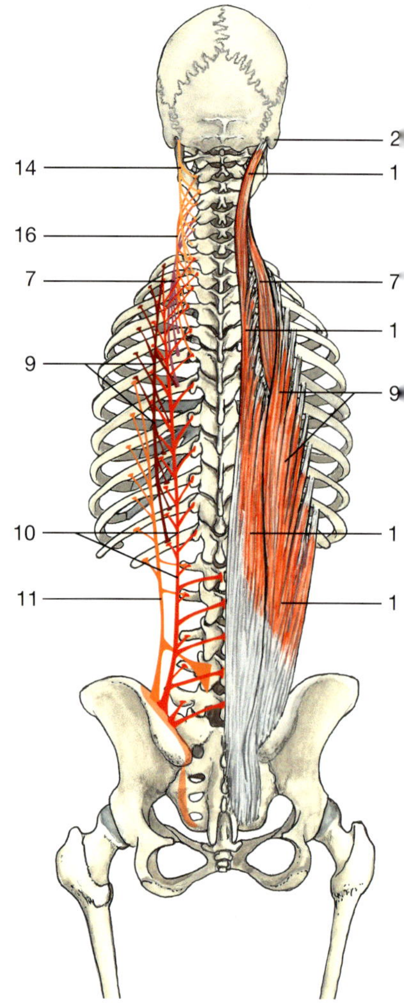

Ponto fixo e ponto móvel do músculo eretor da espinha (sistema sacrospinal).

1 Músculo reto posterior menor da cabeça
2 Músculo reto posterior maior da cabeça
3 Músculo oblíquo inferior da cabeça
4 Processo espinhoso do áxis
5 Músculo semiespinal do pescoço
6 Processo espinhoso de C_7
7 Músculo iliocostal do pescoço
8 Músculos intercostais externos
9 Músculo iliocostal do lombo (parte torácica)
10 Músculo longuíssimo do tórax
11 Músculo iliocostal do lombo (parte lombar)
12 Músculo oblíquo interno do abdome
13 Músculo semiespinal da cabeça (seccionado)
14 Músculo longuíssimo da cabeça
15 Músculo levantador da escápula
16 Músculo longuíssimo do pescoço
17 Músculo romboide maior
18 Músculo espinal do tórax
19 Músculo serrátil posterior inferior (rebatido)
20 Processo espinhoso de L_2
21 Crista ilíaca
22 Processo mastoide

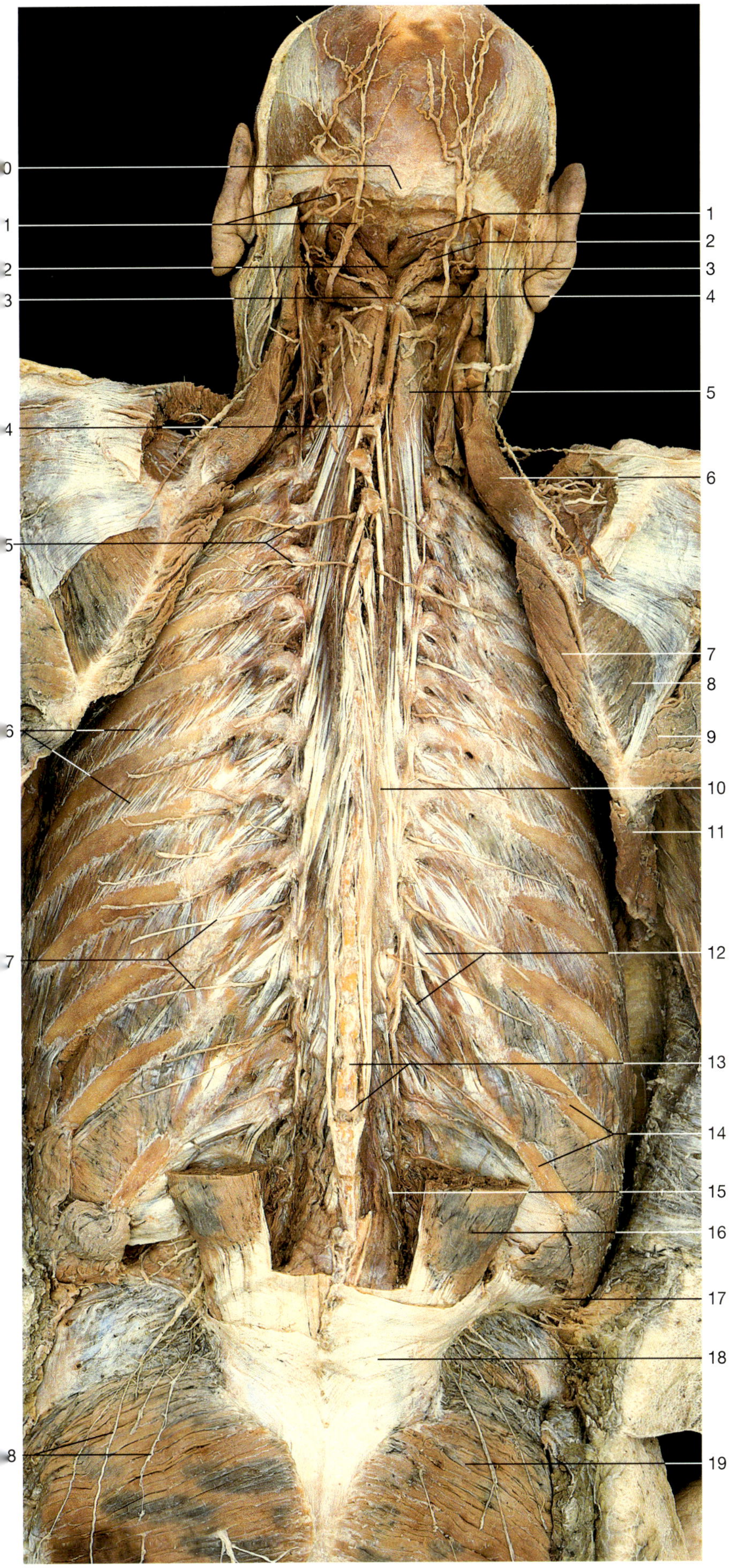

Músculos do dorso. Dissecção da camada profunda dos músculos próprios do dorso. Os músculos longuíssimo e iliocostal estão seccionados.

1 Músculo reto posterior menor da cabeça
2 Músculo reto posterior maior da cabeça
3 Músculo oblíquo superior da cabeça
4 Músculo oblíquo inferior da cabeça
5 Músculo semiespinal do pescoço
6 Músculo levantador da escápula
7 Músculo romboide maior
8 Escápula (com músculo infraespinal)
9 Músculo redondo maior
10 Músculo espinal
11 Músculo latíssimo do dorso
12 Músculos levantadores das costelas
13 Processos espinhosos de vértebras lombares
14 Costelas (T_{11}, T_{12})
15 Músculos multífidos
16 Músculos longuíssimos e iliocostais (seccionados)
17 Crista ilíaca (triângulo lombar)
18 Aponeurose toracolombar
19 Músculo glúteo máximo
20 Protuberância occipital externa
21 Artéria occipital e nervo occipital maior (C_2)
22 Processo espinhoso do atlas
23 Processo espinhoso do áxis
24 Processo espinhoso de C_7 (vértebra proeminente)
25 Ramos mediais dos ramos posteriores dos nervos espinais
26 Músculos intercostais externos
27 Ramos laterais dos ramos posteriores dos nervos espinais
28 Nervos clúnios superiores

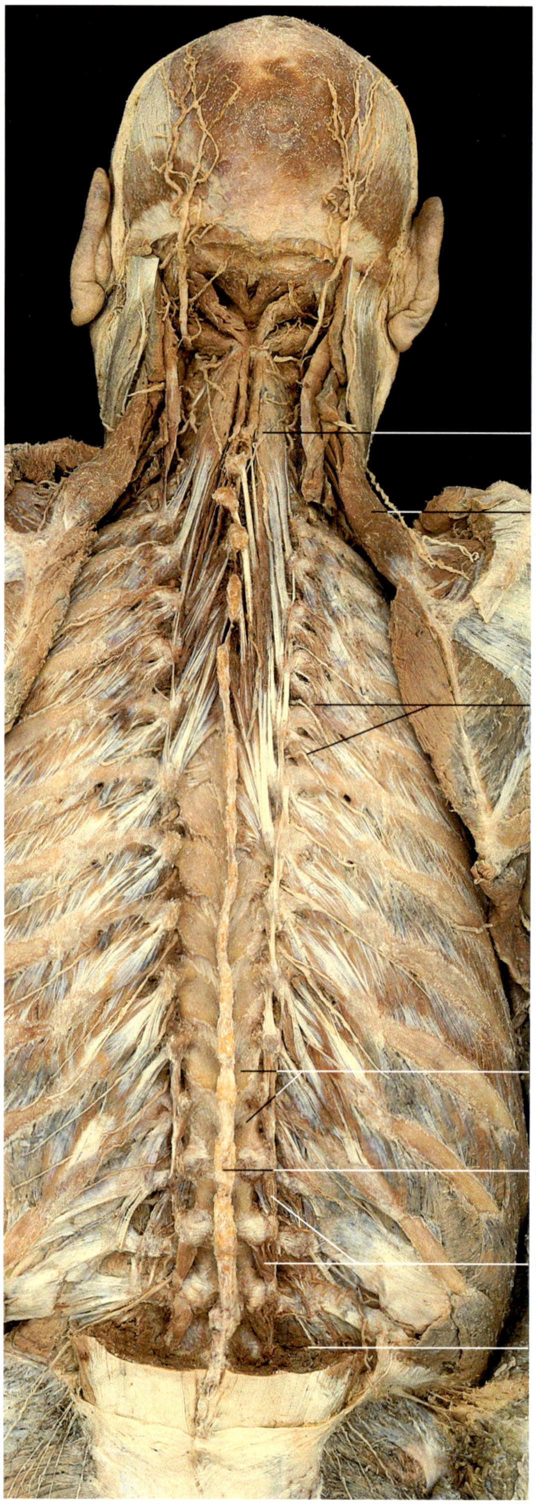

Músculos do dorso (camada mais profunda).

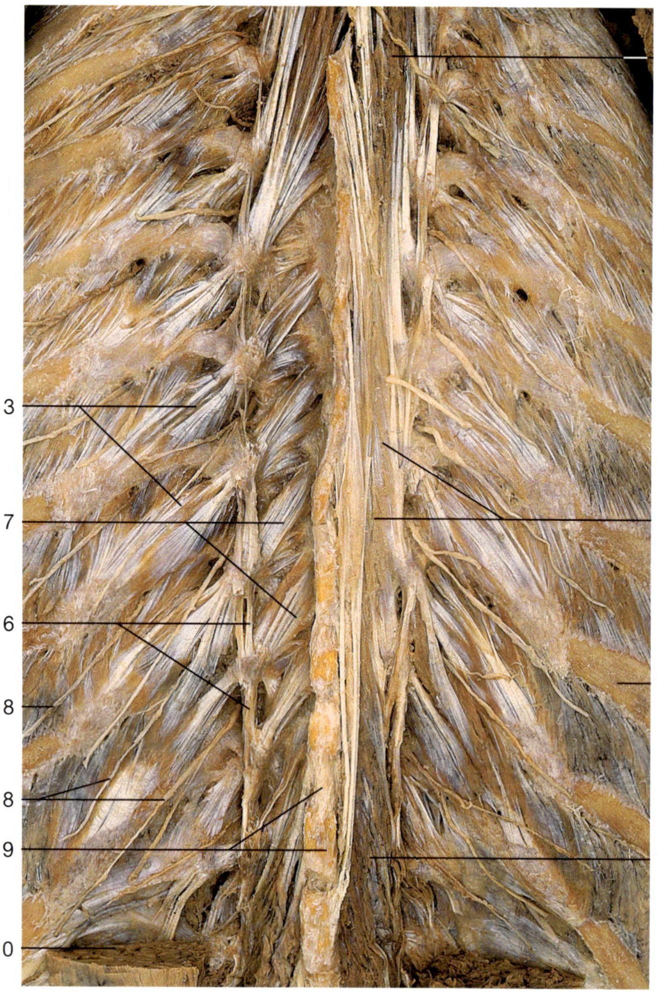

Músculos do dorso (camada mais profunda). Região lombar (ampliada).

1 Músculo semiespinal do pescoço
2 Músculo levantador da escápula
3 Músculos levantadores das costelas
4 Arcos vertebrais das vértebras lombares
5 Ligamentos supraespinais
6 Músculos intertransversários do lombo
7 Músculos rotadores do lombo
8 Ramos cutâneos dos nervos espinais
9 Músculos interespinais do lombo
10 Músculos longuíssimo e iliocostal (seccionados)
11 Músculo espinal do tórax
12 Músculo multífido
13 Décima costela (T_{10})

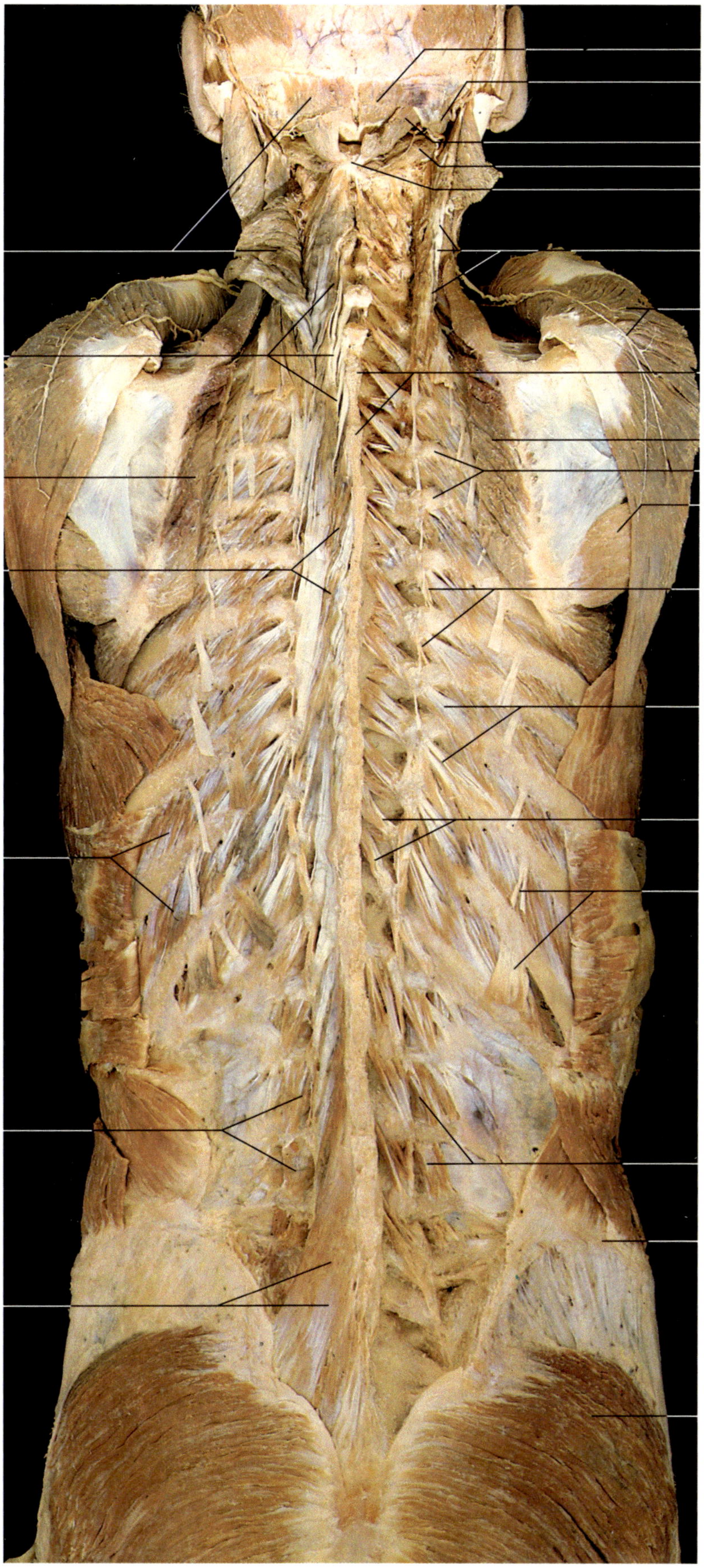

Músculos do dorso. Músculos transversoespinais, camada profunda no lado direito, do qual todas as partes dos músculos semiespinais e multífidos foram removidas.

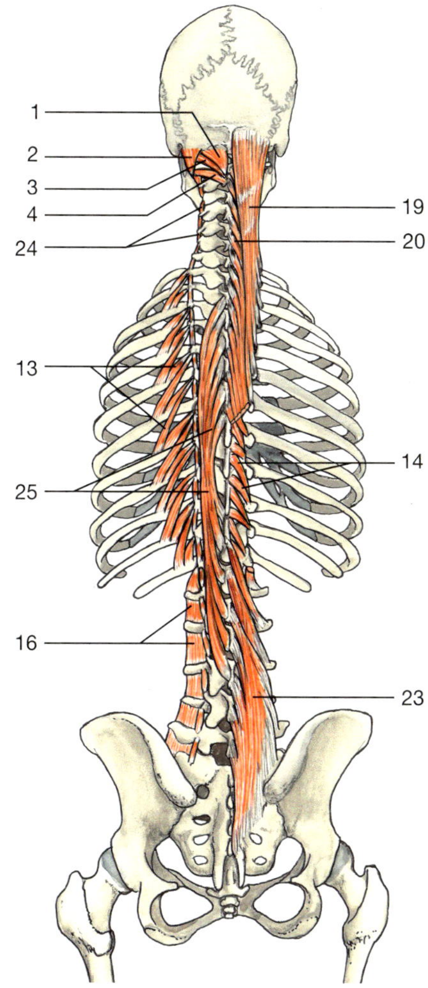

Ponto fixo e ponto móvel do músculo eretor da espinha, coluna medial (músculos transversoespinais e intertransversários).

1 Músculo reto posterior menor da cabeça
2 Músculo oblíquo superior da cabeça
3 Músculo reto posterior maior da cabeça
4 Músculo oblíquo inferior da cabeça
5 Processo espinhoso do áxis
6 Músculo longuíssimo da cabeça
7 Músculo trapézio (rebatido); nervo acessório (n. XI)
8 Processos espinhosos
9 Músculo romboide maior
10 Processos transversos de vértebras torácicas
11 Músculo redondo maior
12 Ligamentos intertransversários
13 Músculos levantadores das costelas
14 Músculos rotadores
15 Tendões dos músculos iliocostais
16 Músculos intertransversários laterais do lombo
17 Crista ilíaca
18 Músculo glúteo máximo
19 Músculo semiespinal da cabeça
20 Músculo semiespinal do pescoço
21 Músculo semiespinal do tórax
22 Músculos intercostais externos
23 Músculo multífido
24 Músculos intertransversários posteriores do pescoço
25 Músculo espinal do tórax

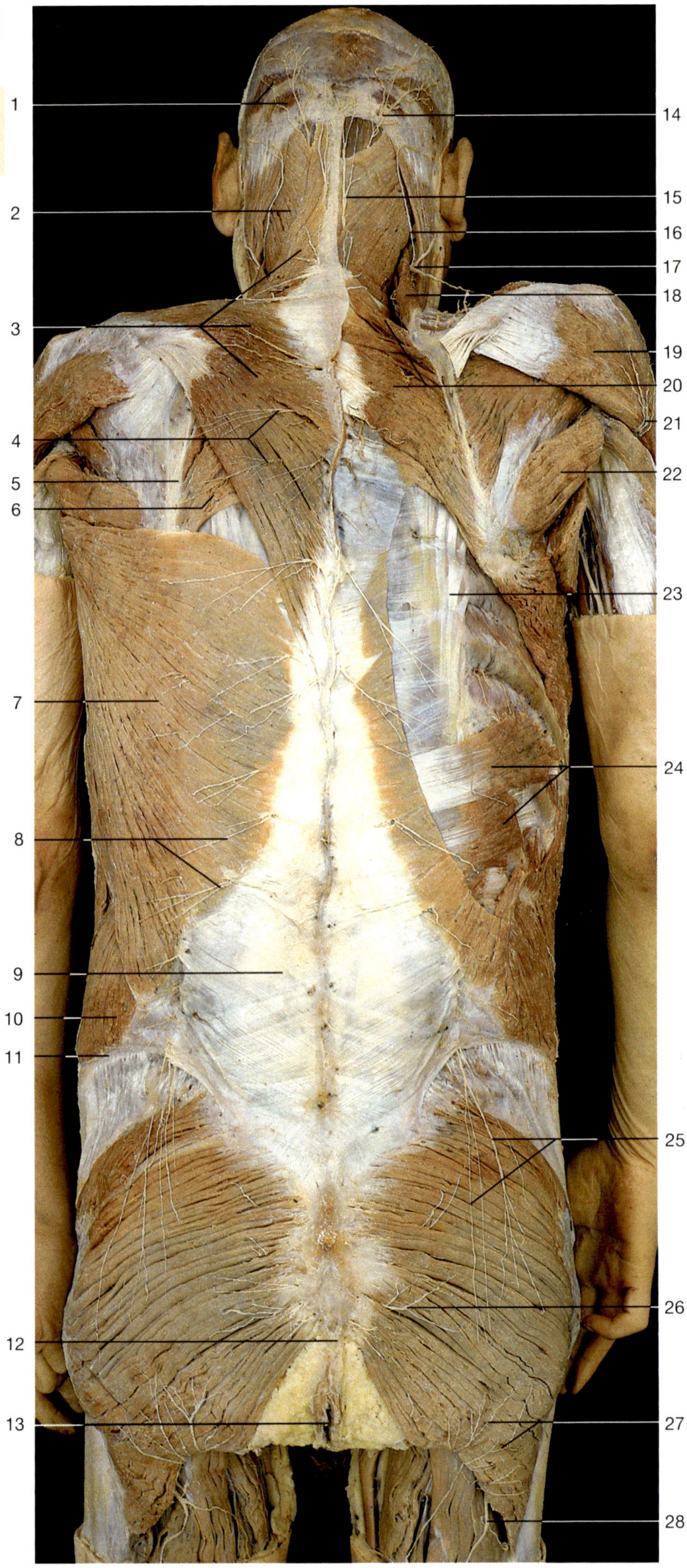

Inervação do dorso. Camadas superficial (esquerda) e profunda (direita). Os músculos trapézio e latíssimo do dorso do lado direito foram removidos.

1 Músculo occipitofrontal (ventre occipital)
2 Músculo esplênio da cabeça
3 Músculo trapézio
4 Ramos cutâneos mediais dos ramos posteriores dos nervos espinais
5 Margem medial da escápula
6 Músculo romboide maior
7 Músculo latíssimo do dorso
8 Ramos cutâneos laterais dos ramos posteriores dos nervos espinais
9 Aponeurose toracolombar
10 Músculo oblíquo externo do abdome
11 Crista ilíaca
12 Posição da última vértebra coccígea
13 Ânus
14 Nervo occipital maior
15 Nervo occipital terceiro
16 Nervo occipital menor
17 Ramos cutâneos do plexo cervical
18 Músculo levantador da escápula
19 Músculo deltoide
20 Músculos romboides maior e menor
21 Nervos cutâneos laterais superiores do braço (ramo do nervo axilar)
22 Músculo redondo maior
23 Músculo iliocostal do lombo (parte torácica)
24 Músculo serrátil posterior inferior
25 Nervos clúnios superiores
26 Nervos clúnios médios
27 Nervos clúnios inferiores
28 Nervo cutâneo femoral posterior

▷ **Para a página 231:**

1 Músculo trapézio
2 Músculo infraespinal
3 Músculo latíssimo do dorso esquerdo
4 Aponeurose toracolombar
5 Músculo esplênio do pescoço
6 Músculo serrátil posterior superior
7 Ramos mediais do ramo posterior dos nervos espinais torácicos
8 Ramos laterais do ramo posterior dos nervos espinais torácicos
9 Músculo iliocostal
10 Músculo serrátil posterior inferior
11 Músculo latíssimo do dorso (rebatido)

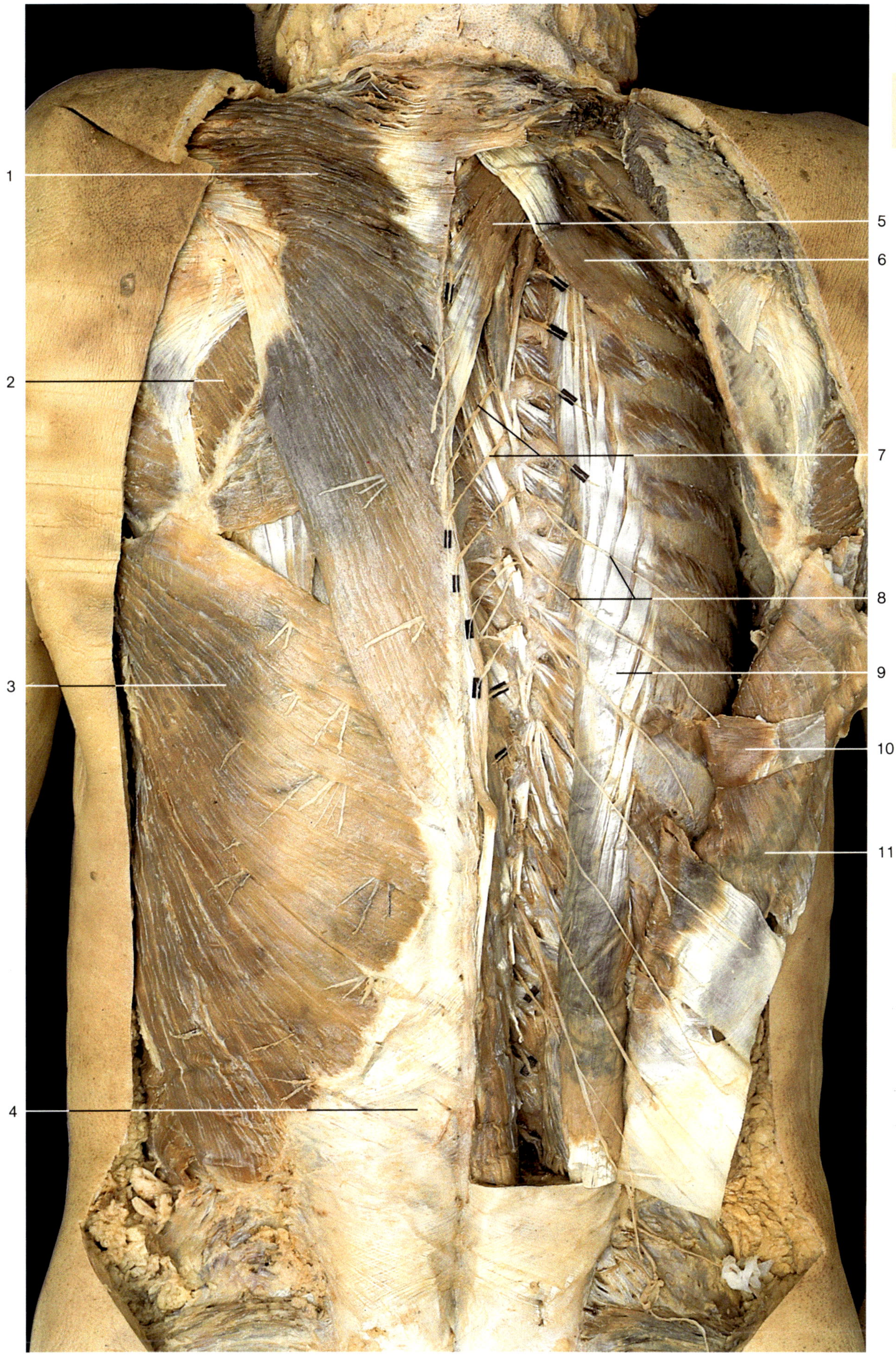

Inervação do dorso. Dissecção dos ramos posteriores dos nervos espinais. No lado direito, o músculo longuíssimo do tórax foi removido e o músculo iliocostal foi rebatido lateralmente.

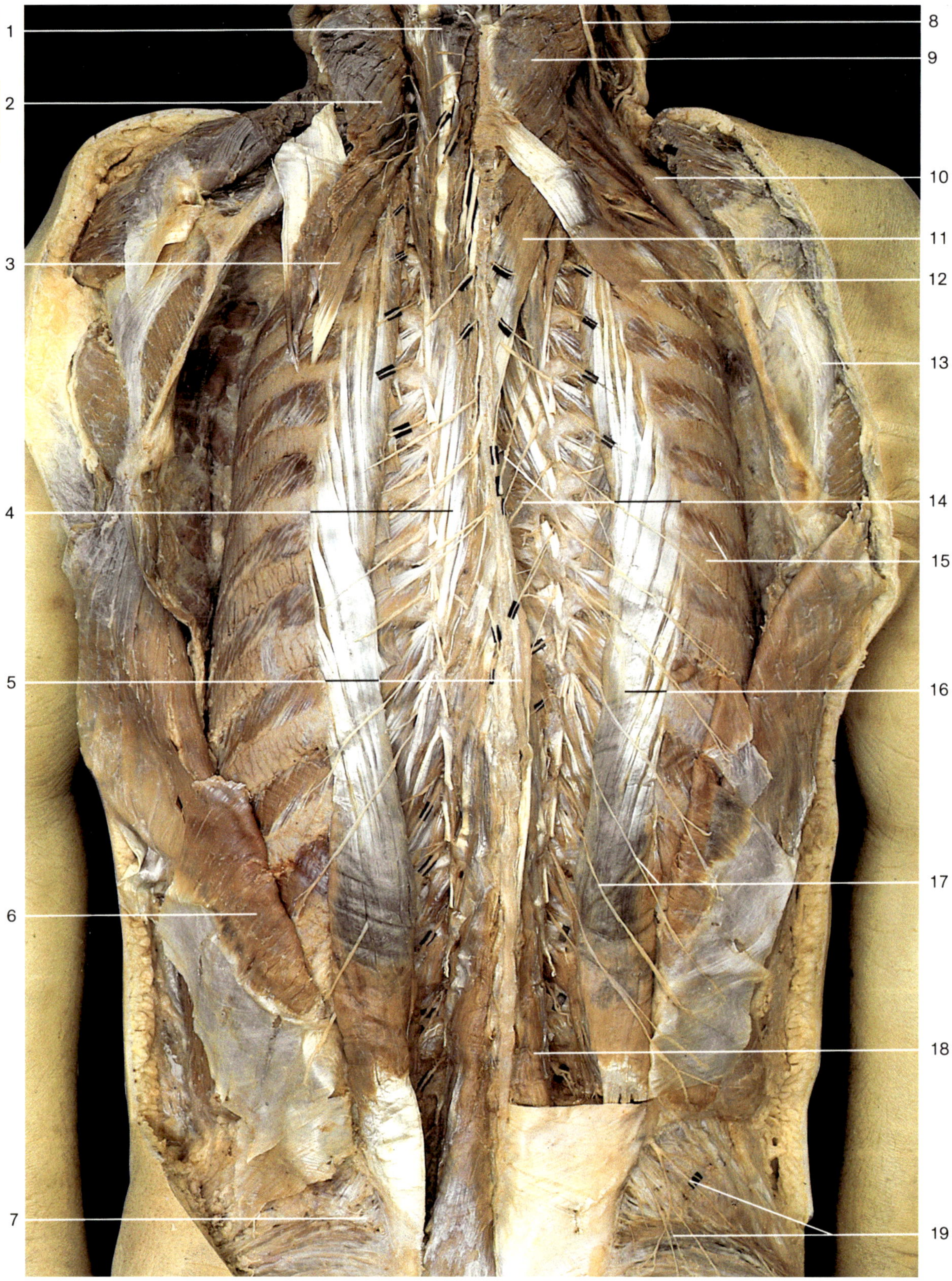

Inervação do dorso. Nível mais profundo (vista posterior).

1 Músculo semiespinal da cabeça
2 Músculo esplênio da cabeça do lado esquerdo (seccionado e rebatido)
3 Músculo esplênio do pescoço do lado esquerdo (seccionado e rebatido)
4 Músculo semiespinal do tórax
5 Músculo espinal do tórax
6 Músculo latíssimo do dorso (rebatido)
7 Crista ilíaca
8 Nervo occipital menor
9 Músculo esplênio da cabeça
10 Músculo levantador da escápula
11 Músculo esplênio do pescoço
12 Músculo serrátil posterior superior
13 Escápula
14 Ramos mediais de ramos posteriores de nervos espinais
15 Costela e músculo intercostal externo
16 Músculo iliocostal do lombo (parte torácica)
17 Ramos laterais de ramos posteriores de nervos espinais
18 Músculo multífido
19 Nervos clúnios superiores

1 Nervo occipital maior (C_2)
2 Nervo suboccipital (C_1)
3 Ramos mediais de ramos posteriores dos nervos espinais
4 Ramos laterais de ramos posteriores dos nervos espinais
5 Nervos clúnios superiores (L_1-L_3)
6 Nervos clúnios médios (S_1-S_3)
7 Nervos clúnios inferiores (derivados de ramos anteriores do plexo sacral)
8 Nervo occipital menor
9 Nervo auricular magno
10 Músculo trapézio
11 Músculo deltoide
12 Músculo latíssimo do dorso
13 Músculo glúteo máximo
14 Músculo intercostal externo
15 Músculo intercostal interno
16 Músculo intercostal íntimo
17 Ramo posterior do nervo espinal
18 Nervo espinal e gânglio sensitivo do nervo espinal
19 Tronco simpático com gânglio
20 Nervo intercostal
21 Ramo cutâneo lateral } do nervo intercostal
22 Ramo cutâneo anterior } do nervo intercostal
23 Músculo longuíssimo do tórax
24 Medula espinal
25 Aorta
26 Esôfago
27 Corpo da costela
28 Vértebra torácica
29 Ducto torácico
30 Veia ázigo

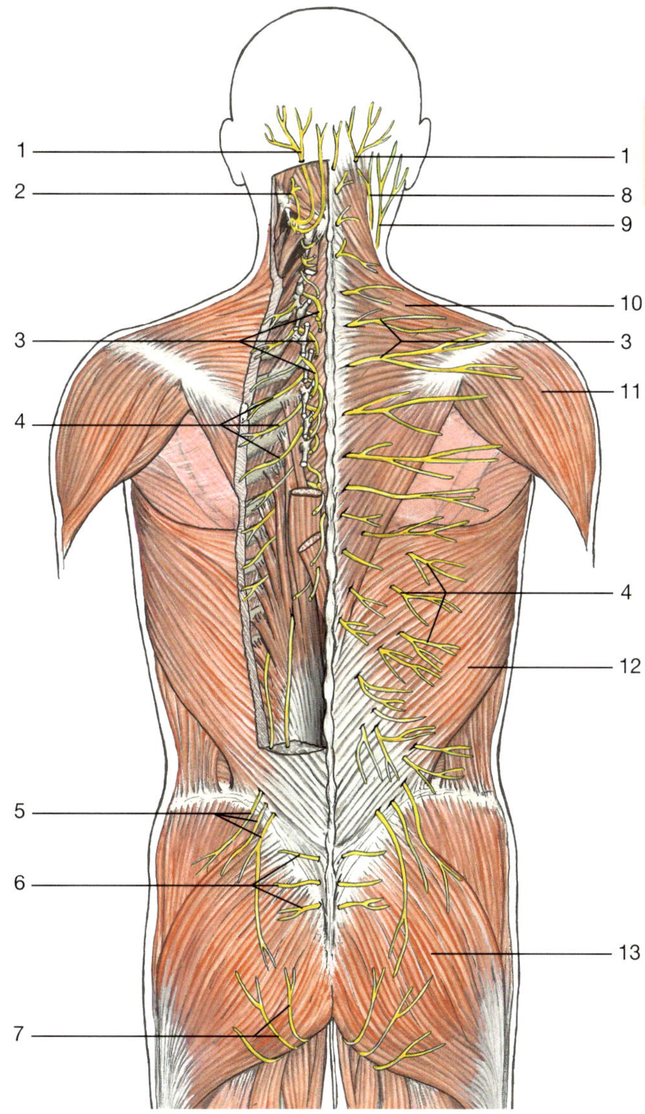

Características gerais da inervação do dorso. Distribuição dos ramos posteriores dos nervos espinais. Observe a disposição segmentar da inervação da parte dorsal do tronco.

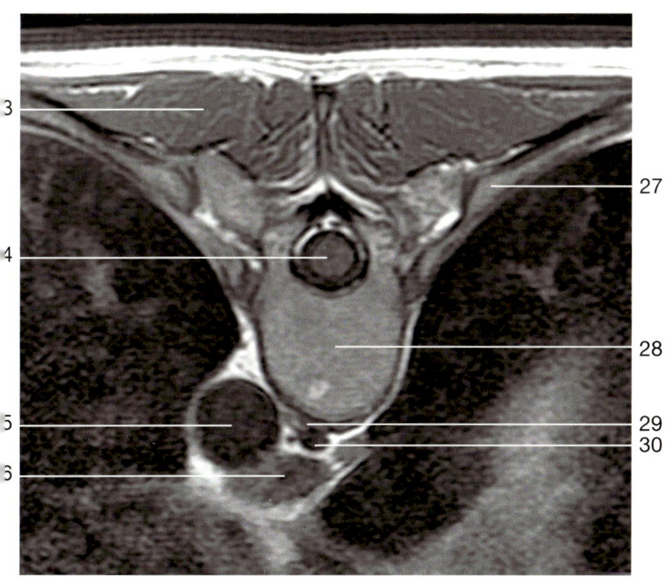

Corte horizontal da parte posterior da parede torácica (RNM). (De Heuck et al., *Atlas de ressonância magnética do sistema musculoesquelético*, ed. bras. 2012.)

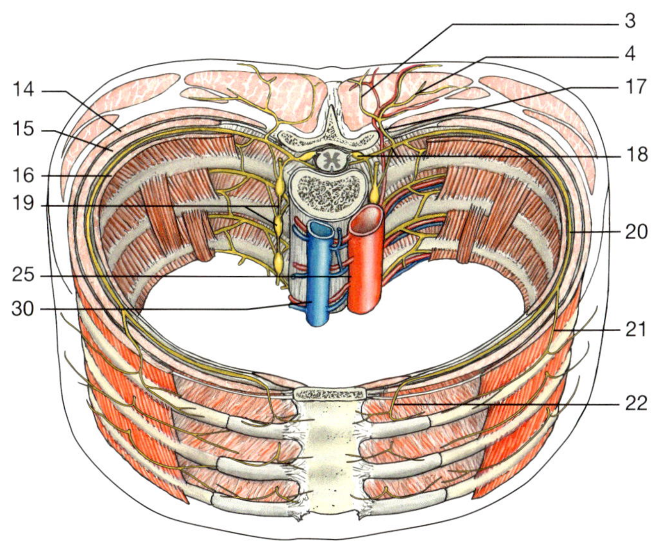

Secção horizontal das partes anterior e posterior da parede torácica. São ilustrados a posição e os ramos dos nervos espinais e dos vasos de um segmento torácico.

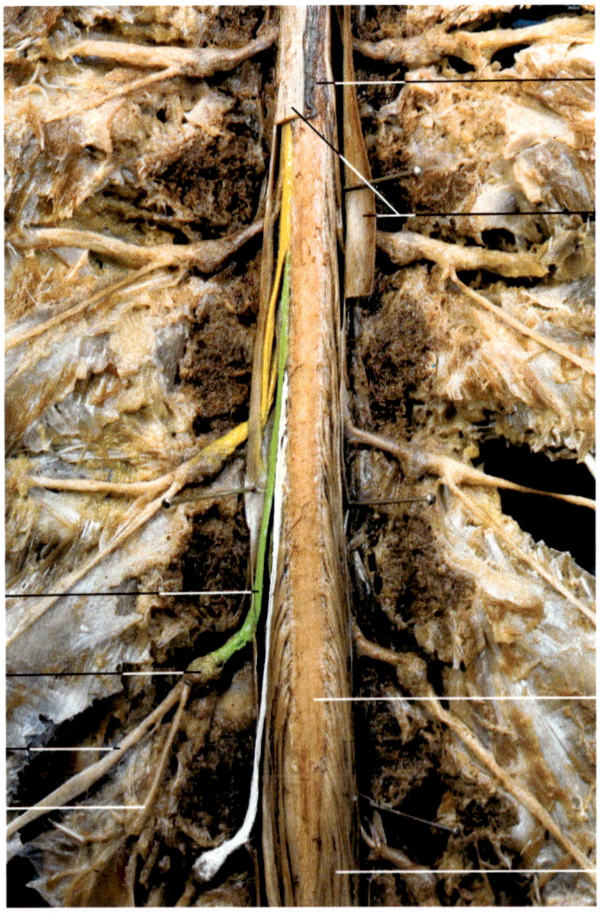

Parte lombar da medula espinal (vista posterior). Observe a relação entre os segmentos nervosos e os musculares.

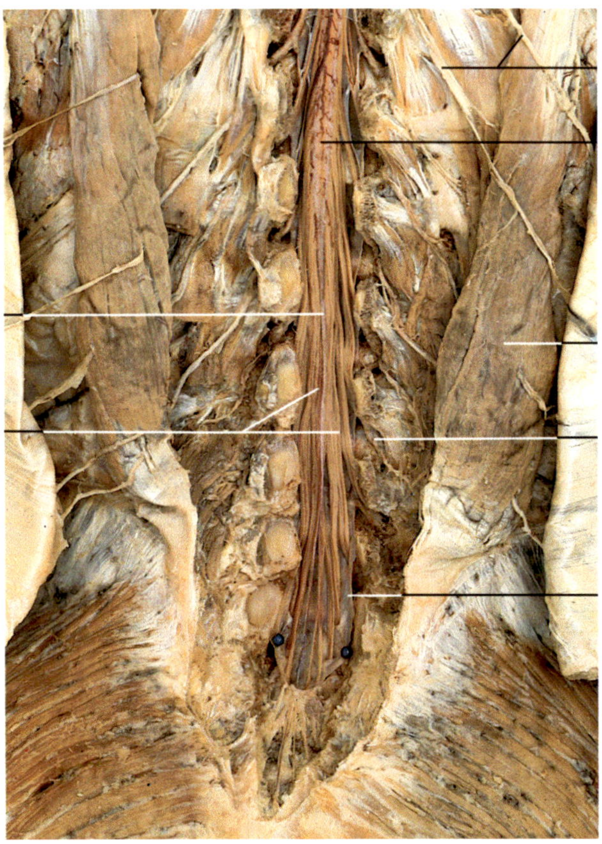

Parte terminal da medula espinal (vista posterior). A dura-máter foi removida.

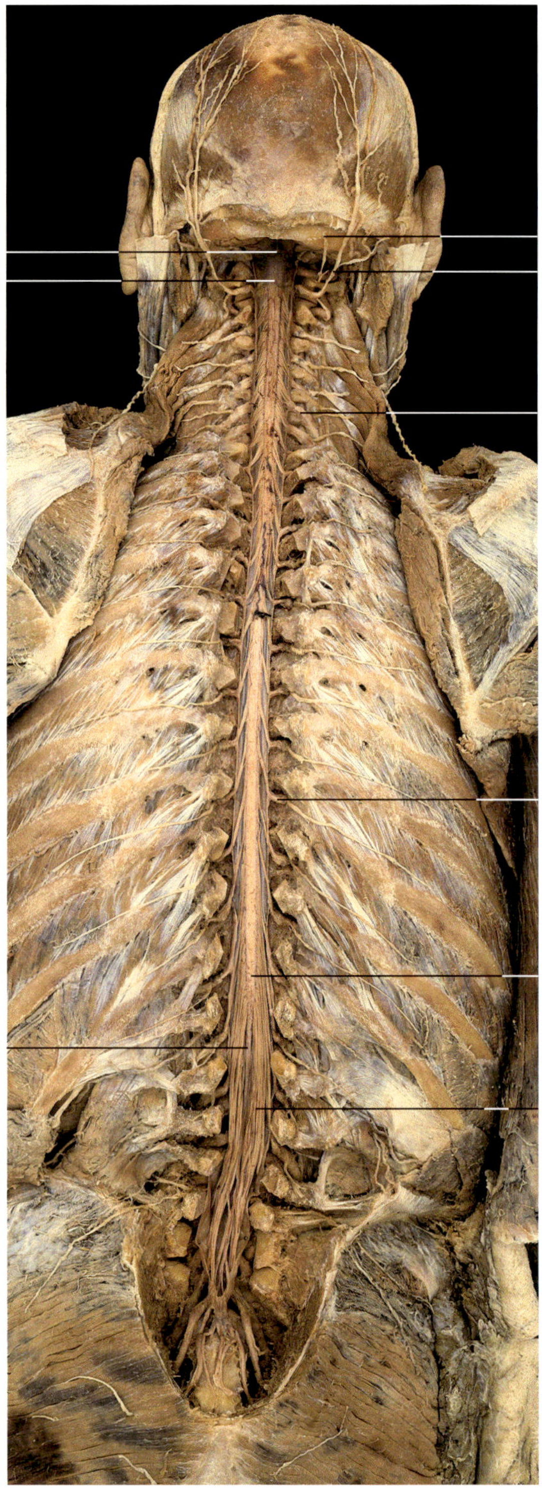

Medula espinal com os nervos espinais envolvidos pelas meninges. Os músculos longuíssimos e os iliocostais foram removidos.

1 Cisterna magna (cerebelobulbar posterior)
2 Bulbo
3 Terceiro nervo cervical (C_3)
4 Nervo occipital maior (C_2)
5 Ramo primário posterior
6 Raízes posteriores
7 Gânglio sensitivo do nervo espinal
8 Parte espinal da dura-máter
9 Aracnoide-máter (parte espinal)
10 Filamento terminal
11 Cone medular
12 Cauda equina
13 Ramo lateral do ramo posterior do nervo espinal
14 Ramo anterior de nervo espinal (nervo intercostal)
15 Músculo iliocostal

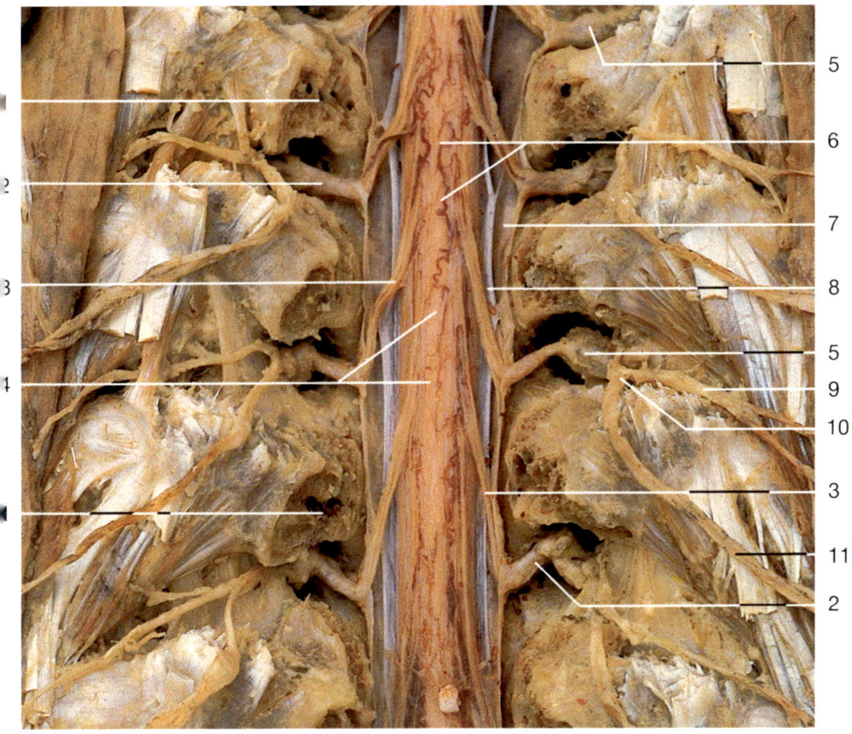

Parte torácica da medula espinal (vista posterior). O canal vertebral e a dura-máter foram abertos.

1 Arco vertebral (seccionado)
2 Nervo espinal envolvido por meninge
3 Raízes posteriores dos nervos espinais torácicos
4 Medula espinal (porção torácica)
5 Gânglio sensitivo do nervo espinal envolvido por meninge
6 Pia-máter com vasos sanguíneos
7 Dura-máter (aberta)
8 Ligamento denticulado
9 Ramo lateral do ramo posterior do nervo espinal
10 Ramo posterior do nervo espinal
11 Ramo medial do ramo posterior do nervo espinal
12 Parte espinal da dura-máter
13 Nervos espinais de segmentos sacrais
14 Filamento terminal

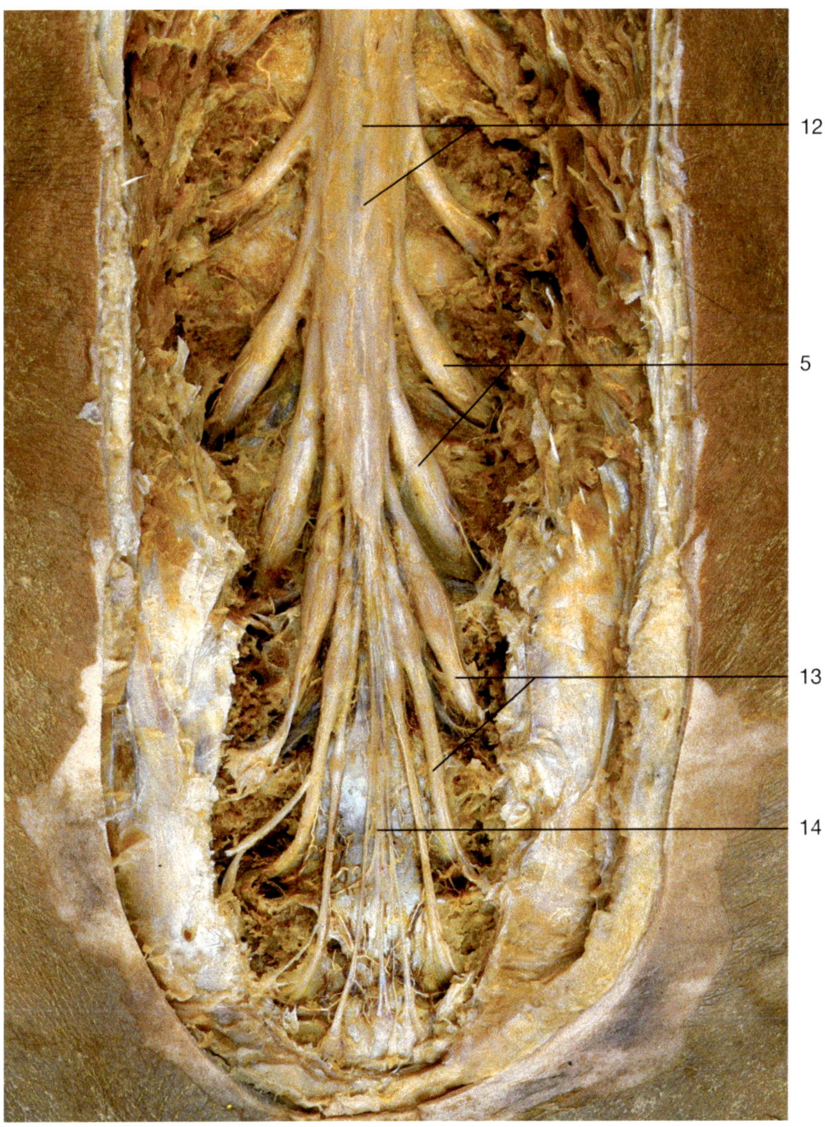

Parte terminal da medula espinal com dura-máter (vista posterior). A parte dorsal do sacro foi removida.

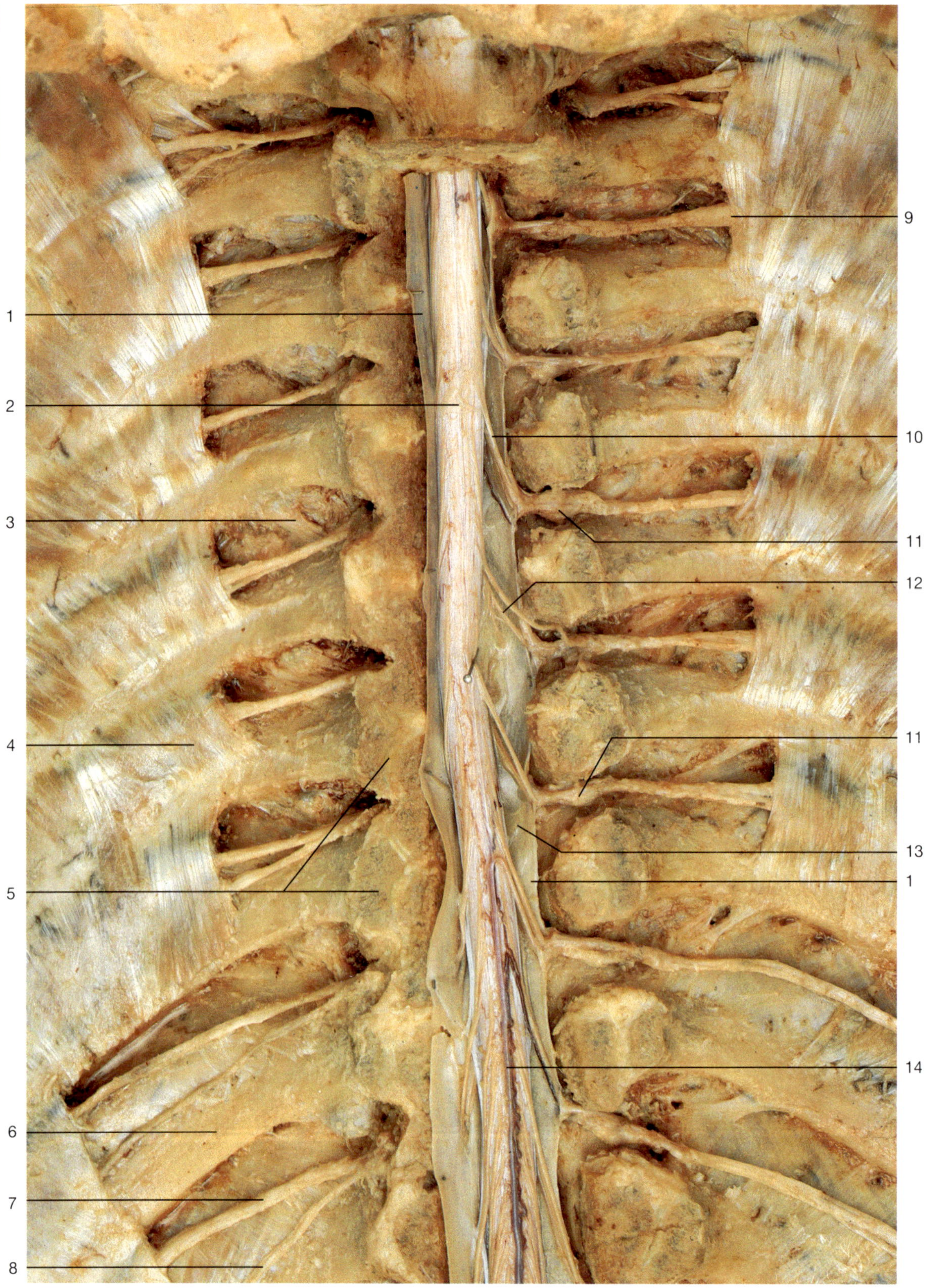

Medula espinal com nervos intercostais. Região torácica inferior (vista anterior). As partes anteriores das vértebras torácicas foram removidas, a dura-máter aberta e a medula espinal ligeiramente desviada para a direita para expor as raízes posteriores e anteriores.

1 Dura-máter
2 Medula espinal
3 Ligamento costotransversário
4 Músculo intercostal íntimo
5 Arcos vertebrais (seccionados)
6 Décima primeira costela
7 Nervo intercostal
8 Nervo intercostal (ramo colateral)
9 Nervo intercostal entrando em espaço intermuscular
10 Radículas anteriores
11 Gânglio sensitivo do nervo espinal
12 Radículas posteriores
13 Aracnoide-máter e ligamento denticulado
14 Artéria espinal anterior

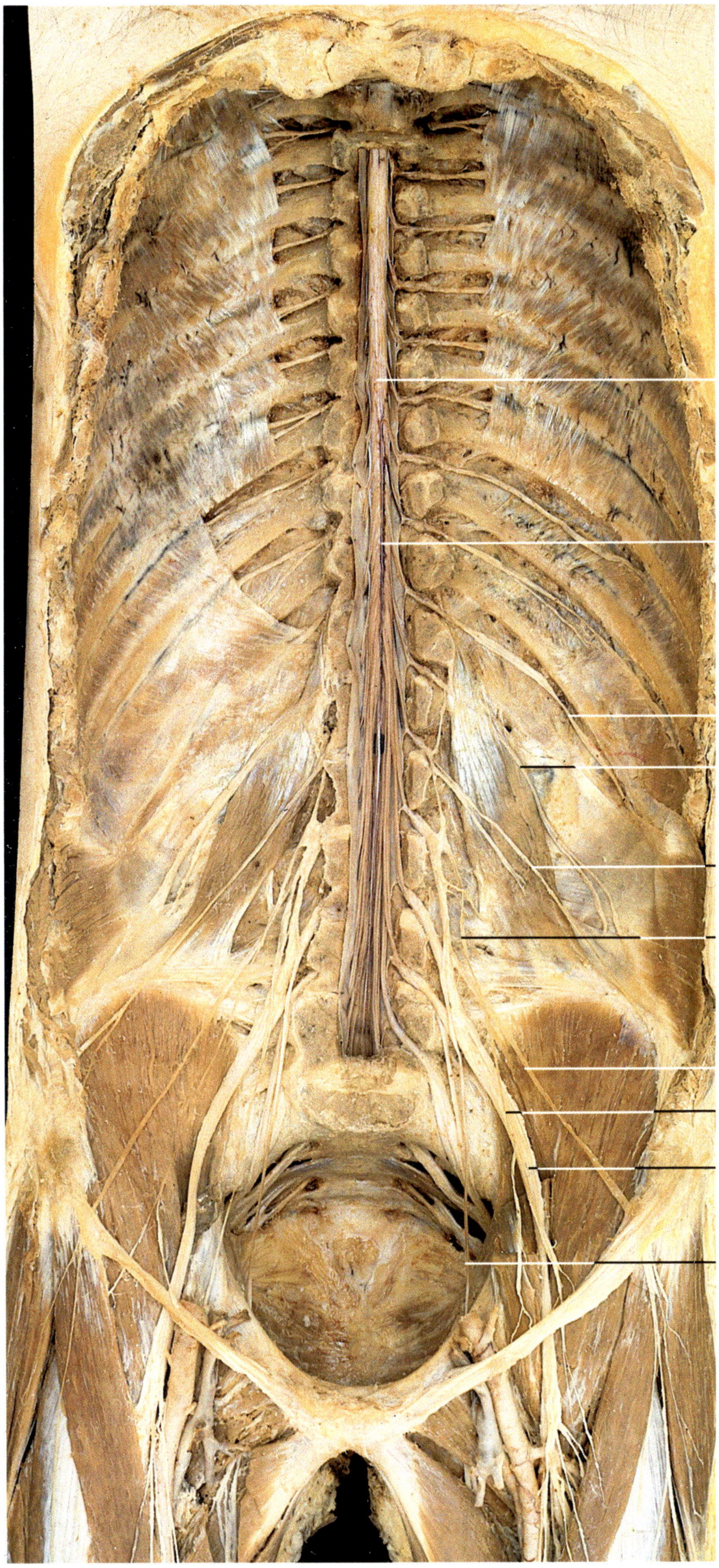

Medula espinal e plexo lombar *in situ* (vista anterior).

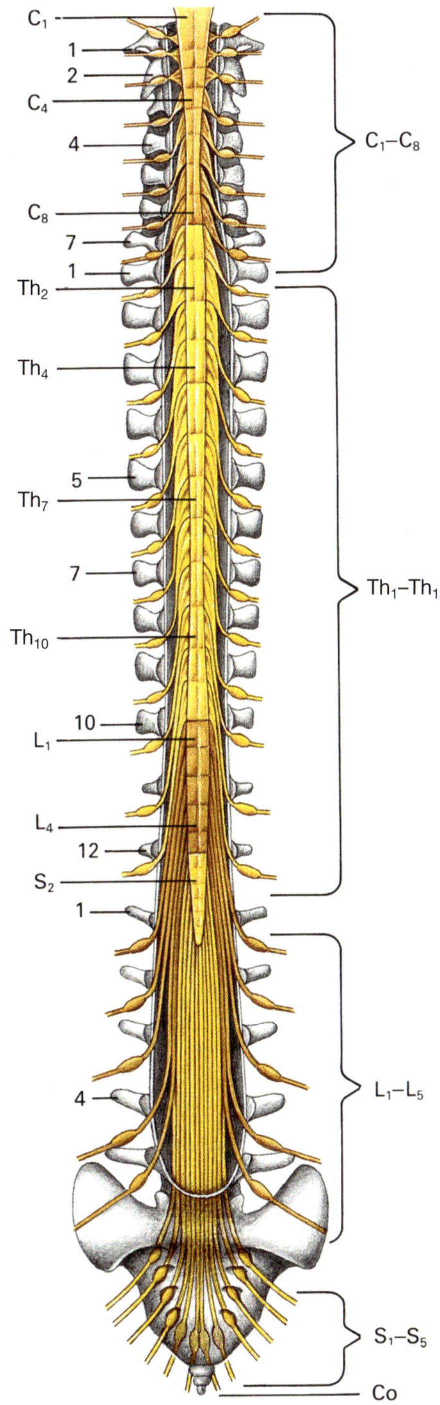

Correlação dos segmentos medulares com os da coluna vertebral (vista anterior). C = cervical; T = torácico; L = lombar; S = sacral; Co = coccígeo. Os números indicam as vértebras correspondentes.

1 Cone medular
2 Filamento terminal
3 Nervo subcostal (n. T_{12})
4 Nervo ilio-hipogástrico
5 Nervo ilioinguinal
6 Nervo genitofemoral
7 Nervo cutâneo femoral lateral
8 Nervo femoral
9 Nervo obturatório

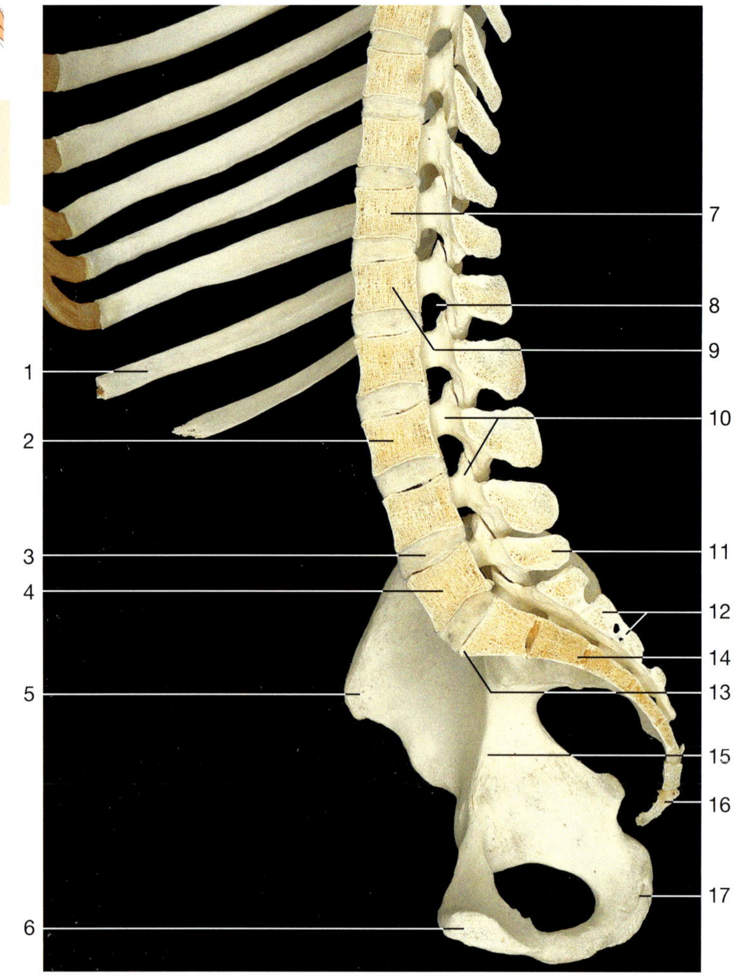

Parte lombar da coluna vertebral com a pelve e a parte torácica inferior (secção sagital, vista medial).

1 Décima primeira costela
2 Corpo vertebral de L_3
3 Disco intervertebral
4 Corpo vertebral de L_5
5 Espinha ilíaca anterossuperior
6 Face sinfisial
7 Corpo vertebral de T_{12}
8 Forame intervertebral
9 Corpo vertebral de L_1
10 Canal vertebral
11 Processo espinhoso de L_5
12 Sacro (crista sacral mediana)
13 Promontório sacral
14 Sacro
15 Linha arqueada
16 Cóccix
17 Túber isquiático
18 Tronco simpático com gânglios
19 Ureter
20 Nervo ilio-hipogástrico (T_{12}, L_1)
21 Nervo ilioinguinal (L_1)
22 Nervo femoral (L_1-L_4)
23 Nervo genitofemoral (L_1, L_2)
24 Plexo hipogástrico inferior
25 Ducto deferente
26 Bexiga urinária
27 Cone medular da medula espinal
28 Radículas dos nervos espinais
29 Espaço subaracnóideo (preenchido com líquido cerebrospinal) (azul)
30 Filamento terminal da medula espinal
31 Plexo sacral
32 Nervos esplâncnicos pélvicos
33 Reto

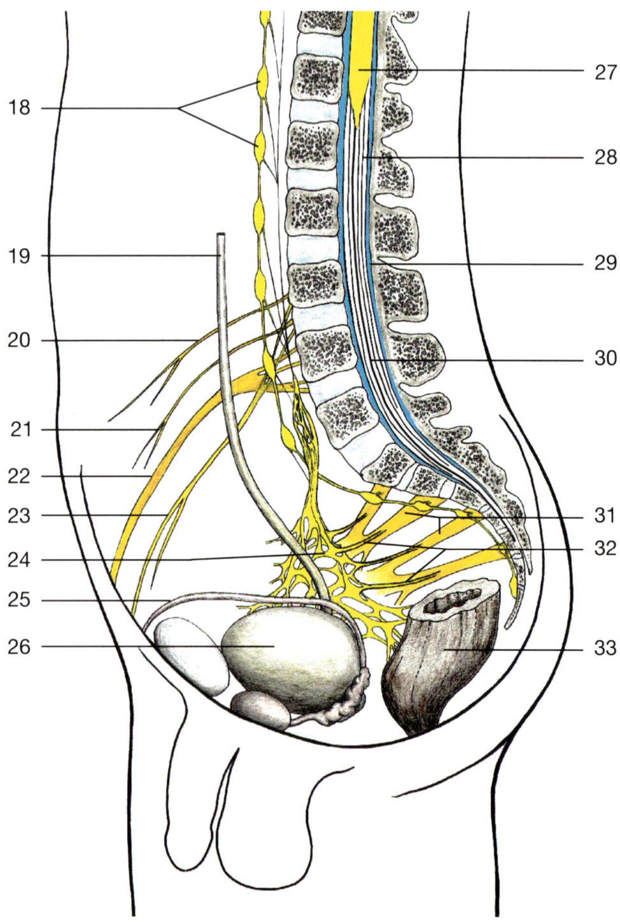

Parte lombar da coluna vertebral com a medula espinal e as radículas (secção sagital). Observe a localização alta do cone medular. Os plexos sacral e hipogástrico inferior estão demonstrados de forma esquemática.

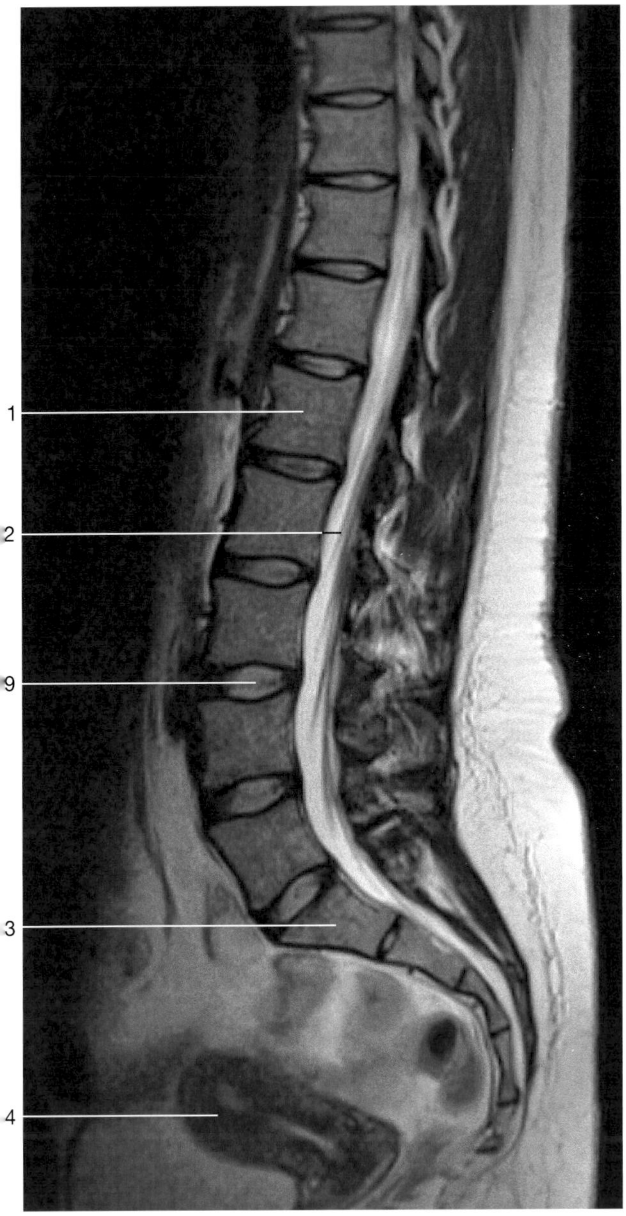

Corte paramediano da parte lombar da coluna vertebral com o canal vertebral e a medula espinal (linha tracejada no desenho esquemático; RNM). (Prof. Uder, Depto. de Radiologia, Universidade de Erlangen-Nürnberg, Alemanha.)

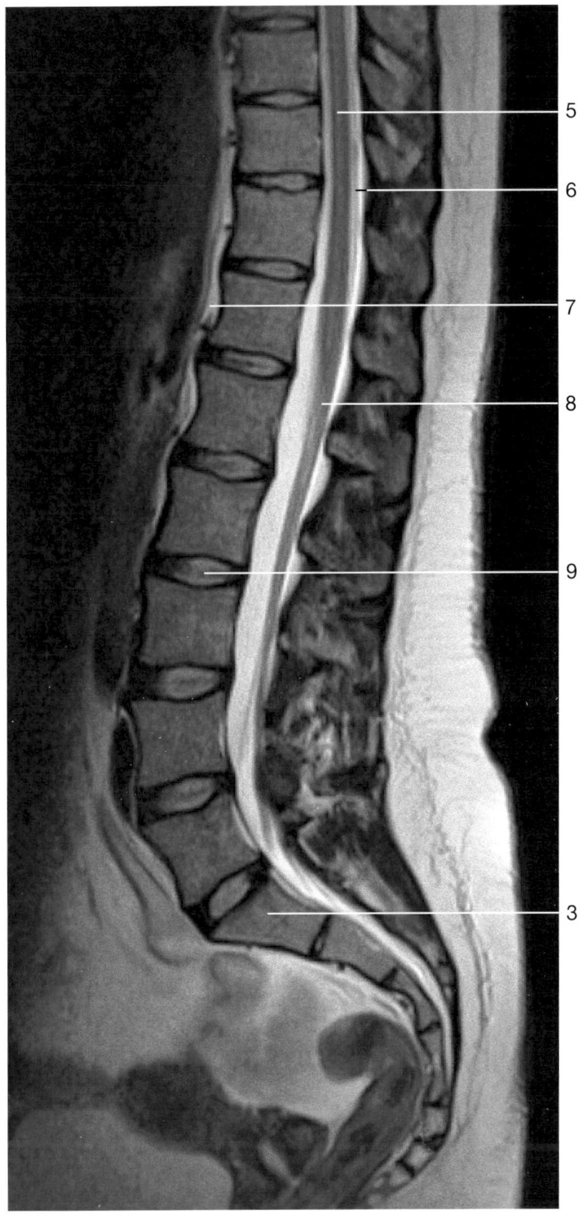

Corte mediano da parte lombar da coluna vertebral com o canal vertebral e a medula espinal (linha contínua no desenho esquemático; RNM). (Prof. Uder, Depto. de Radiologia, Universidade de Erlangen-Nürnberg, Alemanha.)

1 Primeira vértebra lombar (L_1)
2 Radículas dos nervos espinais
3 Sacro
4 Útero
5 Medula espinal
6 Dura-máter, parte espinal
7 Ligamento longitudinal anterior
8 Cone medular da medula espinal
9 Disco intervertebral da vértebra lombar

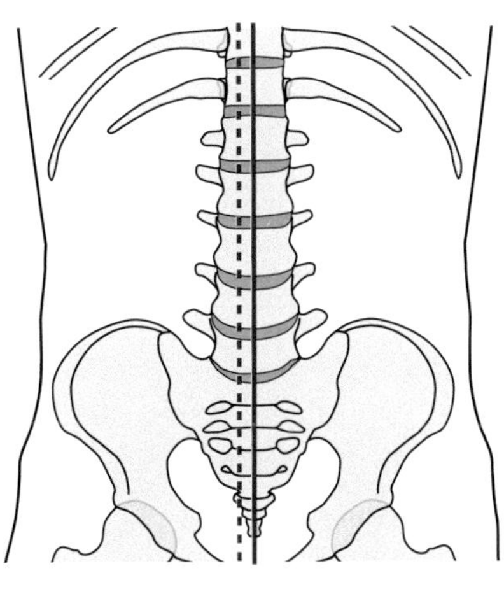

Localização dos cortes (linhas vermelhas).

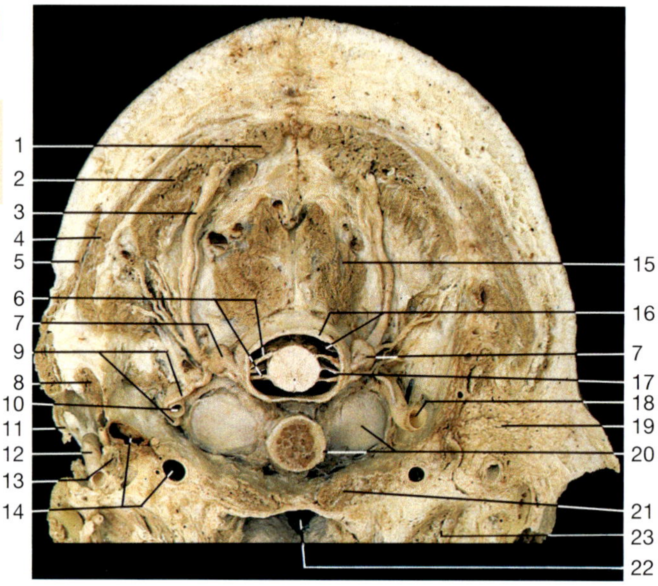

Secção horizontal do pescoço. Dissecção do segundo nervo espinal cervical. Região posterior na parte de cima da figura.

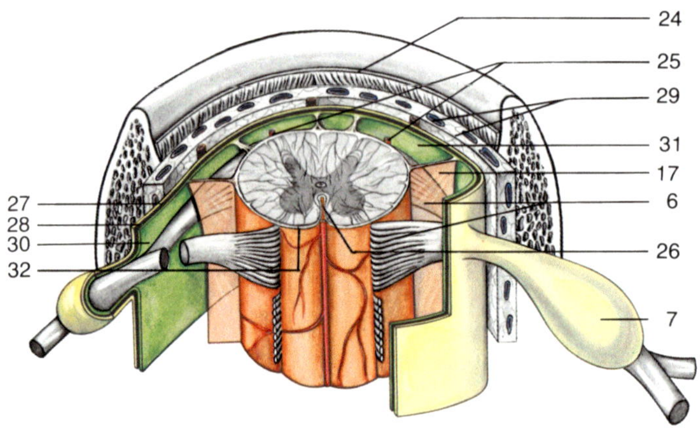

Medula espinal envolvida pelas meninges (vista anterior).

1 Músculo trapézio
2 Músculo semiespinal da cabeça
3 Ramo posterior do nervo espinal
4 Músculo esternocleidomastóideo
5 Músculo platisma
6 Raízes anteriores e posteriores de nervo espinal
7 Gânglio sensitivo do nervo espinal
8 Ventre posterior do músculo digástrico
9 Ramo anterior do nervo espinal
10 Artéria vertebral
11 Nervo auricular magno
12 Artéria temporal superficial
13 Processo estiloide
14 Veia jugular interna e artéria carótida interna
15 Músculo reto posterior maior da cabeça
16 Dura-máter e espaço subaracnóideo
17 Ligamento denticulado
18 Artéria vertebral
19 Glândula parótida
20 Dente do áxis (seccionado) e face articular inferior do atlas
21 Músculo longo da cabeça
22 Cavidade da faringe
23 Músculo pterigóideo medial
24 Periósteo do canal vertebral
25 Artérias espinais posteriores
26 Artéria espinal anterior

Meninges (envoltórios)
27 Dura-máter
28 Espaço subdural
29 Espaço extradural ou epidural com plexo venoso e tecido adiposo
30 Aracnóide-máter
31 Espaço subaracnóideo
32 Pia-máter
33 Núcleo pulposo
34 Pilar do diafragma
35 Disco intervertebral
36 Corpo vertebral de L_1
37 Medula espinal
38 Cone medular
39 Cauda equina
40 Filamento terminal
41 Processo espinhoso

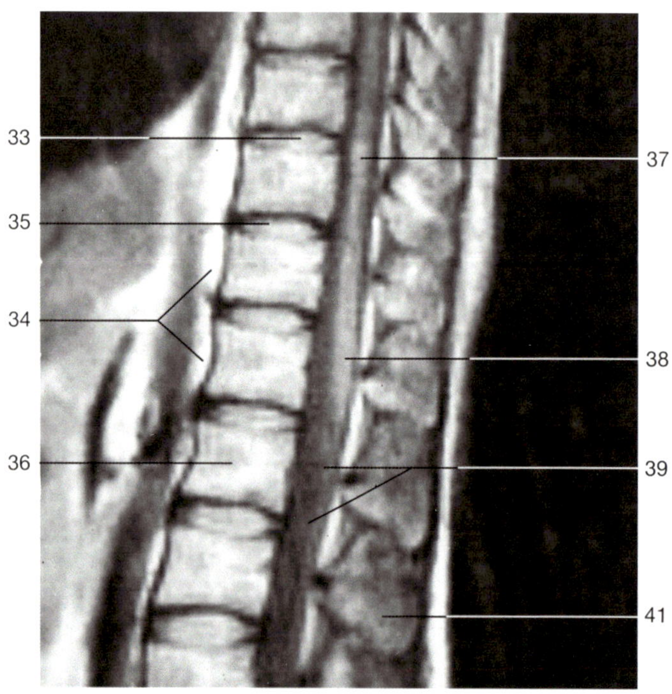

Corte sagital do canal vertebral (T_9–L_2). (RNM).

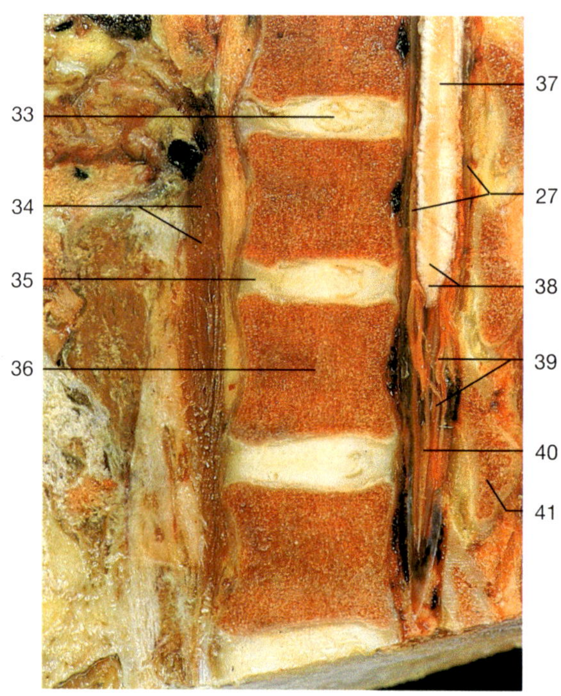

Secção sagital do canal vertebral (T_{12}–L_2). Observe a medula óssea vermelha (não fixa).

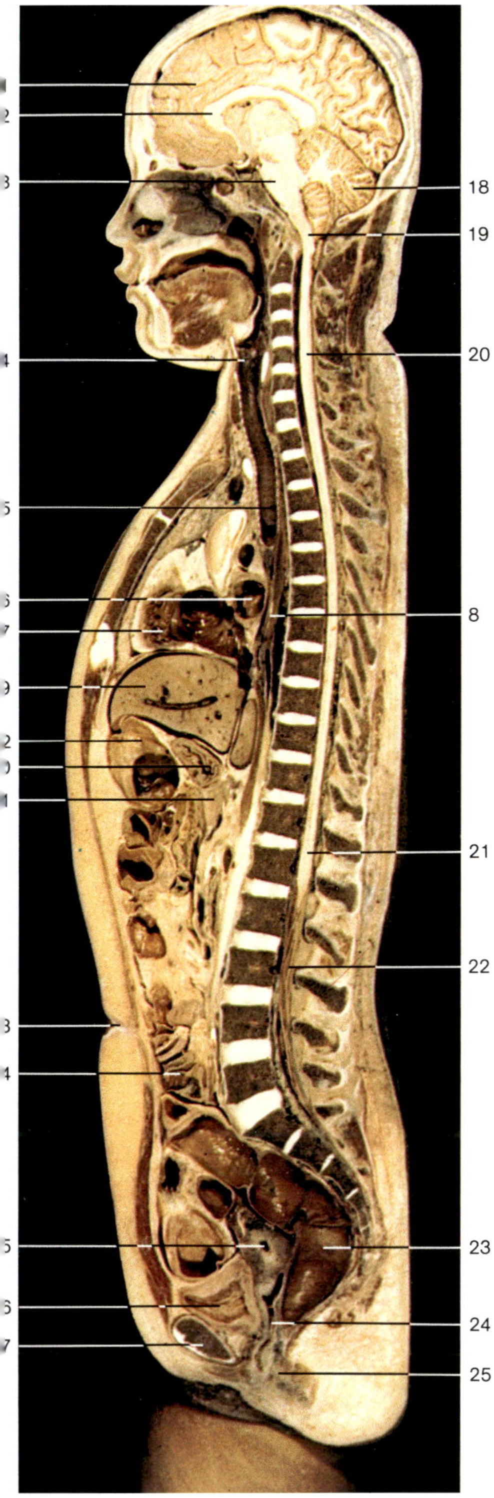

Secção mediana da cabeça e do tronco do adulto (feminino). O cone medular da medula espinal está localizado no nível de L_1.

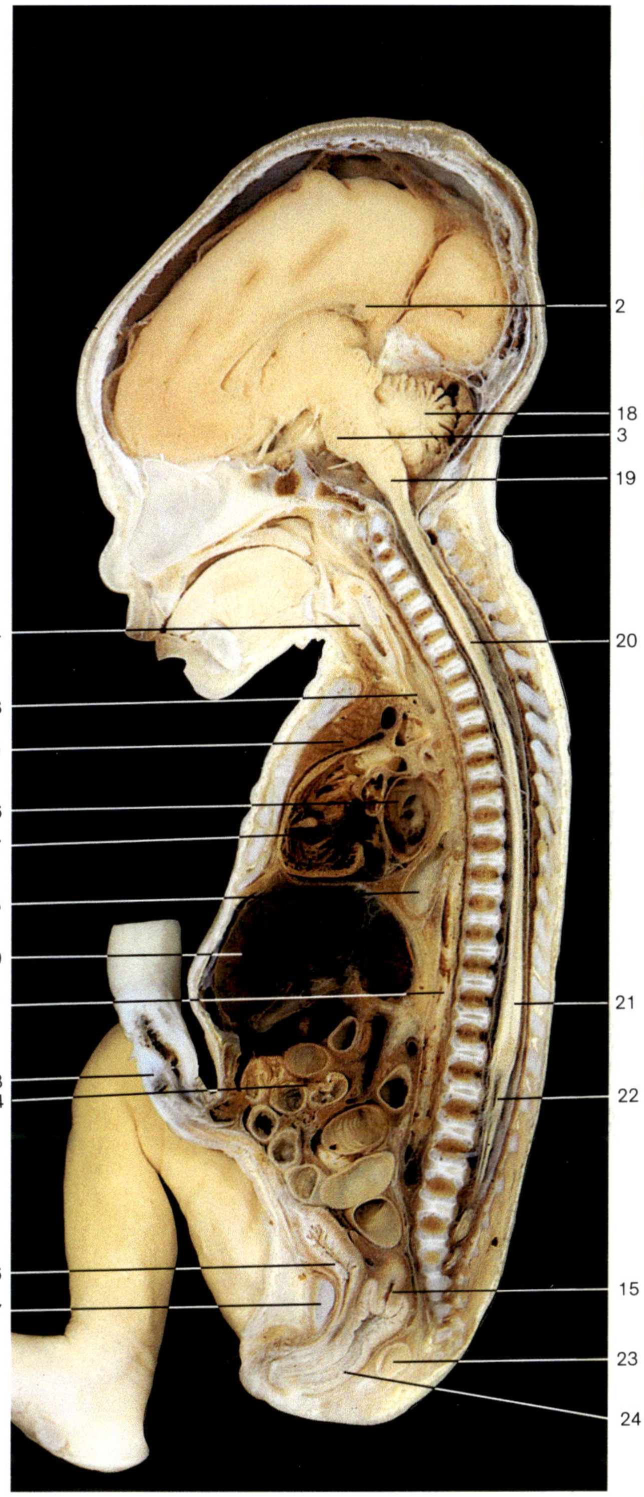

Secção mediana da cabeça e tronco do recém-nascido. Observe que o cone medular da medula espinal do recém-nascido se estende mais caudalmente do que no adulto.

1 Cérebro
2 Corpo caloso
3 Ponte
4 Laringe
5 Traqueia
6 Átrio esquerdo
7 Ventrículo direito
8 Esôfago
9 Fígado
10 Estômago
11 Pâncreas
12 Colo transverso
13 Umbigo
14 Intestino delgado
15 Útero
16 Bexiga urinária
17 Sínfise púbica
18 Cerebelo
19 Bulbo
20 Medula espinal
21 Cone medular
22 Cauda equina
23 Reto
24 Vagina
25 Ânus
26 Veia cava inferior
27 Aorta
28 Cordão umbilical
29 Timo

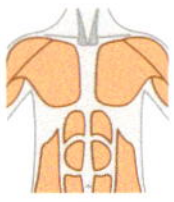

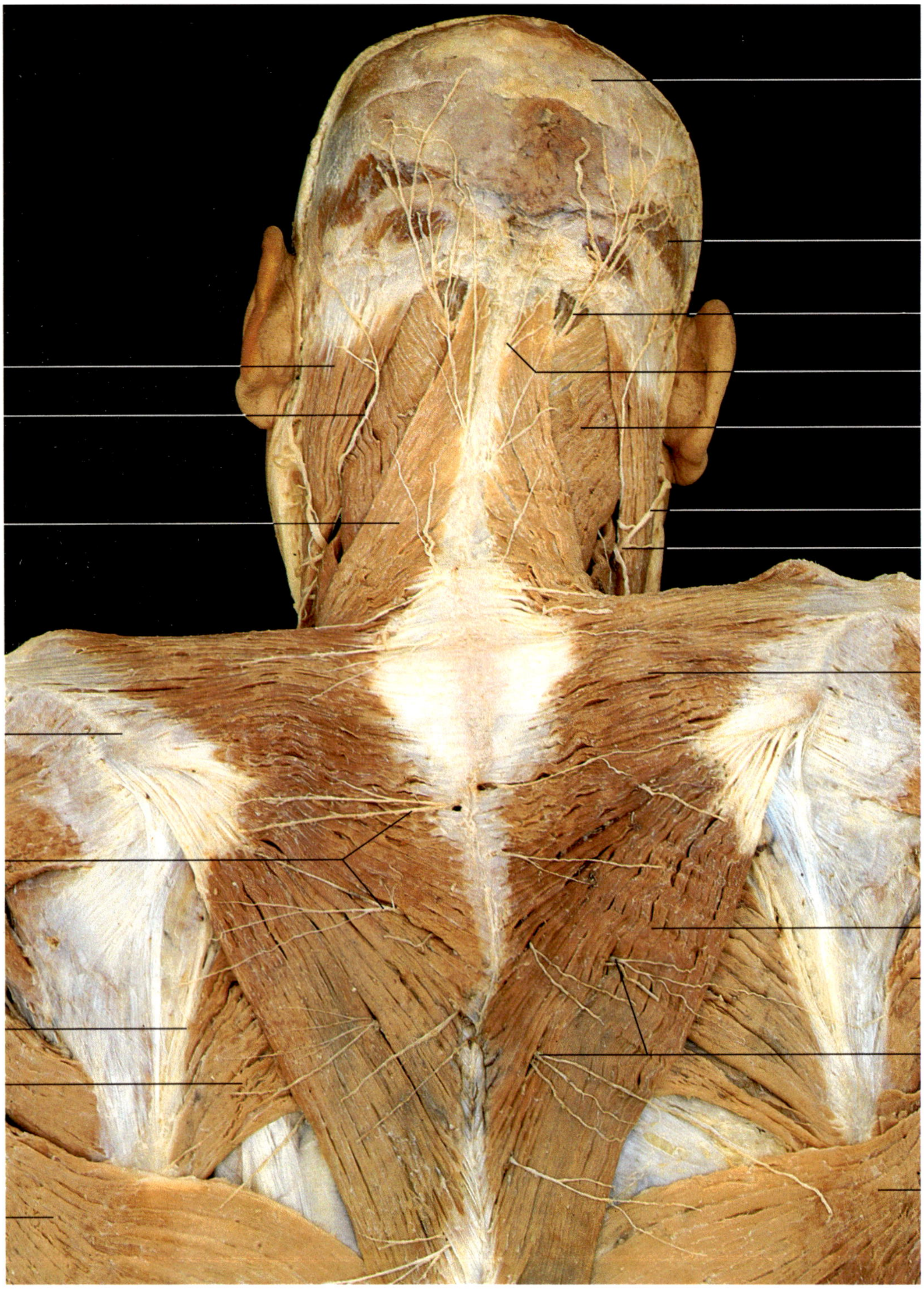

Vista posterior do pescoço (camada superficial). Dissecção do músculo trapézio e dos ramos cutâneos dos ramos dorsais dos nervos espinais.

1 Músculo esternocleidomastóideo
2 Nervo occipital menor
3 Músculo trapézio (parte descendente)
4 Espinha da escápula
5 Ramos cutâneos mediais de ramos posteriores de nervos espinais
6 Margem medial da escápula
7 Músculo romboide maior
8 Músculo latíssimo do dorso
9 Aponeurose epicrânica (gálea aponeurótica)
10 Músculo occipitofrontal (ventre occipital)
11 Nervo occipital maior
12 Nervo occipital terceiro
13 Músculo esplênio da cabeça
14 Nervo auricular magno
15 Nervos cutâneos do plexo cervical
16 Músculo trapézio (parte transversa)
17 Músculo trapézio (parte ascendente)
18 Músculo redondo maior

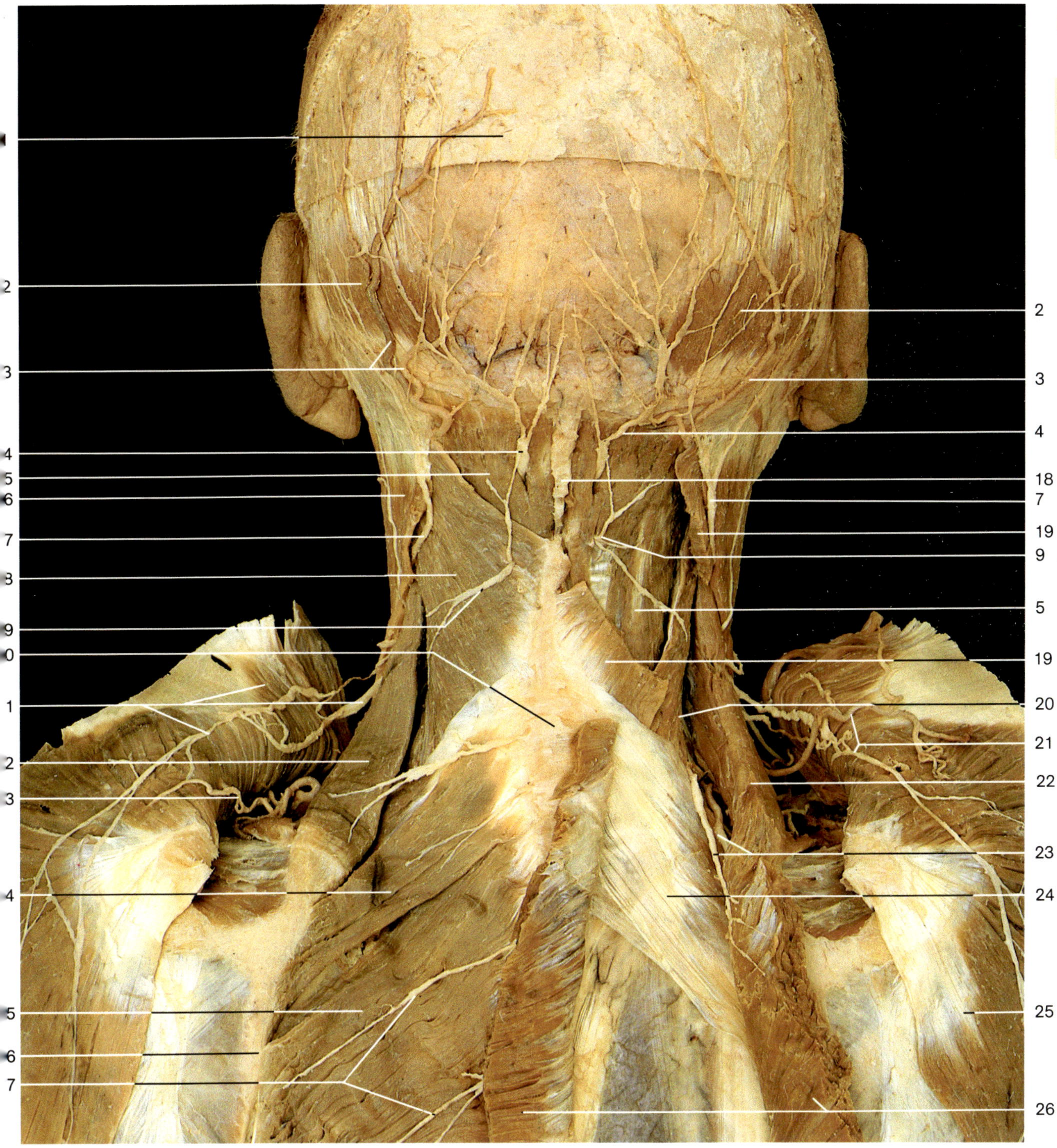

Vista posterior do pescoço (camada mais profunda). Músculo trapézio esquerdo seccionado e rebatido. À direita, os músculos trapézio, romboide e esplênio foram seccionados. O músculo levantador da escápula direito foi levemente rebatido.

1 Aponeurose epicrânica (gálea aponeurótica)
2 Ventre occipital do músculo occipitofrontal
3 Artéria occipital
4 Nervo occipital maior (C_2)
5 Músculo semiespinal da cabeça
6 Músculo esternocleidomastóideo
7 Nervo occipital menor
8 Músculo esplênio da cabeça do lado esquerdo
9 Nervo occipital terceiro (C_3)
10 Processo espinhoso de C_7 (vértebra proeminente)
11 Músculo trapézio esquerdo; nervo acessório (n. XI)
12 Músculo levantador da escápula
13 Ramo superficial da artéria cervical transversa
14 Músculo romboide menor
15 Músculo romboide maior
16 Margem medial da escápula
17 Ramos mediais dos ramos posteriores dos nervos espinais
18 Ligamento nucal
19 Músculo esplênio da cabeça (seccionado)
20 Músculo esplênio do pescoço
21 Nervo acessório direito e ramo superficial da artéria cervical transversa
22 Músculo levantador da escápula do lado direito
23 Nervo dorsal da escápula e ramo profundo da artéria cervical transversa
24 Músculo serrátil posterior superior
25 Músculo trapézio direito (seccionado e rebatido)
26 Músculo romboide maior direito (seccionado e rebatido)

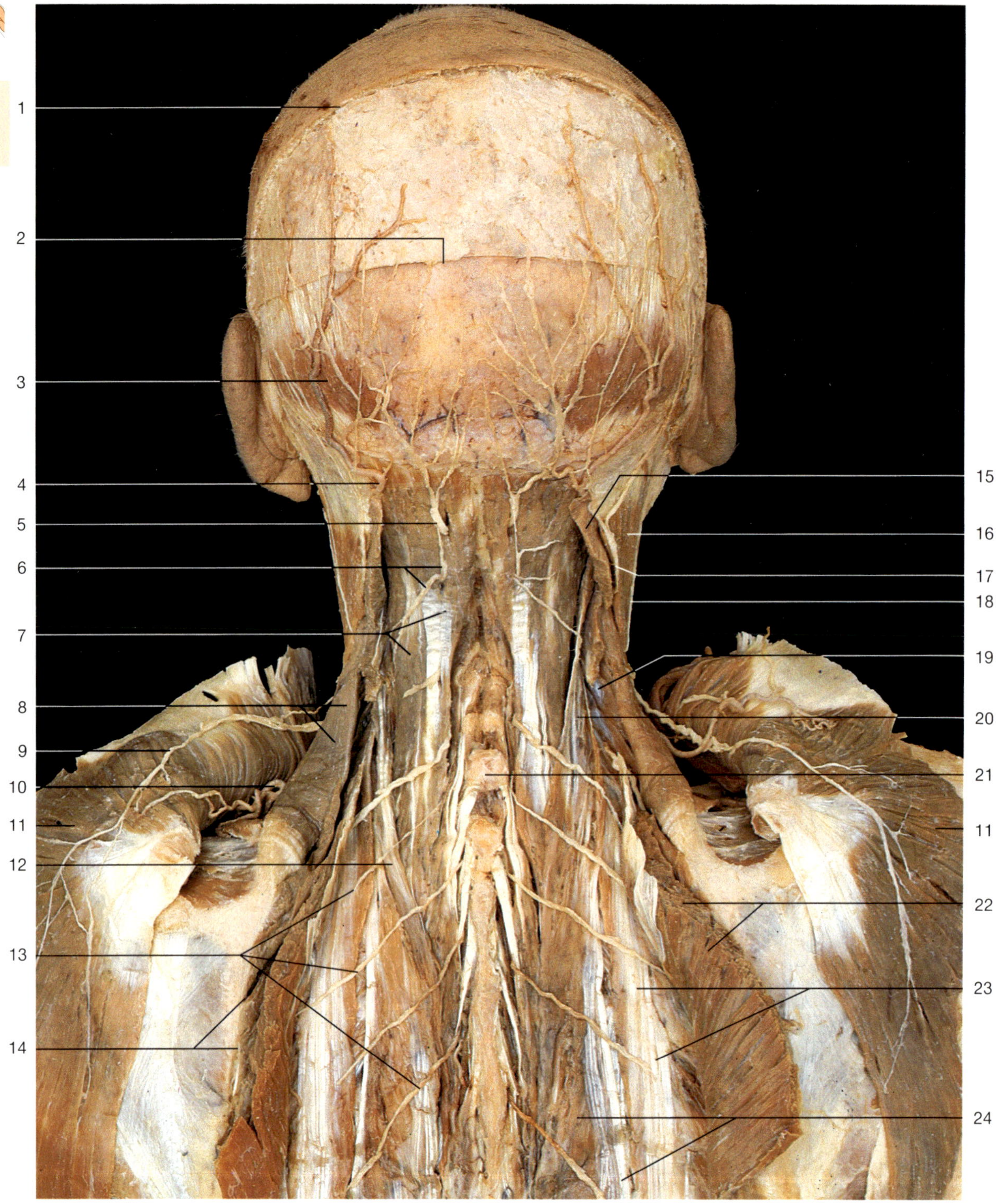

Vista posterior do pescoço (camada mais profunda). Os músculos trapézio e esplênios da cabeça e do pescoço foram seccionados e parcialmente removidos ou rebatidos.

1 Couro cabeludo
2 Aponeurose epicrânica (gálea aponeurótica)
3 Músculo occipitofrontal (ventre occipital)
4 Artéria occipital
5 Nervo occipital maior
6 Nervo occipital terceiro
7 Músculo semiespinal da cabeça
8 Músculo levantador da escápula
9 Nervo acessório (n. XI)
10 Ramo superficial da artéria cervical transversa
11 Músculo trapézio (rebatido)
12 Músculo longuíssimo do pescoço
13 Ramos cutâneos mediais dos ramos posteriores dos nervos espinais
14 Margem medial da escápula
15 Músculo esplênio da cabeça (seccionado)
16 Músculo esternocleidomastóideo
17 Nervo occipital menor
18 Nervo auricular magno
19 Músculo esplênio do pescoço
20 Músculo longuíssimo do pescoço
21 Processo espinhoso da vértebra proeminente (C_7)
22 Músculos romboides (seccionados)
23 Músculo iliocostal do lombo (parte torácica)
24 Músculo longuíssimo do tórax

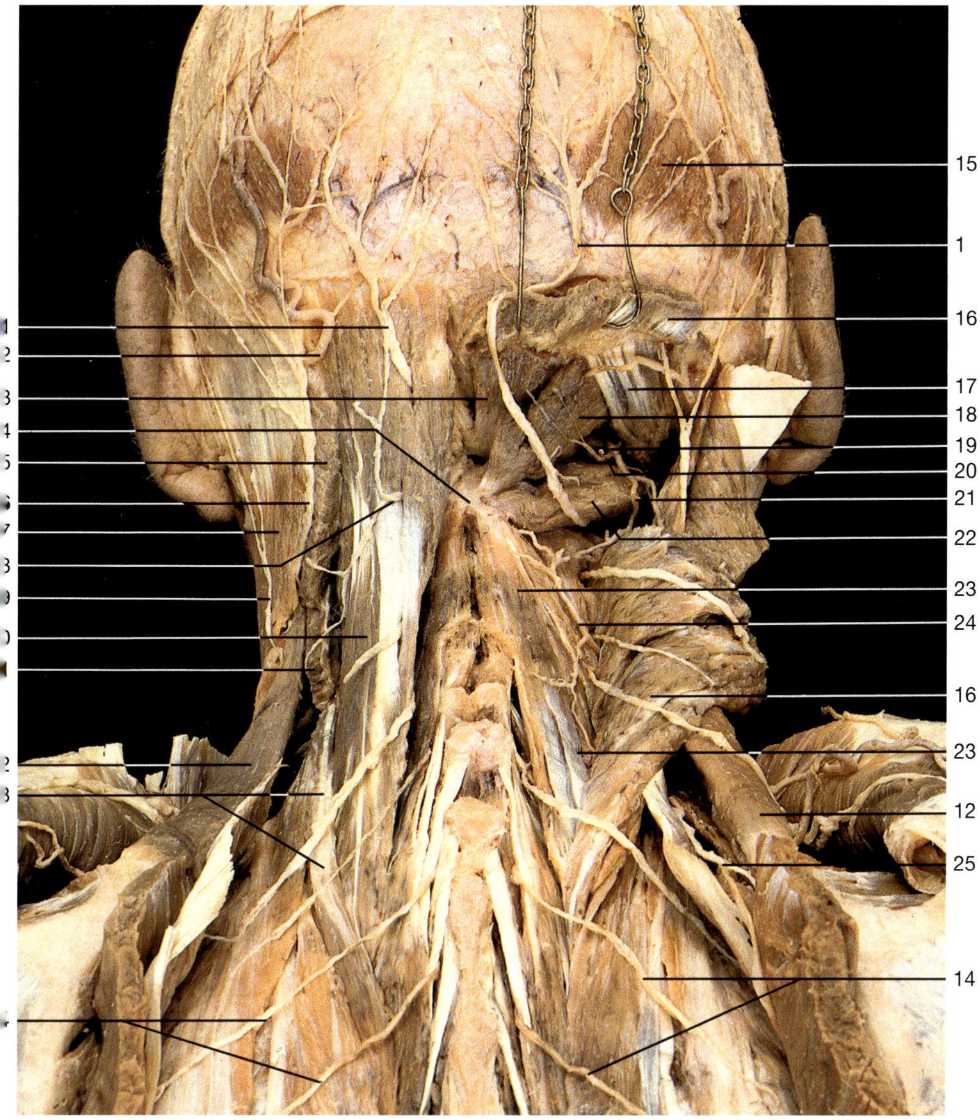

Vista posterior do pescoço (camada mais profunda). Dissecção do trígono suboccipital. O músculo semiespinal direito da cabeça foi seccionado e rebatido.

1 Nervo occipital maior
2 Artéria occipital
3 Músculo reto posterior menor da cabeça
4 Processo espinhoso do áxis
5 Músculo esplênio da cabeça esquerdo (seccionado)
6 Nervo occipital menor
7 Músculo esternocleidomastóideo esquerdo
8 Nervo occipital terceiro (C_3)
9 Nervo auricular magno
10 Músculo semiespinal da cabeça esquerdo
11 Músculo semiespinal do pescoço esquerdo (seccionado)
12 Músculo levantador da escápula
13 Músculo longuíssimo do pescoço esquerdo
14 Ramos mediais dos ramos posteriores dos nervos espinais
15 Ventre occipital do músculo occipitofrontal
16 Músculo semiespinal da cabeça (seccionado)
17 Músculo oblíquo superior da cabeça
18 Músculo reto posterior maior da cabeça
19 Artéria vertebral
20 Nervo suboccipital (C_1)
21 Ramo muscular da artéria vertebral
22 Músculo oblíquo inferior da cabeça
23 Músculo semiespinal do pescoço direito
24 Artéria cervical profunda
25 Nervo dorsal da escápula
26 Protuberância occipital externa
27 Músculo trapézio (seccionado)
28 Vértebra cervical (C_3)
29 Processo mastoide e músculo esplênio da cabeça
30 Atlas
31 Áxis
32 Processo espinhoso da 3ª vértebra cervical

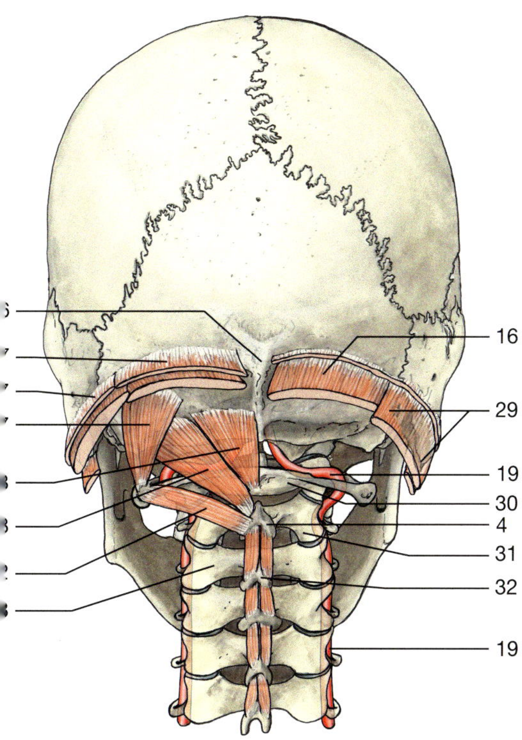

Trígono suboccipital e posição da artéria vertebral.

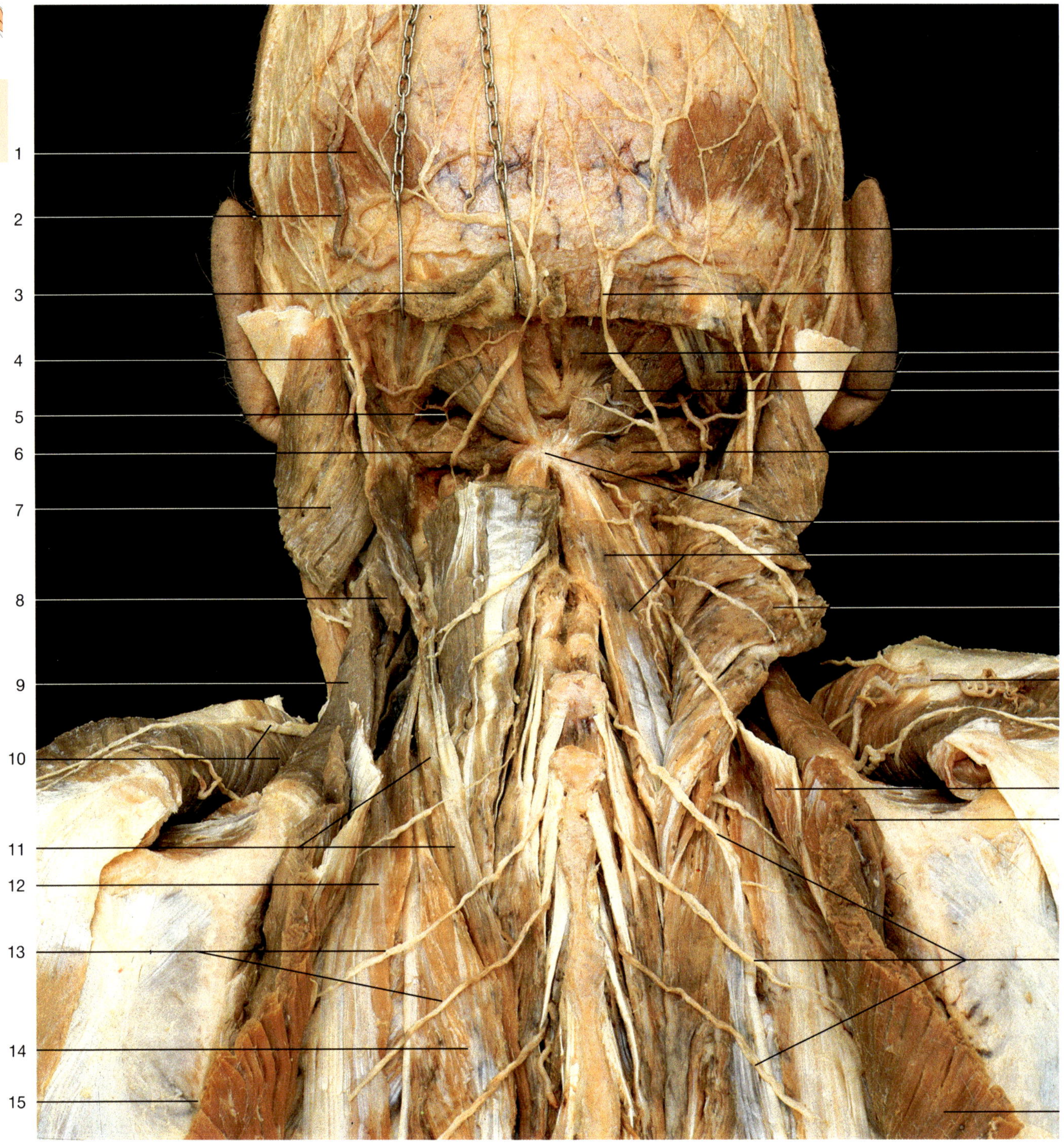

Vista posterior do pescoço (camada mais profunda). Dissecção bilateral do trígono suboccipital.

1 Músculo occipitofrontal (ventre occipital)
2 Artéria occipital
3 Inserção do músculo semiespinal da cabeça (seccionado)
4 Nervo occipital menor (plexo cervical)
5 Nervo suboccipital (C_1)
6 Nervo occipital maior (C_2)
7 Músculo esplênio da cabeça (rebatido)
8 Músculo esplênio do pescoço
9 Músculo levantador da escápula
10 Nervo acessório (n. XI) e músculo trapézio
11 Músculo longuíssimo do pescoço
12 Músculo iliocostal do pescoço
13 Ramos cutâneos mediais dos ramos posteriores dos nervos espinais (C_7, C_8)
14 Músculo longuíssimo do tórax
15 Margem medial da escápula
16 Músculo reto posterior menor da cabeça
17 Músculo oblíquo superior da cabeça
18 Músculo reto posterior maior da cabeça
19 Músculo oblíquo inferior da cabeça
20 Processo espinhoso do áxis
21 Músculo semiespinal do pescoço
22 Músculo semiespinal da cabeça (seccionado e rebatido)
23 Artéria cervical transversa (ramo superficial)
24 Músculo serrátil posterior superior (seccionado e rebatido)
25 Músculo romboide menor (seccionado e rebatido)
26 Músculo romboide maior (seccionado e rebatido)

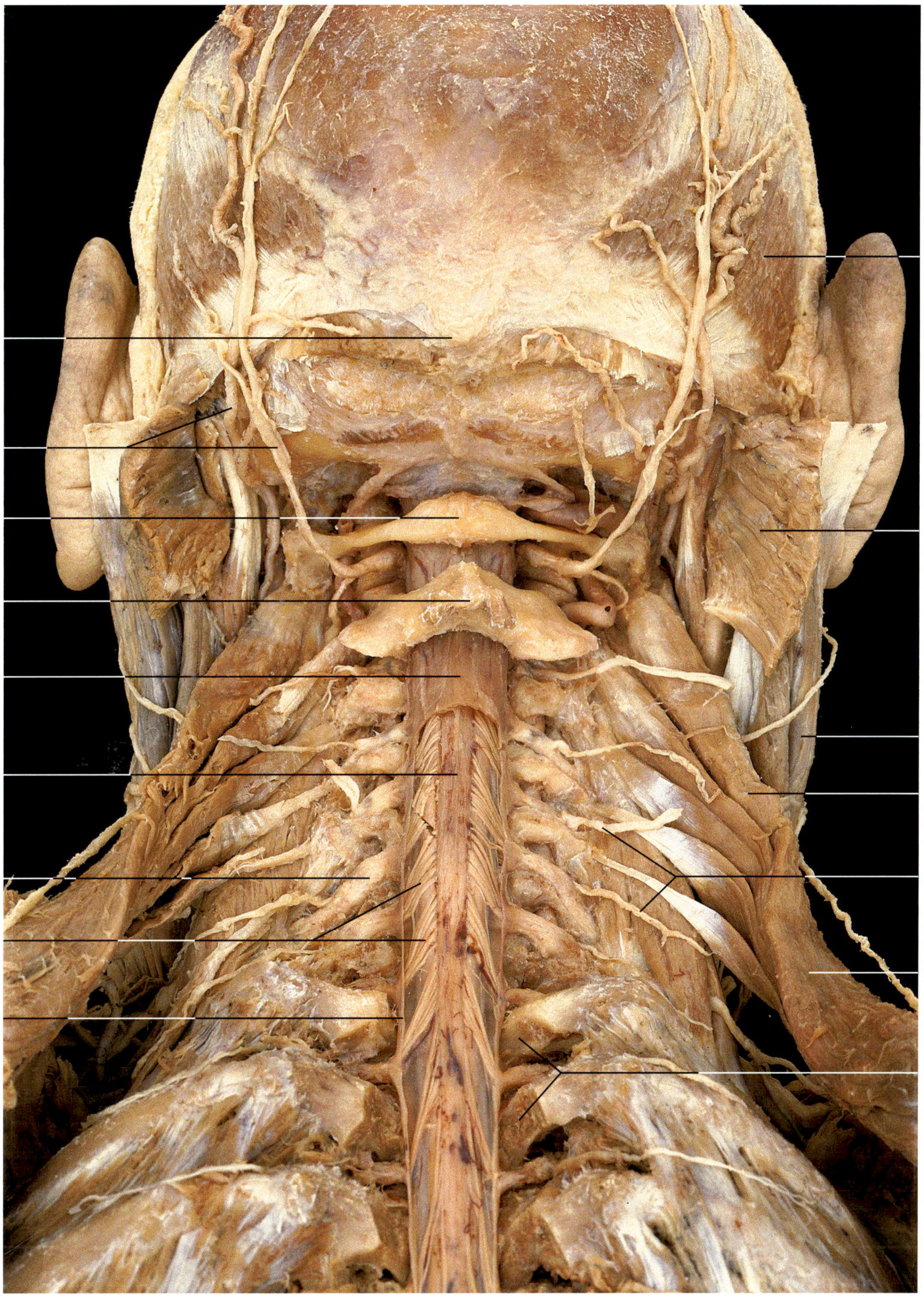

Vista posterior do pescoço (camada mais profunda). O canal vertebral caudalmente ao atlas e áxis foi aberto para mostrar a medula espinal. A dura-máter foi parcialmente removida.

1 Protuberância occipital externa
2 Nervo occipital maior (C_2) e artéria occipital
3 Atlas (arco posterior)
4 Áxis (arco posterior)
5 Parte espinal da dura-máter
6 Medula espinal
7 Gânglio sensitivo do nervo espinal
8 Radículas posteriores
9 Músculo occipitofrontal (ventre occipital)
10 Músculo esplênio da cabeça (seccionado e rebatido)
11 Músculo esternocleidomastóideo
12 Músculo levantador da escápula
13 Ramos posteriores dos nervos espinais
14 Arcos das vértebras cervicais (seccionados)

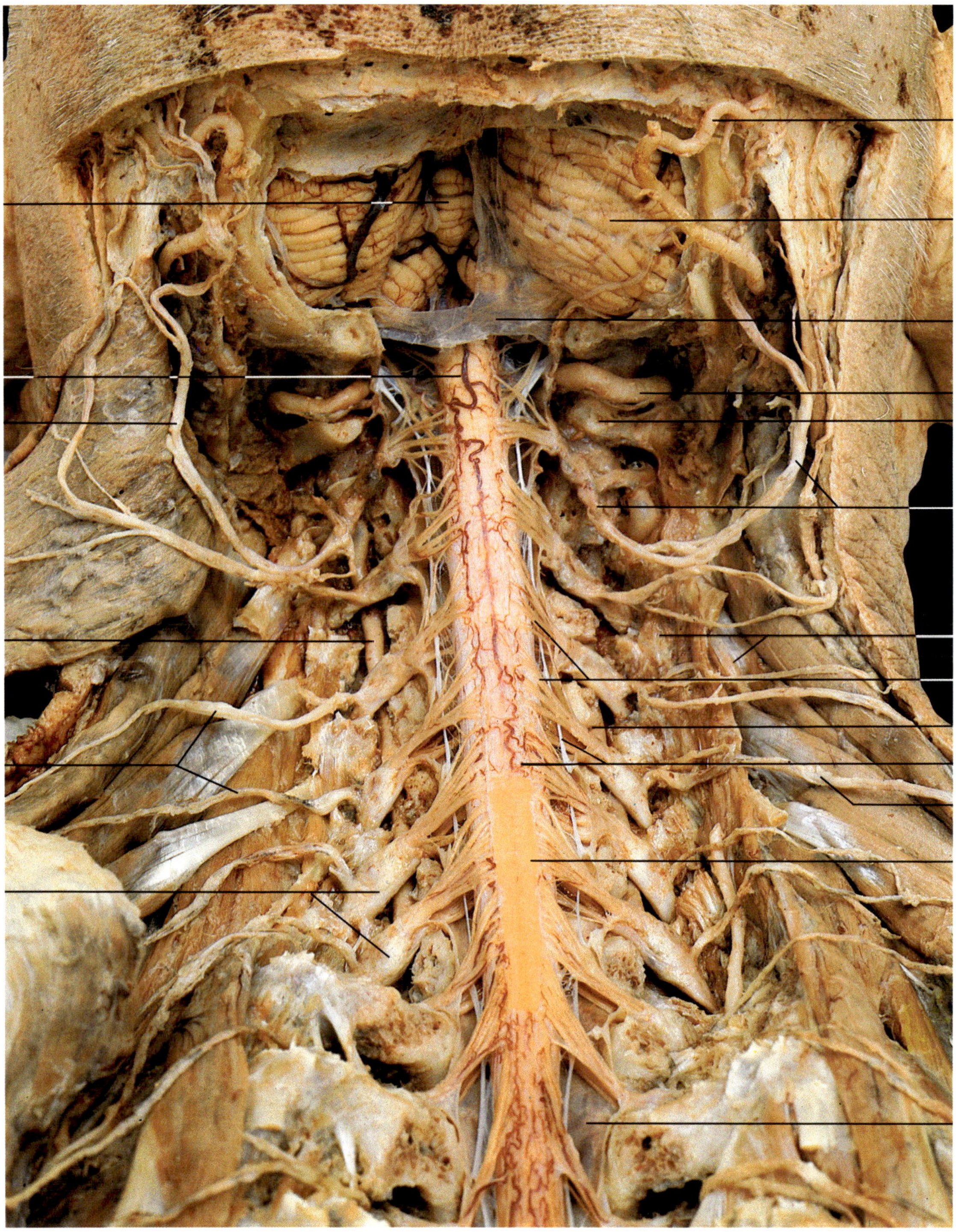

Vista posterior do pescoço (camada mais profunda). Dissecção do bulbo e da medula espinal.
A cavidade craniana foi aberta.

1 Verme do cerebelo
2 Bulbo e artéria espinal posterior
3 Artéria vertebral
4 Gânglio sensitivo do nervo espinal
5 Artéria occipital
6 Cerebelo
7 Cisterna cerebelobulbar posterior
8 Arco posterior do atlas
9 Nervo occipital maior (C_2)
10 Músculo levantador da escápula e ligamento intertransversário
11 Raízes posteriores dos nervos espinais
12 Arco vertebral
13 Ligamento denticulado e aracnoide-máter
14 Área despojada de pia-máter
15 Parte espinal da dura-máter
16 Ramos posteriores dos nervos espinais

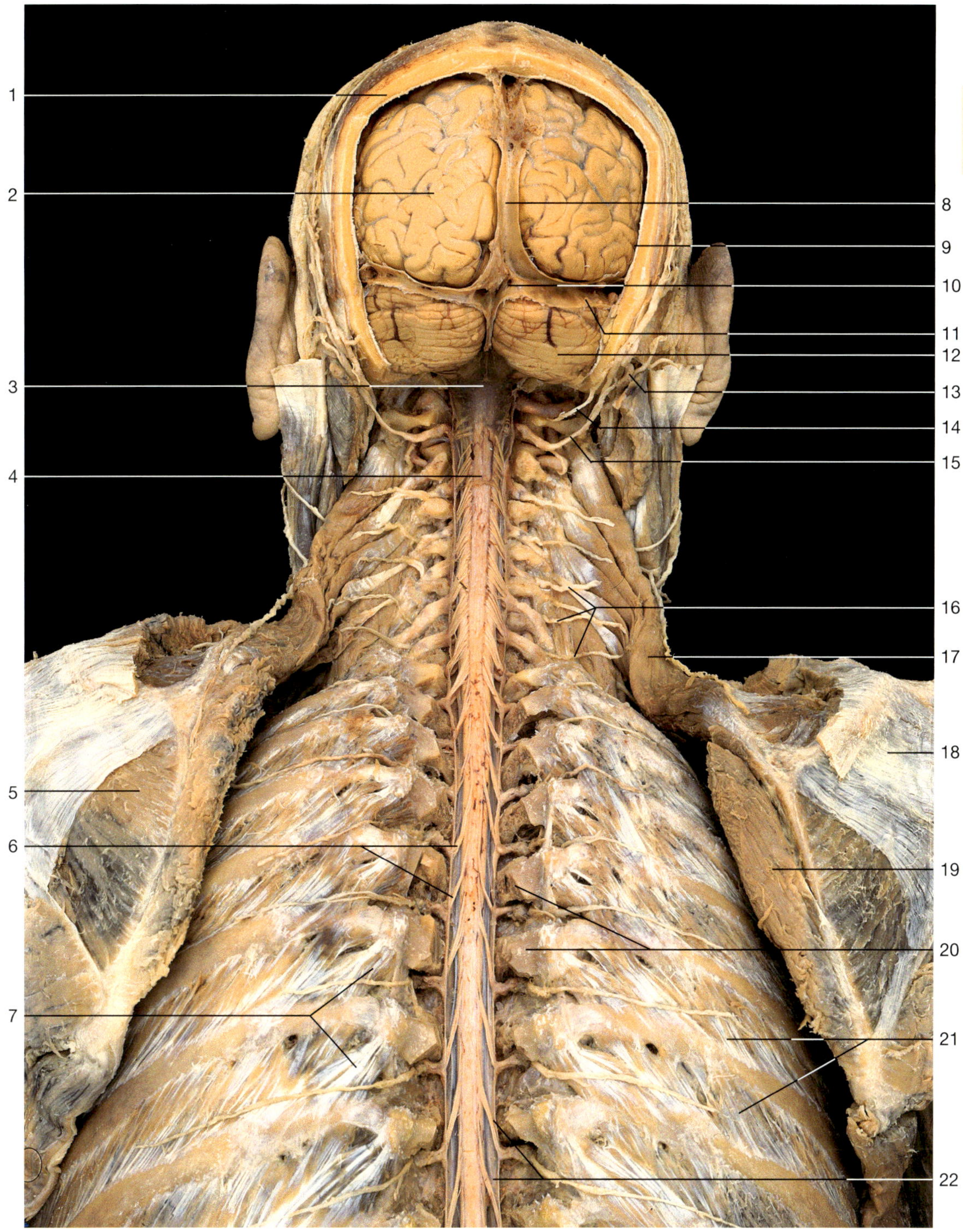

Vista posterior do pescoço (camada mais profunda). Dissecção do bulbo e medula espinal em relação ao encéfalo.

1 Calvária
2 Hemisfério cerebral esquerdo
3 Cisterna cerebelobulbar posterior
4 Medula espinal
5 Escápula com músculo infraespinal
6 Radículas da raiz posterior
7 Músculos levantadores das costelas
8 Foice do cérebro com seio sagital superior
9 Espaço subaracnóideo
10 Confluência dos seios
11 Seio transverso
12 Cerebelo
13 Artéria occipital
14 Nervo suboccipital (C_1)
15 Nervo occipital maior (C_2)
16 Ramos posteriores dos nervos espinais
17 Músculo levantador da escápula
18 Músculo deltoide
19 Músculos romboides
20 Arcos vertebrais (seccionados)
21 Músculos intercostais externos
22 Parte espinal da dura-máter

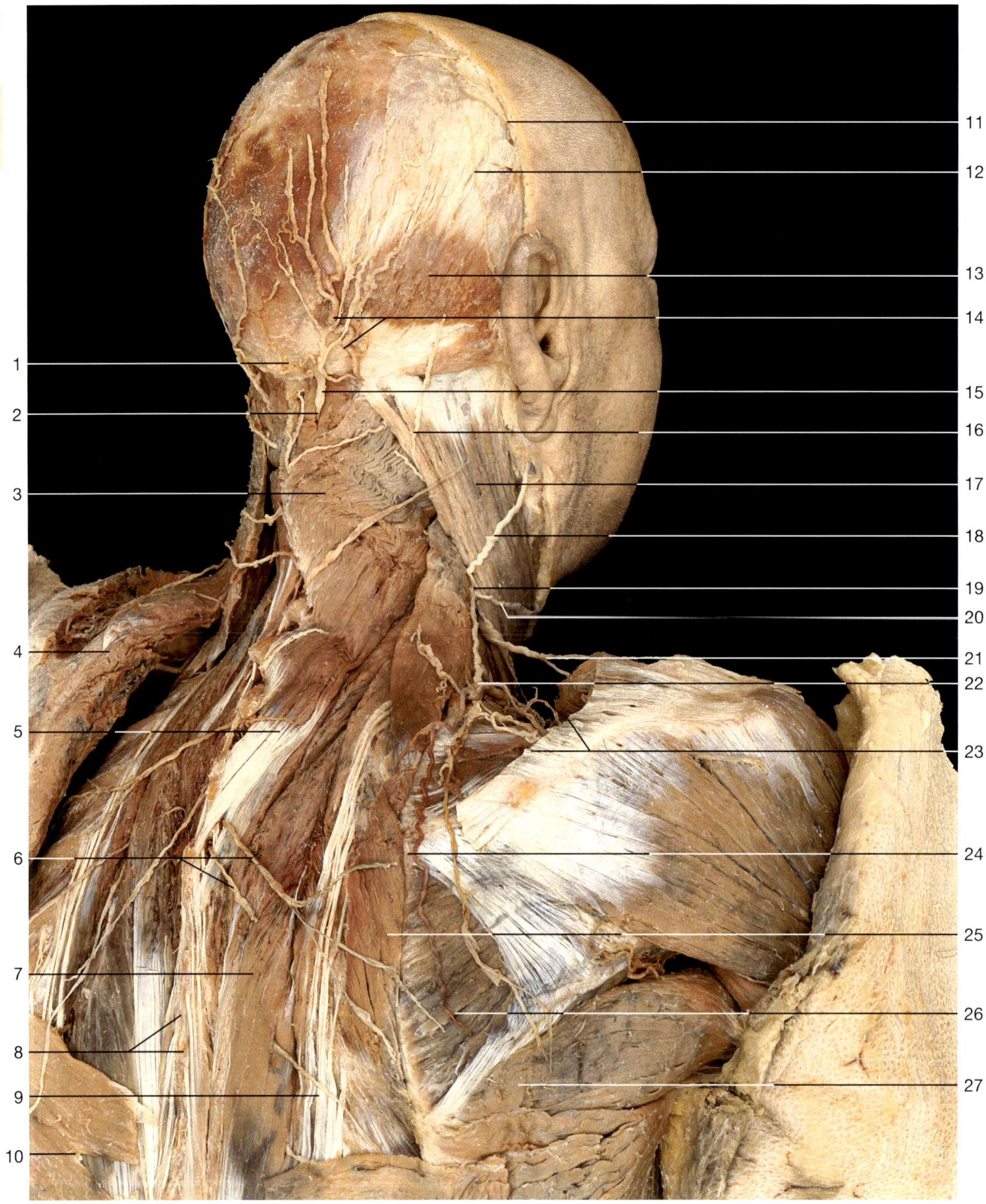

Vista oblíqua lateral do pescoço (camada profunda). O músculo trapézio foi removido.

1 Protuberância occipital externa
2 Músculo semiespinal da cabeça
3 Músculo esplênio da cabeça
4 Escápula
5 Músculo esplênio do pescoço
6 Ramos posteriores dos nervos espinais
7 Músculo longuíssimo
8 Processos espinhosos das vértebras torácicas
9 Músculo iliocostal
10 Músculo latíssimo do dorso
11 Couro cabeludo
12 Aponeurose epicrânica (gálea aponeurótica)
13 Músculo occipitofrontal (ventre occipital)
14 Artéria occipital
15 Nervo occipital maior (C_2)
16 Nervo occipital menor
17 Músculo esternocleidomastóideo
18 Nervo auricular magno
19 Ponto nervoso
20 Nervo cervical transverso
21 Nervos supraclaviculares
22 Nervo acessório (n. XI)
23 Músculo trapézio (margem de corte)
24 Margem medial da escápula
25 Músculo romboide maior
26 Músculo infraespinal
27 Músculo redondo maior

4 Órgãos Torácicos

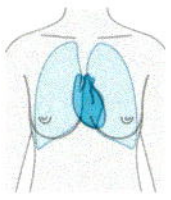

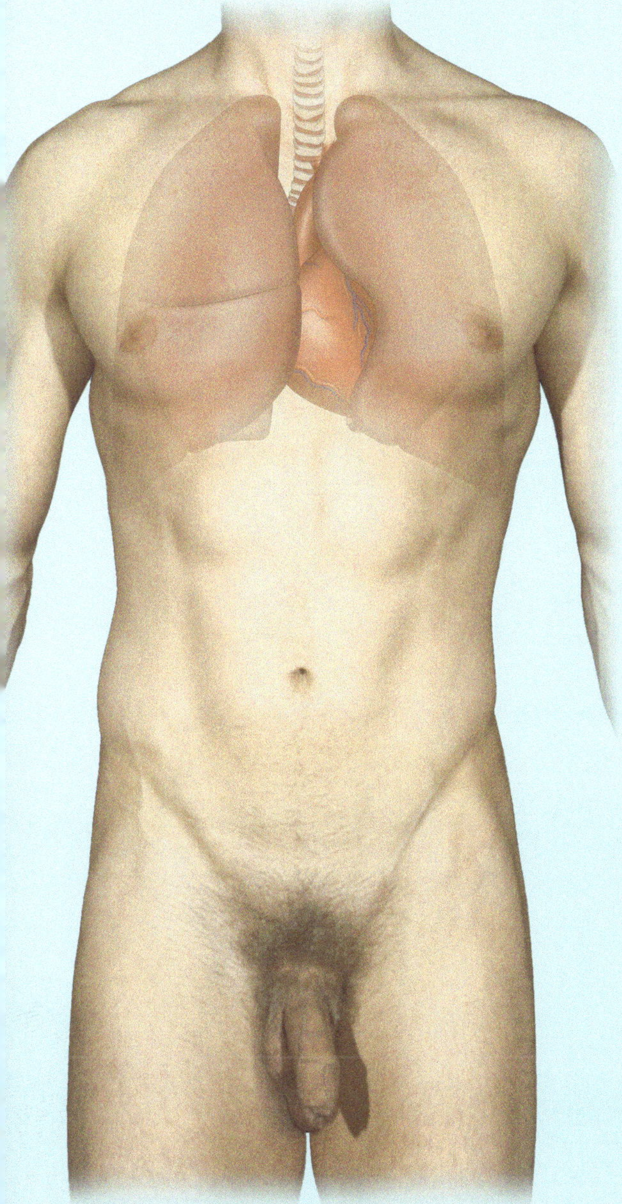

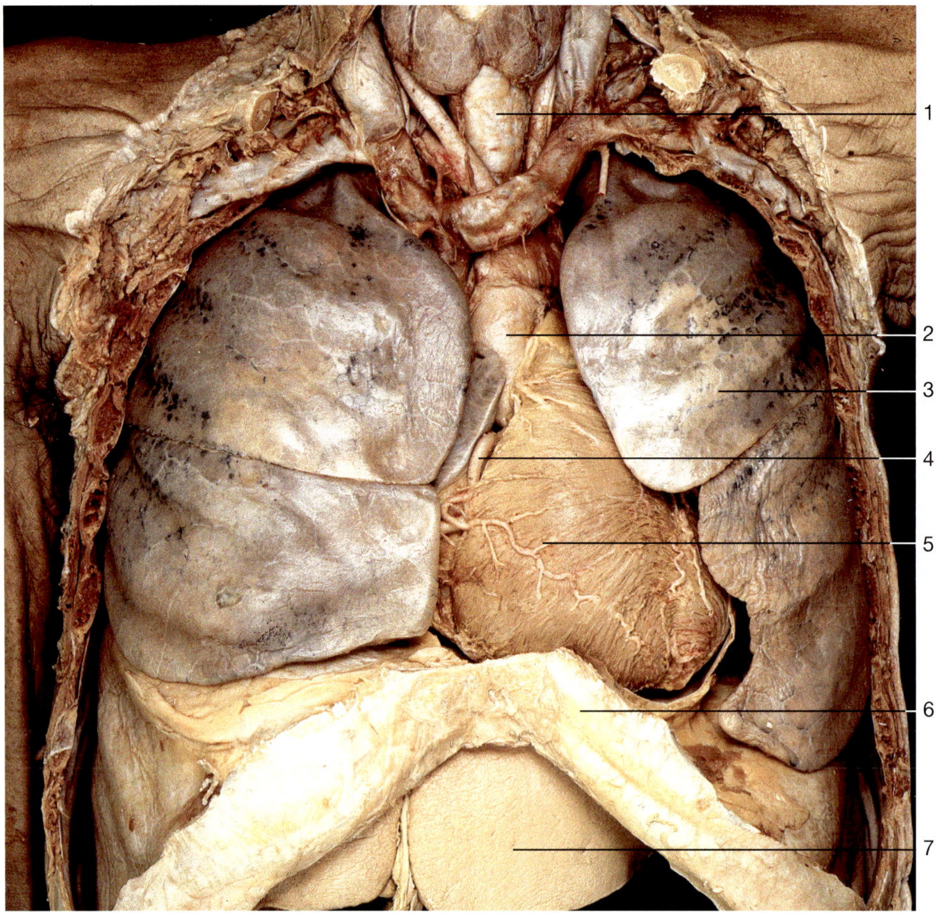

Órgãos torácicos *in situ* (vista anterior). A parede torácica anterior foi removida.

1 Traqueia
2 Parte ascendente da aorta
3 Lobo superior do pulmão esquerdo
4 Artéria coronária direita
5 Ventrículo direito do coração
6 Arco costal
7 Fígado
8 Esterno
9 Aurícula direita do coração
10 Lobo médio do pulmão direito
11 Átrio direito do coração
12 Brônquio principal esquerdo
13 Veia ázigo
14 Ventrículo esquerdo do coração e bulbo da aorta
15 Esôfago
16 Parte descendente da aorta
17 Medula espinal

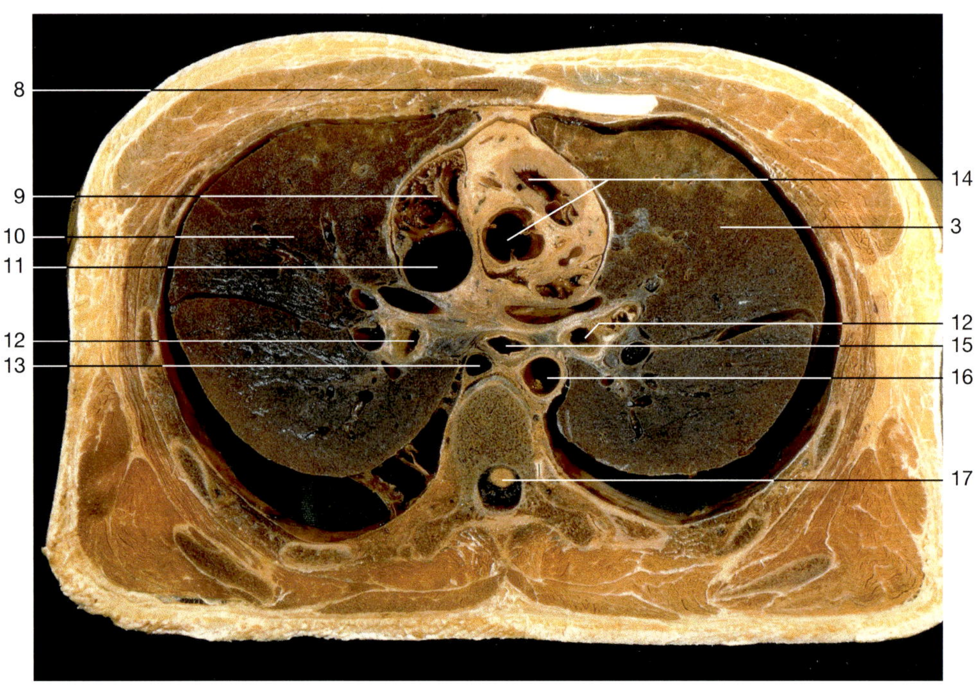

Secção transversal do tórax no nível da sétima vértebra torácica (vista inferior).

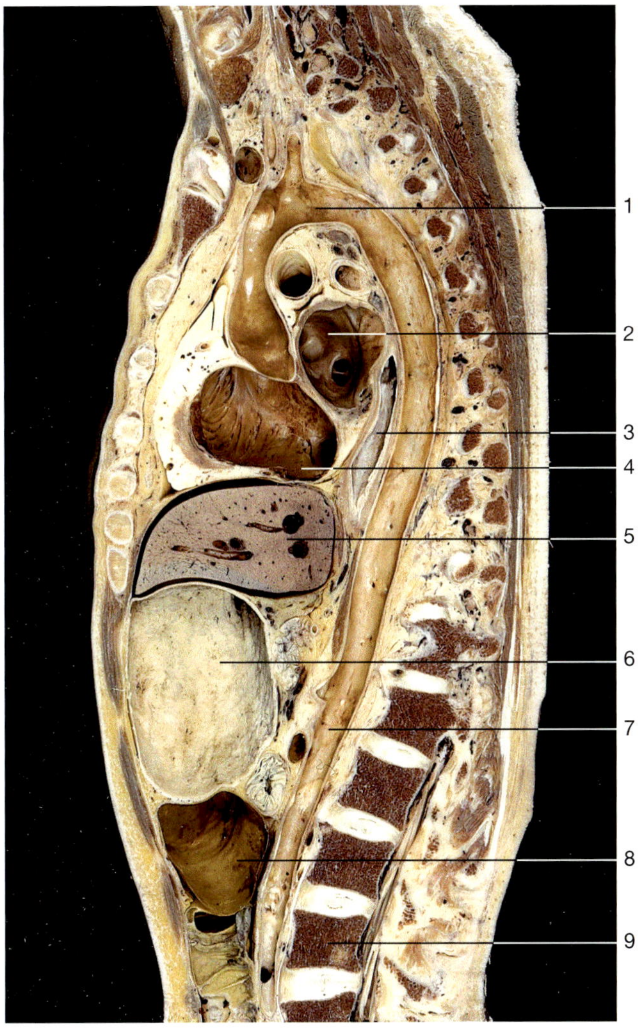

Secção sagital das cavidades torácica e abdominal.

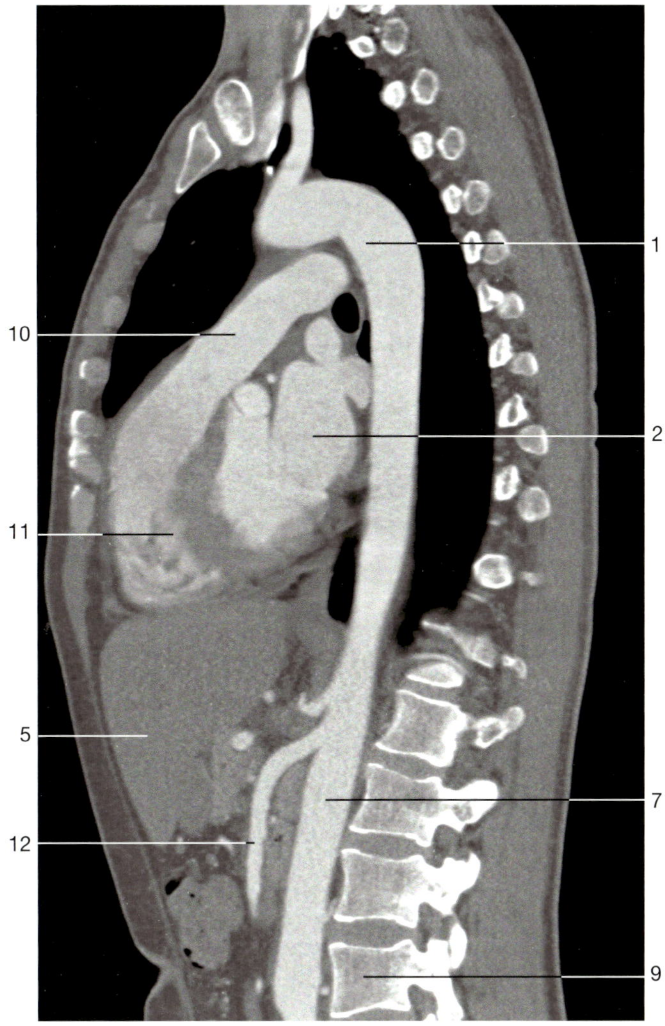

Corte sagital das cavidades torácica e abdominal (RNM). (Prof. Uder, Depto. de Radiologia, Universidade de Erlangen-Nürnberg.)

1 Arco da aorta
2 Átrio esquerdo do coração
3 Esôfago
4 Átrio direito do coração
5 Fígado
6 Estômago
7 Parte abdominal da aorta
8 Colo transverso (dilatado)
9 Corpo vertebral
10 Tronco pulmonar
11 Ventrículo direito do coração
12 Artéria mesentérica superior
13 Traqueia
14 Partes remanescentes do timo
15 Parte ascendente da aorta
16 Pericárdio

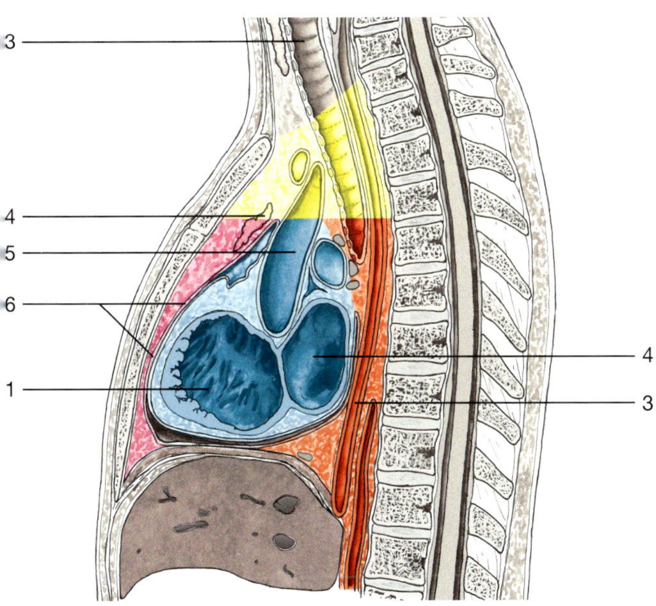

Secção sagital da cavidade torácica. As partes do mediastino estão indicadas pelas cores (comparar com a tabela).

Divisão do mediastino	Conteúdo principal
Mediastino superior (amarelo)	Traqueia, veias braquiocefálicas, timo, arco da aorta, esôfago, ducto torácico.
Mediastino médio (azul)	Coração, parte ascendente da aorta, tronco pulmonar, veias pulmonares, nervos frênicos.
Mediastino posterior (laranja)	Esôfago, nervos vagos, parte descendente da aorta, ducto torácico, troncos simpáticos.
Mediastino anterior (rosa)	Pequenos vasos e nervos, tecidos conjuntivo e adiposo, timo (apenas na criança).

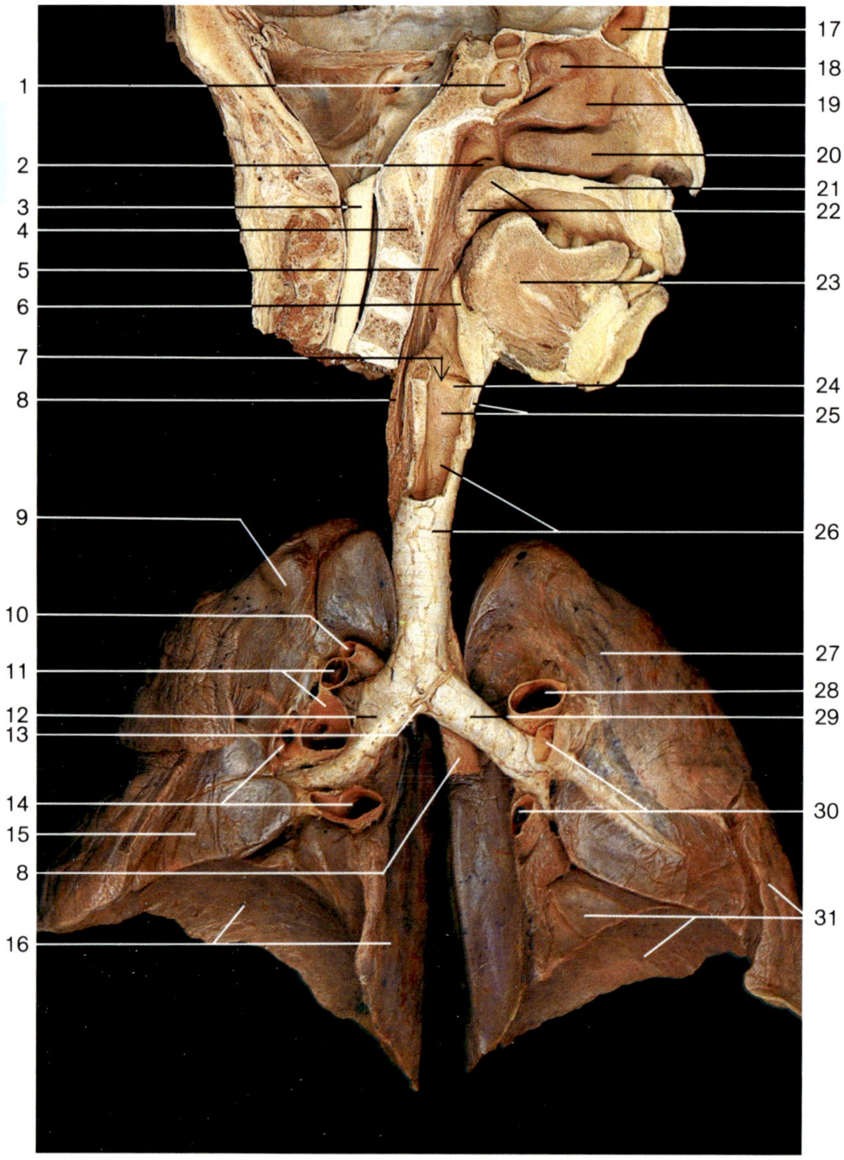

Sistema respiratório. Pulmões fixados em expiração e rodados lateralmente. Hemicabeça esquerda rodada lateralmente.

1 Seio esfenoidal
2 Óstio faríngeo da tuba auditiva
3 Medula espinal
4 Dente do áxis
5 Parte oral da faringe (istmo das fauces)
6 Cartilagem epiglótica
7 Ádito da laringe
8 Esôfago
9 Lobo superior do pulmão direito
10 Veia ázigo
11 Ramos da artéria pulmonar
12 Brônquio principal direito
13 Bifurcação da traqueia
14 Tributárias das veias pulmonares direitas
15 Lobo médio do pulmão direito
16 Lobo inferior do pulmão direito
17 Seio frontal
18 Concha nasal superior
19 Concha nasal média
20 Concha nasal inferior
21 Palato duro
22 Palato mole com úvula palatina
23 Língua
24 Prega vocal
25 Laringe
26 Traqueia
27 Lobo superior do pulmão esquerdo
28 Artéria pulmonar esquerda
29 Brônquio principal esquerdo
30 Veias pulmonares esquerdas
31 Lobo inferior do pulmão esquerdo

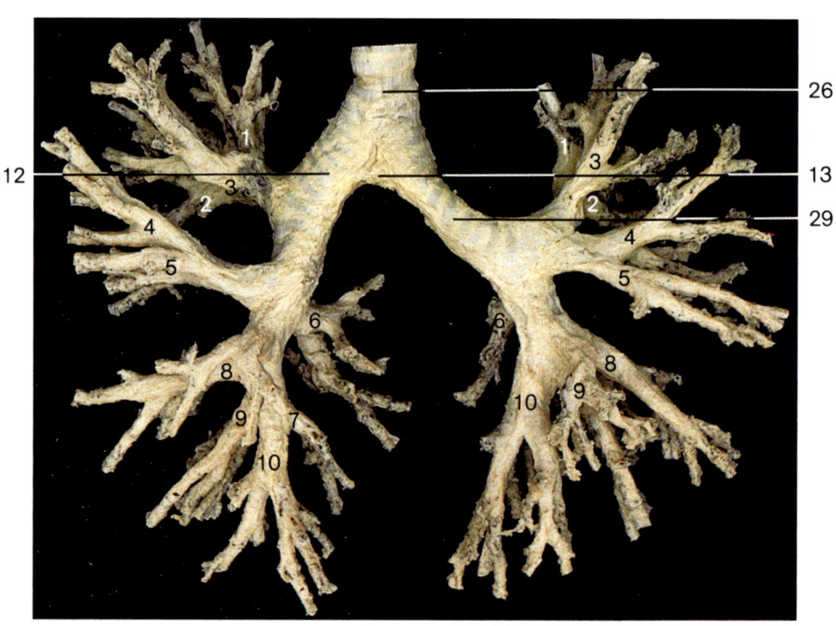

Árvore bronquial (vista anterior). Tecido pulmonar removido. Segmentos broncopulmonares numerados de 1 a 10.

▷ **Para a página 255:**

1 Cavidade nasal
2 Faringe
3 Laringe (cartilagem tireóidea)
4 Traqueia
5 Lobo superior do pulmão direito
6 Bifurcação da traqueia
7 Brônquio principal direito
8 Fissura horizontal (pulmão direito)
9 Lobo médio do pulmão direito
10 Fissuras oblíquas dos pulmões
11 Lobo inferior do pulmão direito
12 Clavícula
13 Lobo superior do pulmão esquerdo
14 Brônquio principal esquerdo
15 Brônquios segmentares broncopulmonares
16 Lobo inferior do pulmão esquerdo
17 Arco costal
18 Osso hioide
19 Brônquio lobar superior direito
20 Brônquio lobar médio direito
21 Brônquio lobar inferior direito
22 Brônquio lobar superior esquerdo
23 Brônquio lobar inferior esquerdo
24 Brônquios segmentares
25 Ramos de artérias pulmonares
26 Ramos de veias pulmonares

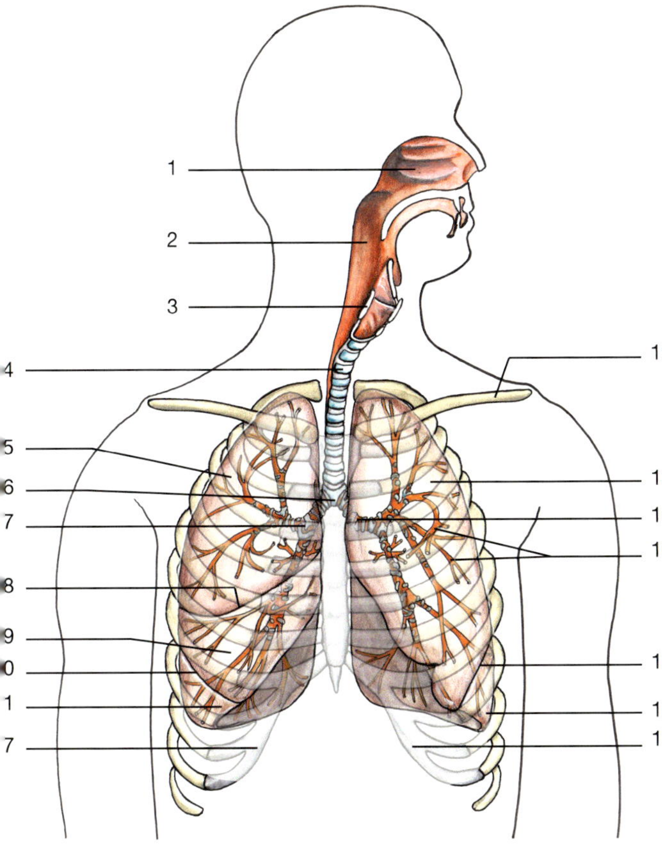

Organização e posição dos órgãos respiratórios (vista anterior).

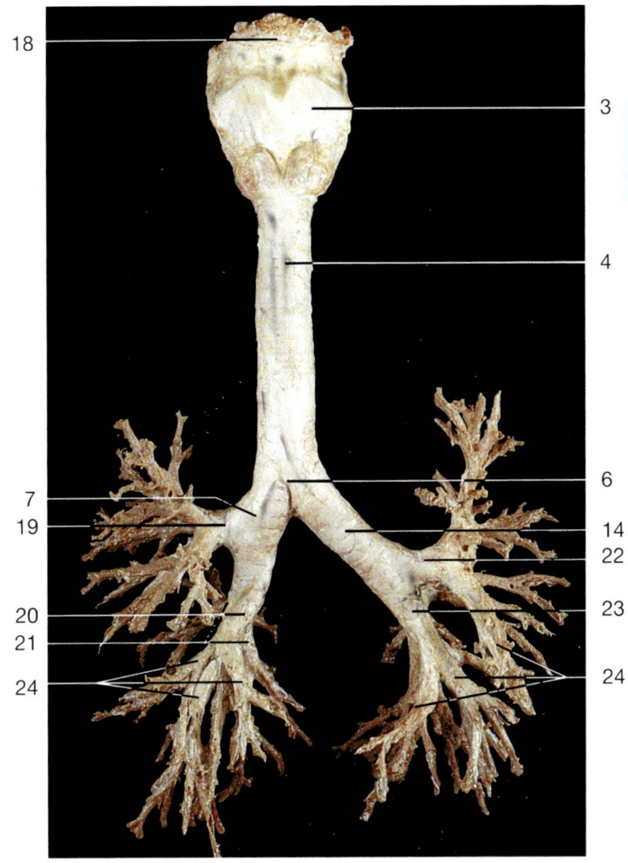

Laringe, traqueia e árvore bronquial (vista anterior).

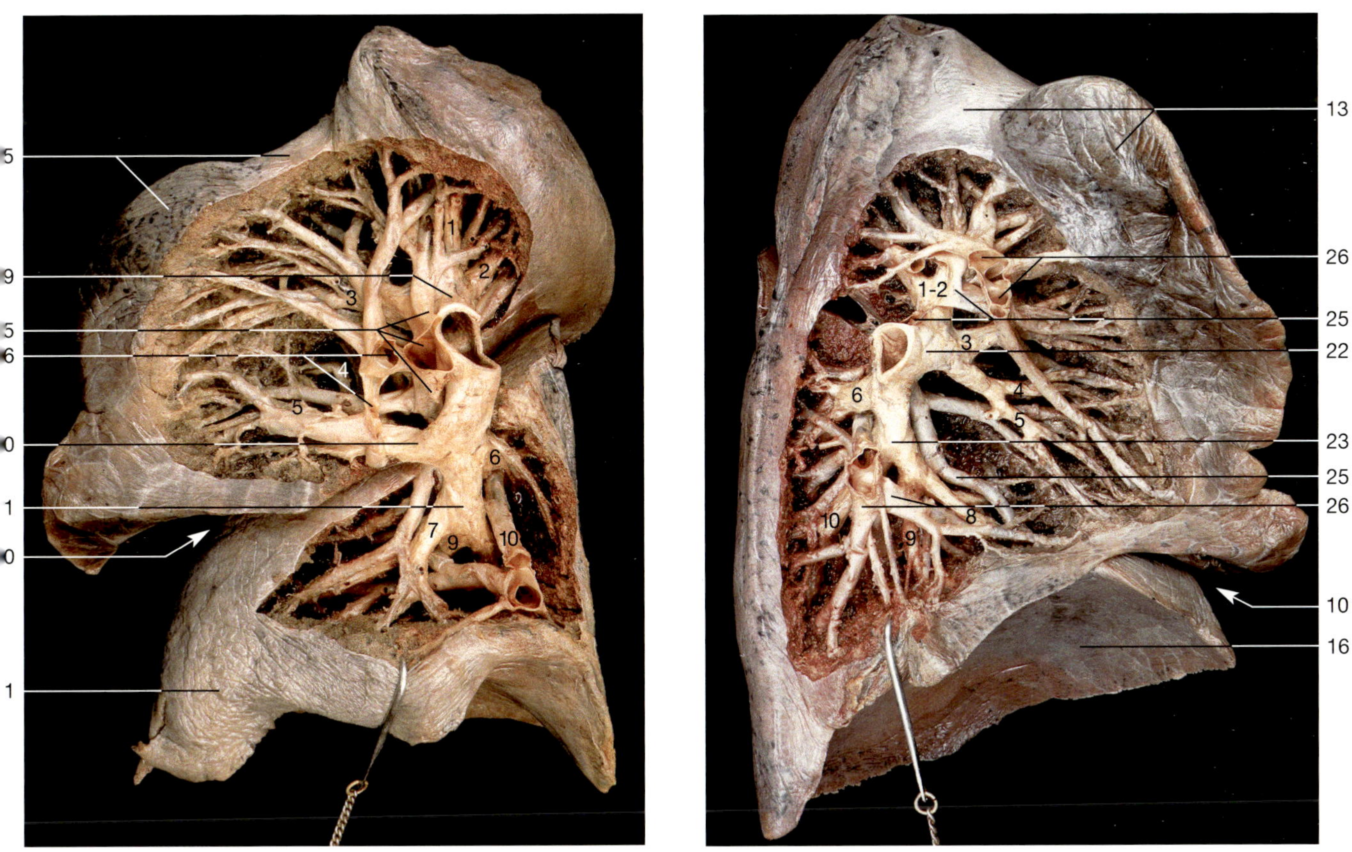

Dissecção mediastinal da árvore bronquial, das veias pulmonares e das artérias pulmonares dos pulmões direito (à esquerda) e esquerdo (à direita) (vista medial). Segmentos broncopulmonares numerados de 1 a 10.

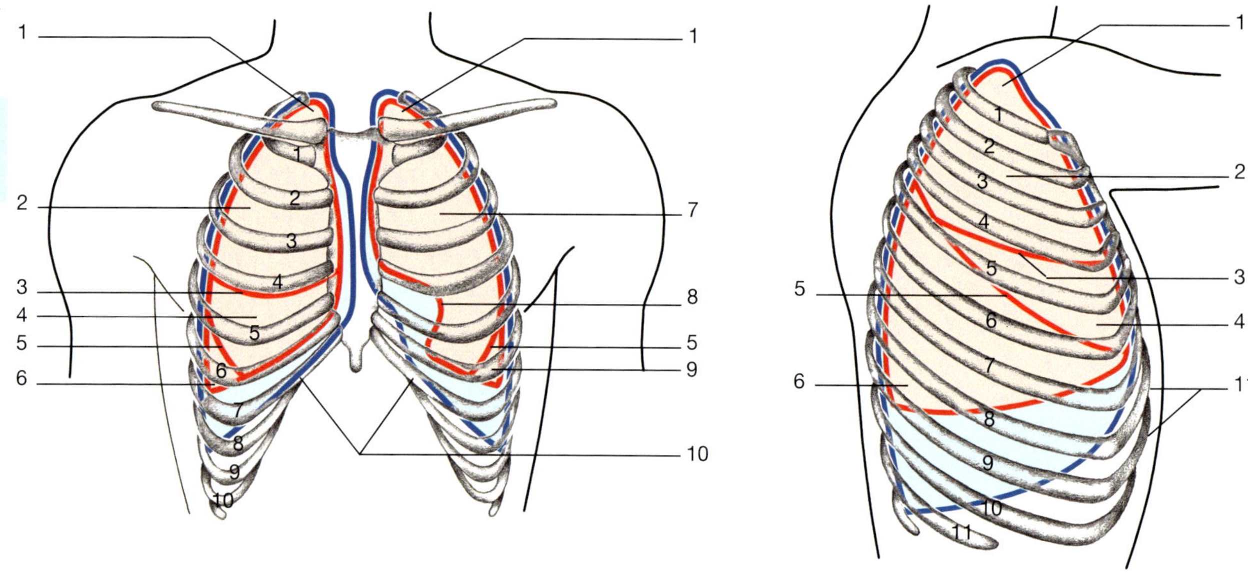

Projeções dos pulmões e das pleuras na parede torácica. Esquerda: vista anterior; direita: vista lateral direita. Vermelho = margens do pulmão; azul = margens da pleura. Os números indicam as costelas.

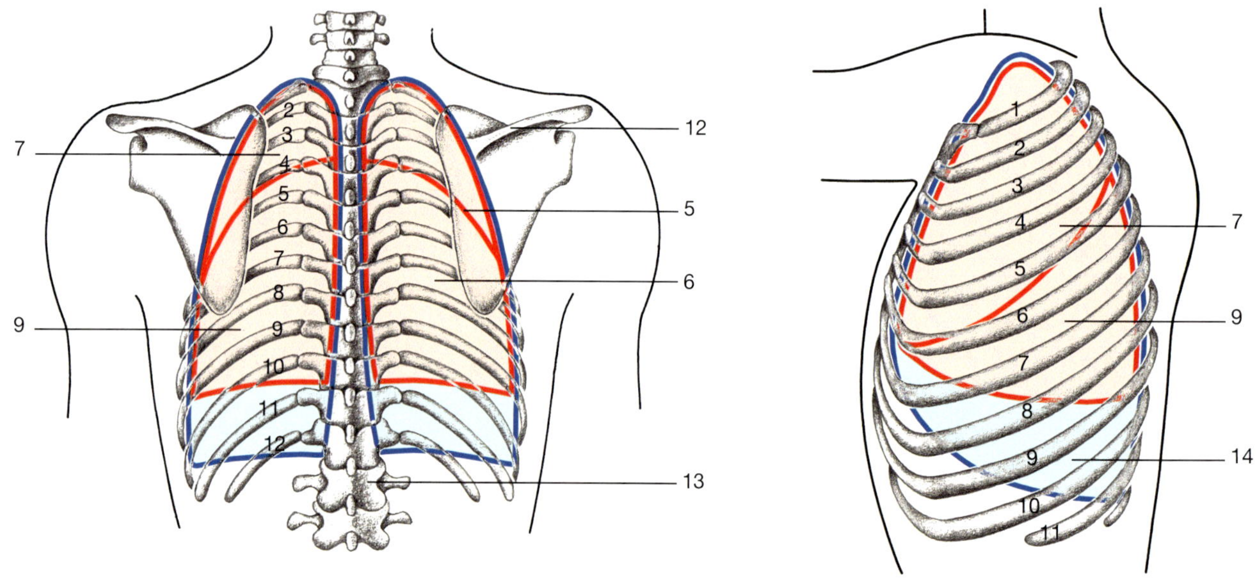

Projeções dos pulmões e das pleuras na parede torácica. Esquerda: vista posterior; direita: vista lateral esquerda. Vermelho = margens do pulmão; azul = margens da pleura. Os números indicam as costelas.

1 Ápice do pulmão
2 Lobo superior do pulmão direito
3 Fissura horizontal do pulmão direito
4 Lobo médio do pulmão direito
5 Fissuras oblíquas dos pulmões
6 Lobo inferior do pulmão direito
7 Lobo superior do pulmão esquerdo
8 Incisura cardíaca do pulmão esquerdo
9 Lobo inferior do pulmão esquerdo
10 Ângulo infraesternal
11 Arco costal
12 Espinha da escápula
13 Primeira vértebra lombar
14 Recesso costodiafragmático (espaço entre a pleura do pulmão e da parede torácica)

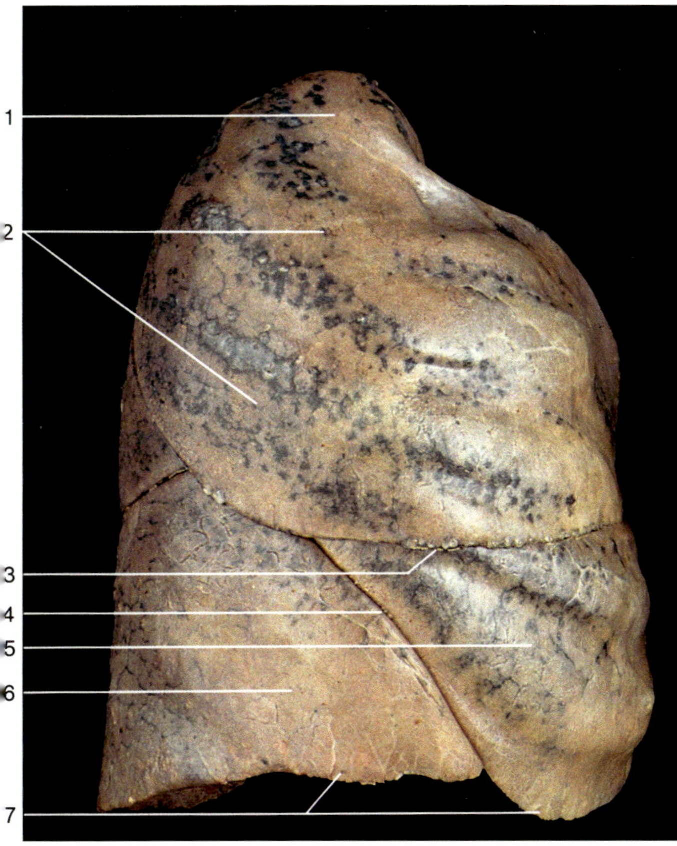

Pulmão direito (vista lateral).

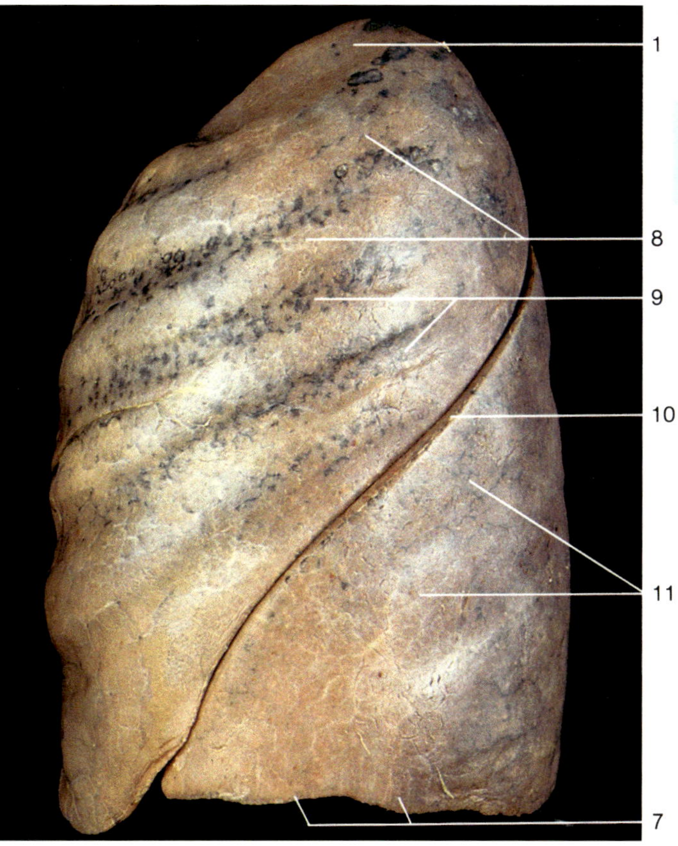

Pulmão esquerdo (vista lateral).

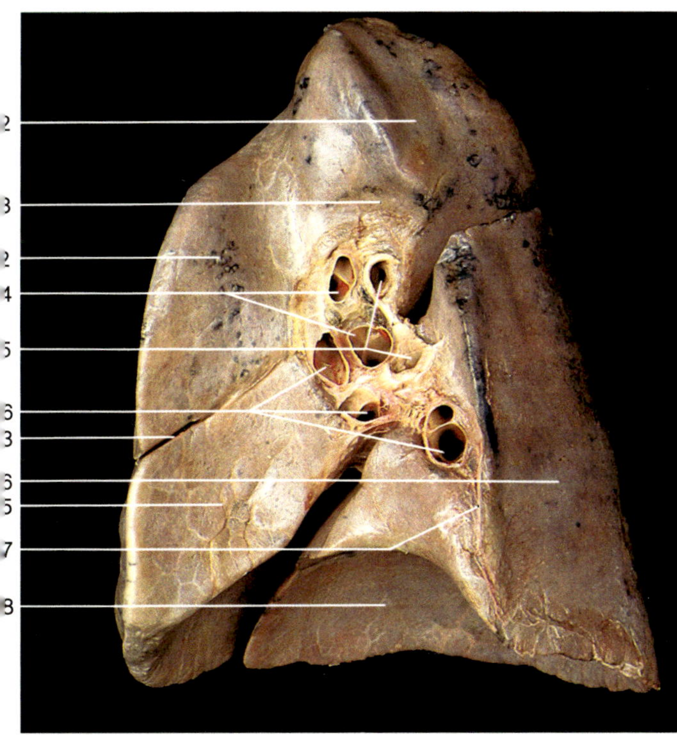

Pulmão direito (vista medial).

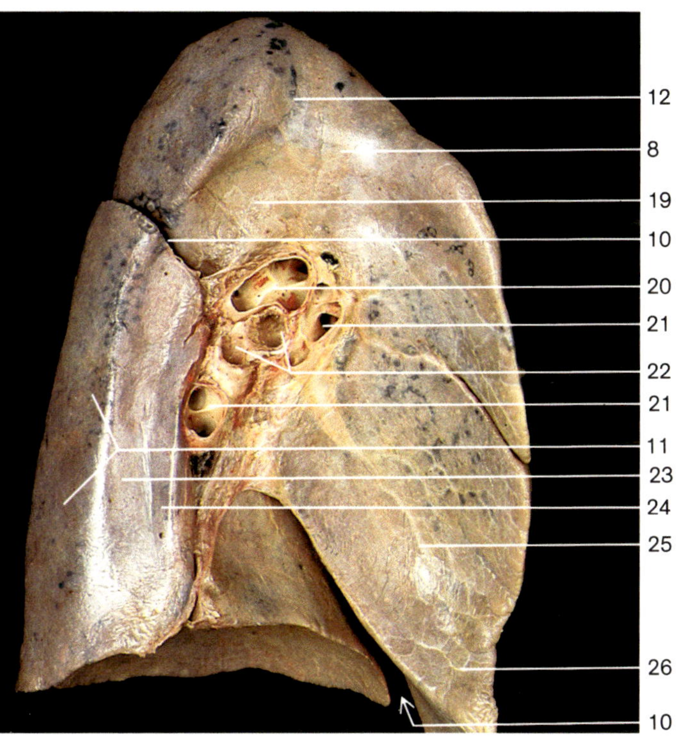

Pulmão esquerdo (vista medial).

1 Ápice do pulmão
2 Lobo superior do pulmão direito
3 Fissura horizontal do pulmão direito
4 Fissura oblíqua do pulmão direito
5 Lobo médio do pulmão direito
6 Lobo inferior do pulmão direito
7 Margem inferior
8 Lobo superior do pulmão esquerdo
9 Face costal com impressões das costelas
10 Fissura oblíqua do pulmão esquerdo
11 Lobo inferior do pulmão esquerdo
12 Sulco da artéria subclávia
13 Sulco do arco da veia ázigo
14 Ramos da artéria pulmonar direita
15 Brônquios
16 Veias pulmonares direitas
17 Ligamento pulmonar
18 Face diafragmática
19 Sulco do arco da aorta
20 Artéria pulmonar esquerda
21 Ramos das veias pulmonares esquerdas
22 Brônquios lobares esquerdos
23 Sulco aórtico (da parte torácica da aorta)
24 Sulco do esôfago
25 Impressão cardíaca
26 Língula do pulmão esquerdo

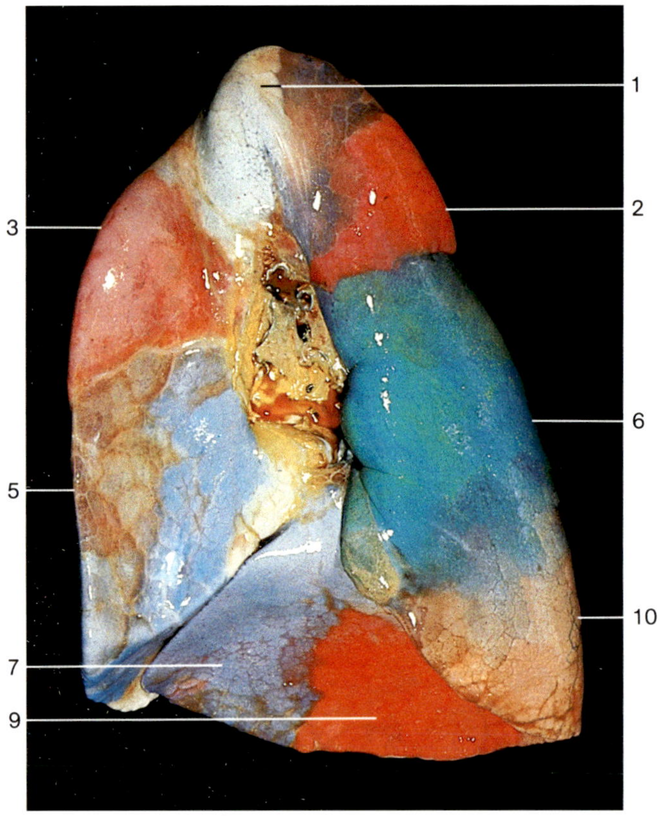

Pulmão direito (vista medial).

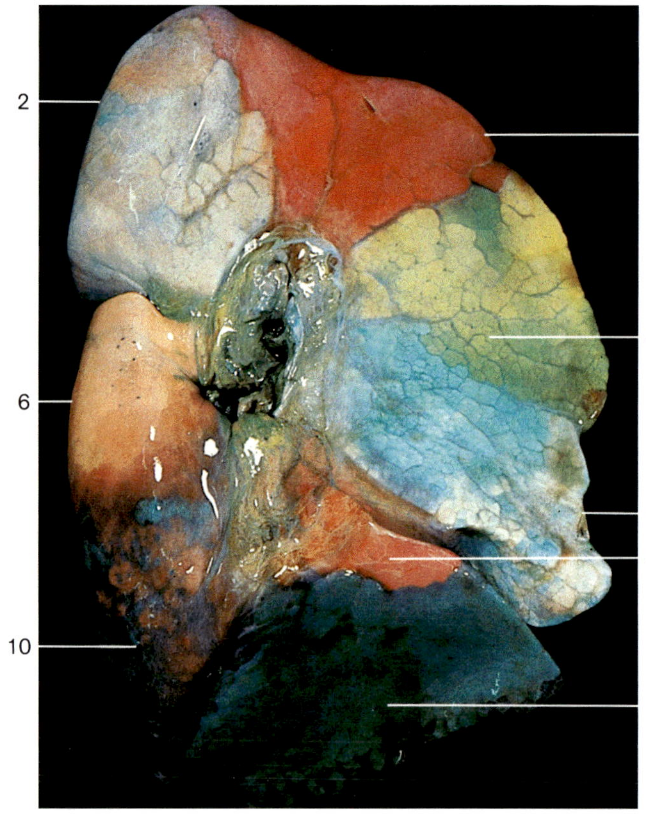

Pulmão esquerdo (vista medial).

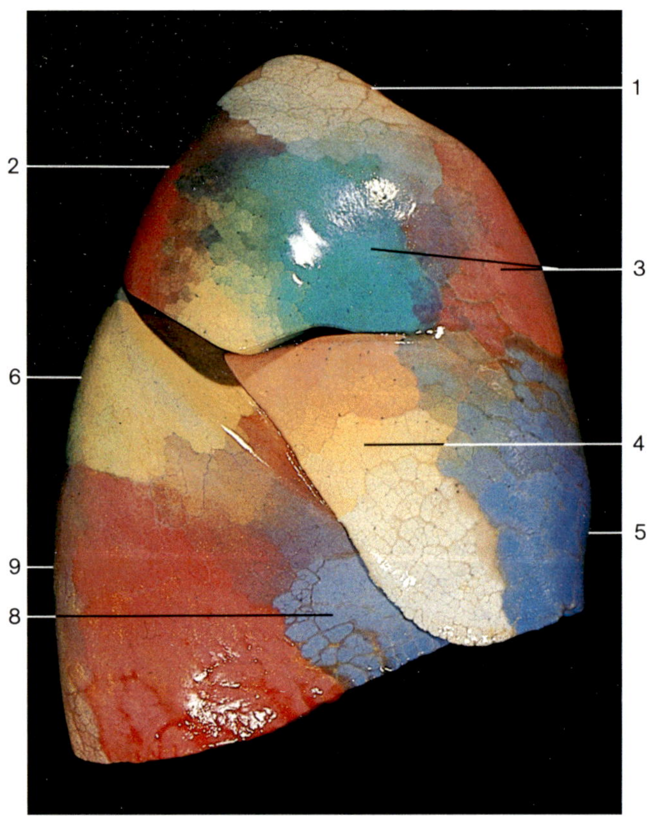

Pulmão direito (vista lateral).

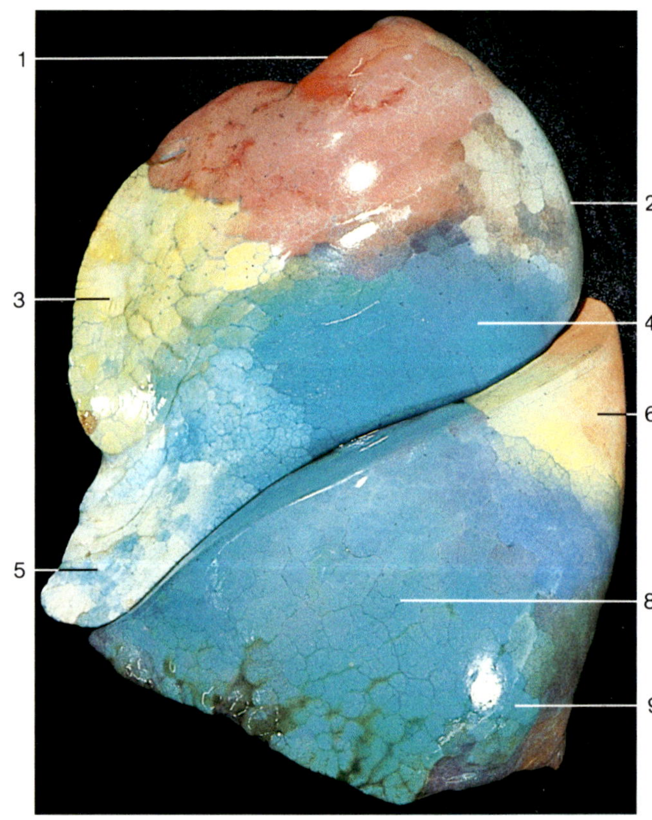

Pulmão esquerdo (vista lateral).

Os segmentos broncopulmonares dos pulmões estão diferenciados por cores diversas. Observe que não há segmento no pulmão esquerdo que corresponda ao sétimo segmento do pulmão direito. Compare com o desenho esquemático da página ao lado.

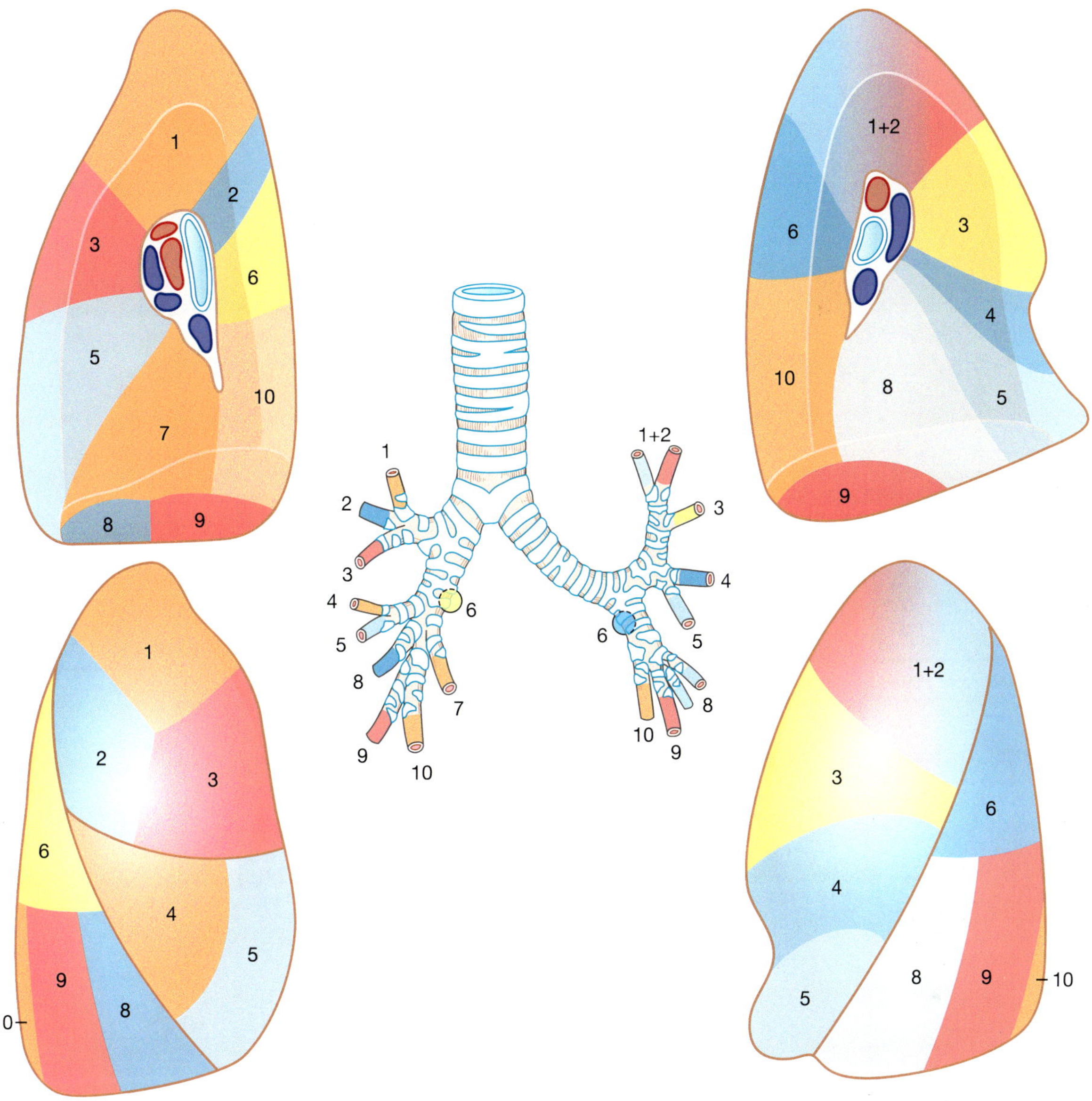

Disposição dos segmentos broncopulmonares dos pulmões e suas relações com a árvore bronquial (segundo J. F. Huber).

Com morfologia e funções próprias, os segmentos broncopulmonares são unidades respiratórias independentes do parênquima pulmonar. Cada segmento é envolvido por tecido conjuntivo que é contínuo com a pleura visceral. Em cada segmento, o brônquio segmentar é central, acompanhado de perto pela ramificação da artéria pulmonar, ao passo que as tributárias das veias pulmonares correm **entre** os segmentos. Portanto, as veias servem a dois segmentos adjacentes que, em grande parte, drenam para mais de uma veia. Assim, um segmento broncopulmonar não é uma unidade vascular completa, mas a segmentação é resultante de uma arquitetura específica da vasculatura pulmonar.

Pulmão direito		**Pulmão esquerdo**		
1 Segmento apical 2 Segmento posterior 3 Segmento anterior	Brônquio lobar superior	1+2 Segmento apicoposterior 3 Segmento anterior	Divisão superior	Brônquio lobar superior
4 Segmento lateral 5 Segmento medial	Brônquio lobar médio	4 Segmento lingular superior 5 Segmento lingular inferior	Divisão inferior	
6 Segmento superior (apical) 7 Segmento basilar medial 8 Segmento basilar anterior 9 Segmento basilar lateral 10 Segmento basilar posterior	Brônquio lobar inferior	6 Segmento superior (apical) 7 Ausente 8 Segmento basilar anteromedial 9 Segmento basilar lateral 10 Segmento basilar posterior	Brônquio lobar inferior	

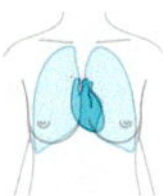

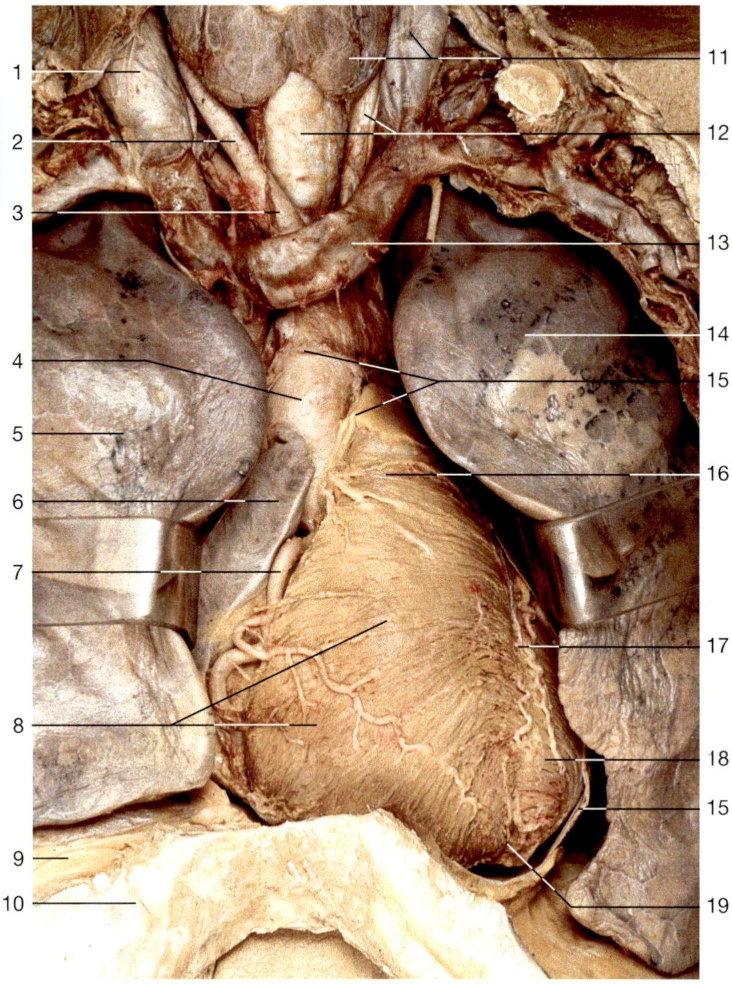

1 Veia jugular interna
2 Artéria carótida comum
3 Tronco braquiocefálico
4 Parte ascendente da aorta
5 Pulmão direito
6 Aurícula direita
7 Artéria coronária direita
8 Miocárdio do ventrículo direito
9 Diafragma
10 Arco costal
11 Glândula tireoide e veia jugular interna
12 Traqueia e artéria carótida comum esquerda
13 Veia braquiocefálica esquerda
14 Pulmão esquerdo
15 Pericárdio (margem de corte)
16 Tronco pulmonar
17 Artéria interventricular anterior
18 Miocárdio do ventrículo esquerdo
19 Ápice do coração

Coração e vasos relacionados *in situ* (vista anterior). O miocárdio e as artérias coronárias foram expostos.

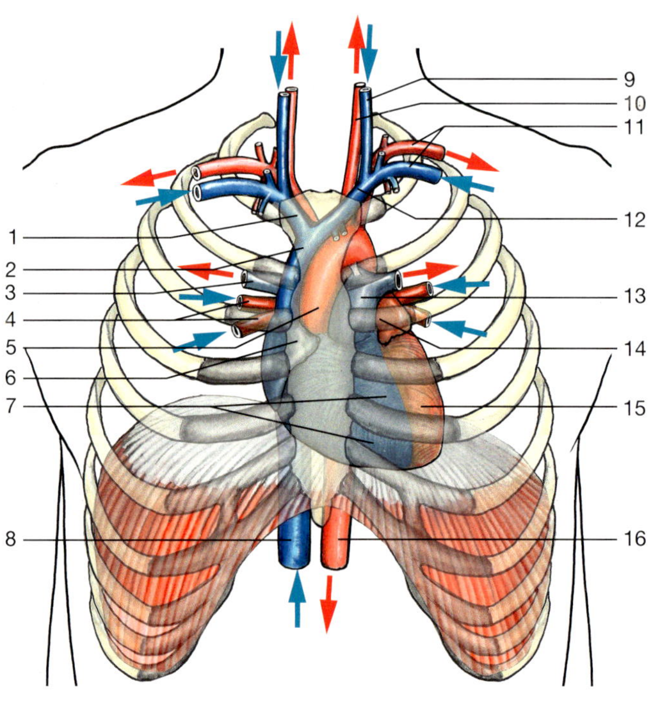

1 Veia braquiocefálica direita
2 Veia cava superior
3 Artéria pulmonar direita
4 Veias pulmonares direitas
5 Parte ascendente da aorta
6 Átrio direito
7 Ventrículo direito
8 Veia cava inferior
9 Veia jugular interna esquerda
10 Artéria carótida comum esquerda
11 Artéria e veia axilares esquerdas
12 Veia braquiocefálica esquerda
13 Tronco pulmonar
14 Átrio esquerdo
15 Ventrículo esquerdo
16 Parte descendente da aorta

Posição do coração e dos vasos relacionados na cavidade torácica (vista anterior). Azul = regiões do coração e vasos com fluxo sanguíneo venoso; vermelho = regiões do coração e vasos com fluxo sanguíneo arterial; setas azuis = veias; setas vermelhas = artérias.

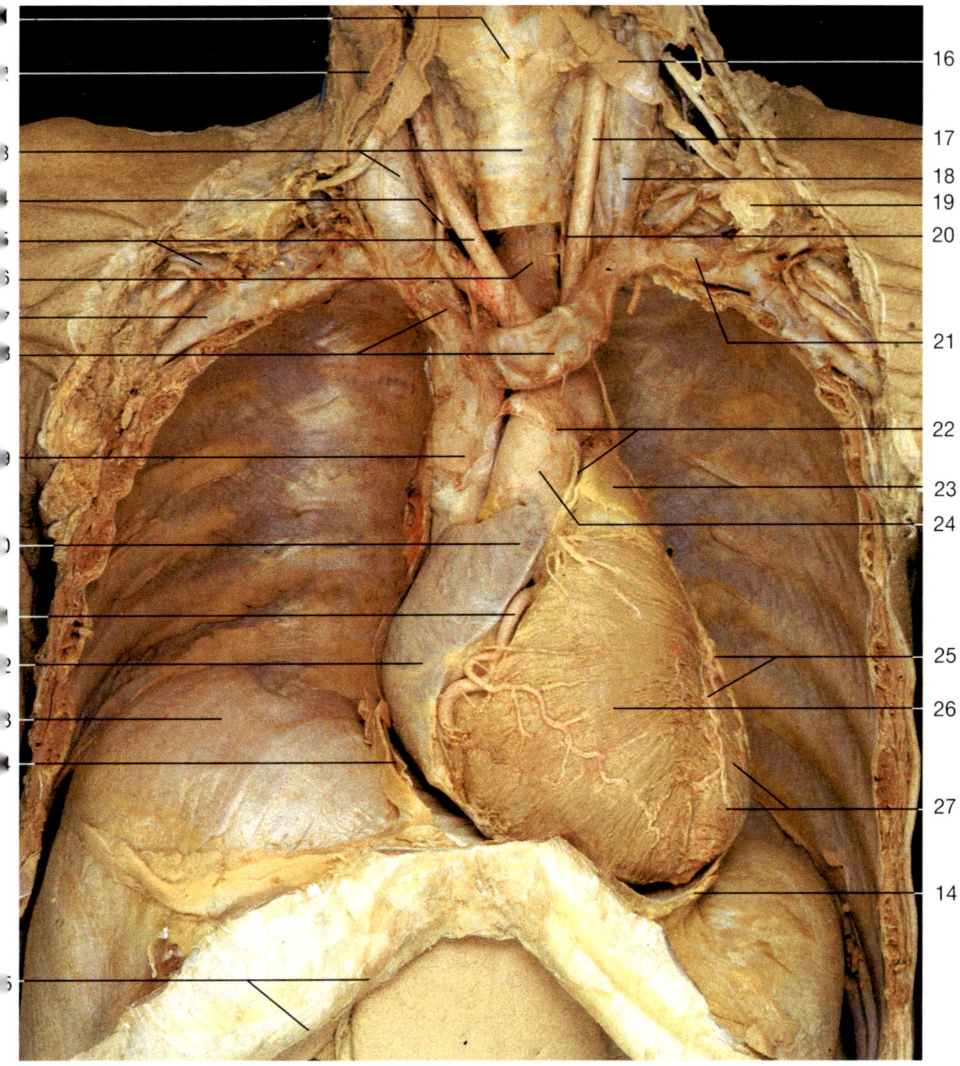

Coração e vasos da base *in situ* (vista anterior). Parede torácica anterior, pericárdio e a lâmina visceral (epicárdio) foram removidos; a traqueia foi seccionada.

1 Laringe (cartilagem tireóidea)
2 Músculo esternocleidomastóideo (seccionado)
3 Traqueia (seccionada) e veia jugular interna direita
4 Nervo vago
5 Artéria carótida comum direita e veia cefálica
6 Esôfago
7 Veia axilar direita
8 Veias braquiocefálicas direita e esquerda
9 Veia cava superior
10 Aurícula direita
11 Artéria coronária direita
12 Átrio direito (parede)
13 Diafragma
14 Pericárdio (margem de corte)
15 Arco costal
16 Músculo omo-hióideo
17 Artéria carótida comum esquerda
18 Veia jugular interna esquerda
19 Clavícula (seccionada)
20 N. laríngeo recorrente esquerdo
21 Veia subclávia esquerda
22 Reflexão do pericárdio
23 Tronco pulmonar
24 Parte ascendente da aorta
25 Sulco interventricular anterior e ramo interventricular anterior da artéria coronária esquerda
26 Ventrículo direito (parede)
27 Ventrículo esquerdo (parede)
28 Valva da aorta
29 Valva tricúspide ou atrioventricular direita
30 Veia cava inferior
31 Veias pulmonares
32 Valva do tronco pulmonar
33 Valva atrioventricular esquerda (bicúspide ou mitral)

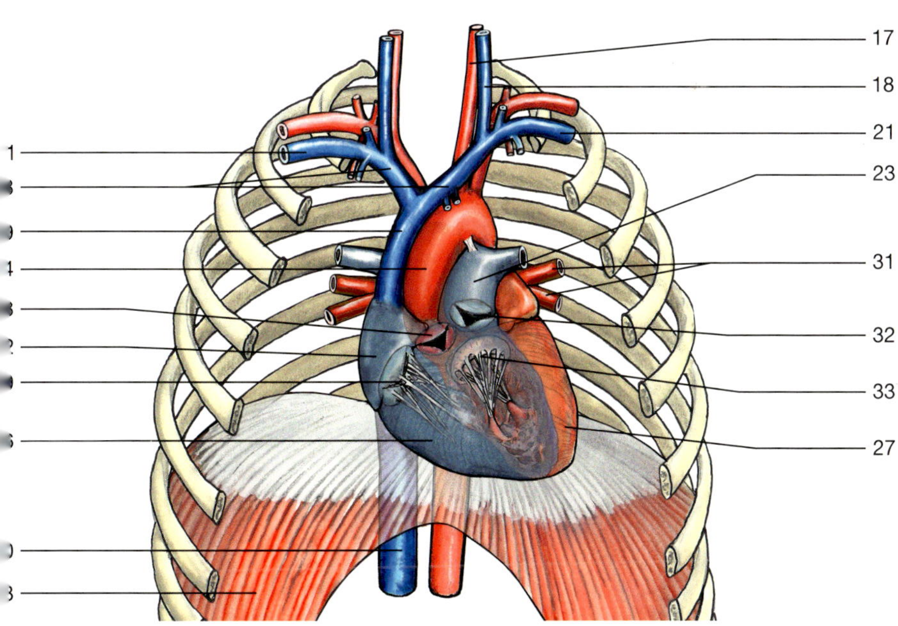

Coração e vasos relacionados *in situ* (vista anterior). Posição das valvas.

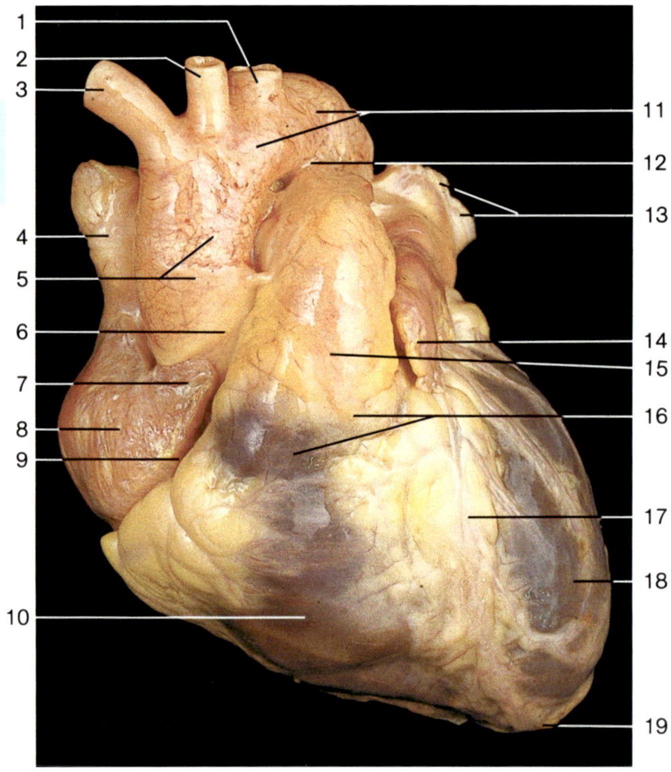

Coração de uma mulher de 30 anos (vista anterior).

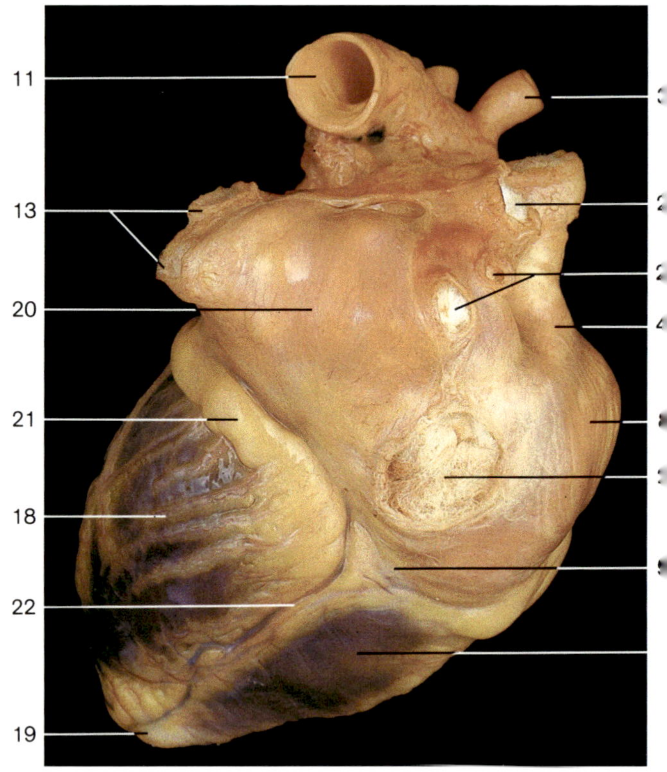

Coração de uma mulher de 30 anos (vista oblíqua posterior).

1 Artéria subclávia esquerda
2 Artéria carótida comum esquerda
3 Tronco braquiocefálico
4 Veia cava superior
5 Parte ascendente da aorta
6 Bulbo da aorta
7 Aurícula direita
8 Átrio direito (parede)
9 Sulco coronário
10 Ventrículo direito (parede)
11 Arco da aorta
12 Ligamento arterial
13 Veias pulmonares esquerdas
14 Aurícula esquerda
15 Tronco pulmonar
16 Seio do tronco pulmonar
17 Sulco interventricular anterior
18 Ventrículo esquerdo (parede)
19 Ápice do coração
20 Átrio esquerdo (parede)
21 Seio coronário (sob gordura epicárdica)
22 Sulco interventricular posterior
23 Artéria pulmonar direita
24 Veias pulmonares direitas
25 Veia cava inferior
26 Veias pulmonares

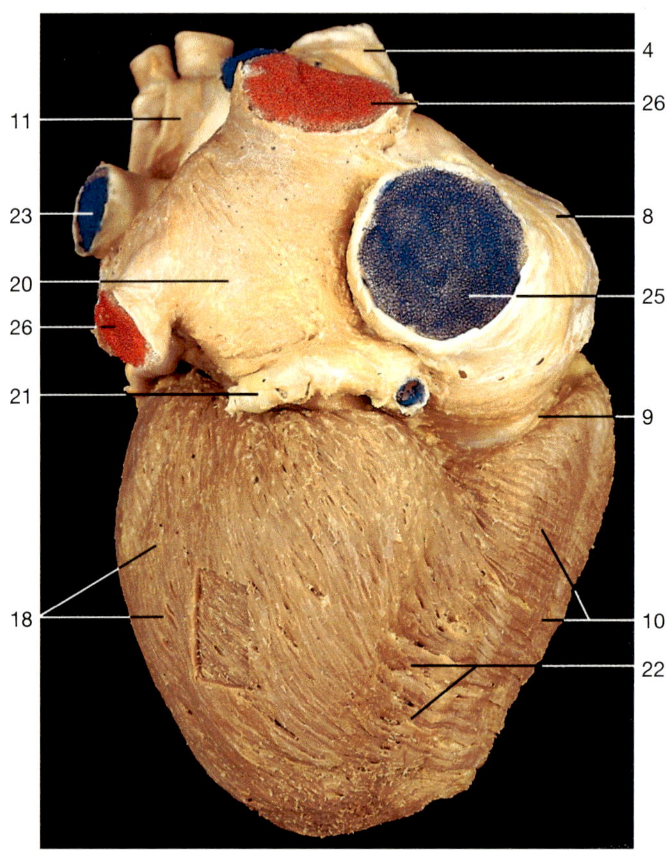

Coração (vista posterior). Foi feita uma pequena abertura no miocárdio do ventrículo esquerdo para mostrar feixes de fibras musculares em camada mais profunda de orientação mais circular.

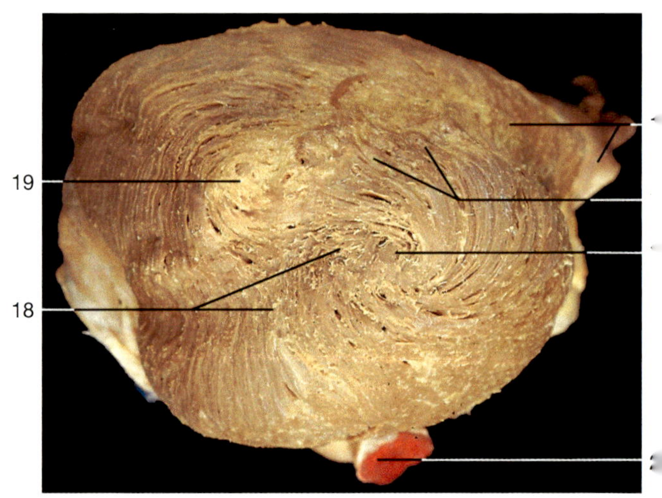

Vórtice das fibras musculares cardíacas (vista inferior).

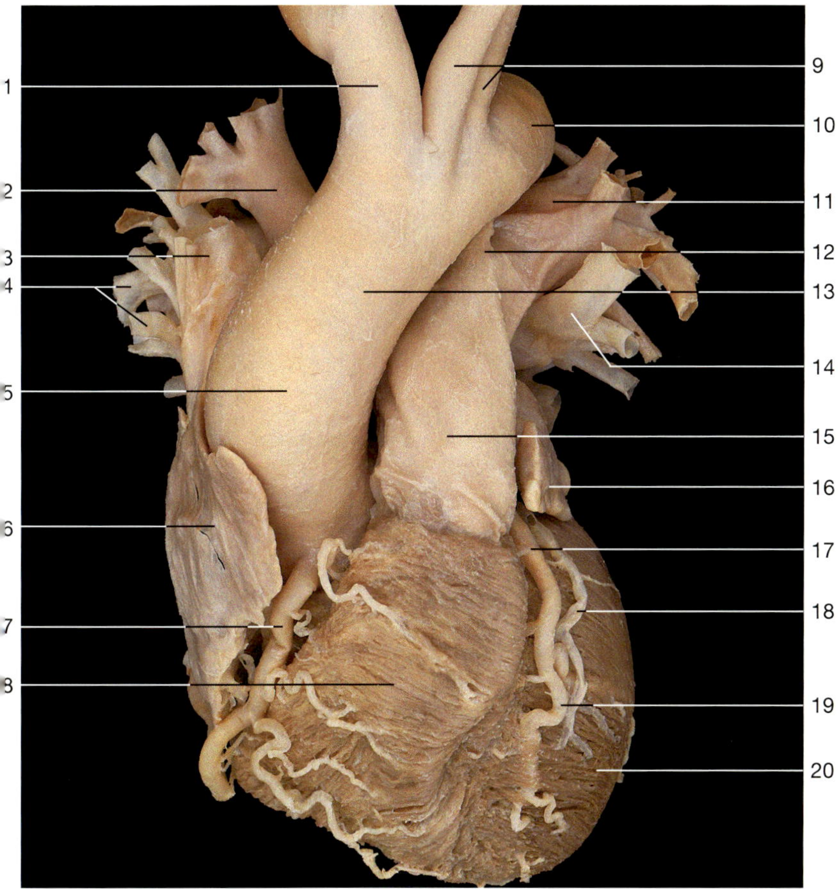

Coração com as artérias coronárias (vista anterior, fase sistólica da contração cardíaca).

1 Tronco braquiocefálico
2 Artéria pulmonar direita
3 Veia cava superior
4 Veias pulmonares direitas
5 Parte ascendente da aorta
6 Aurícula direita
7 Artéria coronária direita
8 Parede do ventrículo direito
9 Artéria carótida comum esquerda e artéria subclávia esquerda
10 Parte descendente da aorta (parte torácica)
11 Ligamento arterial (remanescente do ducto arterial)
12 Artéria pulmonar esquerda
13 Arco da aorta
14 Veias pulmonares esquerdas
15 Tronco pulmonar
16 Átrio esquerdo
17 Artéria coronária esquerda
18 Ramo lateral da artéria interventricular anterior
19 Ramo interventricular anterior da artéria coronária esquerda
20 Parede do ventrículo esquerdo
21 Veia braquiocefálica esquerda
22 Parede torácica
23 Fígado
24 Valva da aorta
25 Cordas tendíneas
26 Músculos papilares
27 Estômago

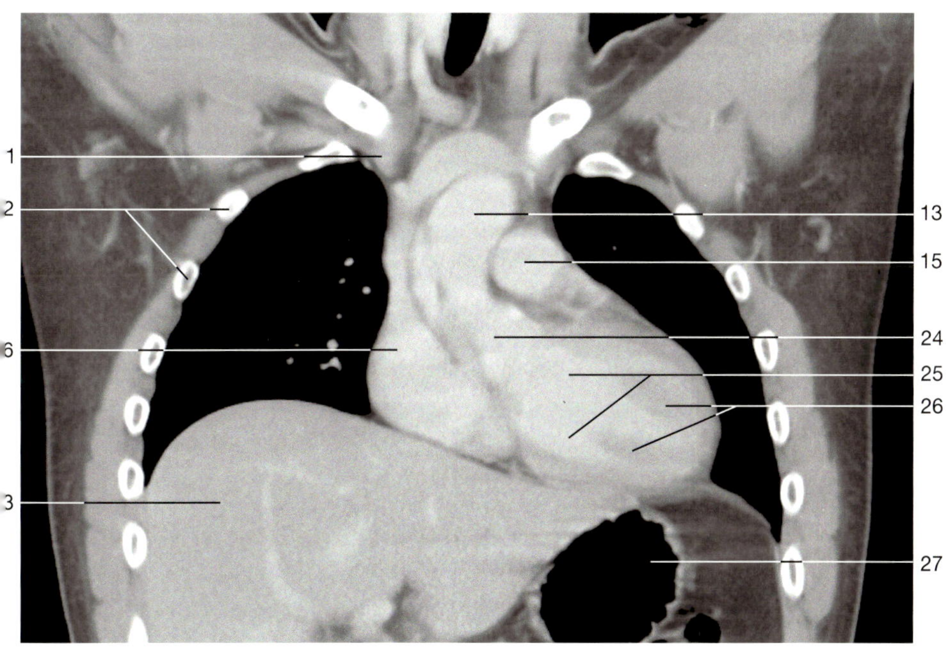

Corte coronal do tórax no nível da parte ascendente da aorta (RNM). (Prof. Uder, Depto. de Radiologia, Universidade de Erlangen-Nürnberg, Alemanha.)

1 Parte ascendente da aorta
2 Veia cava superior
3 Aurícula direita
4 Parede do átrio direito
5 Sulco coronário
6 Parede do ventrículo direito
7 Tronco pulmonar
8 Aurícula esquerda
9 Sulco interventricular anterior
10 Parede do ventrículo esquerdo
11 Artéria pulmonar direita
12 Sulco terminal com nó sinoatrial
13 Plano de posição das valvas
14 Miocárdio do átrio direito
15 Veia cava inferior
16 Valva do tronco pulmonar
17 Valva atrioventricular direita
18 Miocárdio do ventrículo direito

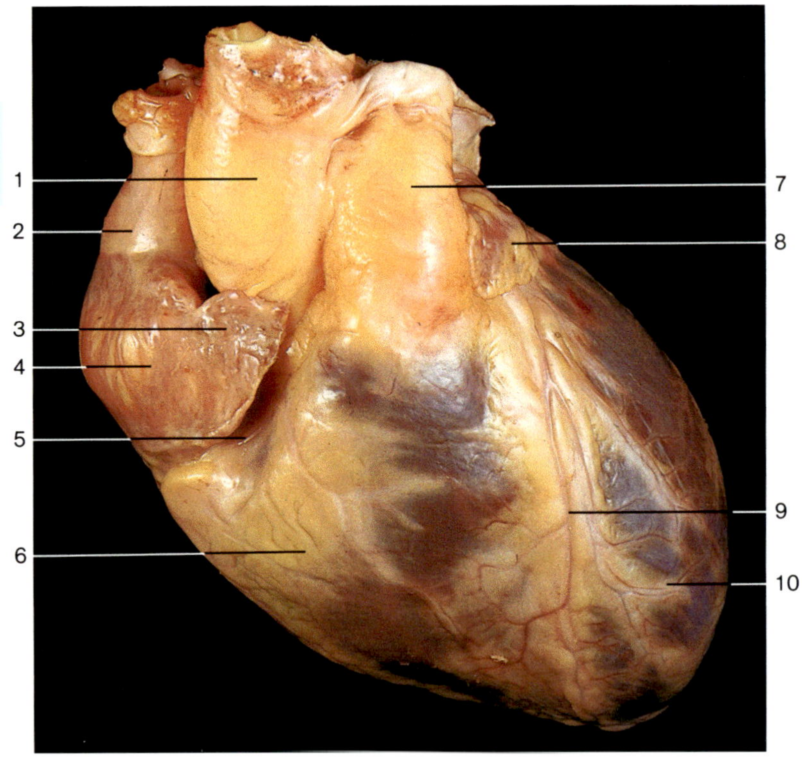

Coração fixado em diástole (vista anterior). Os ventrículos estão dilatados e os átrios estão contraídos.

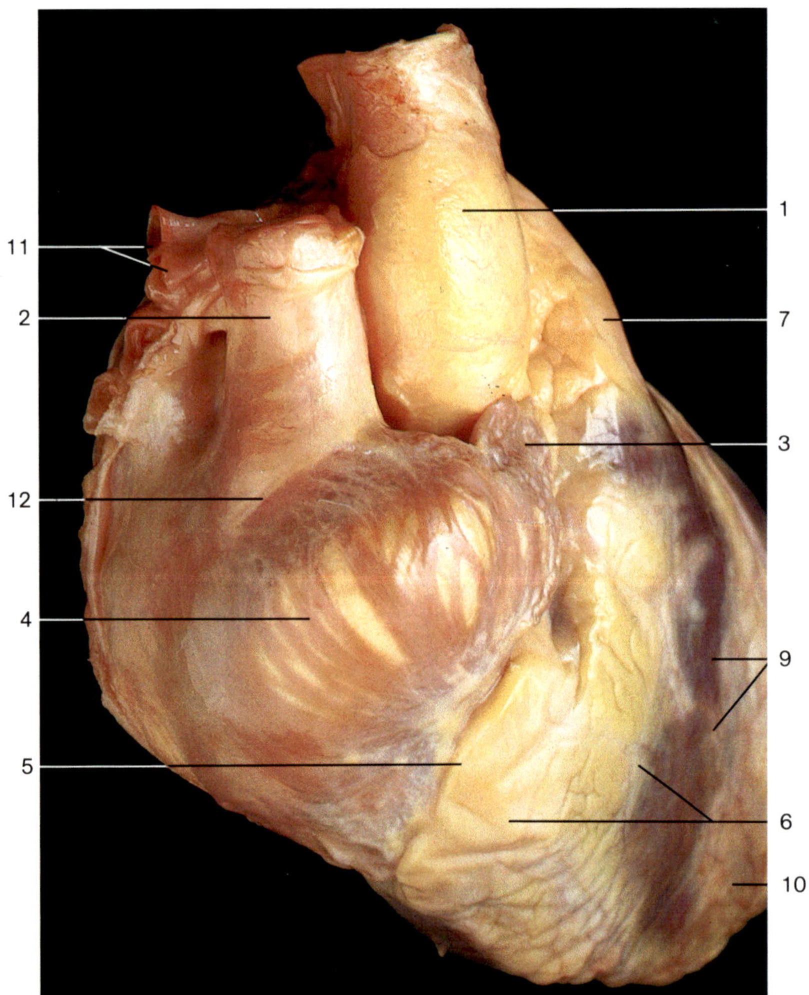

Coração fixado em sístole (vista anterolateral). Os ventrículos estão contraídos e os átrios estão dilatados.

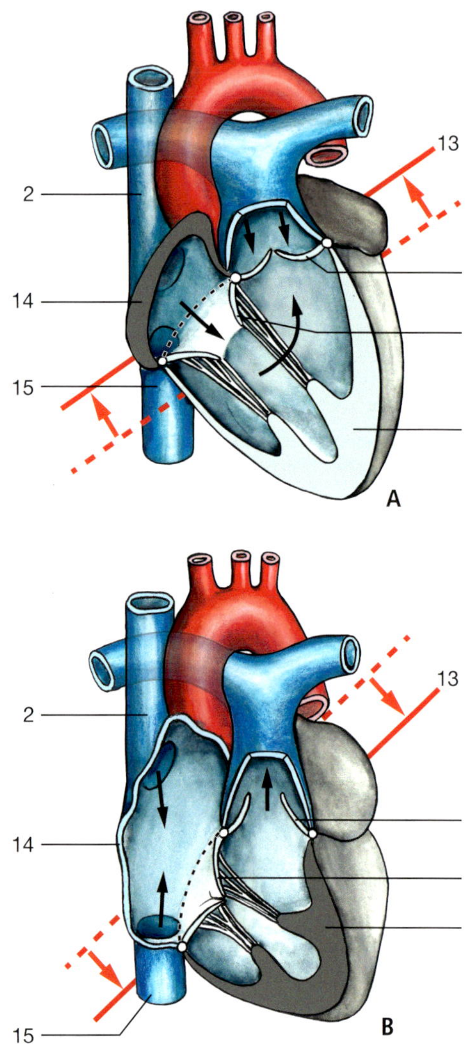

Alterações morfológicas durante os movimentos cardíacos. Observe as alterações na posição das valvas (setas vermelhas). As partes contraídas do coração estão indicadas em cinza-escuro.

A. **Diástole**: músculos dos ventrículos relaxados, valvas atrioventriculares abertas, valvas semilunares fechadas.

B. **Sístole**: músculos dos ventrículos contraídos, valvas atrioventriculares fechadas, valvas semilunares abertas.

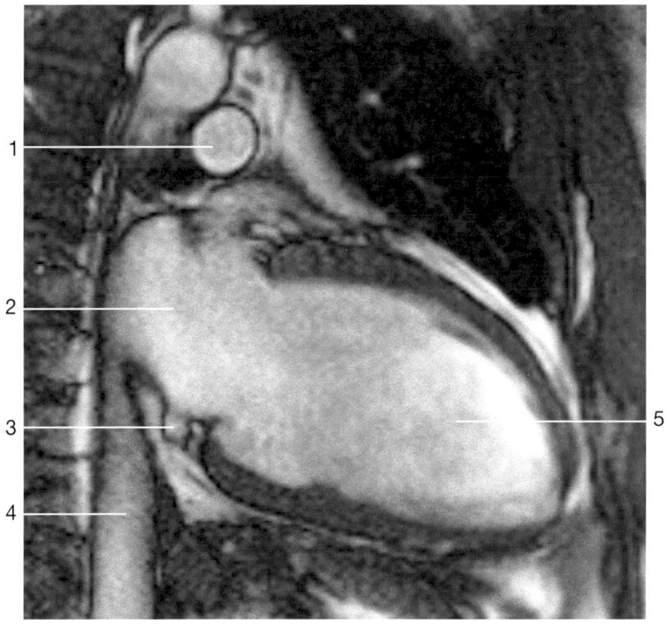

Corte coronal do tórax no nível do ventrículo esquerdo em diástole (RNM). (Prof. Uder, Depto. de Radiologia, Universidade de Erlangen-Nürnberg, Alemanha.)

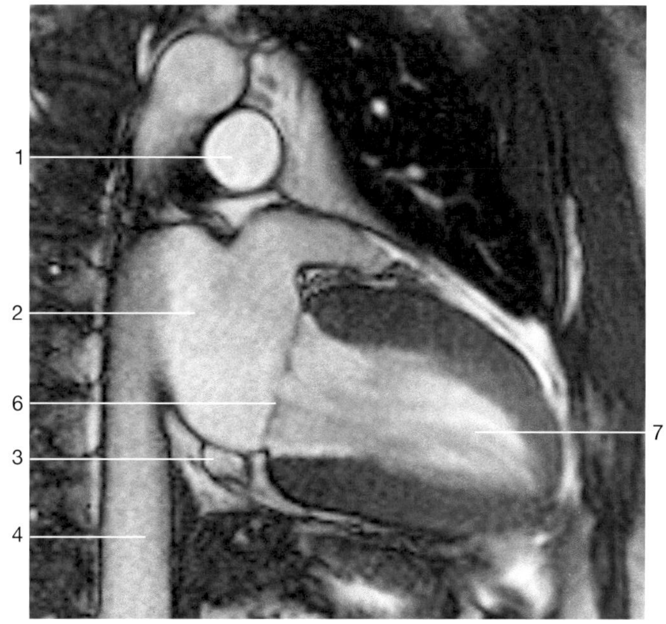

Corte coronal do tórax no nível do ventrículo esquerdo na sístole (RNM). (Prof. Uder, Depto. de Radiologia, Universidade de Erlangen-Nürnberg, Alemanha.)

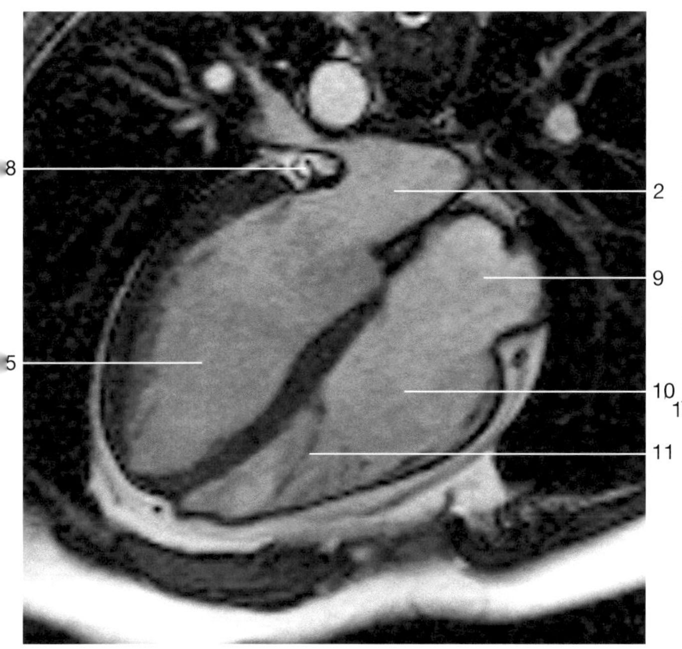

Corte coronal do coração humano na diástole (RNM). (Prof. Uder, Depto. de Radiologia, Universidade de Erlangen-Nürnberg, Alemanha.)

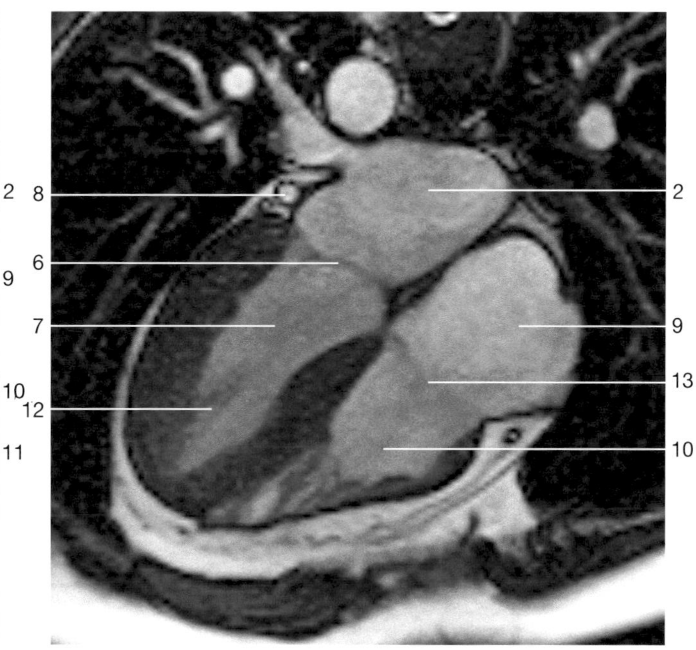

Corte coronal do coração humano na sístole (RNM). (Prof. Uder, Depto. de Radiologia, Universidade de Erlangen-Nürnberg, Alemanha.)

1 Tronco pulmonar
2 Átrio esquerdo
3 Seio coronário
4 Veia cava inferior
5 Ventrículo esquerdo (relaxado)
6 Valva atrioventricular esquerda (mitral)
7 Ventrículo esquerdo (contraído)
8 Veia cardíaca magna
9 Átrio direito
10 Ventrículo direito
11 Trabécula septomarginal
12 Músculo papilar
13 Valva atrioventricular direita (tricúspide)

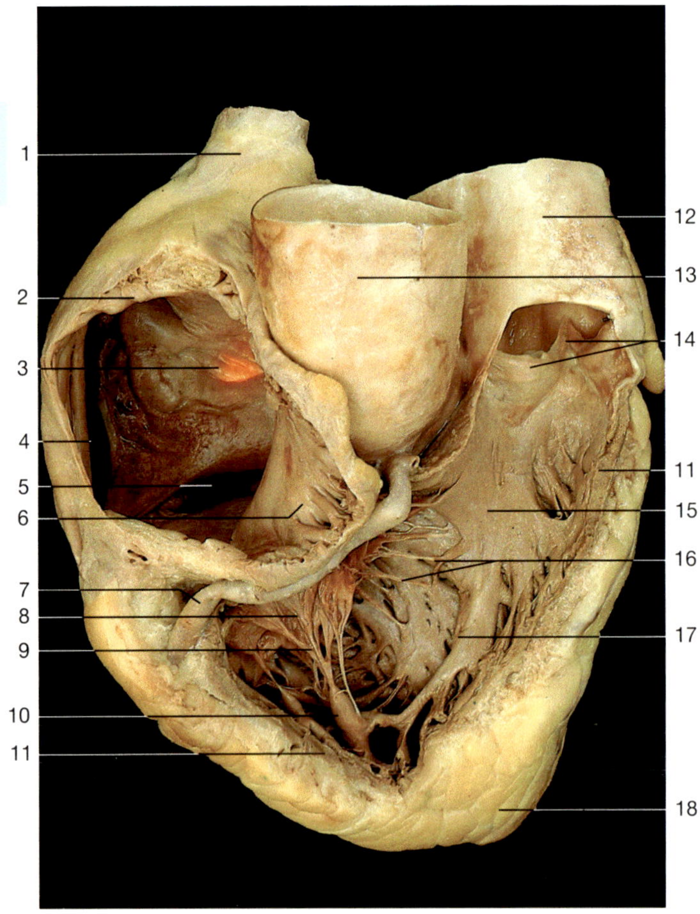

Coração direito (vista anterior). A parede anterior do átrio e do ventrículo direitos foi removida.

1 Veia cava superior
2 Crista terminal
3 Fossa oval
4 Óstio da veia cava inferior
5 Óstio do seio coronário
6 Aurícula direita
7 Artéria coronária direita e sulco coronário
8 Cúspide (válvula) anterior da valva atrioventricular direita
9 Cordas tendíneas
10 Músculo papilar anterior direito
11 Miocárdio
12 Tronco pulmonar
13 Parte ascendente da aorta
14 Valva do tronco pulmonar
15 Cone arterial (septo interventricular)
16 Músculos papilares septais
17 Trabécula septomarginal
18 Ápice do coração
19 Aurícula esquerda
20 Valva da aorta
21 Parede do ventrículo esquerdo
22 Veias pulmonares
23 Posição da fossa oval
24 Átrio esquerdo
25 Valva atrioventricular (mitral ou bicúspide) esquerda
26 Átrio direito
27 Pericárdio
28 Músculo papilar posterior
29 Parede do ventrículo direito
30 Septo interventricular

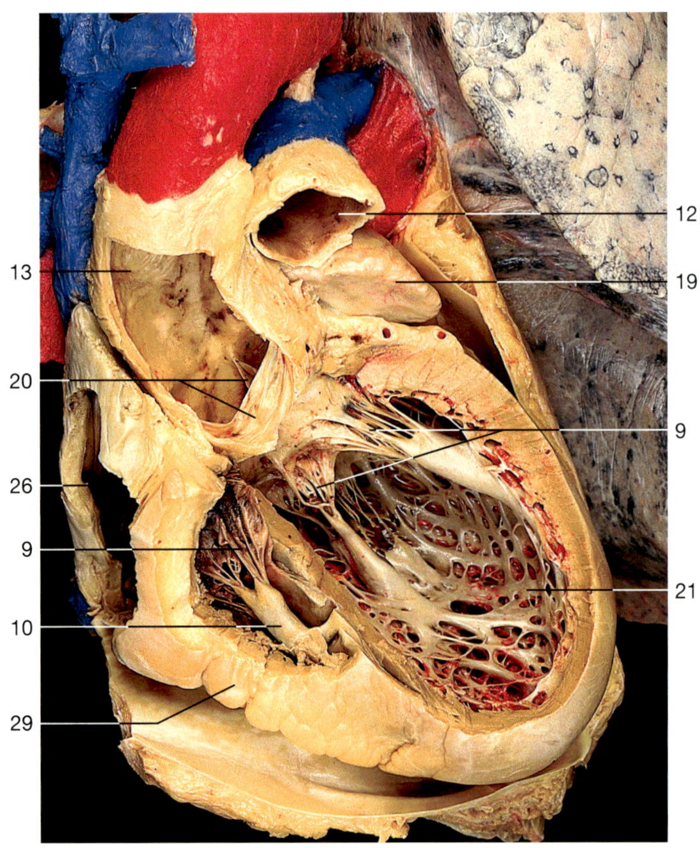

Coração, ventrículo esquerdo com valva atrioventricular esquerda (mitral), músculos papilares e valva da aorta (a porção anterior do coração foi removida).

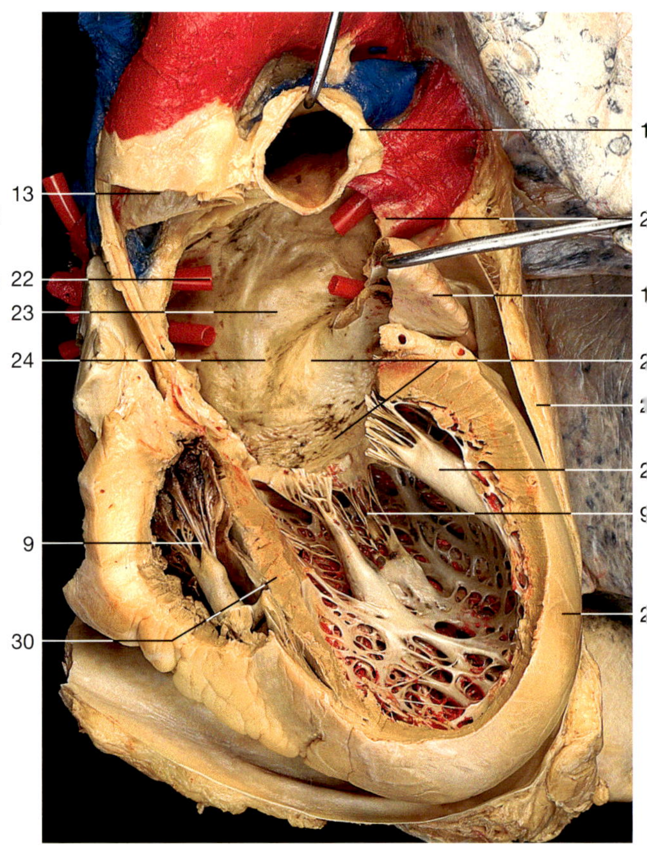

Coração, ventrículo esquerdo com a parte posterior da valva mitral e músculos papilares. Átrio aberto.

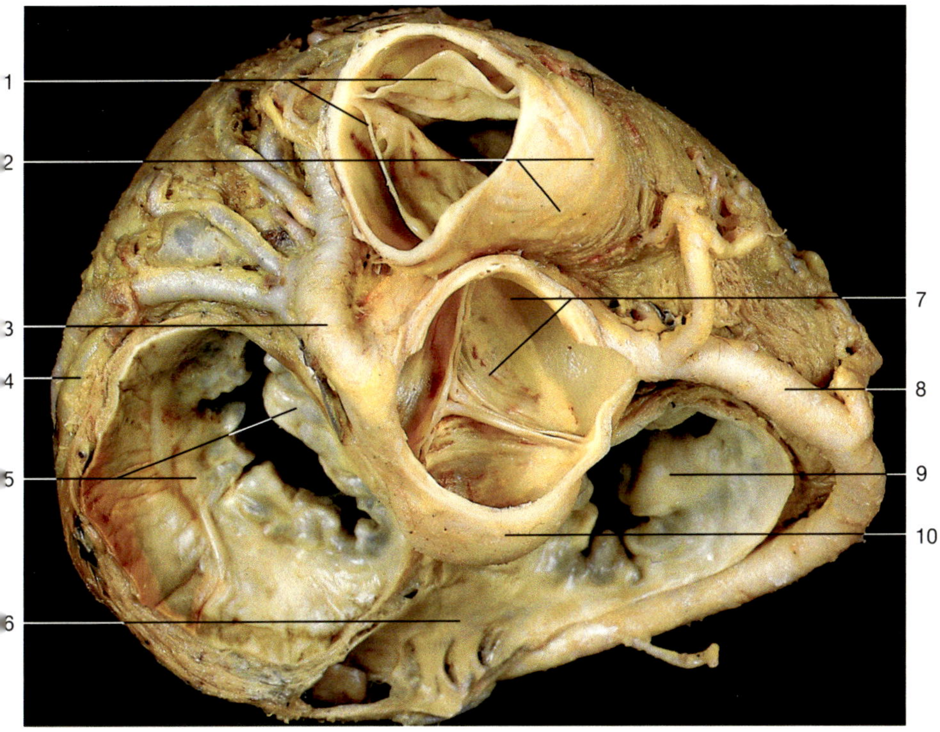

Valvas do coração (vista superior). Os átrios esquerdo e direito foram removidos. Dissecção das artérias coronárias. Parede anterior do coração voltada superiormente.

1 Valva do tronco pulmonar
2 Seio do tronco pulmonar
3 Artéria coronária esquerda
4 Veia interventricular anterior
5 Valva atrioventricular esquerda (mitral)
6 Seio coronário
7 Valva da aorta
8 Artéria coronária direita
9 Valva atrioventricular direita (tricúspide)
10 Bulbo da aorta
11 Válvula semilunar anterior da valva do tronco pulmonar
12 Válvula semilunar esquerda da valva do tronco pulmonar
13 Válvula semilunar direita da valva do tronco pulmonar
14 Válvula semilunar esquerda da valva da aorta
15 Válvula semilunar direita da valva da aorta
16 Válvula semilunar posterior da valva da aorta
17 Tronco pulmonar
18 Átrio direito
19 Átrio esquerdo com as veias pulmonares
20 Parte ascendente da aorta com a valva da aorta

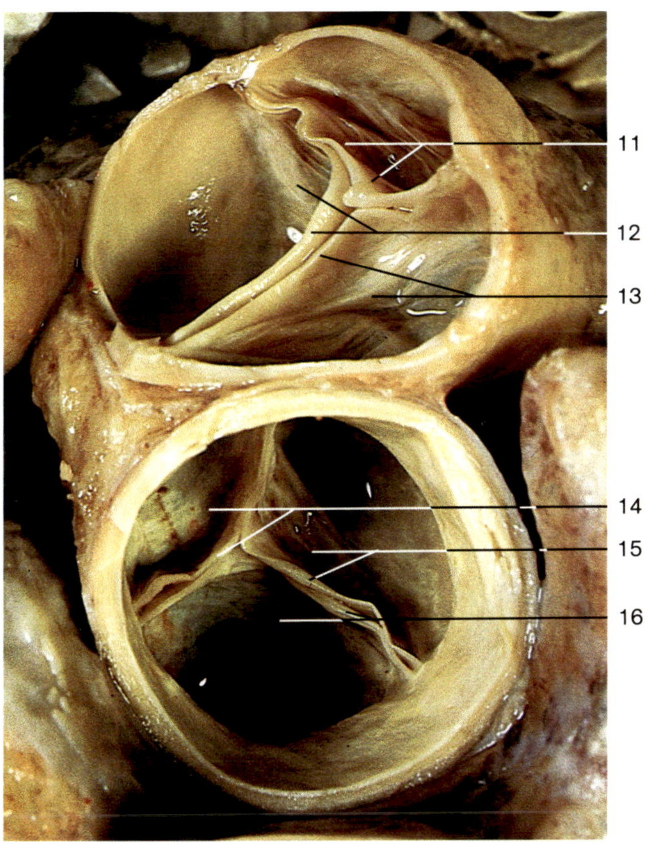

Valvas do tronco pulmonar e da aorta (vista superior). Ao alto, parede anterior do coração. Ambas as valvas estão fechadas.

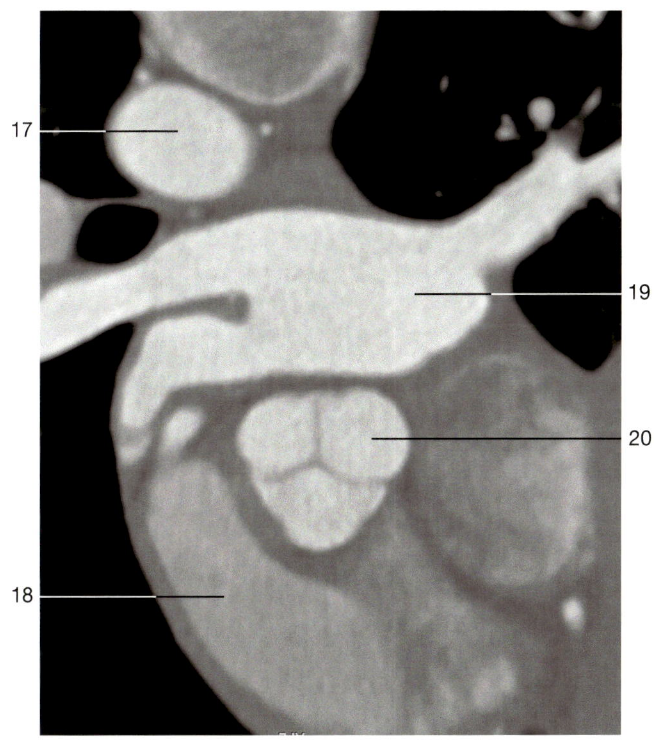

Corte horizontal do coração no nível da valva da aorta (RNM). (Prof. Uder, Depto. de Radiologia, Universidade de Erlangen-Nürnberg, Alemanha.)

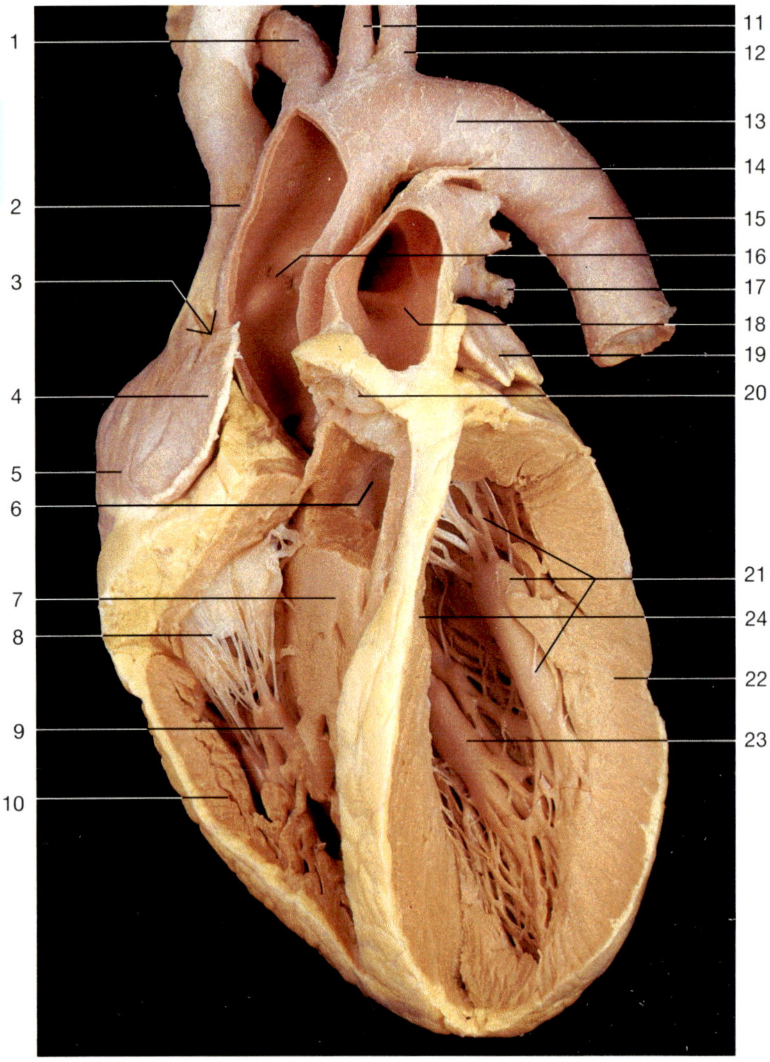

Vista anterior do coração. Dissecção das quatro valvas.

1 Tronco braquiocefálico
2 Veia cava superior
3 Sulco terminal
4 Aurícula direita
5 Átrio direito
6 Valva da aorta
7 Cone arterial (septo interventricular)
8 Valva atrioventricular direita (tricúspide)
9 Músculo papilar anterior (direito)
10 Miocárdio do ventrículo direito
11 Artéria carótida comum esquerda
12 Artéria subclávia esquerda
13 Arco da aorta
14 Ligamento arterial (remanescente do ducto arterial)
15 Parte descendente da aorta (parte torácica)
16 Parte ascendente da aorta
17 Veia pulmonar esquerda inferior
18 Tronco pulmonar
19 Aurícula esquerda
20 Valva do tronco pulmonar
21 Músculo papilar anterior (esquerdo) com cordas tendíneas
22 Miocárdio do ventrículo esquerdo
23 Músculo papilar posterior
24 Septo interventricular
25 Veias braquiocefálicas
26 Cordas tendíneas
27 Músculos papilares do ventrículo direito
28 Átrio esquerdo
29 Valva atrioventricular esquerda (bicúspide ou mitral) e cordas tendíneas
30 Ápice do coração
31 Artéria coronária esquerda
32 Ventrículo esquerdo

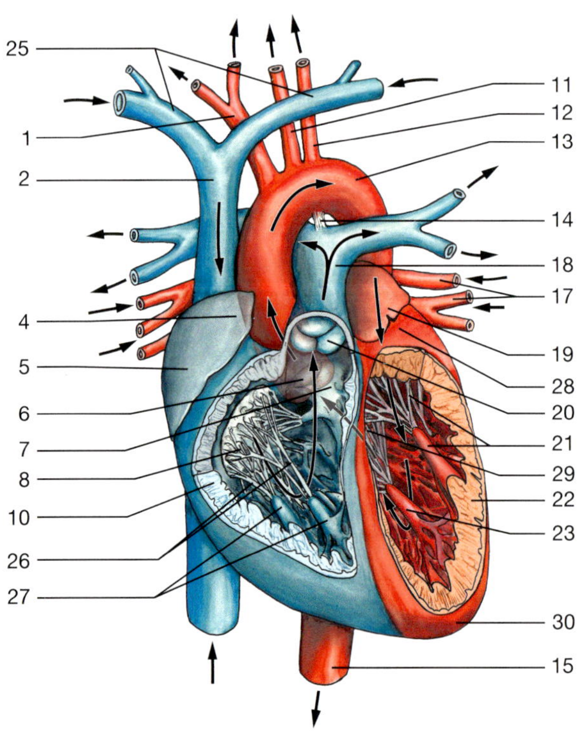

Fluxo sanguíneo no coração (vista anterior). Setas = direção do fluxo sanguíneo.

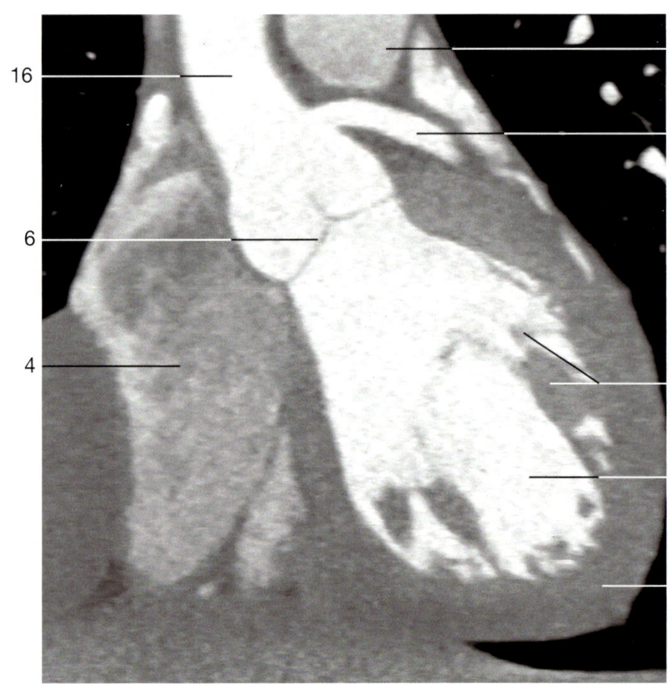

Corte frontal do coração no nível do ventrículo esquerdo e da parte ascendente da aorta (RNM). (Prof. Uder, Depto. de Radiologia, Universidade de Erlangen-Nürnberg, Alemanha). Observe a valva da aorta.

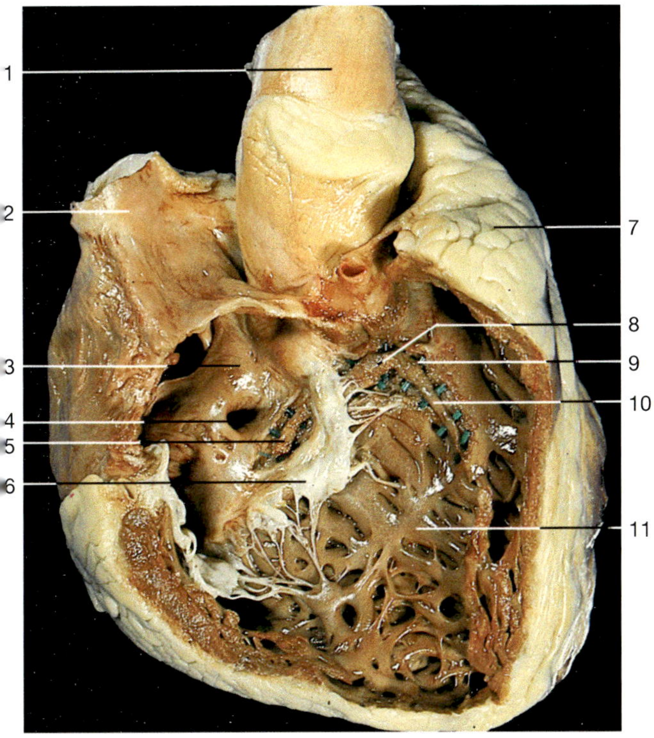

Ventrículo direito. Dissecção do nó atrioventricular, do fascículo atrioventricular (feixe de His), e do ramo direito do complexo estimulante do coração (estiletes).

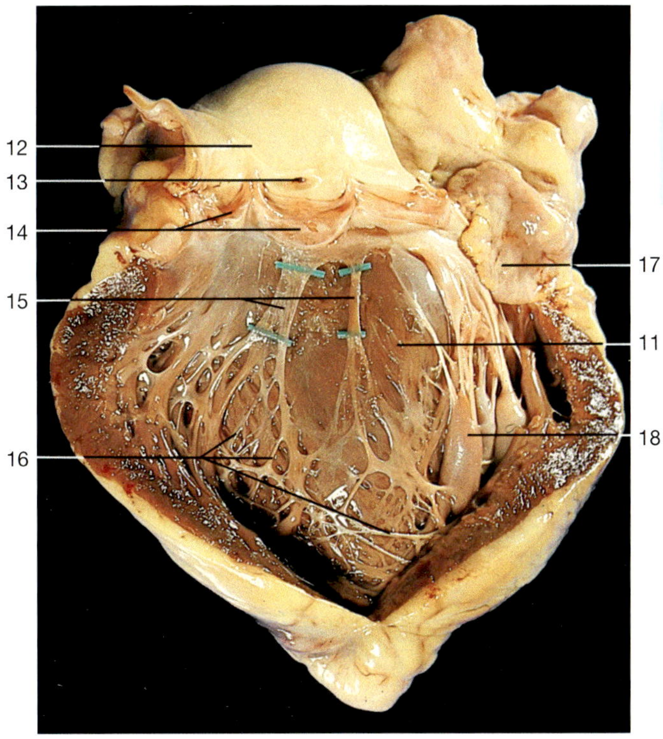

Ventrículo esquerdo. Dissecção do ramo esquerdo do fascículo atrioventricular do complexo estimulante do coração (estiletes).

1 Parte ascendente da aorta
2 Veia cava superior
3 Átrio direito
4 Óstio do seio coronário
5 Nó atrioventricular
6 Valva atrioventricular direita
7 Tronco pulmonar
8 Feixe atrioventricular (feixe de His)
9 Bifurcação do feixe atrioventricular
10 Ramo direito do feixe atrioventricular
11 Septo interventricular
12 Seio aórtico
13 Óstio da artéria coronária esquerda
14 Valva da aorta
15 Ramos do ramo esquerdo do feixe atrioventricular
16 Ramos subendocárdicos (Purkinje)
17 Aurícula esquerda
18 Músculos papilares anteriores
19 Sulco terminal
20 Bulbo da aorta
21 Nó sinoatrial (setas)
22 Feixe de fibras musculares do átrio direito
23 Sulco coronário (com a artéria coronária direita)
24 Feixes do complexo estimulante do coração
25 Veia cava inferior
26 Músculos papilares com os ramos subendocárdicos (Purkinje)
27 Átrio esquerdo
28 Ramo esquerdo do feixe atrioventricular

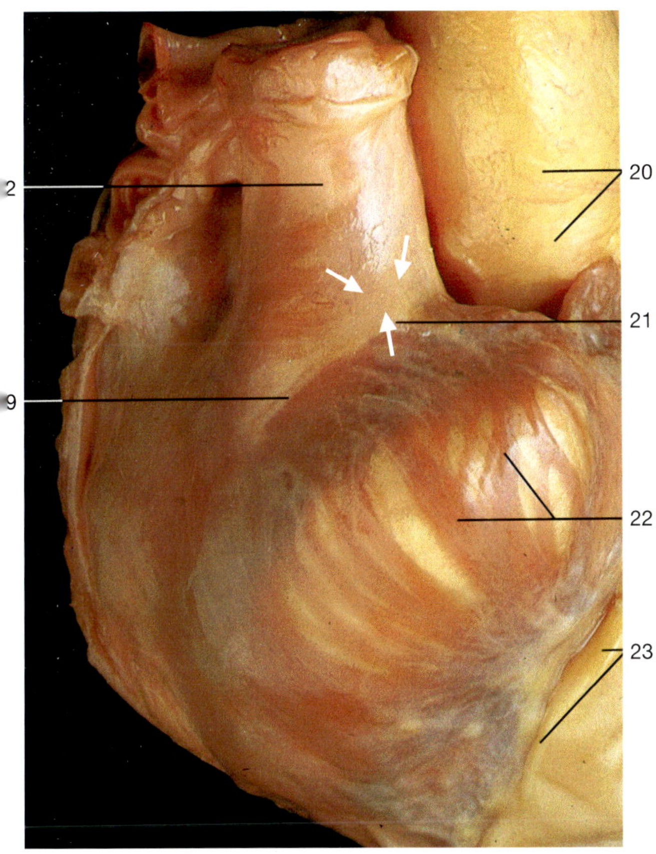

Átrio direito. Parede anterior, mostrando a localização do **nó sinoatrial** (setas).

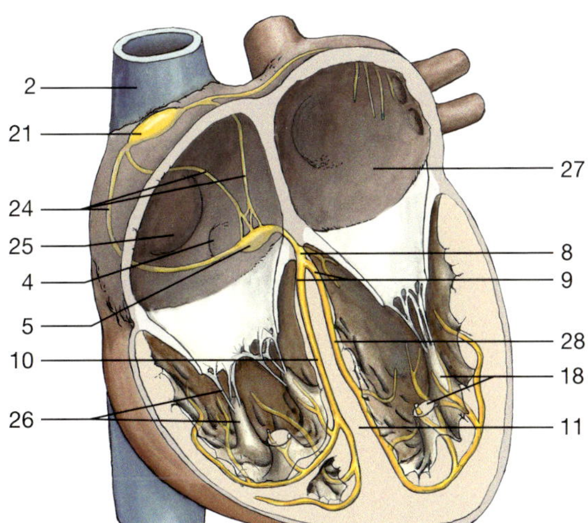

Complexo estimulante do coração (amarelo).

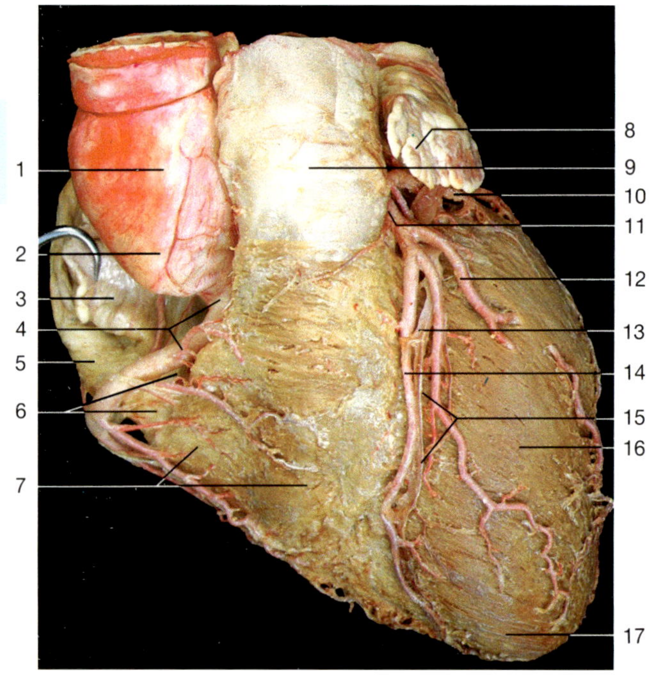

Artérias coronárias (vista anterior). O epicárdio e a gordura subepicárdica foram removidos. As artérias foram injetadas com resina vermelha pela aorta.

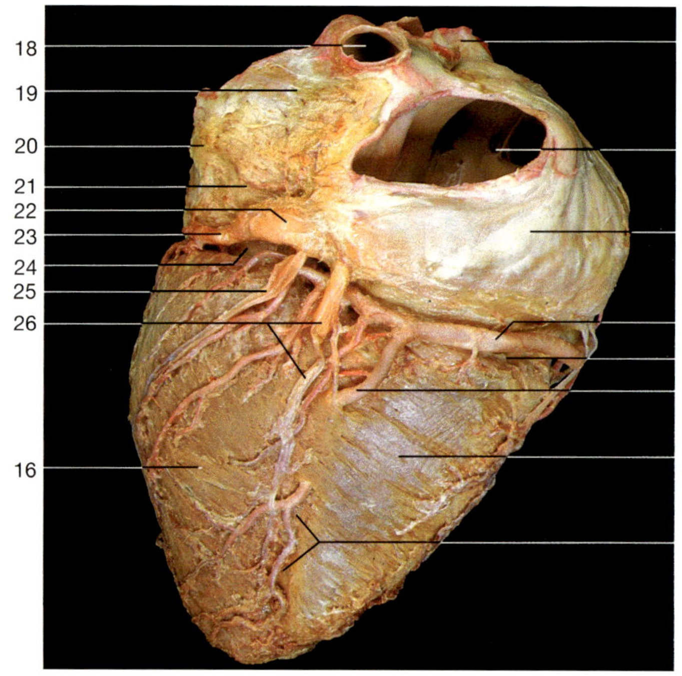

Artéria coronária direita e as veias do coração (vista posterior). O epicárdio e a gordura subepicárdica foram removidos. As artérias foram injetadas com resina vermelha.

1 Parte ascendente da aorta
2 Bulbo da aorta e ramo do nó sinoatrial da artéria coronária direita (na dissecção acima)
3 Aurícula direita
4 Artéria coronária direita
5 Átrio direito
6 Sulco coronário
7 Ventrículo direito
8 Aurícula esquerda
9 Tronco pulmonar
10 Ramo circunflexo da artéria coronária esquerda
11 Artéria coronária esquerda
12 Ramo diagonal da artéria coronária esquerda
13 Veia interventricular anterior
14 Ramo interventricular anterior
15 Sulco interventricular anterior
16 Ventrículo esquerdo
17 Ápice do coração
18 Veia pulmonar direita
19 Átrio esquerdo
20 Veias pulmonares esquerdas
21 Veia oblíqua do átrio esquerdo (Marshall)
22 Seio coronário
23 Veia cardíaca magna
24 Sulco coronário (parte posterior)
25 Veia posterior do ventrículo esquerdo
26 Veia interventricular posterior
27 Artéria pulmonar esquerda
28 Veia cava inferior
29 Átrio direito
30 Ramo interventricular posterior da artéria coronária direita
31 Sulco interventricular posterior
32 Veia cava superior
33 Ramo marginal direito da artéria coronária direita
34 Ramo do nó sinoatrial
35 Veias cardíacas mínimas
36 Pequenas veias cardíacas
37 Esterno
38 Átrio esquerdo com as veias pulmonares
39 Veia marginal direita

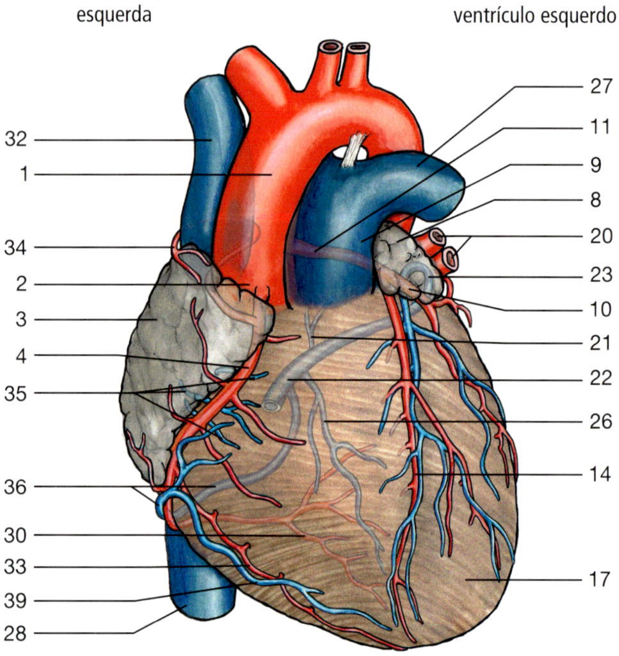

Artérias coronárias e veias do coração (vista anterior).

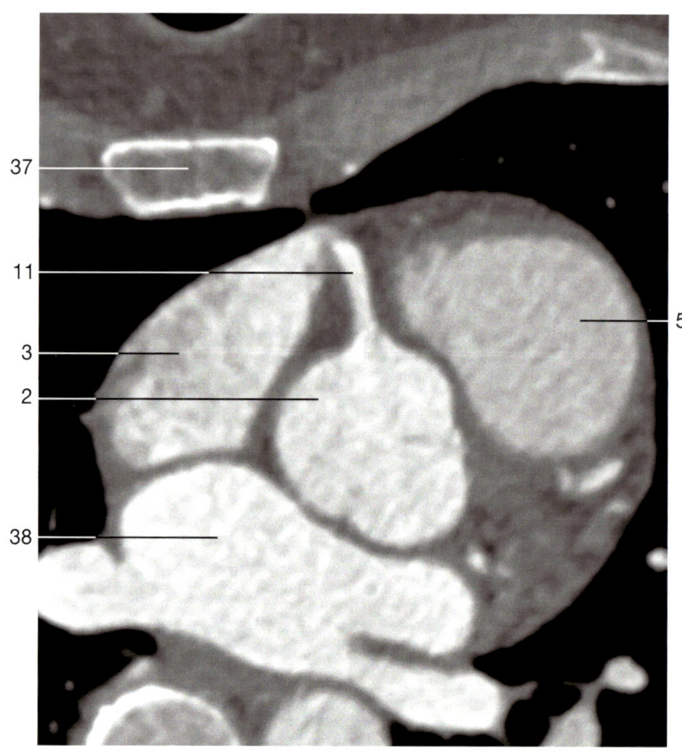

Corte horizontal do coração e da parede torácica no nível do bulbo da aorta (RNM). (Prof. Uder, Depto. de Radiologia, Universidade de Erlangen-Nürnberg, Alemanha.)

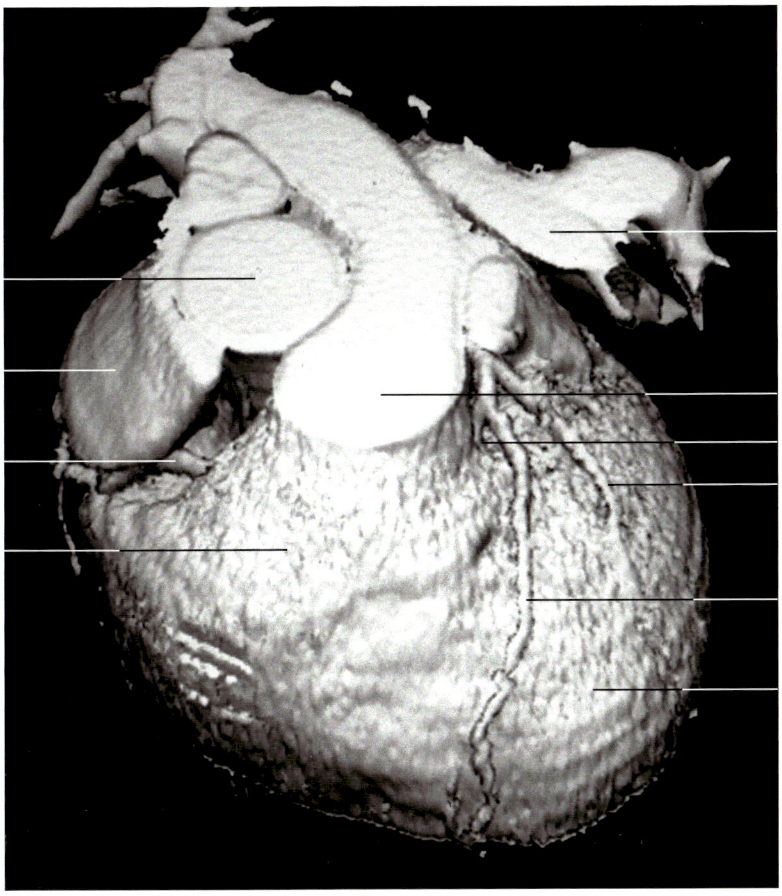

1 Parte ascendente da aorta
2 Artéria coronária direita
3 Ventrículo direito
4 Átrio esquerdo
5 Tronco pulmonar
6 Ramo septal da artéria coronária esquerda
7 Ramo diagonal da artéria coronária esquerda
8 Ramo interventricular anterior da artéria coronária esquerda
9 Ventrículo esquerdo
10 Raiz da aorta
11 Ramo marginal direito da artéria coronária direita
12 Ramo circunflexo da artéria coronária esquerda
13 Ápice do coração
14 Veia cava superior
15 Átrio direito

Coração humano [TC com reconstrução em 3D por visualização de superfície sombreada (SSD)]. (Drs. W. Moshage, S. Achenbach e D. Ropers, Depto. de Medicina Interna II, Universidade de Erlangen-Nürnberg, Alemanha.)

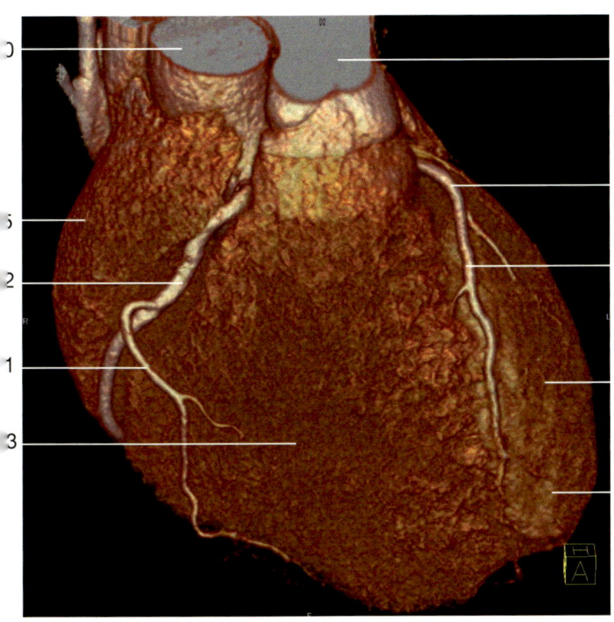

Artérias coronárias (vista anterior; RNM estereoscópica). (Prof. Uder, Depto. de Radiologia, Universidade de Erlangen-Nürnberg, Alemanha.)

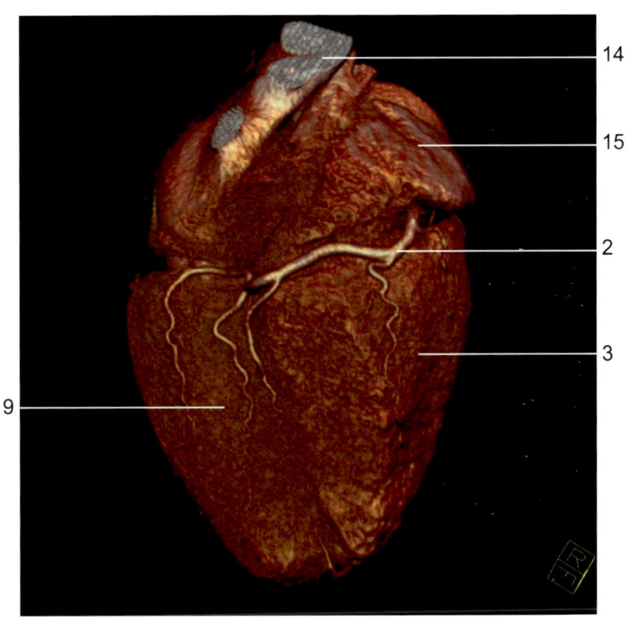

Artérias coronárias (vista posterior; RNM estereoscópica). (Prof. Uder, Depto. de Radiologia, Universidade de Erlangen-Nürnberg, Alemanha.)

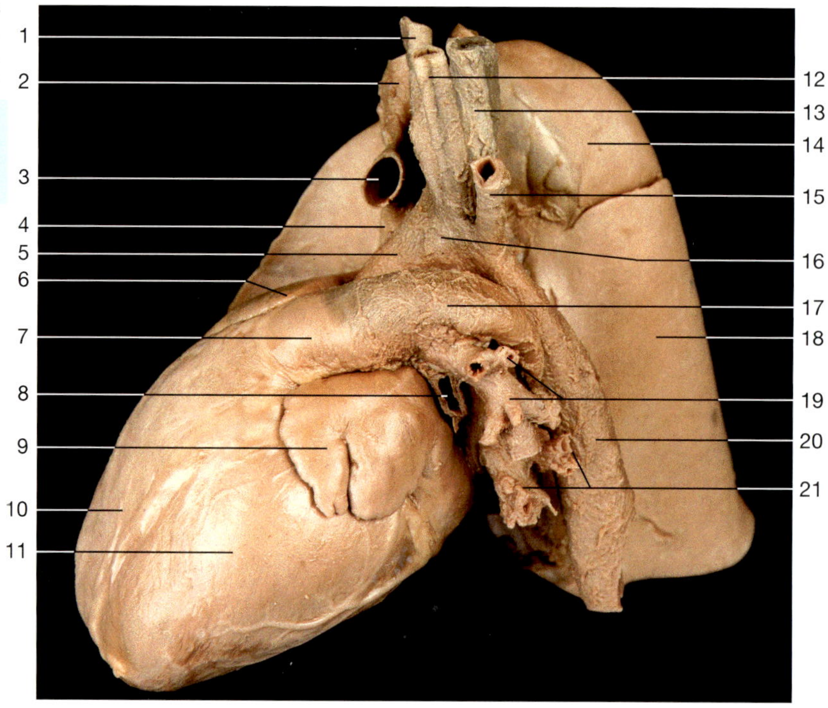

Coração e pulmão direito do feto (visto pelo lado esquerdo). O pulmão esquerdo foi removido. Observe o ducto arterial.

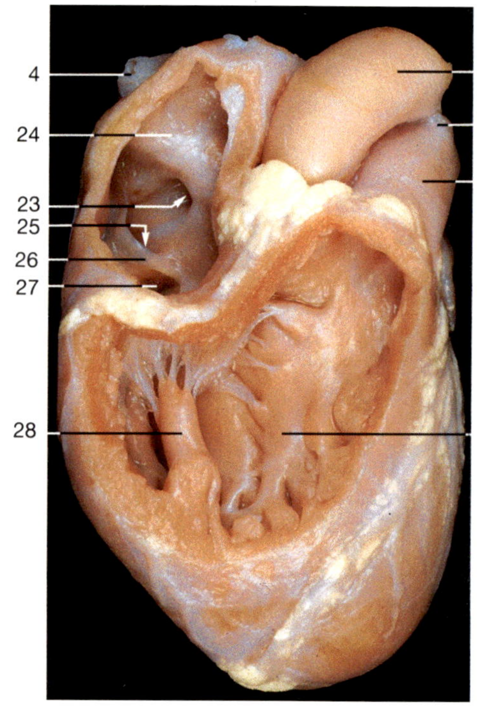

Coração do feto (vista anterior). Átrio e ventrículo direitos abertos.

Derivações no sistema circulatório fetal		
1. Ducto venoso (de Arancio)	entre a veia umbilical e a veia cava inferior	desvio na circulação hepática
2. Forame oval	entre os átrios direito e esquerdo	desvio na circulação pulmonar
3. Ducto arterial (Botalli)	entre o tronco pulmonar e a aorta	

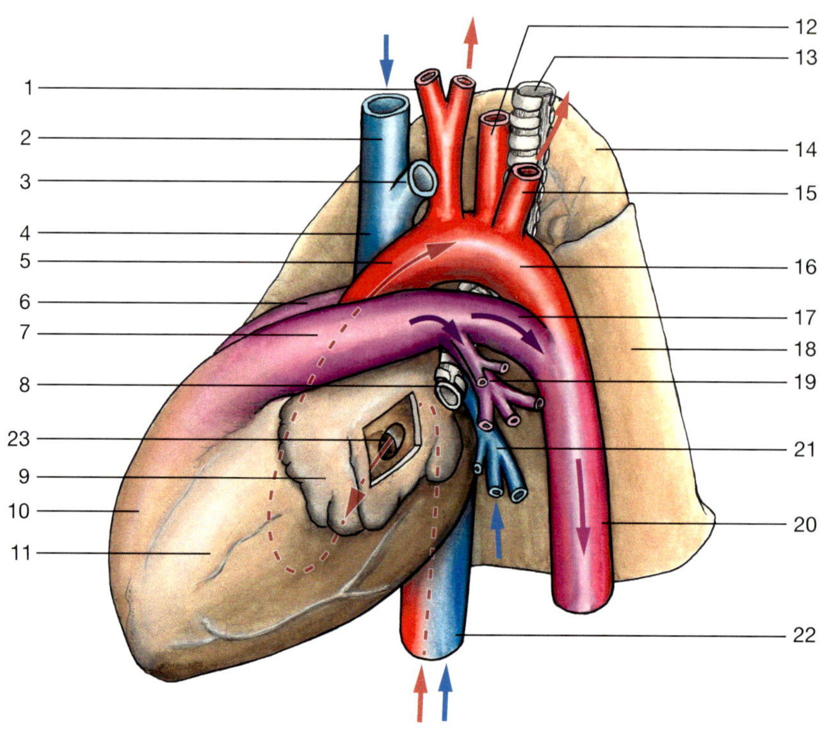

1 Artéria carótida comum direita
2 Veia braquiocefálica direita
3 Veia braquiocefálica esquerda
4 Veia cava superior
5 Parte ascendente da aorta
6 Aurícula direita
7 Tronco pulmonar
8 Brônquio principal esquerdo
9 Aurícula esquerda
10 Ventrículo direito
11 Ventrículo esquerdo (parede)
12 Artéria carótida comum esquerda
13 Traqueia
14 Lobo superior do pulmão direito
15 Artéria subclávia esquerda
16 Arco da aorta
17 Ducto arterial
18 Lobo inferior do pulmão direito
19 Artéria pulmonar esquerda com ramos para o pulmão esquerdo
20 Parte descendente da aorta
21 Veias pulmonares esquerdas
22 Veia cava inferior
23 Forame oval
24 Átrio direito
25 Óstio da veia cava inferior
26 Valva da veia cava inferior
27 Óstio do seio coronário
28 Músculo papilar anterior do ventrículo direito

◁ **Coração e pulmão direito do feto (comparar com a dissecção acima)**
A direção do fluxo sanguíneo está indicada por setas. Observe a mudança na oxigenação do sangue, na aorta, após a comunicação com o ducto arterial.

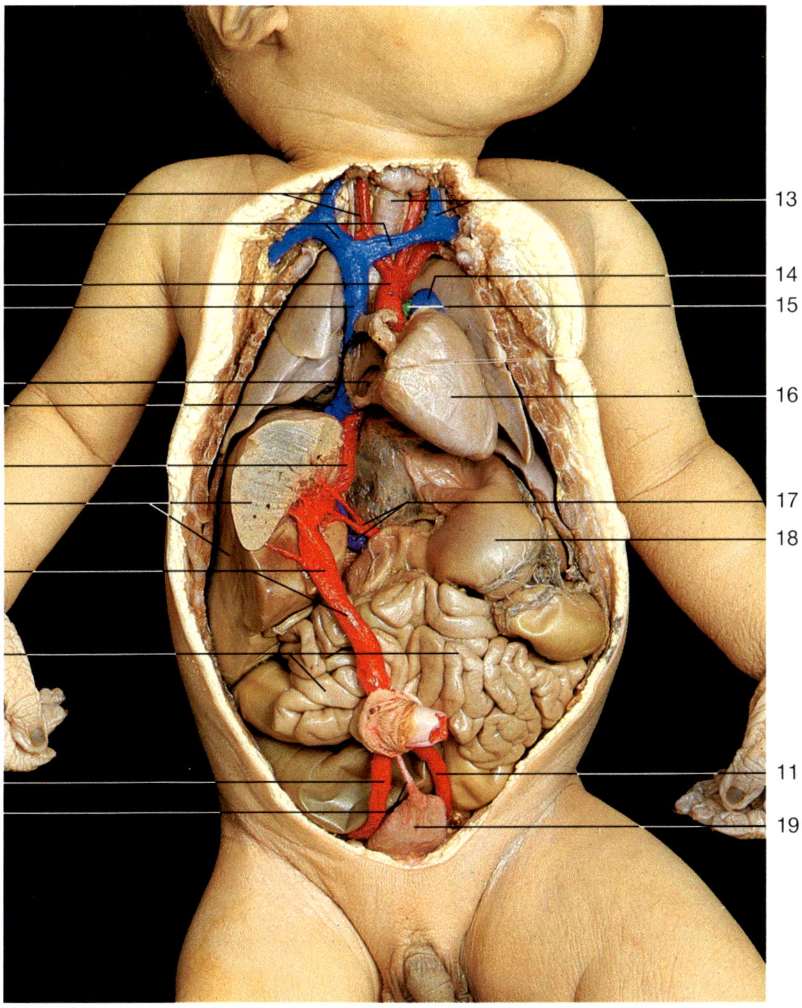

Órgãos torácicos e abdominais no recém-nascido (vista anterior). O átrio direito foi aberto para expor o forame oval. O lobo esquerdo do fígado foi removido.

1 Veia jugular interna e artéria carótida comum direita
2 Veias braquiocefálicas direita e esquerda
3 Arco da aorta
4 Veia cava superior
5 Forame oval
6 Veia cava inferior
7 Ducto venoso
8 Fígado
9 Veia umbilical
10 Intestino delgado
11 Artéria umbilical
12 Úraco
13 Traqueia e veia jugular interna esquerda
14 Artéria pulmonar esquerda
15 Ducto arterial
16 Ventrículo direito (parede)
17 Artérias hepáticas (vermelho) e veia porta (azul)
18 Estômago
19 Bexiga urinária
20 Veia porta
21 Veias pulmonares
22 Parte descendente da aorta
23 Placenta

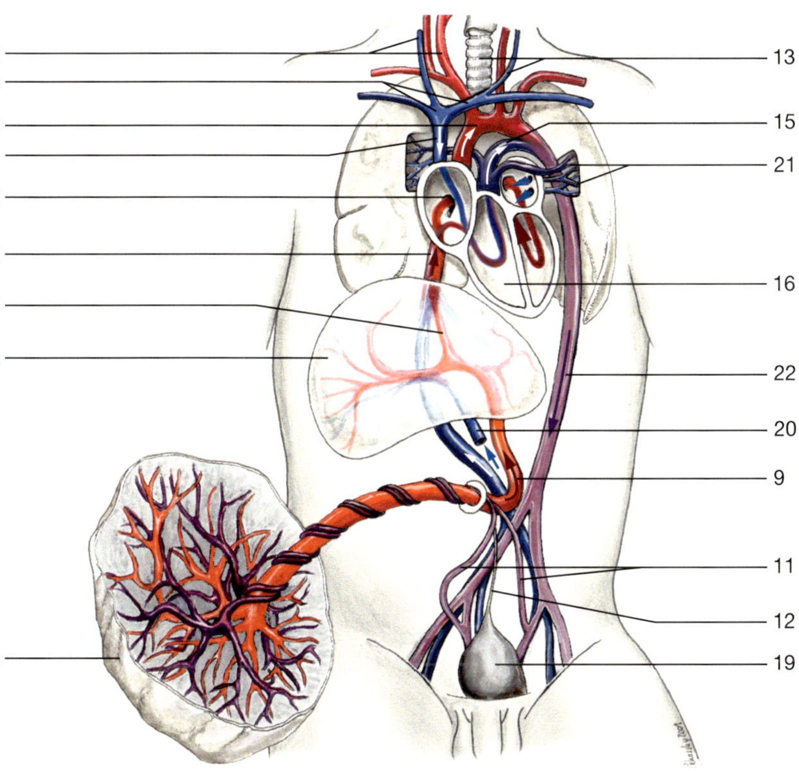

◁ **Sistema circulatório fetal**. Gradiente de oxigênio indicado pela coloração.

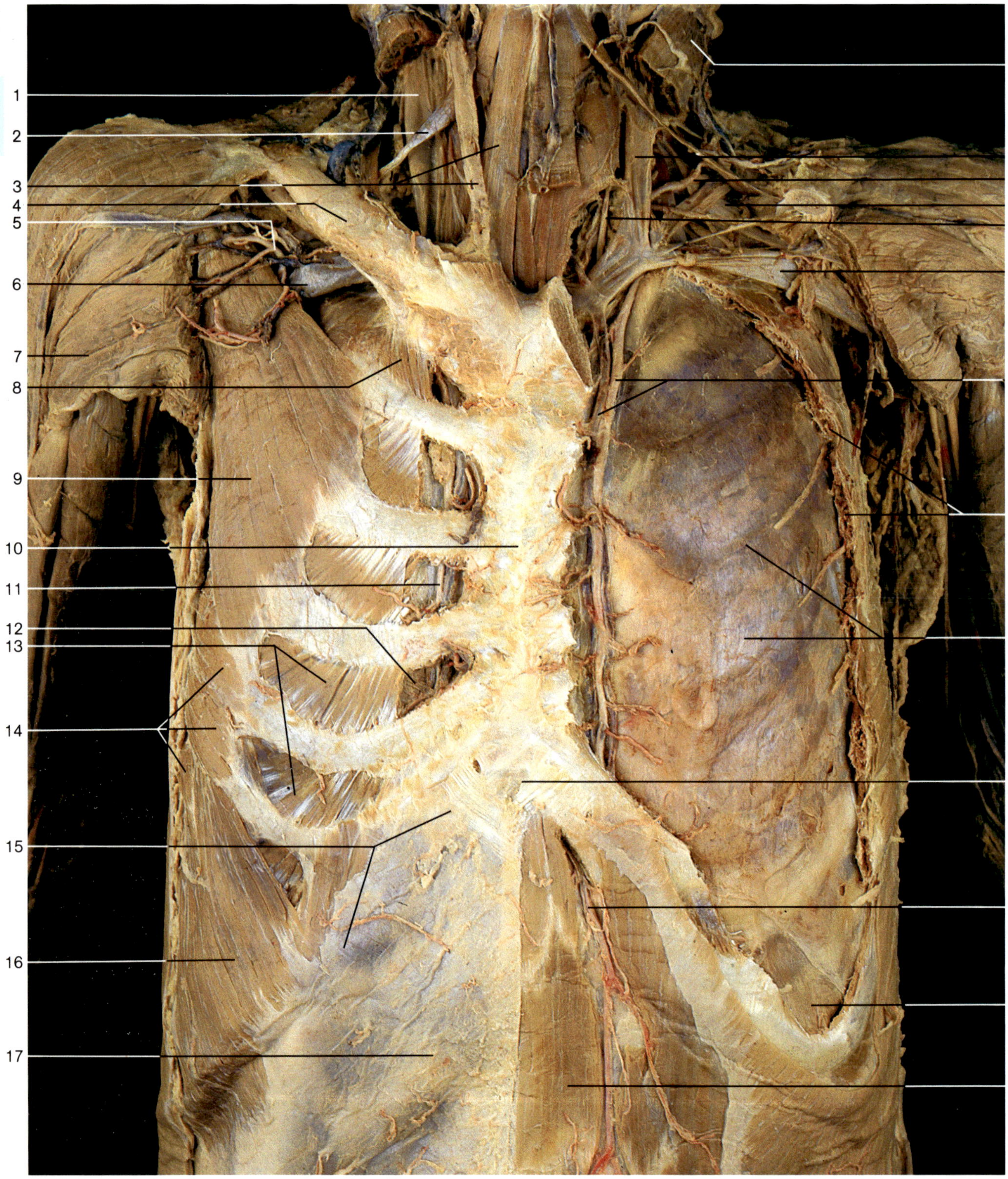

Órgãos torácicos (vista anterior). A clavícula e as costelas esquerdas foram parcialmente removidas e os espaços intercostais direitos foram abertos para expor a veia e a artéria torácicas internas.

1 Veia jugular interna direita
2 Músculo omo-hióideo
3 Músculo esterno-hióideo e veia jugular externa
4 Clavícula
5 Artéria toracoacromial
6 Veia subclávia direita
7 Músculo peitoral maior
8 Músculo intercostal externo
9 Músculo peitoral menor
10 Corpo do esterno
11 Artéria e veia torácicas internas direitas
12 Fascículos do músculo transverso do tórax
13 Músculos intercostais internos
14 Músculo serrátil anterior
15 Arco costal
16 Músculo oblíquo externo do abdome
17 Lâmina anterior da bainha do músculo reto do abdome
18 Músculo esternocleidomastóideo
19 Veia jugular interna esquerda
20 Artéria cervical transversa
21 Plexo braquial
22 Nervo vago
23 Veia axilar esquerda
24 Artéria e veia torácicas internas esquerdas
25 Costelas e parede torácica (seccionadas)
26 Pleura costal
27 Processo xifoide
28 Artéria epigástrica superior
29 Diafragma
30 Músculo reto do abdome

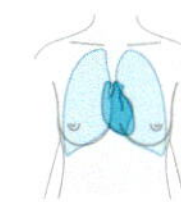

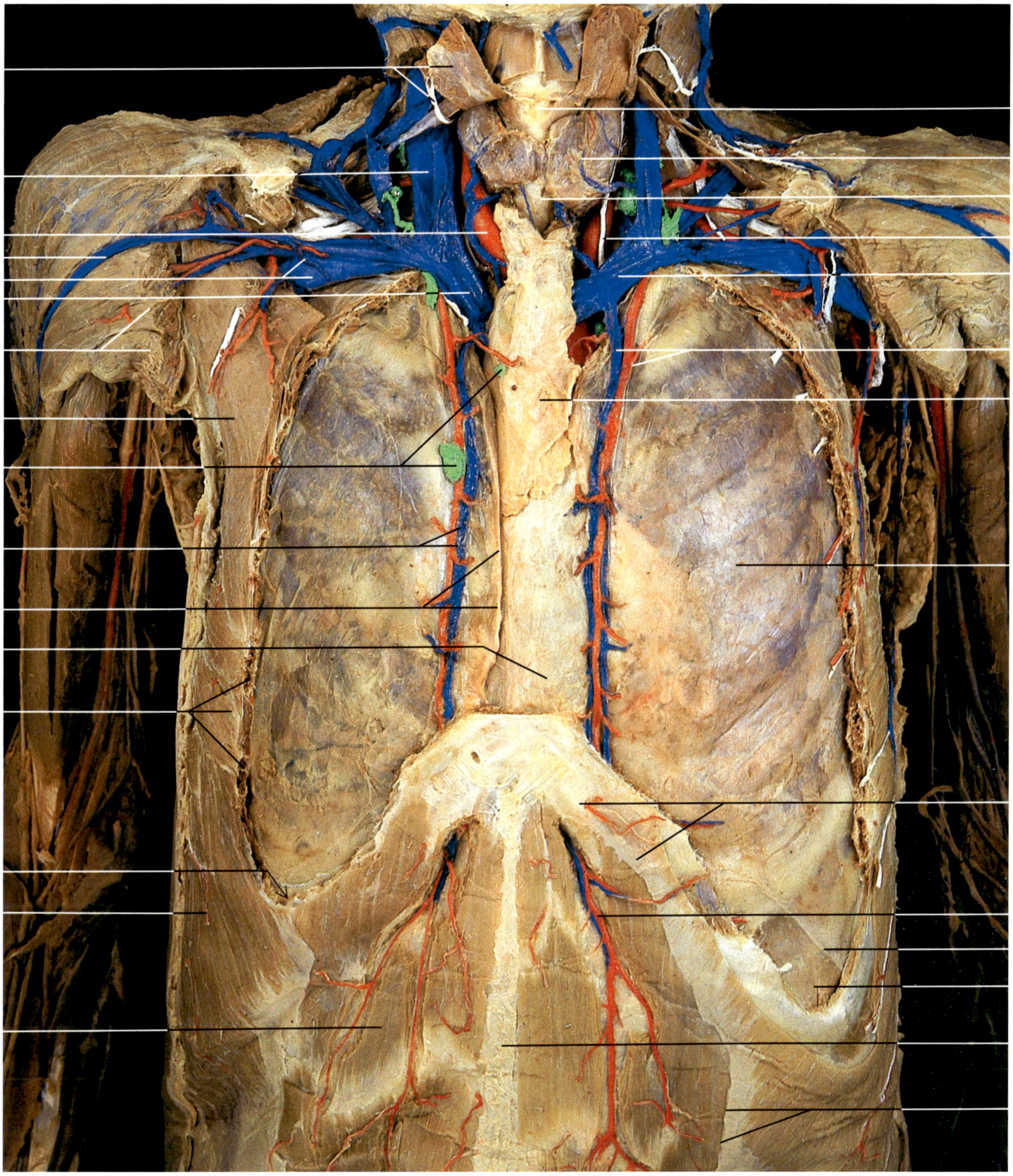

Órgãos torácicos (vista anterior). As costelas, a clavícula e o esterno foram parcialmente removidos para mostrar o mediastino anterior e a pleura. Vermelho = artérias; azul = veias; verde = vasos linfáticos e linfonodos.

1 Músculo esternotireóideo e seu nervo (um ramo da alça cervical)
2 Veia jugular interna direita
3 Artéria carótida comum direita
4 Veia cefálica
5 Veia subclávia direita
6 Veia braquiocefálica direita
7 Músculo peitoral maior (seccionado)
8 Músculo peitoral menor (seccionado)
9 Linfonodos paraesternais
10 Artéria e veia torácicas internas
11 Margem anterior da pleura costal
12 Pericárdio fibroso
13 Quinta e sexta costelas (seccionadas) e músculo serrátil anterior
14 Recesso costodiafragmático
15 Músculo oblíquo externo do abdome
16 Músculo reto do abdome
17 Laringe (cartilagem tireóidea)
18 Glândula tireoide
19 Traqueia
20 Nervo vago esquerdo
21 Veia braquiocefálica esquerda
22 Artéria e veia torácicas internas esquerdas
23 Timo
24 Pleura costal
25 Arco costal
26 Artéria epigástrica superior
27 Margem da pleura costal
28 Diafragma
29 Linha alba
30 Margem de corte da lâmina anterior da bainha do músculo reto do abdome

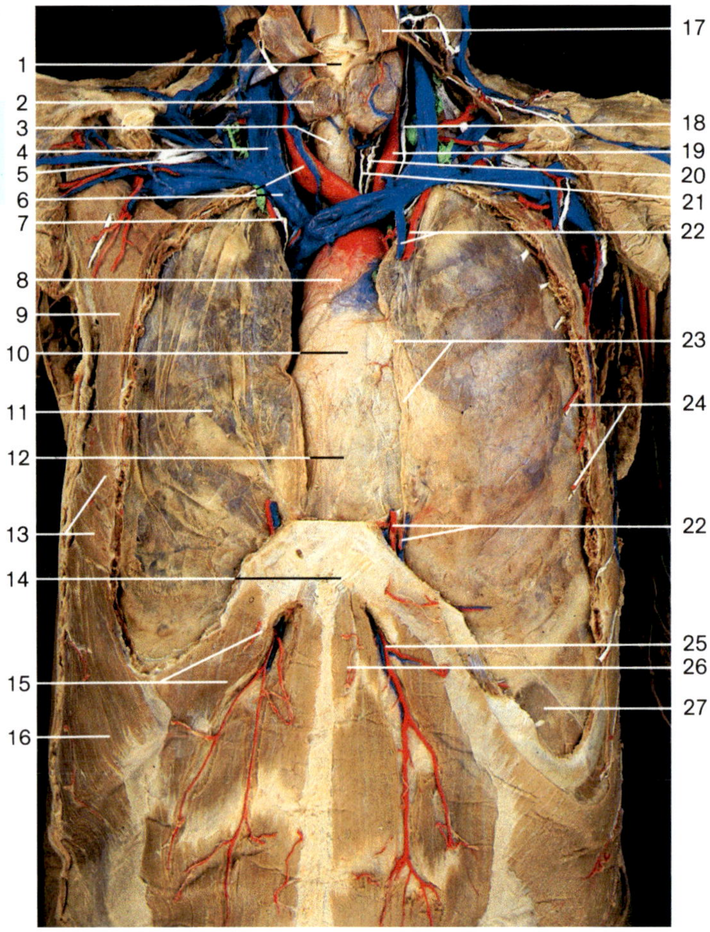

Órgãos torácicos (vista anterior). Os vasos torácicos internos foram removidos, e as margens anteriores da pleura e dos pulmões foram ligeiramente afastadas para expor as partes anterior e média do mediastino, incluindo o coração e os grandes vasos. Vermelho = artérias; azul = veias; verde = vasos linfáticos e linfonodos.

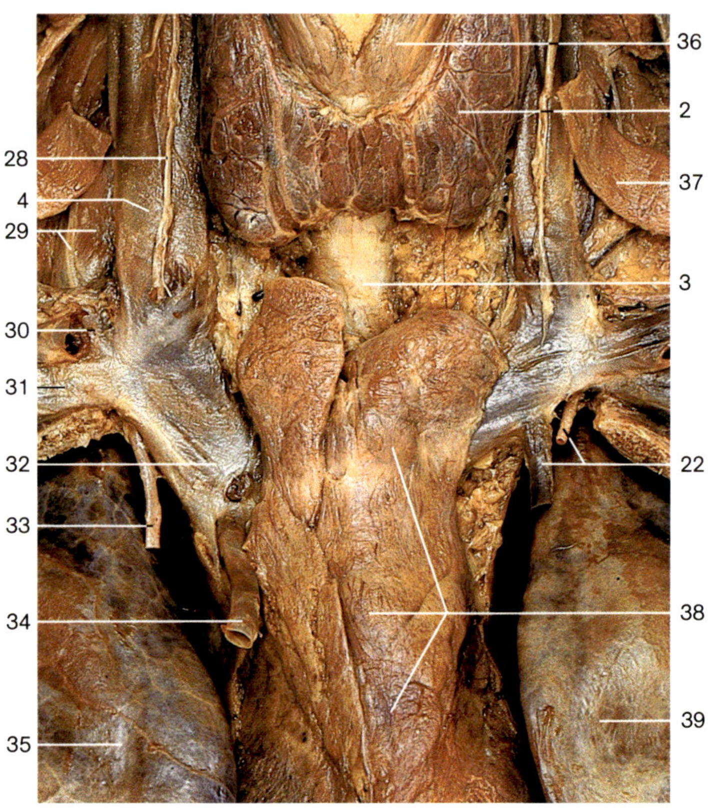

1 Laringe (cartilagem tireóidea)
2 Glândula tireoide
3 Traqueia
4 Veia jugular interna
5 Plexo braquial
6 Veia braquiocefálica e artéria carótida comum direitas
7 Nervo frênico direito
8 Parte ascendente da aorta
9 Músculo peitoral menor (seccionado)
10 Tronco pulmonar (coberto pelo pericárdio)
11 Pleura costal
12 Pericárdio fibroso e coração
13 Músculo serrátil anterior
14 Processo xifoide
15 Arco costal
16 Músculo oblíquo externo do abdome
17 Músculo esternotireóideo (seccionado e rebatido)
18 Nervo vago
19 Artéria carótida comum esquerda
20 Tronco simpático esquerdo
21 Nervo laríngeo recorrente esquerdo
22 Artéria e veia torácicas internas esquerdas (seccionadas)
23 Margem da pleura costal
24 Nervos e vasos intercostais
25 Artéria epigástrica superior
26 Músculo reto do abdome
27 Diafragma
28 Alça cervical
29 Nervo frênico e músculo escaleno anterior
30 Veia jugular externa (seccionada)
31 Veia subclávia direita
32 Veia braquiocefálica direita
33 Artéria torácica interna (seccionada)
34 Veia torácica interna (seccionada)
35 Pulmão direito
36 Músculo cricotireóideo
37 Músculo omo-hióideo
38 Timo
39 Pulmão esquerdo

Órgãos torácicos (vista anterior, detalhes ampliados). São mostrados a posição do timo (acima do coração) e seu tamanho .

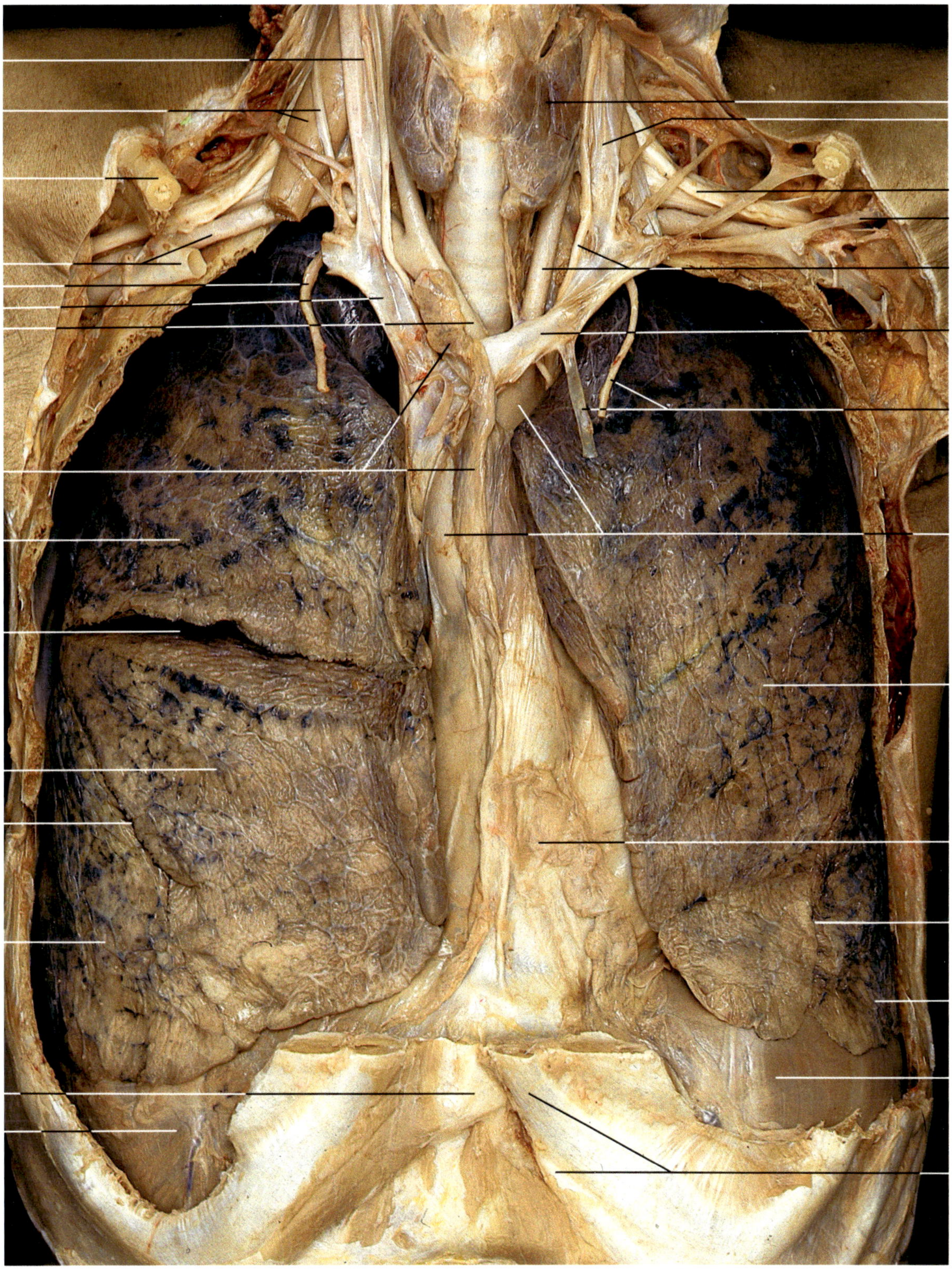

Órgãos torácicos (vista anterior). A cavidade pleural foi aberta e os pulmões expostos. Veem-se vestígios de timo e do pericárdio.

1 Veia jugular interna direita
2 Nervo frênico e músculo escaleno anterior
3 Clavícula (seccionada)
4 Artéria e veia subclávias direitas
5 Artéria torácica interna
6 Veia braquiocefálica direita
7 Tronco braquiocefálico
8 Timo (vestígios)
9 Lobo superior do pulmão direito
10 Fissura horizontal do pulmão direito (incompleta)
11 Lobo médio do pulmão direito
12 Fissura oblíqua do pulmão direito
13 Lobo inferior do pulmão direito
14 Processo xifoide
15 Diafragma
16 Glândula tireoide
17 Veia jugular interna esquerda
18 Plexo braquial
19 Veia cefálica esquerda
20 Artéria carótida comum e nervo vago esquerdos
21 Veia braquiocefálica esquerda
22 Artéria e veia torácicas internas (seccionadas)
23 Parte ascendente e arco da aorta
24 Lobo superior do pulmão esquerdo
25 Pericárdio fibroso
26 Fissura oblíqua do pulmão esquerdo
27 Lobo inferior do pulmão esquerdo
28 Arco costal

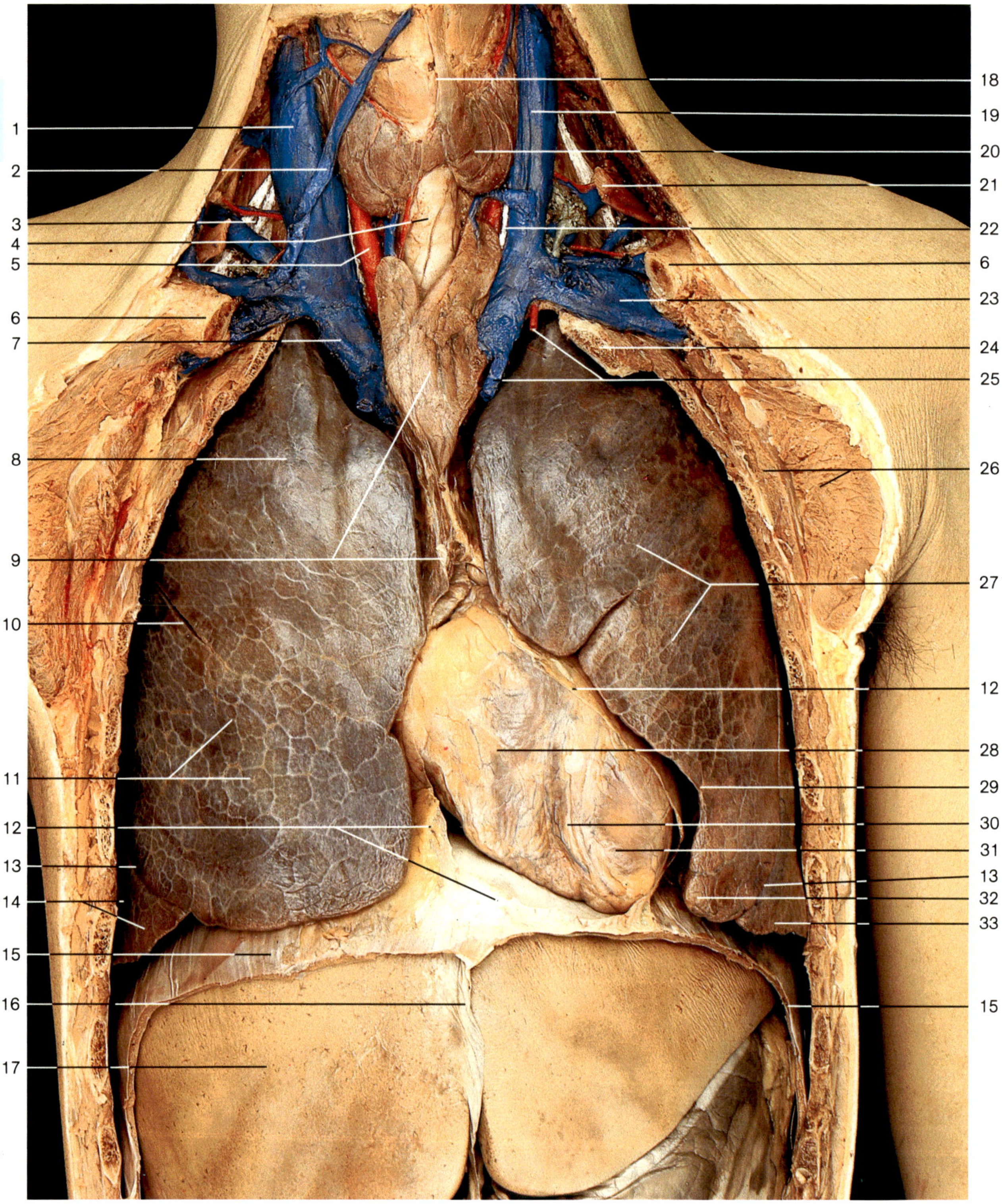

Órgãos torácicos (vista anterior). A parede torácica, a pleura costal, o pericárdio e o diafragma foram parcialmente removidos. Vermelho = artérias; azul = veias.

1 Veia jugular interna
2 Veia jugular externa (deslocada medialmente)
3 Plexo braquial
4 Traqueia
5 Artéria carótida comum direita
6 Clavícula (seccionada)
7 Veia braquiocefálica direita
8 Lobo superior do pulmão direito
9 Timo (vestígios)
10 Fissura horizontal do pulmão direito
11 Lobo médio do pulmão direito
12 Pericárdio (margem de corte)
13 Fissura oblíqua do pulmão
14 Lobo inferior do pulmão direito
15 Diafragma
16 Ligamento falciforme
17 Fígado
18 Posição da laringe
19 Veia jugular interna esquerda
20 Glândula tireoide
21 Músculo omo-hióideo (seccionado)
22 Nervo vago
23 Veia subclávia esquerda
24 Primeira costela (seccionada)
25 Artéria e veia torácicas internas
26 Músculos peitorais maior e menor (margens de corte)
27 Lobo superior do pulmão esquerdo
28 Ventrículo direito (parede)
29 Incisura cardíaca no pulmão esquerdo
30 Sulco interventricular anterior
31 Parede do ventrículo esquerdo
32 Língula do pulmão esquerdo
33 Lobo inferior do pulmão esquerdo

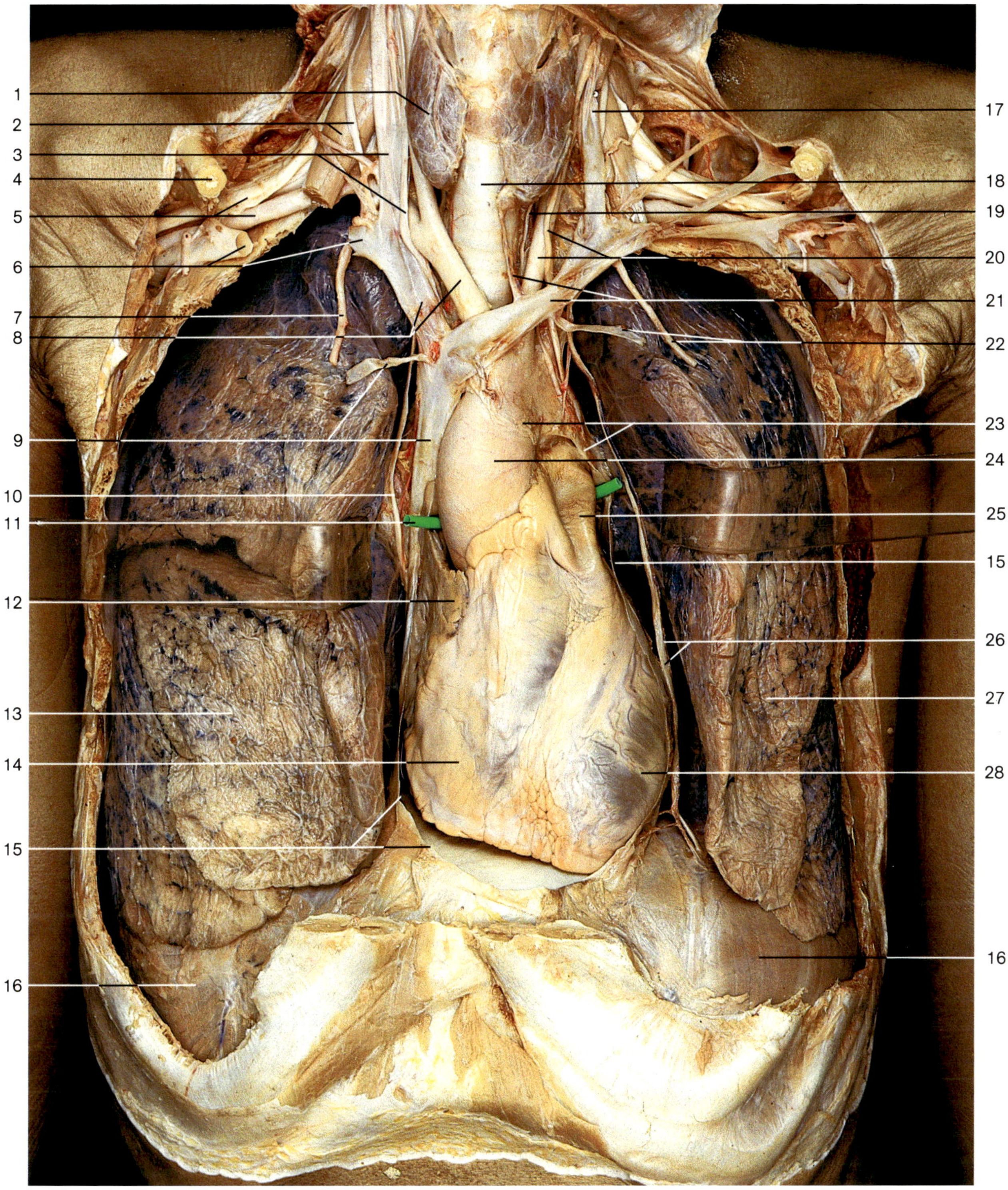

Órgãos torácicos (vista anterior). Posição do coração no mediastino médio. A parede anterior do tórax, a pleura costal e o pericárdio foram removidos, e os pulmões ligeiramente afastados.

1 Glândula tireoide
2 Nervo frênico e músculo escaleno anterior
3 Nervo vago e veia jugular interna
4 Clavícula (seccionada)
5 Plexo braquial e artéria subclávia
6 Veia subclávia
7 Artéria torácica interna
8 Tronco braquiocefálico e veia braquiocefálica direita
9 Veia cava superior e veia tímica
10 Nervo frênico direito
11 Seio transverso do pericárdio (estilete)
12 Aurícula direita
13 Lobo médio do pulmão direito
14 Ventrículo direito (parede)
15 Margem de corte do pericárdio
16 Diafragma
17 Veia jugular interna
18 Traqueia
19 Nervo laríngeo recorrente esquerdo
20 Artéria carótida comum esquerda e nervo vago
21 Veia braquiocefálica e veia tireóidea inferior esquerdas
22 Artéria e veia torácicas internas esquerdas (seccionadas)
23 Limite superior da cavidade do pericárdio
24 Parte ascendente da aorta
25 Tronco pulmonar
26 Nervo frênico esquerdo e artéria e veia pericardicofrênicas esquerdas
27 Lobo superior do pulmão esquerdo
28 Ventrículo esquerdo (parede)

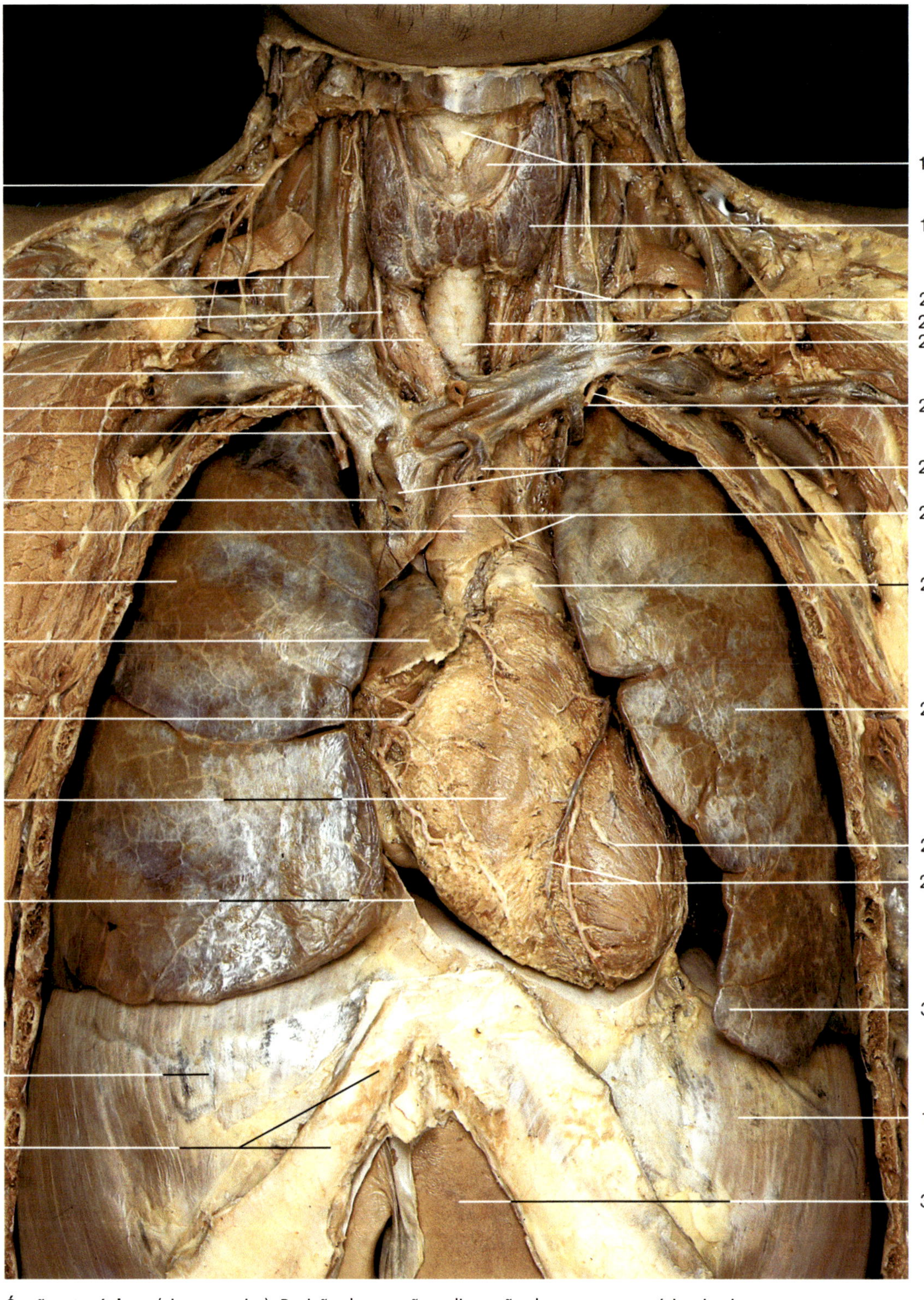

Órgãos torácicos (vista anterior). Posição do coração e dissecção dos vasos coronários *in situ*. A parede anterior do tórax, a pleura costal e o pericárdio foram removidos.

1 Nervo supraclavicular intermédio
2 Veia jugular interna
3 Nervo frênico direito
4 Nervo vago direito
5 Artéria carótida comum direita
6 Veia subclávia direita
7 Veia braquiocefálica direita
8 Artéria torácica interna direita
9 Veia cava superior
10 Parte ascendente da aorta
11 Pulmão direito
12 Átrio direito
13 Artéria coronária direita e veia cardíaca parva
14 Ventrículo direito (parede)
15 Margem de corte do pericárdio
16 Diafragma
17 Arco costal
18 Laringe (músculo cricotireóideo e cartilagem tireóidea)
19 Glândula tireoide
20 Artéria carótida comum e nervo vago esquerdos
21 Nervo laríngeo recorrente esquerdo
22 Traqueia
23 Artéria e veia torácicas internas esquerdas (seccionadas)
24 Veias tímicas
25 Margem de corte da cavidade do pericárdio
26 Tronco pulmonar
27 Pulmão esquerdo
28 Ventrículo esquerdo (parede)
29 Artéria e veia interventriculares anteriores
30 Língula do pulmão esquerdo
31 Fígado

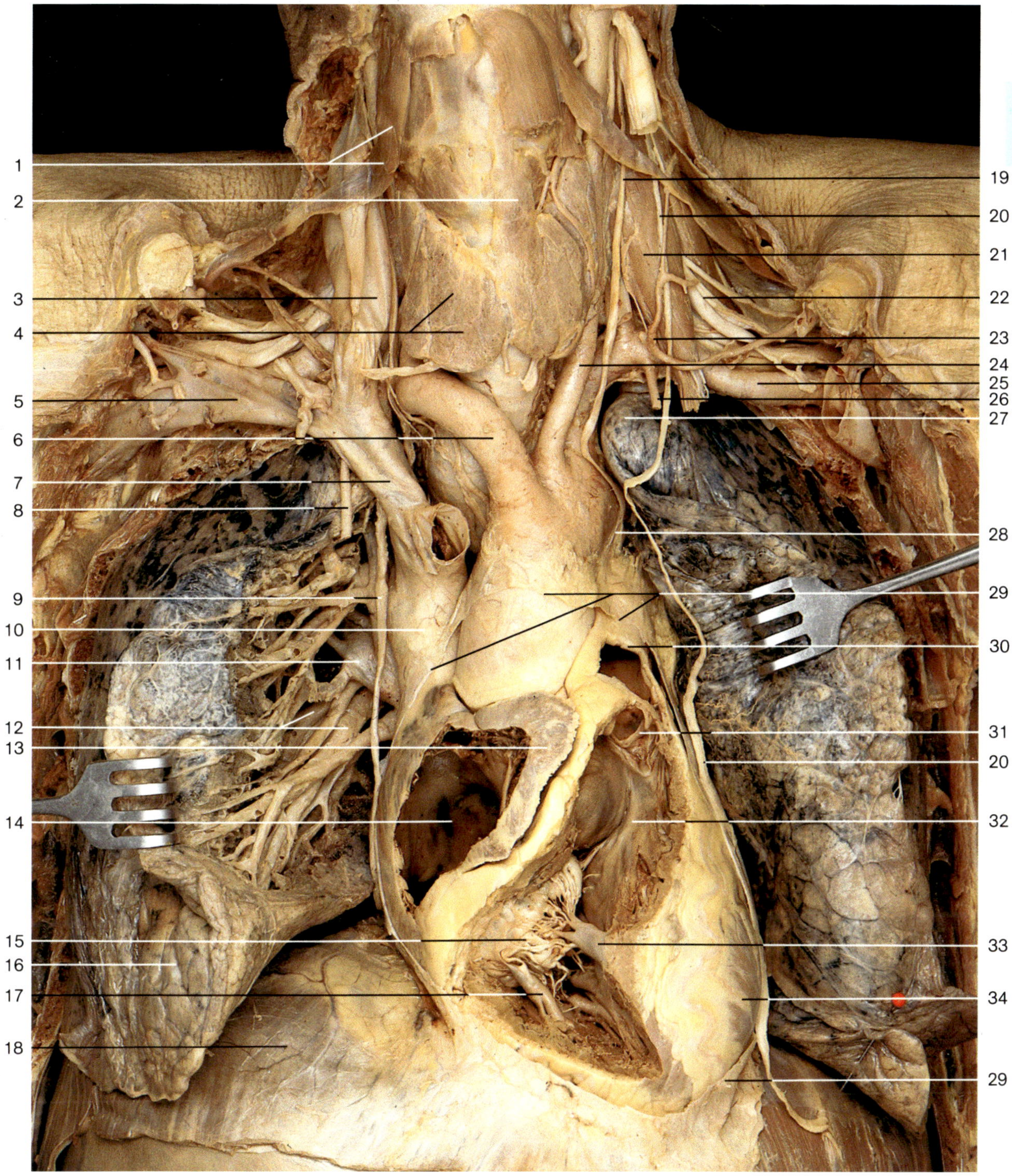

Órgãos torácicos (vista anterior). Coração com valvas *in situ*. A parede anterior do tórax, a pleura e a parte anterior do pericárdio foram removidas. Átrio e ventrículo direitos abertos para expor as valvas atrioventricular direita e do tronco pulmonar.

1 Músculo omo-hióideo
2 Lobo piramidal da glândula tireoide
3 Veia jugular interna
4 Glândula tireoide
5 Veia subclávia direita
6 Tronco braquiocefálico
7 Veia braquiocefálica direita
8 Artéria torácica interna direita
9 Nervo frênico direito
10 Veia cava superior
11 Veia pulmonar direita
12 Ramos da artéria pulmonar
13 Aurícula direita
14 Átrio direito
15 Valva atrioventricular direita (tricúspide)
16 Pulmão direito
17 Músculo papilar posterior
18 Diafragma
19 Nervo vago esquerdo
20 Nervo frênico esquerdo
21 Músculo escaleno anterior
22 Plexo braquial
23 Tronco tireocervical
24 Artéria carótida comum esquerda
25 Artéria subclávia esquerda
26 Artéria torácica interna esquerda
27 Ápice do pulmão esquerdo
28 Nervo laríngeo recorrente esquerdo
29 Margem de corte do pericárdio
30 Tronco pulmonar (com abertura)
31 Valva do tronco pulmonar
32 Crista supraventricular
33 Músculo papilar anterior direito
34 Ventrículo esquerdo (parede)

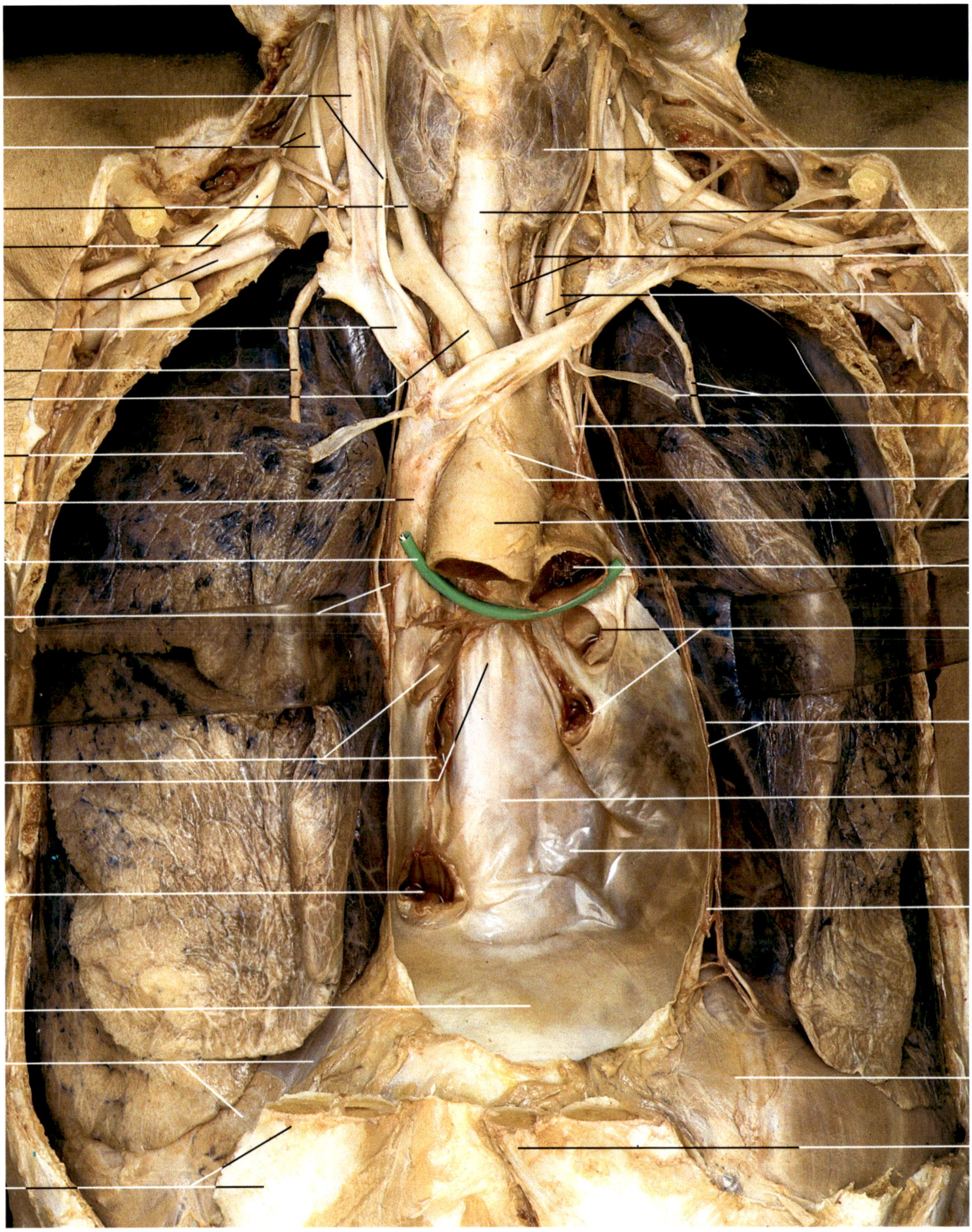

Órgãos torácicos (vista anterior). Pericárdio e mediastino. A parede anterior do tórax e o coração foram removidos; os pulmões foram ligeiramente afastados. Observe o cliente no seio transverso do pericárdio.

1 Veia jugular interna e nervo vago direito
2 Nervo frênico direito e músculo escaleno anterior
3 Artéria carótida comum direita
4 Plexo braquial
5 Artéria e veia subclávias direitas
6 Veia braquiocefálica direita
7 Artéria torácica interna direita (seccionada)
8 Tronco braquiocefálico
9 Lobo superior do pulmão direito
10 Veia cava superior
11 Seio transverso do pericárdio (estilete)
12 Nervo frênico e artéria e veia pericardicofrênicas direitos
13 Veias pulmonares direitas
14 Seio oblíquo do pericárdio
15 Veia cava inferior
16 Porção diafragmática do pericárdio
17 Diafragma
18 Arco costal
19 Glândula tireoide
20 Traqueia
21 Nervo laríngeo recorrente esquerdo e veia tireóidea inferior
22 Artéria carótida comum e nervo vago esquerdos
23 Artéria e veia torácicas internas esquerdas (seccionadas)
24 Nervo vago e arco da aorta
25 Margem de corte do pericárdio
26 Parte ascendente da aorta
27 Tronco pulmonar (seccionado)
28 Veias pulmonares esquerdas
29 Nervo frênico e artéria e veia pericardicofrênicas esquerdos
30 Contorno do esôfago (atrás do pericárdio)
31 Contorno da aorta (atrás do pericárdio)
32 Pericárdio (margem de corte)

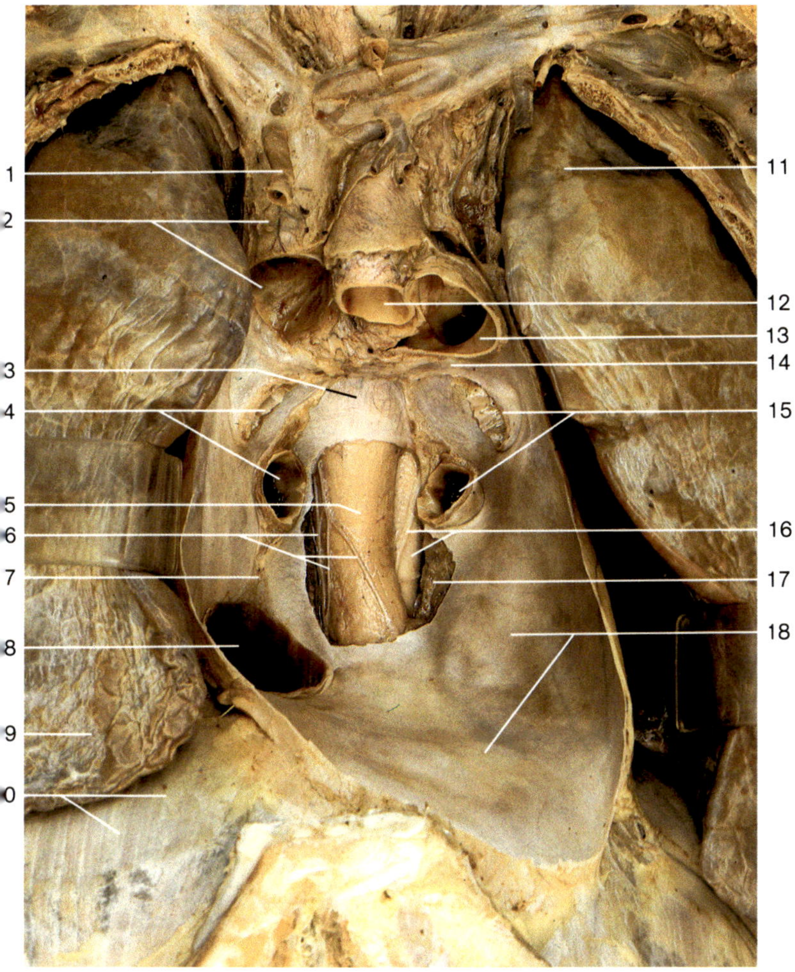

Cavidade do pericárdio (vista anterior). O coração foi removido, e a parede posterior do pericárdio foi aberta para expor o esôfago e a aorta adjacentes.

1. Veia torácica interna
2. Veia cava superior
3. Seio oblíquo do pericárdio
4. Veias pulmonares direitas
5. Esôfago
6. Ramos do nervo vago direito
7. Mesocárdio
8. Veia cava inferior
9. Lobo médio do pulmão direito
10. Diafragma
11. Lobo superior do pulmão esquerdo
12. Parte ascendente da aorta
13. Tronco pulmonar
14. Seio transverso do pericárdio
15. Veias pulmonares esquerdas
16. Parte descendente da aorta e nervo vago esquerdo
17. Pulmão esquerdo (adjacente ao pericárdio)
18. Pericárdio seroso (lâmina parietal)
19. Artéria subclávia esquerda
20. Nervo vago
21. Nervo laríngeo recorrente esquerdo
22. Parte descendente da aorta
23. Artéria pulmonar
24. Átrio esquerdo (parede)
25. Ventrículo esquerdo (parede)
26. Seio coronário
27. Artéria carótida comum esquerda
28. Tronco braquiocefálico
29. Veia ázigo
30. Átrio direito (parede)
31. Ventrículo direito (parede)
32. Arco da aorta

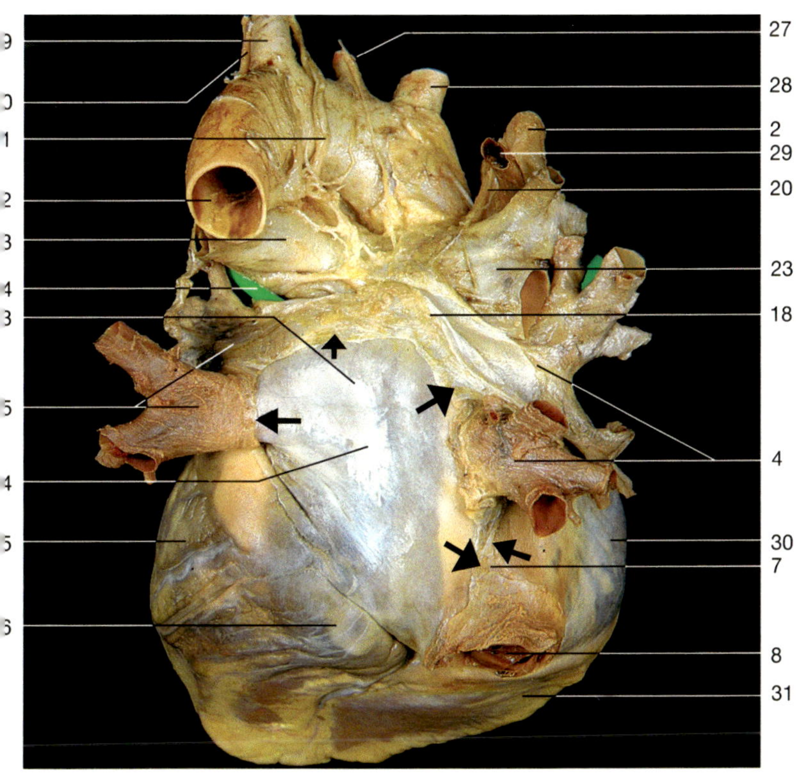

Coração com lâmina visceral do pericárdio seroso (vista posterior). Setas = seio oblíquo do pericárdio.

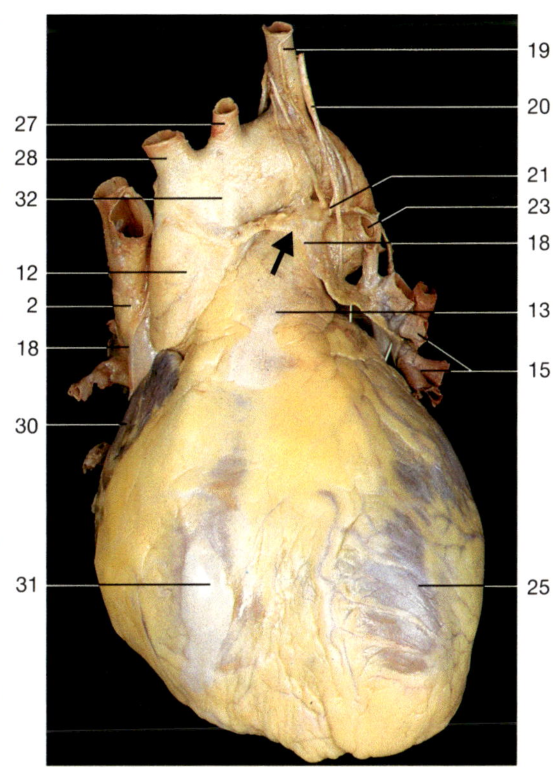

Coração com lâmina visceral do pericárdio seroso (vista anterior). Seta = reflexão do pericárdio.

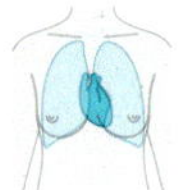

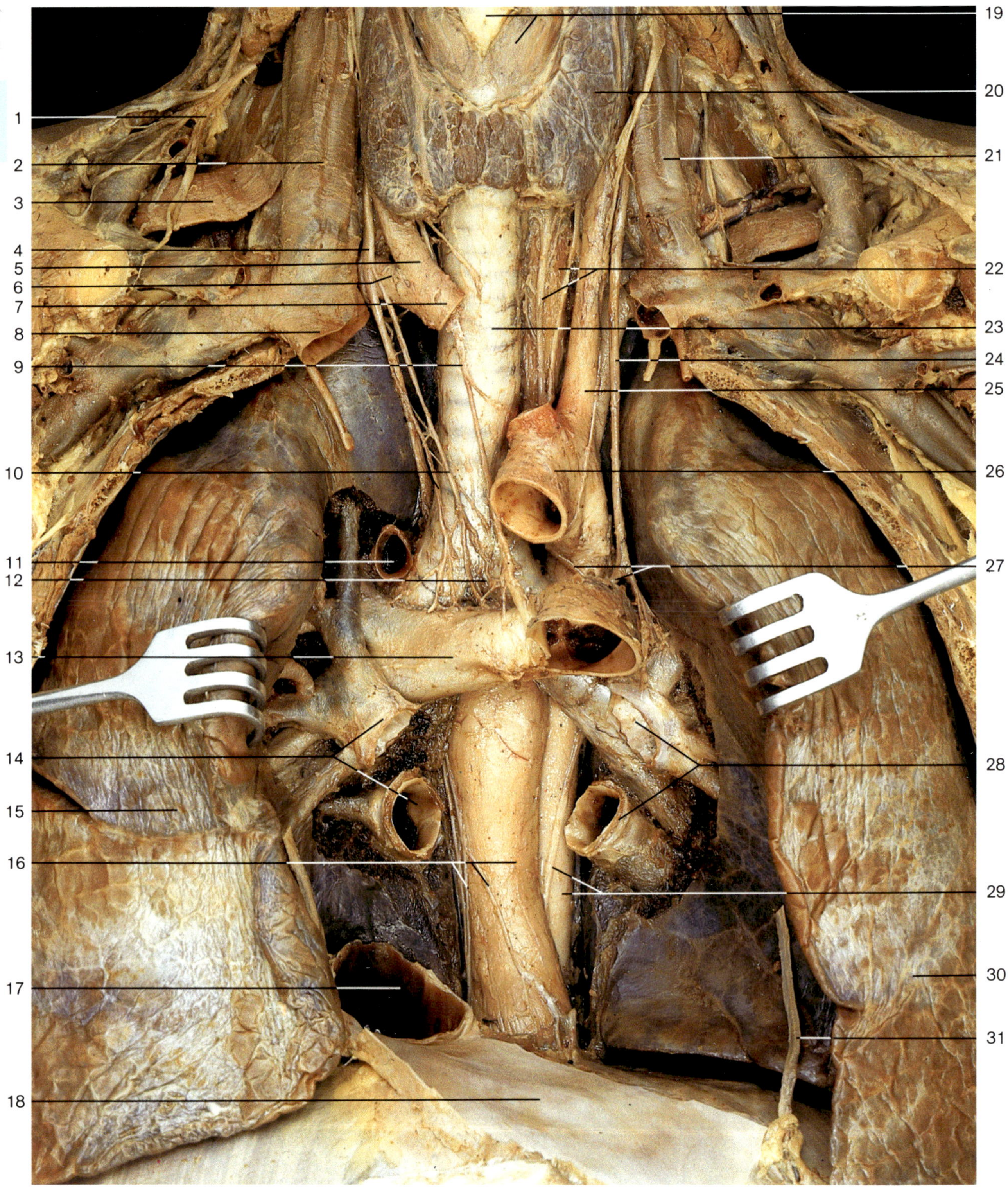

Órgãos do mediastino (vista anterior). O coração e o pericárdio foram removidos. Os pulmões foram ligeiramente afastados.

1 Nervos supraclaviculares
2 Veia jugular interna
3 Músculo omo-hióideo
4 Nervo vago direito
5 Artéria carótida comum direita
6 Artéria subclávia direita
7 Tronco braquiocefálico
8 Veia braquiocefálica direita
9 Ramo cardíaco cervical superior do nervo vago
10 Ramos cardíacos cervicais inferiores do nervo vago
11 Veia ázigo (seccionada)
12 Bifurcação da traqueia
13 Artéria pulmonar direita
14 Veias pulmonares direitas
15 Pulmão direito
16 Esôfago e ramos do nervo vago direito
17 Veia cava inferior
18 Pericárdio seroso (lâmina parietal)
19 Laringe (cartilagem tireóidea, músculo cricotireóideo)
20 Glândula tireoide
21 Veia jugular interna
22 Esôfago e nervo laríngeo recorrente esquerdo
23 Traqueia
24 Nervo vago esquerdo
25 Artéria carótida comum esquerda
26 Arco da aorta
27 Nervo laríngeo recorrente esquerdo destacando-se do nervo vago
28 Veias pulmonares esquerdas
29 Parte torácica da aorta e nervo vago esquerdo
30 Pulmão esquerdo
31 Nervo frênico esquerdo (seccionado)

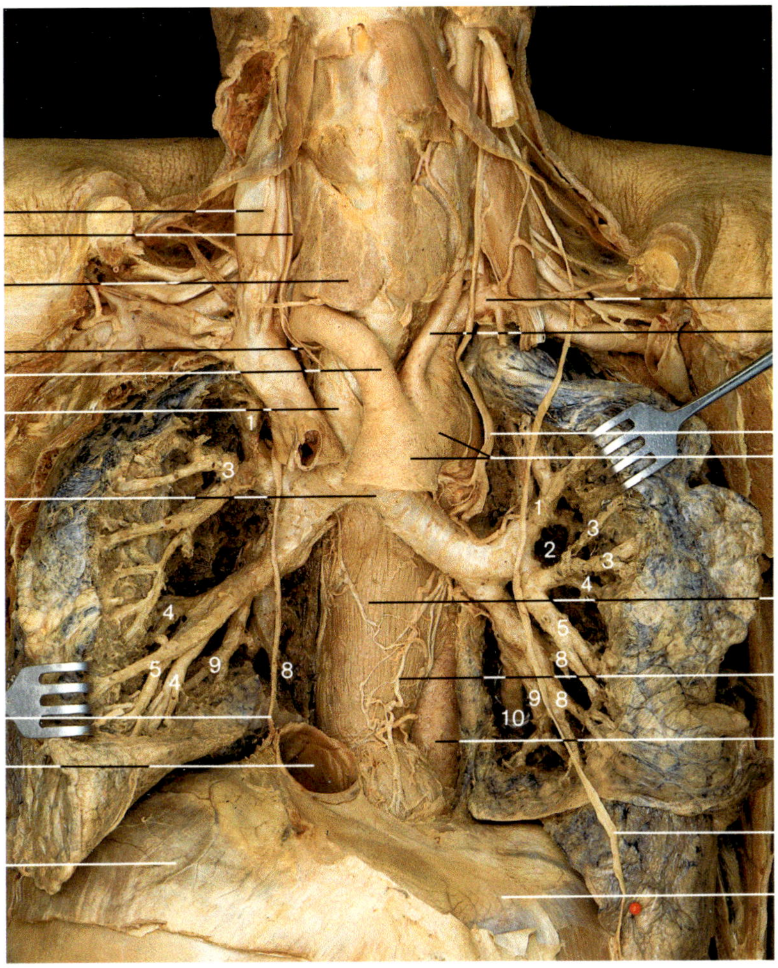

Árvore bronquial *in situ* (vista anterior). Coração e pericárdio removidos; os brônquios dos segmentos broncopulmonares estão dissecados. 1–10 = números dos segmentos (comparar com as pp. 254, 255 e 259).

1 Veia jugular interna
2 Nervo vago direito
3 Glândula tireoide
4 Nervo laríngeo recorrente direito
5 Tronco braquiocefálico
6 Traqueia
7 Bifurcação da traqueia
8 Nervo frênico direito
9 Veia cava inferior
10 Diafragma
11 Artéria subclávia esquerda
12 Artéria carótida comum esquerda
13 Nervo vago esquerdo
14 Arco da aorta
15 Esôfago
16 Plexo esofágico
17 Parte torácica da aorta
18 Nervo frênico esquerdo
19 Pericárdio no centro tendíneo do diafragma
20 Veia cava superior
21 Veias pulmonares e átrio esquerdo

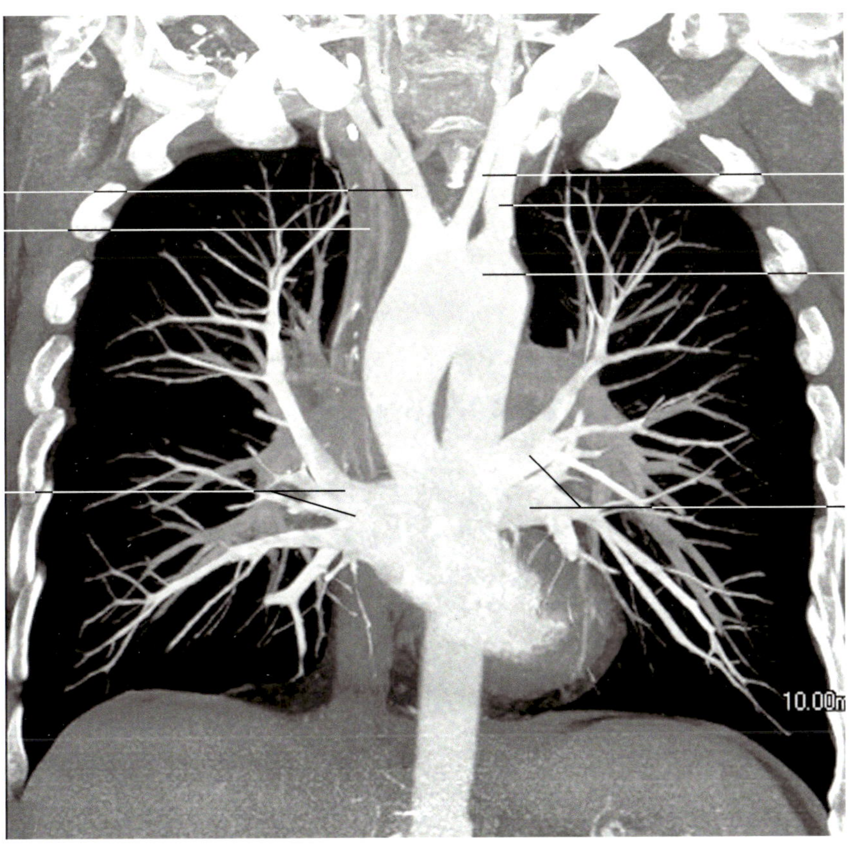

Corte frontal da cavidade torácica mostrando os vasos do mediastino (RNM). (Prof. Uder, Depto. de Radiologia, Universidade de Erlangen-Nürnberg, Alemanha.)

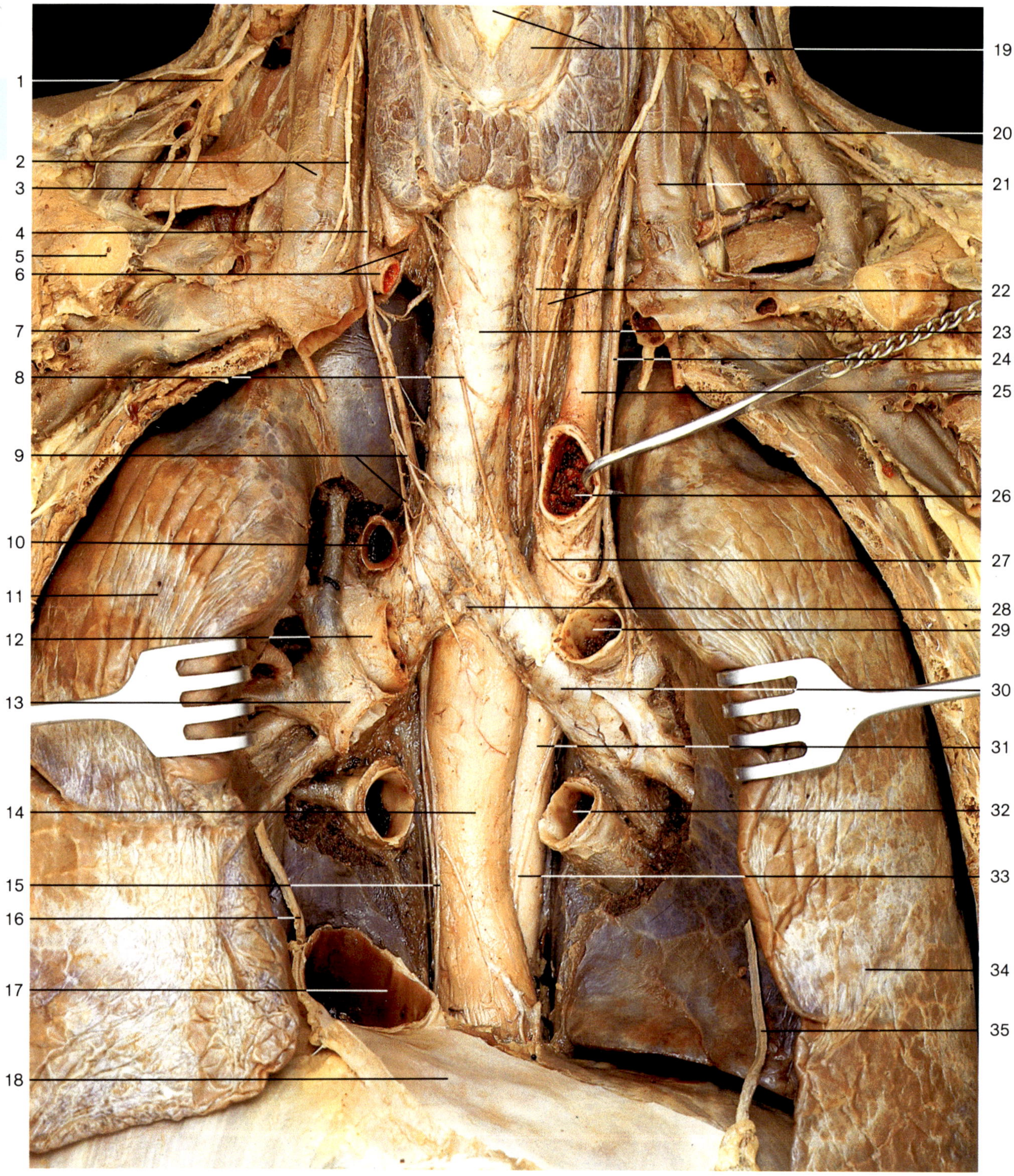

Órgãos do mediastino (vista anterior). O coração e o pericárdio foram removidos; os pulmões e o arco da aorta foram ligeiramente afastados para expor os nervos vagos e seus ramos.

1 Nervos supraclaviculares
2 Veia jugular interna direita com alça cervical
3 Músculo omo-hióideo
4 Nervo vago direito
5 Clavícula
6 Artéria subclávia e nervo laríngeo recorrente direitos
7 Veia subclávia direita
8 Ramo cardíaco cervical superior do nervo vago
9 Ramo cardíaco cervical inferior do nervo vago
10 Arco da veia ázigo (seccionado)
11 Pulmão direito
12 Artéria pulmonar direita
13 Veias pulmonares direitas
14 Esôfago
15 Plexo esofágico
16 Nervo frênico direito (seccionado)
17 Veia cava inferior
18 Pericárdio recobrindo o diafragma
19 Laringe (cartilagem tireóidea e músculo cricotireóideo)
20 Glândula tireoide
21 Veia jugular interna esquerda
22 Esôfago e nervo laríngeo recorrente esquerdo
23 Traqueia
24 Nervo vago esquerdo
25 Artéria carótida comum esquerda
26 Arco da aorta
27 Nervo laríngeo recorrente esquerdo
28 Bifurcação da traqueia
29 Artéria pulmonar esquerda
30 Brônquio principal esquerdo
31 Parte descendente da aorta
32 Veias pulmonares esquerdas
33 Ramo do nervo vago esquerdo
34 Pulmão esquerdo
35 Nervo frênico esquerdo (seccionado)

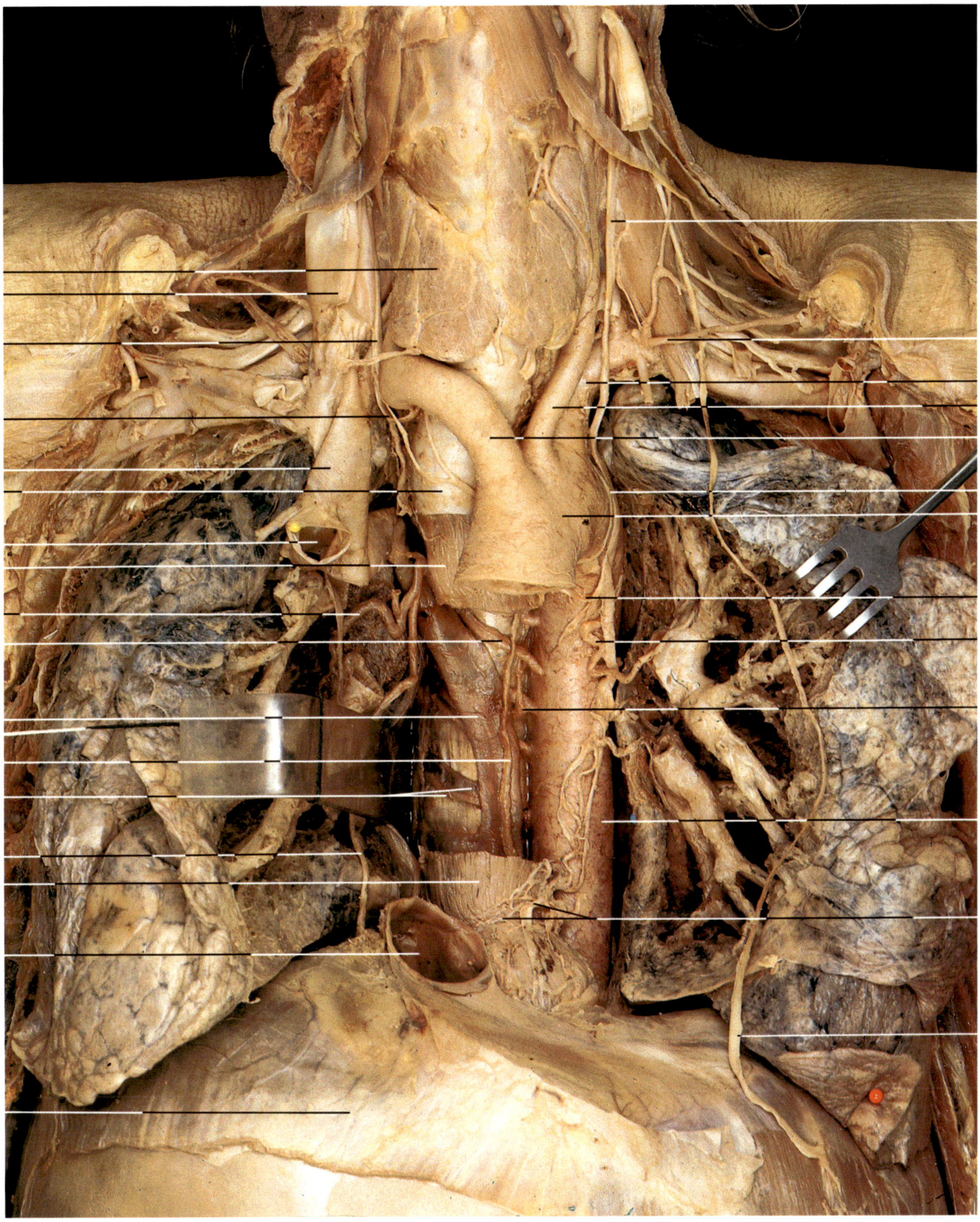

Órgãos do mediastino (vista anterior). O coração e a parte distal do esôfago foram removidos para expor vasos e nervos do mediastino posterior.

1 Glândula tireoide
2 Veia jugular interna direita
3 Nervo vago direito
4 Ponto onde o nervo laríngeo recorrente direito se destaca do nervo vago
5 Veia braquiocefálica direita
6 Traqueia
7 Veia braquiocefálica esquerda (rebatida)
8 Esôfago
9 Artéria bronquial direita
10 Artéria intercostal posterior
11 Veia ázigo
12 Ducto torácico
13 Artéria e veia intercostais posteriores (diante da coluna vertebral)
14 Nervo frênico direito
15 Veia cava inferior
16 Diafragma
17 Nervo vago esquerdo
18 Tronco tireocervical
19 Artéria subclávia esquerda
20 Artéria carótida comum esquerda
21 Tronco braquiocefálico
22 Nervo vago esquerdo
23 Arco da aorta
24 Nervo laríngeo recorrente esquerdo
25 Artéria bronquial esquerda
26 Linfonodo
27 Parte torácica da aorta
28 Plexo esofágico
29 Nervo frênico esquerdo

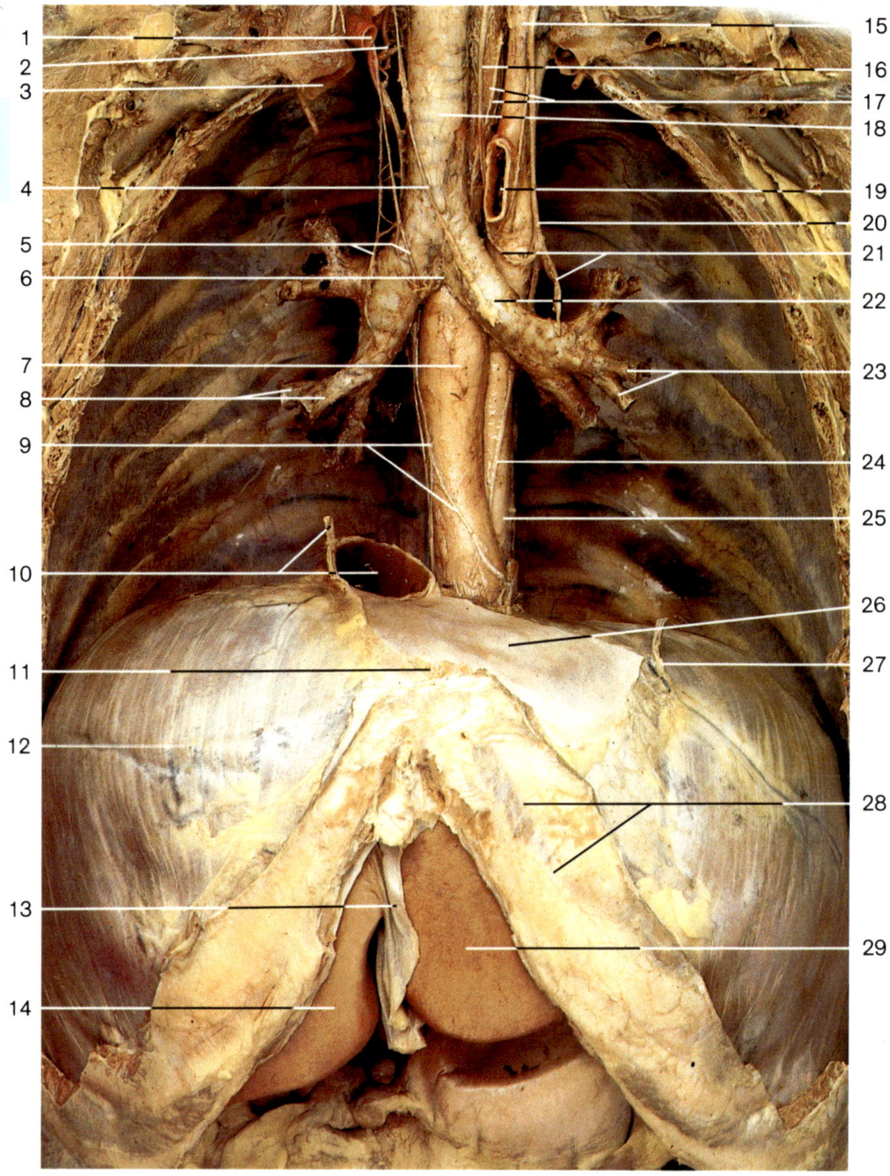

Órgãos do mediastino posterior com o diafragma (vista anterior). O coração e os pulmões foram removidos; o arco costal foi mantido no lugar. Observe as diferenças de trajeto dos nervos vagos direito e esquerdo.

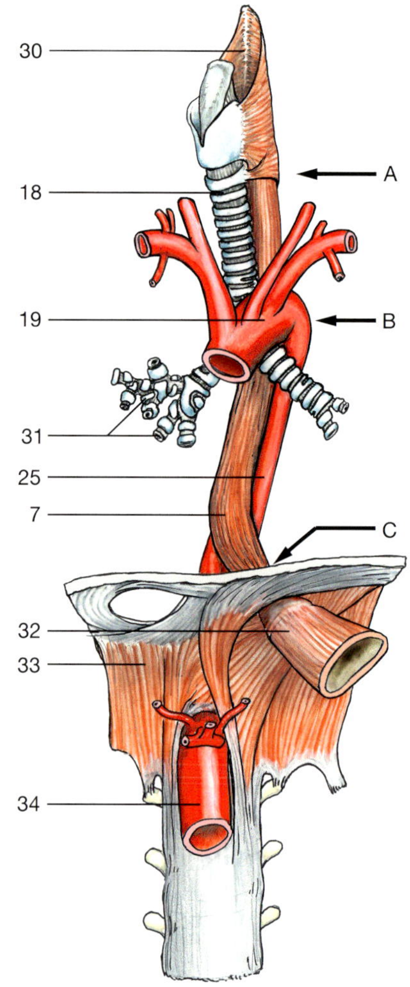

Órgãos do mediastino posterior com o diafragma (vista anterior). Estão representados os três estreitamentos do esôfago:
A = da cartilagem cricóidea;
B = do arco da aorta;
C = do diafragma.

1 Artéria subclávia direita
2 Nervo laríngeo recorrente direito
3 Veia braquiocefálica direita
4 Nervo cardíaco cervical superior
5 Nervos cardíacos cervicais inferiores e ramos pulmonares
6 Bifurcação da traqueia
7 Esôfago (parte torácica)
8 Brônquios dos segmentos lateral e medial do lobo médio
9 Plexo esofágico e ramos do nervo vago direito
10 Veia cava inferior e nervo frênico direito (seccionado)
11 Parte esternal do diafragma
12 Parte costal do diafragma
13 Ligamento falciforme do fígado
14 Lobo direito do fígado
15 Artéria carótida comum esquerda
16 Nervo laríngeo recorrente esquerdo
17 Ramos esofágicos do nervo vago esquerdo e esôfago
18 Traqueia
19 Arco da aorta
20 Nervo vago esquerdo
21 Nervo laríngeo recorrente esquerdo com o nervo cardíaco cervical inferior
22 Brônquio principal esquerdo
23 Brônquios lingulares superior e inferior
24 Plexo esofágico do nervo vago esquerdo
25 Parte descendente da aorta
26 Centro tendíneo do diafragma coberto com pericárdio
27 Nervo frênico esquerdo (seccionado)
28 Arco costal
29 Lobo esquerdo do fígado
30 Faringe
31 Brônquios lobares
32 Esôfago (parte abdominal)
33 Diafragma
34 Parte abdominal da aorta

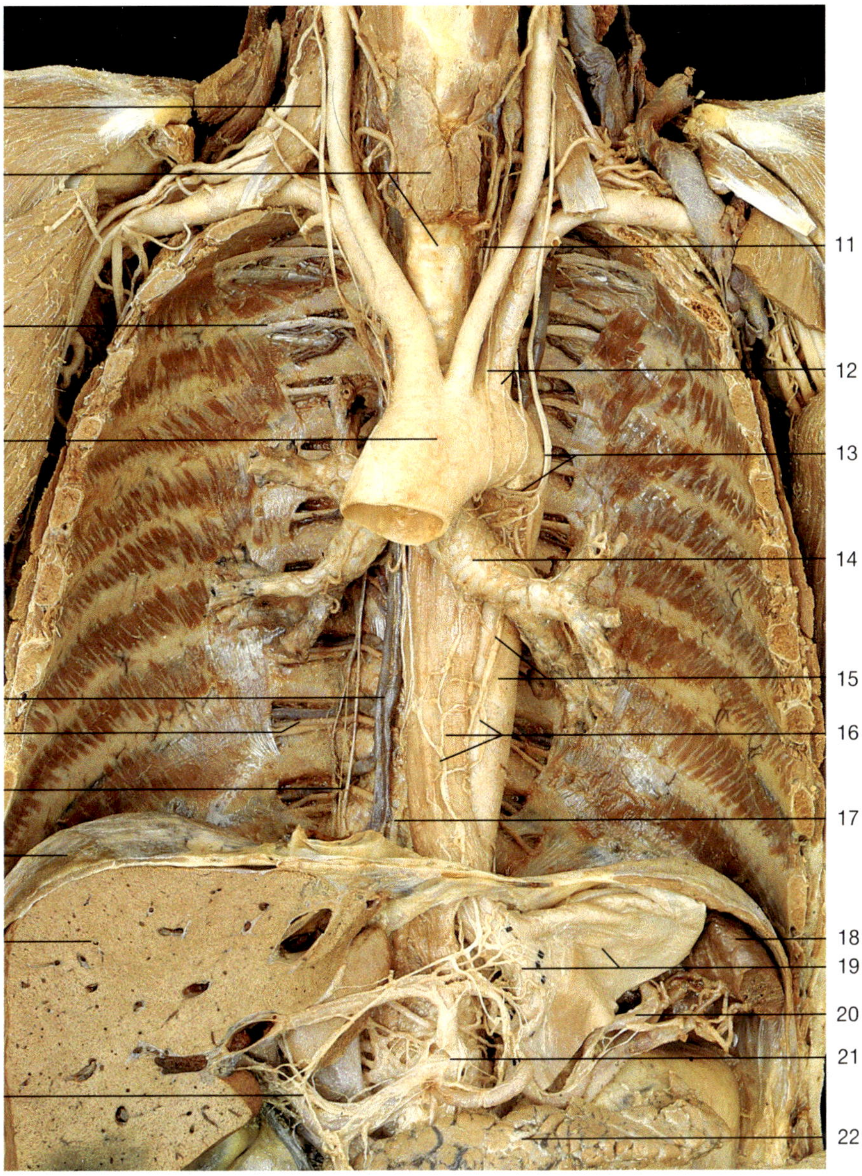

Órgãos do mediastino posterior (vista anterior).

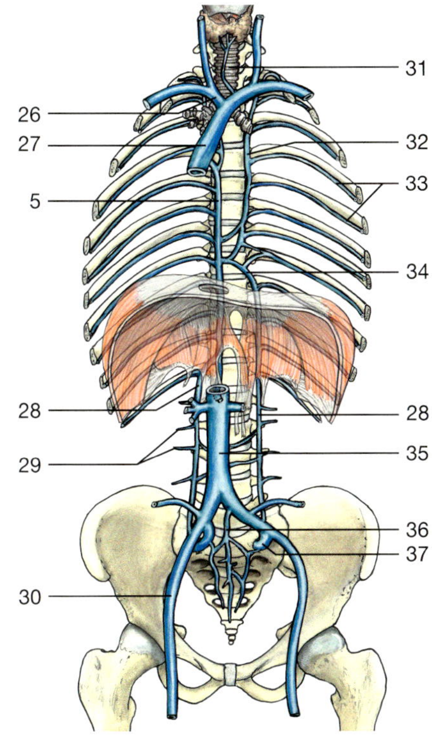

Veias da parede posterior das cavidades torácica e abdominal (vista anterior).

1 Nervo vago direito
2 Glândula tireoide e traqueia
3 Nervo intercostal
4 Arco da aorta
5 Veia ázigo
6 Artéria intercostal posterior
7 Nervo esplâncnico maior
8 Diafragma
9 Fígado
10 Artéria hepática própria e plexo hepático
11 Nervo laríngeo recorrente esquerdo
12 Nervos cardíacos cervicais inferiores
13 Nervo vago e nervo laríngeo recorrentes esquerdos
14 Brônquio principal esquerdo
15 Parte torácica da aorta e nervo vago esquerdo
16 Esôfago e plexo esofágico
17 Ducto torácico
18 Baço
19 Plexo gástrico anterior e estômago (seccionado)
20 Artéria esplênica e plexo esplênico
21 Tronco celíaco e plexo celíaco
22 Pâncreas
23 Ramo comunicante
24 Tronco simpático e gânglio simpático
25 Veia e artéria intercostais posteriores e nervo intercostal
26 Veia braquiocefálica direita
27 Veia cava superior
28 Veia lombar ascendente
29 Veias lombares
30 Veia ilíaca externa direita
31 Traqueia
32 Veia hemiázigo acessória
33 Veias intercostais posteriores
34 Veia hemiázigo
35 Veia cava inferior
36 Veia sacral mediana
37 Veia ilíaca interna

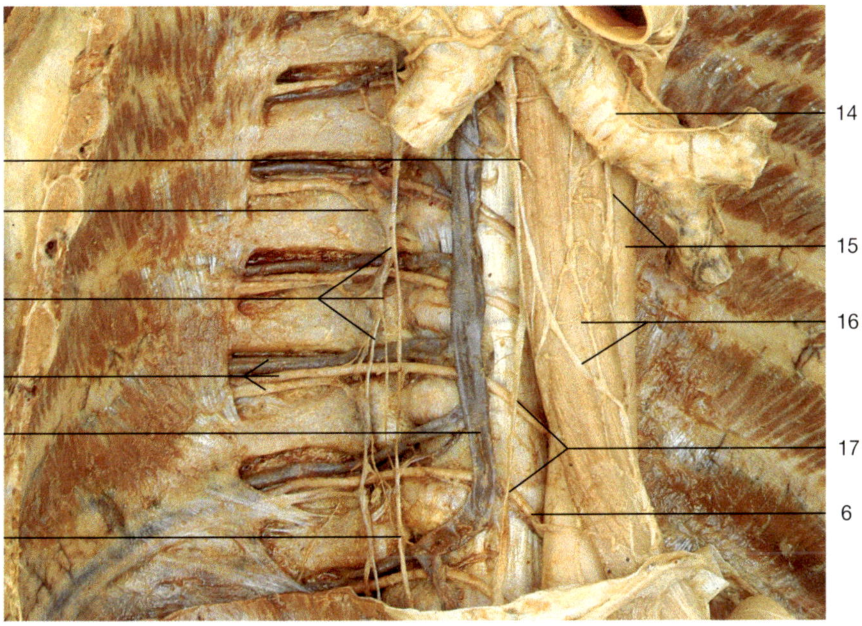

Parte inferior do mediastino posterior (vista anterior).

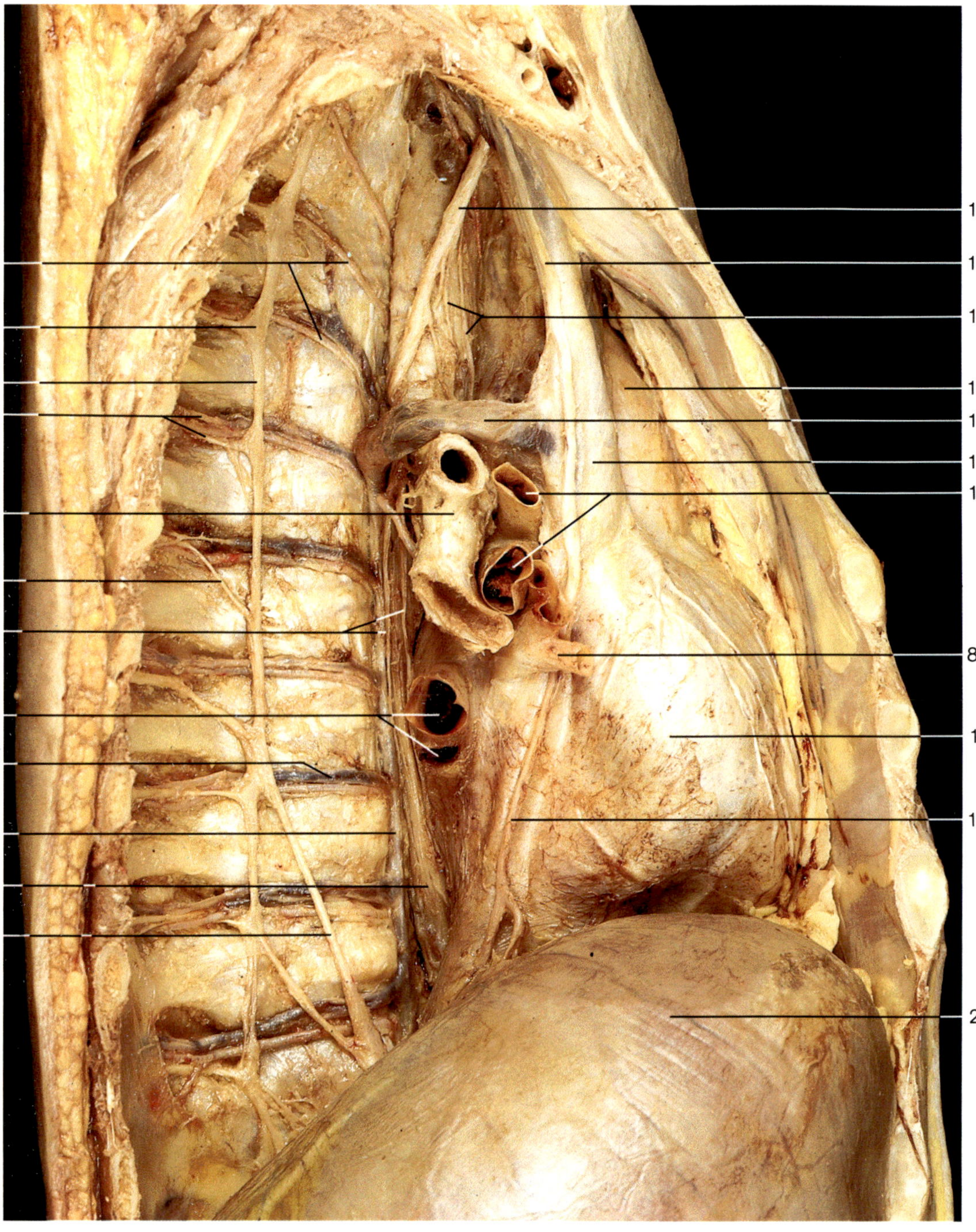

Órgãos do mediastino (vista lateral direita). O pulmão e a pleura direitos foram removidos.

1 Artérias intercostais posteriores
2 Gânglio do tronco simpático
3 Tronco simpático
4 Vasos e nervos intercostais (de cima para baixo: veia e artéria intercostais posteriores e nervo intercostal)
5 Brônquio principal direito
6 Ramo comunicante do tronco simpático
7 Plexo esofágico (ramos do nervo vago direito)
8 Veias pulmonares
9 Veia intercostal posterior
10 Veia ázigo
11 Esôfago
12 Nervo esplâncnico maior
13 Nervo vago direito
14 Nervo frênico direito
15 Ramos cardíacos cervicais inferiores do nervo vago
16 Arco da aorta
17 Veia cava superior
18 Artéria pulmonar direita
19 Coração com pericárdio
20 Diafragma

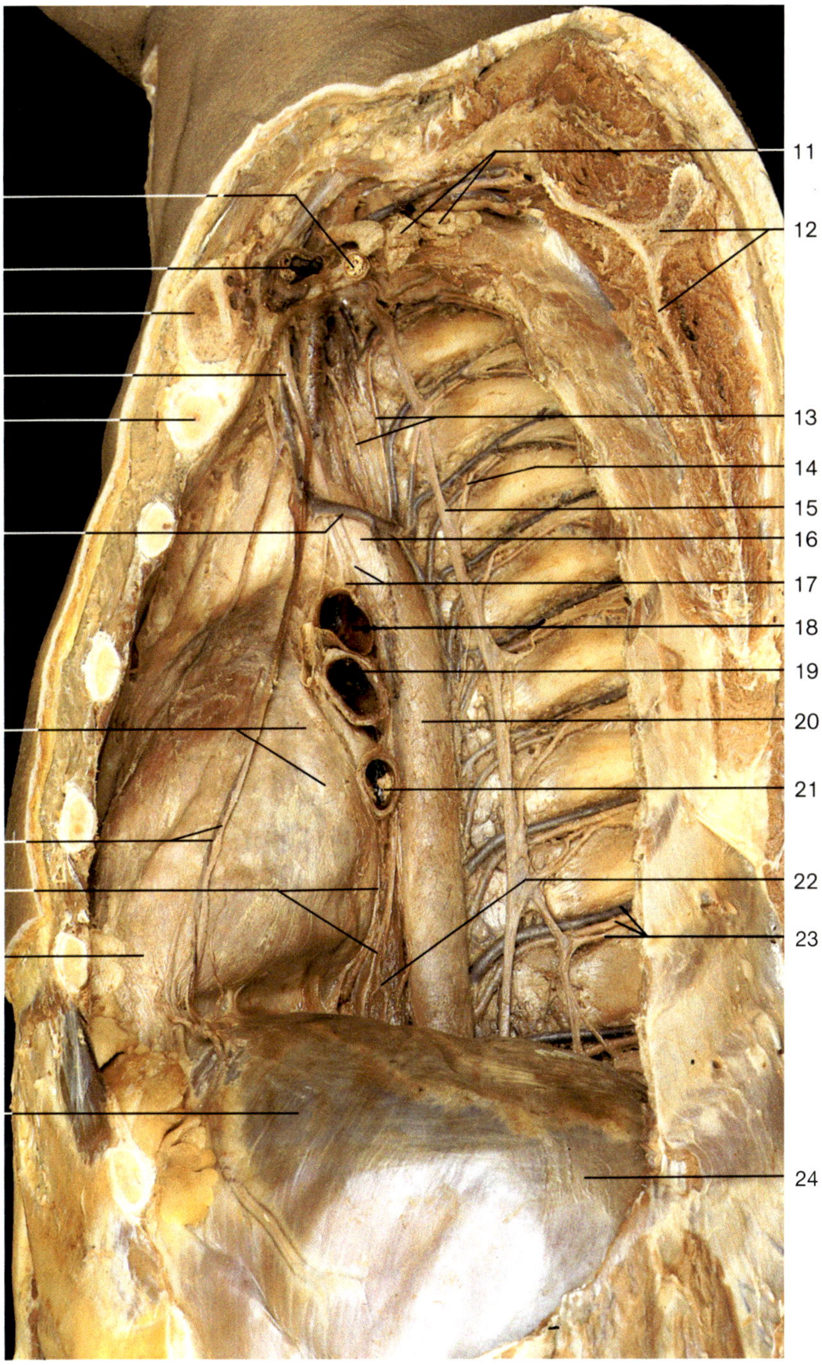

Órgãos do mediastino (vista lateral esquerda). Mediastino posterior e superior. O coração com o pericárdio estão localizados *in situ*. No mediastino posterior, a porção descendente da parte torácica da aorta e o tronco simpático estão expostos.

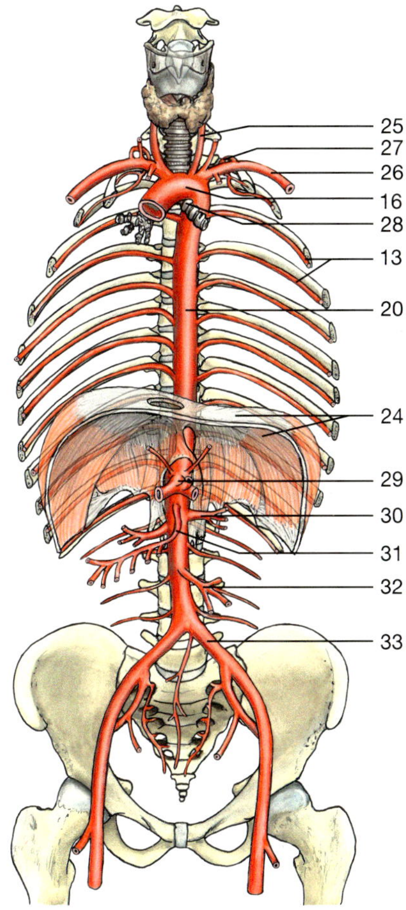

Principais ramos da parte descendente da aorta (vista anterior).

1 Artéria subclávia
2 Veia subclávia
3 Clavícula (seccionada)
4 Nervo vago esquerdo
5 Primeira costela (seccionada)
6 Veia intercostal superior esquerda
7 Átrio esquerdo envolto com pericárdio
8 Nervo frênico esquerdo e artéria e veia pericardicofrênicas
9 Plexo esofágico (ramos derivados do nervo vago esquerdo)
10 Ápice do coração com pericárdio
11 Plexo braquial
12 Escápula (seccionada)
13 Artérias intercostais posteriores
14 Ramo comunicante branco do tronco simpático
15 Tronco simpático
16 Arco da aorta
17 Nervo vago e nervo laríngeo recorrente esquerdos
18 Artéria pulmonar esquerda
19 Brônquio principal esquerdo
20 Parte torácica da aorta
21 Veia pulmonar
22 Esôfago (parte torácica)
23 Artéria e veia intercostais posteriores e nervo intercostal
24 Diafragma
25 Artéria carótida comum
26 Artéria subclávia
27 Artéria intercostal suprema
28 Bifurcação da traqueia
29 Tronco celíaco
30 Artéria renal
31 Artéria mesentérica superior
32 Artéria mesentérica inferior
33 Artéria ilíaca comum

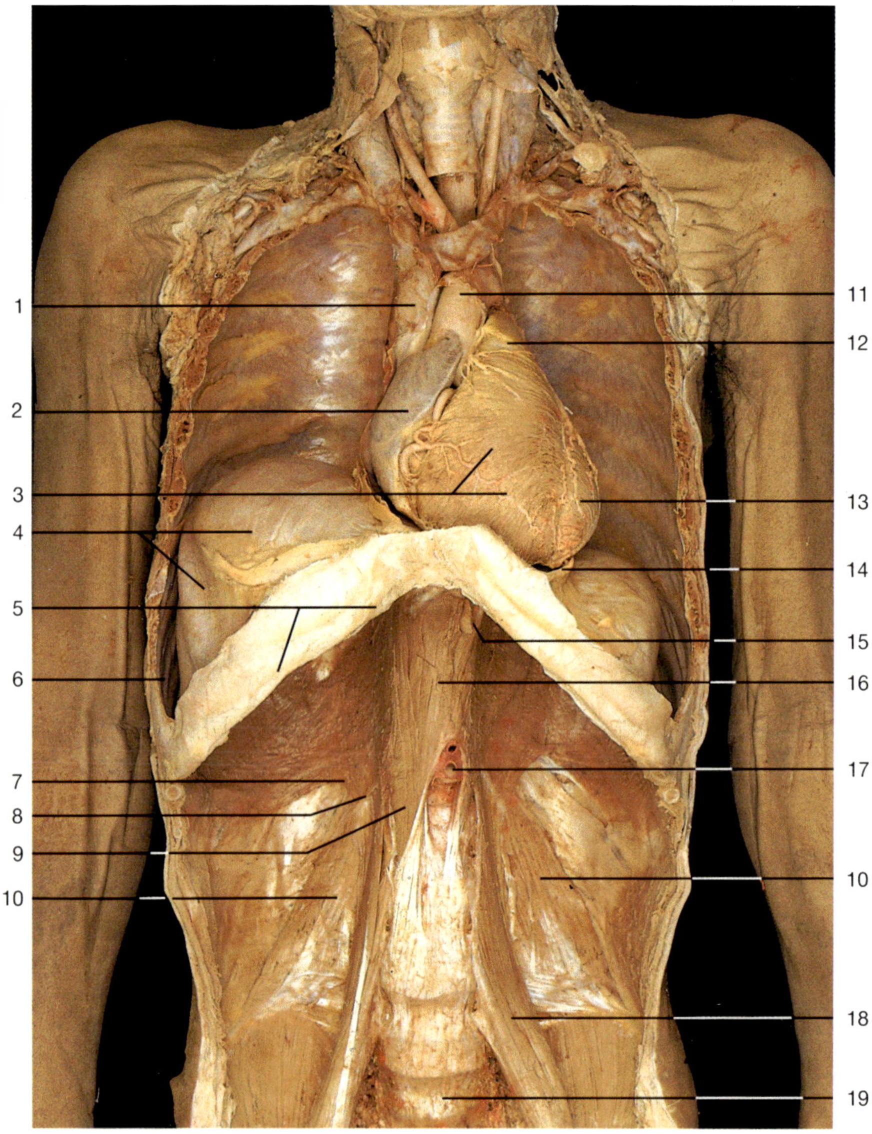

1 Veia cava superior
2 Átrio direito (parede)
3 Ventrículo direito (parede)
4 Parte costal do diafragma
5 Arco costal
6 Posição do recesso costodiafragmático
7 Ligamento arqueado lateral
8 Ligamento arqueado medial
9 Pilar direito da parte lombar do diafragma
10 Músculo quadrado do lombo
11 Parte ascendente da aorta
12 Tronco pulmonar
13 Ventrículo esquerdo (parede)
14 Pericárdio e diafragma
15 Hiato esofágico e esôfago abdominal (seccionado)
16 Parte lombar do diafragma
17 Hiato aórtico do diafragma
18 Músculo psoas maior
19 Vértebra lombar

Diafragma *in situ* (vista anterior). A parede anterior da cavidade toracoabdominal foi removida. Observe a posição natural do coração sobre o centro tendíneo do diafragma.

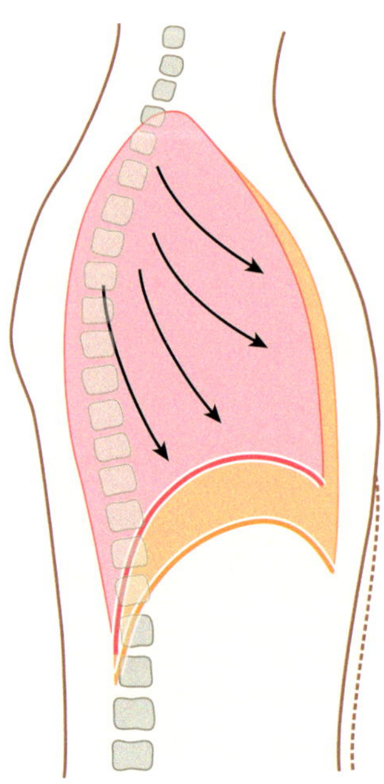

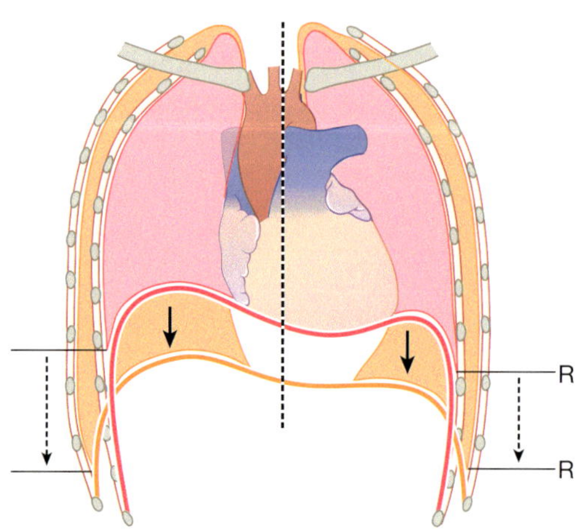

Mudanças de posição do diafragma e da caixa torácica durante a respiração. Esquerda: vista lateral; direita: vista anterior. Na inspiração, o diafragma abaixa e a parte inferior da caixa torácica expande-se anterior e lateralmente, ampliando o recesso costodiafragmático (R) (cf. setas tracejadas).

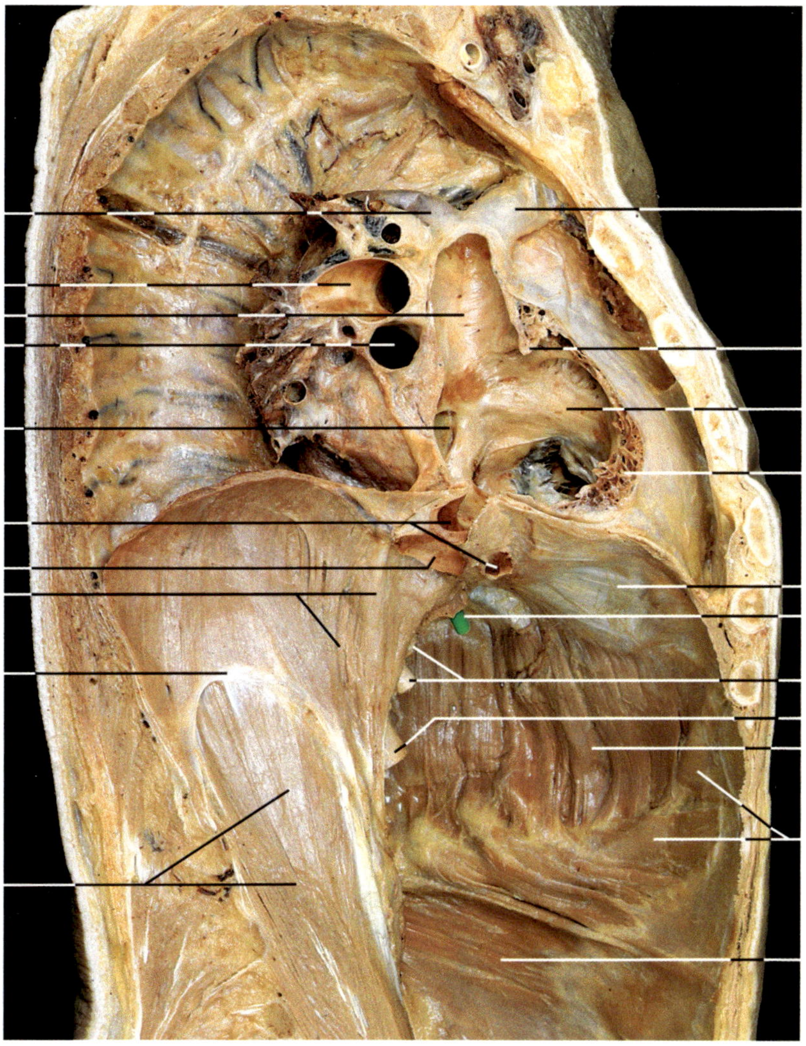

1 Arco da veia ázigo
2 Artéria pulmonar direita
3 Veia cava superior
4 Veia pulmonar direita
5 Fossa oval
6 Veias hepáticas
7 Veia cava inferior
8 Pilar direito da parte lombar do diafragma
9 Ligamento arqueado medial
10 Músculo psoas maior
11 Veia braquiocefálica esquerda
12 Crista terminal
13 Átrio direito
14 Aurícula direita
15 Centro tendíneo do diafragma
16 Esôfago
17 Tronco celíaco e artéria mesentérica superior
18 Aorta
19 Parte costal do diafragma
20 Arco costal
21 Músculo transverso do abdome

O diafragma e os órgãos torácicos. Secção sagital paramediana direita das cavidades do tórax e do andar superior do abdome. O plano passa pelas veias cavas superior e inferior, logo à direita dos corpos vertebrais. O coração, em grande parte, também fica à esquerda desse plano, *in situ* (preparação vista pelo lado direito).

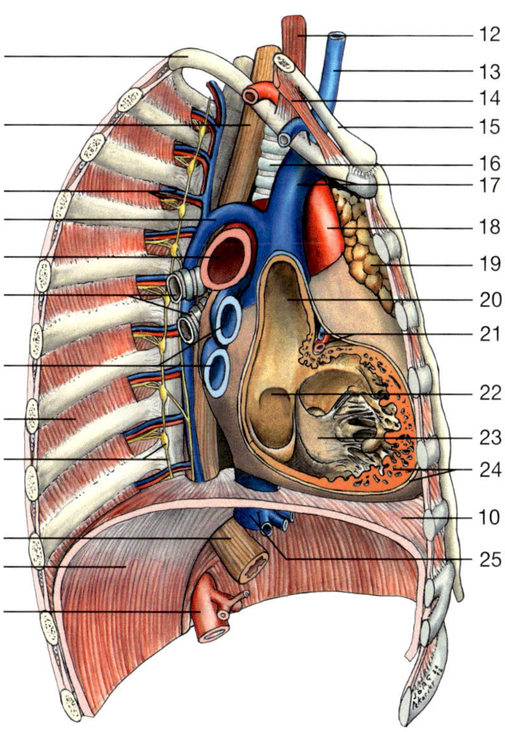

O diafragma e os órgãos torácicos (secção paramediana). O coração está parcialmente dissecado.

1 Primeira costela
2 Esôfago
3 Artéria, veia e nervo intercostais
4 Arco da veia ázigo
5 Artéria pulmonar direita
6 Brônquio principal direito
7 Veias pulmonares superior e inferior direitas
8 Músculo intercostal mais interno
9 Tronco simpático
10 Músculo diafragma
11 Parte abdominal da aorta
12 Músculo escaleno anterior
13 Veia jugular interna
14 Músculo subclávio
15 Clavícula
16 Traqueia
17 Junção entre as veias braquiocefálicas direita e esquerda
18 Aorta
19 Remanescentes do timo
20 Óstio da veia cava superior no átrio direito
21 Artéria coronária direita e veia cardíaca parva
22 Fossa oval
23 Valva atrioventricular direita e músculo papilar anterior
24 Ventrículo direito com pericárdio
25 Veia cava inferior

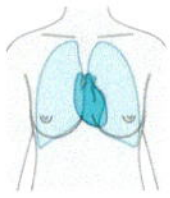

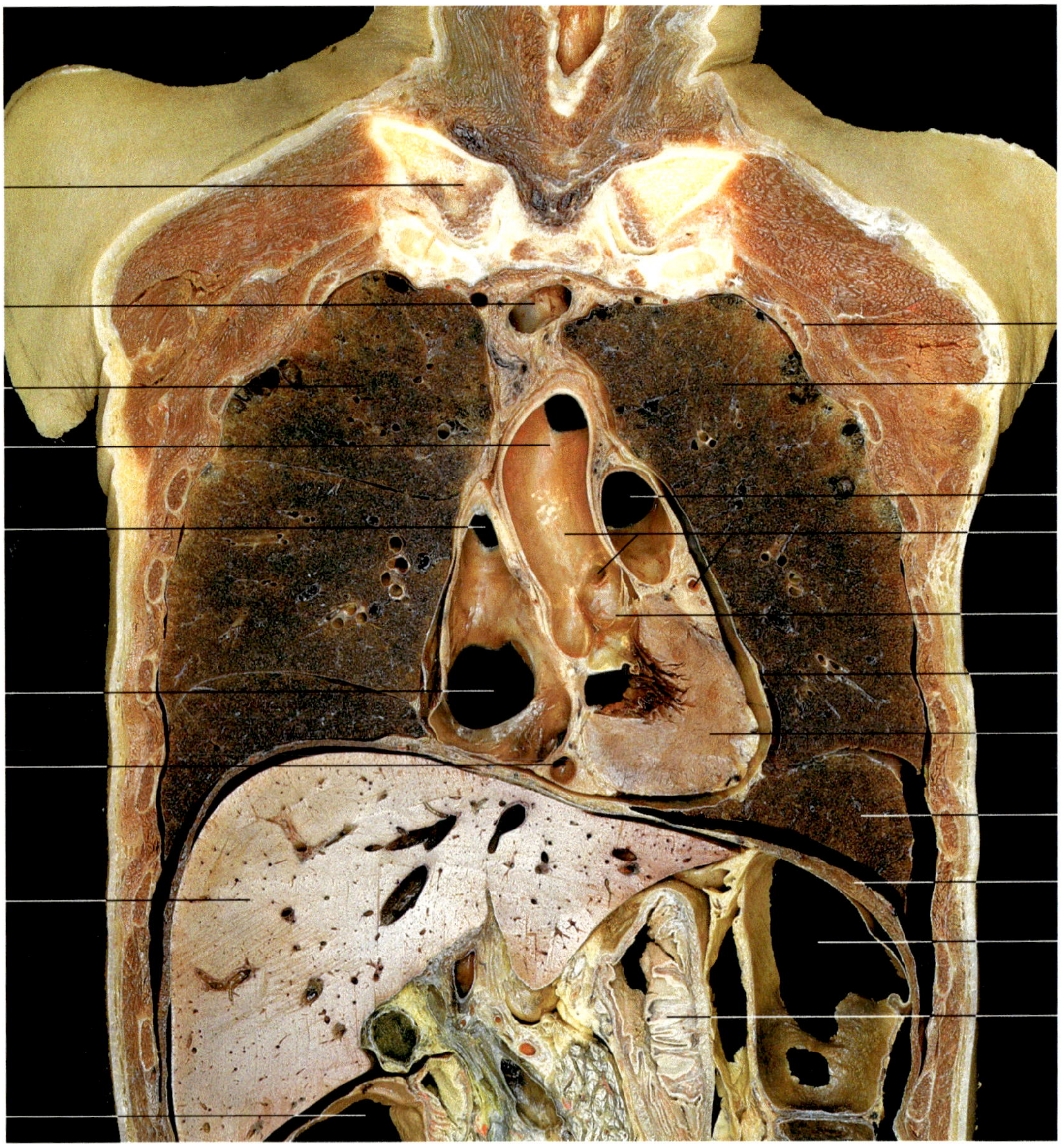

Secção coronal do tórax no nível da parte ascendente da aorta (vista anterior).

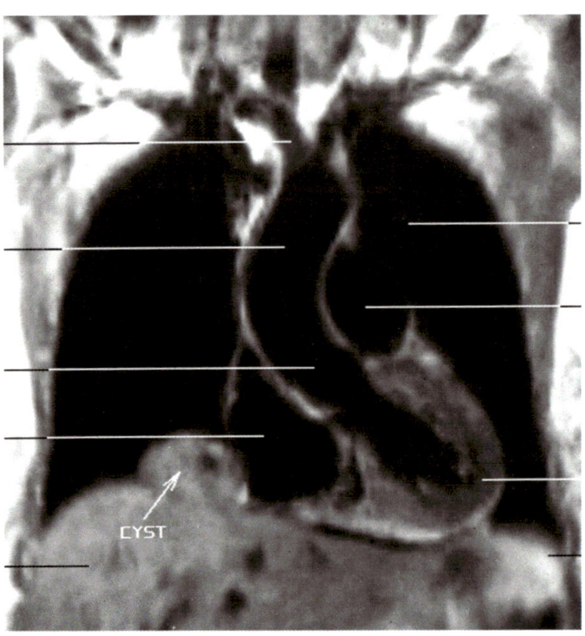

Corte coronal do tórax no nível da parte ascendente da aorta (RNM).

1 Clavícula
2 Veia braquiocefálica esquerda
3 Lobo superior do pulmão direito
4 Arco da aorta
5 Veia cava superior
6 Átrio direito (óstio da veia cava inferior)
7 Seio coronário
8 Fígado
9 Segunda costela
10 Lobo superior do pulmão esquerdo
11 Tronco pulmonar
12 Parte ascendente da aorta e artéria coronária esquerda
13 Valva da aorta
14 Pericárdio fibroso
15 Miocárdio do ventrículo esquerdo
16 Lobo inferior do pulmão esquerdo
17 Diafragma
18 Flexura esquerda do colo
19 Estômago
20 Tronco braquiocefálico

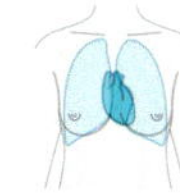

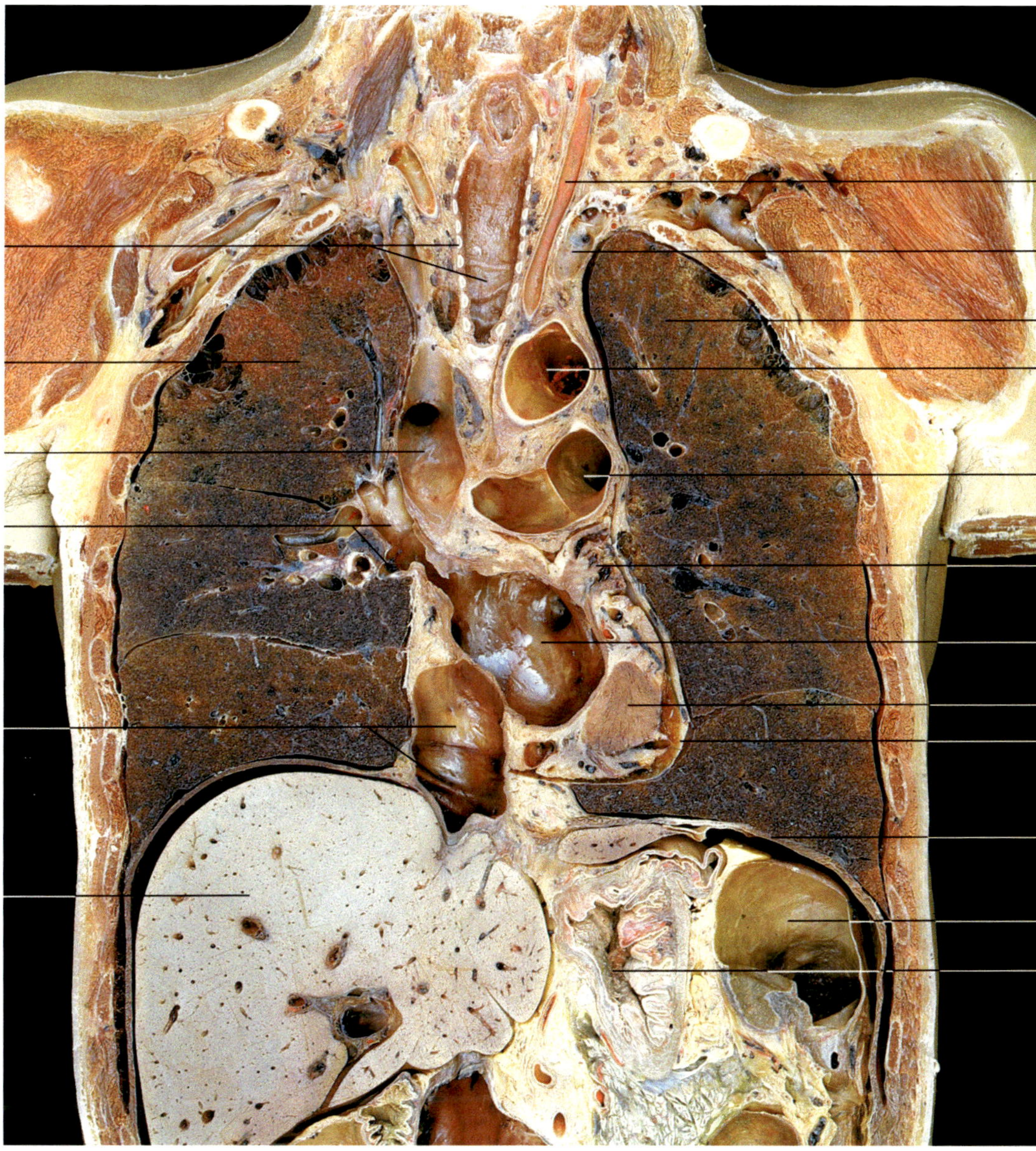

Secção coronal do tórax no nível das veias cavas superior e inferior (vista anterior).

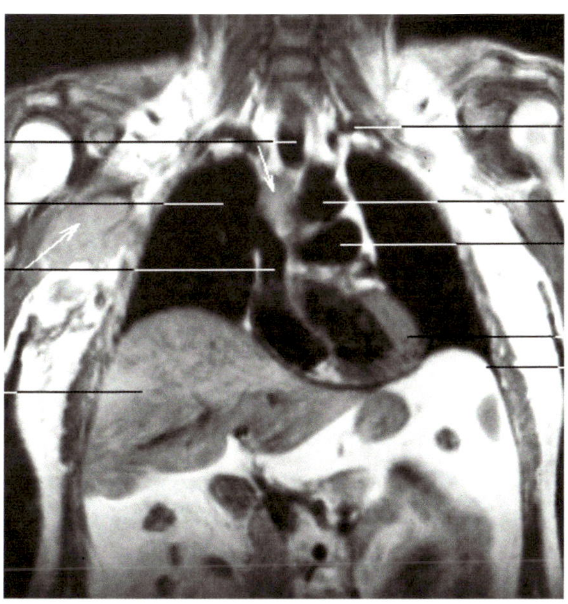

Corte coronal do tórax no nível da veia cava superior (RNM). Setas = metástases do tumor.

1 Traqueia
2 Lobo superior do pulmão direito
3 Veia cava superior
4 Veias pulmonares direitas
5 Veia cava inferior e átrio direito
6 Fígado
7 Artéria carótida comum esquerda
8 Veia subclávia esquerda
9 Lobo superior do pulmão esquerdo
10 Arco da aorta
11 Artéria pulmonar esquerda
12 Aurícula esquerda
13 Átrio esquerdo com óstios das veias pulmonares
14 Ventrículo esquerdo (miocárdio)
15 Pericárdio
16 Diafragma
17 Flexura esquerda do colo
18 Estômago
19 Artéria subclávia esquerda

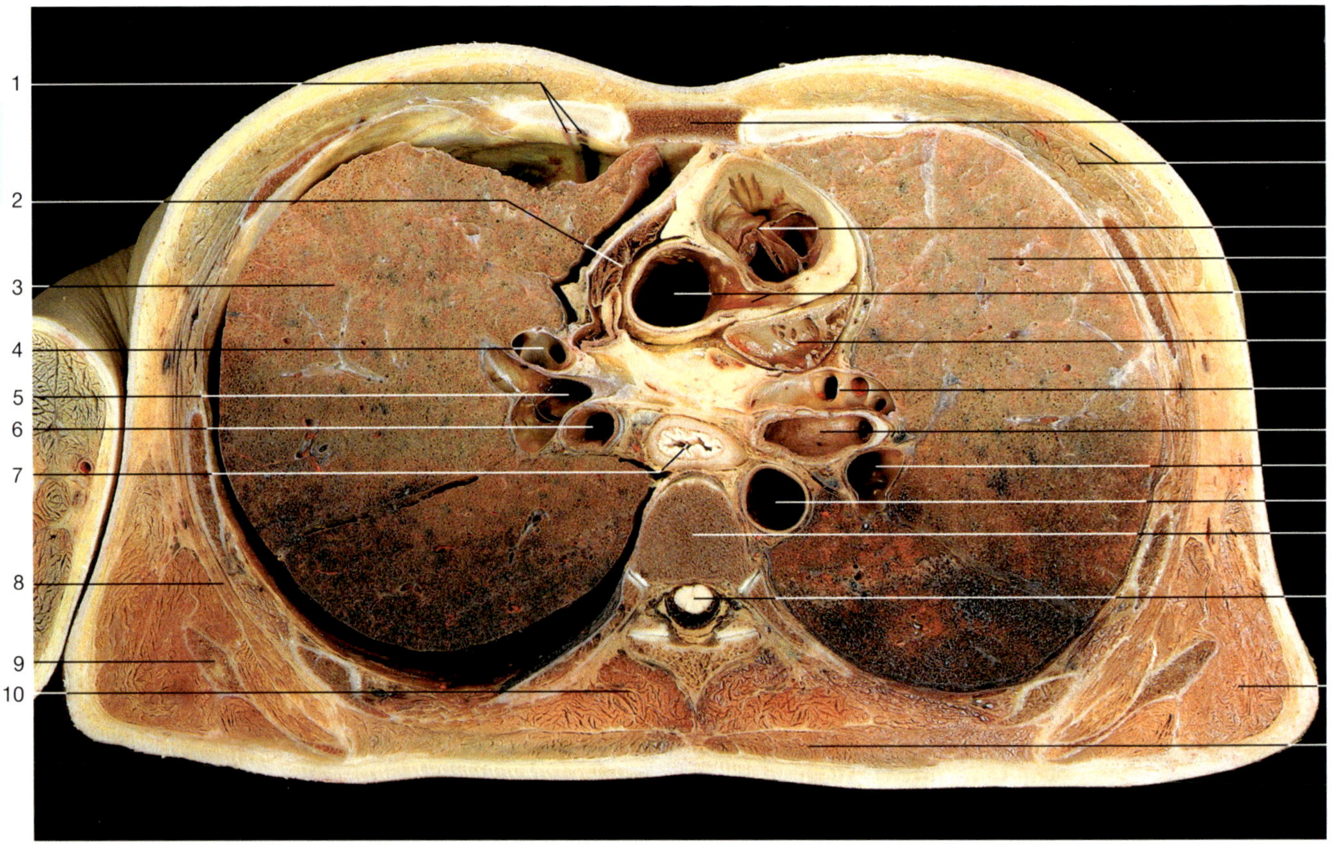

Secção horizontal do tórax. Secção 1 (vista inferior).

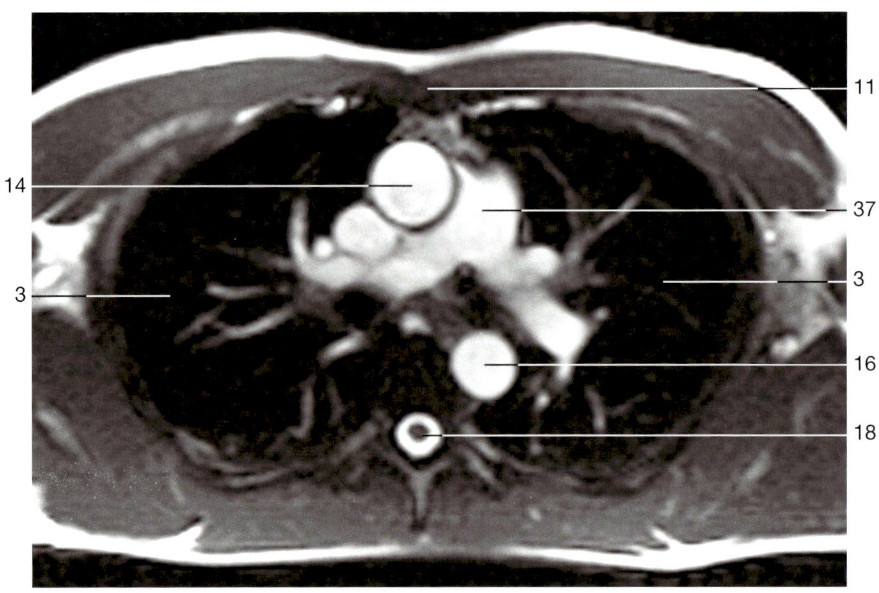

Corte horizontal do tórax no nível da secção 1 (RNM). (Prof. W. Bautz e R. Janka, M. D., Universidade de Erlangen-Nürnberg, Alemanha.)

1 Artéria e veia torácicas internas
2 Átrio direito
3 Pulmão
4 Artéria pulmonar
5 Veia pulmonar
6 Brônquio principal
7 Esôfago
8 Músculo serrátil anterior
9 Escápula
10 Músculo longuíssimo do tórax
11 Esterno
12 Músculos peitorais maior e menor
13 Cone arterial (ventrículo direito) e valva do tronco pulmonar
14 Parte ascendente da aorta e artéria coronária esquerda (apenas na primeira imagem)
15 Átrio esquerdo
16 Parte descendente da aorta
17 Vértebra torácica
18 Medula espinal
19 Músculo latíssimo do dorso
20 Músculo trapézio

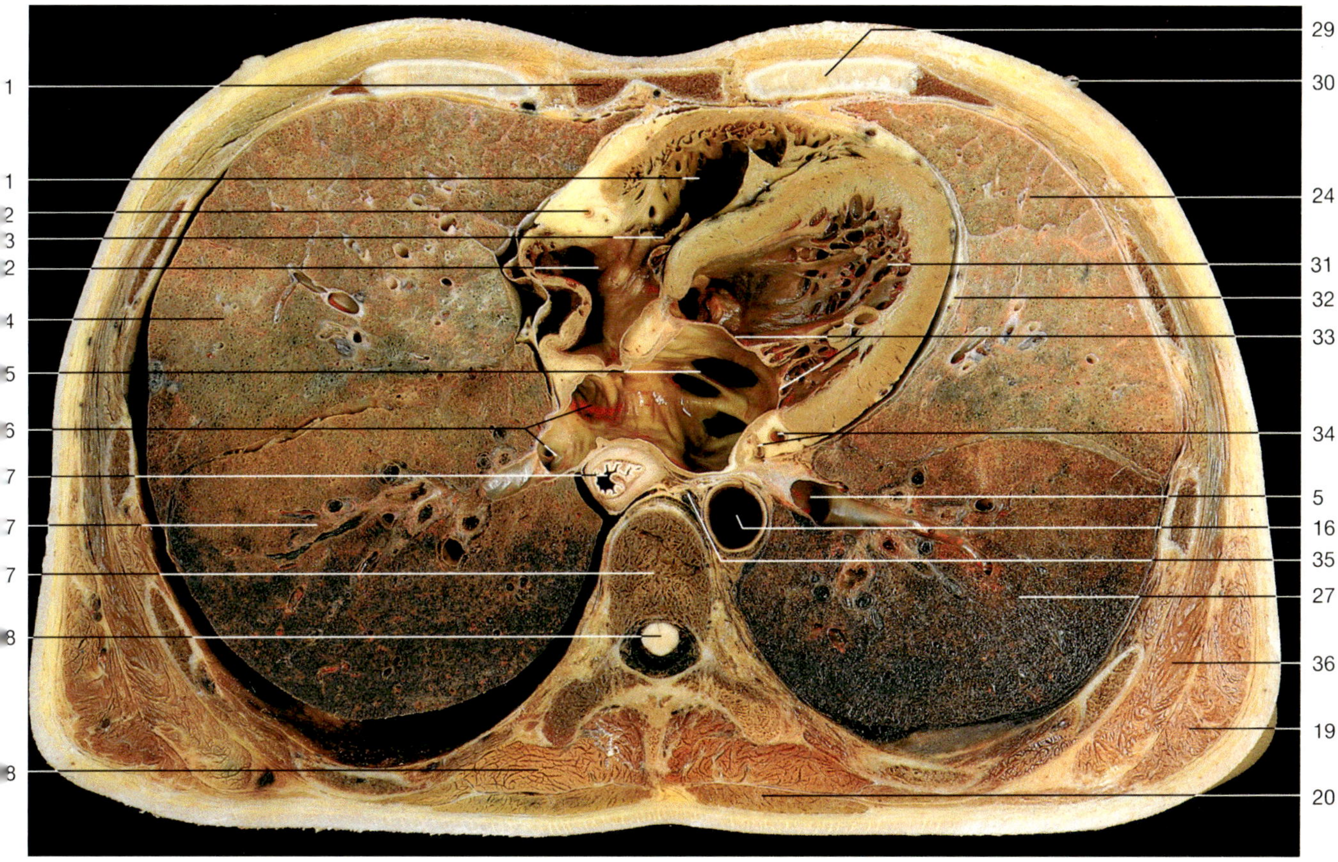

Secção horizontal do tórax. Secção 2 (vista inferior).

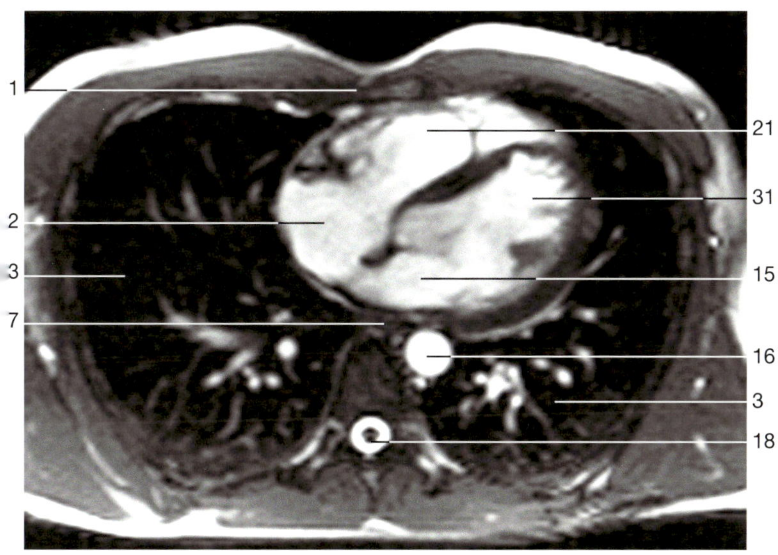

Corte horizontal do tórax no nível da secção 2 (RNM).
(Prof. W. Bautz e R. Janka, M. D., Universidade de Erlangen-Nürnberg, Alemanha.)

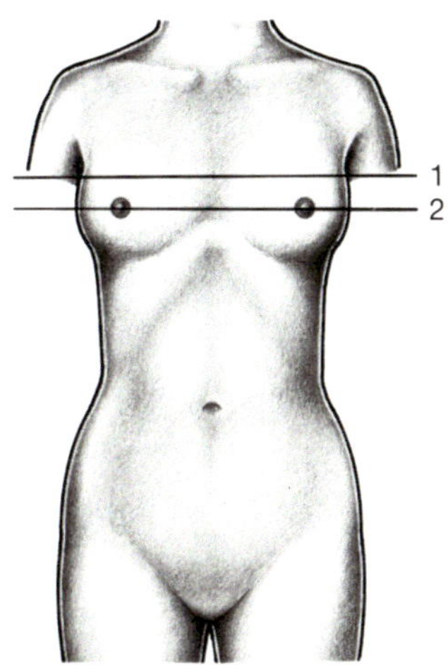

Secção horizontal do tórax.
Os níveis de secção estão indicados.

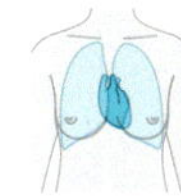

21 Ventrículo direito
22 Artéria coronária direita
23 Valva atrioventricular direita
24 Pulmão (lobo superior)
25 Átrio esquerdo
26 Veias pulmonares
27 Pulmão (lobo inferior)
28 Músculo eretor da espinha
29 Terceira cartilagem costal
30 Papila mamária
31 Ventrículo esquerdo
32 Pericárdio
33 Valva atrioventricular esquerda
34 Artéria coronária esquerda e seio coronário
35 Veia hemiázigo acessória
36 Músculo serrátil anterior
37 Tronco pulmonar

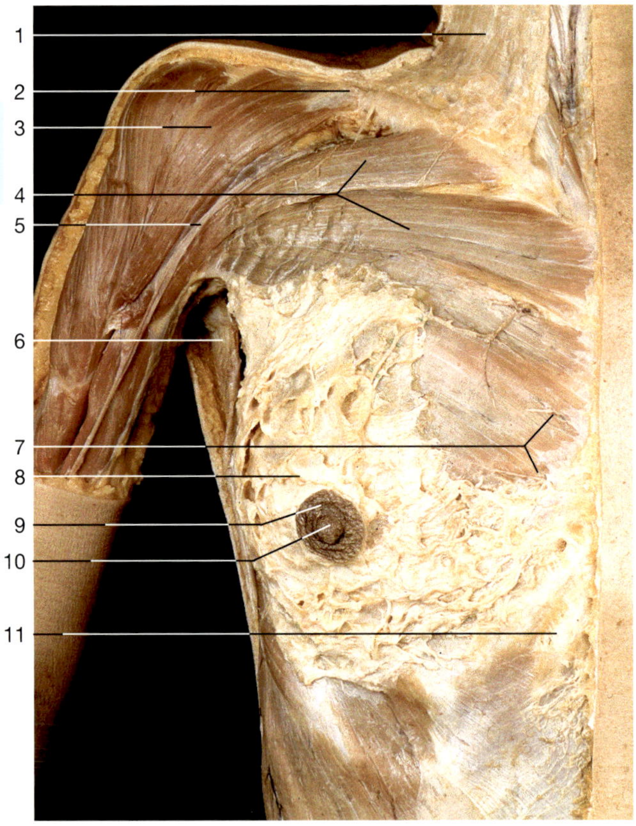

Dissecção da glândula mamária (vista anterior).

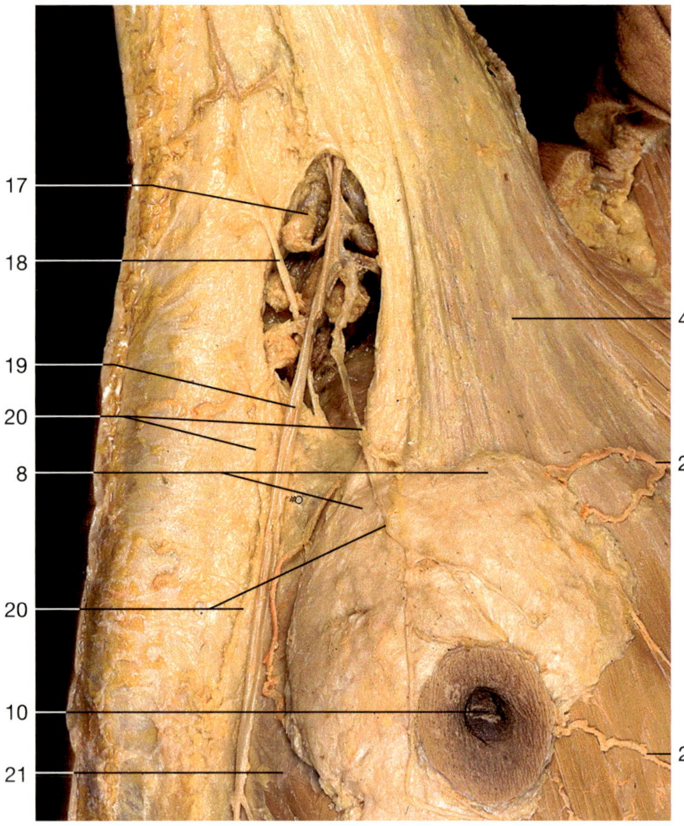

Dissecção da glândula mamária e linfonodos axilares.

1 Músculo platisma
2 Clavícula
3 Músculo deltoide
4 Músculo peitoral maior
5 Sulco deltopeitoral e veia cefálica
6 Músculo latíssimo do dorso
7 Ramos mamários mediais dos nervos intercostais
8 Tecido mamário
9 Aréola
10 Papila mamária
11 Arco costal
12 Fáscia peitoral
13 Glândula mamária
14 Músculo serrátil anterior (inserção)
15 Seio lactífero
16 Linfonodos apicais
17 Linfonodos axilares
18 Nervo intercostobraquial
19 Veia torácica lateral
20 Vasos linfáticos
21 Músculo serrátil anterior
22 Ramos mediais das artérias intercostais
23 Músculo peitoral menor

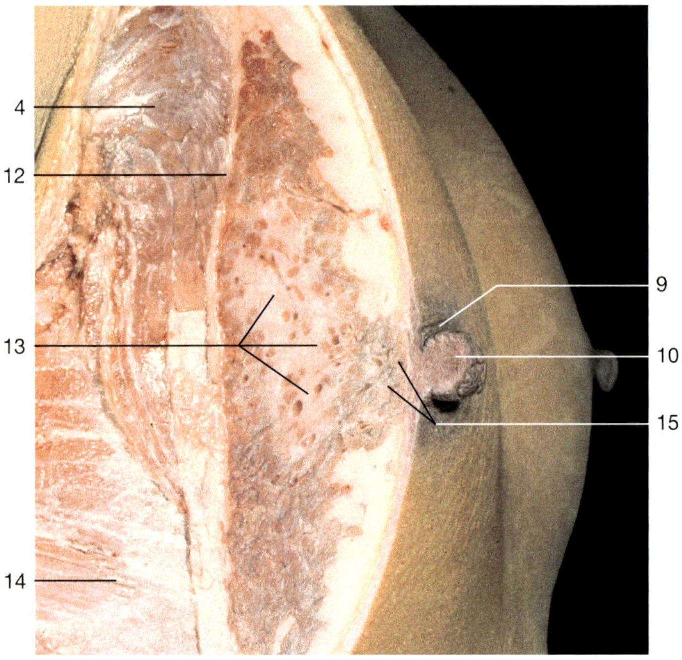

Glândula mamária (secção sagital) de uma mulher grávida.

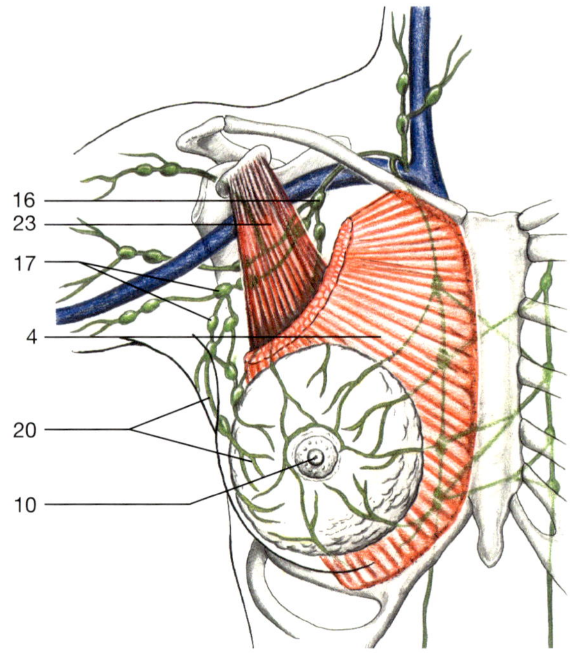

Vasos linfáticos da glândula mamária. A maioria dos vasos linfáticos drena para os linfonodos axilares.

5 Órgãos Abdominais

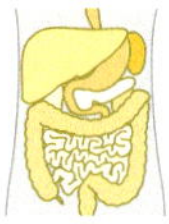

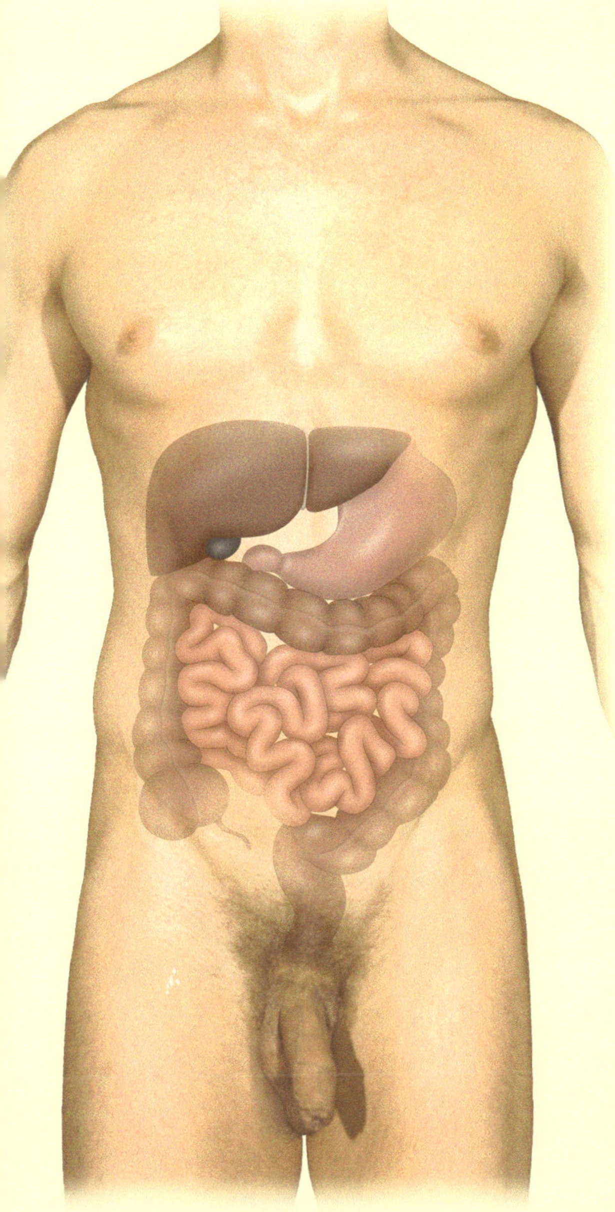

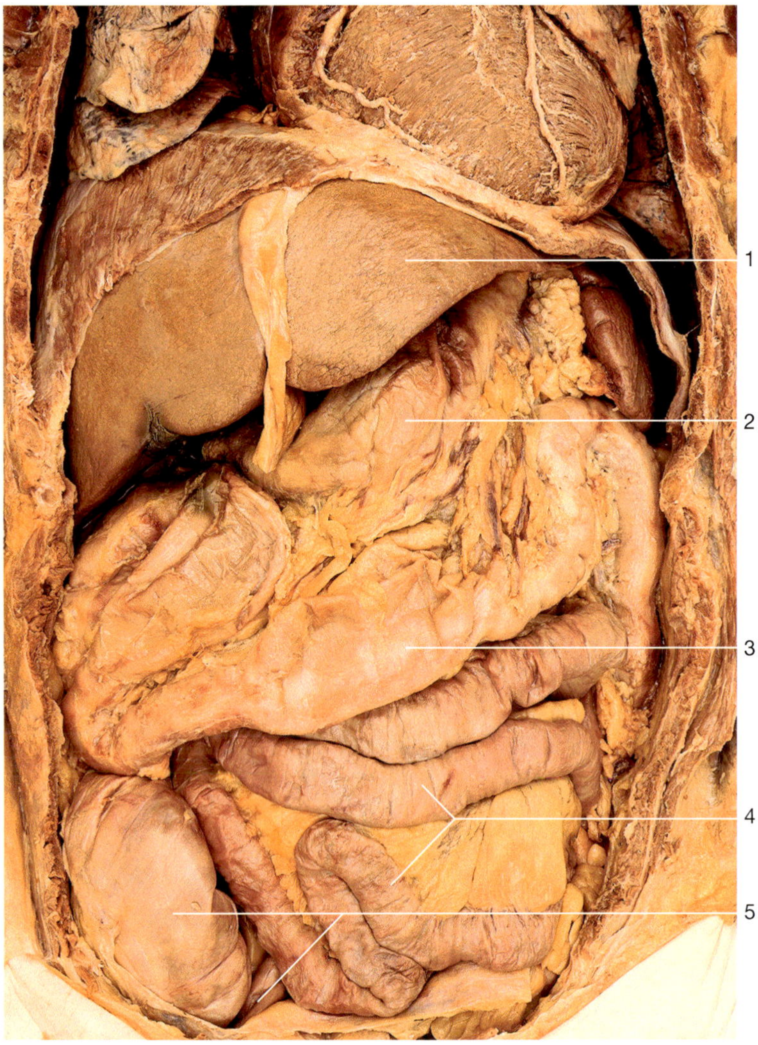

Órgãos abdominais *in situ* (vista anterior). O omento maior foi parcialmente removido ou rebatido.

1 Fígado (lobo esquerdo)
2 Estômago
3 Colo transverso
4 Intestino delgado
5 Ceco com o apêndice vermiforme
6 Músculo reto do abdome
7 Intestino delgado e peritônio
8 Costela (seccionada)
9 Ducto colédoco, duodeno e pâncreas
10 Veia cava inferior
11 Corpo vertebral de L_2
12 Rim direito
13 Cauda equina e dura-máter
14 Linha alba
15 Ligamento falciforme
16 Estômago e piloro
17 Artéria e veia mesentéricas superiores
18 Parte abdominal da aorta
19 Pâncreas adjacente ao omento menor (bolsa omental)
20 Artéria e veia renais esquerdas
21 Rim esquerdo
22 Músculo psoas maior
23 Músculos profundos do dorso

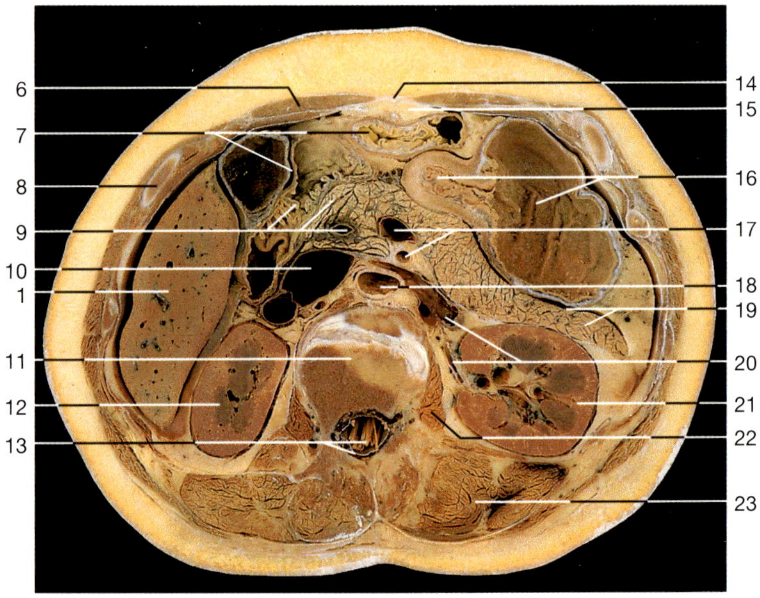

Secção horizontal da cavidade abdominal no nível da segunda vértebra lombar (vista inferior).

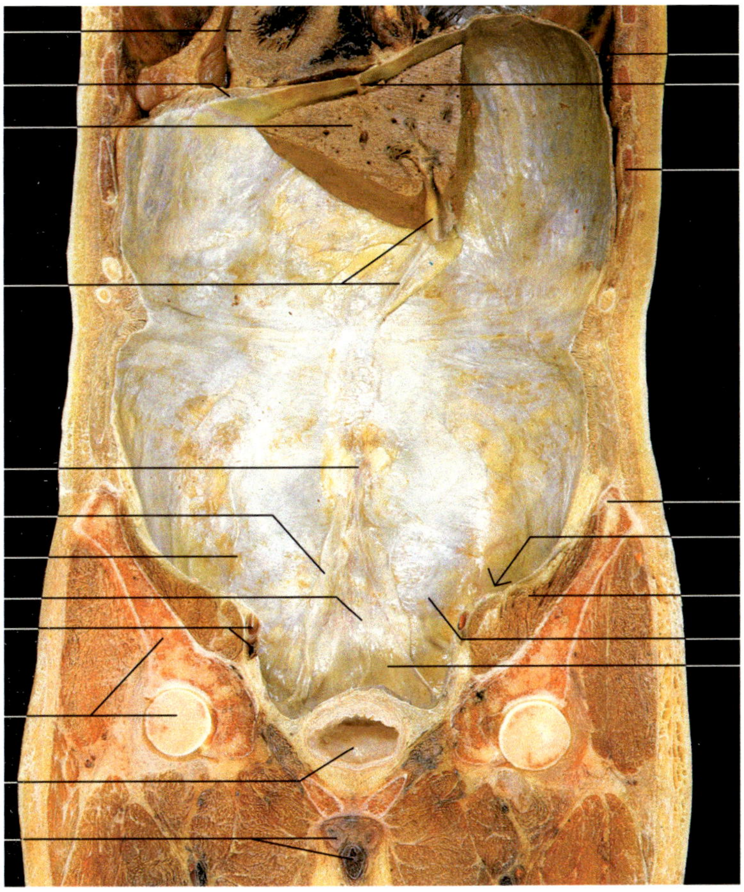

Parede abdominal anterior masculina. Secção frontal da cavidade pélvica e das articulações do quadril (vista interna).

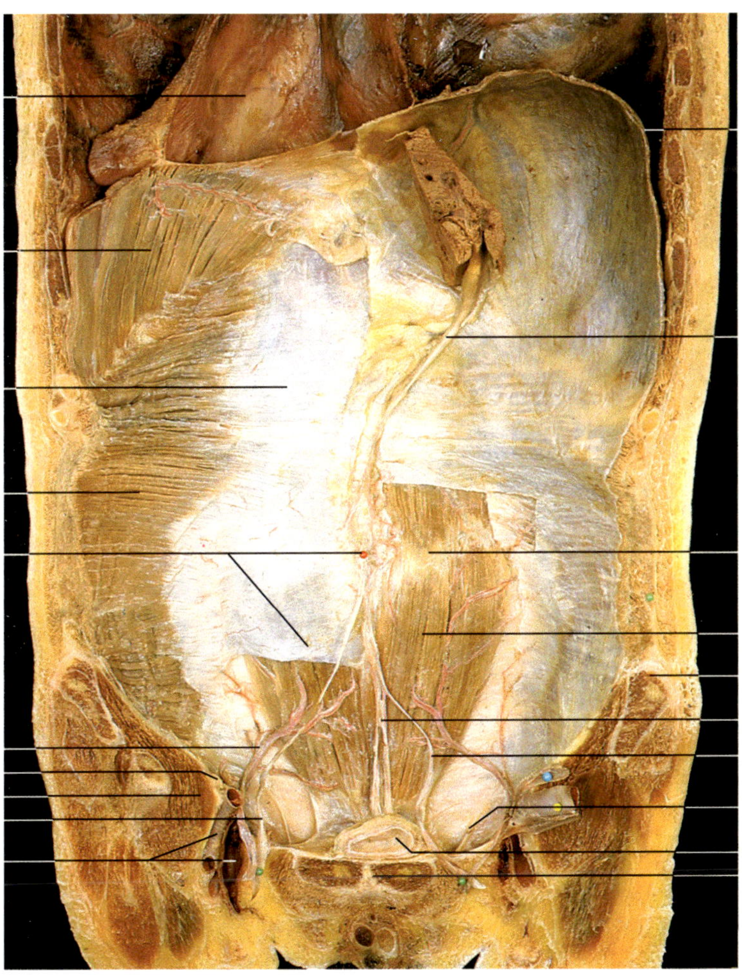

1 Ventrículo esquerdo com pericárdio
2 Diafragma
3 Fragmento de fígado
4 Ligamento redondo do fígado (margem livre do ligamento falciforme)
5 Local do umbigo
6 Prega umbilical medial (contém a parte oclusa da artéria umbilical)
7 Prega umbilical lateral (contém artéria e veia epigástricas inferiores)
8 Prega umbilical mediana (contém resquício de úraco)
9 Cabeça do fêmur e osso do quadril
10 Bexiga urinária
11 Ramo do pênis
12 Ligamento falciforme do fígado
13 Costela (seccionada)
14 Crista ilíaca (seccionada)
15 Local do anel inguinal profundo e fossa inguinal lateral
16 Músculo iliopsoas (seccionado)
17 Fossa inguinal medial
18 Fossa supravesical
19 Lâmina posterior da bainha do músculo reto do abdome
20 Músculo transverso do abdome
21 Umbigo e linha arqueada
22 Artéria epigástrica inferior
23 Nervo femoral
24 Músculo iliopsoas
25 Resquício de artéria umbilical
26 Artéria e veia femorais
27 Intersecção tendínea do músculo reto do abdome
28 Músculo reto do abdome
29 Ligamento interfoveolar
30 Sínfise púbica (seccionada)
31 Artéria e veia ilíacas externas

Parede abdominal anterio masculina (vista interna). O peritônio e partes da lâmina posterior da bainha do músculo reto do abdome foram removidos. Artérias e veias epigástricas inferiores dissecadas.

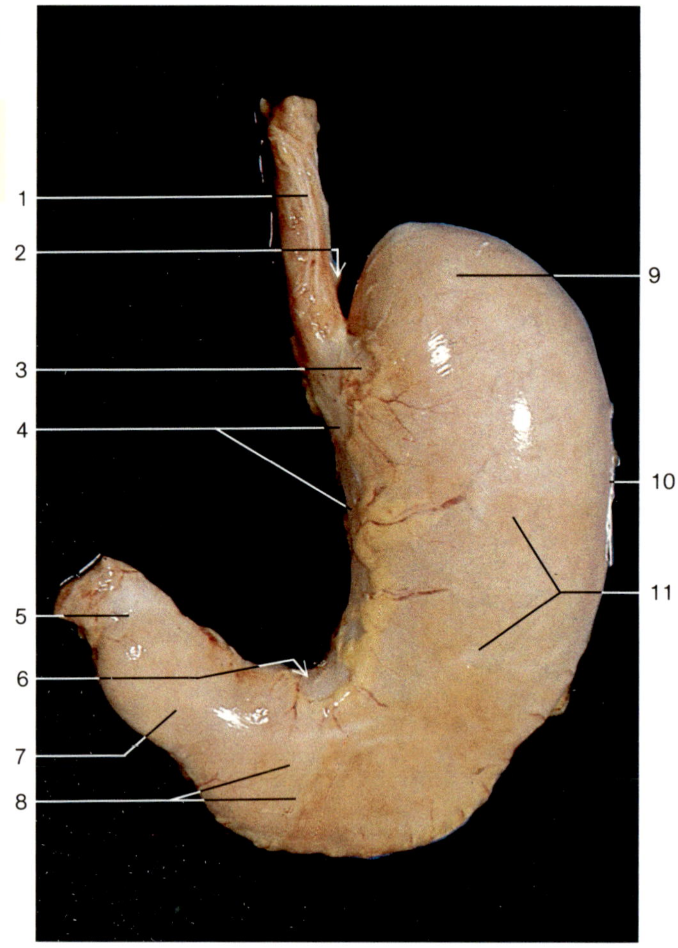

Estômago (vista anterior).

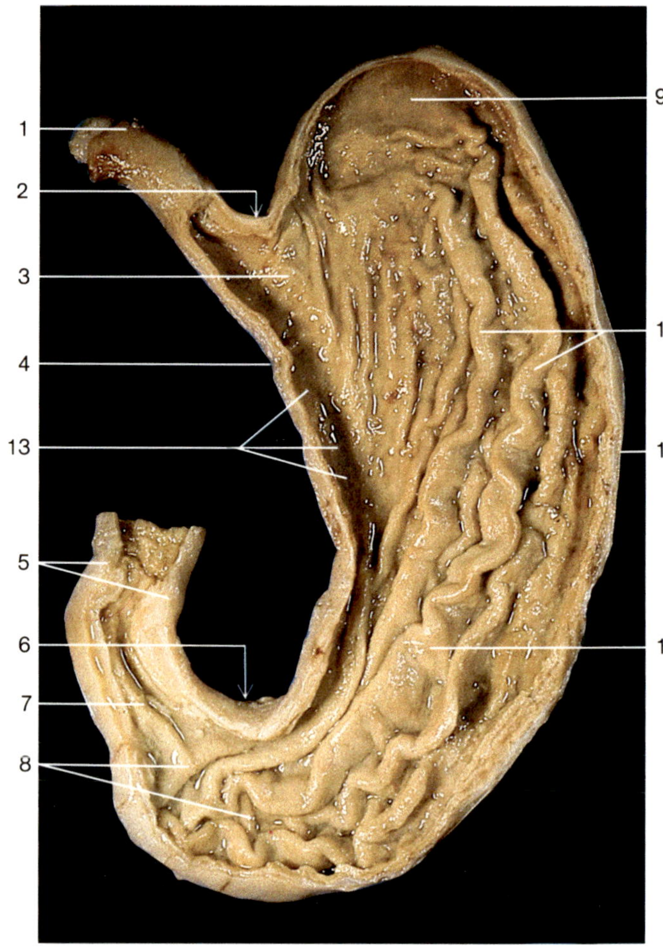

Mucosa da parede posterior do estômago (vista anterior).

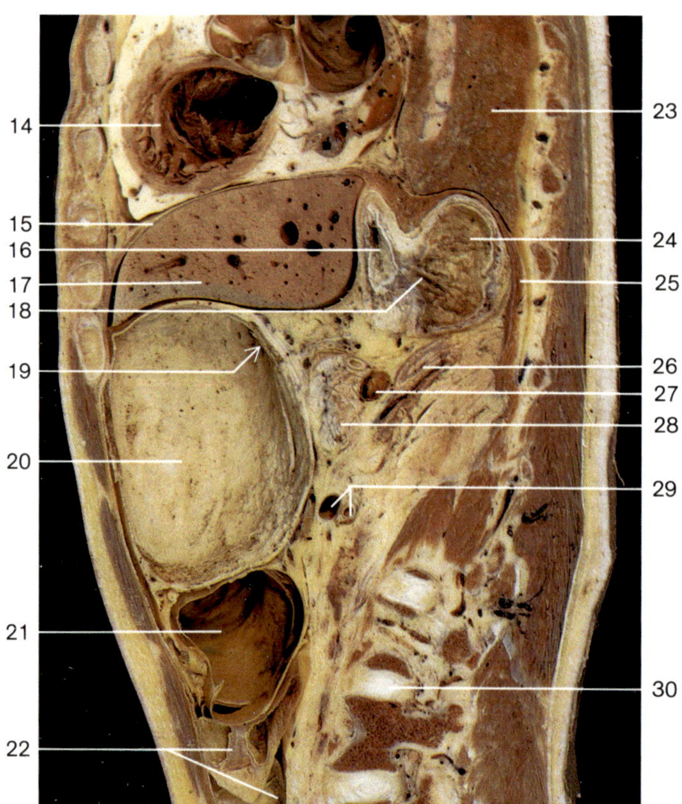

Posição do estômago. Secção paramediana da parte superior esquerda da cavidade abdominal, 3,5 cm lateralmente ao plano sagital mediano.

1 Esôfago
2 Incisura cárdica
3 Cárdia do estômago
4 Curvatura menor do estômago
5 Esfíncter pilórico
6 Incisura angular
7 Canal pilórico
8 Antro pilórico
9 Fundo gástrico
10 Curvatura maior do estômago
11 Corpo gástrico
12 Pregas (rugas) mucosas do estômago
13 Canal gástrico
14 Ventrículo direito do coração
15 Diafragma (margem de corte)
16 Parte abdominal do esôfago
17 Fígado
18 Cárdia do estômago (margem de corte)
19 Posição do canal pilórico
20 Corpo gástrico
21 Colo transverso
22 Intestino delgado
23 Pulmão (margem de corte)
24 Fundo gástrico
25 Parte lombar do diafragma (margem de corte)
26 Glândula suprarrenal
27 Veia esplênica
28 Pâncreas
29 Artéria e veia mesentéricas superiores
30 Disco intervertebral

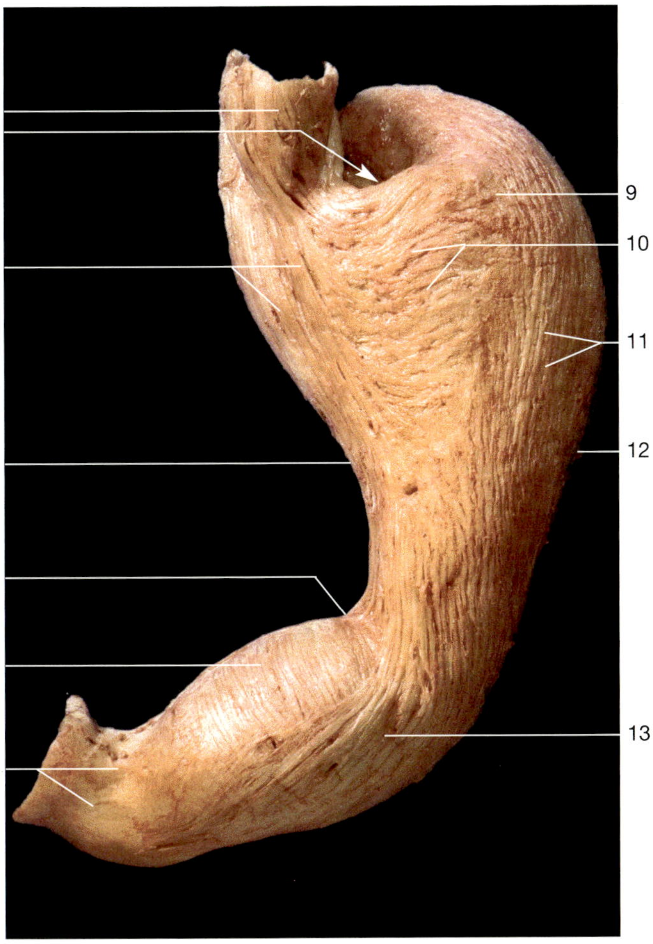

Camada muscular do estômago, camada externa (vista anterior).

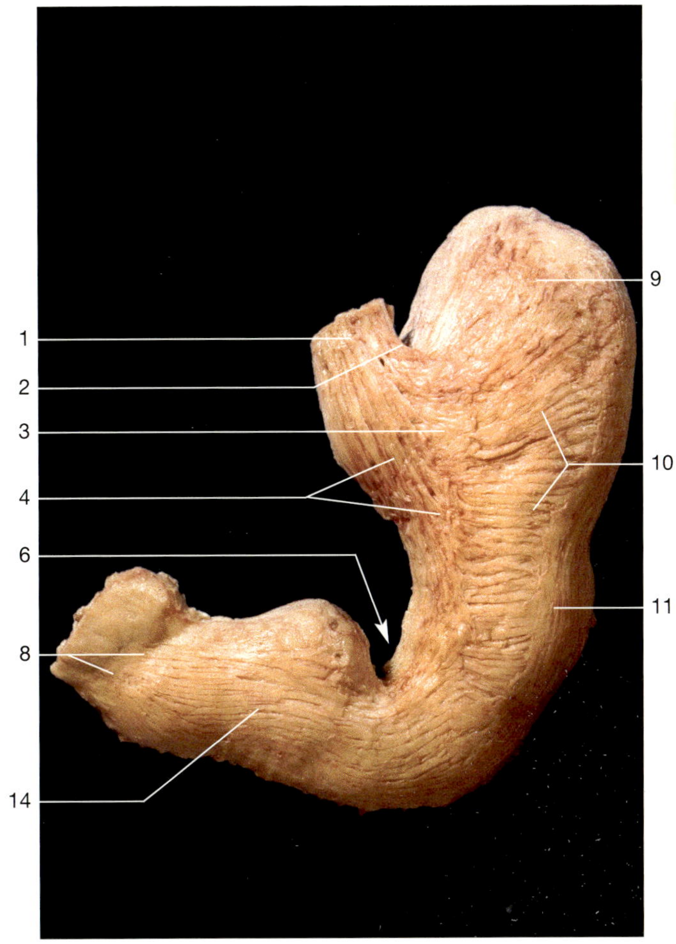

Camada muscular do estômago, camada média (vista anterior).

1 Esôfago (parte abdominal)
2 Incisura cárdica
3 Cárdia do estômago
4 Camada muscular longitudinal da curvatura menor do estômago
5 Curvatura menor do estômago
6 Incisura angular
7 Camada muscular circular da parte pilórica do estômago
8 Músculo esfíncter do piloro
9 Fundo gástrico
10 Camada muscular circular do fundo gástrico
11 Camada muscular longitudinal da curvatura maior do estômago
12 Curvatura maior do estômago
13 Camada muscular longitudinal da transição entre corpo e parte pilórica do estômago
14 Parte pilórica do estômago
15 Fibras musculares oblíquas

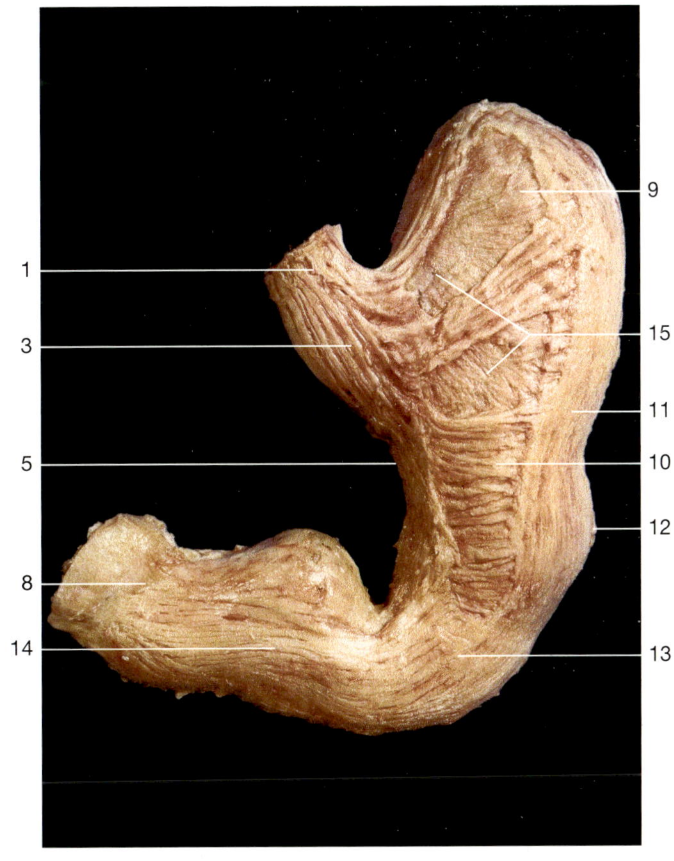

Camada muscular do estômago, camada interna (vista anterior).

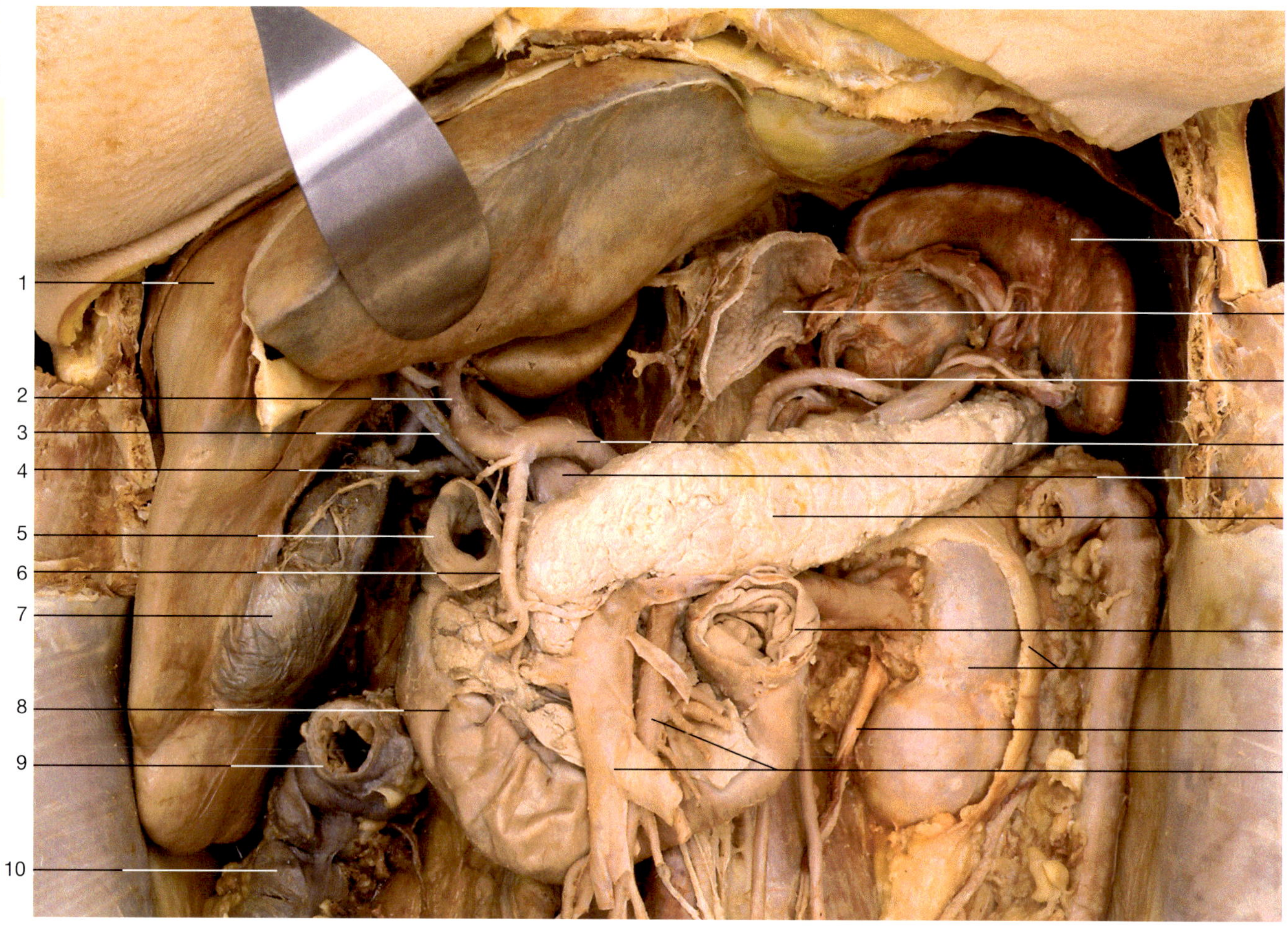

Andar superior do abdome com o pâncreas, duodeno, baço e rim esquerdo (vista anterior). O estômago e o colo transverso foram removidos, e o fígado levantado; a veia mesentérica superior está ligeiramente alargada.

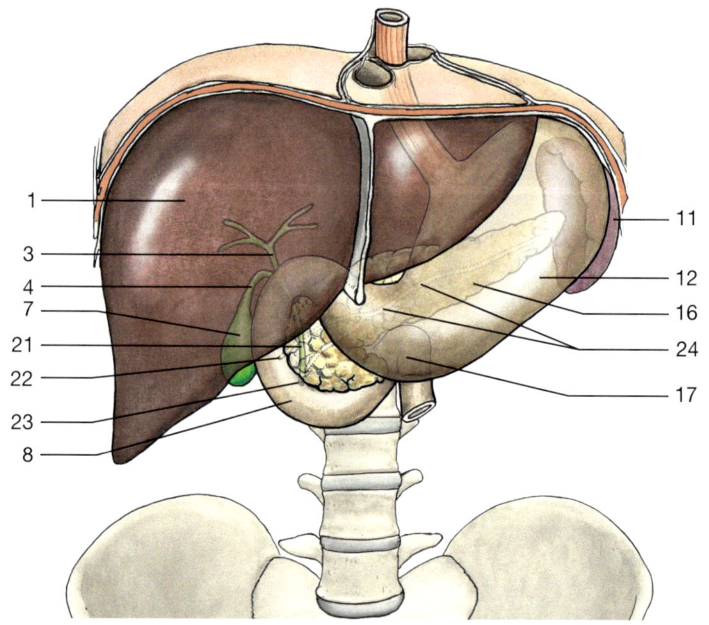

Pâncreas, duodeno, fígado e vias biliares extra-hepáticas (vista anterior).

1 Fígado
2 Artéria hepática própria
3 Ducto hepático comum
4 Ducto cístico
5 Piloro
6 Artéria gastroduodenal
7 Vesícula biliar
8 Duodeno
9 Flexura cólica direita
10 Colo ascendente
11 Baço
12 Estômago
13 Artéria esplênica
14 Artéria hepática comum
15 Veia porta
16 Pâncreas
17 Flexura duodenojejunal
18 Rim (com cápsula adiposa)
19 Ureter
20 Artéria e veia mesentéricas superiores
21 Ducto colédoco
22 Papila menor do duodeno
23 Papila maior do duodeno
24 Ducto pancreático principal

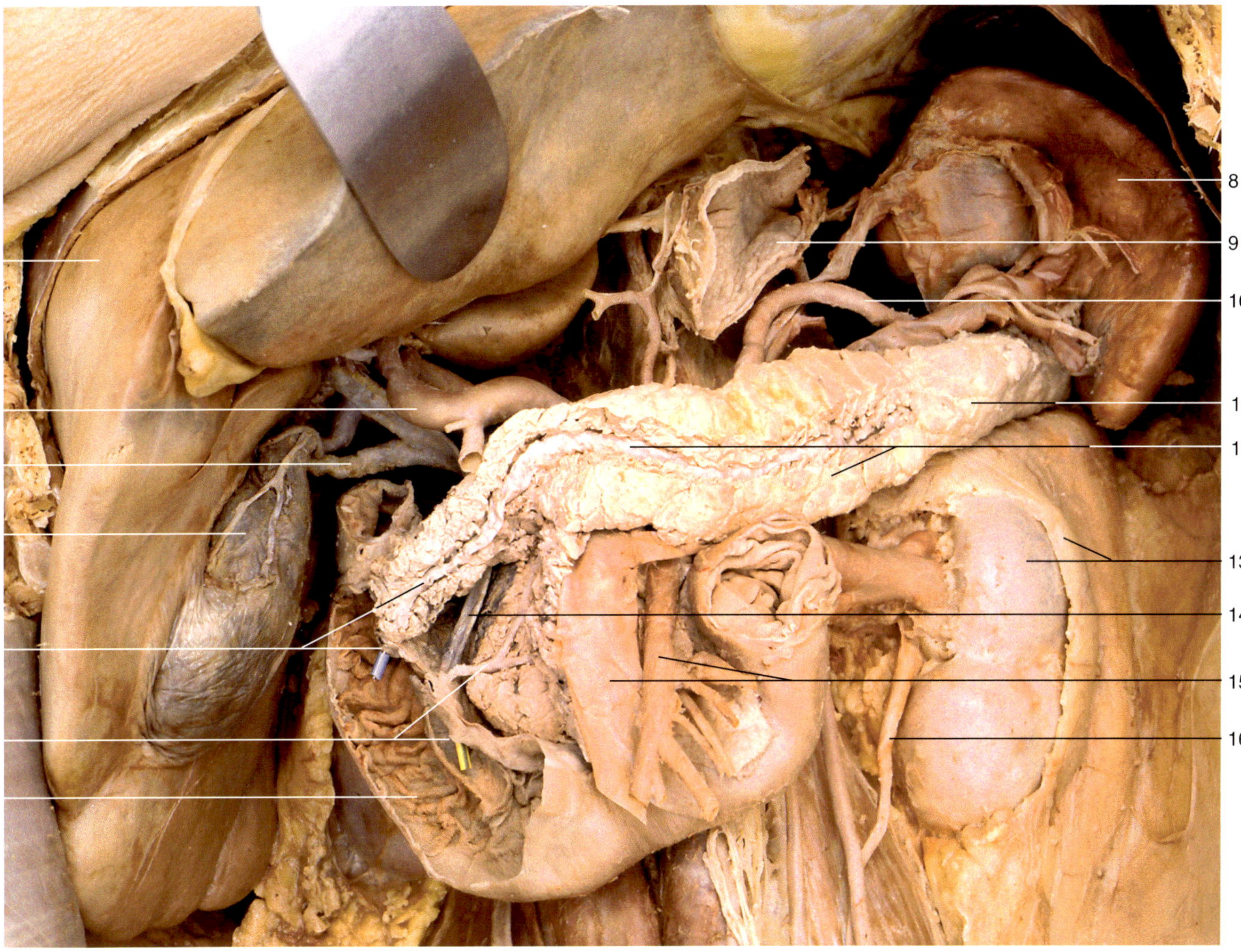

Andar superior do abdome com o pâncreas, duodeno, baço e rim esquerdo (vista anterior). Estômago e colo transverso foram removidos, e foi aberta uma janela no duodeno. O fígado foi levantado para expor as vias biliares extra-hepáticas. Neste caso, o ducto pancreático acessório representa o principal ducto excretor do pâncreas.

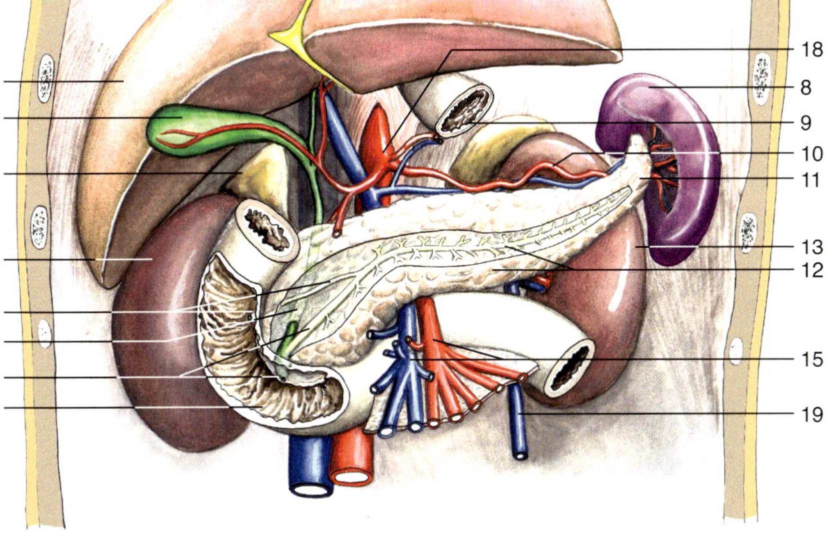

Órgãos do andar superior do abdome (vista anterior). O desenho esquemático mostra a localização mais frequente dos ductos pancreáticos.

1 Fígado
2 Artéria hepática própria
3 Ducto cístico
4 Vesícula biliar
5 Papila menor do duodeno e ducto pancreático acessório
6 Papila maior do duodeno e ducto pancreático principal
7 Duodeno
8 Baço
9 Estômago
10 Artéria esplênica
11 Cauda do pâncreas
12 Pâncreas (ducto pancreático principal e corpo do pâncreas)
13 Rim (com a cápsula adiposa na dissecção acima)
14 Ducto colédoco
15 Artéria e veia mesentéricas superiores
16 Ureter
17 Glândula suprarrenal
18 Aorta com o tronco celíaco
19 Veia mesentérica inferior

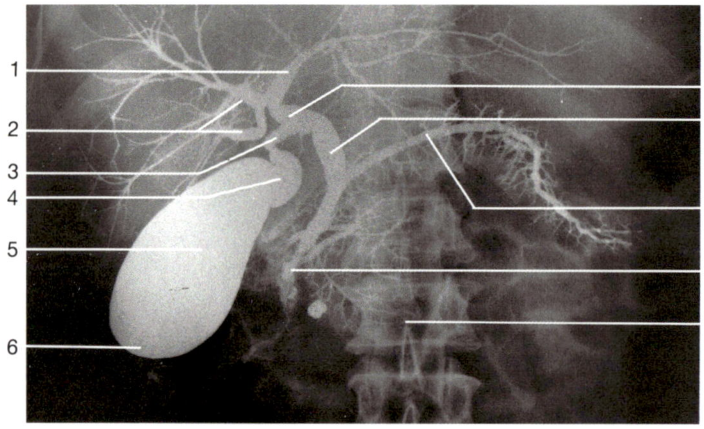

Vias biliares, vesícula biliar e ducto pancreático principal (Raio X, incidência anteroposterior).

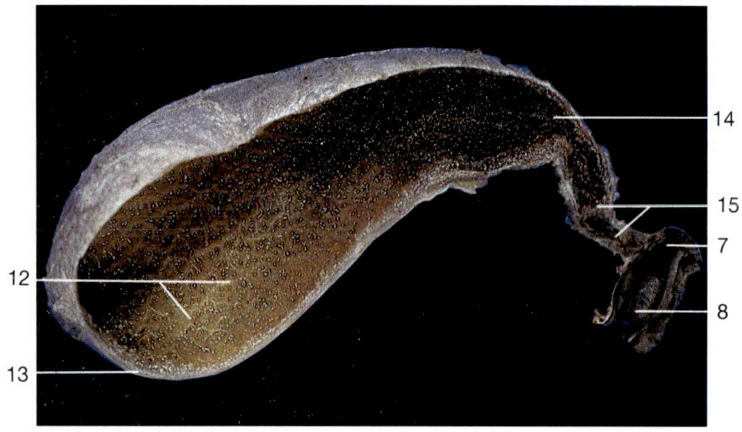

Vesícula biliar e ducto cístico isolados (vista anterior).
A vesícula biliar foi aberta para expor a membrana mucosa.

1 Ducto hepático esquerdo
2 Ducto hepático direito
3 Ducto cístico
4 Colo da vesícula biliar
5 Corpo da vesícula biliar
6 Fundo da vesícula biliar
7 Ducto hepático comum
8 Ducto colédoco
9 Ducto pancreático
10 Papila maior do duodeno
11 Segunda vértebra lombar
12 Pregas da membrana mucosa da vesícula biliar
13 Túnica muscular da vesícula biliar
14 Colo da vesícula biliar (aberto)
15 Ducto cístico com pregas em espiral
16 Papila menor do duodeno
17 Ducto pancreático acessório
18 Processo uncinado
19 Prega circular do duodeno (prega de Kerckring)
20 Cabeça do pâncreas
21 Corpo do pâncreas
22 Cauda do pâncreas
23 Parte descendente do duodeno
24 Incisura pancreática

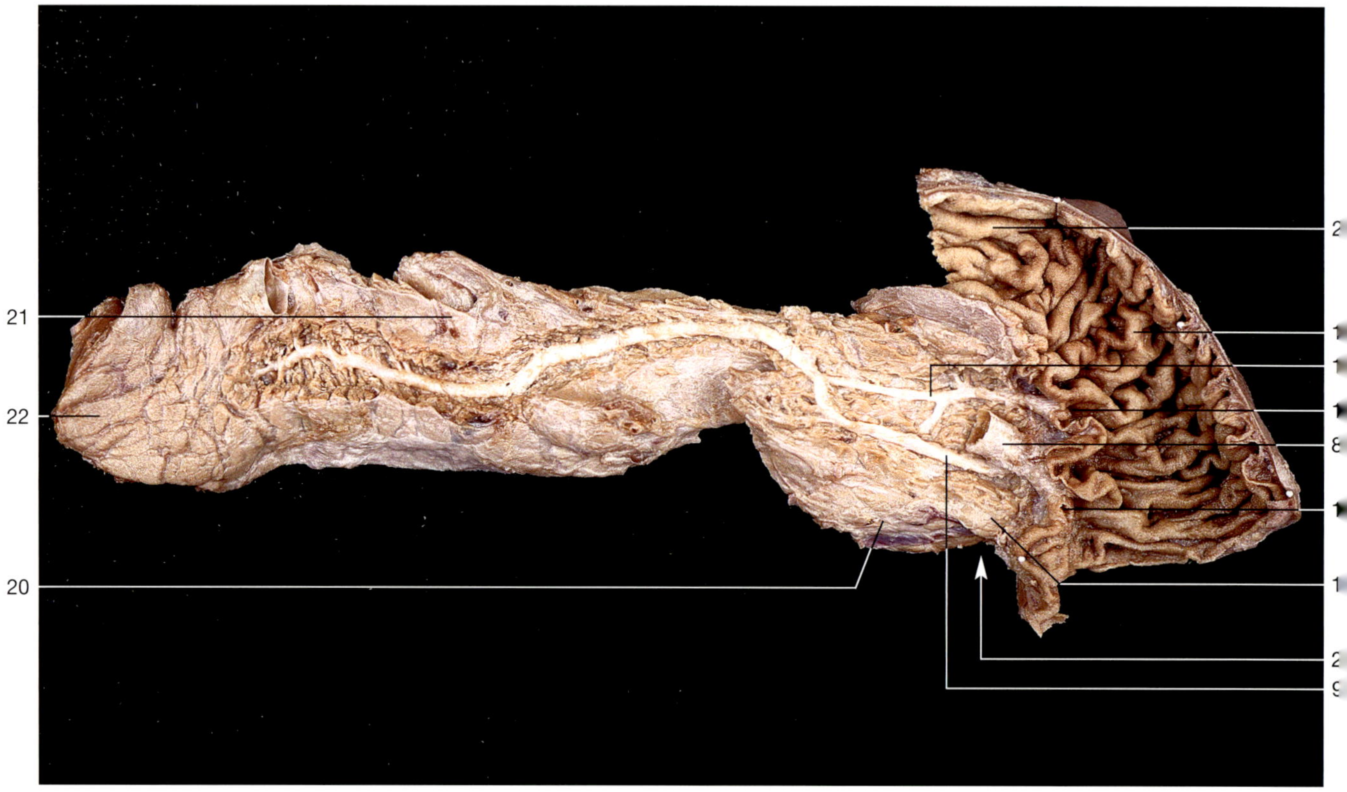

Pâncreas com parte descendente do duodeno (vista posterior). O duodeno foi aberto para expor suas papilas. O ducto pancreático foi dissecado e o ducto colédoco seccionado. O esfíncter da ampola hepatopancreática está exposto.

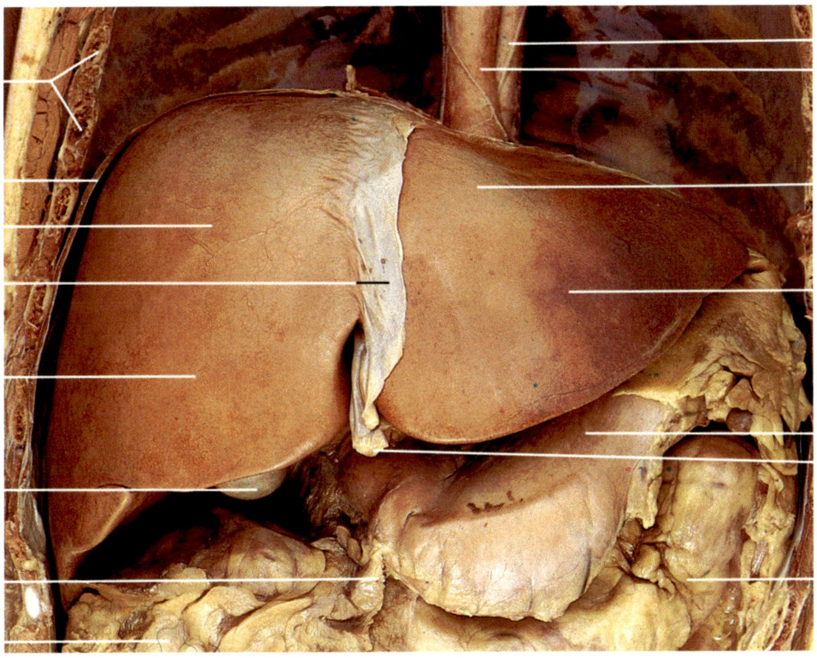

Fígado *in situ* (vista anterior). Parte do diafragma foi removida.

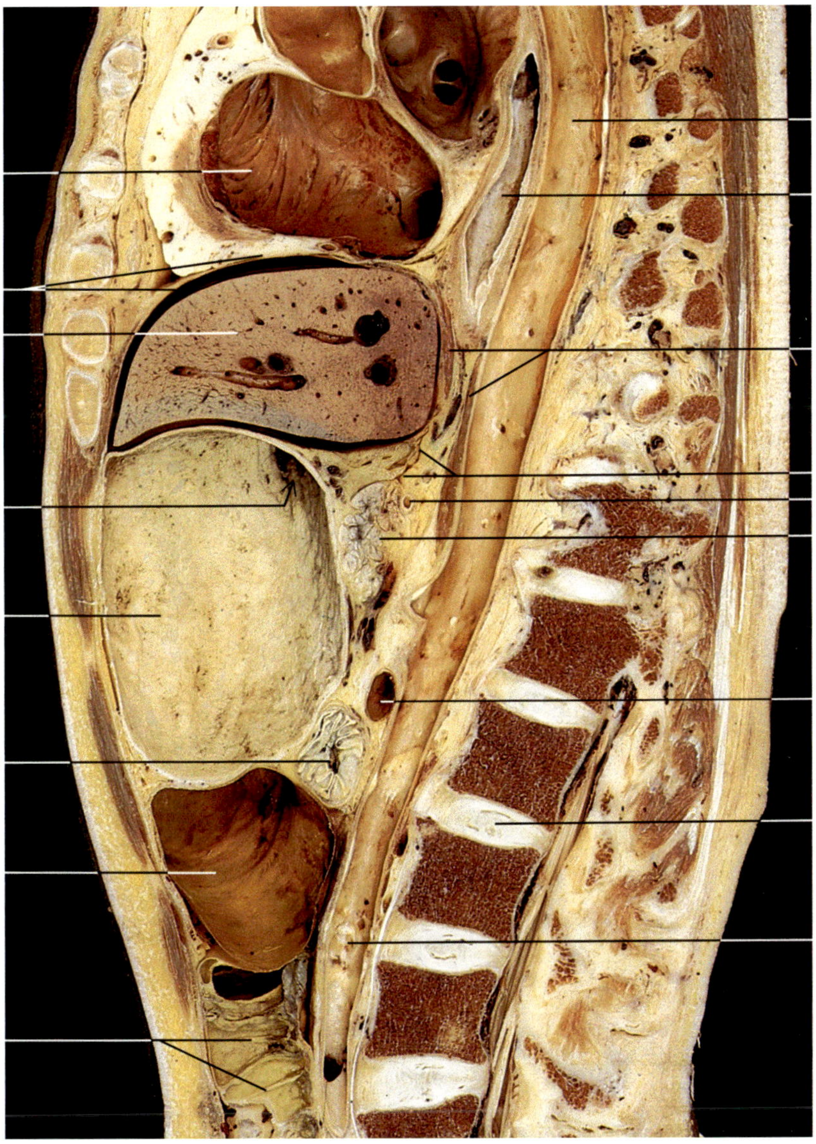

Fígado *in situ*. Secção parassagital do abdome, 2 cm à esquerda do plano mediano.

1 Costelas (margens de corte)
2 Diafragma
3 Face diafragmática do fígado
4 Ligamento falciforme do fígado
5 Lobo hepático direito
6 Fundo da vesícula biliar
7 Ligamento gastrocólico
8 Omento maior
9 Aorta
10 Esôfago
11 Lobo hepático esquerdo
12 Estômago
13 Ligamento redondo do fígado
14 Colo transverso
15 Átrio direito do coração
16 Centro tendíneo e parte esternal do diafragma
17 Fígado (margem de corte)
18 Entrada do duodeno (piloro)
19 Estômago
20 Duodeno
21 Colo transverso (seccionado e dilatado)
22 Intestino delgado
23 Parte torácica da aorta (seccionada longitudinalmente)
24 Esôfago (seccionado longitudinalmente)
25 Hiato esofágico do diafragma
26 Bolsa omental
27 Artéria esplênica
28 Pâncreas
29 Veia renal esquerda
30 Disco intervertebral
31 Parte abdominal da aorta (seccionada longitudinalmente)

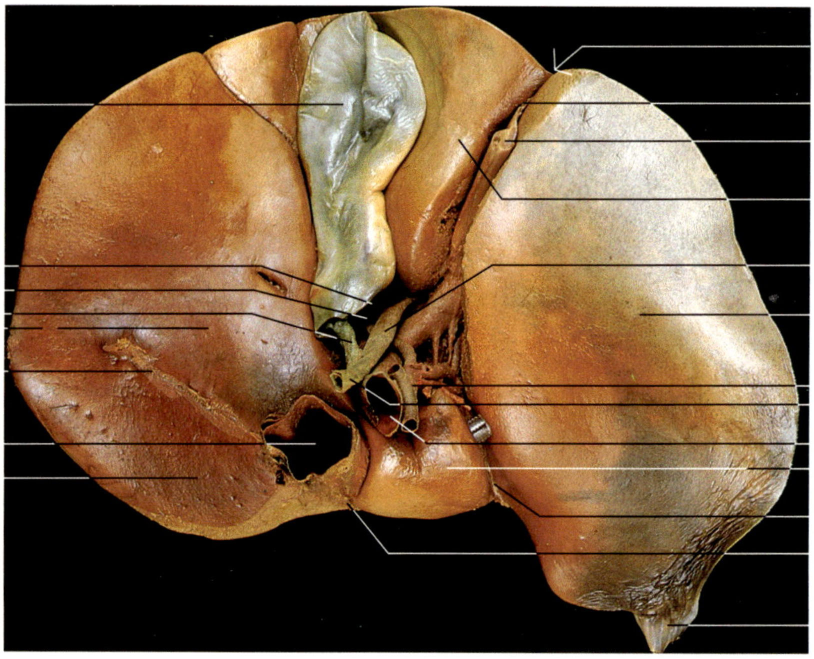

Fígado (vista inferior). Dissecção na porta do fígado. Vesícula biliar em colapso parcial. Margem inferior do fígado para cima.

1 Fundo da vesícula biliar
2 Peritônio (margem de corte)
3 Artéria cística
4 Ducto cístico
5 Lobo hepático direito
6 Veia cava inferior
7 Área nua do fígado
8 Incisura para os ligamentos redondo e falciforme
9 Ligamento redondo do fígado
10 Ligamento falciforme do fígado
11 Lobo quadrado
12 Ducto hepático comum
13 Lobo hepático esquerdo
14 Artéria hepática própria } Pedículo hepático
15 Ducto colédoco } Pedículo hepático
16 Veia porta } Pedículo hepático
17 Lobo caudado
18 Ligamento venoso
19 Ligamento da veia cava inferior
20 Apêndice hepático fibroso (ligamento triangular esquerdo)
21 Ligamento coronário do fígado
22 Veias hepáticas
23 Porta do fígado

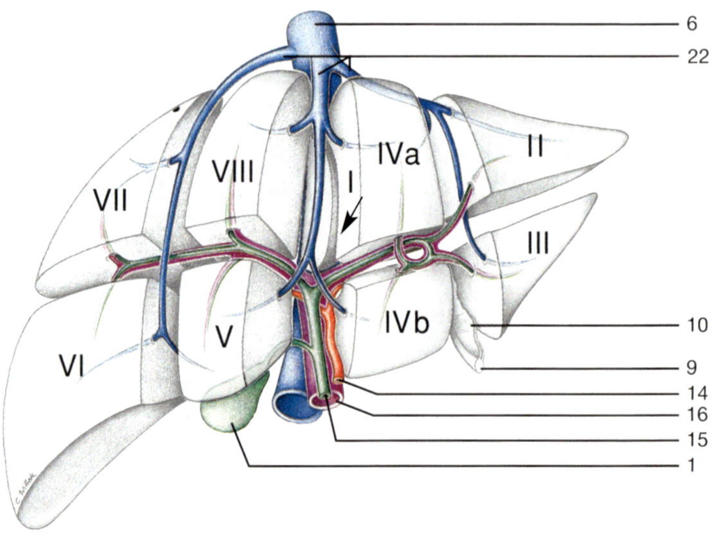

Segmentação hepática (vista anterior). Segmentos hepáticos indicados em números romanos.

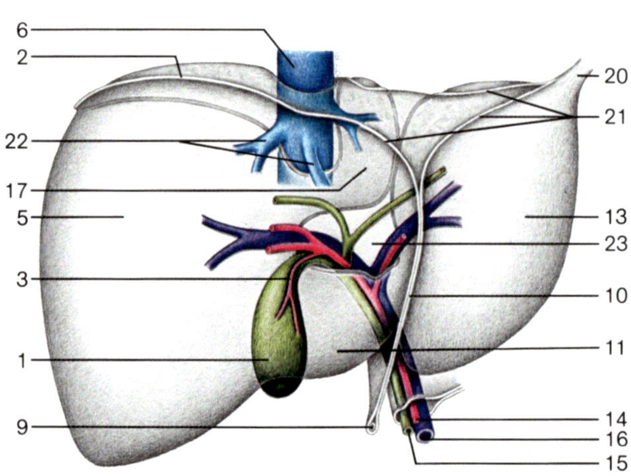

Fígado e margens das reflexões peritoneais (vista anterior).

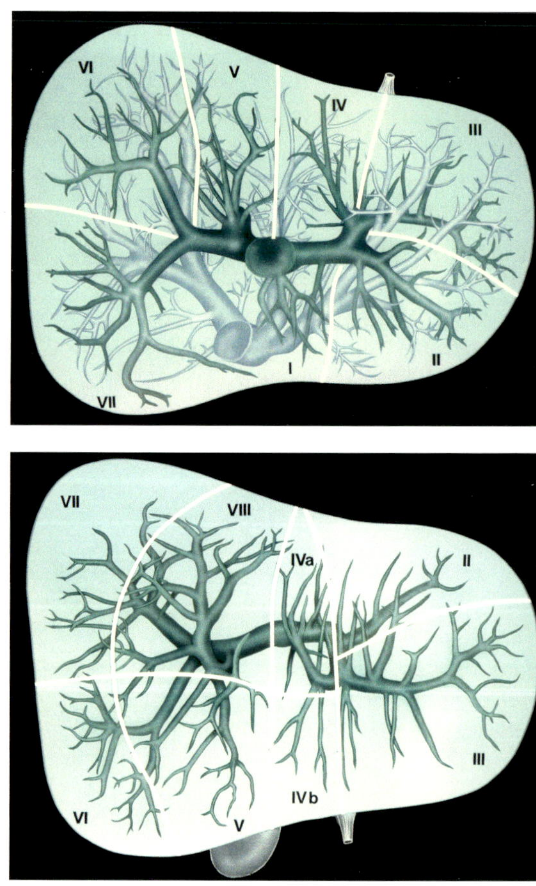

Segmentos hepáticos I–VIII. As três principais veias hepáticas (em azul, nos dois desenhos esquemáticos mostrados à esquerda) drenam os oito segmentos do fígado que não apresentam marcas externas visíveis. Em cima = vista inferior; embaixo = vista superior.

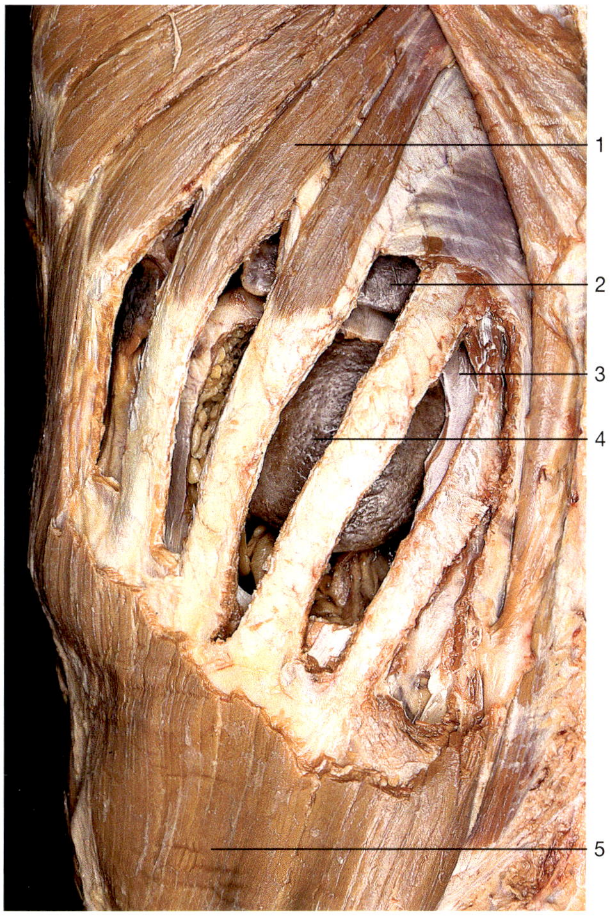

Baço *in situ* (vista lateral esquerda). Foram abertas janelas nos espaços intercostais e no diafragma.

1 Músculo serrátil anterior
2 Pulmão esquerdo
3 Diafragma
4 Baço
5 Músculo oblíquo externo do abdome
6 Ligamento gastroesplênico
7 Artéria esplênica
8 Cauda do pâncreas
9 Margem superior do baço
10 Polo anterior do baço
11 Margem do pulmão
12 Região do fígado
13 Região do estômago
14 Décima costela
15 Décima primeira costela
16 Décima segunda costela

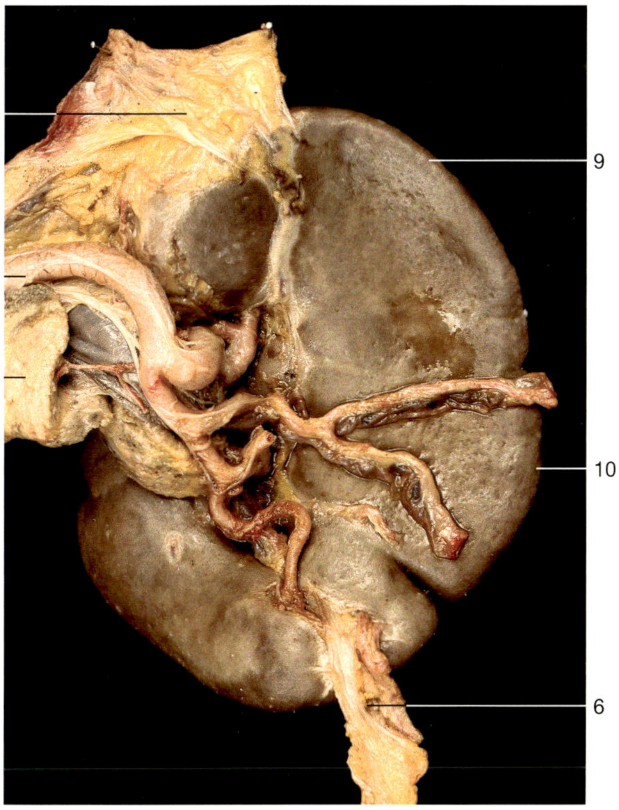

Baço (face visceral), hilo esplênico com vasos, nervos e ligamentos.

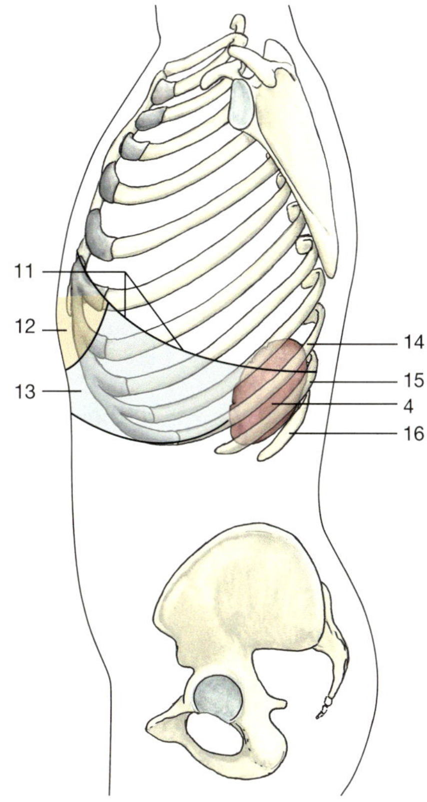

Localização do baço (vista lateral esquerda).

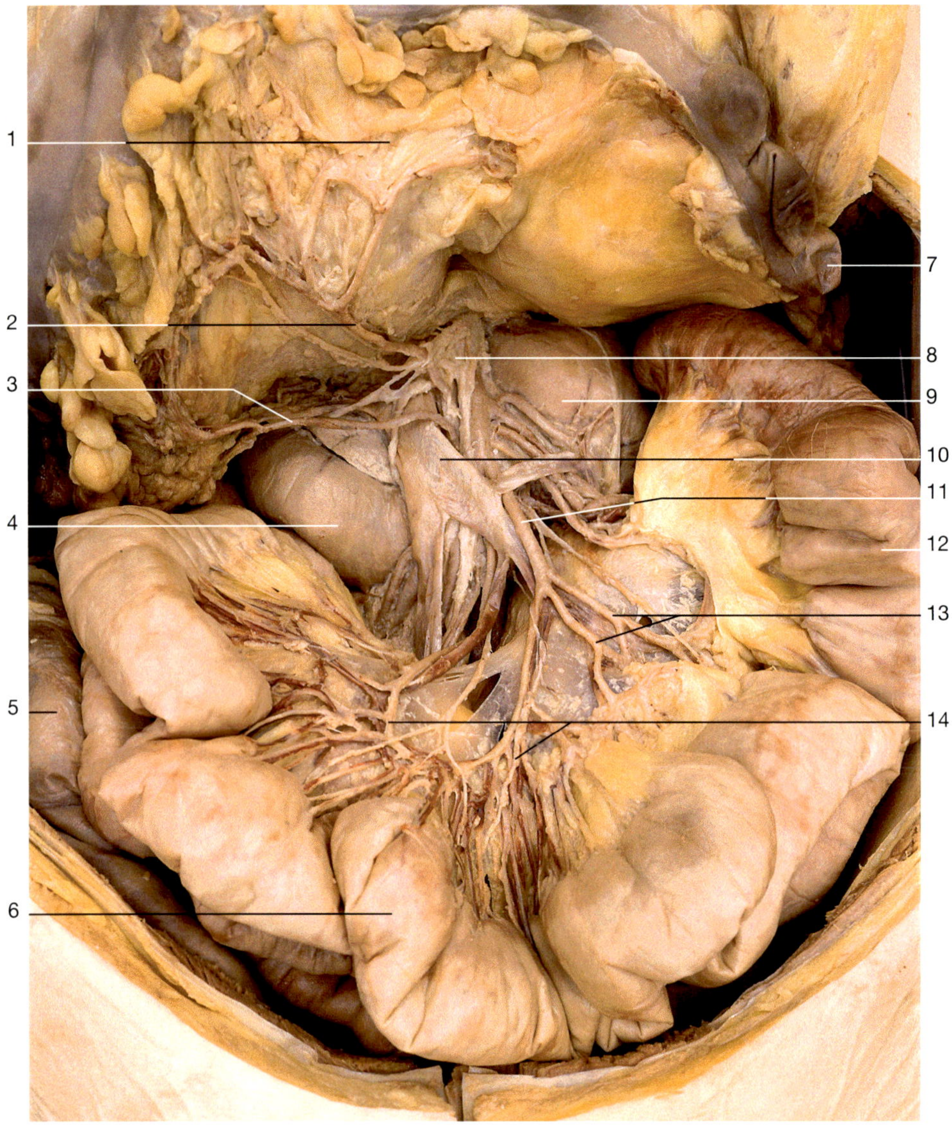

1 Omento maior
2 Artéria cólica média
3 Artéria cólica direita
4 Duodeno
5 Colo ascendente
6 Íleo
7 Colo transverso
8 Plexo celíaco
9 Flexura duodenojejunal
10 Veia mesentérica superior
11 Artéria mesentérica superior
12 Jejuno
13 Artérias jejunais
14 Artérias ileais
15 Fígado
16 Tronco celíaco e parte abdominal da aorta
17 Vesícula biliar
18 Pâncreas
19 Artéria ileocólica
20 Estômago
21 Baço
22 Flexura esquerda do colo
23 Artéria apendicular
24 Apêndice vermiforme

Vasos dos órgãos do andar superior do abdome e do intestino delgado (vista anterior). Artéria e veia mesentéricas superiores estão dissecadas. O omento maior e o colo transverso foram rebatidos.

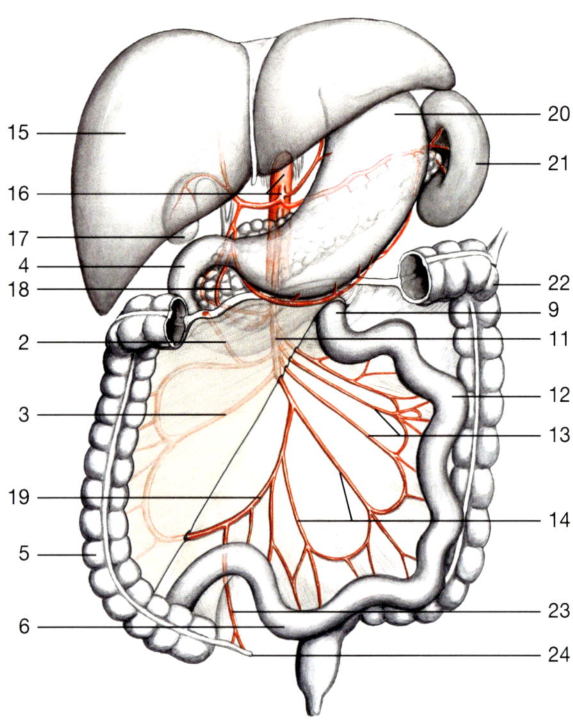

Artérias dos órgãos do andar superior do abdome e do intestino delgado (vista anterior). Principais ramos da artéria mesentérica superior.

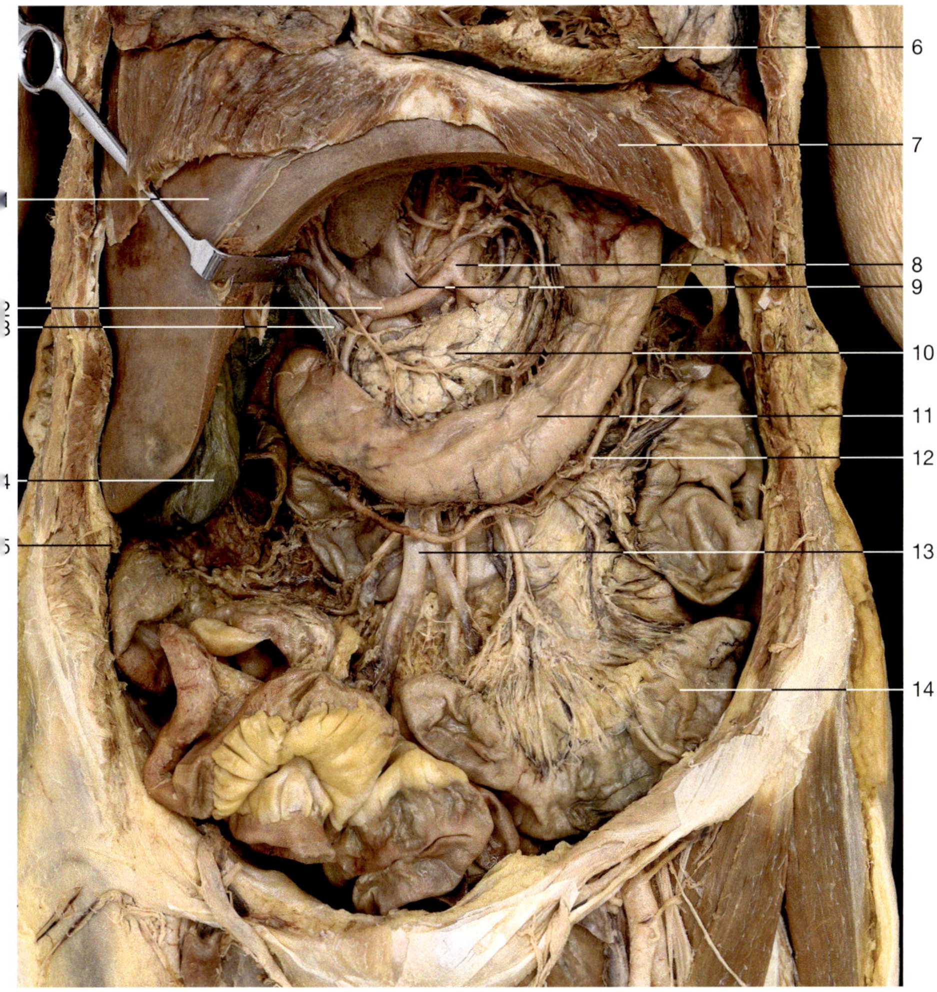

Vasos dos órgãos do andar superior do abdome e do intestino delgado (vista anterior). Dissecção da veia mesentérica superior. O fígado está dissecado e levantado.

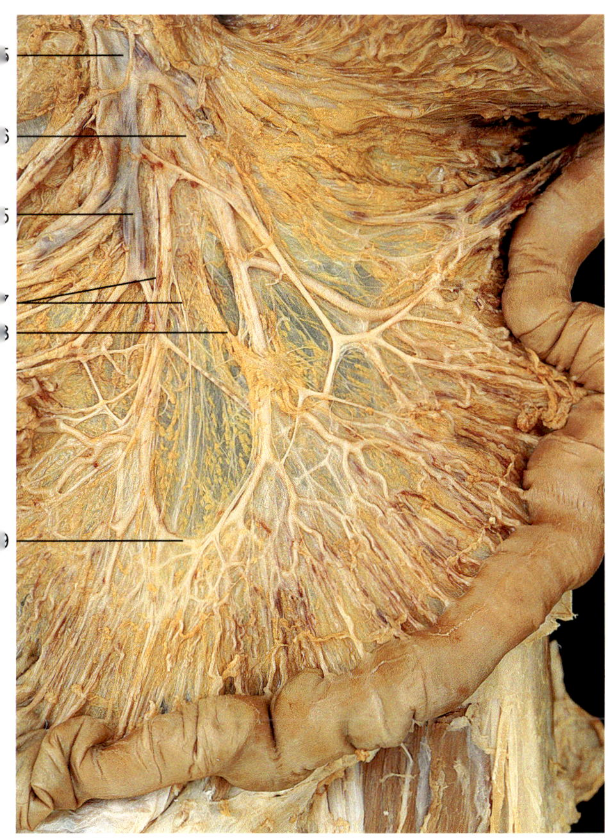

1 Fígado
2 Artéria hepática própria
3 Ducto hepático comum
4 Vesícula biliar
5 Papila maior do duodeno
6 Ápice do coração
7 Diafragma
8 Artéria hepática comum
9 Veia cava inferior
10 Pâncreas
11 Estômago
12 Artéria gastromental esquerda
13 Veia mesentérica superior
14 Intestino delgado
15 Veia jejunal
16 Artéria mesentérica superior
17 Vasos linfáticos intestinais
18 Plexo mesentérico superior
19 Ramos da artéria mesentérica superior

Vasos sanguíneos e linfáticos do intestino delgado (vista anterior). Observe o arco arterial da artéria mesentérica adjacente ao intestino delgado.

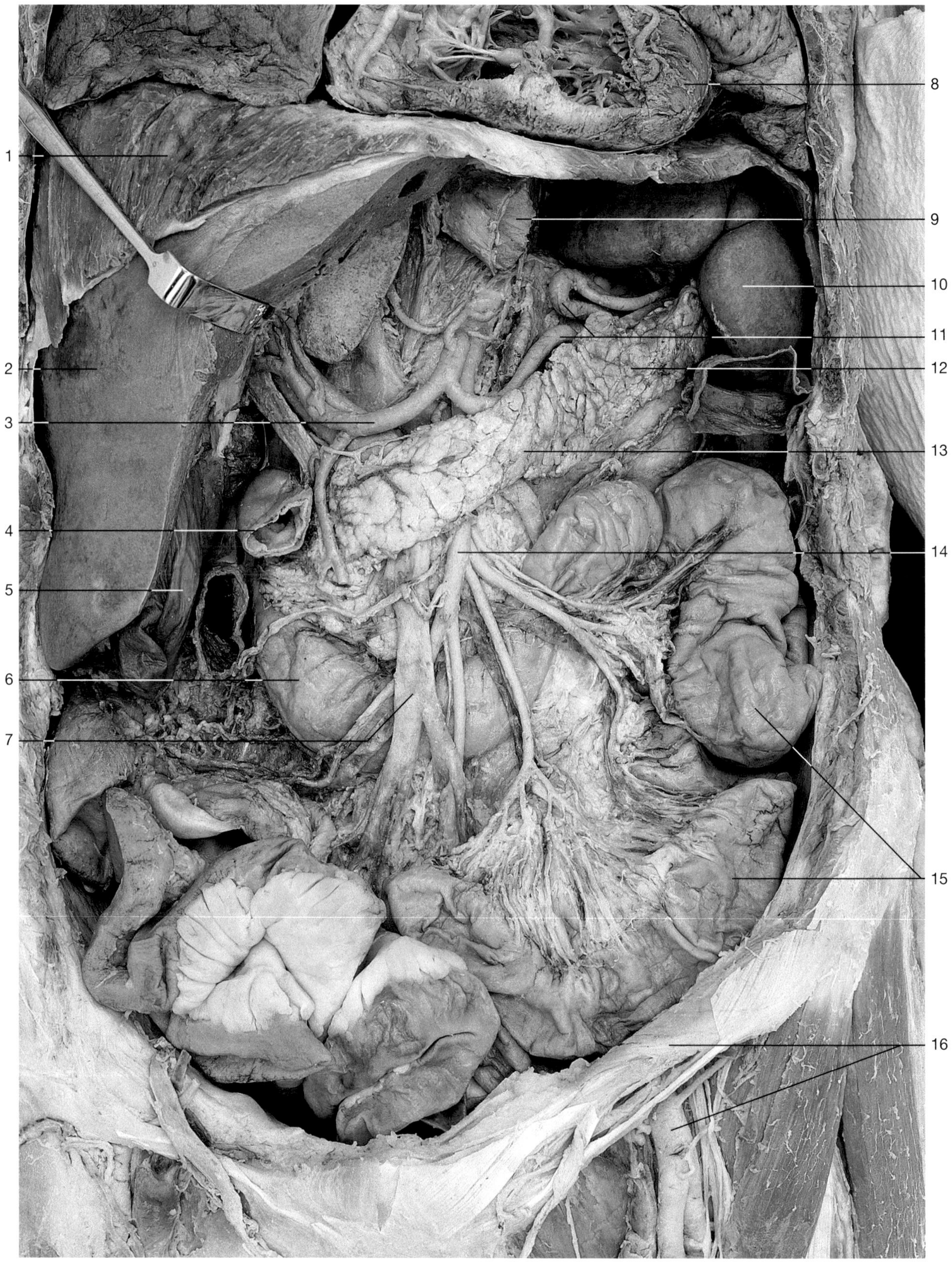

Vasos dos órgãos do andar superior do abdome e do intestino delgado (vista anterior). O estômago e o omento maior foram removidos. O fígado está levantado.

1 Diafragma
2 Fígado
3 Artéria hepática própria
4 Duodeno
5 Vesícula biliar
6 Flexura inferior do duodeno
7 Veia mesentérica superior
8 Ápice do coração
9 Esôfago (parte abdominal)
10 Baço
11 Artéria esplênica
12 Cauda do pâncreas
13 Pâncreas
14 Artéria mesentérica superior
15 Intestino delgado
16 Ligamento inguinal e artéria femoral

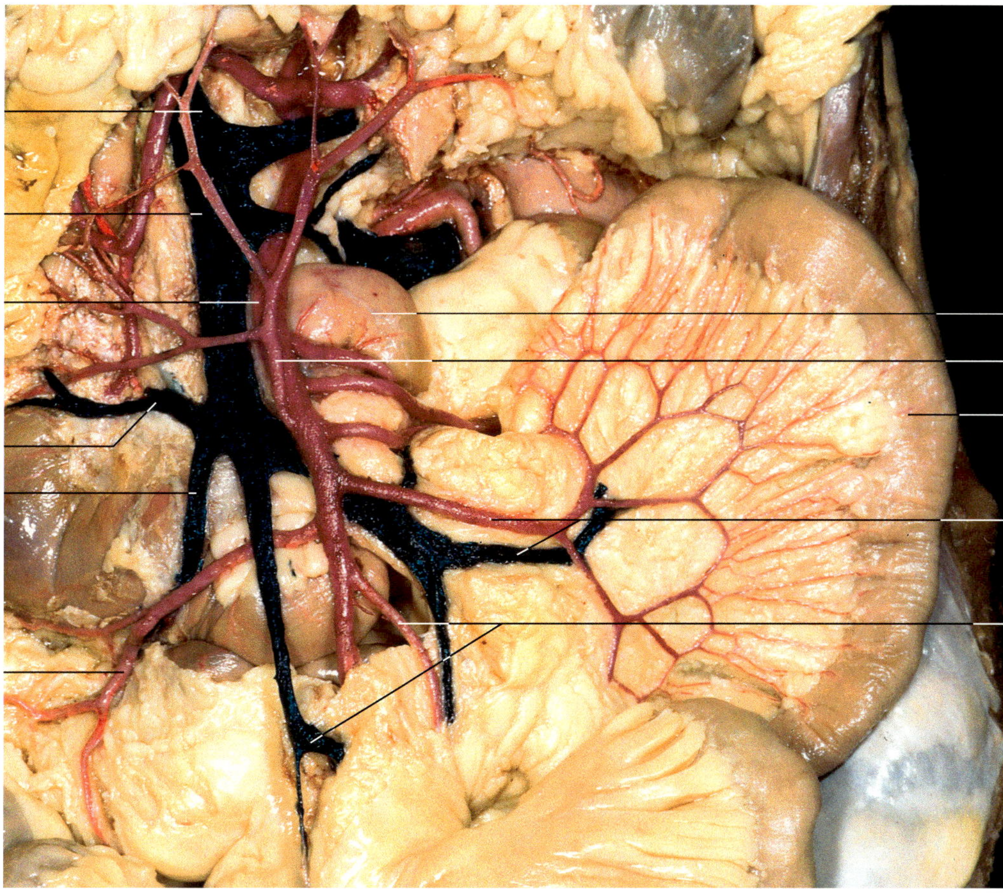

Dissecção do sistema venoso portal (vista anterior). Azul = tributárias da veia porta; vermelho = ramos da artéria mesentérica superior.

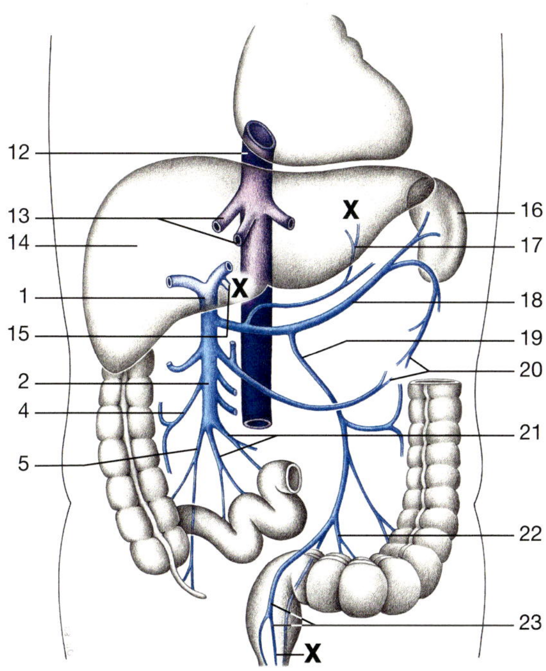

Principais tributárias da veia porta (vista anterior). Azul = tributárias da veia porta; roxo = veia cava inferior; X = locais de anastomoses portocavas.

1 Veia porta
2 Veia mesentérica superior
3 Artéria mesentérica superior
4 Veia cólica direita
5 Veia ileocólica
6 Artéria ileocólica
7 Flexura duodenojejunal
8 Artéria cólica média
9 Jejuno
10 Artérias e veias jejunais
11 Artérias e veias ileais
12 Veia cava inferior
13 Veias hepáticas
14 Fígado
15 Veias paraumbilicais (localizadas no ligamento redondo do fígado)
16 Baço
17 Veia gástrica esquerda com ramos esofágicos
18 Veia esplênica
19 Veia mesentérica inferior
20 Veias gastromentais
21 Veias ileais
22 Veias sigmóideas
23 Veia retal superior

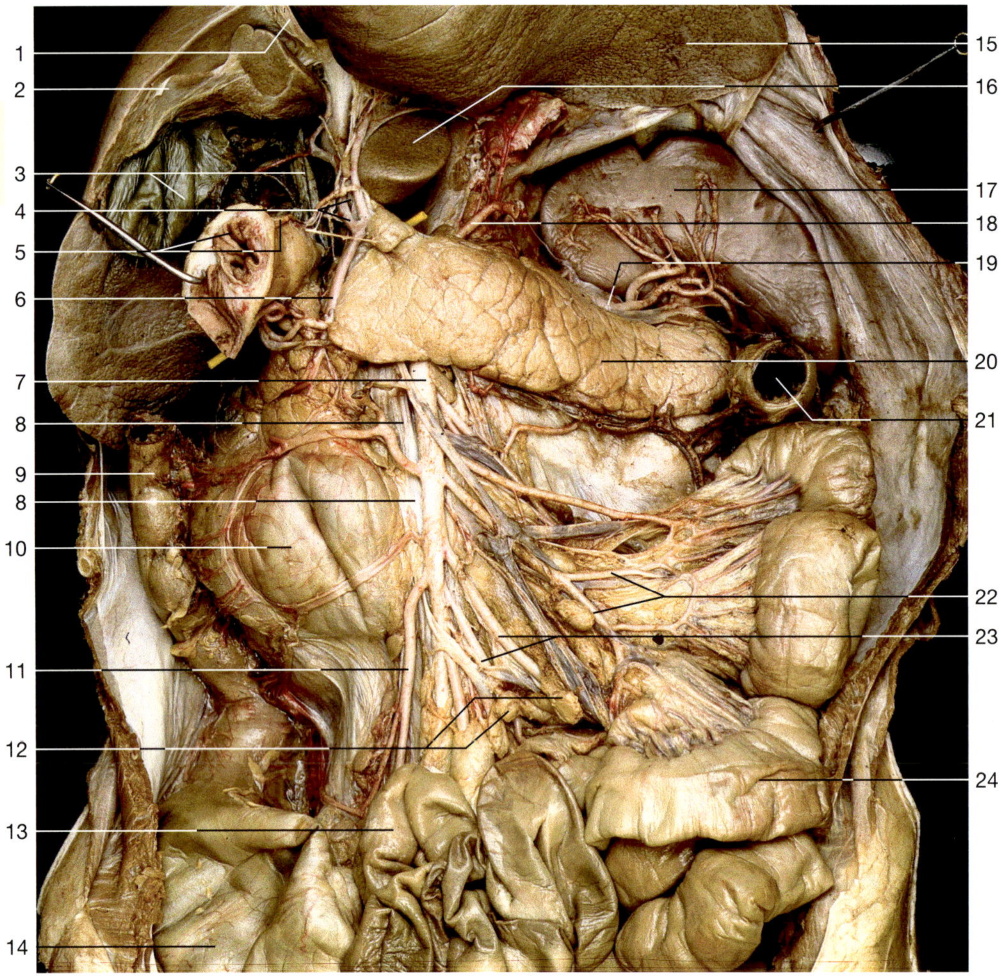

Artéria e veia mesentéricas superiores em relação ao pâncreas e ao duodeno (vista anterior). O estômago e o colo transverso foram removidos e o fígado levantado. Observe a localização do pâncreas. Um estilete amarelo foi inserido no forame omental.

1 Ligamento redondo do fígado
2 Fígado
3 Vesícula biliar e ducto colédoco
4 Artéria hepática própria e veia porta
5 Artéria gástrica direita e piloro
6 Artéria gastroduodenal
7 Artéria mesentérica superior
8 Veia mesentérica superior
9 Colo ascendente
10 Duodeno
11 Artéria ileocólica
12 Linfonodos
13 Íleo
14 Ceco
15 Lobo hepático esquerdo
16 Lobo caudado
17 Baço
18 Artéria gástrica esquerda
19 Artéria esplênica
20 Pâncreas
21 Flexura esquerda do colo (seccionada)
22 Artérias jejunais
23 Artérias ileais
24 Jejuno
25 Artéria cólica média
26 Artéria cólica direita
27 Artéria apendicular
28 Mesocolo transverso
29 Flexura duodenojejunal
30 Artéria mesentérica inferior
31 Artéria cólica esquerda
32 Artérias sigmóideas
33 Artérias retais superiores
34 Veia cava inferior
35 Parte abdominal da aorta
36 Colo descendente
37 Íleo
38 Colo sigmoide
39 Apêndice vermiforme
40 Ceco

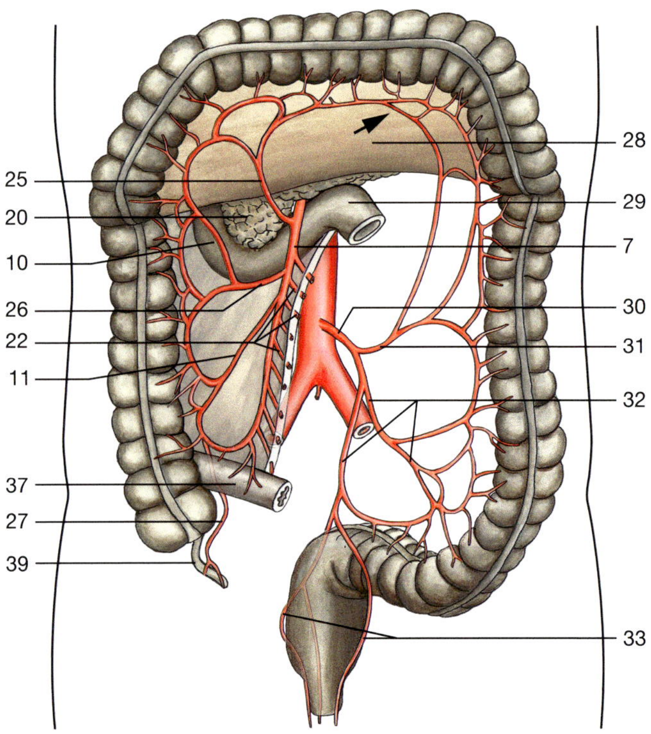

Principais ramos das artérias mesentéricas superior e inferior (vista anterior). Seta = arco justacólico.

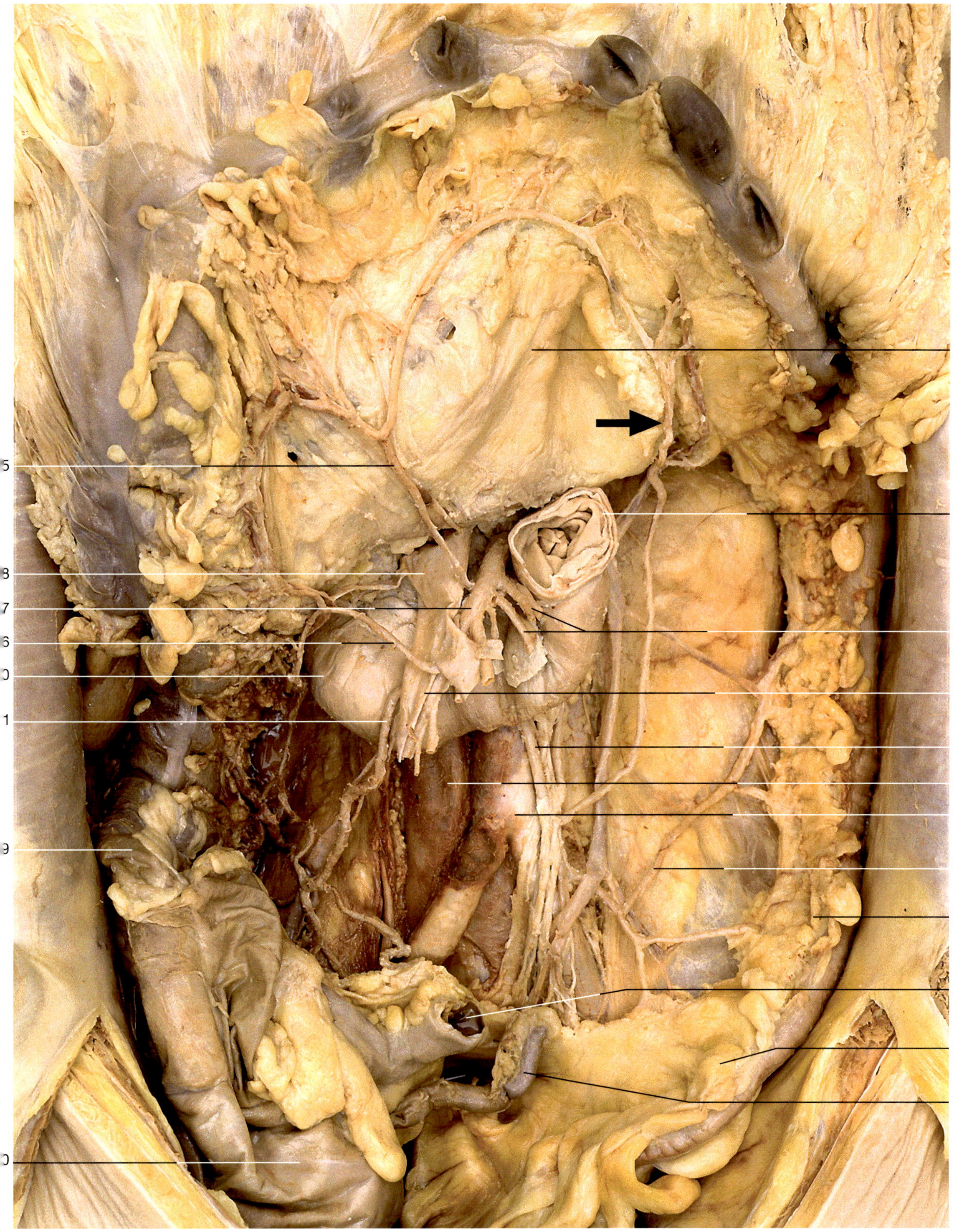

Vasos dos órgãos retroperitoneais (vista anterior). Dissecção da artéria mesentérica inferior e suas anastomoses com a artéria cólica média; seta = arco justacólico (Riolan). Omento maior e colo transverso foram rebatidos, e o intestino removido em parte. O apêndice vermiforme, normalmente retrocecal, foi deslocado para a frente. A artéria ilíaca comum direita está parcialmente obstruída por um trombo sanguíneo.

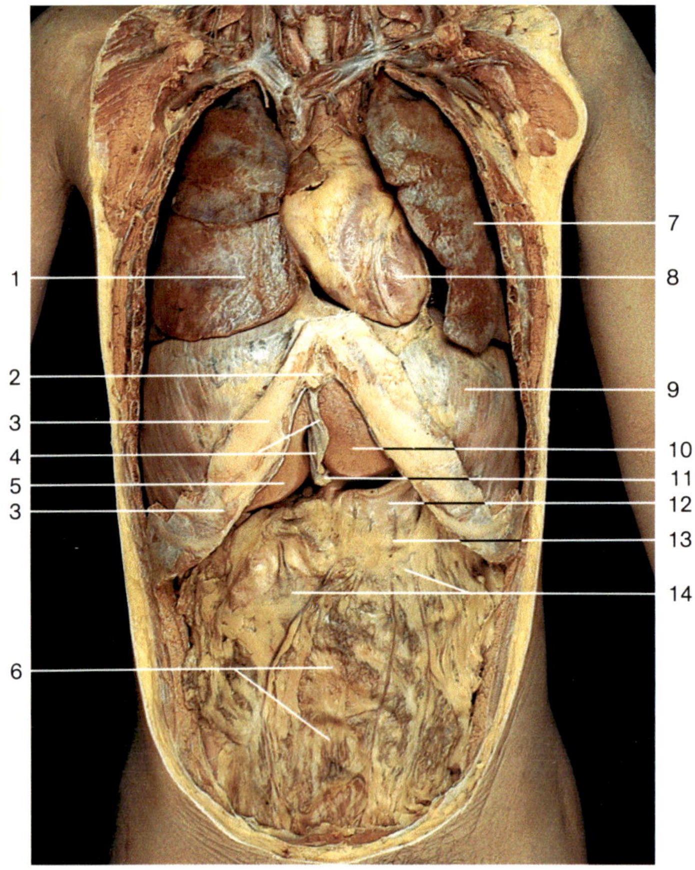

Órgãos abdominais (vista anterior). As paredes anteriores do tórax e do abdome foram removidas.

1 Lobo médio do pulmão direito
2 Processo xifoide
3 Arco costal
4 Ligamento falciforme do fígado
5 Lobo hepático direito
6 Omento maior
7 Lobo superior do pulmão esquerdo
8 Coração
9 Diafragma
10 Lobo hepático esquerdo
11 Ligamento redondo do fígado
12 Estômago
13 Ligamento gastrocólico
14 Colo transverso
15 Tênia mesocólica
16 Apêndices omentais do colo
17 Ceco
18 Tênia livre
19 Íleo
20 Mesocolo transverso
21 Jejuno
22 Colo sigmoide
23 Posição da raiz do mesentério
24 Apêndice vermiforme
25 Flexura duodenojejunal
26 Mesentério

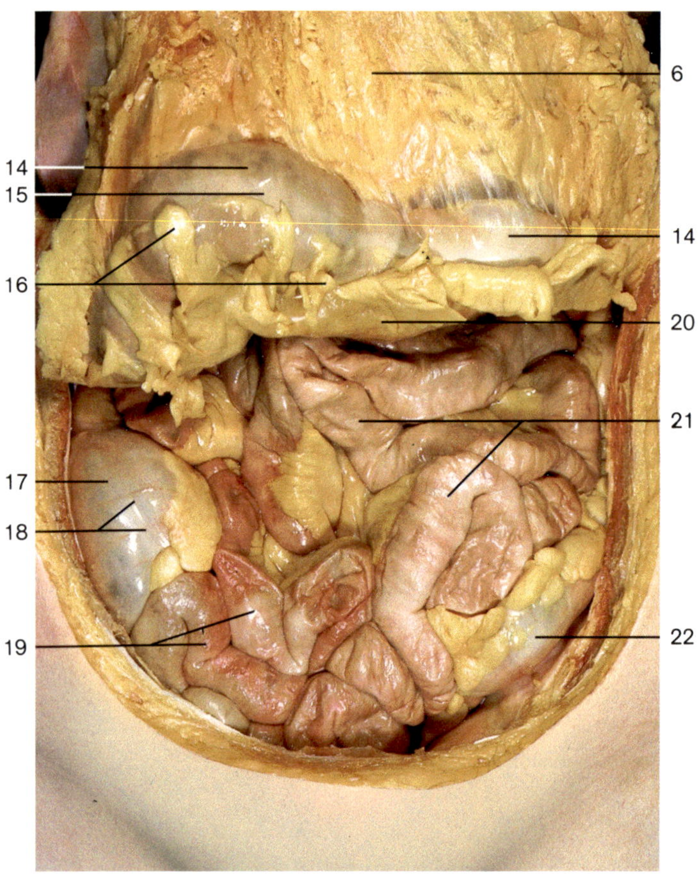

Órgãos abdominais (vista anterior). O omento maior, fixo ao colo transverso, foi tracionado superiormente.

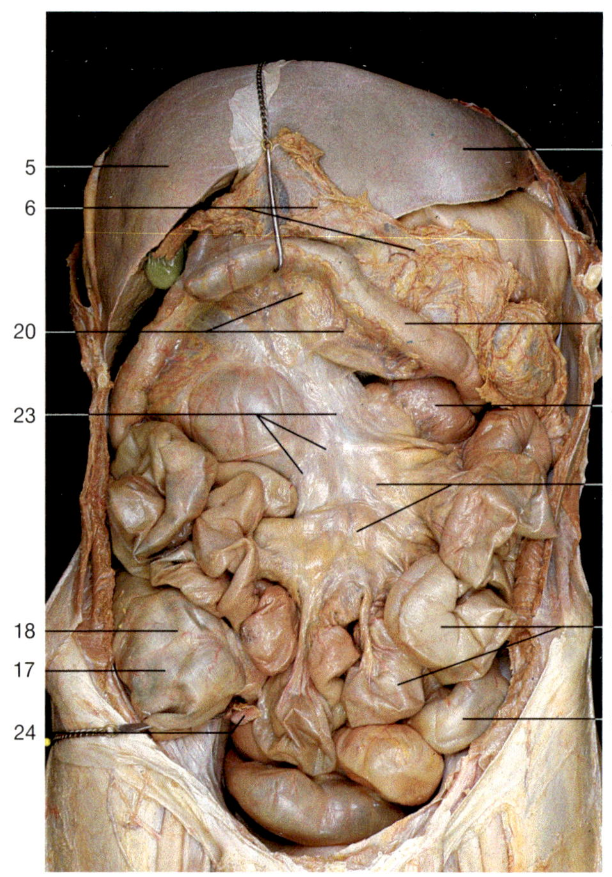

Órgãos abdominais (vista anterior). O colo transverso foi rebatido.

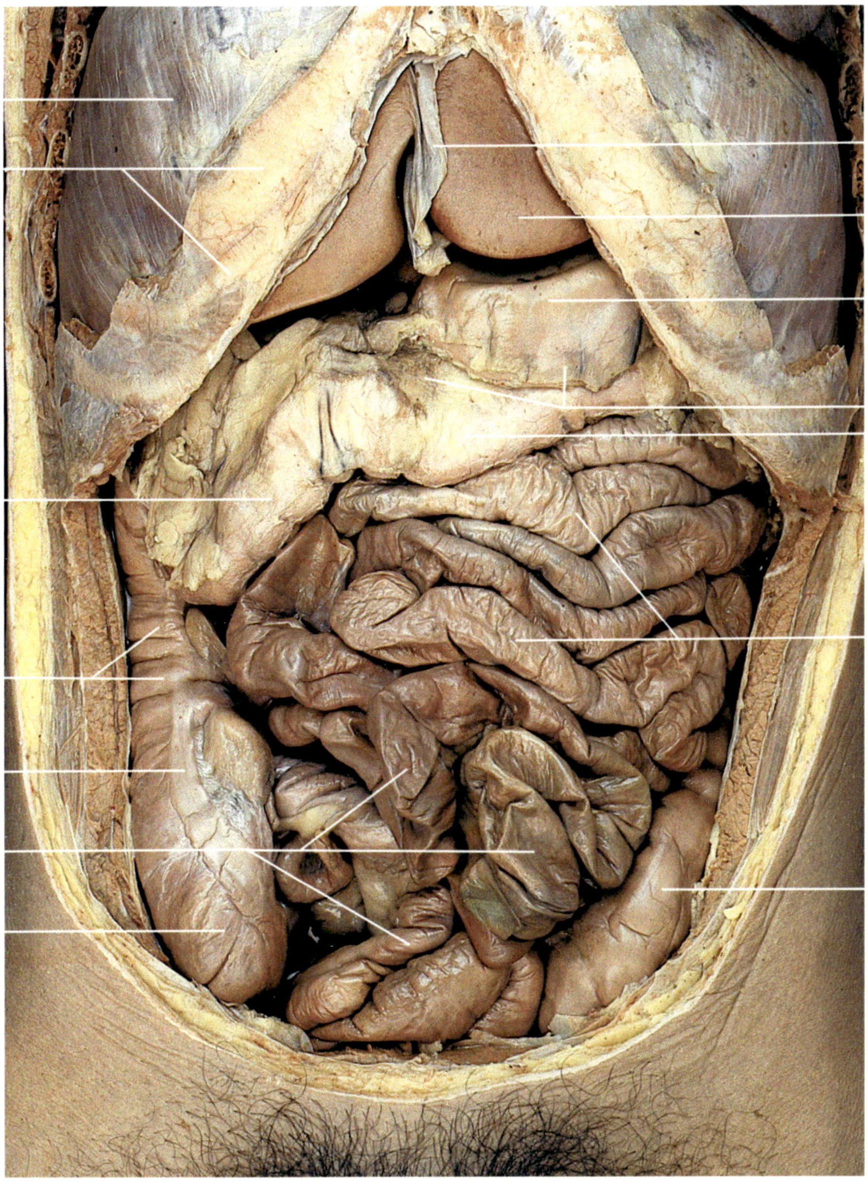

1 Diafragma
2 Arco costal
3 Colo transverso
4 Colo ascendente com saculações do colo
5 Tênia livre do ceco
6 Íleo
7 Ceco
8 Ligamento falciforme do fígado
9 Fígado
10 Estômago
11 Ligamento gastrocólico
12 Jejuno
13 Colo sigmoide
14 Papila ileal
15 Óstio ileal
16 Frênulo do óstio ileal
17 Óstio do apêndice vermiforme
18 Artéria ileocólica
19 Parte terminal do íleo
20 Artéria apendicular
21 Apêndice vermiforme
22 Mesoapêndice
23 Mesentério

Órgãos abdominais (vista anterior). O omento maior foi removido.

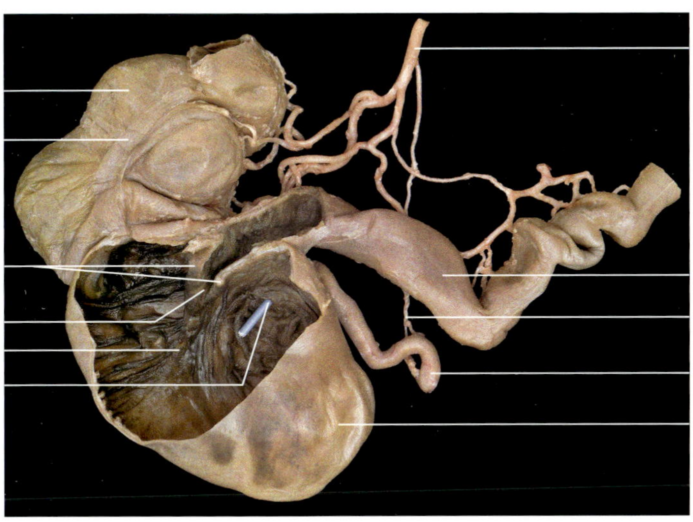

Colo ascendente, ceco e apêndice vermiforme. O ceco foi aberto. Observe o estilete na entrada do apêndice vermiforme.

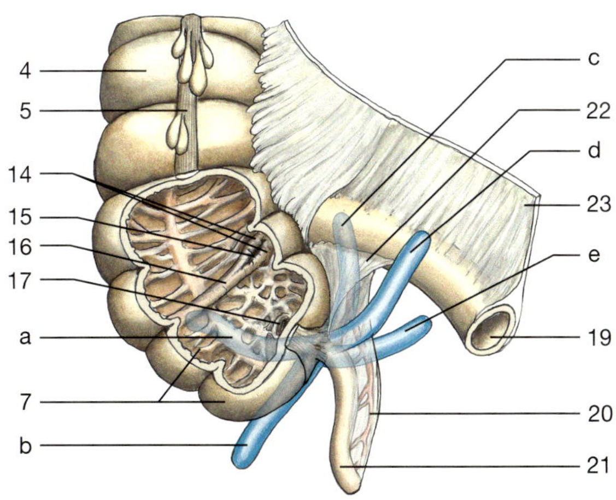

Variações de posição do apêndice vermiforme.
O ceco foi aberto para demonstrar o óstio ileal.
a = retrocecal; b = paracólico; c = retroileal;
d = pré-ileal; e = subcecal.

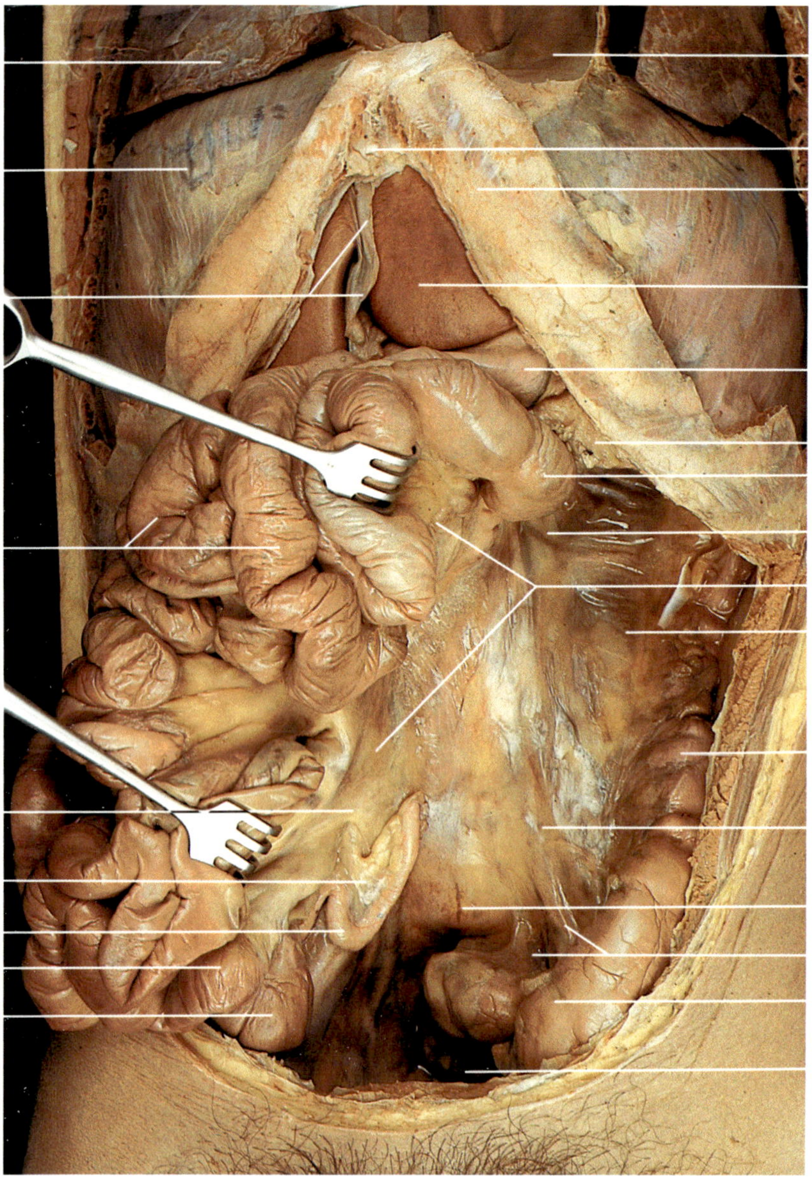

Órgãos abdominais com mesentério (vista anterior). O intestino delgado foi rebatido lateralmente para mostrar o mesentério.

1 Pulmão
2 Diafragma
3 Ligamento falciforme do fígado
4 Jejuno
5 Prega ileocecal
6 Mesoapêndice
7 Apêndice vermiforme
8 Íleo terminal
9 Ceco
10 Cavidade do pericárdio
11 Processo xifoide
12 Arco costal
13 Fígado
14 Estômago
15 Colo transverso
16 Flexura duodenojejunal
17 Prega duodenal inferior
18 Mesentério
19 Posição do rim esquerdo
20 Colo descendente
21 Posição da artéria ilíaca comum esquerda
22 Promontório sacral
23 Mesocolo sigmoide
24 Colo sigmoide
25 Reto
26 Primeira alça do jejuno
27 Peritônio parietal posterior
28 Mesocolo transverso
29 Prega duodenal superior
30 Recesso duodenal superior
31 Recesso retroduodenal
32 Tênia livre do colo ascendente
33 Óstio ileal
34 Frênulo do óstio ileal
35 Óstio do apêndice vermiforme (estilete)
36 Artéria ileocólica
37 Apêndice vermiforme com artéria apendicular
38 Colo ascendente

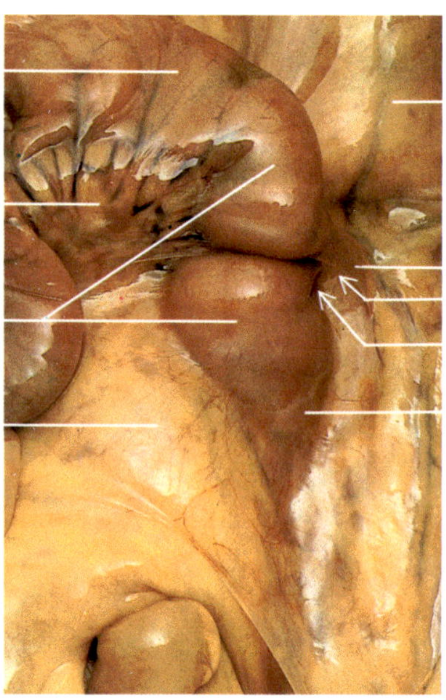

Flexura duodenojejunal (ampliação de pormenor da imagem acima).

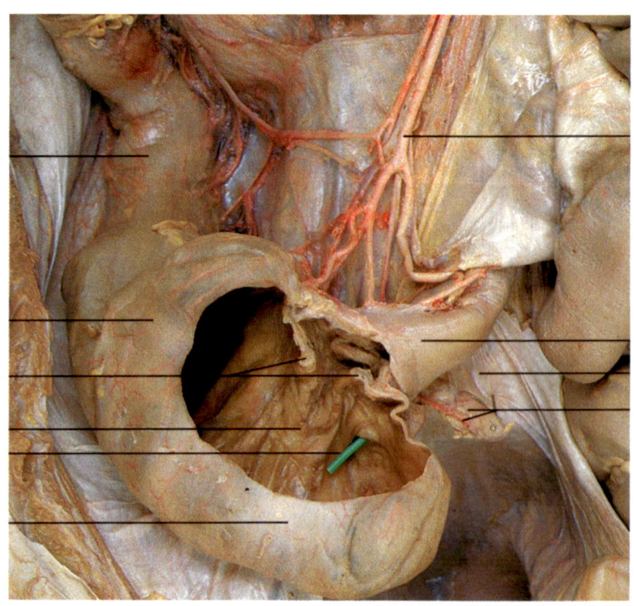

Papila ileal (vista anterior). Ceco e parte terminal do íleo foram abertos.

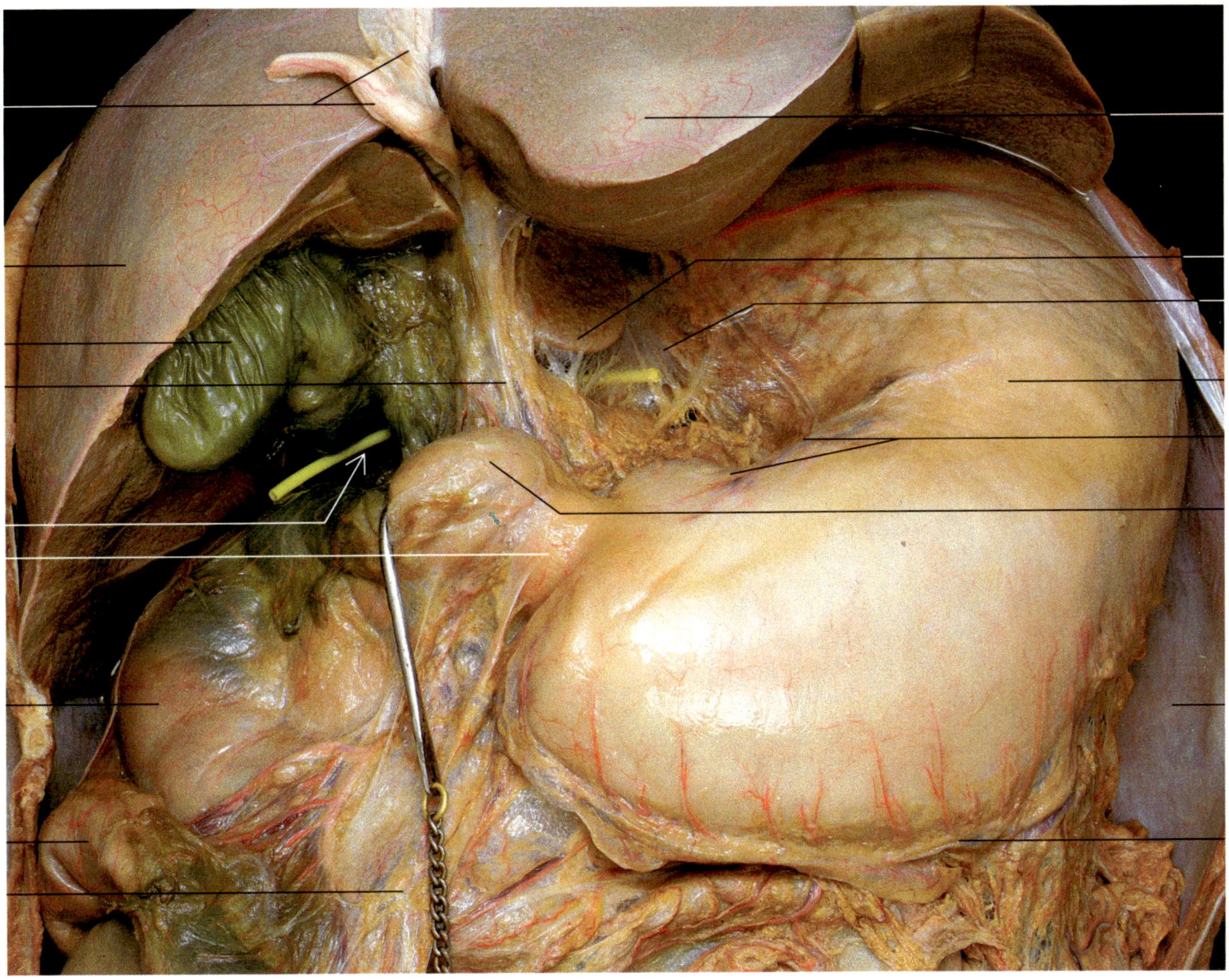

Órgãos do andar superior do abdome (vista anterior). O tórax e a parte anterior do diafragma foram removidos, e o fígado tracionado superiormente para expor o omento menor. Um estilete foi introduzido no forame omental e na bolsa omental.

1 Ligamentos falciforme e redondo do fígado
2 Fígado
3 Vesícula biliar (fundo)
4 Ligamento hepatoduodenal
5 Forame omental (estilete)
6 Piloro
7 Duodeno (parte descendente)
8 Flexura direita do colo
9 Ligamento gastrocólico
10 Lobo caudado (atrás do omento menor)
11 Omento menor
12 Estômago
13 Curvatura menor do estômago
14 Duodeno (parte superior)
15 Diafragma
16 Curvatura maior do estômago com vasos gastromentais
17 Vértebra T_{12}
18 Rim direito
19 Glândula suprarrenal direita
20 Veia cava inferior
21 Ligamento falciforme do fígado
22 Parte abdominal da aorta
23 Baço
24 Ligamento esplenorrenal
25 Ligamento gastroesplênico
26 Pâncreas
27 Bolsa omental

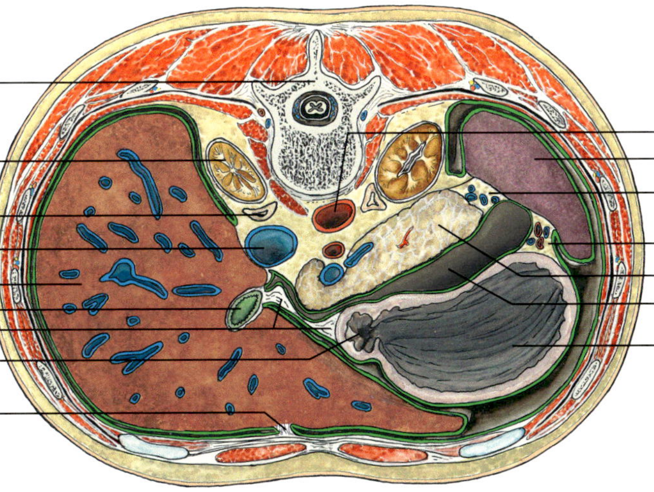

Secção transversal da bolsa omental acima do nível do forame omental (vista superior).

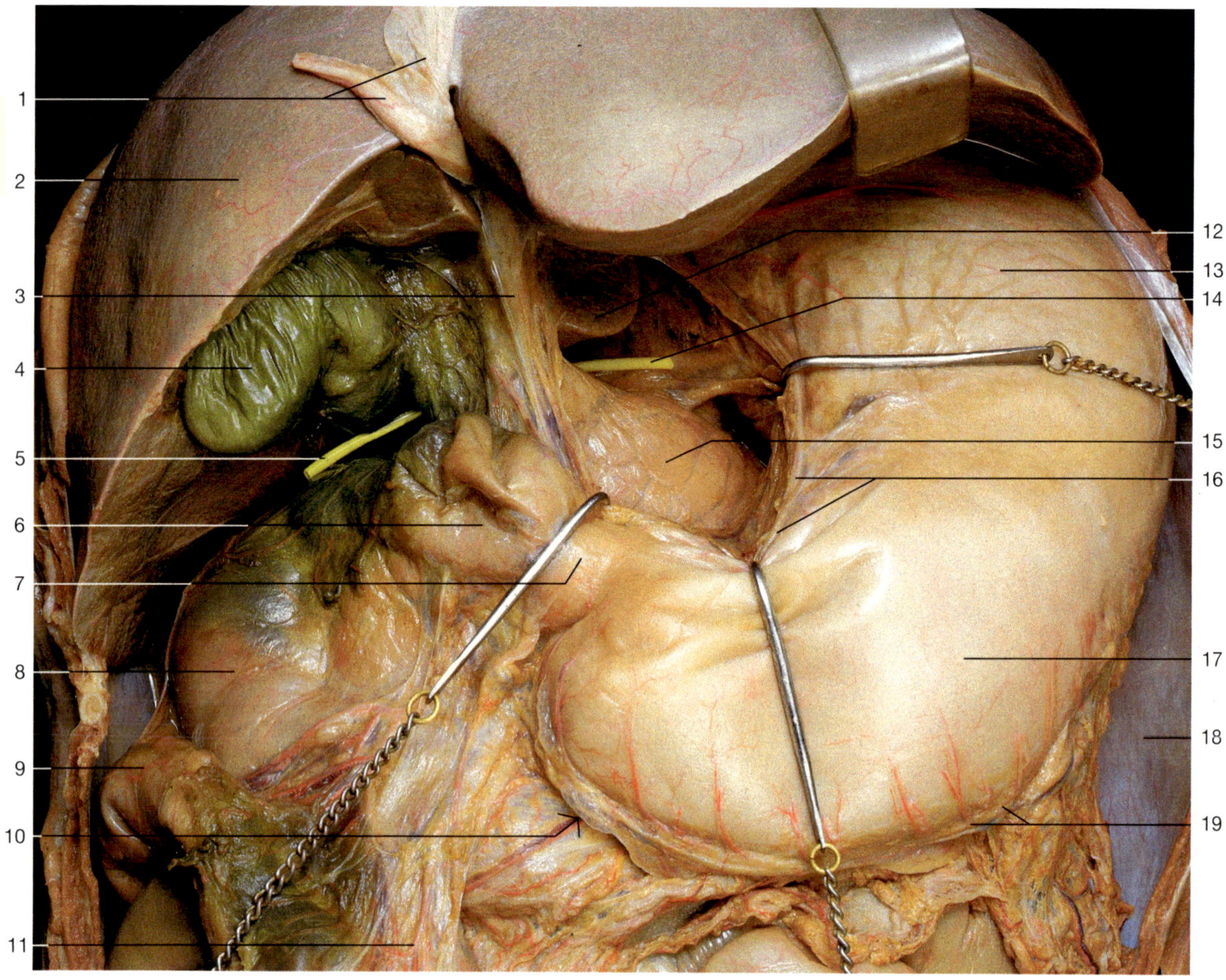

Órgãos do andar superior do abdome (vista anterior). **Bolsa omental.** Omento menor removido em grande parte; fígado e estômago ligeiramente afastados.

1 Ligamentos falciforme e redondo do fígado
2 Fígado
3 Ligamento hepatoduodenal
4 Vesícula biliar
5 Forame omental (estilete)
6 Duodeno (parte superior)
7 Piloro
8 Duodeno (parte descendente)
9 Flexura direita do colo
10 Ligamento gastrocólico
11 Omento maior
12 Lobo caudado
13 Fundo gástrico
14 Estilete na posição do vestíbulo da bolsa omental
15 Cabeça do pâncreas
16 Curvatura menor do estômago
17 Corpo gástrico
18 Diafragma
19 Curvatura maior do estômago com vasos gastromentais
20 Cabeça do pâncreas; prega gastropancreática
21 Baço
22 Cauda do pâncreas
23 Flexura esquerda do colo
24 Raiz do mesocolo transverso
25 Mesocolo transverso
26 Ligamento gastrocólico (margem de corte)
27 Colo transverso
28 Umbigo
29 Intestino delgado
30 Omento menor
31 Bolsa omental
32 Duodeno
33 Mesentério
34 Colo sigmoide

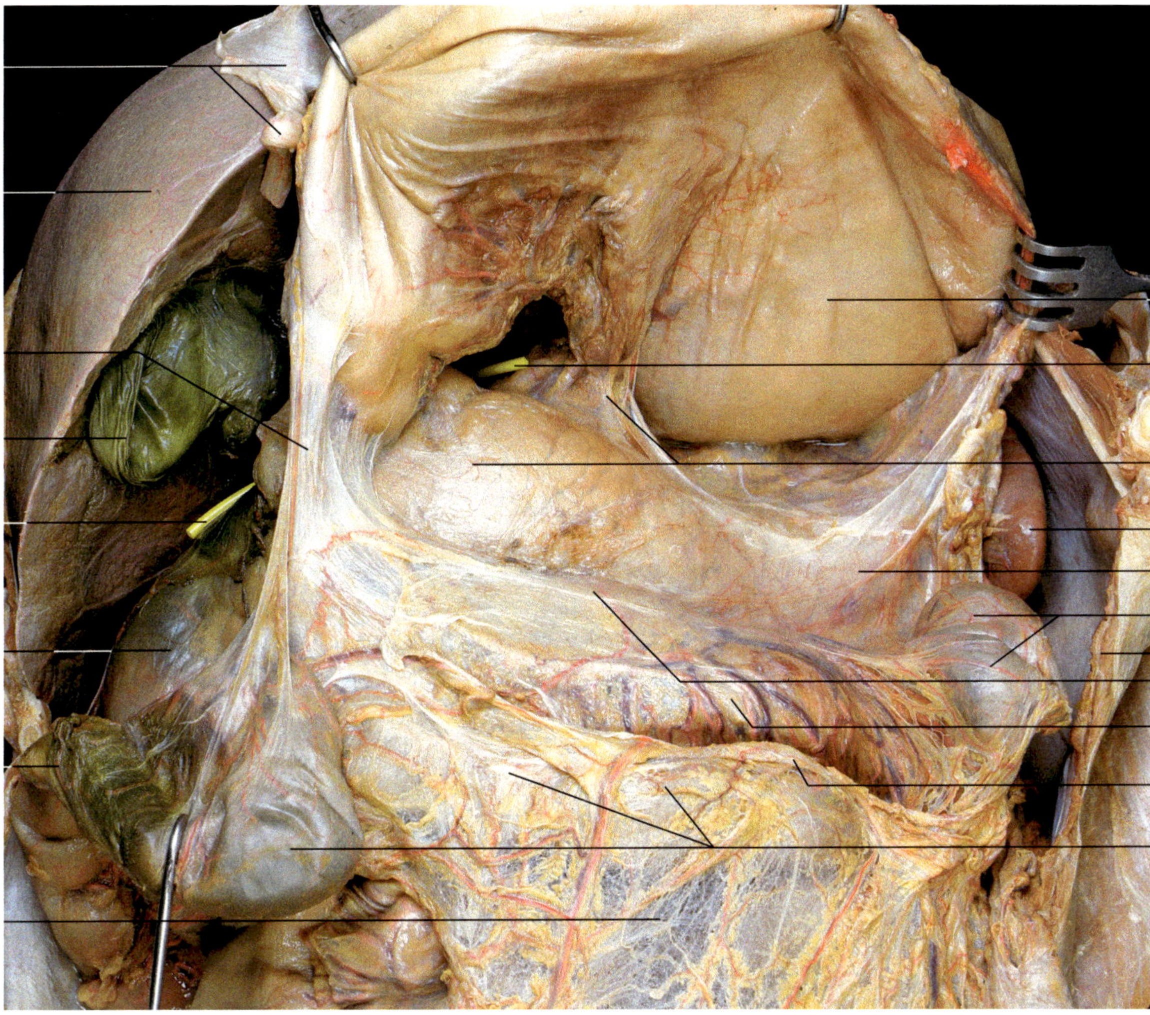

Órgãos do andar superior do abdome (vista anterior). **Bolsa omental.** O ligamento gastrocólico foi seccionado e o estômago levantado para expor a parede posterior da bolsa omental.

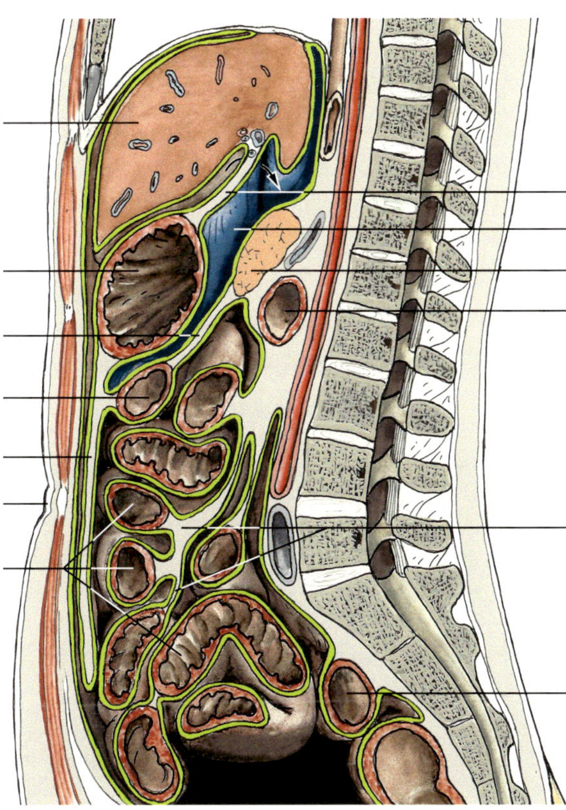

Secção sagital mediana da cavidade abdominal demonstrando a localização da bolsa omental.
Azul = bolsa omental; verde = peritônio;
seta = entrada para a bolsa omental (forame omental).

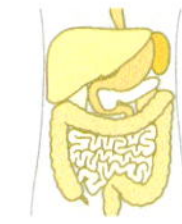

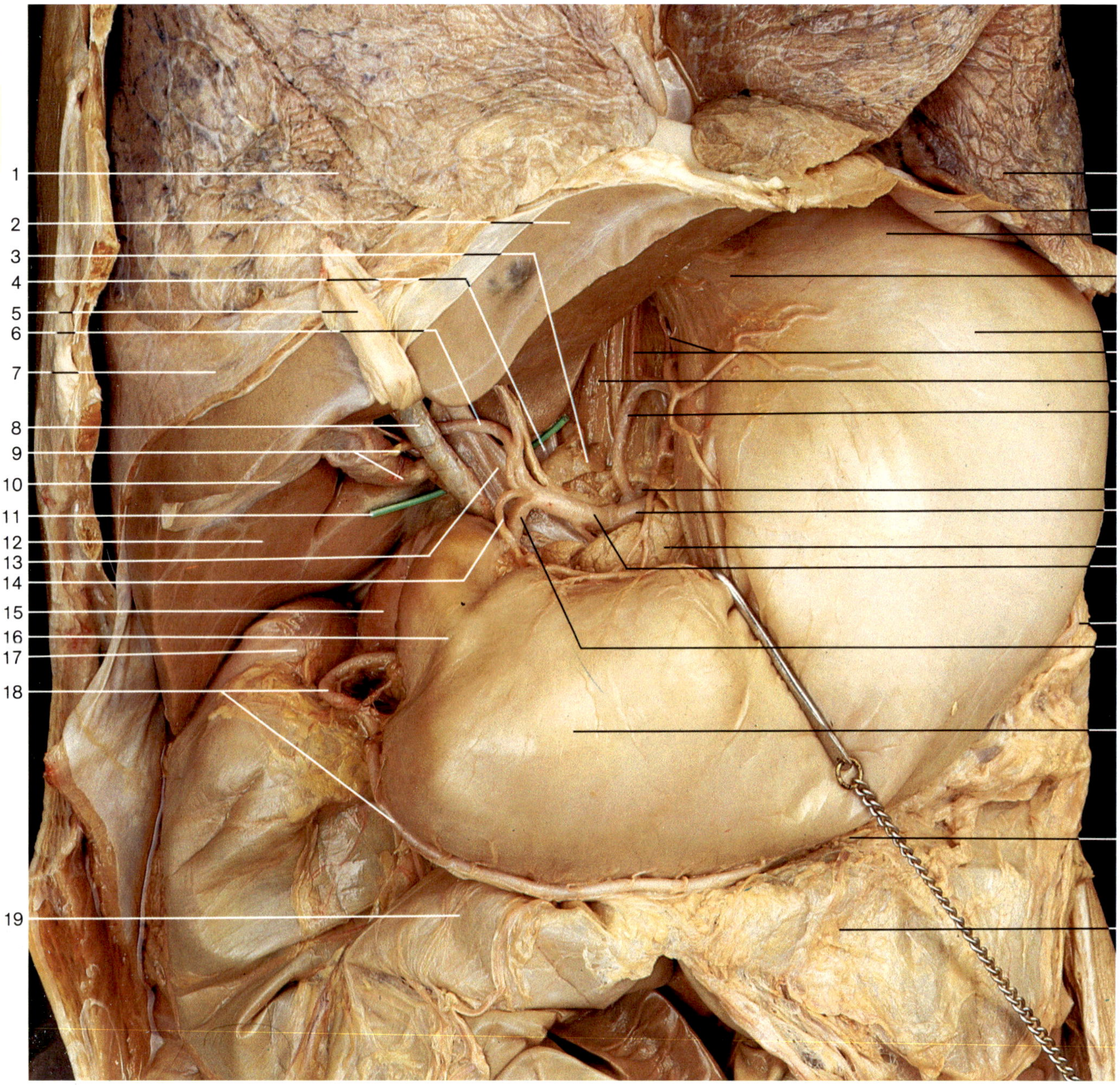

Órgãos do andar superior do abdome (vista anterior). **Tronco celíaco.** O omento menor foi removido e a curvatura menor do estômago rebaixada para expor os ramos do tronco celíaco. O estilete está colocado no forame omental.

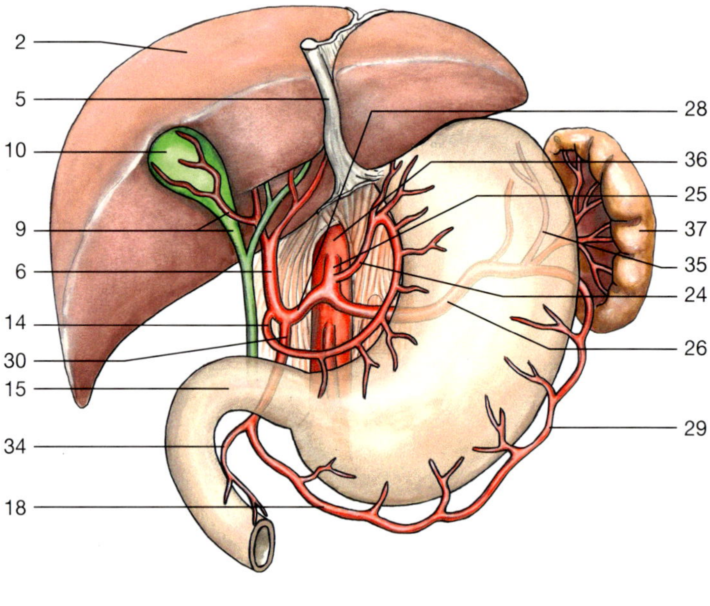

Artérias dos órgãos do andar superior do abdome e os ramos do tronco celíaco.

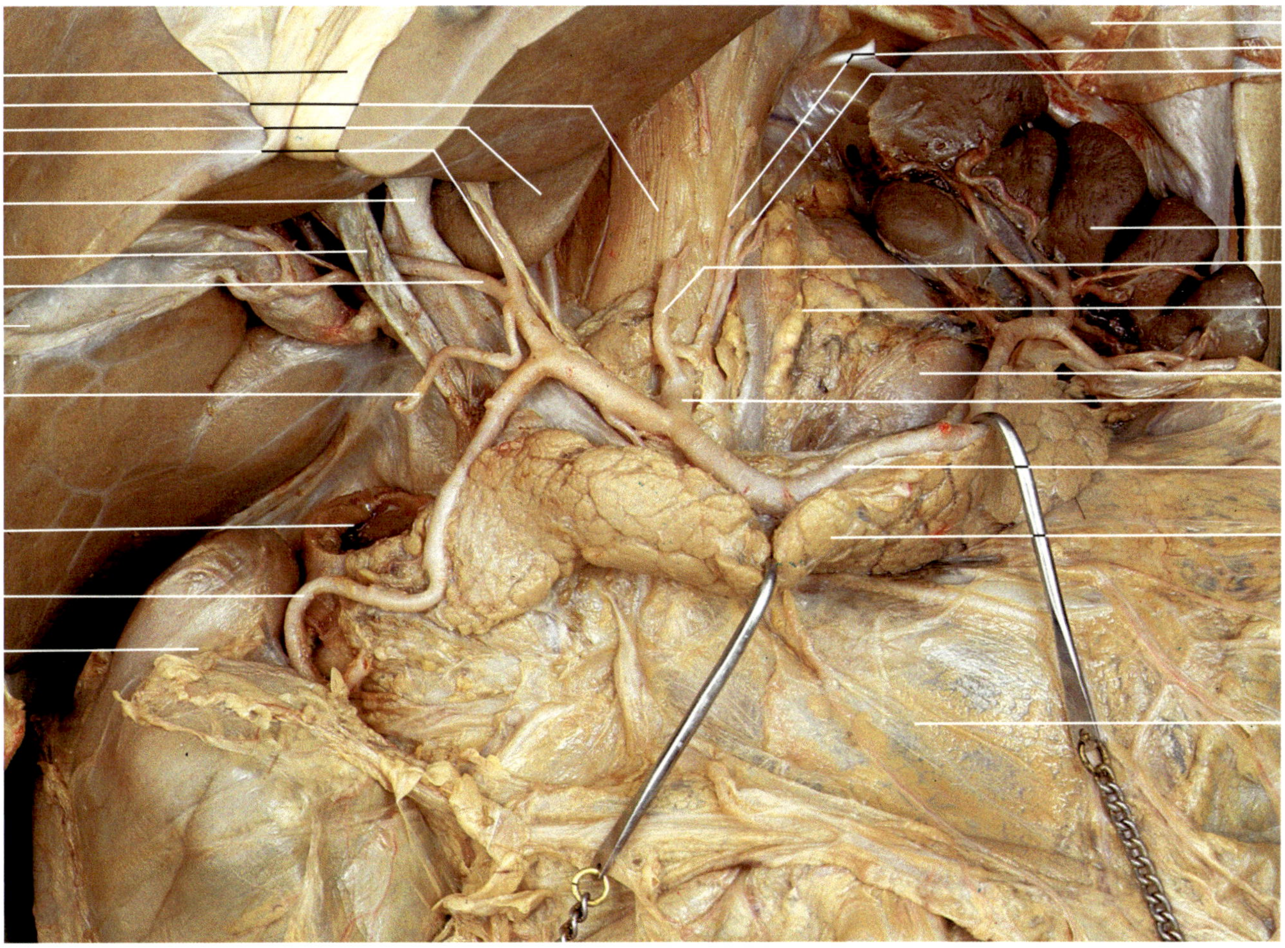

Órgãos do andar superior do abdome (vista anterior). **Ramos do tronco celíaco; irrigação do fígado, pâncreas e baço.** O estômago, a parte superior do duodeno e o gânglio celíaco foram removidos para expor a vista anterior da parede posterior da bolsa omental e dos vasos e ductos no ligamento hepatoduodenal. Pâncreas ligeiramente rebatido para a frente.

1 Pulmão
2 Face visceral do fígado
3 Linfonodo
4 Veia cava inferior
5 Ligamento redondo do fígado (rebatido)
6 Ramo direito da artéria hepática própria
7 Diafragma
8 Ducto hepático comum (dilatado)
9 Artéria e ducto císticos
10 Vesícula biliar
11 Estilete no forame omental
12 Lobo hepático direito
13 Veia porta
14 Artéria gástrica direita
15 Duodeno
16 Piloro
17 Flexura direita do colo
18 Artéria gastromental direita
19 Colo transverso
20 Parte abdominal do esôfago; cárdia do estômago
21 Fundo gástrico
22 Ramos esofágicos da artéria gástrica esquerda
23 Parte lombar do diafragma
24 Artéria gástrica esquerda
25 Tronco celíaco
26 Artéria esplênica
27 Pâncreas
28 Artéria hepática comum
29 Artéria gastromental esquerda
30 Artéria gastroduodenal
31 Parte pilórica do estômago
32 Curvatura maior do estômago
33 Ligamento gastrocólico
34 Artéria supraduodenal
35 Artérias gástricas curtas
36 Aorta (parte abdominal)
37 Baço
38 Lobo caudado
39 Ramo esquerdo da artéria hepática própria
40 Parte descendente do duodeno (seccionada)
41 Artéria frênica inferior esquerda
42 Glândula suprarrenal
43 Rim
44 Mesocolo transverso

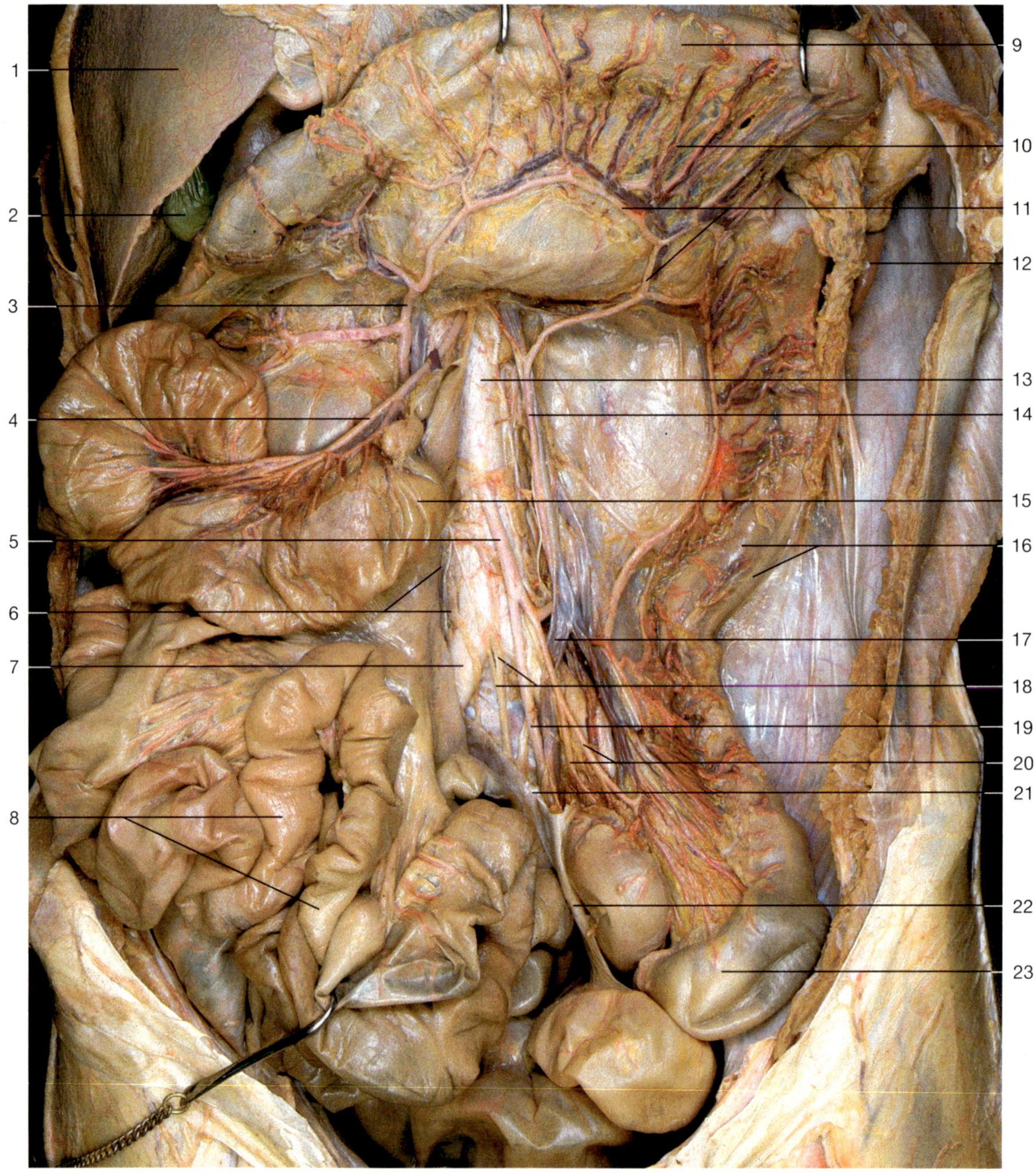

Órgãos do andar inferior do abdome (vista anterior). **Dissecção da artéria mesentérica inferior e do plexo autônomo.** O colo e o mesocolo transversos foram tracionados superiormente, e o intestino delgado foi rebatido.

1 Fígado
2 Vesícula biliar
3 Artéria cólica média
4 Artéria jejunal
5 Artéria mesentérica inferior
6 Nervos e gânglios simpáticos
7 Artéria ilíaca comum direita
8 Intestino delgado (íleo)
9 Colo transverso (tracionado)
10 Mesocolo transverso
11 Anastomose entre as artérias cólicas média e esquerda
12 Baço
13 Parte abdominal da aorta
14 Artéria cólica esquerda
15 Flexura duodenojejunal
16 Colo descendente (tênia livre do colo)
17 Veia mesentérica inferior
18 Plexo hipogástrico superior
19 Artéria retal superior
20 Artérias sigmóideas
21 Peritônio (seccionado)
22 Mesocolo sigmoide
23 Colo sigmoide

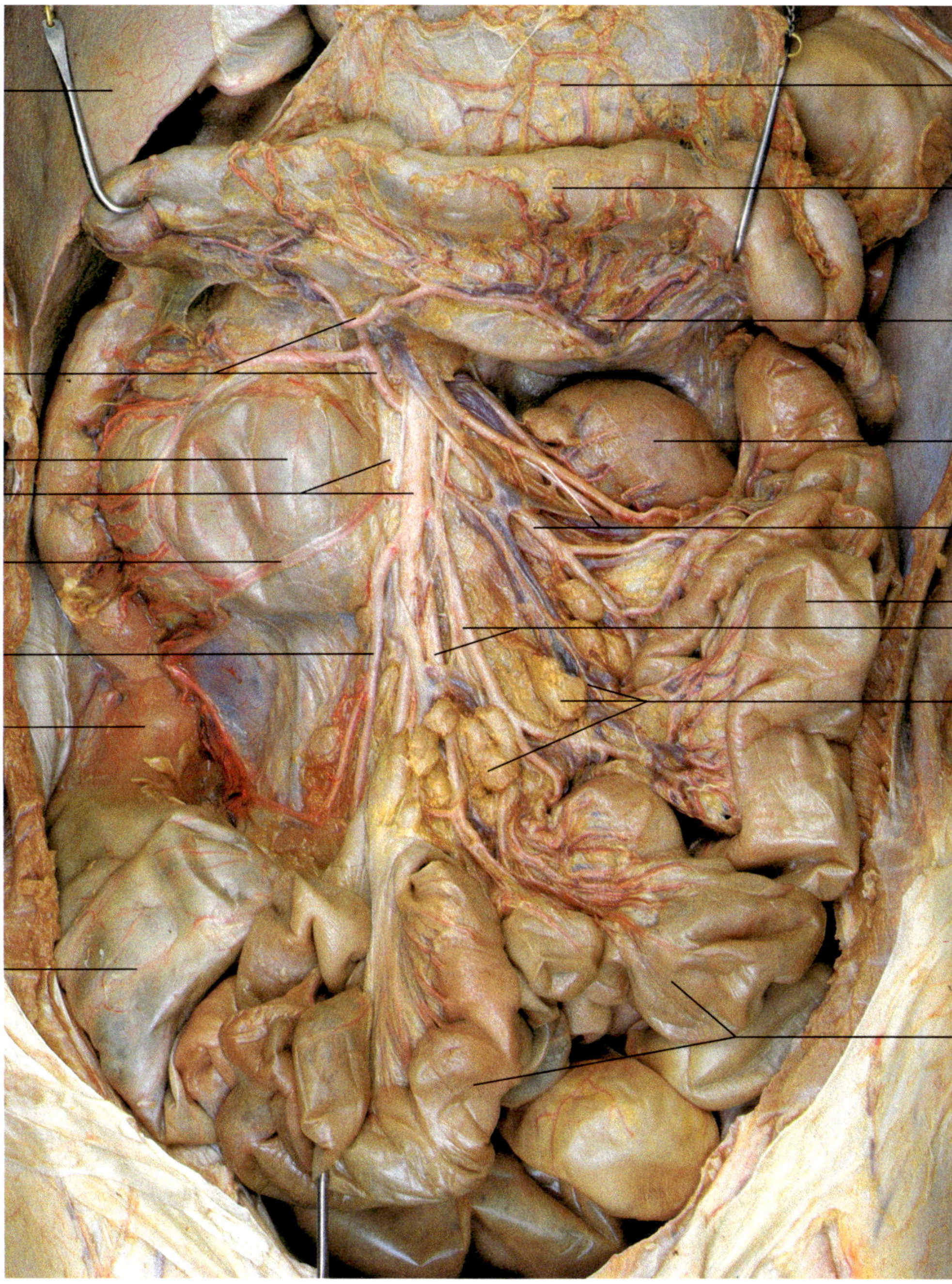

1 Fígado
2 Artéria cólica média
3 Duodeno, parte horizontal (dilatado)
4 Artéria e veia mesentéricas superiores
5 Artéria cólica direita
6 Artéria ileocólica
7 Colo ascendente
8 Ceco
9 Omento maior (rebatido)
10 Colo transverso
11 Mesocolo transverso
12 Flexura duodenojejunal
13 Artérias jejunais
14 Jejuno
15 Artérias ileais
16 Linfonodos e vasos linfáticos do mesentério
17 Íleo
18 Parte abdominal da aorta
19 Veia cava inferior
20 Estômago
21 Baço
22 Artéria esplênica
23 Cabeça do pâncreas
24 Artéria mesentérica superior

Órgãos do andar inferior do abdome (vista anterior). **Artéria mesentérica superior e linfonodos mesentéricos.** Colo transverso rebatido.

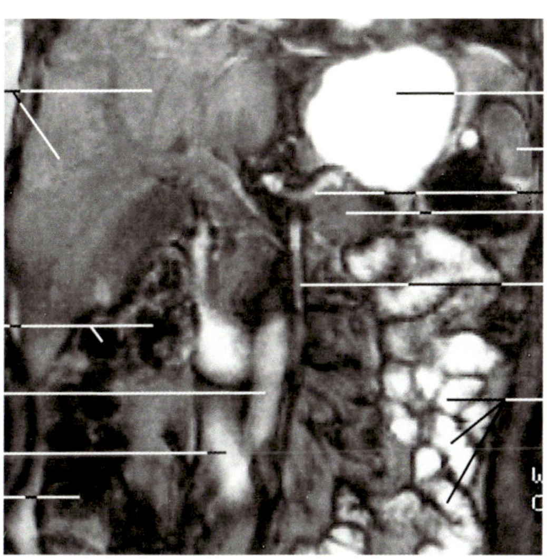

Corte frontal da cavidade abdominal [RNM; o trato gastrintestinal e os vasos contêm uma substância paramagnética (gadolínio, RNM); Dr. W. Rödl, Universidade de Erlangen-Nürnberg, Alemanha].

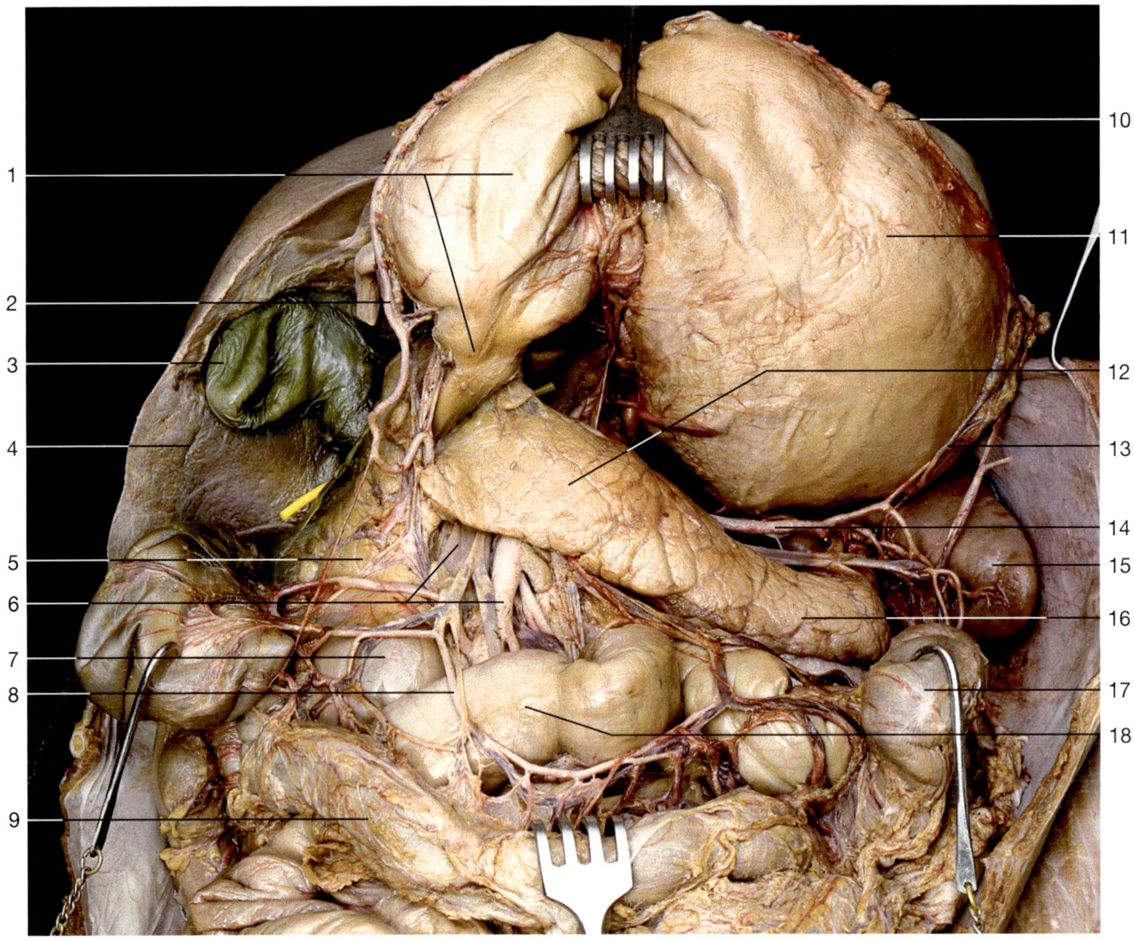

Parede abdominal posterior com pâncreas e vias biliares extra-hepáticas *in situ* (vista anterior). O ligamento gastrocólico foi seccionado, e o colo transverso e o estômago foram deslocados para expor o pâncreas e os vasos mesentéricos superiores.

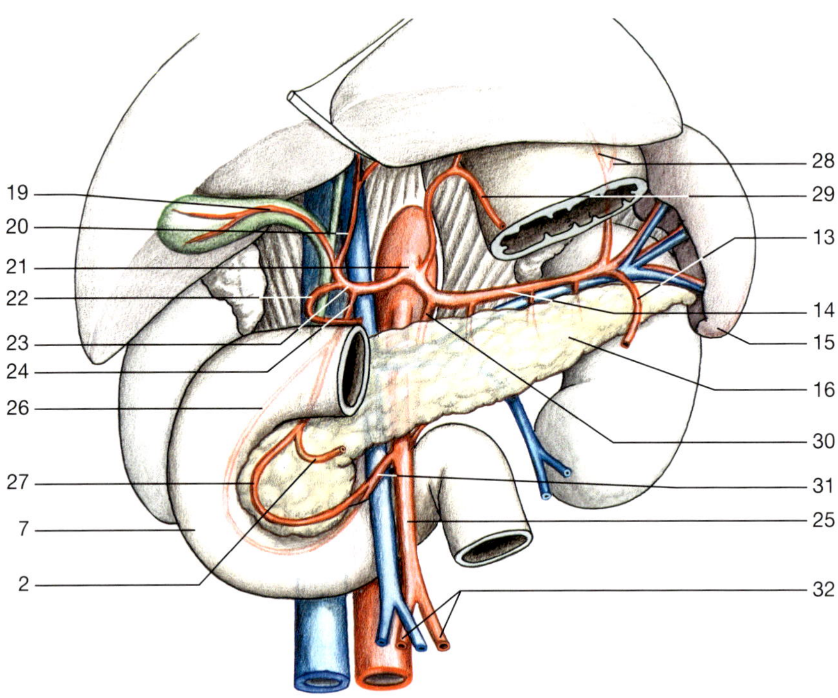

Vascularização sanguínea dos órgãos do andar superior do abdome (compare com a dissecção ilustrada na página seguinte). Observe os ramos do tronco celíaco não visibilizados, localizados atrás do corpo do pâncreas, principal suplemento arterial do fígado, baço, pâncreas, estômago e duodeno.

1 Estômago (parte pilórica) e piloro
2 Artéria gastromental direita
3 Fundo da vesícula biliar
4 Fígado, lobo direito
5 Cabeça do pâncreas
6 Artéria e veia mesentéricas superiores
7 Duodeno
8 Artéria cólica média
9 Colo transverso
10 Curvatura maior do estômago (vestígios do ligamento gastrocólico)
11 Corpo gástrico
12 Corpo do pâncreas
13 Artéria gastromental esquerda
14 Artéria esplênica
15 Baço
16 Cauda do pâncreas
17 Flexura esquerda do colo
18 Jejuno
19 Artéria cística
20 Artéria hepática própria
21 Tronco celíaco
22 Artéria gástrica direita
23 Artéria hepática comum
24 Artéria gastroduodenal
25 Artéria mesentérica superior
26 Artéria pancreaticoduodenal superior posterior
27 Artéria pancreaticoduodenal superior anterior
28 Artérias gástricas curtas
29 Artéria gástrica esquerda
30 Ramo pancreático posterior da artéria esplênica
31 Artéria pancreaticoduodenal inferior
32 Artérias jejunais

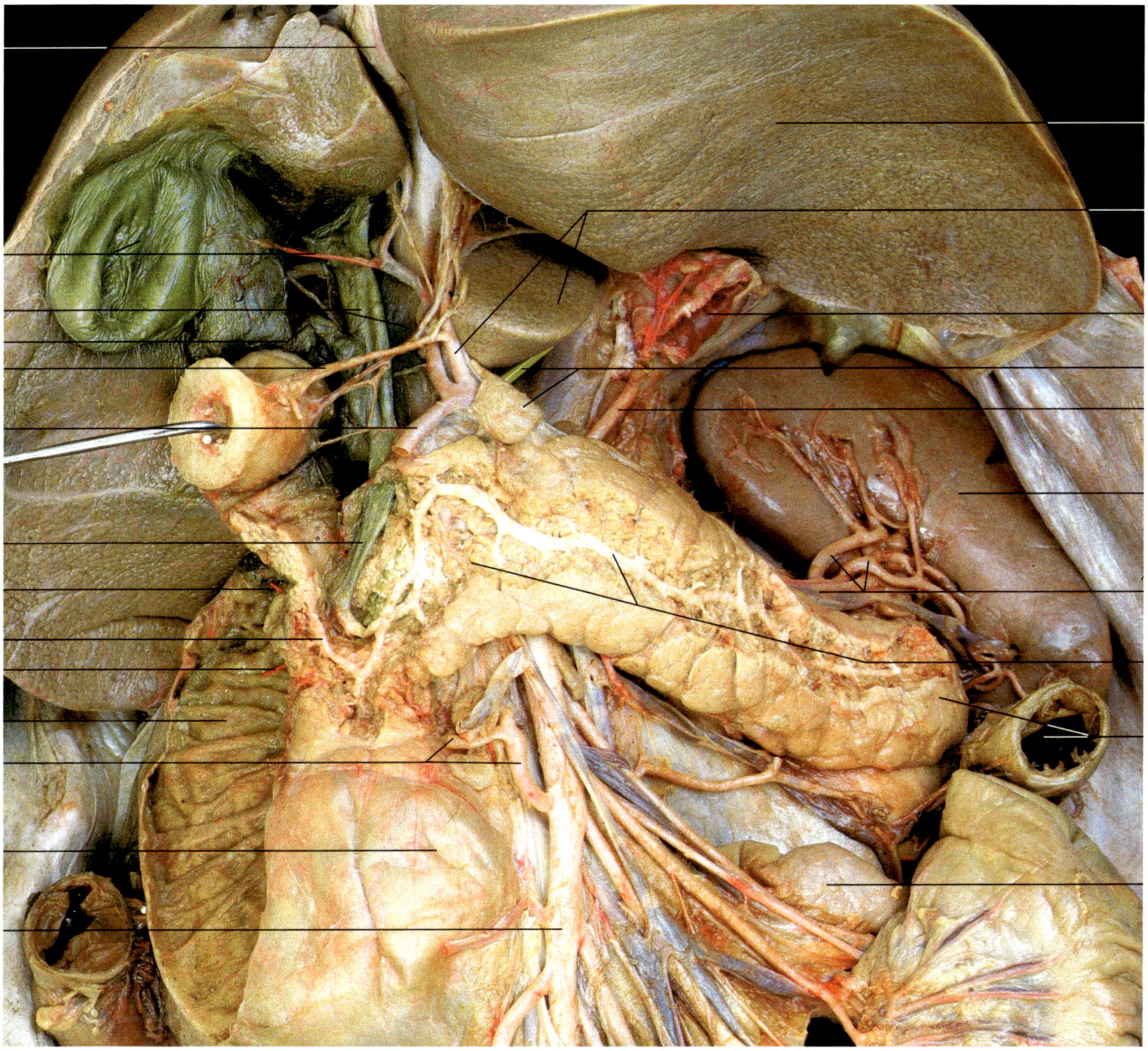

Parede abdominal posterior com o pâncreas, vias biliares extra-hepáticas, baço e fígado com seus vasos *in situ* (vista anterior). O estômago foi removido, o fígado foi levantado e a parte descendente do duodeno foi aberta para mostrar os óstios dos ductos pancreáticos. Estes foram dissecados. Observe a localização da artéria e da veia mesentéricas superiores entre o duodeno e o pâncreas.

1 Ligamento redondo do fígado
2 Vesícula biliar e artéria cística
3 Ducto hepático comum e veia porta
4 Ducto cístico
5 Artéria gástrica direita (piloro com parte superior do duodeno seccionada e rebatida)
6 Artéria gastroduodenal
7 Ducto colédoco
8 Papila menor do duodeno com estilete
9 Ducto pancreático acessório
10 Papila maior do duodeno com estilete
11 Parte descendente do duodeno (aberta)
12 Artéria cólica média e artéria pancreaticoduodenal inferior
13 Parte horizontal do duodeno (distendida)
14 Artéria mesentérica superior
15 Fígado (lobo esquerdo)
16 Lobo caudado do fígado e artéria hepática própria
17 Parte abdominal do esôfago (seccionado)
18 Forame omental com estilete e linfonodo
19 Artéria gástrica esquerda
20 Baço
21 Veia esplênica e ramos da artéria esplênica
22 Ducto pancreático principal e cabeça do pâncreas
23 Flexura esquerda do colo e cauda do pâncreas
24 Flexura duodenojejunal

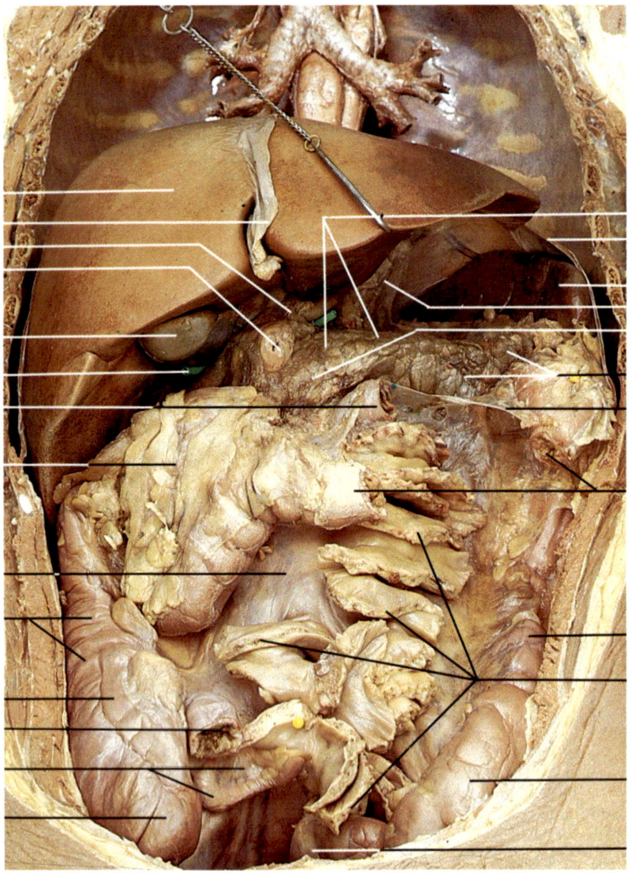

Cavidade abdominal após remoção do estômago, jejuno, íleo e parte do colo transverso. O fígado foi ligeiramente deslocado para cima.

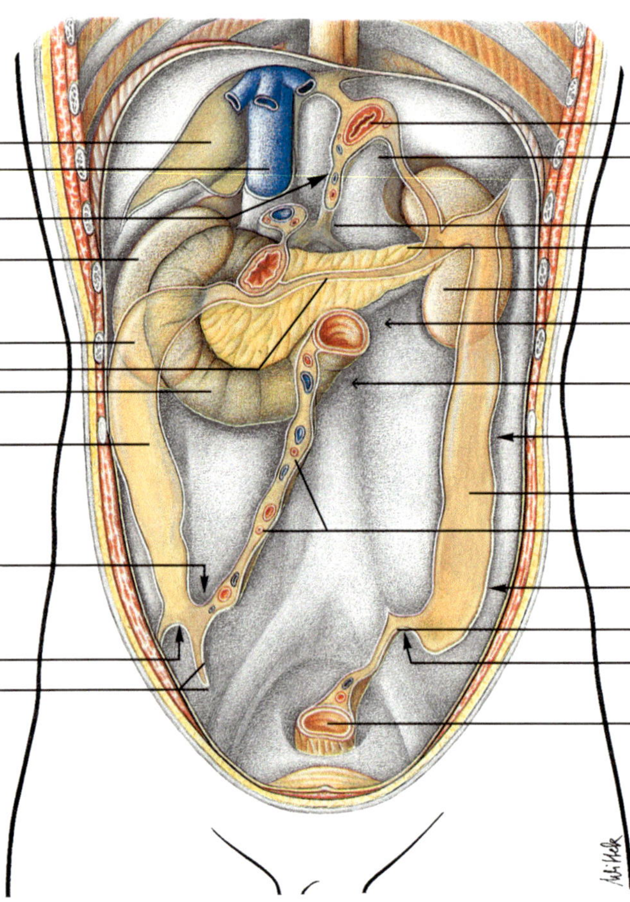

Reflexões peritoneais de órgãos, posição da raiz do mesentério e recessos peritoneais na parede abdominal posterior.
Setas = posição dos recessos peritoneais.

1 Fígado
2 Ligamento falciforme
3 Ligamento hepatoduodenal
4 Piloro (seccionado)
5 Vesícula biliar
6 Forame omental com estilete
7 Flexura duodenojejunal (seccionada)
8 Omento maior
9 Raiz do mesentério
10 Colo ascendente
11 Tênia livre do colo
12 Extremidade do íleo (seccionado)
13 Apêndice vermiforme com mesoapêndice
14 Ceco
15 Pâncreas; bolsa omental
16 Diafragma
17 Baço
18 Cárdia (parte do estômago seccionada)
19 Cabeça do pâncreas
20 Corpo e cauda do pâncreas
21 Mesocolo transverso
22 Colo transverso (seccionado)
23 Colo descendente
24 Margem de corte do mesentério
25 Colo sigmoide
26 Reto
27 Área nua do fígado (fixação)
28 Veia cava inferior
29 Rim
30 Flexura direita do colo (fixação)
31 Raiz do mesocolo transverso
32 Junção das partes descendente e horizontal do duodeno
33 Área nua do colo ascendente
34 Recesso ileocecal
35 Recesso retrocecal
36 Raiz do mesoapêndice
37 Recesso superior } da bolsa omental
38 Istmo } da bolsa omental
39 Recesso esplênico } da bolsa omental
40 Recesso duodenal superior
41 Recesso duodenal inferior
42 Área nua do colo descendente
43 Recessos paracólicos
44 Raiz do mesentério
45 Raiz do mesocolo sigmoide
46 Recesso sigmóideo
47 Veias hepáticas
48 Flexura duodenojejunal
49 Flexura esquerda do colo (fixação)
50 Esôfago
51 Entrada da bolsa omental através do forame omental (seta)

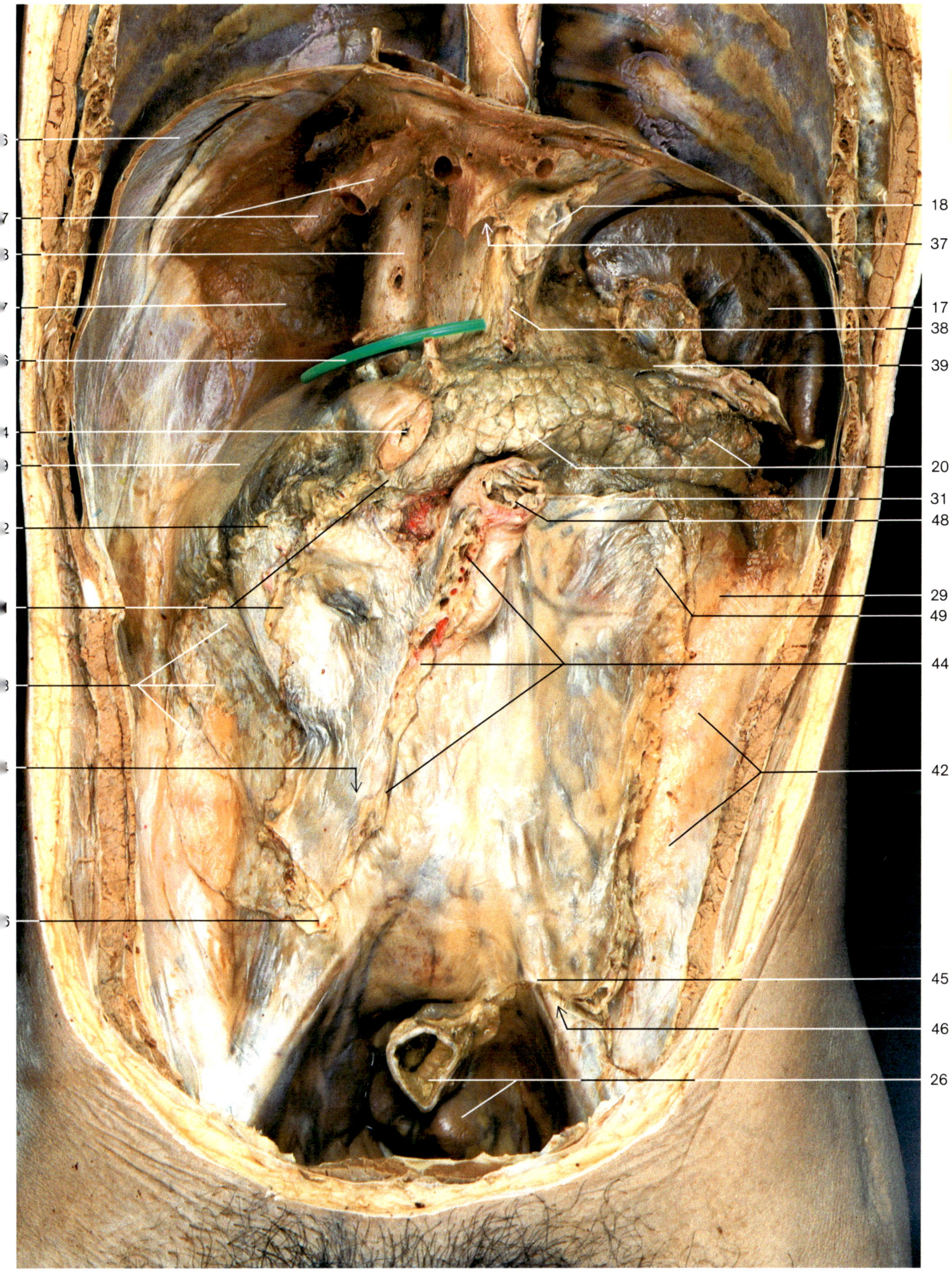

Recessos peritoneais na parede abdominal posterior. Fígado, estômago, jejuno, íleo e colos foram removidos. Duodeno, pâncreas e baço foram mantidos em posição. Setas = posição dos recessos peritoneais.

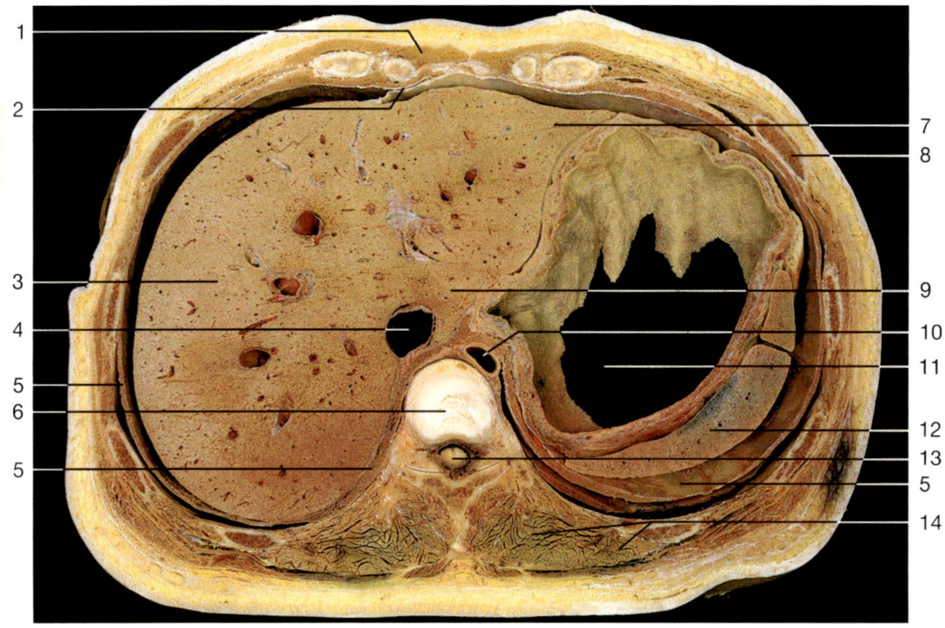

Secção horizontal da cavidade abdominal. Secção 1 (vista inferior).

1 Músculo reto do abdome
2 Ligamento falciforme
3 Fígado (lobo direito)
4 Veia cava inferior
5 Diafragma
6 Disco intervertebral
7 Fígado (lobo esquerdo)
8 Costela
9 Fígado (lobo caudado)
10 Parte abdominal (descendente) da aorta
11 Estômago
12 Baço
13 Medula espinal
14 Músculos iliocostal e longuíssimo do tórax
15 Músculo reto do abdome
16 Musculo oblíquo externo do abdome
17 Colo transverso
18 Cabeça do pâncreas
19 Papila maior do duodeno
20 Duodeno
21 Glândula suprarrenal e ureter
22 Rim
23 Corpo vertebral
24 Ligamento redondo do fígado
25 Intestino delgado
26 Artéria e veia mesentéricas superiores
27 Músculo psoas maior
28 Colo descendente
29 Músculo quadrado do lombo
30 Cauda equina

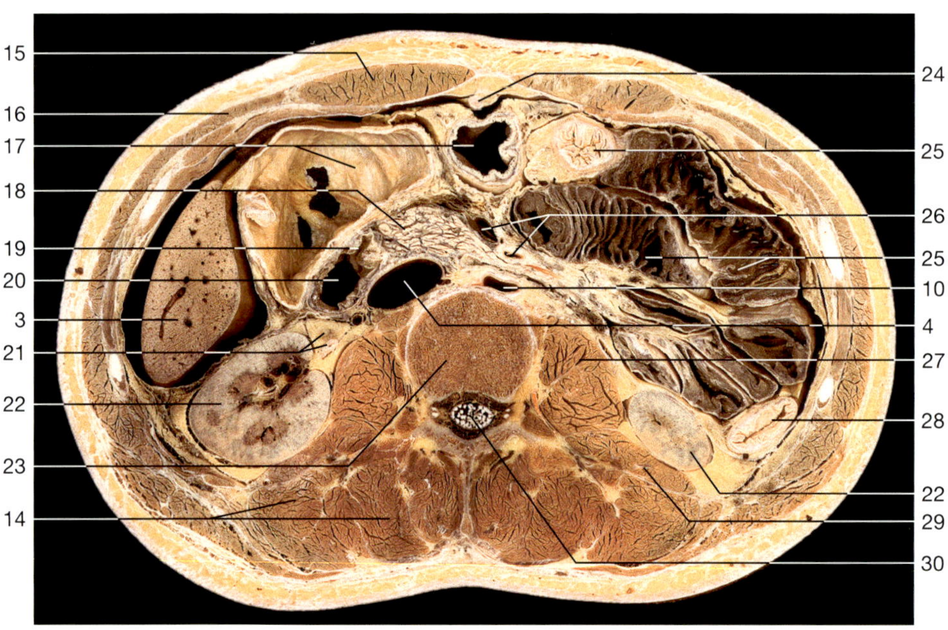

Secção horizontal da cavidade abdominal no nível da papila maior do duodeno. Secção 2 (vista inferior).

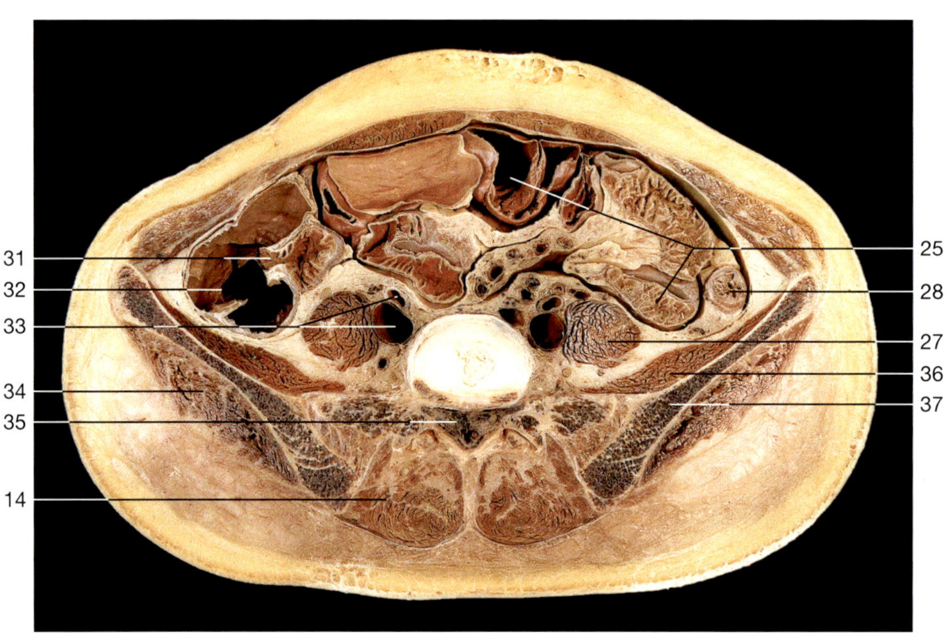

Secção horizontal da cavidade abdominal. Secção 3 (vista inferior).

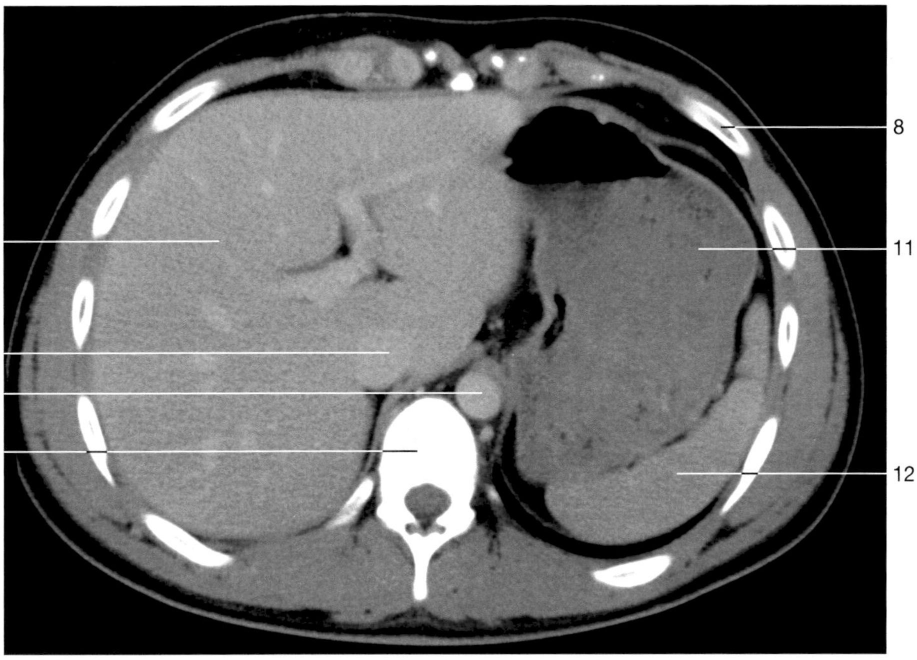

31 Papila ileal
32 Ceco
33 Artéria e veia ilíacas comuns
34 Músculo glúteo médio
35 Canal vertebral e dura-máter
36 Músculo ilíaco
37 Ílio
38 Veia renal direita
39 Artérias ilíacas comuns
40 Processo espinhoso
41 Músculo oblíquo interno do abdome
42 Músculo transverso do abdome
43 Músculo longuíssimo

Corte horizontal da cavidade abdominal no nível da secção 1 (RNM). (Prof. Uder, Depto. de Radiologia, Universidade de Erlangen-Nürnberg, Alemanha.)

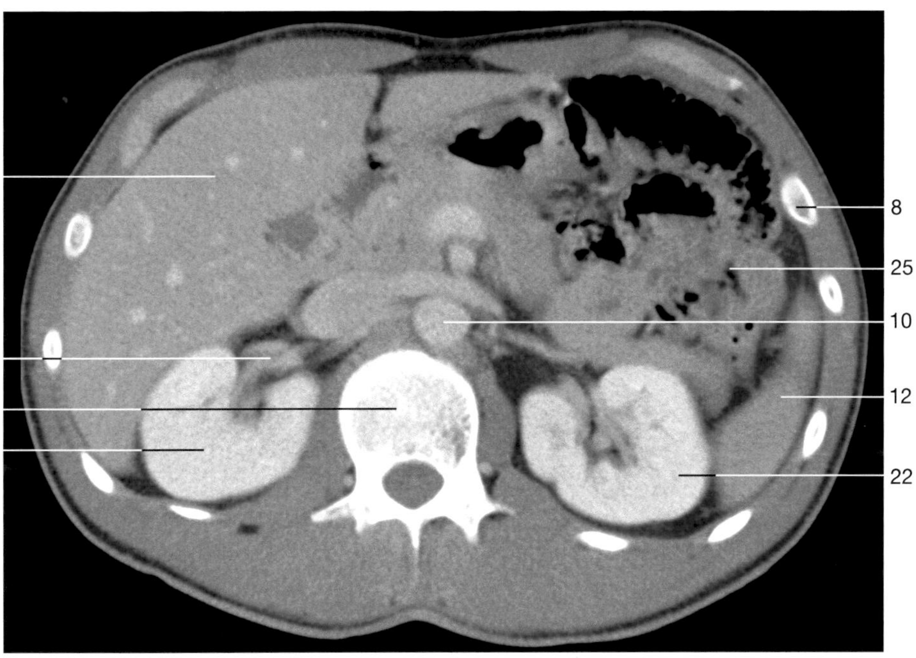

Corte horizontal da cavidade abdominal no nível da secção 2 (RNM). (Prof. Uder, Depto. de Radiologia, Universidade de Erlangen-Nürnberg, Alemanha.)

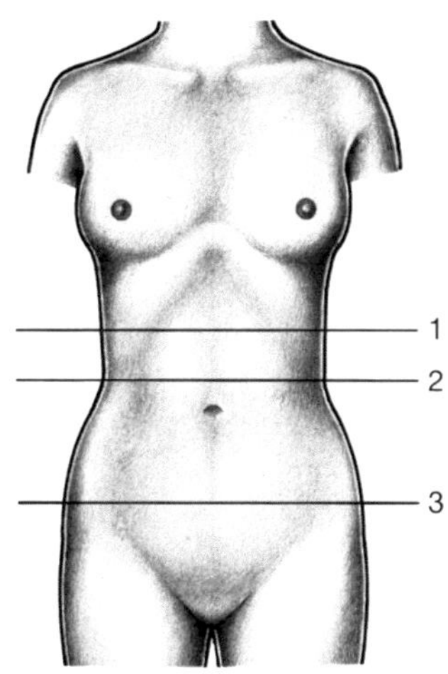

Secção horizontal da cavidade abdominal. Os níveis de secção estão indicados.

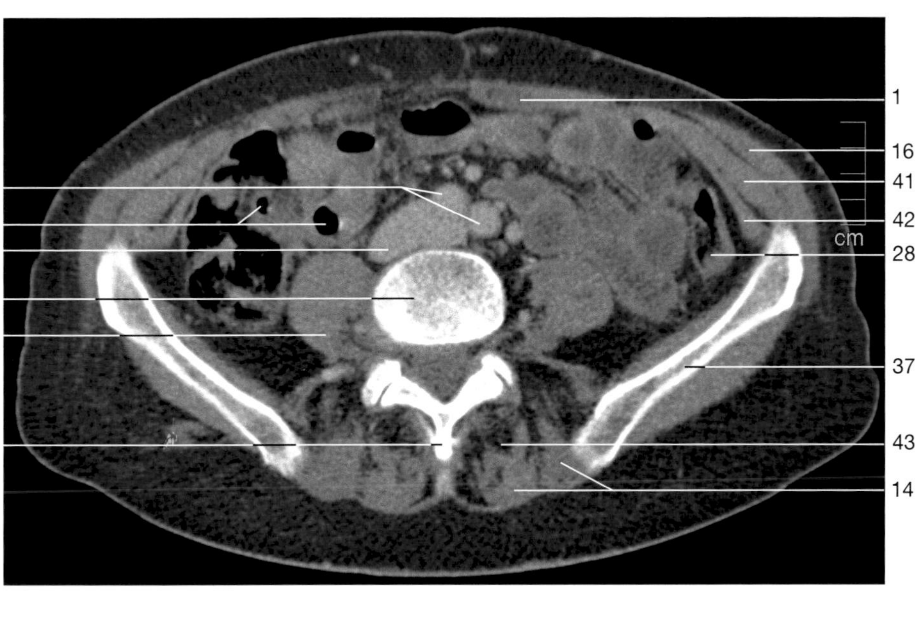

Corte horizontal da cavidade abdominal no nível da secção 3 (RNM). (Prof. Uder, Depto. de Radiologia, Universidade de Erlangen-Nürnberg, Alemanha.)

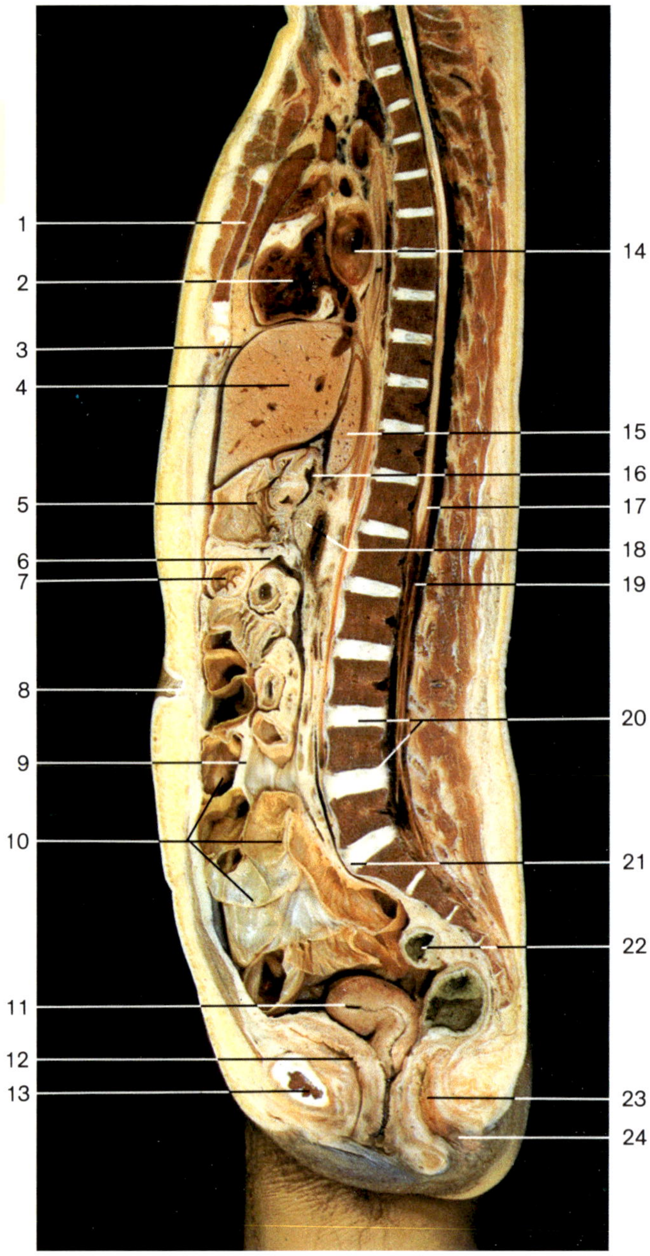

Secção sagital mediana do tronco (feminino).

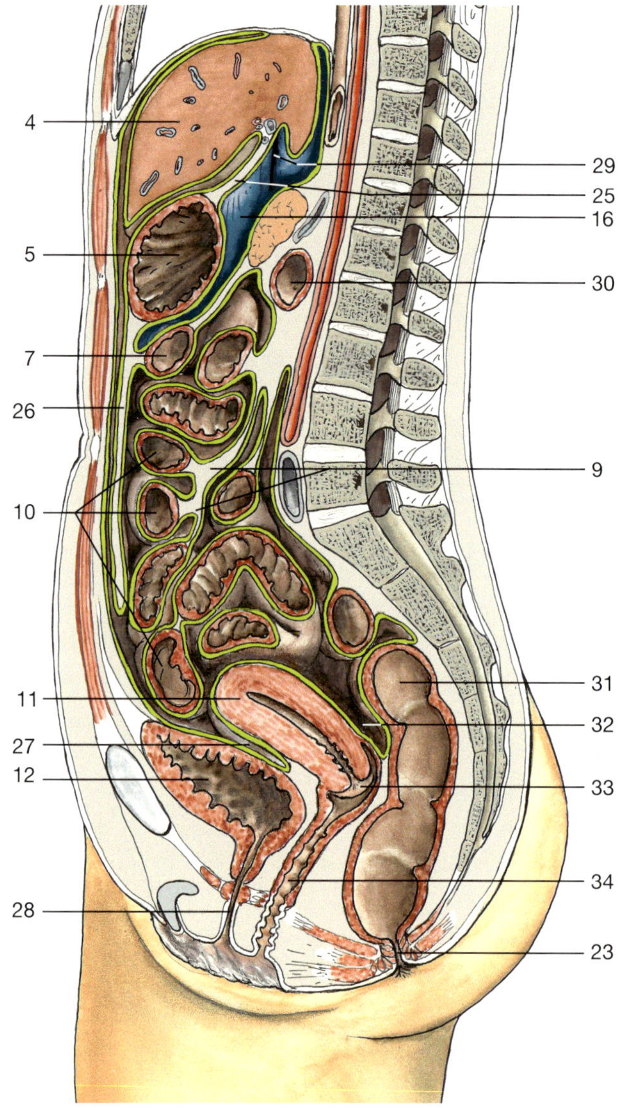

Secção mediana do tronco feminino.
Azul = bolsa omental; verde = peritônio.

1 Esterno
2 Ventrículo direito do coração
3 Diafragma
4 Fígado
5 Estômago
6 Mesocolo transverso
7 Colo transverso
8 Umbigo
9 Mesentério
10 Intestino delgado
11 Útero
12 Bexiga urinária
13 Sínfise púbica
14 Átrio esquerdo do coração
15 Lobo caudado
16 Bolsa omental
17 Cone medular
18 Pâncreas
19 Cauda equina
20 Discos intervertebrais (lombares)
21 Promontório sacral
22 Colo sigmoide
23 Canal anal
24 Ânus
25 Omento menor
26 Omento maior
27 Escavação vesicouterina
28 Uretra
29 Forame omental
30 Duodeno
31 Reto
32 Escavação retouterina (de Douglas)
33 Colo do útero (porção vaginal)
34 Vagina

6 Órgãos Retroperitoneais

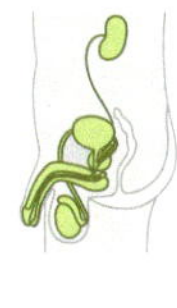

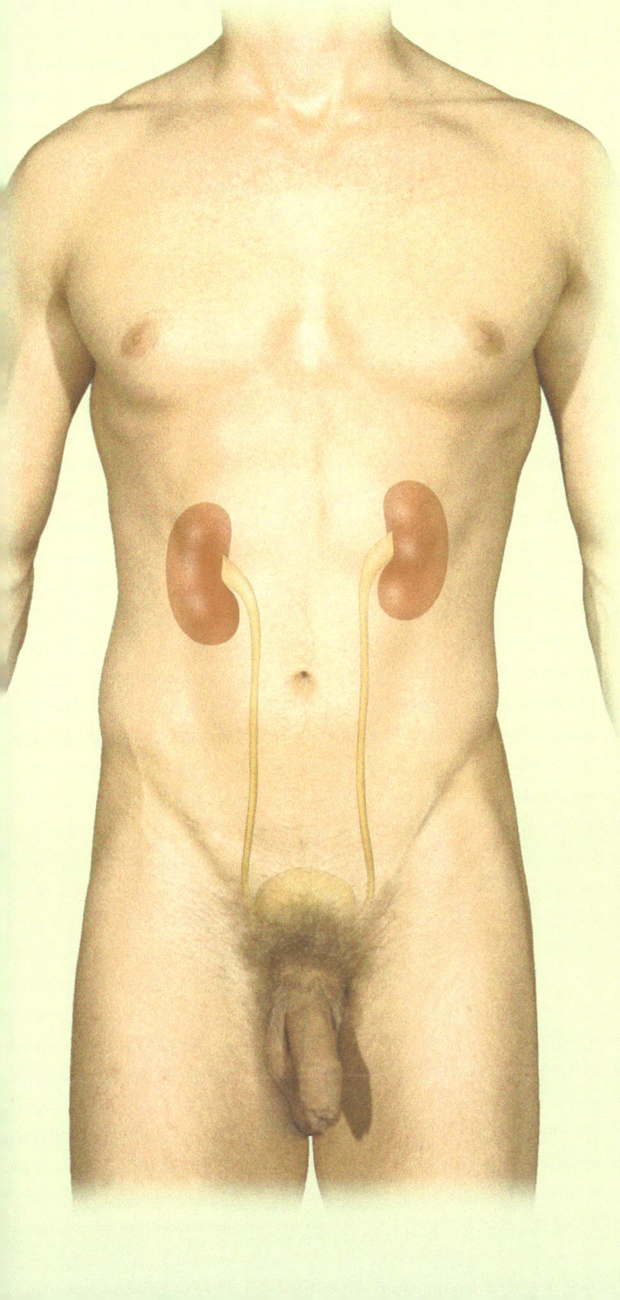

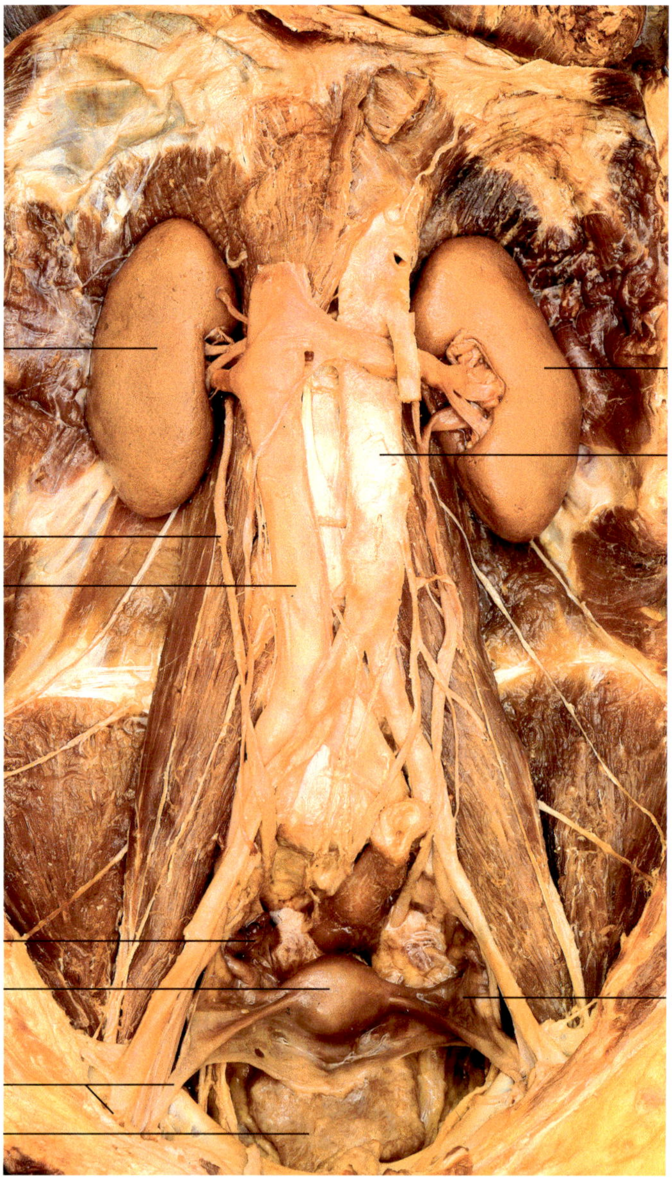

1 Rim
2 Ureter
3 Veia cava inferior
4 Parte abdominal da aorta
5 Ovário
6 Tuba uterina
7 Útero
8 Ligamento redondo do útero e canal inguinal
9 Bexiga urinária

Órgãos retroperitoneais de uma mulher *in situ* (vista anterior). Vista da pelve feminina mostrando o útero com seus ligamentos, ovário e bexiga urinária.

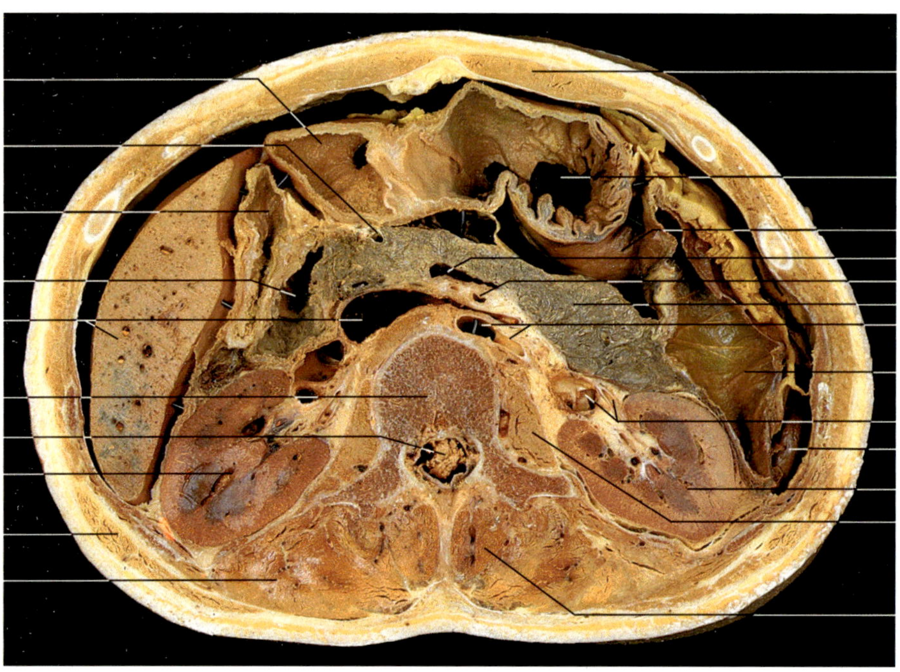

1 Antro pilórico
2 Artéria gastroduodenal
3 Parte descendente do duodeno
4 Vestíbulo da bolsa omental
5 Veia cava inferior e fígado
6 Corpo vertebral de L_1
7 Cauda equina
8 Rim direito
9 Músculo latíssimo do dorso
10 Músculo iliocostal
11 Músculo reto do abdome
12 Estômago
13 Bolsa omental
14 Veia esplênica
15 Artéria mesentérica superior
16 Pâncreas
17 Aorta e artéria renal esquerda
18 Colo transverso
19 Artéria e veia renais
20 Baço
21 Rim esquerdo
22 Músculo psoas maior
23 Músculo multífido

Secção horizontal do abdome no nível da vértebra L_1 (vista inferior).

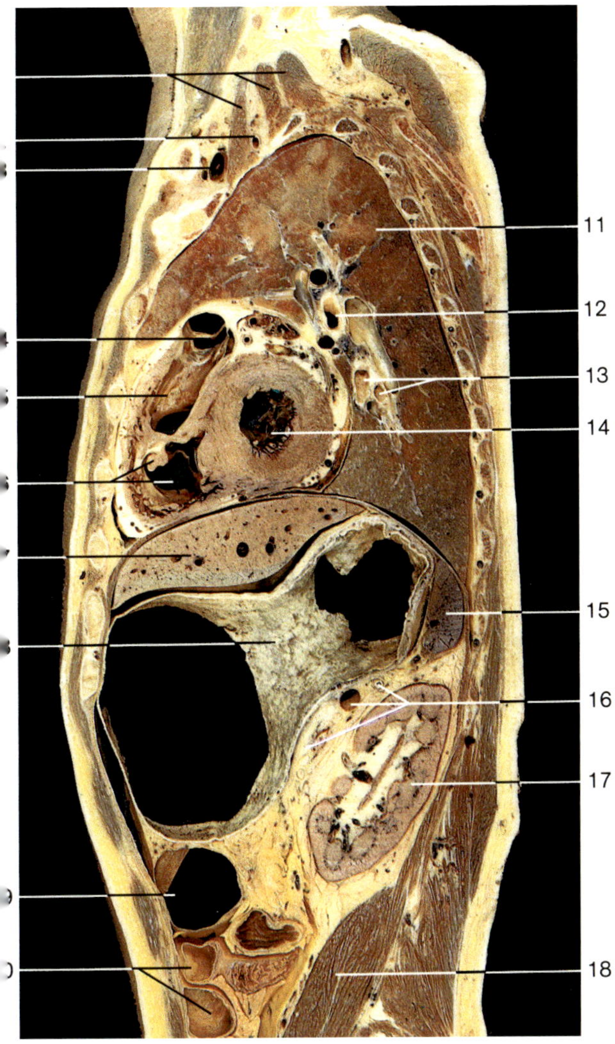

Secção parassagital das cavidades torácica e abdominal no nível do rim esquerdo (5,5 cm à esquerda do plano mediano).

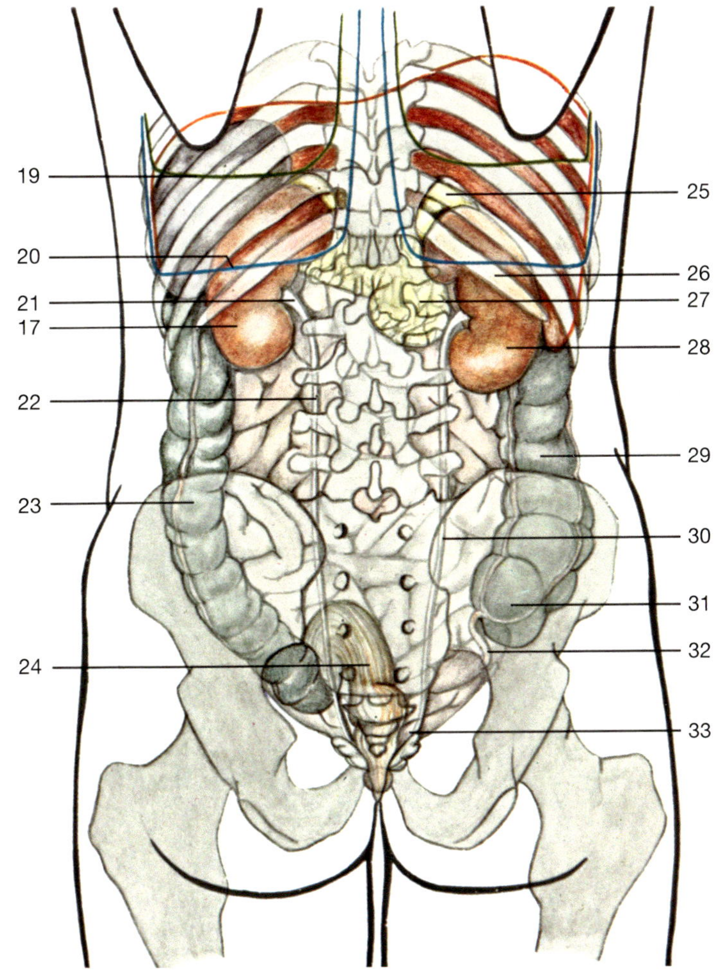

Posição dos órgãos urinários (vista posterior). Observe que a parte superior do rim alcança o nível da parte inferior do pulmão e da pleura.

1 Músculos escalenos anterior, médio e posterior
2 Artéria subclávia esquerda
3 Veia subclávia esquerda
4 Valva do tronco pulmonar
5 Cone arterial
6 Ventrículo direito do coração
7 Fígado
8 Estômago
9 Colo transverso
10 Intestino delgado
11 Pulmão esquerdo
12 Brônquio principal esquerdo
13 Tributárias das veias pulmonares
14 Ventrículo esquerdo do coração
15 Baço
16 Artéria e veia esplênicas e pâncreas
17 Rim esquerdo
18 Músculo psoas maior
19 Margem do pulmão
20 Margem da pleura
21 Pelve renal
22 Ureter esquerdo
23 Colo descendente
24 Reto
25 Glândula suprarrenal
26 Décima segunda costela
27 Pâncreas
28 Rim direito
29 Colo ascendente
30 Ureter direito
31 Ceco
32 Apêndice vermiforme
33 Bexiga urinária
34 Veia cava inferior
35 Corpo vertebral de L_1
36 Músculo iliocostal
37 Artéria mesentérica superior
38 Parte abdominal da aorta

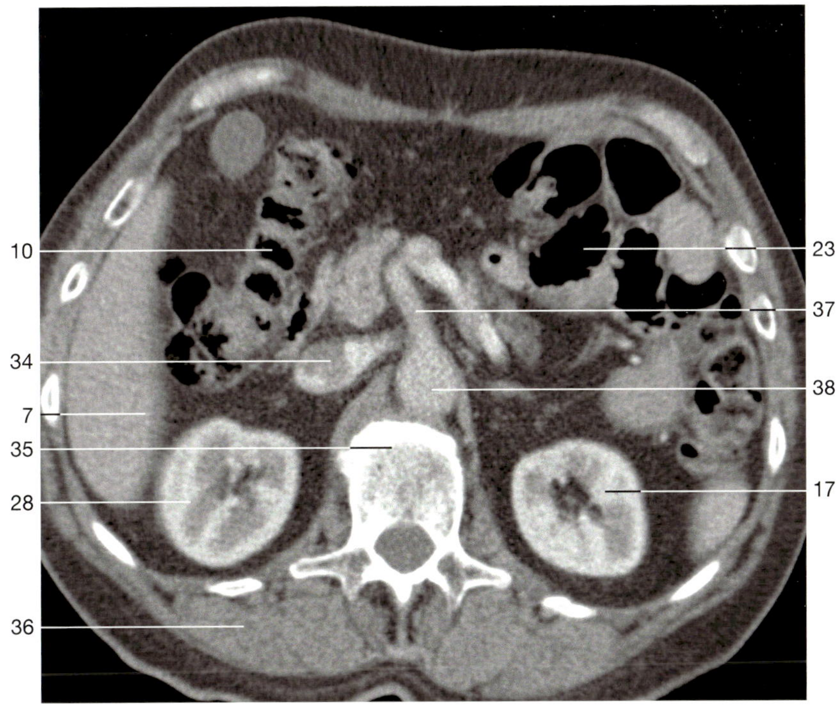

Corte horizontal da cavidade abdominal (RNM). (Prof. Uder, Depto. de Radiologia, Universidade de Erlangen-Nürnberg, Alemanha.)

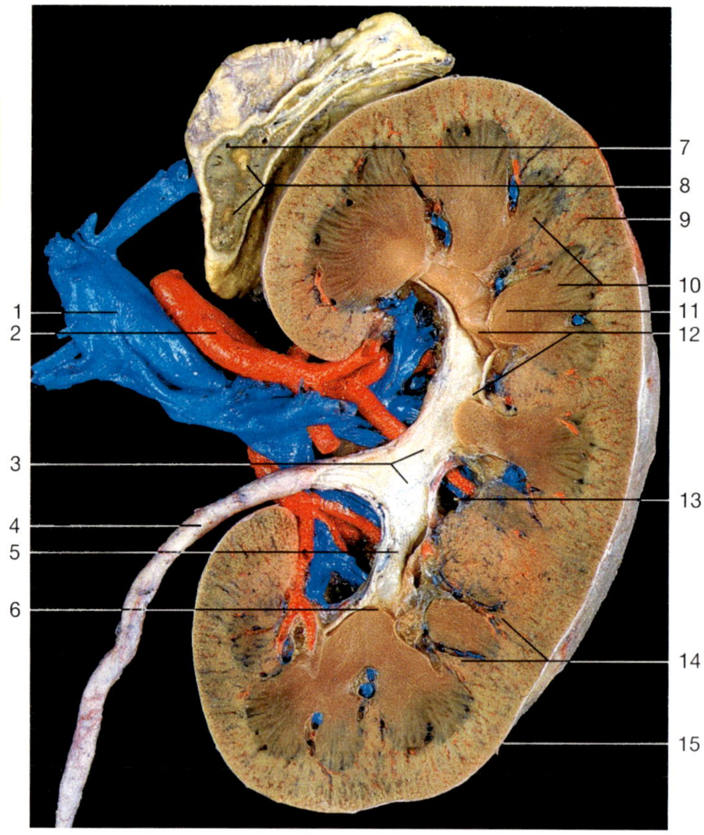

Secção coronal do rim direito e glândula suprarrenal (vista posterior). A pelve renal foi aberta e o tecido adiposo foi removido para expor os vasos renais.

1 Veia renal
2 Artéria renal
3 Pelve renal
4 Parte abdominal do ureter
5 Cálice renal maior
6 Área cribriforme da papila renal
7 Córtex da glândula suprarrenal
8 Medula da glândula suprarrenal
9 Córtex renal
10 Medula renal
11 Papila renal
12 Cálice renal menor
13 Seio renal
14 Colunas renais
15 Cápsula fibrosa do rim

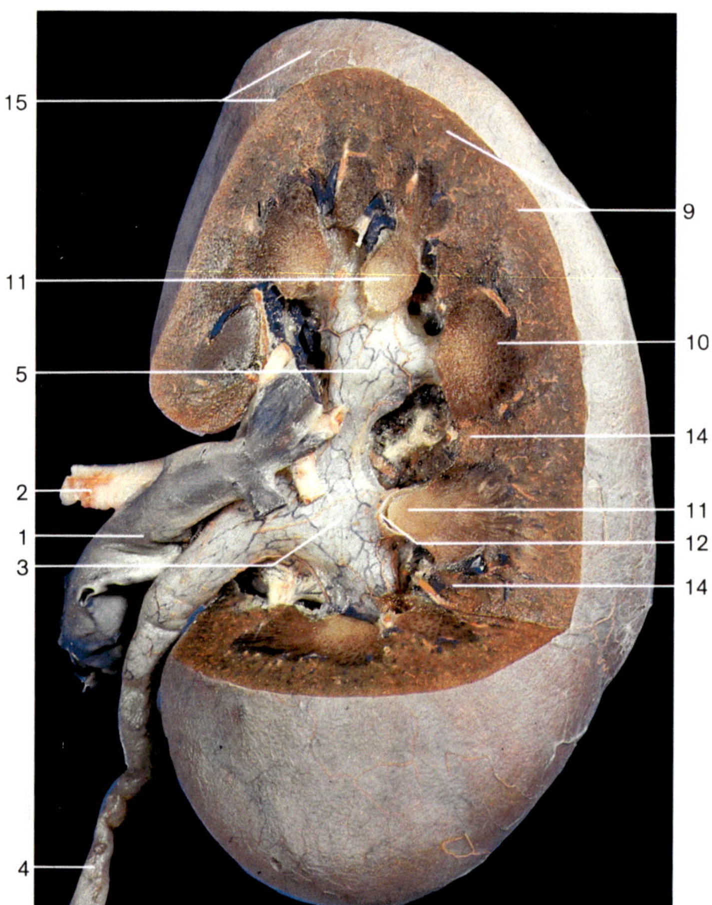

Rim direito (vista posterior). Secção coronal parcial para expor o interior do rim.

Cada rim pode ser dividido em cinco segmentos supridos por artérias interlobares específicas, conhecidas como artérias terminais. Por isso, a obstrução dessas artérias leva a infartos, delimitando os segmentos. A face anterior do rim mostra quatro segmentos; a face posterior apenas três (n. 1, 4 e 5).

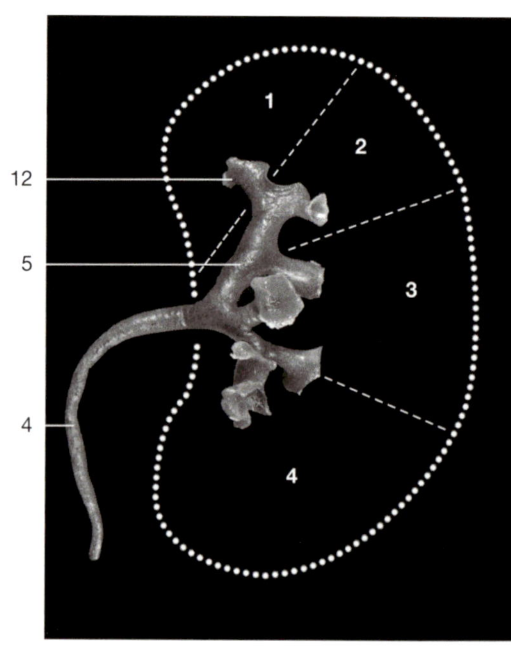

Moldes da pelve renal e dos cálices renais. 1–4 = Segmentos renais na face anterior.

1 Veia hepática
2 Troncos vagais anterior e posterior
3 Veia cava inferior
4 Diafragma (parte lombar)
5 Nervos esplâncnicos maior e menor direitos
6 Tronco celíaco
7 Gânglio e plexo celíacos
8 Artéria mesentérica superior
9 Veia renal esquerda
10 Tronco e gânglios simpáticos direitos
11 Parte abdominal da aorta
12 Tronco simpático esquerdo
13 Esôfago (seccionado) e nervo esplâncnico maior esquerdo
14 Glândula suprarrenal esquerda
15 Artéria renal esquerda
16 Pelve renal
17 Papila renal e cálice renal menor
18 Veia testicular esquerda
19 Ureter
20 Músculo psoas maior
21 Músculo quadrado do lombo
22 Vértebra lombar (L_2)
23 Cálice renal
24 Cateter

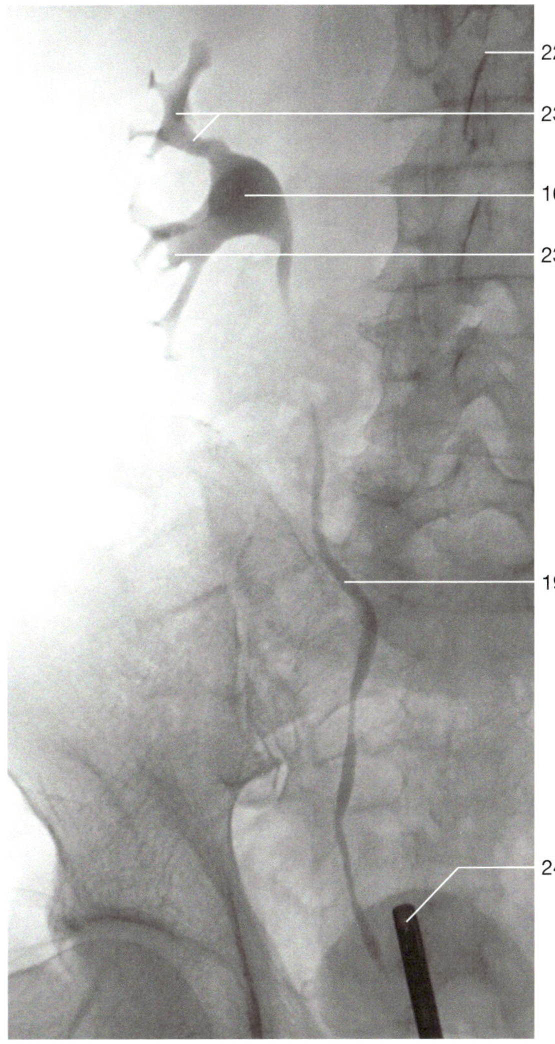

Pelve renal com cálices e ureter (urografia por injeção retrógrada; Prof. Herrlinger, Fürth, Alemanha).

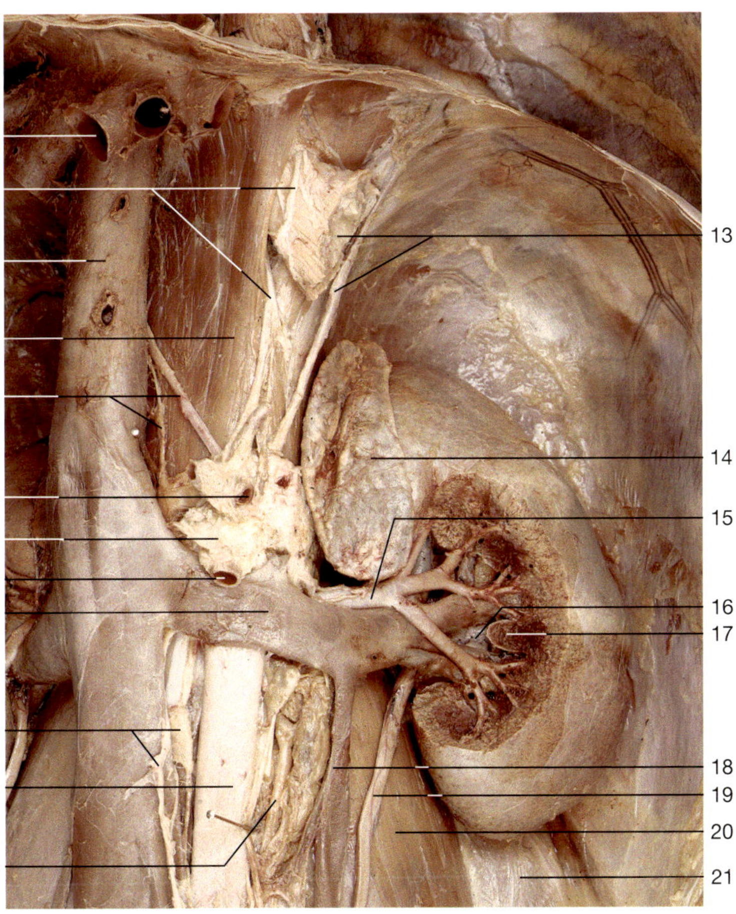

Rim e glândula suprarrenal esquerdos *in situ*. A parte anterior do córtex renal foi removida para expor a pelve renal e as papilas renais.

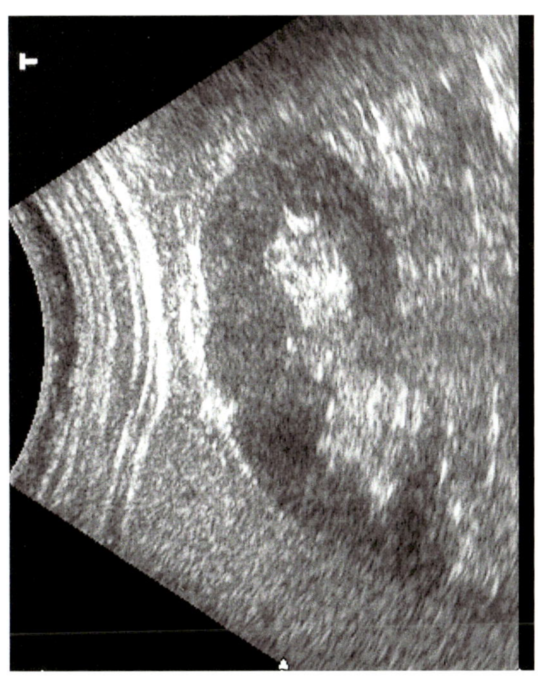

Rim direito (ultrassom; Prof. Herrlinger, Fürth, Alemanha).

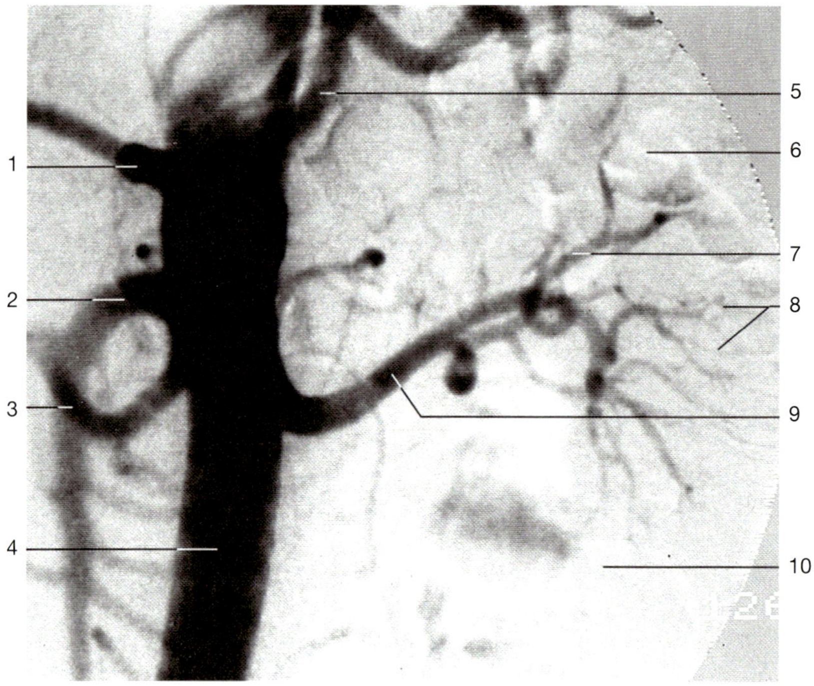

Angiografia com subtração digital da parte abdominal da aorta com a artéria renal e os vasos renais.

1 Tronco celíaco
2 Artéria mesentérica superior
3 Artéria cólica média
4 Parte abdominal da aorta (com o cateter na figura abaixo)
5 Artéria esplênica
6 Polo superior do rim
7 Ramo anterior da artéria renal
8 Artérias interlobulares
9 Artéria renal
10 Polo inferior do rim
11 Artéria ilíaca comum esquerda
12 Ramo posterior da artéria renal
13 Artéria do segmento anterior superior da artéria renal
14 Artéria suprarrenal superior
15 Artéria capsular superior
16 Artéria perfurante
17 Artéria capsular inferior
18 Ureter
19 Artéria frênica inferior direita
20 Artéria frênica inferior esquerda
21 Artéria suprarrenal média
22 Artéria suprarrenal inferior
23 Ramo anterior da artéria renal
24 Artéria testicular (ou ovárica) esquerda
25 Artéria mesentérica inferior

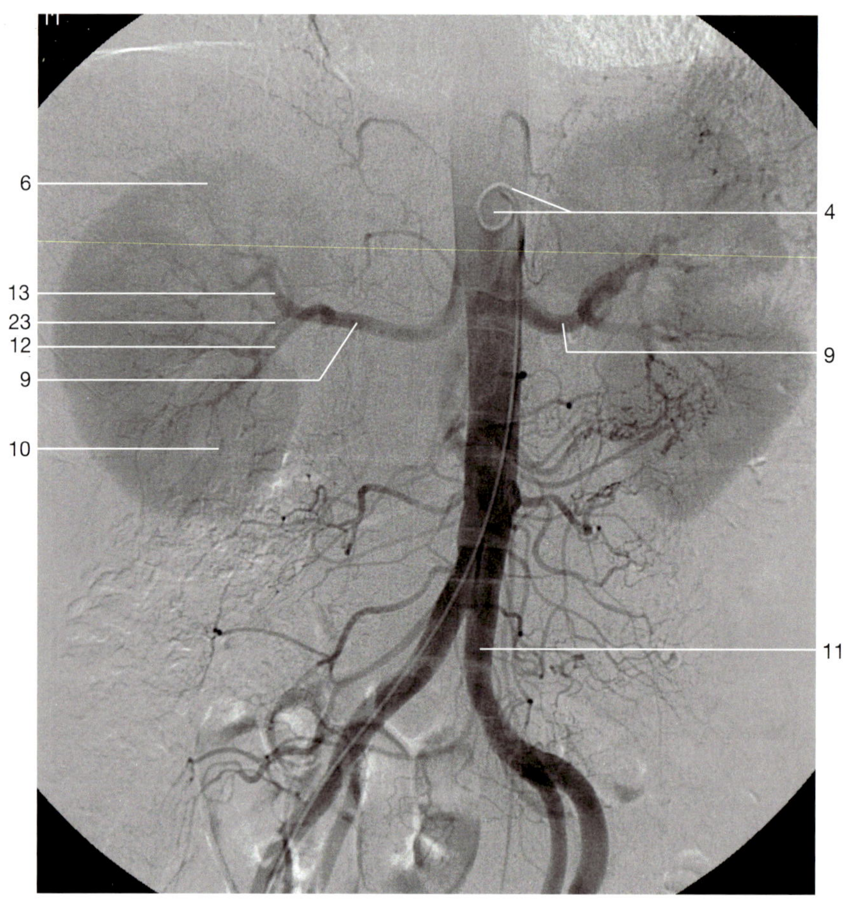

Arteriografia da parte abdominal da aorta com as artérias renais e os vasos renais. (Dr. Wieners, Depto. de Radiologia, Berlim, Alemanha.)

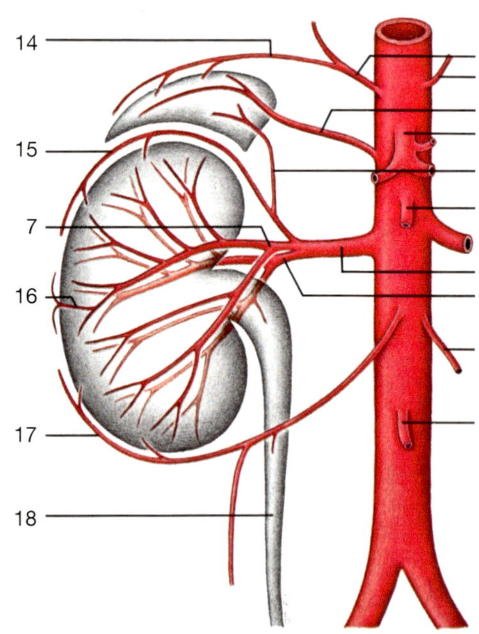

Artérias do rim e da glândula suprarrenal (desenho esquemático).

1 Diafragma
2 Veias hepáticas
3 Veia cava inferior
4 Artéria hepática comum
5 Glândula suprarrenal
6 Tronco celíaco
7 Veia renal direita
8 Rim
9 Parte abdominal da aorta
10 Nervo subcostal
11 Nervo ilio-hipogástrico
12 Centro tendíneo do diafragma
13 Artéria frênica inferior
14 Cárdia do estômago
15 Baço
16 Artéria esplênica
17 Ramo superior da artéria renal
18 Artéria mesentérica superior
19 Músculo psoas maior
20 Artéria mesentérica inferior
21 Ureter
22 Glomérulo
23 Arteríola glomerular aferente
24 Glomérulos
25 Artéria cortical radiada
26 Artéria arqueada
27 Veia arqueada
28 Veia interlobular
29 Artéria interlobular
30 Artéria e veia interlobares
31 Vasos da cápsula renal
32 Arteríola glomerular eferente
33 Arteríola reta da medula renal
34 Artérias espirais da pelve renal

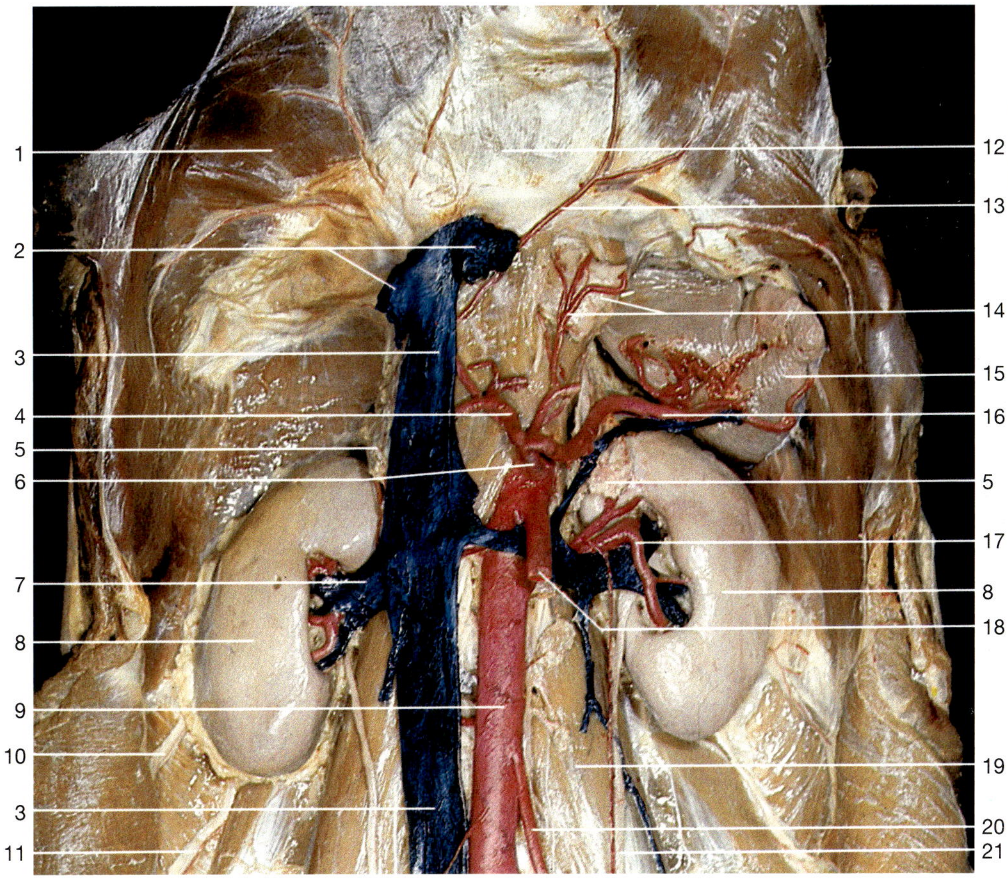

Órgãos retroperitoneais, rins e glândulas suprarrenais *in situ* (vista anterior).
Vermelho = artérias; azul = veias.

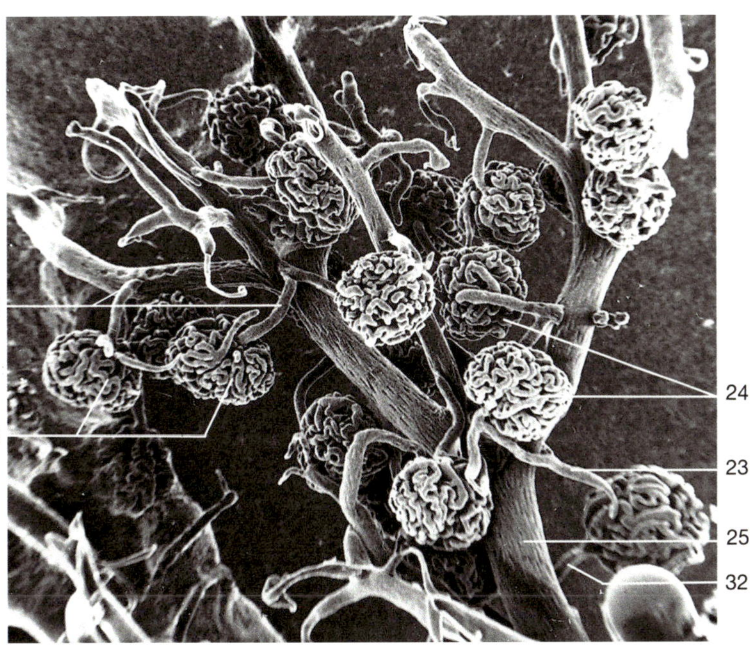

Glomérulos (210 ×). Microscopia eletrônica de varredura mostrando glomérulos e artérias associadas.

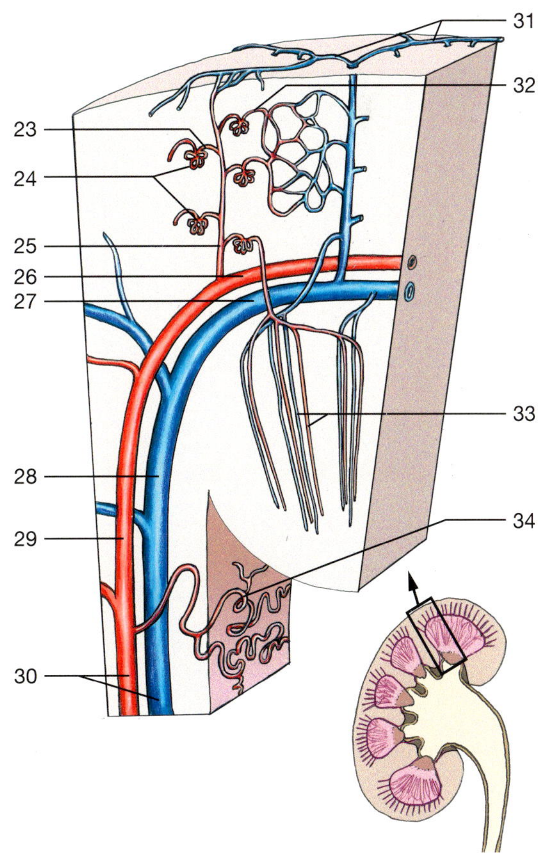

Arquitetura do sistema vascular do rim.

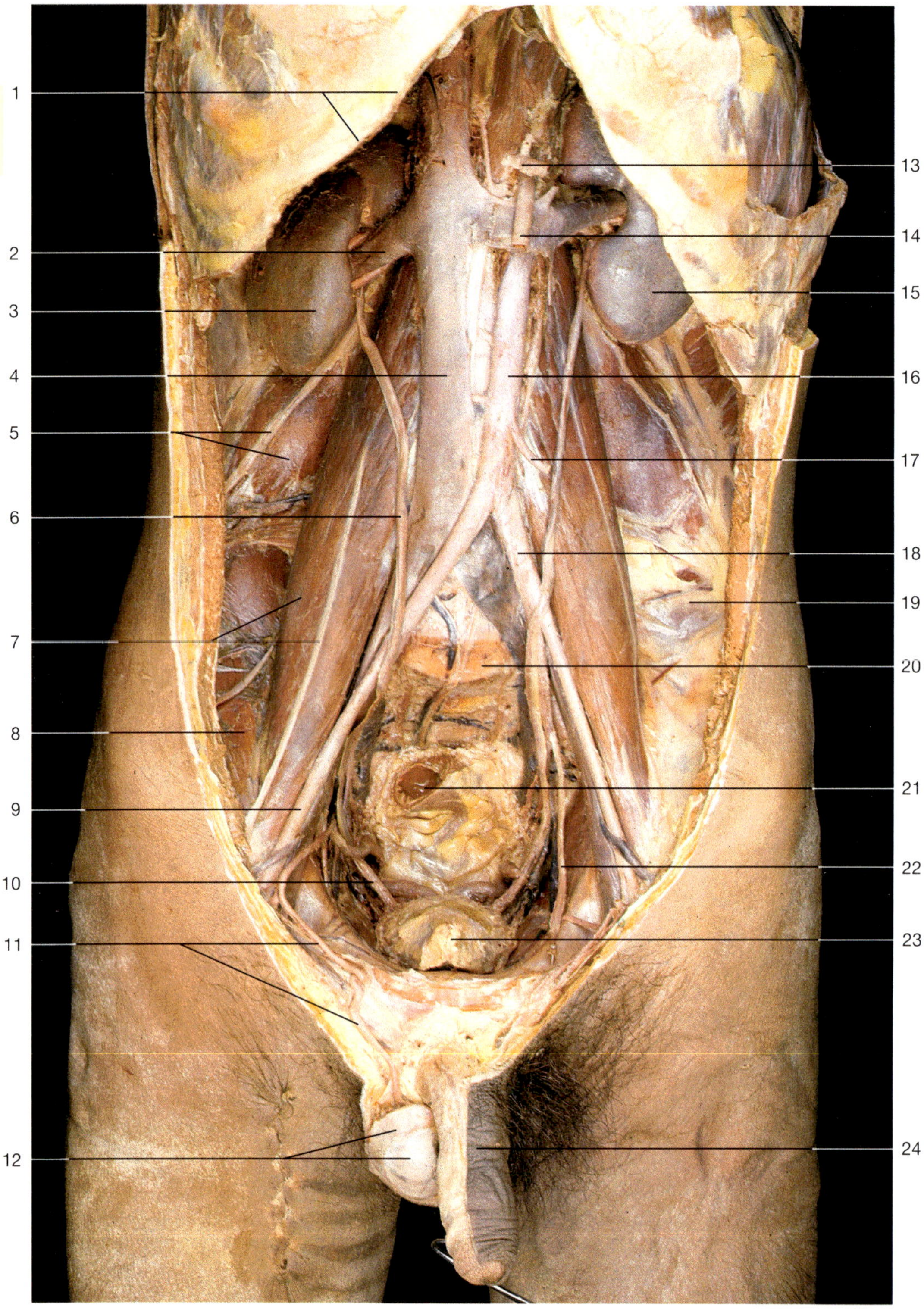

Órgãos retroperitoneais, sistema urinário masculino (vista anterior). O peritônio parietal foi removido.

1 Arco costal
2 Veia renal direita
3 Rim direito
4 Veia cava inferior
5 Nervo ilio-hipogástrico e músculo quadrado do lombo
6 Ureter (parte abdominal)
7 Músculo psoas maior e nervo genitofemoral
8 Músculo ilíaco
9 Artéria ilíaca externa
10 Ureter (parte pélvica)
11 Ducto deferente
12 Testículo e epidídimo
13 Tronco celíaco
14 Artéria mesentérica superior
15 Rim esquerdo
16 Parte abdominal da aorta
17 Artéria mesentérica inferior
18 Artéria ilíaca comum
19 Crista ilíaca
20 Promontório sacral
21 Reto (seccionado)
22 Ligamento umbilical medial
23 Bexiga urinária
24 Pênis

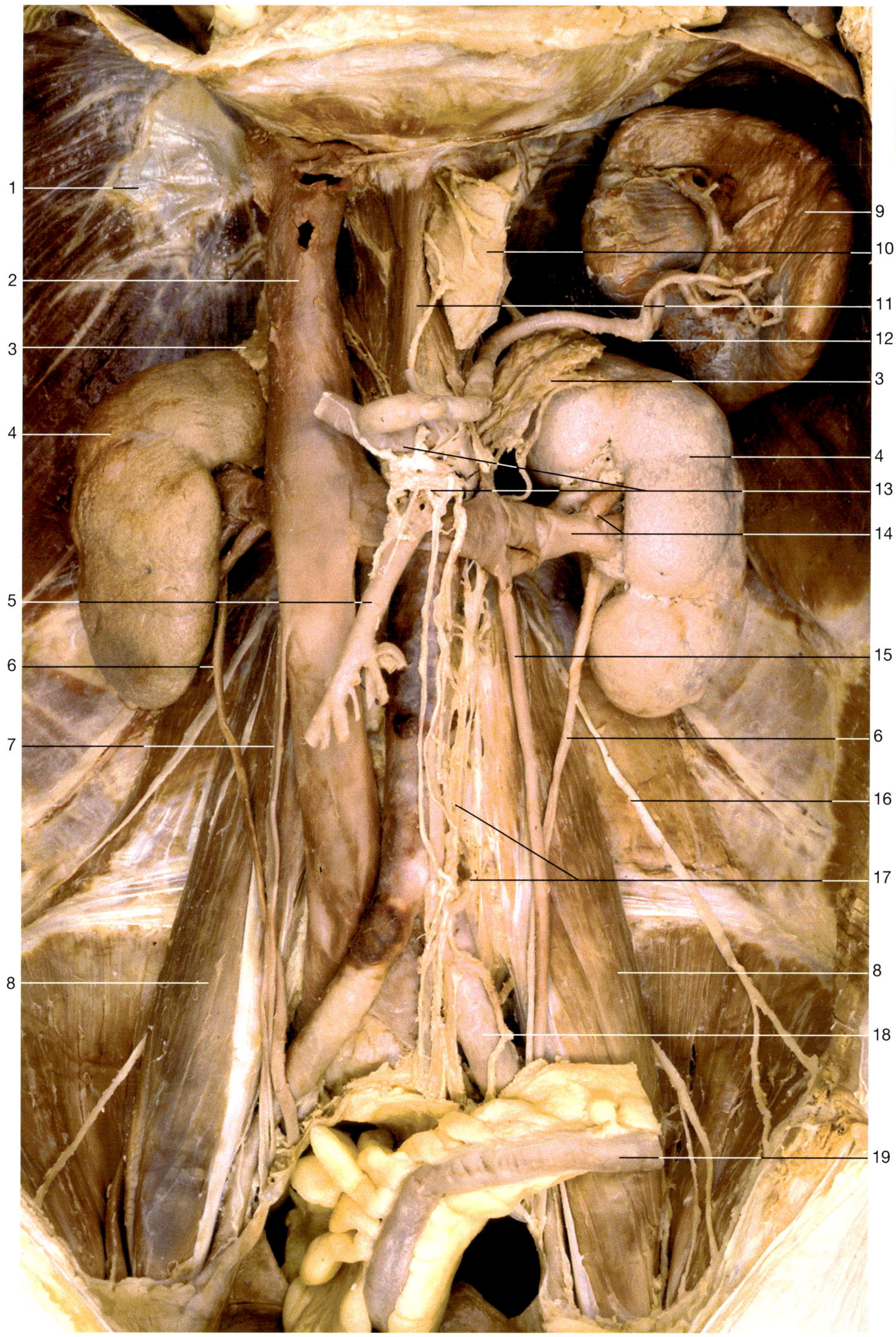

Órgãos retroperitoneais, sistema urinário masculino (vista anterior). O peritônio foi removido. Observe o plexo autônomo e os gânglios sobre a parte abdominal da aorta.

1 Diafragma
2 Veia cava inferior
3 Glândula suprarrenal
4 Rim
5 Artéria mesentérica superior
6 Ureter
7 Veia testicular direita
8 Músculo psoas maior
9 Baço
10 Cárdia do estômago
11 Parte abdominal da aorta
12 Artéria esplênica
13 Tronco celíaco e gânglio celíaco
14 Artéria e veia renais
15 Veia testicular esquerda
16 Nervo ilioinguinal
17 Plexo e gânglio hipogástricos superiores
18 Artéria ilíaca comum esquerda
19 Colo sigmoide

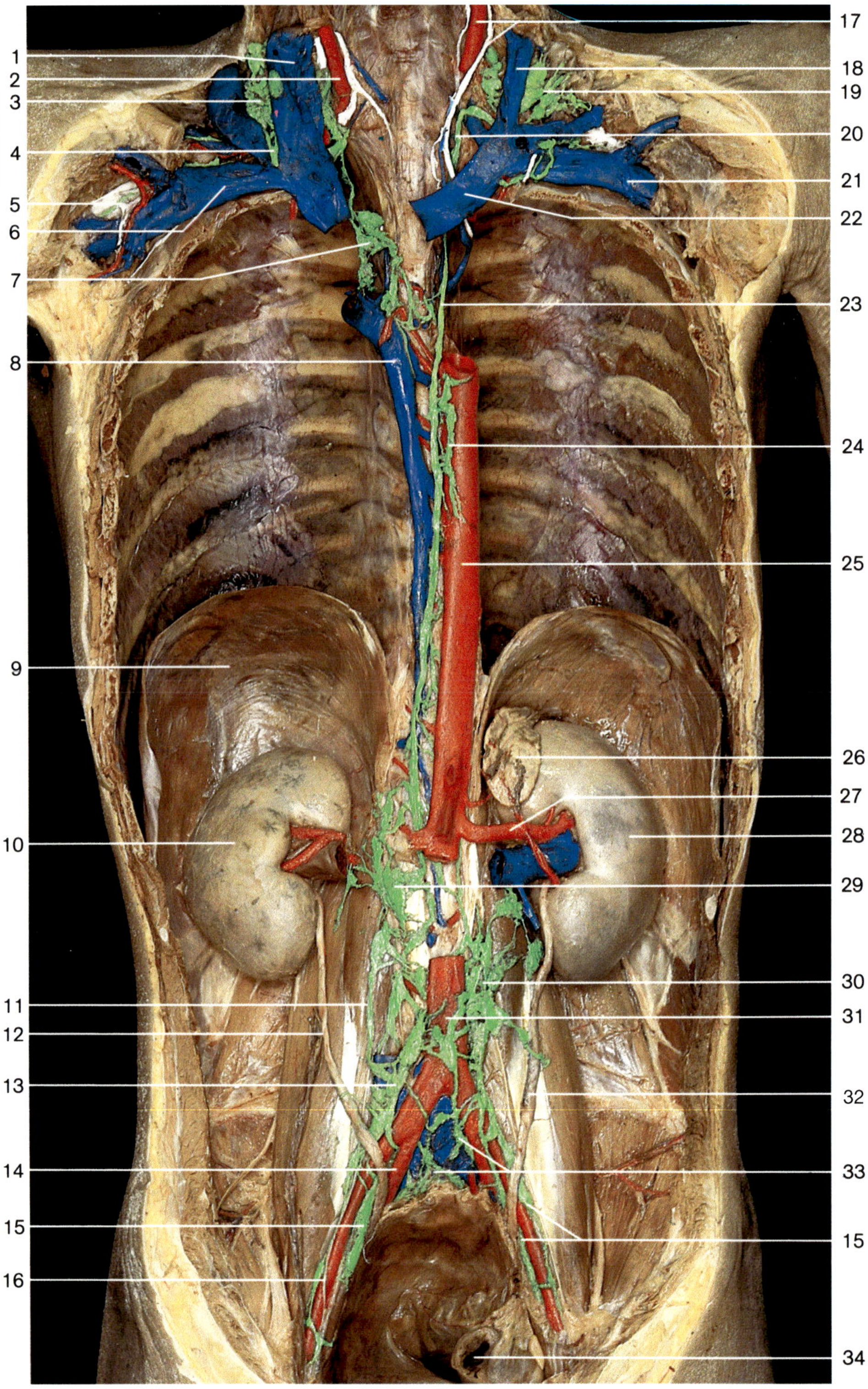

Vasos linfáticos e linfonodos da parede posterior das cavidades torácica e abdominal (vista anterior). Verde = vasos linfáticos e linfonodos; azul = veias; vermelho = artérias; branco = nervos.

1 Veia jugular interna
2 Artéria carótida comum e nervo vago direitos
3 Linfonodo júgulo-omo-hióideo
4 Ducto linfático direito
5 Tronco subclávio
6 Veia subclávia direita
7 Tronco broncomediastinal
8 Veia ázigo
9 Diafragma
10 Rim direito
11 Tronco lombar direito
12 Ureter direito
13 Linfonodos ilíacos comuns
14 Artéria ilíaca interna direita
15 Linfonodos ilíacos externos
16 Artéria ilíaca externa direita
17 Artéria carótida comum e nervo vago esquerdos
18 Veia jugular interna
19 Linfonodos cervicais profundos
20 Ducto torácico desembocando no ângulo jugular esquerdo
21 Veia subclávia esquerda
22 Veia braquiocefálica esquerda
23 Ducto torácico
24 Linfonodos mediastinais posteriores
25 Parte torácica da aorta
26 Glândula suprarrenal esquerda
27 Artéria renal esquerda
28 Rim esquerdo
29 Cisterna do quilo
30 Linfonodos lombares
31 Parte abdominal da aorta
32 Ureter esquerdo
33 Linfonodos sacrais
34 Reto (margem de corte)
35 Arco da aorta
36 Veia cava superior
37 Veia intercostal
38 Tronco jugular esquerdo
39 Artéria subclávia esquerda
40 Músculo quadrado do lombo
41 Músculo psoas maior
42 Linfonodos parotídeos
43 Linfonodos axiliares

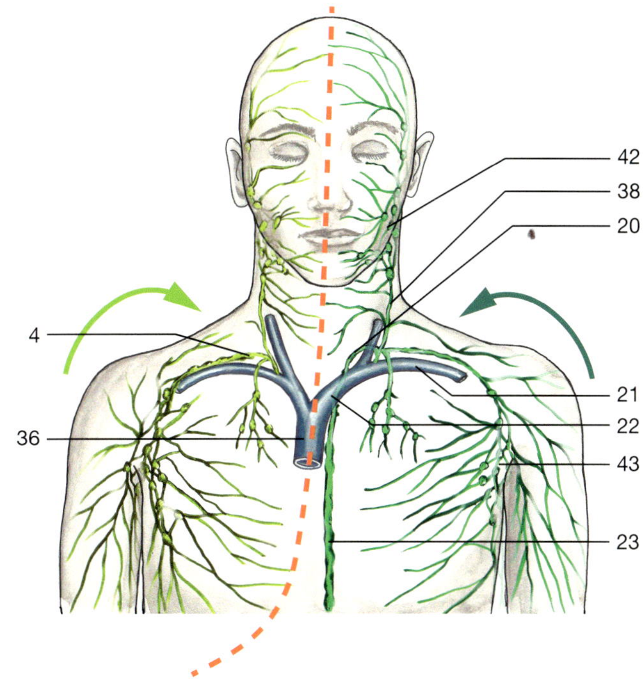

Vasos linfáticos e linfonodos da parte superior do corpo. Linha tracejada vermelha = margem entre as áreas de irrigação das partes direita e esquerda do corpo.

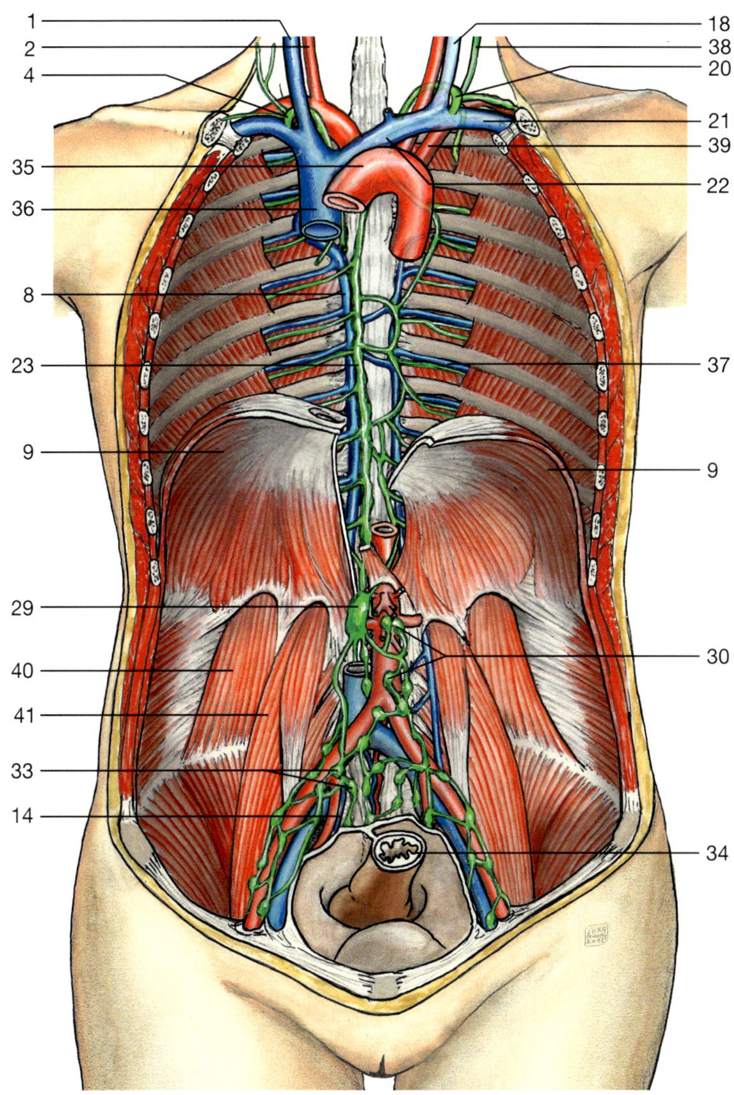

Vasos linfáticos e linfonodos da parede posterior das cavidades torácica e abdominal (vista anterior). Observar o trajeto do ducto torácico da cisterna do quilo até o ângulo jugulo-subclávio esquerdo. Os vasos linfáticos das espaços intercostais comunicam-se principalmente com o ducto torácico.

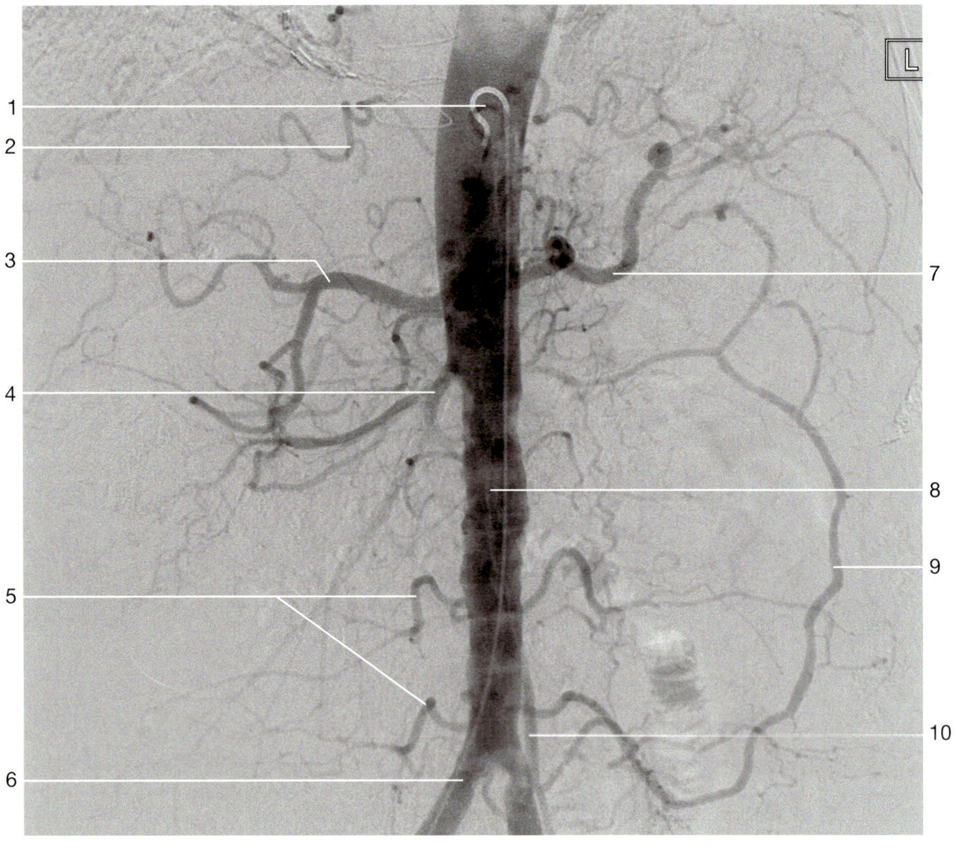

Arteriografia da parte abdominal da aorta. A porção distal da aorta demonstra mudanças escleróticas. (Dr. Wieners, Dept. de Radiologia, Berlim, Alemanha.)

1 Parte abdominal da aorta (contendo parcialmente o cateter)
2 Artéria suprarrenal superior
3 Artéria hepática
4 Artéria mesentérica superior
5 Artérias lombares
6 Artéria ilíaca comum (com cateter)
7 Artéria esplênica
8 Parte abdominal da aorta (parcialmente esclerotizada)
9 Artéria cólica esquerda
10 Artéria mesentérica inferior
11 Artérias frênicas inferiores
12 Artéria suprarrenal média
13 Artéria cólica direita
14 Artéria ileocólica
15 Artérias sigmoides
16 Artéria retal superior

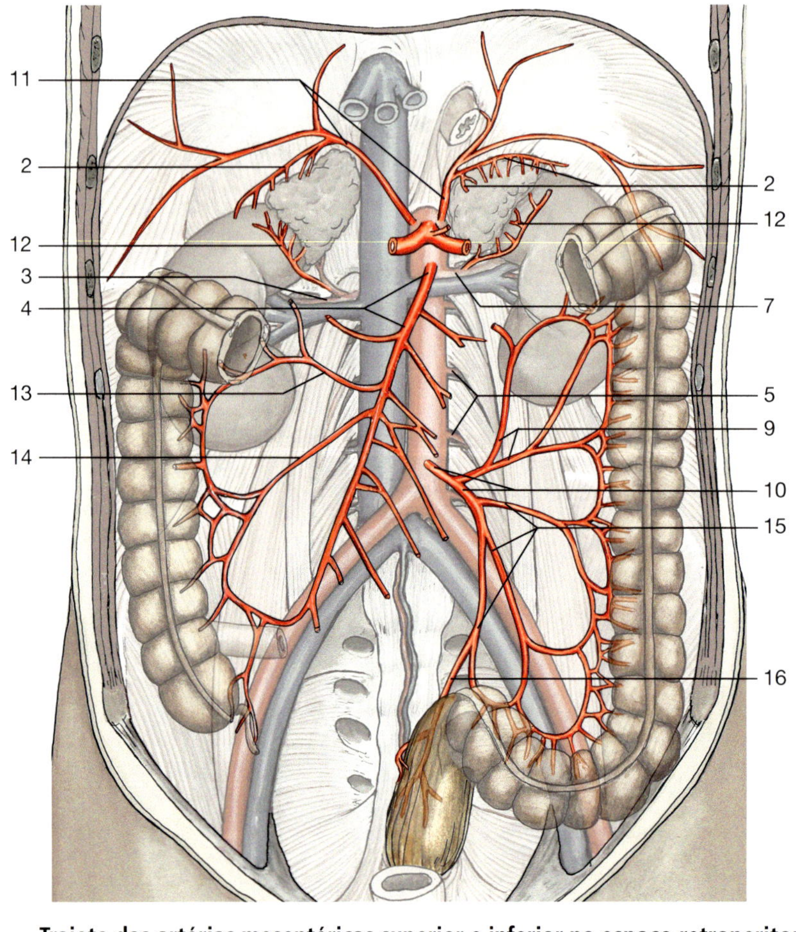

Trajeto das artérias mesentéricas superior e inferior no espaço retroperitoneal que suprem as partes ascendentes e descendentes do colo (vista anterior).

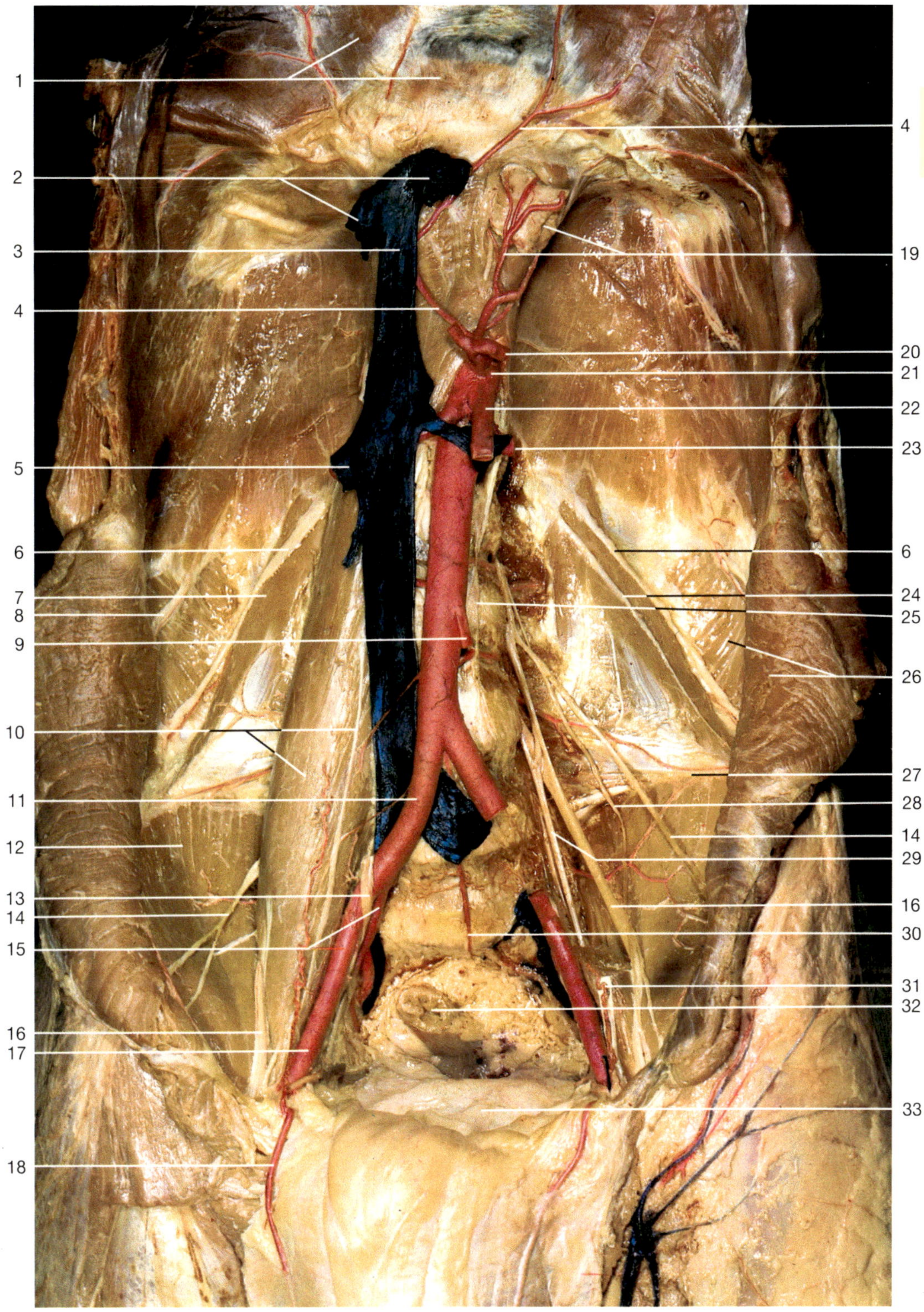

Vasos e nervos no espaço retroperitoneal (vista anterior). Parte do músculo psoas maior esquerdo foi removida para expor o plexo lombar. Vermelho = artérias; azul = veias.

1 Diafragma
2 Veias hepáticas
3 Veia cava inferior
4 Artéria frênica inferior
5 Veia renal direita
6 Nervo ilio-hipogástrico
7 Músculo quadrado do lombo
8 Nervo subcostal
9 Artéria mesentérica inferior
10 Nervo genitofemoral direito e músculo psoas maior
11 Artéria ilíaca comum
12 Músculo ilíaco
13 Ureter direito (seccionado)
14 Nervo cutâneo femoral lateral
15 Artéria ilíaca interna
16 Nervo femoral
17 Artéria ilíaca externa
18 Artéria epigástrica inferior
19 Cárdia do estômago e ramos esofágicos da artéria gástrica esquerda
20 Artéria esplênica
21 Tronco celíaco
22 Artéria mesentérica superior
23 Artéria renal esquerda
24 Nervo ilioinguinal
25 Tronco simpático
26 Músculo transverso do abdome
27 Crista ilíaca
28 Nervo genitofemoral esquerdo
29 Nervo obturatório esquerdo
30 Artéria sacral mediana
31 Músculo psoas maior (seccionado) com sua artéria
32 Reto (seccionado)
33 Bexiga urinária

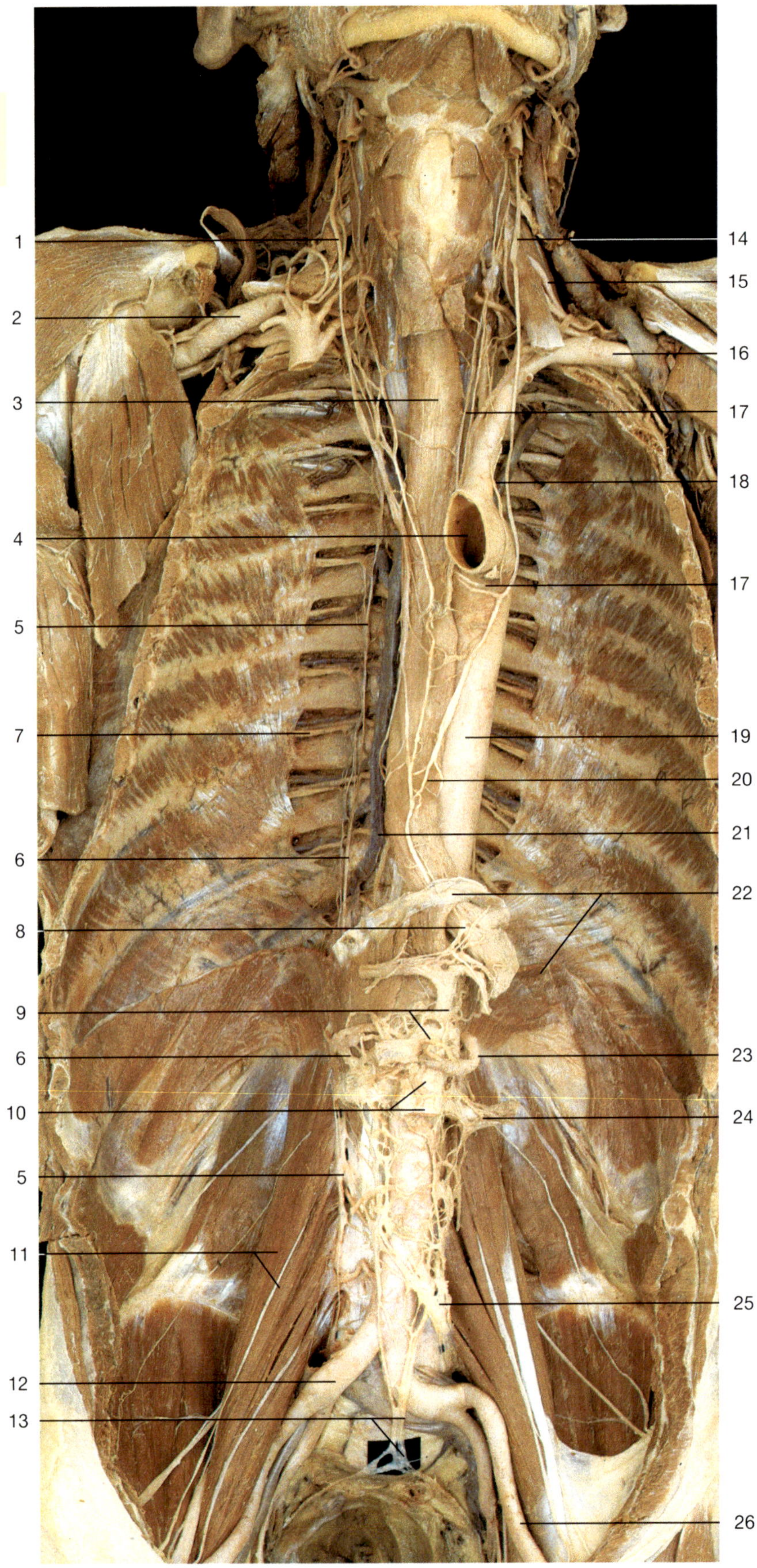

Parede posterior das cavidades torácica e abdominal, com tronco simpático, gânglios autônomos e nervo vago (vista anterior). Os órgãos torácicos e abdominais foram removidos, exceto o esôfago e a aorta.

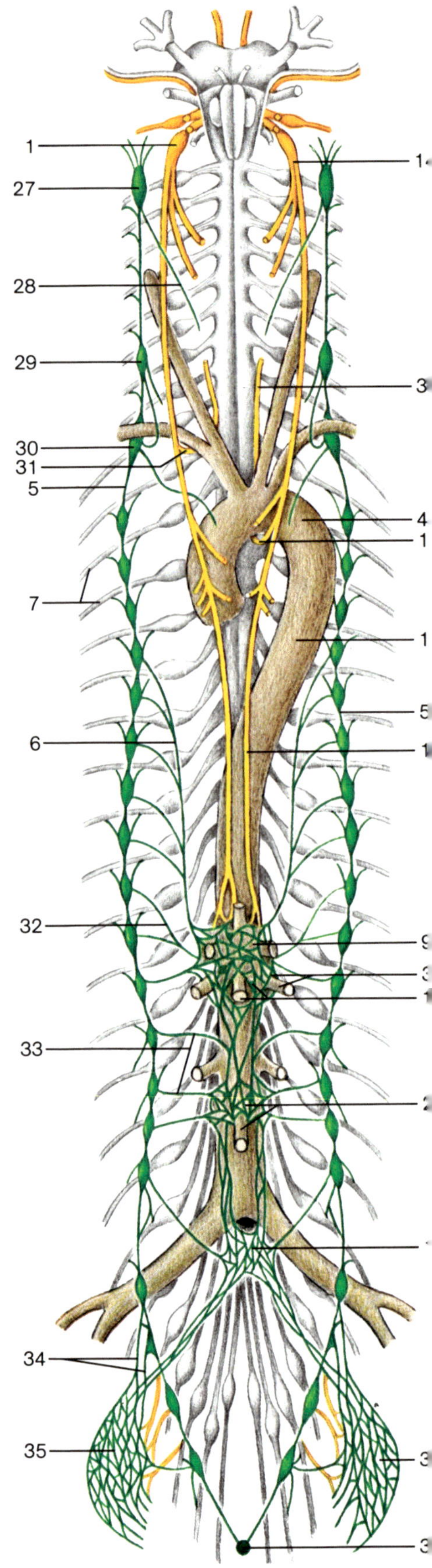

Organização do sistema nervoso autônomo (segundo Mattuschka) (desenho esquemático). Amarelo = nervos parassimpáticos; verde = nervos simpáticos.

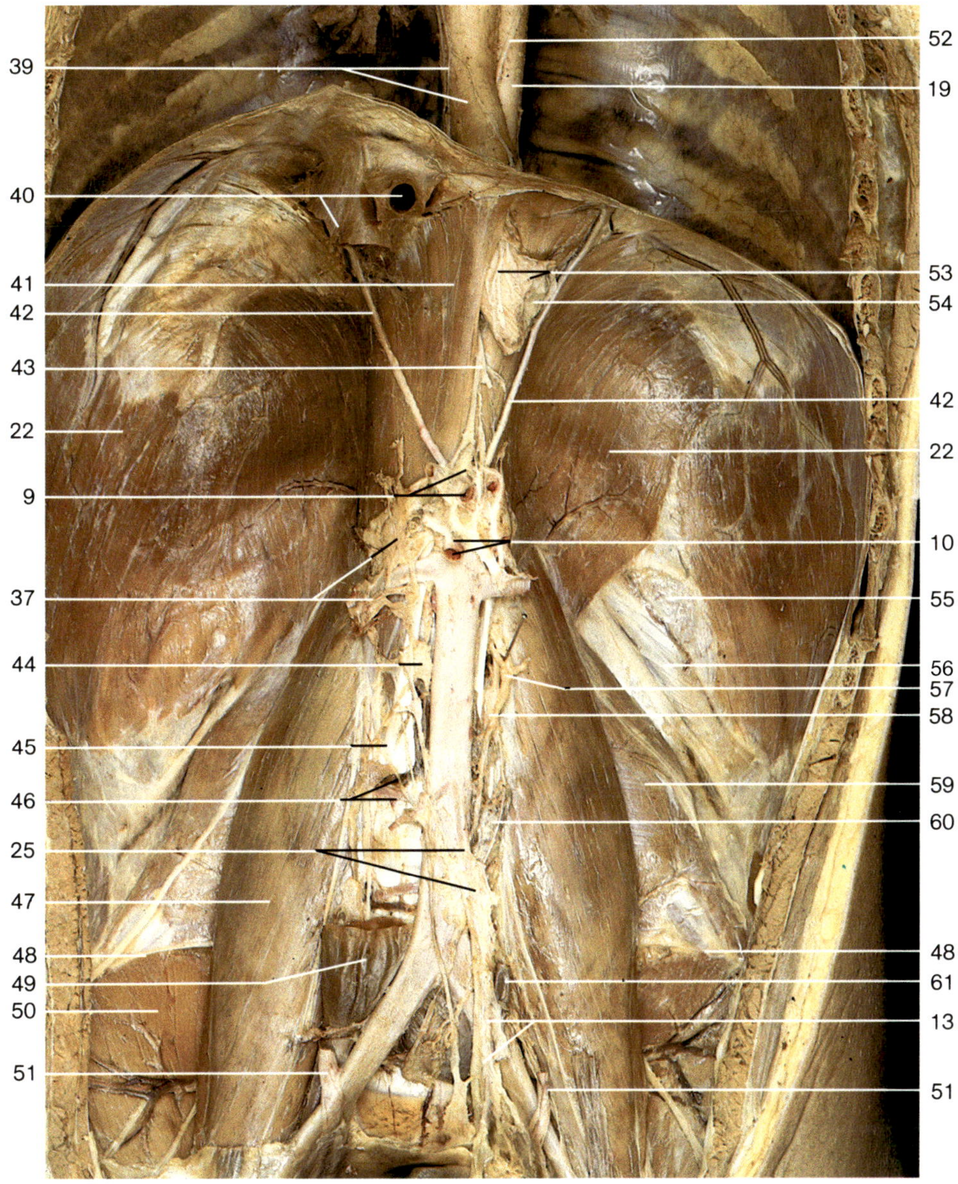

Gânglios e plexos do sistema nervoso autônomo no espaço retroperitoneal (vista anterior). Os rins e a veia cava inferior com suas tributárias foram removidos.

1 Nervo vago direito
2 Artéria subclávia direita
3 Esôfago
4 Arco da aorta
5 Tronco simpático
6 Nervo esplâncnico maior
7 Nervos intercostais
8 Esôfago (parte abdominal) e tronco vagal
9 Tronco celíaco com gânglio celíaco
10 Artéria mesentérica superior e gânglio
11 Músculo psoas maior e nervo genitofemoral
12 Artéria ilíaca comum
13 Plexo e gânglio hipogástricos superiores
14 Nervo vago esquerdo
15 Plexo braquial
16 Artéria subclávia esquerda
17 Nervo laríngeo recorrente esquerdo
18 Nervo cardíaco cervical inferior
19 Parte torácica da aorta
20 Plexo esofágico
21 Veia ázigo
22 Diafragma
23 Artéria esplênica
24 Artéria e plexo renais esquerdos
25 Gânglio e artéria mesentéricos inferiores
26 Artéria ilíaca externa esquerda
27 Gânglio cervical superior do tronco simpático
28 Ramo cardíaco superior do tronco simpático
29 Gânglio cervical médio do tronco simpático
30 Gânglio cervical inferior do tronco simpático
31 Nervo laríngeo recorrente direito
32 Nervo esplâncnico menor
33 Nervos esplâncnicos lombares
34 Nervos esplâncnicos sacrais
35 Gânglio e plexo hipogástricos inferiores
36 Nervo laríngeo recorrente esquerdo
37 Plexo aorticorrenal e artéria renal
38 Gânglio ímpar
39 Esôfago com ramos do nervo vago
40 Veias hepáticas
41 Pilar direito do diafragma
42 Artéria frênica inferior
43 Nervo vago direito penetrando no gânglio celíaco
44 Tronco linfático lombar direito
45 Parte lombar do tronco simpático direito
46 Artéria e veia lombares
47 Músculo psoas maior
48 Crista ilíaca
49 Veia cava inferior
50 Músculo ilíaco
51 Ureter
52 Nervo vago esquerdo formando o plexo esofágico
53 Nervo vago esquerdo formando o plexo gástrico
54 Transição do esôfago para a cárdia do estômago
55 Trígono lombocostal
56 Posição da décima segunda costela
57 Tronco linfático lombar esquerdo
58 Gânglio do tronco simpático
59 Músculo quadrado do lombo
60 Parte lombar do tronco simpático esquerdo
61 Vasos linfáticos ilíacos

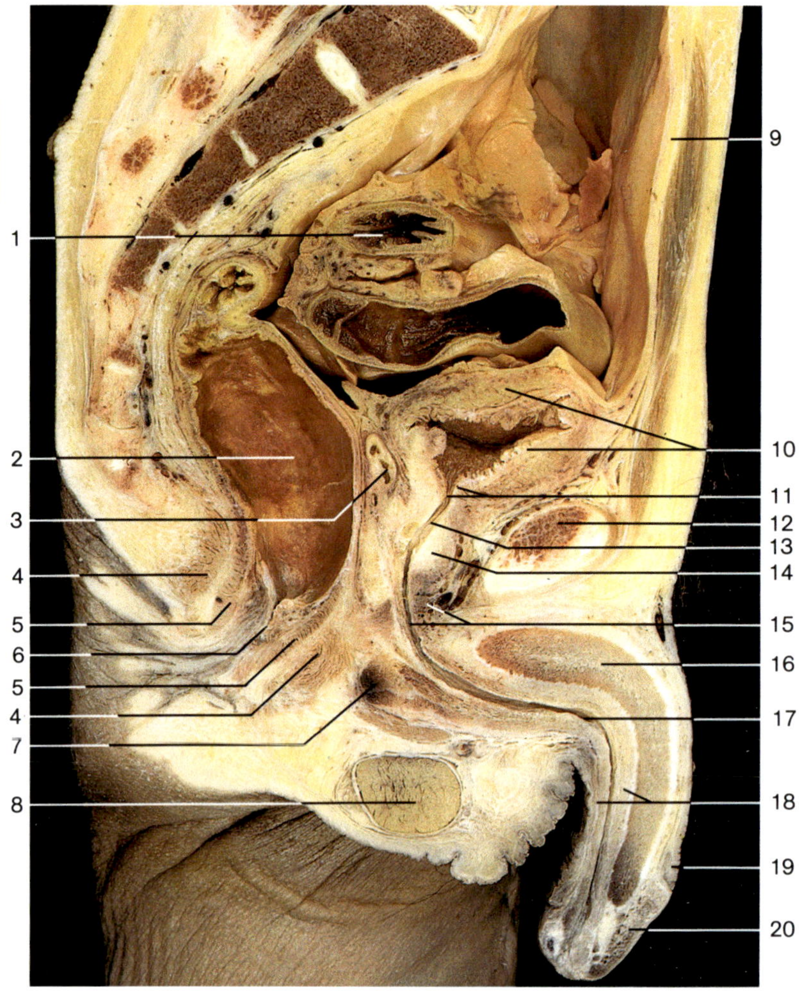

Sistema genital masculino (secção sagital mediana da cavidade pélvica).

1 Colo sigmoide
2 Ampola do reto
3 Ampola do ducto deferente
4 Músculo esfíncter externo do ânus
5 Músculo esfíncter interno do ânus
6 Canal anal
7 Bulbo do pênis
8 Testículo (superfície de corte)
9 Ligamento umbilical mediano
10 Bexiga urinária
11 Óstio interno da uretra e músculo esfíncter
12 Sínfise púbica
13 Parte prostática da uretra
14 Próstata
15 Parte membranácea da uretra e músculo esfíncter externo da uretra
16 Corpo cavernoso do pênis
17 Parte esponjosa da uretra
18 Corpo esponjoso do pênis
19 Prepúcio do pênis
20 Glande do pênis
21 Rim
22 Pelve renal
23 Parte abdominal do ureter
24 Parte pélvica do ureter
25 Glândula seminal
26 Ducto ejaculatório
27 Glândula bulbouretral
28 Ducto deferente
29 Epidídimo
30 Umbigo
31 Trígono da bexiga e óstio do ureter
32 Fossa navicular da uretra
33 Óstio externo da uretra
34 Testículo
35 Sacro

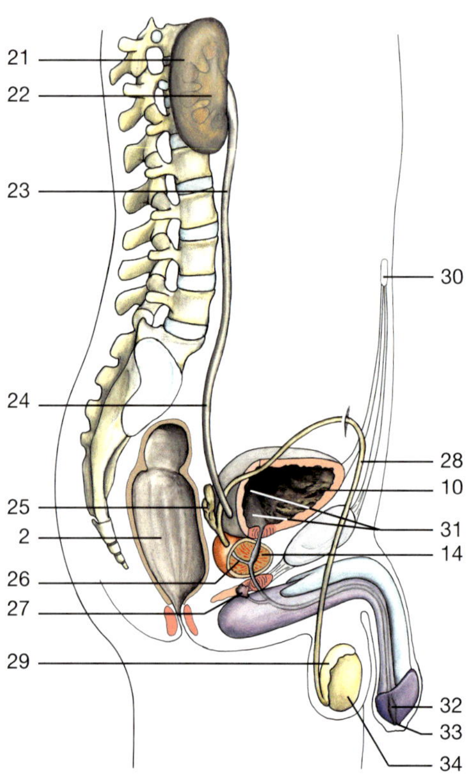

Sistema genital masculino (vista lateral).

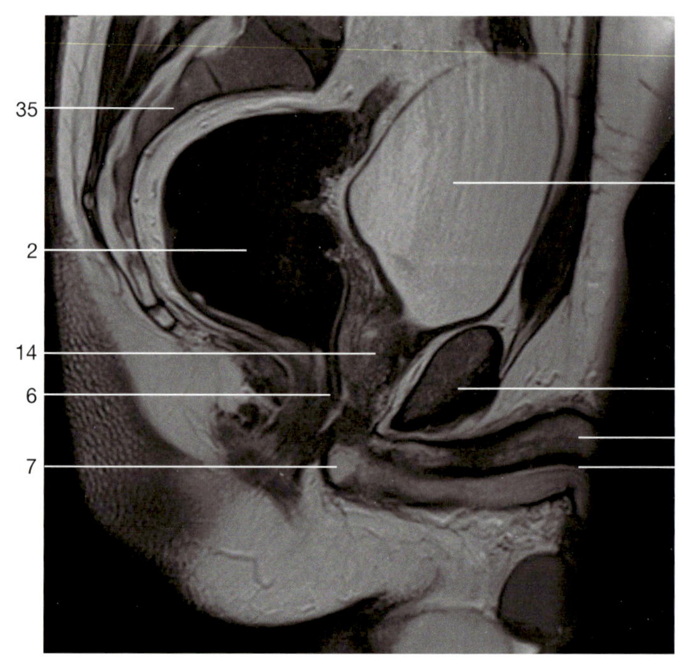

Corte sagital mediano da cavidade pélvica masculina (RNM). (Prof. Uder, Dept. de Radiologia, Universidade de Erlangen--Nürnberg, Alemanha.)

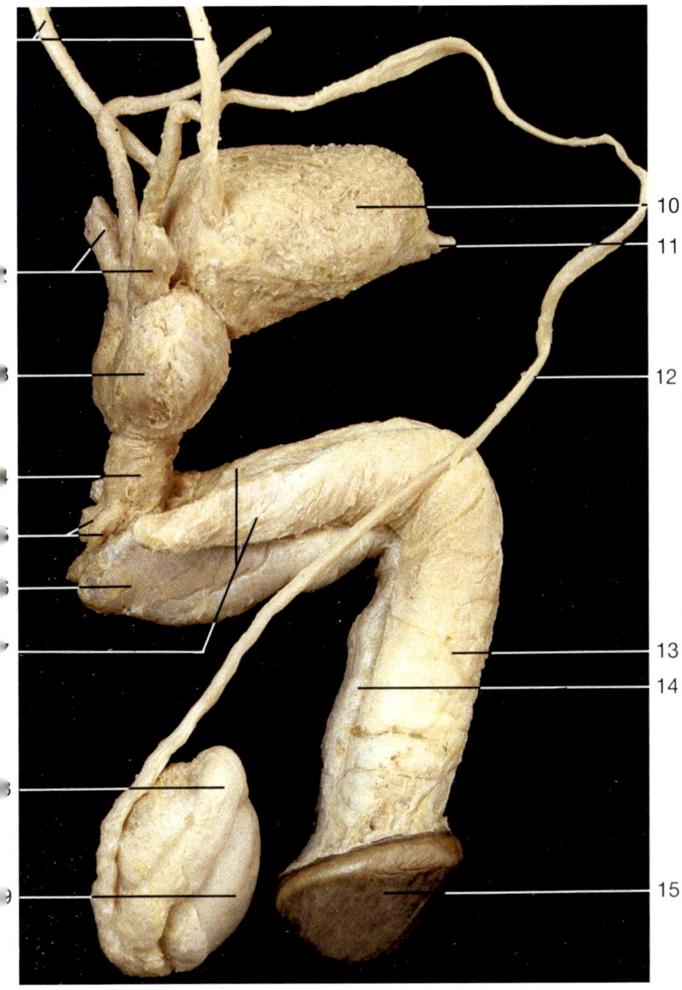

Órgãos genitais masculinos isolados (vista lateral direita).

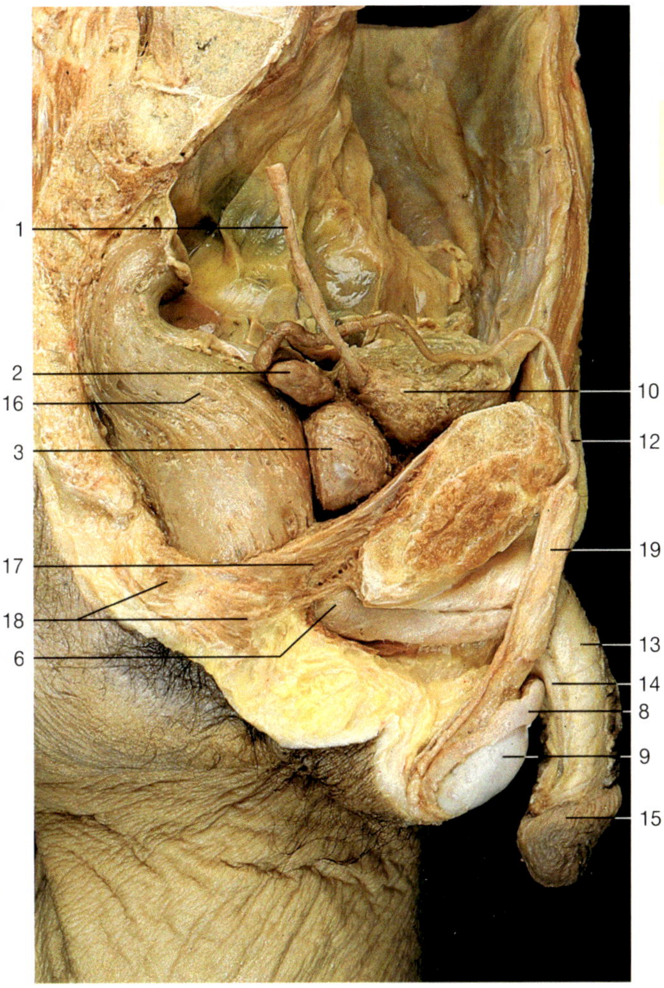

Órgãos genitais masculinos ***in situ*** (vista lateral direita).

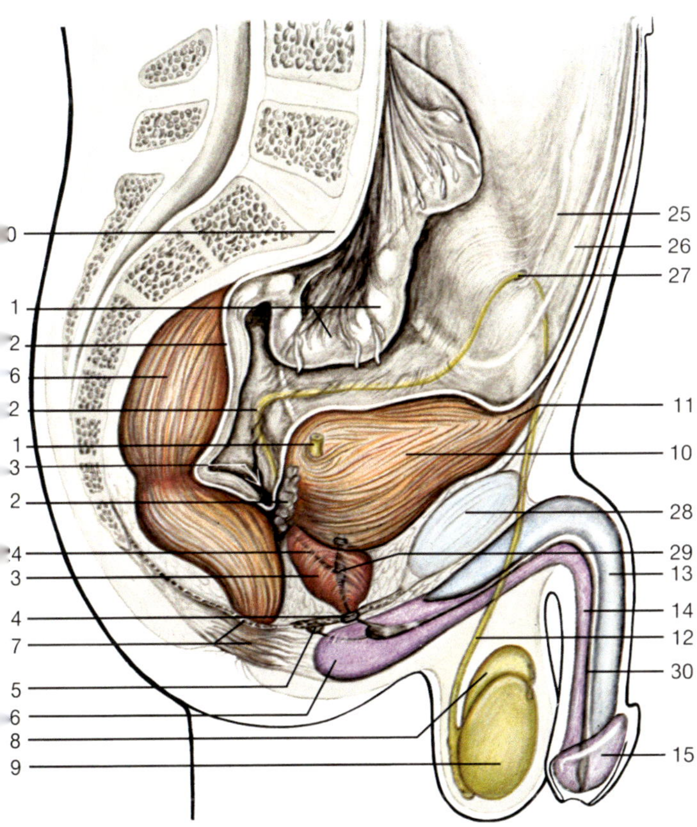

Posição dos órgãos genitais masculinos (vista lateral direita).

1 Ureter
2 Glândula seminal
3 Próstata
4 Diafragma urogenital e parte membranácea da uretra
5 Glândula bulbouretral
6 Bulbo do pênis
7 Ramos do pênis (direito e esquerdo)
8 Epidídimo
9 Testículo
10 Bexiga urinária
11 Ápice da bexiga urinária
12 Ducto deferente
13 Corpo cavernoso do pênis
14 Corpo esponjoso do pênis
15 Glande do pênis
16 Ampola do reto
17 Músculo levantador do ânus
18 Canal anal e músculo esfíncter externo do ânus
19 Funículo espermático (seccionado)
20 Promontório sacral
21 Colo sigmoide
22 Peritônio (seccionado)
23 Escavação retovesical
24 Ducto ejaculatório
25 Prega umbilical lateral
26 Prega umbilical medial
27 Anel inguinal profundo e ducto deferente
28 Sínfise púbica
29 Uretra (parte prostática)
30 Uretra (parte esponjosa)

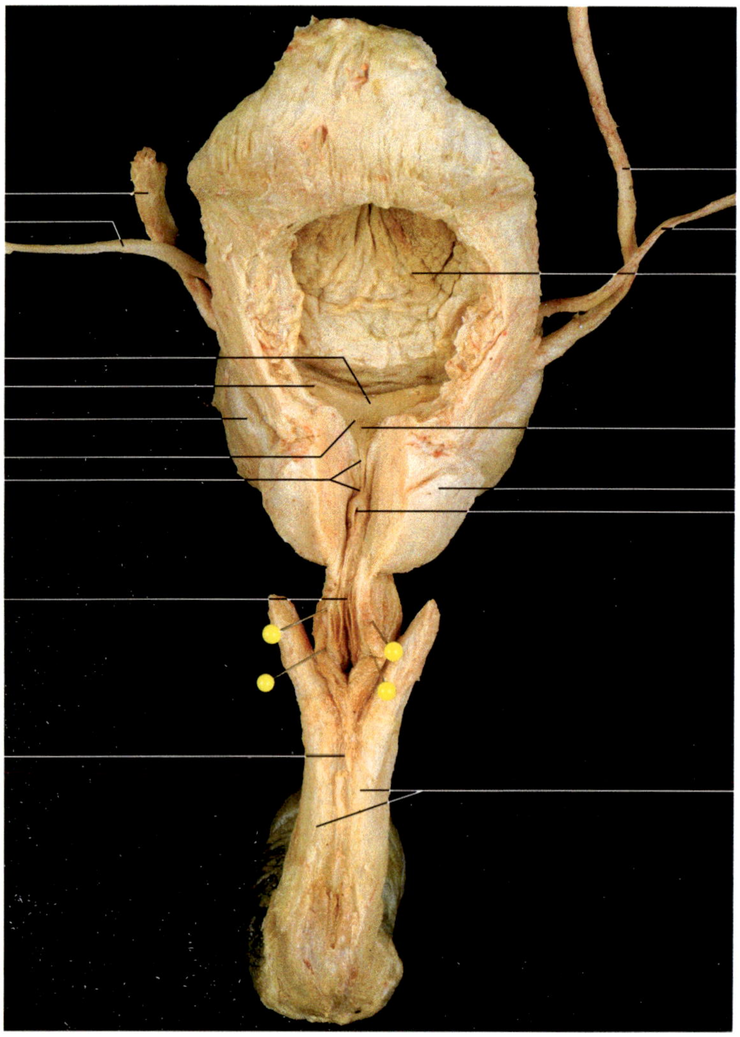

Órgãos genitais masculinos e bexiga urinária, isolados (vista anterior). A bexiga urinária, a próstata e a uretra foram abertas. A bexiga urinária está contraída.

1 Ureter
2 Ducto deferente
3 Prega interuretérica
4 Óstio do ureter
5 Glândula seminal
6 Trígono da bexiga
7 Parte prostática da uretra com colículo seminal e crista uretral
8 Músculo transverso profundo do períneo
9 Parte membranácea da uretra
10 Parte esponjosa da uretra
11 Túnica mucosa da bexiga urinária
12 Óstio interno da uretra e úvula da bexiga
13 Próstata
14 Utrículo prostático
15 Corpos cavernosos do pênis
16 Ducto ejaculatório
17 Músculo esfíncter externo da uretra
18 Músculo detrusor da bexiga
19 Glândula bulbouretral (Cowper)
20 Raiz do pênis
21 Aberturas das glândulas bulbouretrais
22 Glande do pênis
23 Óstios das glândulas uretrais

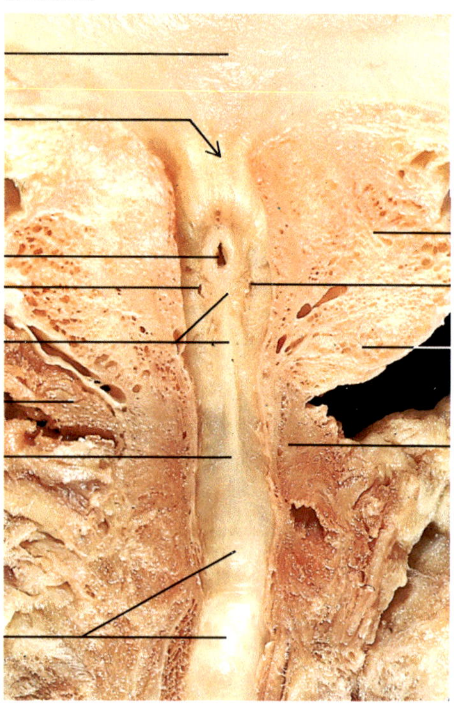

Metade posterior da uretra masculina e próstata em continuidade com o colo da bexiga urinária (vista anterior).

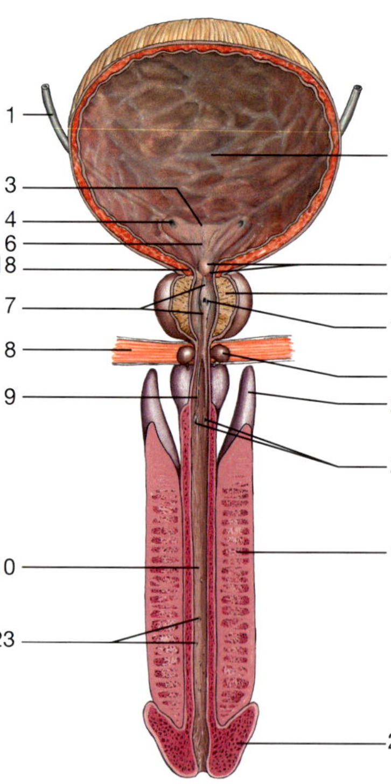

Órgãos genitais masculinos e a bexiga urinária (vista anterior). A bexiga urinária, a uretra e o pênis foram dissecados.

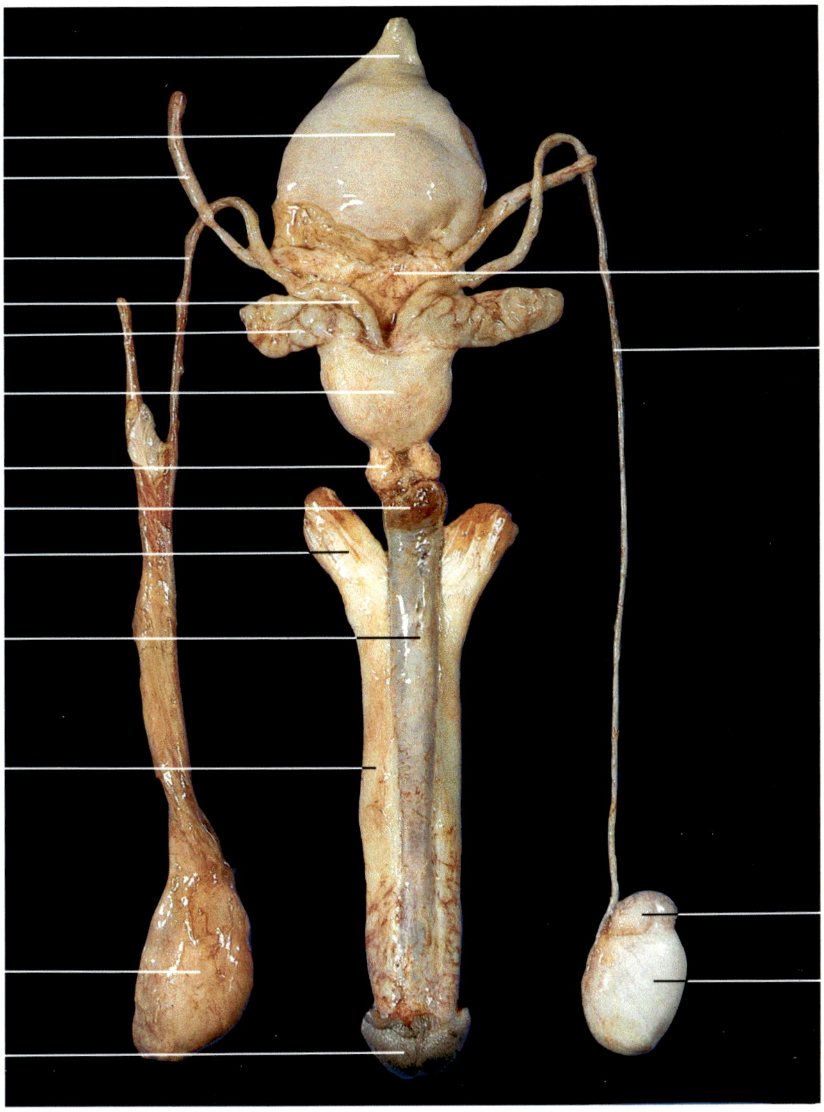

1 Ápice da bexiga urinária com úraco
2 Bexiga urinária
3 Ureter
4 Ducto deferente
5 Ampola do ducto deferente
6 Glândula seminal
7 Próstata
8 Glândula bulbouretral
9 Bulbo do pênis
10 Ramo do pênis
11 Corpo esponjoso do pênis
12 Corpo cavernoso do pênis
13 Testículo e epidídimo com envoltórios
14 Glande do pênis
15 Fundo da bexiga urinária
16 Cabeça do epidídimo
17 Testículo
18 Túnica mucosa da bexiga urinária
19 Trígono da bexiga
20 Óstio do ureter
21 Óstio interno da uretra
22 Colículo seminal
23 Próstata
24 Parte prostática da uretra
25 Parte membranácea da uretra
26 Parte esponjosa da uretra
27 Pele do pênis
28 Veia dorsal profunda do pênis (ímpar)
29 Artéria dorsal do pênis (par)
30 Túnica albugínea dos corpos cavernosos
31 Septo do pênis
32 Artéria profunda do pênis
33 Túnica albugínea do corpo esponjoso
34 Fáscia profunda do pênis

Órgãos genitais masculinos e a bexiga urinária, isolados (vista posterior).

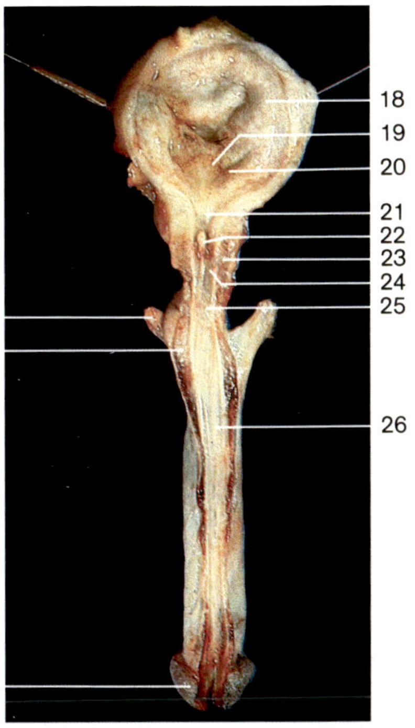

Bexiga urinária, uretra e pênis (abertos longitudinalmente, vista anterior).

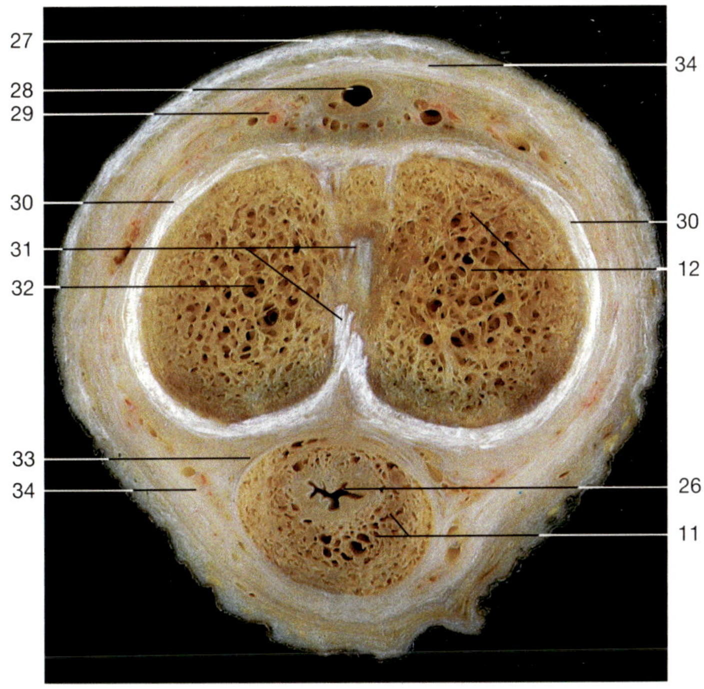

Corte transversal do pênis (vista inferior).

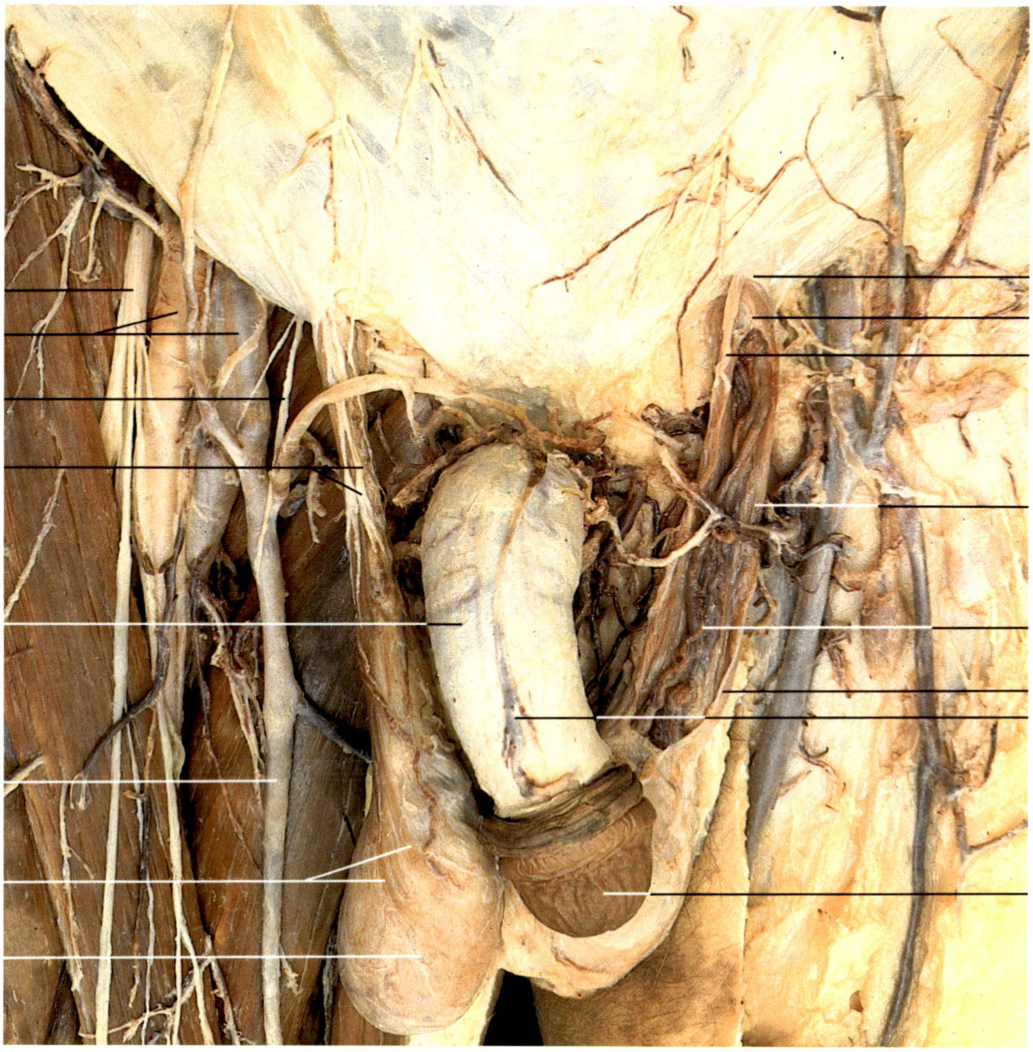

Órgãos genitais externos masculinos com pênis, testículo e funículo espermático, camada superficial (vista anterior).

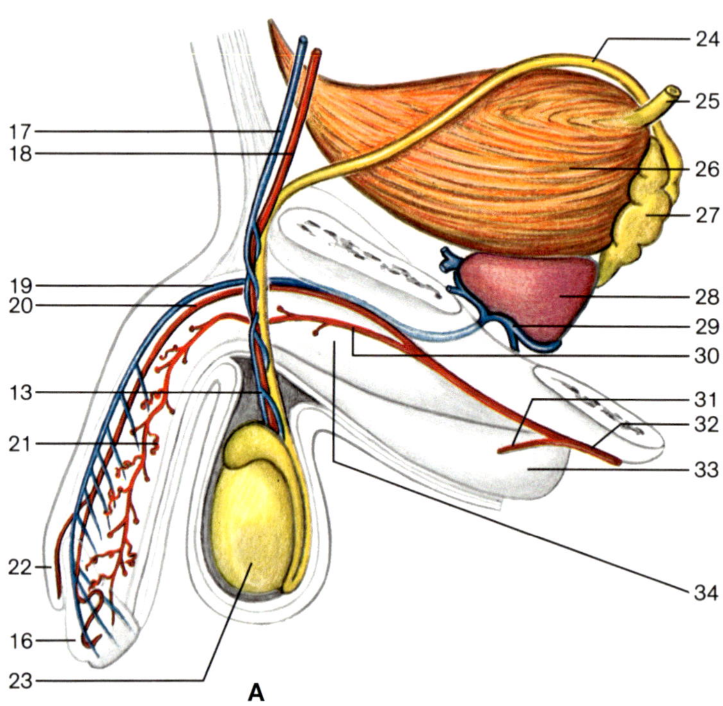

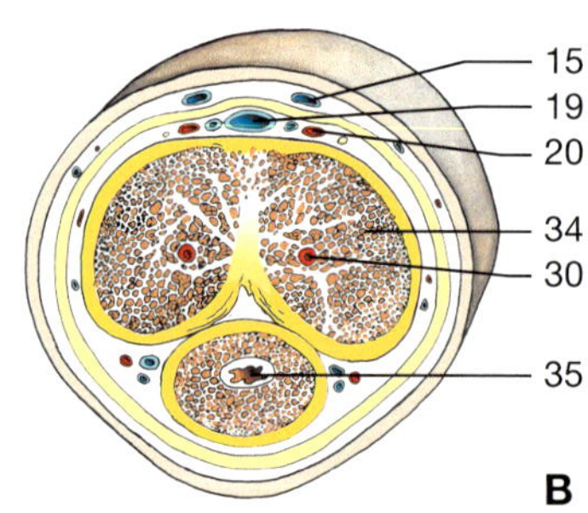

Vasos dos órgãos genitais masculinos.
A = vista lateral; B = secção transversal do pênis.

1 Nervo femoral
2 Artéria e veia femorais
3 Ramo femoral do nervo genitofemoral
4 Funículo espermático com ramo genital do nervo genitofemoral
5 Pênis com fáscia profunda
6 Veia safena magna
7 Músculo cremaster
8 Testículo com músculo cremaster
9 Anel inguinal superficial
10 Fáscia espermática interna (margem de corte)
11 Nervo ilioinguinal
12 Funículo espermático esquerdo
13 Plexo venoso pampiniforme
14 Fáscia espermática externa
15 Veia dorsal superficial do pênis

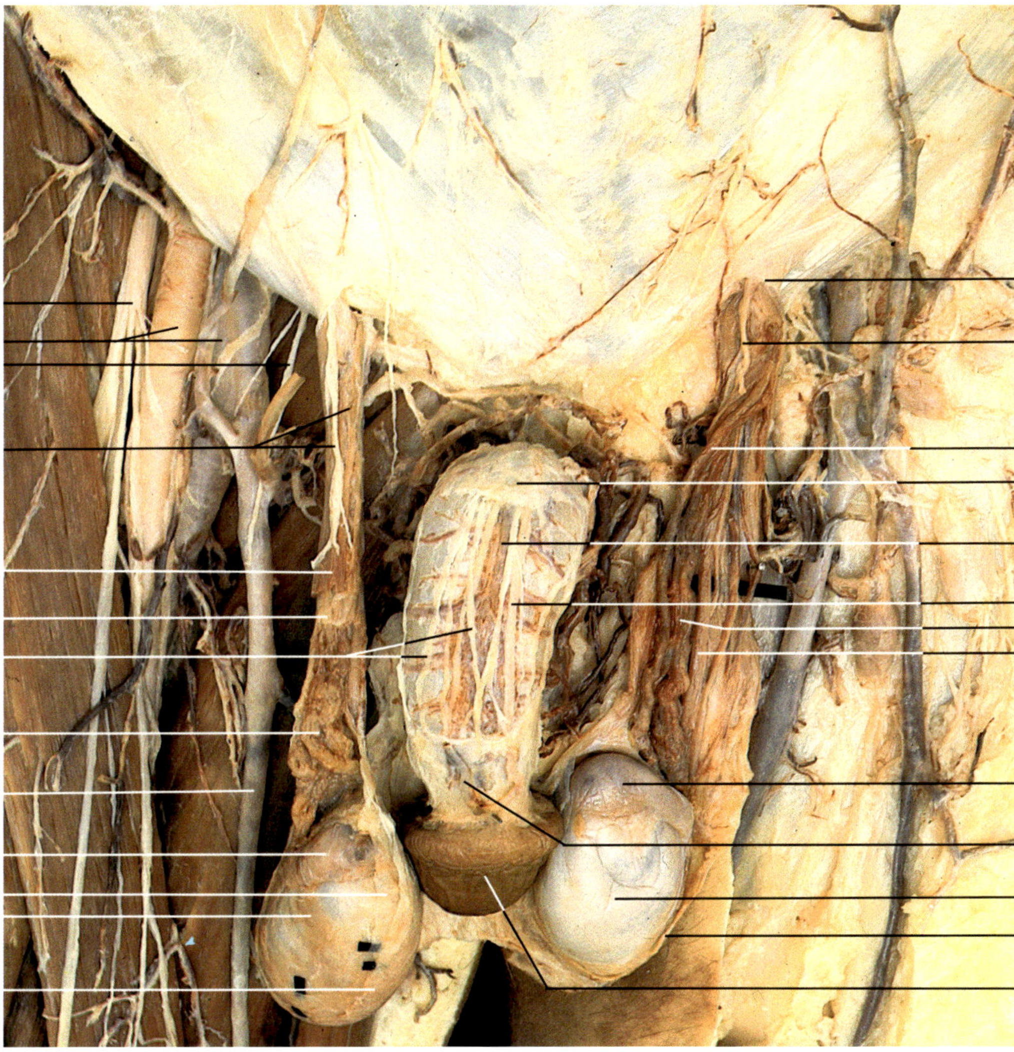

Órgãos genitais externos masculinos com pênis, testículo e funículo espermático, camada mais profunda (vista anterior). A fáscia profunda do pênis foi aberta para expor os nervos e vasos dorsais.

16 Glande do pênis
17 Veia testicular
18 Artéria testicular
19 Veia dorsal profunda do pênis
20 Artéria dorsal do pênis
21 Artérias helicinas
22 Prepúcio
23 Testículo com túnica albugínea
24 Ducto deferente
25 Ureter
26 Bexiga urinária
27 Vesícula seminal
28 Próstata
29 Plexo venoso vesicoprostático
30 Artéria profunda do pênis
31 Artéria do bulbo do pênis
32 Artéria pudenda interna
33 Corpo esponjoso do pênis
34 Corpo cavernoso do pênis
35 Uretra
36 Fáscia cremastérica com músculo cremaster
37 Nervo dorsal do pênis
38 Epidídimo
39 Túnica vaginal (camada visceral)
40 Túnica vaginal (camada parietal)
41 Ligamento inguinal
42 Nervo cutâneo femoral lateral
43 Anel inguinal profundo
44 Ducto deferente e artéria testicular
45 Hiato safeno
46 Epidídimo

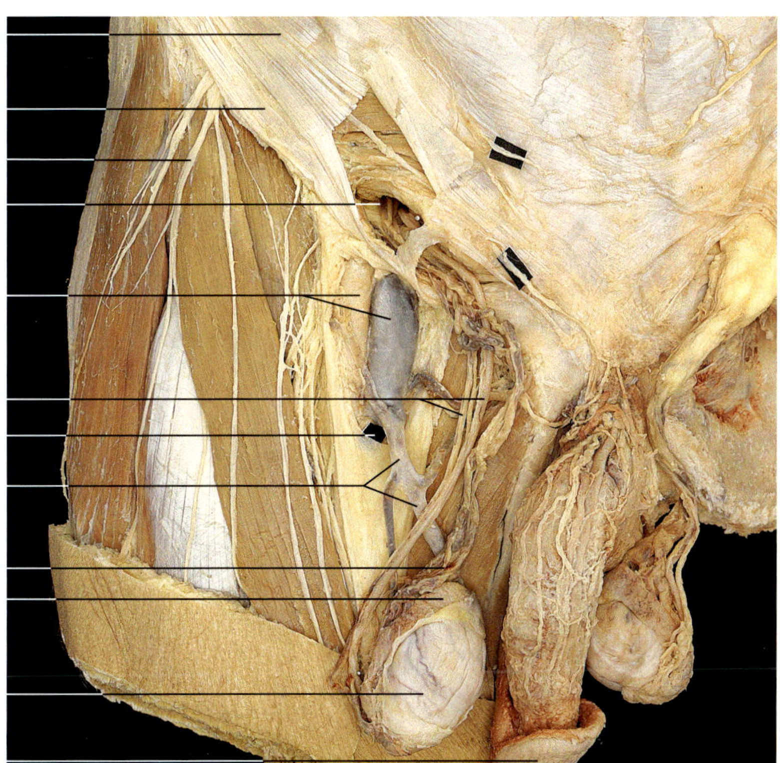

Órgãos genitais externos masculinos e a região inguinal (vista anterior). Dissecção do canal inguinal.

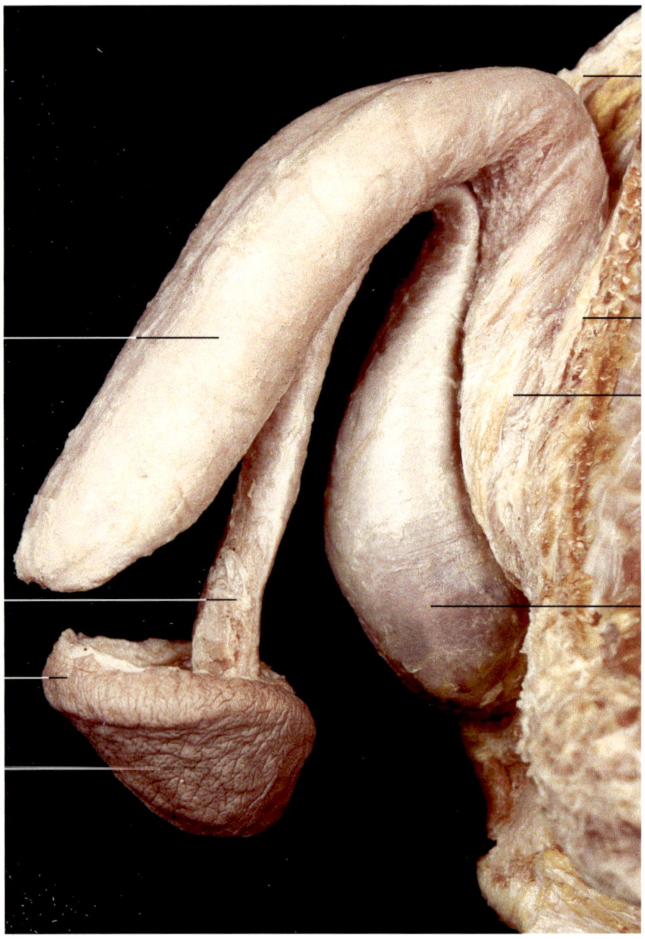

Órgãos genitais masculinos externos (vista lateral oblíqua). O corpo esponjoso do pênis com a glande do pênis foi isolado e rebatido.

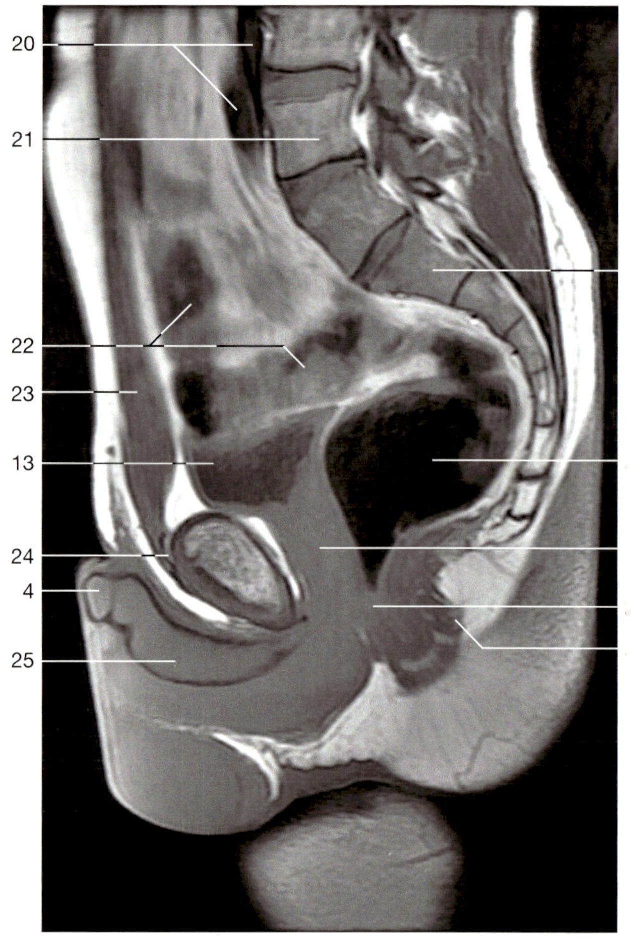

Corte sagital da cavidade pélvica com os órgãos genitais masculinos (RNM). (De Heuck et al., *Atlas de ressonância magnética do sistema musculoesquelético*, ed. bras. 2012.)

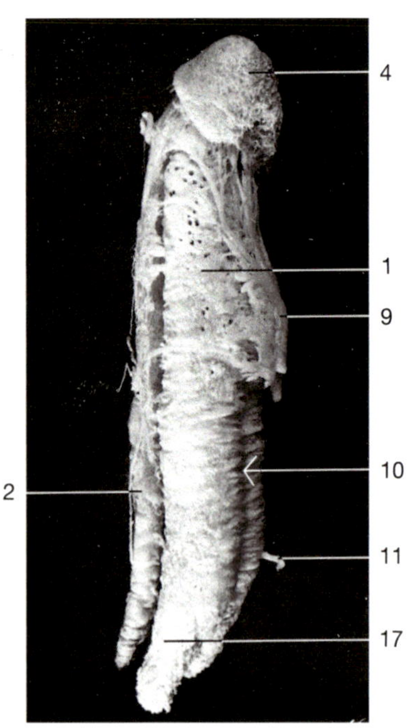

Molde em resina do pênis em ereção.

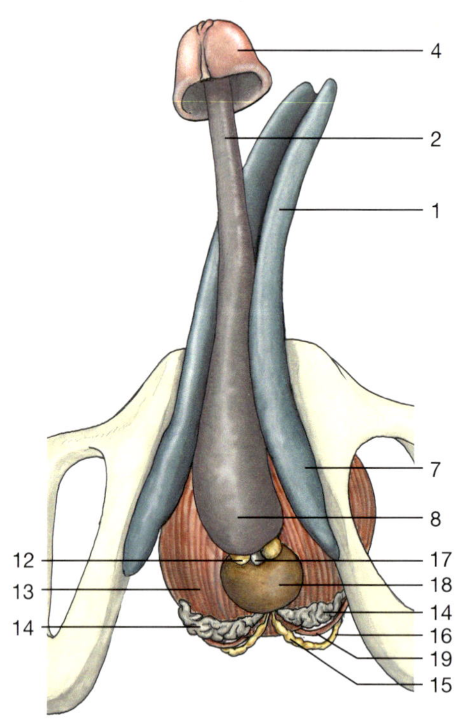

Órgãos genitais externos masculinos e glândulas acessórias.

1 Corpo cavernoso do pênis
2 Corpo esponjoso do pênis
3 Coroa da glande do pênis
4 Glande do pênis
5 Ligamento suspensor do pênis
6 Púbis (ramo inferior do púbis dissecado)
7 Ramo do pênis
8 Bulbo do pênis
9 Veia dorsal profunda do pênis
10 Septo do pênis
11 Artéria dorsal do pênis
12 Glândula bulbouretral
13 Bexiga urinária
14 Glândula seminal
15 Ampola do ducto deferente
16 Ducto deferente
17 Uretra membranácea
18 Próstata
19 Ureter
20 Artéria e veia ilíacas comuns
21 Corpo vertebral de L_5
22 Alças intestinais
23 Músculo reto do abdome
24 Sínfise púbica
25 Raiz do pênis
26 Sacro
27 Ampola do reto
28 Canal anal
29 Músculo esfíncter externo do ânus

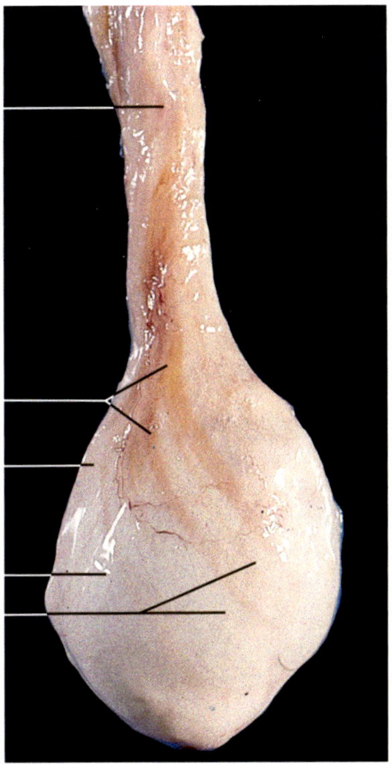

Testículo e epidídimo com túnicas (vista lateral).

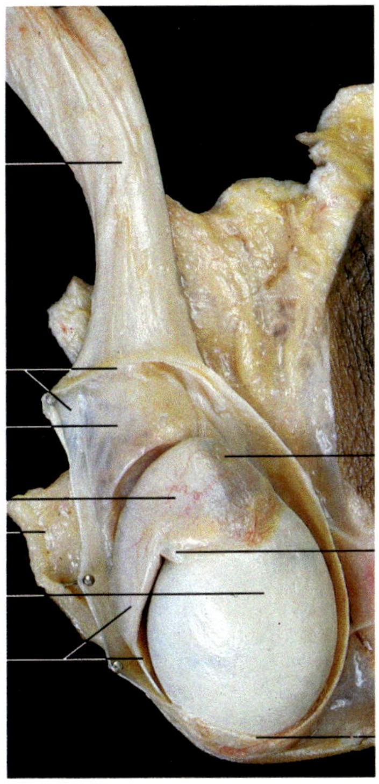

Testículo e epidídimo (vista lateral). A túnica vaginal foi aberta.

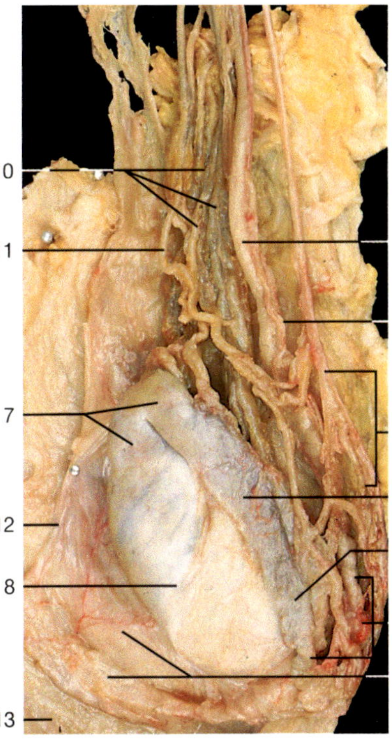

Testículo, epidídimo e funículo espermático. Dissecção do funículo espermático e ducto deferente (lado esquerdo, vista posterolateral).

1 Funículo espermático envolto pela fáscia cremastérica
2 Músculo cremaster
3 Posição do epidídimo
4 Fáscia espermática interna
5 Posição do testículo
6 Fáscia espermática interna com as túnicas adjacentes do testículo (superfície seccionada)
7 Cabeça do epidídimo
8 Testículo com túnica vaginal (lâmina visceral)
9 Corpo do epidídimo
10 Plexo pampiniforme (veias anteriores)
11 Artéria testicular
12 Túnica vaginal (lâmina parietal, margem de corte)
13 Pele e músculo dartos (rebatidos)
14 Ducto deferente
15 Artéria do ducto deferente
16 Plexo pampiniforme (veias posteriores)
17 Cauda do epidídimo
18 Transição de ducto do epidídimo a ducto deferente e plexo venoso
19 Túnica vaginal (lâmina parietal)
20 Apêndice do epidídimo
21 Apêndice do testículo
22 Gubernáculo do testículo

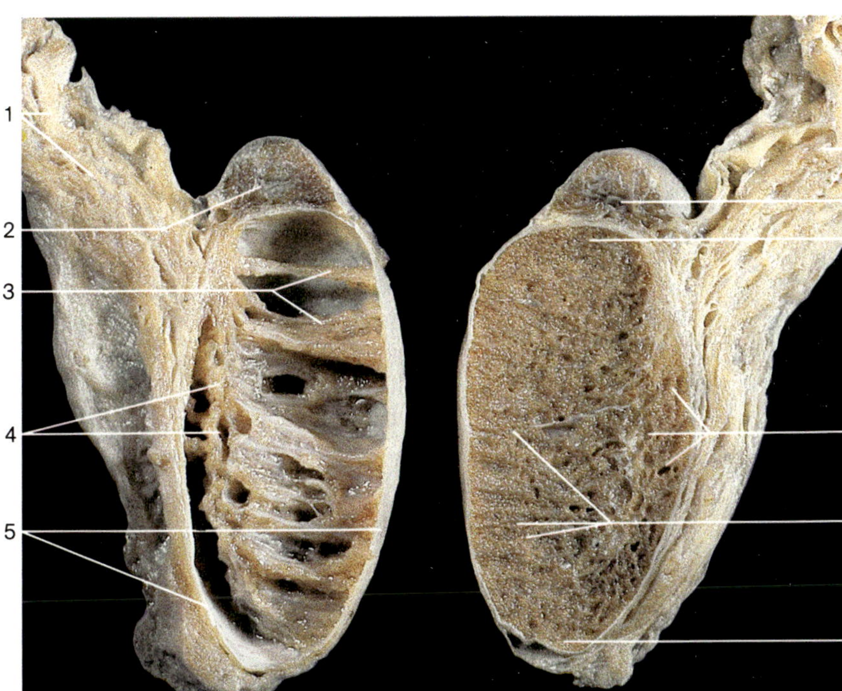

Secção longitudinal do testículo e do epidídimo. A figura da esquerda mostra os séptulos do testículo após a remoção dos túbulos seminíferos.

1 Funículo espermático (corte)
2 Cabeça do epidídimo (corte)
3 Séptulos do testículo
4 Mediastino do testículo
5 Túnica albugínea
6 Polo superior do testículo
7 Túbulos seminíferos contorcidos
8 Polo inferior do testículo

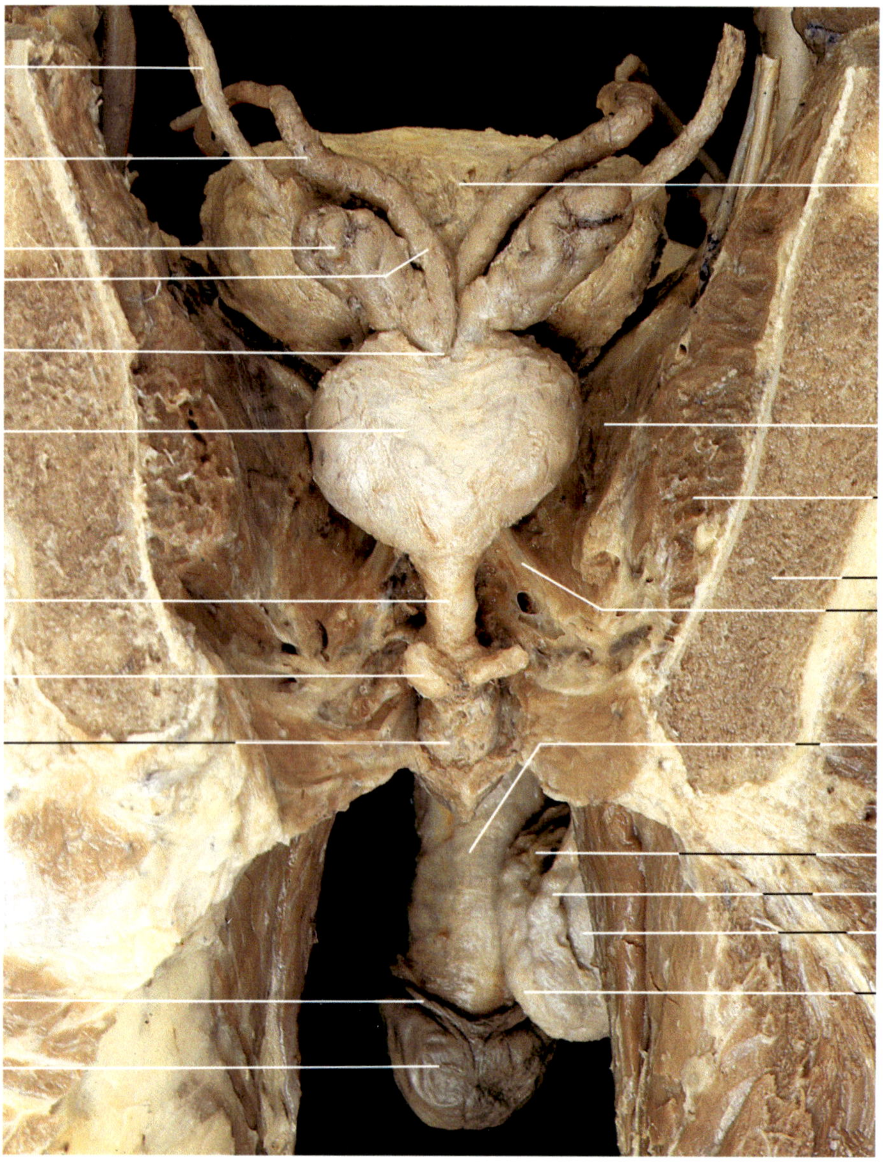

Glândulas acessórias dos órgãos genitais masculinos. Secção coronal da cavidade pélvica. Vista posterior da bexiga urinária, da próstata e das glândulas seminais.

1 Ureter
2 Ducto deferente
3 Glândula seminal
4 Ampola do ducto deferente
5 Ducto ejaculatório (início)
6 Próstata
7 Uretra (parte membranácea)
8 Glândula bulbouretral
9 Bulbo do pênis
10 Pênis
11 Glande do pênis
12 Bexiga urinária
13 Músculo levantador do ânus
14 Músculo obturador interno
15 Osso do quadril (margem de corte)
16 Ligamento puboprostático
17 Corpo esponjoso do pênis
18 Cabeça do epidídimo
19 Ducto deferente (início)
20 Testículo
21 Cauda do epidídimo
22 Corpo cavernoso do pênis
23 Funículo espermático
24 Músculos adutor e pectíneo
25 Púbis
26 Parte prostática da uretra (colículo seminal)
27 Reto
28 Nervo isquiático
29 Veia safena magna
30 Músculo sartório
31 Artéria e veia femorais
32 Músculo reto femoral
33 Músculo tensor da fáscia lata
34 Músculo pectíneo
35 Músculo iliopsoas
36 Músculo vasto lateral
37 Músculo obturador externo
38 Fêmur
39 Túber isquiático
40 Músculo glúteo máximo

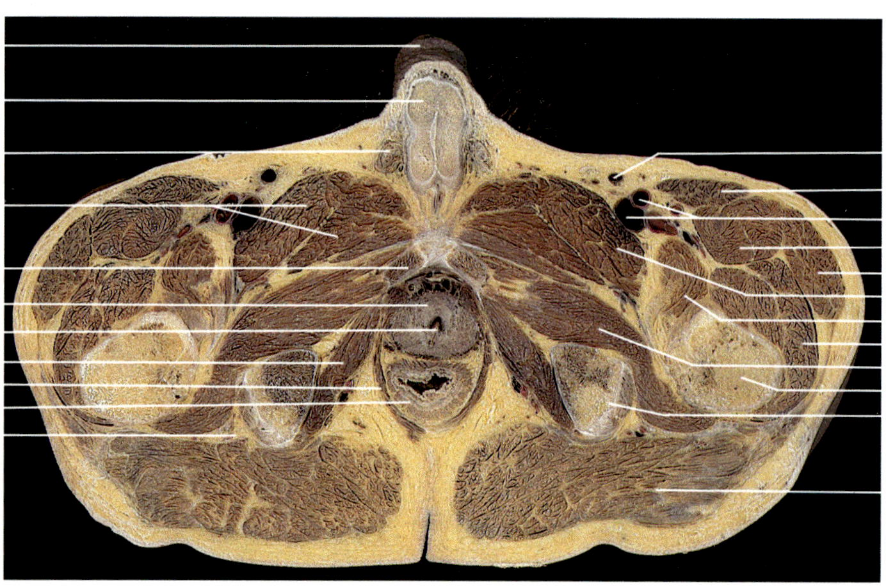

Secção horizontal da cavidade pélvica masculina no nível da próstata.

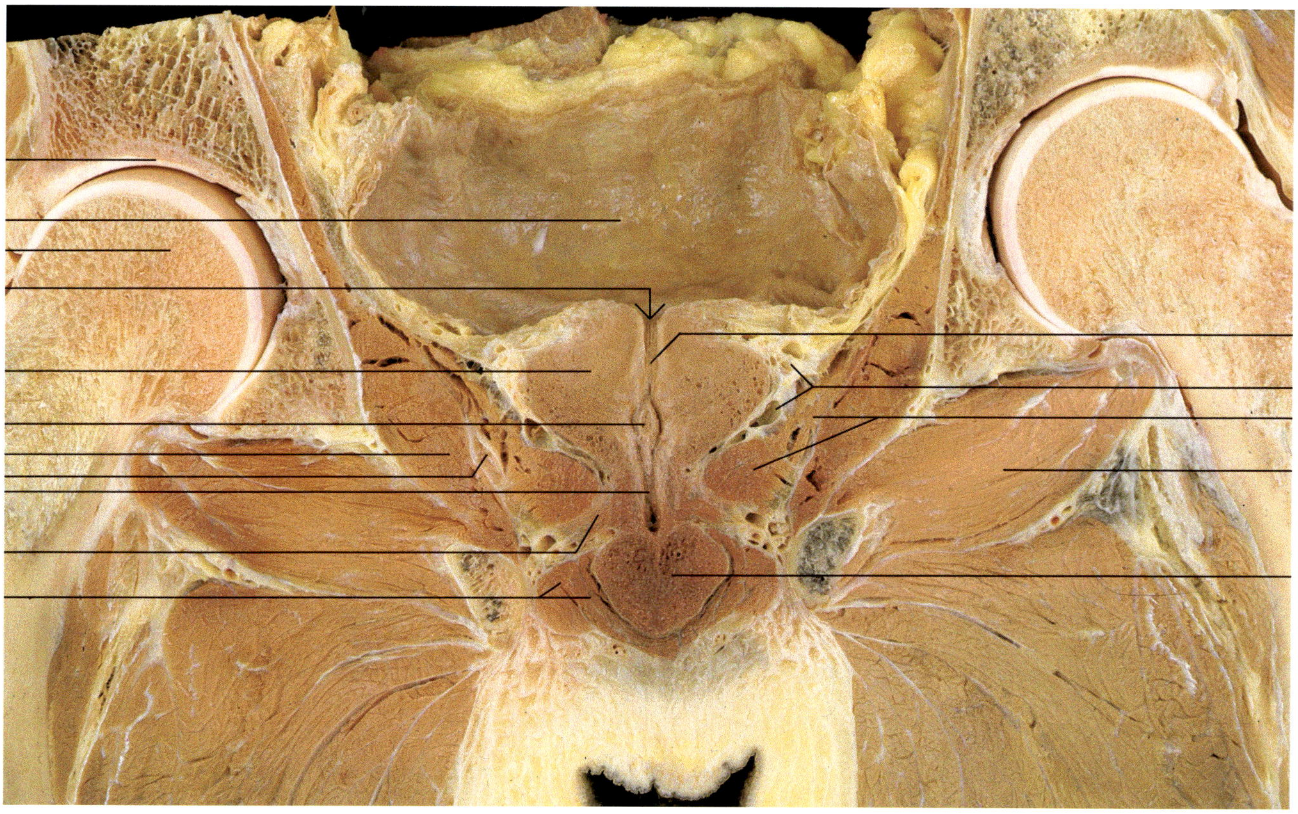

Secção coronal da cavidade pélvica masculina, no nível da próstata e da articulação do quadril (vista anterior).

1 Acetábulo da articulação do quadril
2 Bexiga urinária
3 Cabeça do fêmur
4 Óstio interno da uretra
5 Próstata
6 Colículo seminal
7 Músculo obturador interno
8 Fossa isquioanal
9 Uretra (parte membranácea)
10 Músculo transverso profundo do períneo
11 Ramo do pênis e músculo isquiocavernoso
12 Uretra (parte prostática)
13 Plexo prostático (venoso)
14 Músculo levantador do ânus
15 Músculo obturador externo
16 Bulbo do pênis
17 Prega umbilical mediana com o remanescente do úraco obliterado
18 Escavação retovesical
19 Reto
20 Sacro
21 Artéria epigástrica inferior
22 Prega umbilical medial com artéria umbilical obliterada
23 Anel inguinal profundo e ducto deferente
24 Artéria circunflexa ilíaca profunda
25 Artéria e veia ilíacas externas
26 Nervo femoral
27 Músculo iliopsoas
28 Ureter
29 Nervo obturatório e artéria ilíaca interna
30 Ílio e sacro

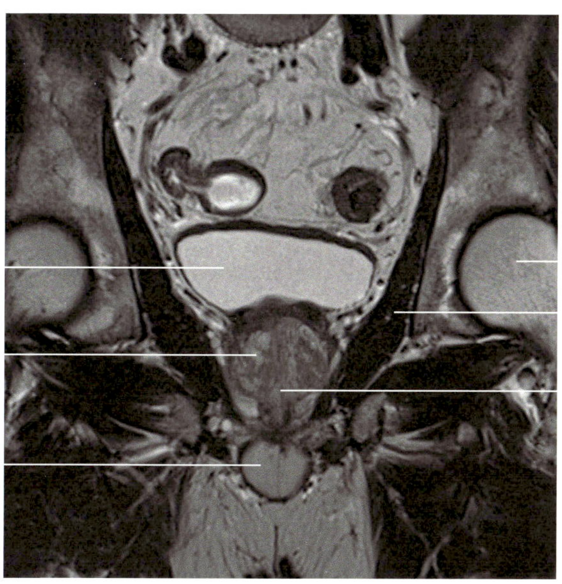

Corte coronal da cavidade pélvica masculina (RNM). (Prof. Uder, Depto. de Radiologia, Universidade de Erlangen-Nürnberg, Alemanha.)

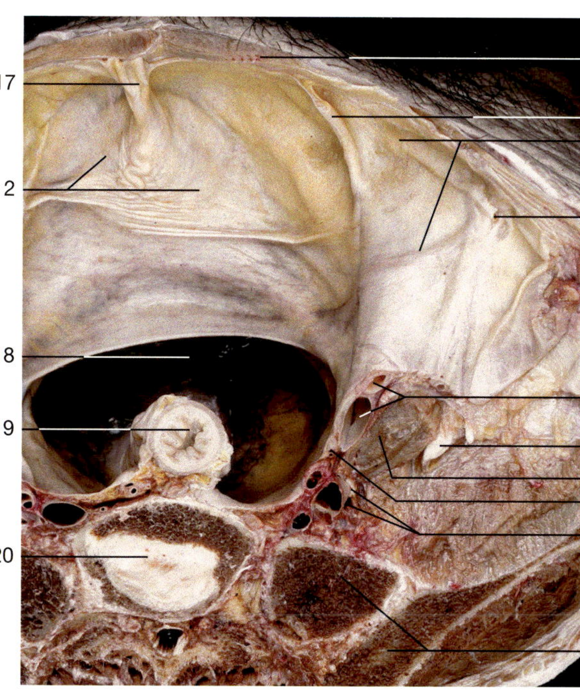

Cavidade pélvica masculina (vista superior).

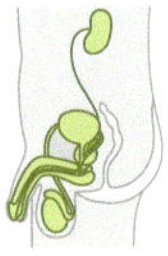

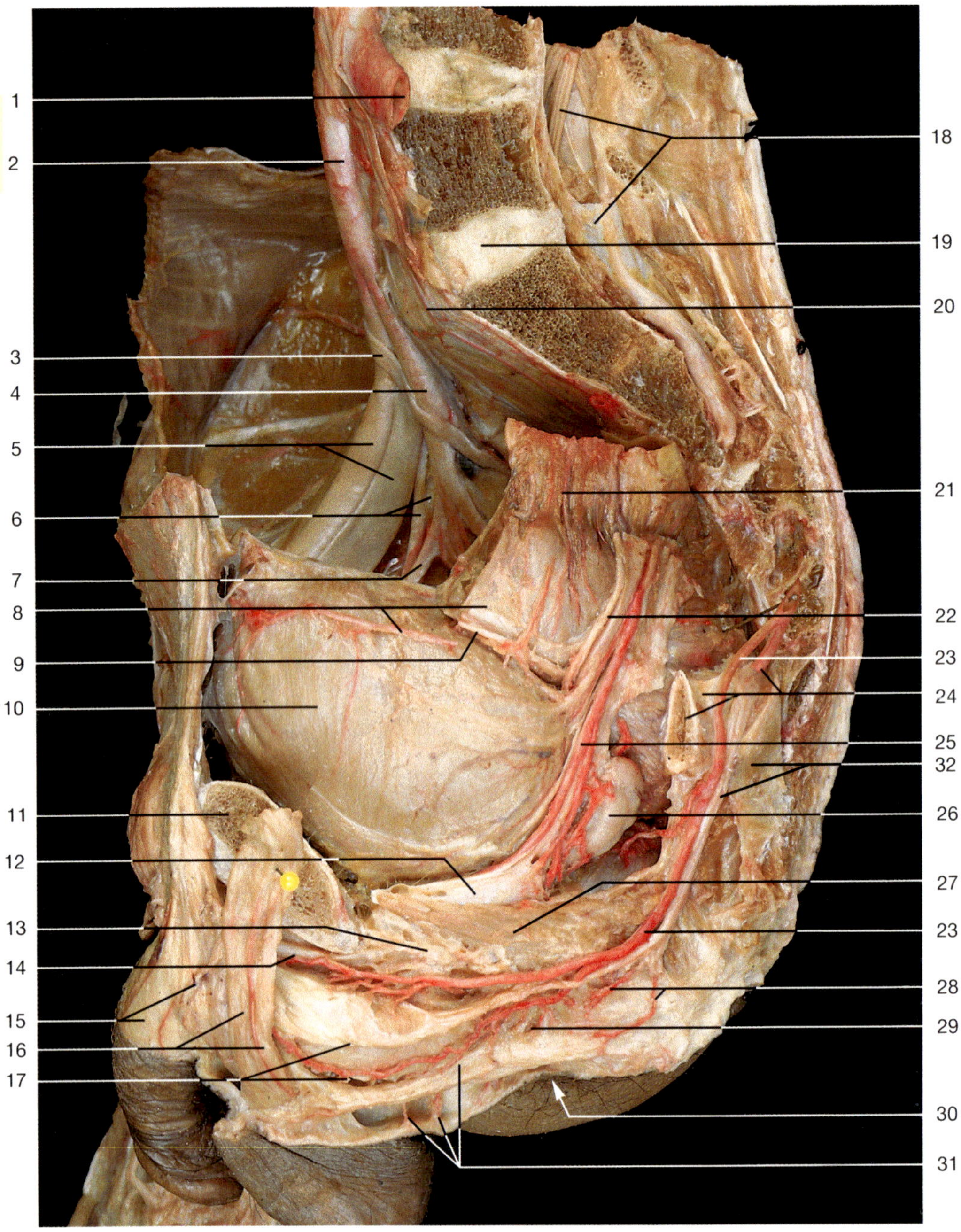

Vasos da cavidade pélvica masculina (metade direita, secção parassagital). As artérias foram injetadas com resina vermelha. A lâmina parietal do peritônio foi removida. A bexiga urinária está consideravelmente cheia.

1 Artéria ilíaca comum esquerda
2 Artéria ilíaca comum direita
3 Ureter direito
4 Artéria ilíaca interna direita
5 Artéria e veia ilíacas externas direitas
6 Artéria e nervo obturatórios direitos
7 Artéria umbilical
8 Colo sigmoide e artéria vesical superior
9 Ducto deferente esquerdo
10 Bexiga urinária
11 Púbis (seccionado)
12 Próstata
13 Plexo venoso vesicoprostático
14 Veia dorsal profunda do pênis e artéria dorsal do pênis
15 Pênis e veia dorsal superficial
16 Funículo espermático e artéria testicular
17 Bulbo do pênis e artéria profunda do pênis
18 Cauda equina e dura-máter (seccionada)
19 Disco intervertebral entre a quinta vértebra lombar e o sacro
20 Promontório sacral
21 Mesocolo sigmoide
22 Ureter esquerdo
23 Artéria pudenda interna esquerda
24 Espinha isquiática (seccionada), ligamento sacroespinal e artéria glútea inferior
25 Artéria vesical inferior esquerda
26 Glândula seminal
27 Músculo levantador do ânus
28 Artéria retal inferior (ramos)
29 Artéria perineal
30 Ânus
31 Ramos escrotais posteriores
32 Nervo pudendo e ligamento sacrotuberal

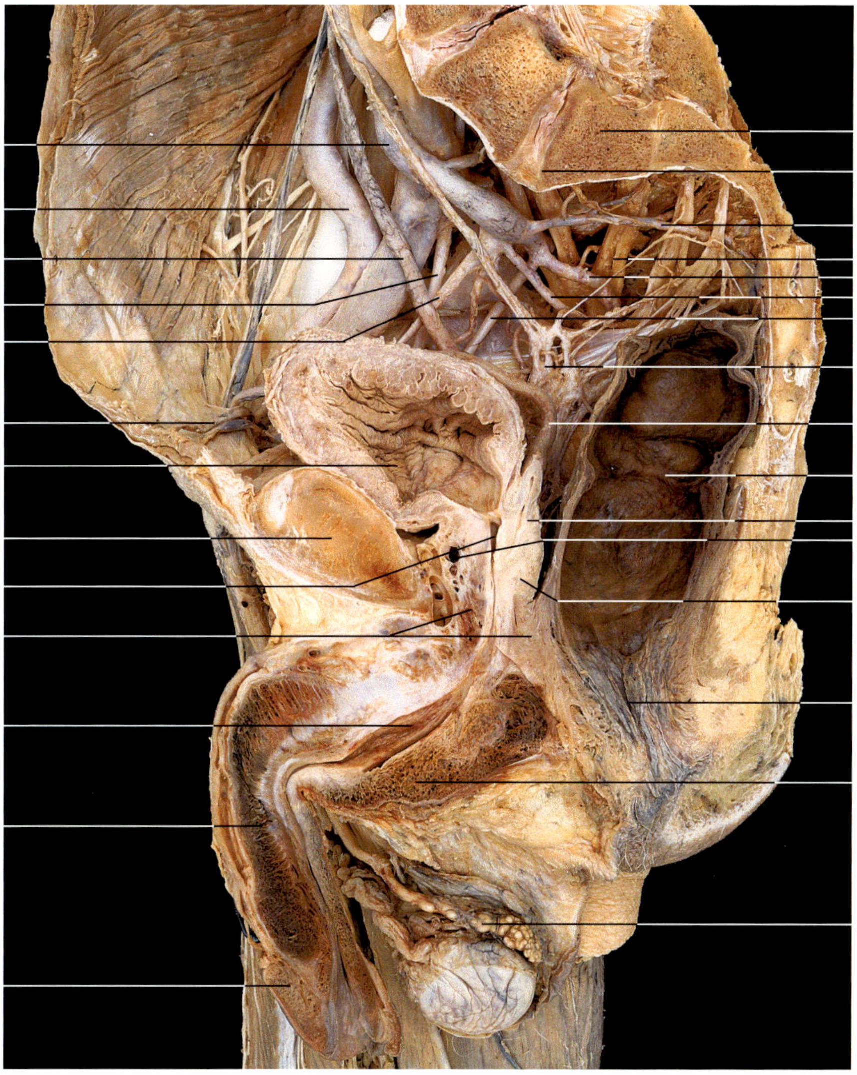

Vasos da cavidade pélvica masculina (vista medial, secção sagital mediana). O músculo glúteo máximo foi removido.

1 Artéria ilíaca interna
2 Artéria ilíaca externa
3 Ureter
4 Nervo obturatório
5 Artéria umbilical
6 Anel inguinal profundo
7 Bexiga urinária
8 Sínfise púbica
9 Parte prostática da uretra
10 Músculo esfíncter externo da uretra
11 Parte esponjosa da uretra
12 Corpo cavernoso do pênis
13 Glande do pênis
14 Sacro
15 Promontório sacral
16 Artéria sacral lateral
17 Plexo sacral
18 Artéria glútea inferior
19 Artéria pudenda interna
20 Artéria obturatória
21 Plexo hipogástrico inferior
22 Ducto deferente
23 Glândula seminal
24 Reto
25 Plexo venoso prostático
26 Próstata
27 Canal anal
28 Parte esponjosa do pênis
29 Plexo pampiniforme
30 Testículo e epidídimo
31 Artéria ilíaca comum
32 Artéria umbilical
33 Ligamento umbilical medial
34 Ramos da artéria vesical superior
35 Diafragma urogenital
36 Artéria profunda do pênis
37 Artéria dorsal do pênis
38 Pênis
39 Artéria iliolombar
40 Artéria glútea superior
41 Artéria retal média
42 Músculo levantador do ânus
43 Artéria retal inferior
44 Artéria vesical inferior
45 Artéria testicular
46 Artéria do bulbo do pênis
47 Septo do pênis

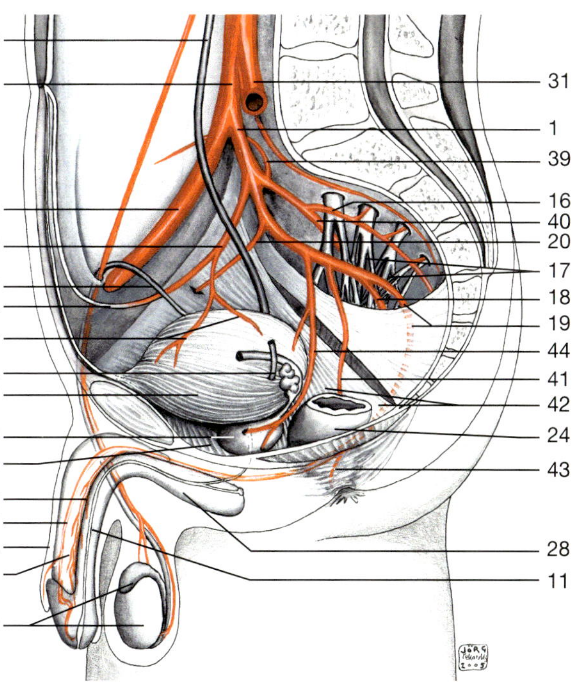

Principais ramos da artéria ilíaca interna no homem (vista lateral).

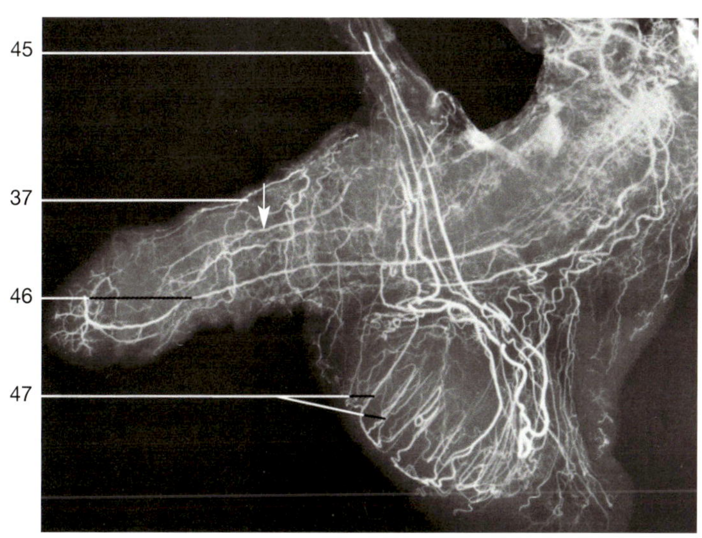

Órgãos genitais masculinos (arteriografia, vista lateral). Seta = artéria helicina.

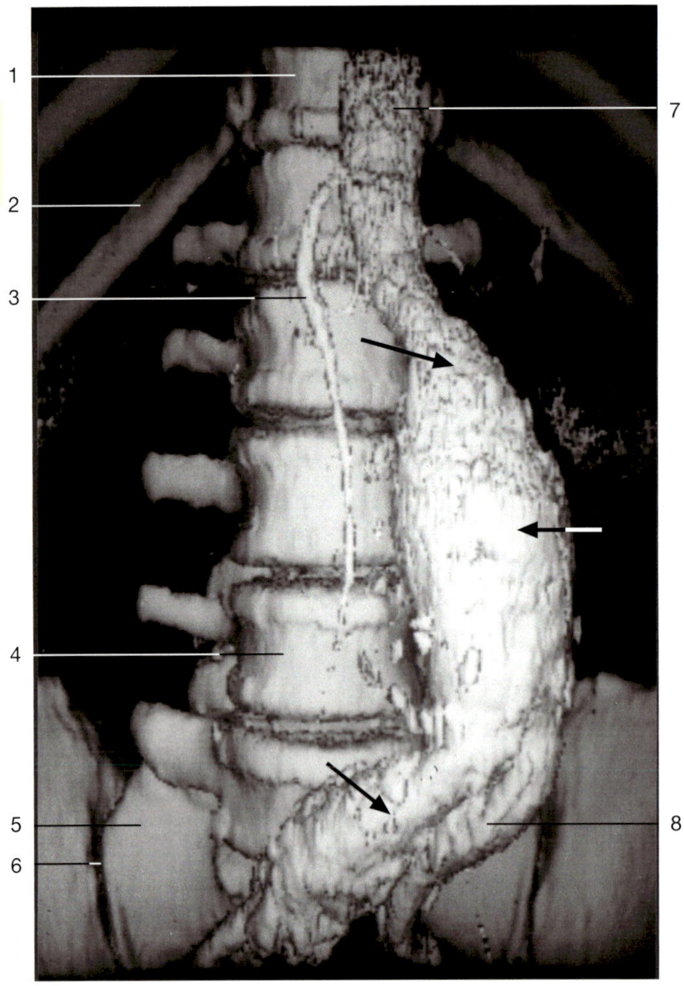

1 Décima segunda vértebra torácica (T_{12})
2 Décima segunda costela
3 Artéria mesentérica inferior
4 Quarta vértebra lombar (L_4)
5 Sacro
6 Articulação sacroilíaca
7 Parte abdominal da aorta
8 Artéria ilíaca comum esquerda (incluída no aneurisma)
9 Aorta com aneurisma
10 Corpo vertebral lombar
11 Músculos próprios do dorso
12 Parte trombosada do aneurisma (verde)
13 Veia cava inferior comprimida (azul)
14 Músculo iliopsoas
15 Canal vertebral
16 Aneurisma da aorta (vermelho)

Parte abdominal da aorta mostrando um aneurisma infrarrenal com envolvimento de ambas as artérias ilíacas (setas). (Reconstrução em 3D, Prof. H. Rupprecht e Dr. Rexer, Klinikum Fürth, Alemanha.)

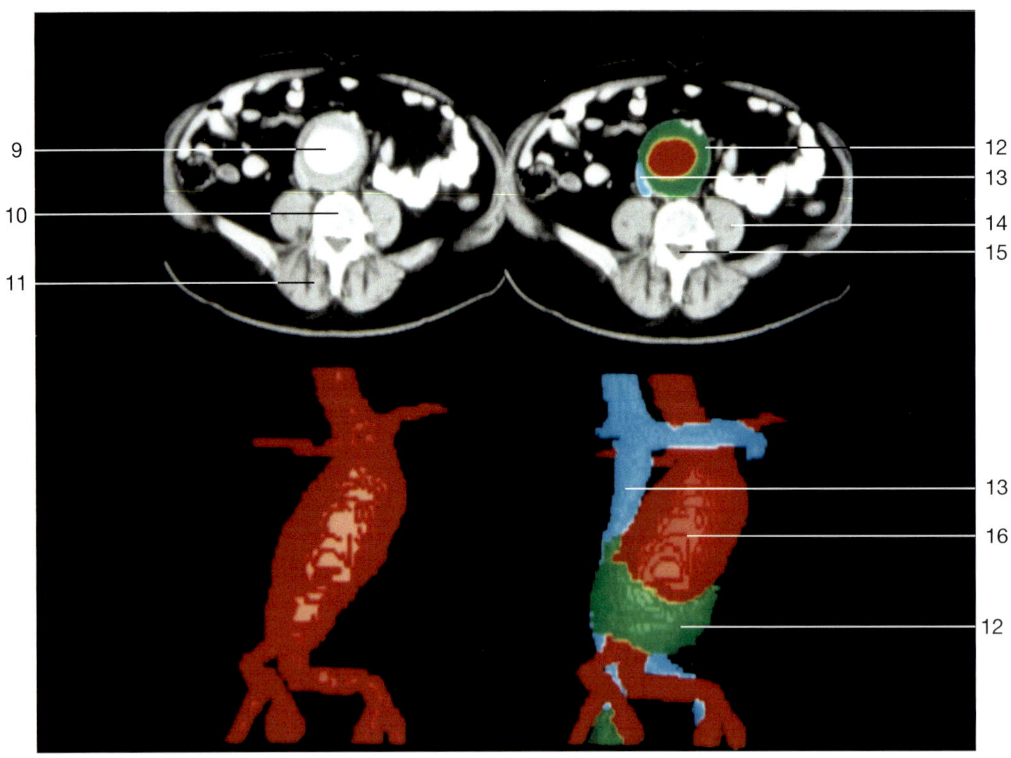

Parte abdominal da aorta com um aneurisma, após injeção de meio de contraste.
Em cima = secções transversais da cavidade abdominal mostrando diferentes concentrações de meio de contraste na aorta e no aneurisma; embaixo = reconstrução em 3D do aneurisma; vermelho = aorta; verde = área trombosada; azul = veia (veia cava inferior, parcialmente comprimida).

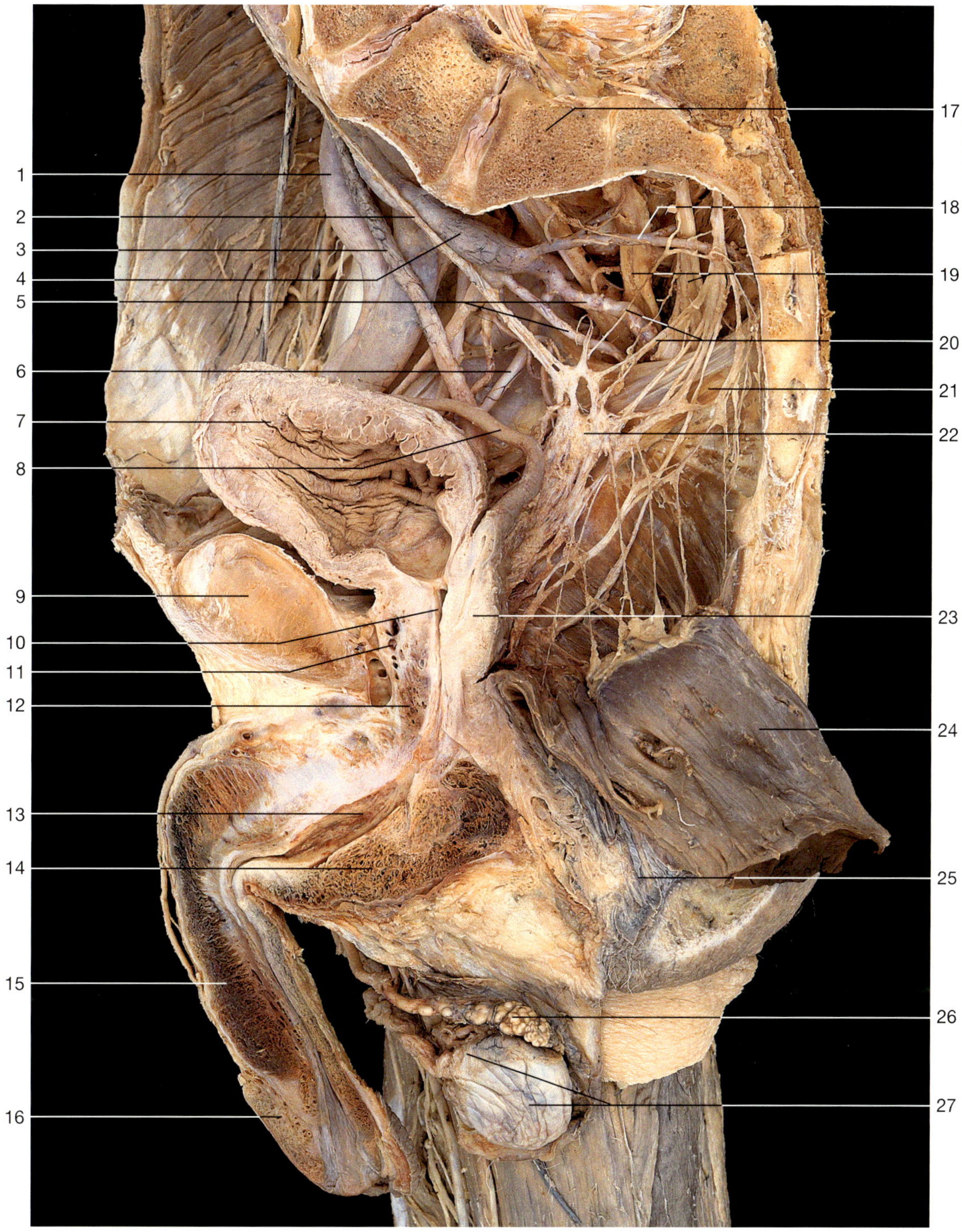

Vasos e nervos da cavidade pélvica masculina (vista medial, secção sagital mediana). O reto foi rebatido para expor o plexo hipogástrico inferior.

1 Artéria ilíaca externa
2 Nervo hipogástrico direito
3 Ureter
4 Artéria ilíaca interna
5 Artéria glútea inferior e artéria pudenda interna
6 Artéria obturatória
7 Bexiga urinária
8 Ducto deferente
9 Sínfise púbica
10 Parte prostática da uretra
11 Plexo venoso prostático
12 Músculo esfíncter externo da uretra
13 Parte esponjosa da uretra
14 Corpo esponjoso do pênis
15 Corpo cavernoso do pênis
16 Glande do pênis
17 Sacro
18 Artéria sacral lateral
19 Plexo sacral
20 Nervos esplâncnicos pélvicos
21 Músculo levantador do ânus
22 Plexo hipogástrico inferior
23 Próstata
24 Reto (rebatido)
25 Canal anal e músculo esfíncter externo do ânus
26 Plexo pampiniforme em continuação com a veia testicular
27 Testículo e epidídimo

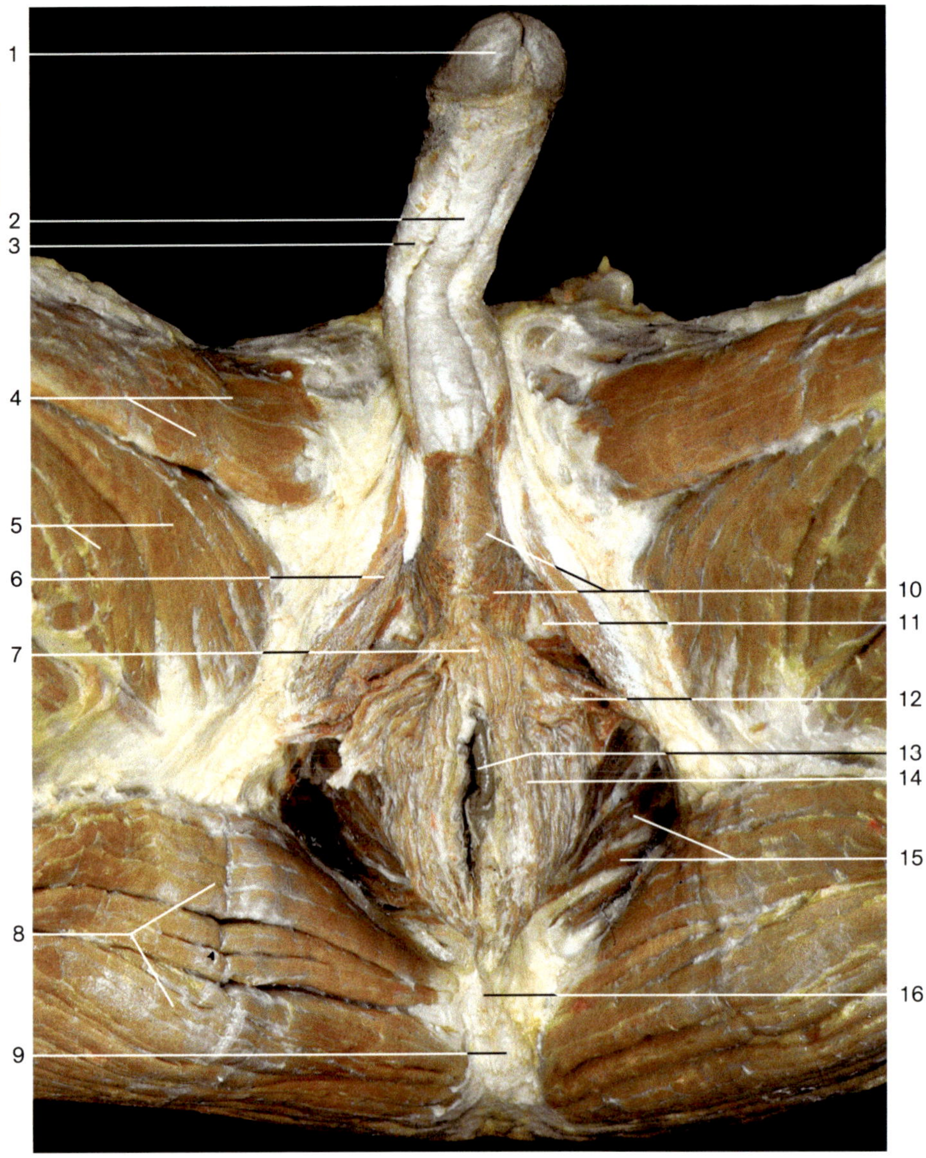

Diafragma urogenital e órgãos genitais externos masculinos com os músculos do assoalho pélvico (vista inferior).

1 Glande do pênis
2 Corpo esponjoso do pênis
3 Corpo cavernoso do pênis
4 Músculo grácil
5 Músculos adutores
6 Músculo isquiocavernoso encobrindo o ramo do pênis
7 Corpo do períneo
8 Músculo glúteo máximo
9 Cóccix
10 Músculo bulboesponjoso
11 Músculo transverso profundo do períneo com fáscia inferior do diafragma urogenital
12 Músculo transverso superficial do períneo
13 Ânus
14 Músculo esfíncter externo do ânus
15 Músculo levantador do ânus
16 Corpo anococcígeo
17 Testículo
18 Uretra
19 Veia dorsal profunda do pênis
20 Artéria dorsal do pênis
21 Músculo transverso profundo do períneo
22 Músculo obturador interno
23 Ligamento sacrotuberal

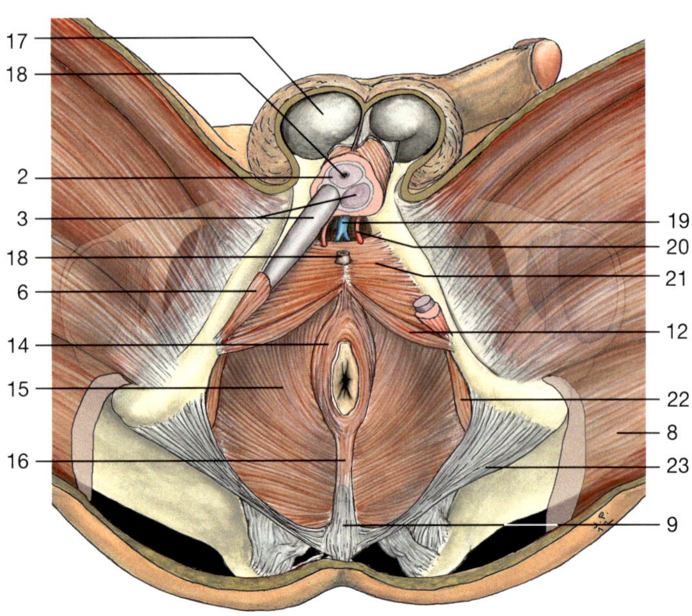

Músculos dos diafragmas pélvico e urogenital no homem (vista inferior).

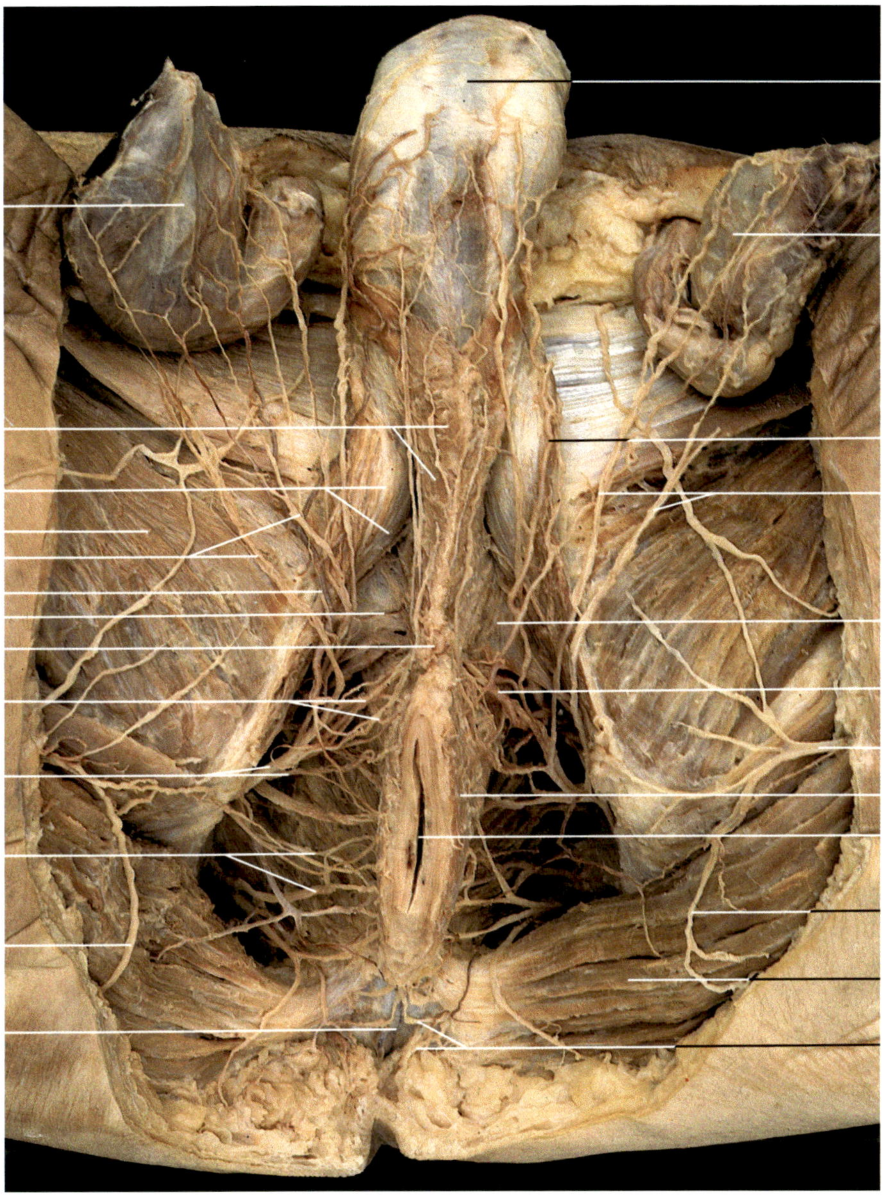

Diafragma urogenital e órgãos genitais externos masculinos com vasos e nervos (vista inferior). Os testículos foram rebatidos lateralmente.

1 Testículo direito (lateral e superiormente rebatido)
2 Músculo bulboesponjoso
3 Músculo isquiocavernoso
4 Músculo adutor magno
5 Nervos escrotais posteriores; artérias perineais superficiais
6 Artéria e veia escrotais posteriores
7 Artéria direita do bulbo do pênis
8 Corpo do períneo
9 Ramos perineais do nervo pudendo
10 Nervo pudendo e artéria pudenda interna
11 Artérias retais inferiores e nervos anais inferiores
12 Nervos clúnios inferiores
13 Cóccix (localização)
14 Pênis
15 Testículo esquerdo (rebatido lateralmente)
16 Artéria escrotal posterior esquerda
17 Músculo transverso profundo do períneo
18 Artéria esquerda do bulbo do pênis
19 Ramo do nervo cutâneo femoral posterior
20 Músculo esfíncter externo do ânus
21 Ânus
22 Músculo glúteo máximo
23 Nervos anococcígeos
24 Acetábulo (fêmur removido)
25 Ligamento da cabeça do fêmur
26 Corpo do ísquio (seccionado)
27 Nervo isquiático
28 Músculo isquiococcígeo
29 Músculo levantador do ânus
  a Músculo iliococcígeo
  b Músculo pubococcígeo
  c Músculo puborretal
30 Plexo prostático (venoso)
31 Púbis
32 Testículo

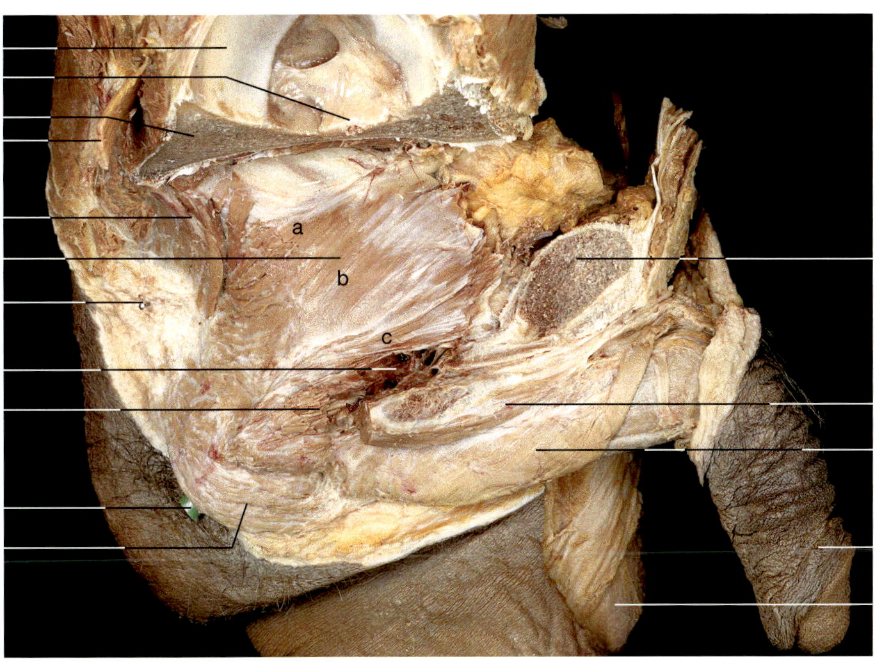

Diafragma pélvico e órgãos genitais externos masculinos (vista lateral). A metade direita da pelve, incluindo o músculo obturador interno e o fêmur, foi removida para expor a metade direita do músculo levantador do ânus.

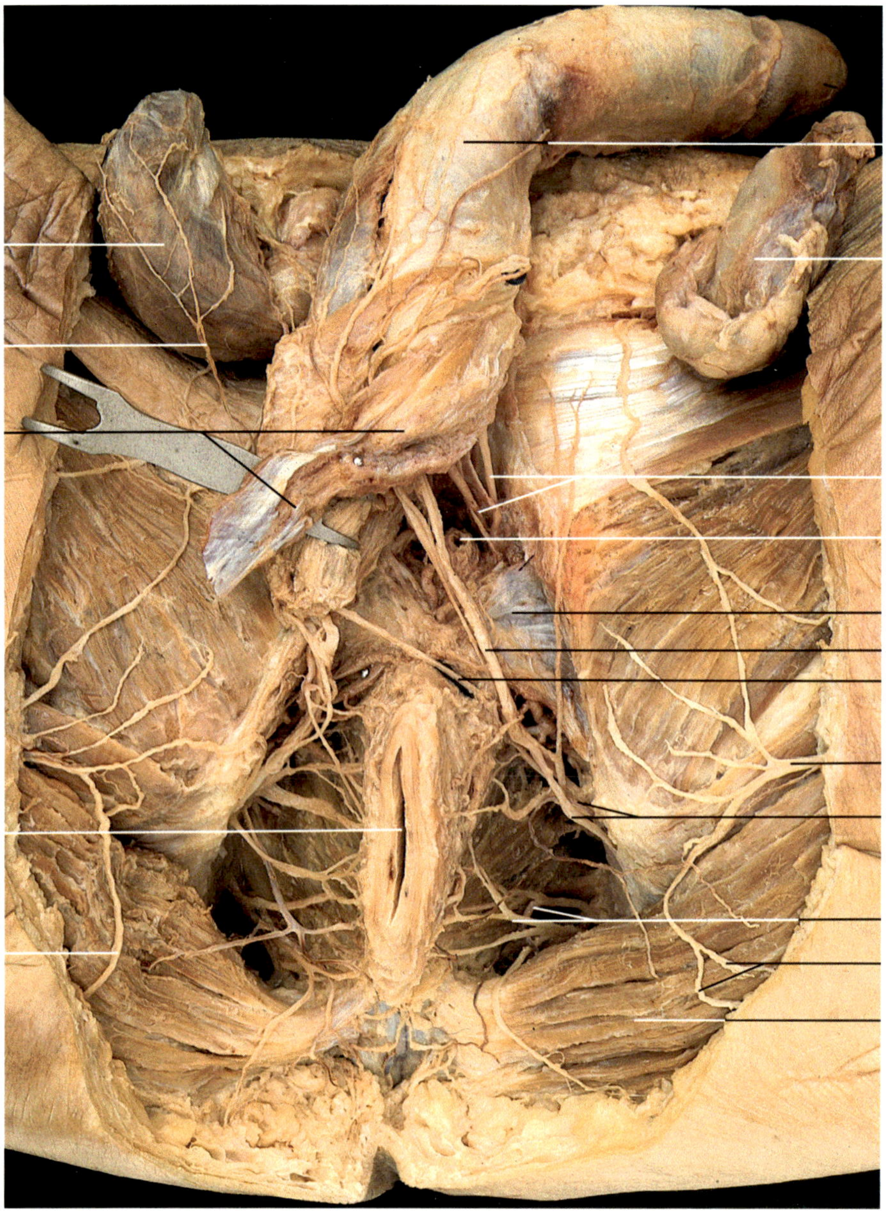

1 Testículo direito (rebatido)
2 Nervos escrotais posteriores
3 Ramo esquerdo do pênis com o músculo isquiocavernoso
4 Ânus
5 Nervos clúnios inferiores
6 Pênis
7 Testículo esquerdo (rebatido)
8 Artéria e nervo dorsais do pênis
9 Uretra
10 Músculo transverso profundo do períneo
11 Ramos perineais do nervo pudendo
12 Artéria do bulbo do pênis (rebatida)
13 Ramo do nervo cutâneo femoral posterior
14 Artéria pudenda interna e nervo pudendo
15 Artérias retais inferiores e nervos anais inferiores
16 Músculo glúteo máximo
17 Nervo dorsal do pênis
18 Nervo cutâneo femoral posterior
19 Ramos perineais e anais do nervo pudendo
20 Nervo pudendo
21 Nervos retais inferiores
22 Músculo bulboesponjoso
23 Músculo isquiocavernoso
24 Artéria dorsal do pênis
25 Artéria perineal
26 Músculo esfíncter externo do ânus
27 Artéria e veia pudendas internas
28 Artérias retais inferiores

Diafragma urogenital e órgãos genitais externos masculinos (vista inferior). O ramo esquerdo do pênis foi isolado e rebatido lateralmente, com o bulbo do pênis. A uretra foi seccionada.

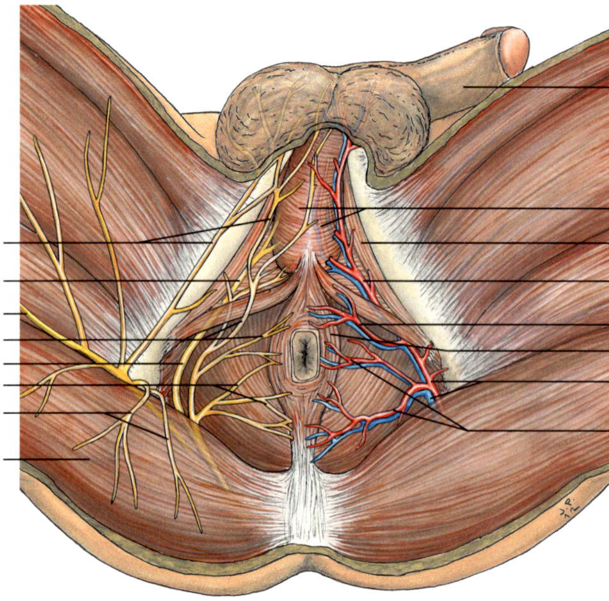

Regiões urogenital e anal masculinas (vista inferior). Lado direito: nervos; lado esquerdo: artérias e veias

1 Testículo direito (rebatido)
2 Corpo esponjoso do pênis
3 Corpo cavernoso do pênis
4 Ramo perineal do nervo cutâneo femoral posterior
5 Artérias e nervos escrotais posteriores
6 Artéria profunda do pênis
7 Músculo transverso profundo do períneo
8 Nervos perineais direitos
9 Nervos anais inferiores
10 Nervo clúnio inferior
11 Nervos anococcígeos
12 Funículo espermático esquerdo
13 Testículo esquerdo (seccionado)
14 Artéria e nervo dorsais do pênis
15 Veia dorsal profunda do pênis
16 Uretra (seccionada)
17 Artéria do bulbo do pênis
18 Músculo transverso superficial do períneo
19 Artéria esquerda do bulbo do pênis
20 Nervo perineal (ramo do nervo pudendo)
21 Ânus
22 Músculo esfíncter externo do ânus
23 Músculo glúteo máximo
24 Fáscia obturatória com o canal do pudendo (Alcock) para o nervo pudendo, a artéria e a veia pudendas internas
25 Ligamento sacrotuberal
26 Cóccix
27 Diafragma urogenital com a membrana do períneo

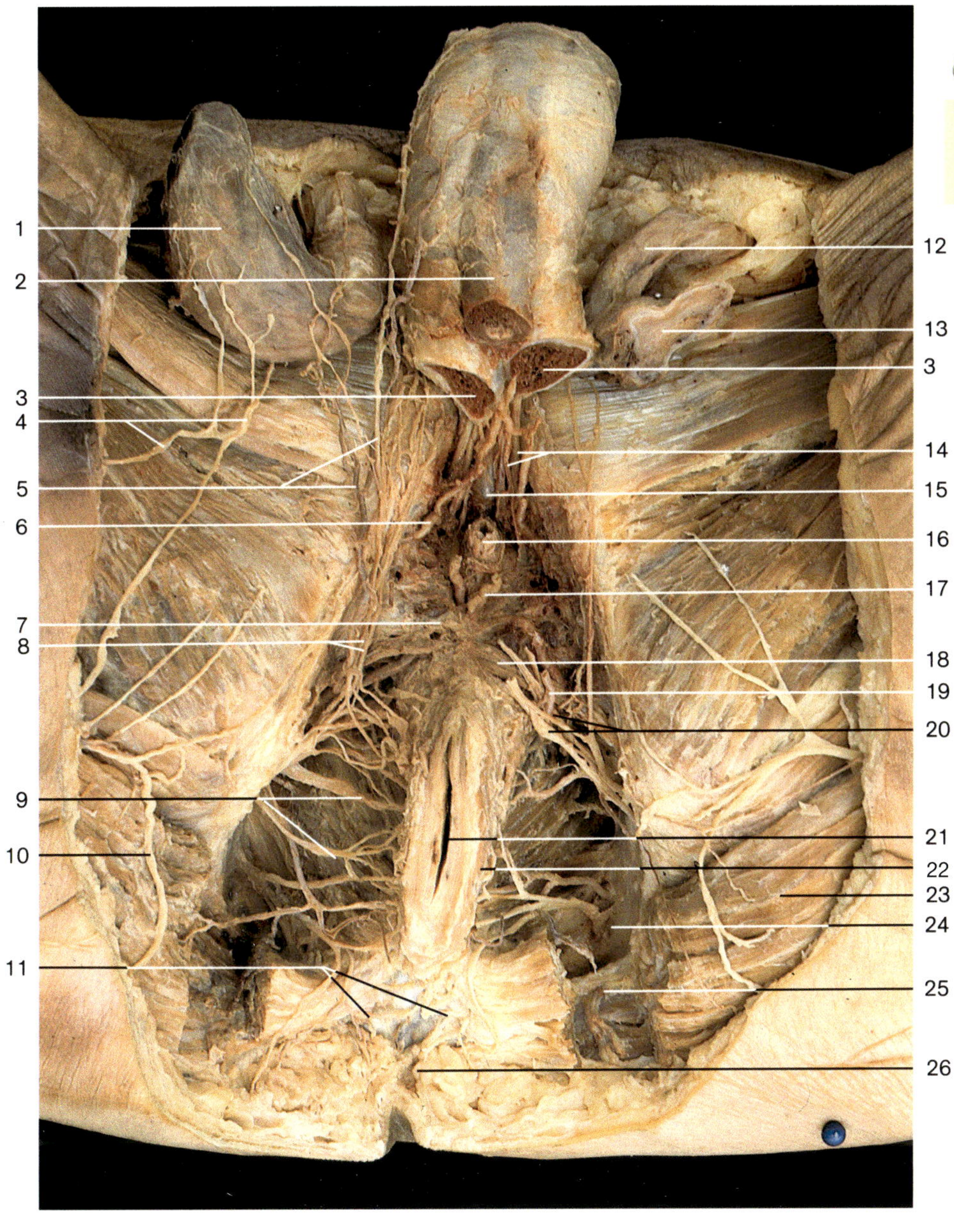

Diafragma urogenital e órgãos genitais externos masculinos (vista inferior). A raiz do pênis foi seccionada. Dissecção do diafragma urogenital.

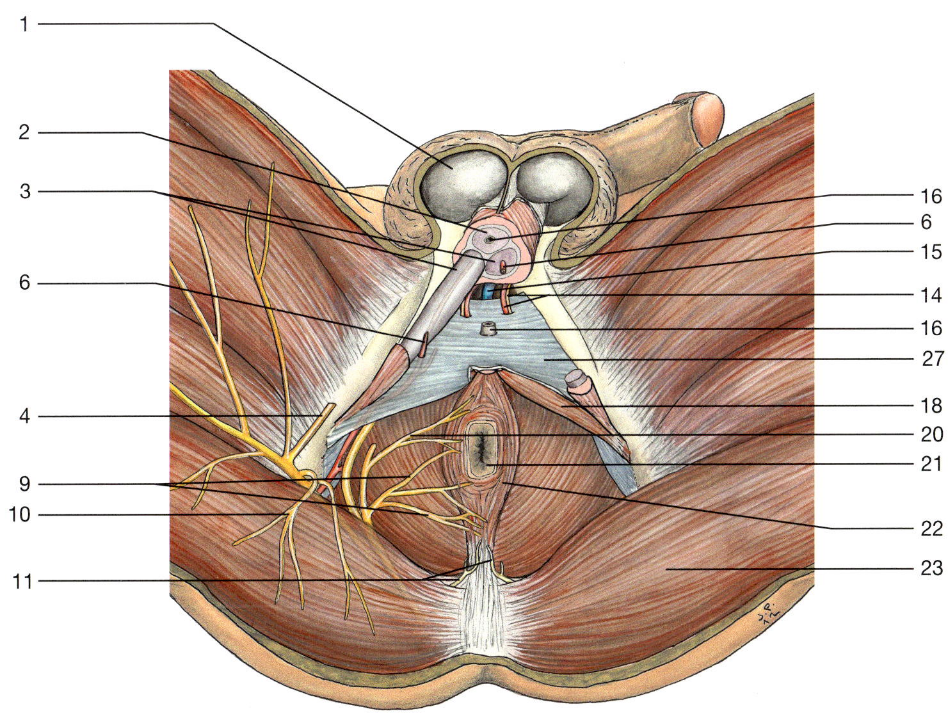

Regiões urogenital e anal masculinas (vista inferior). Músculos dos diafragmas pélvico e urogenital. Azul-claro: fáscia perineal.

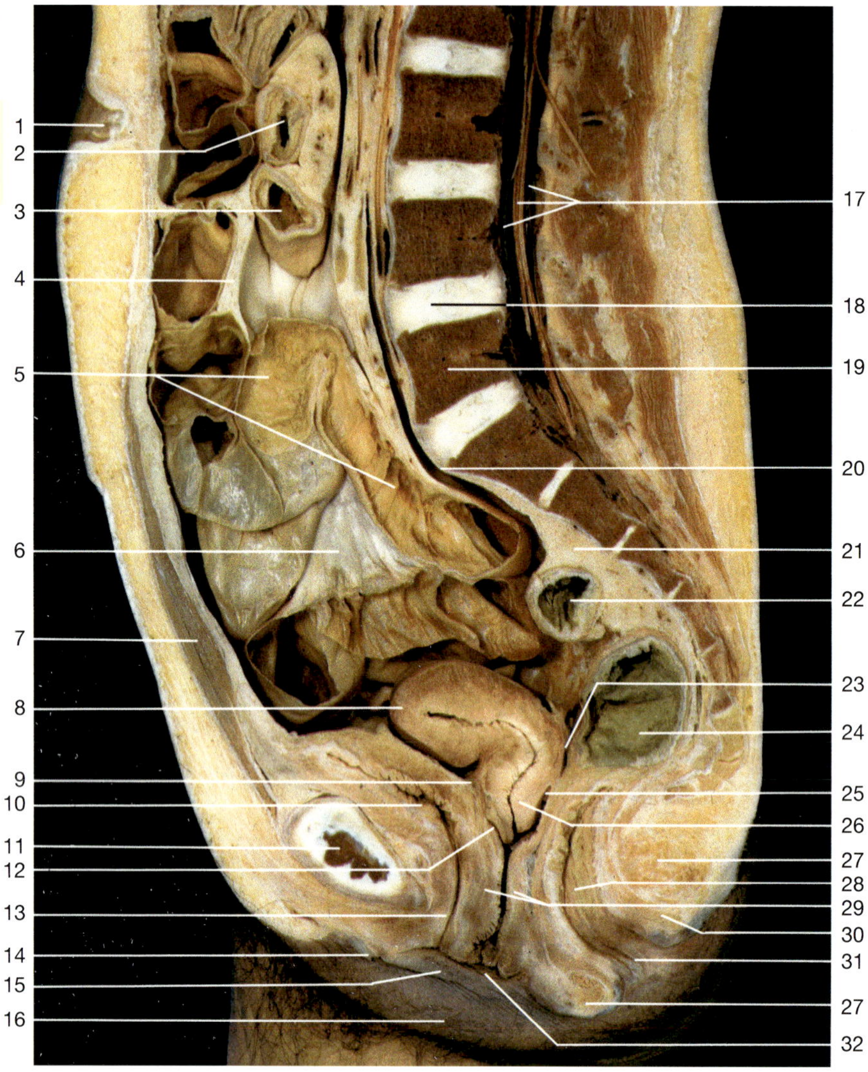

Sistema urogenital feminino (secção sagital mediana da cavidade pélvica). A bexiga urinária está vazia; posição e forma do útero normais.

1 Umbigo
2 Duodeno
3 Parte ascendente do duodeno
4 Raiz do mesentério
5 Intestino delgado
6 Mesentério
7 Músculo reto do abdome
8 Útero
9 Escavação vesicouterina
10 Bexiga urinária (colapsada)
11 Sínfise púbica
12 Fórnice anterior da vagina
13 Uretra
14 Clitóris
15 Lábio menor do pudendo
16 Lábio maior do pudendo
17 Canal vertebral com cauda equina
18 Disco intervertebral
19 Corpo vertebral de L_5
20 Promontório sacral
21 Mesocolo sigmoide
22 Colo sigmoide
23 Escavação retouterina (de Douglas)
24 Ampola do reto
25 Fórnice vaginal posterior
26 Colo do útero
27 Músculo esfíncter externo do ânus
28 Canal anal
29 Vagina
30 Músculo esfíncter interno do ânus
31 Ânus
32 Hímen
33 Parte abdominal da aorta
34 Disco intervertebral e promontório sacral
35 Sacro
36 Reto

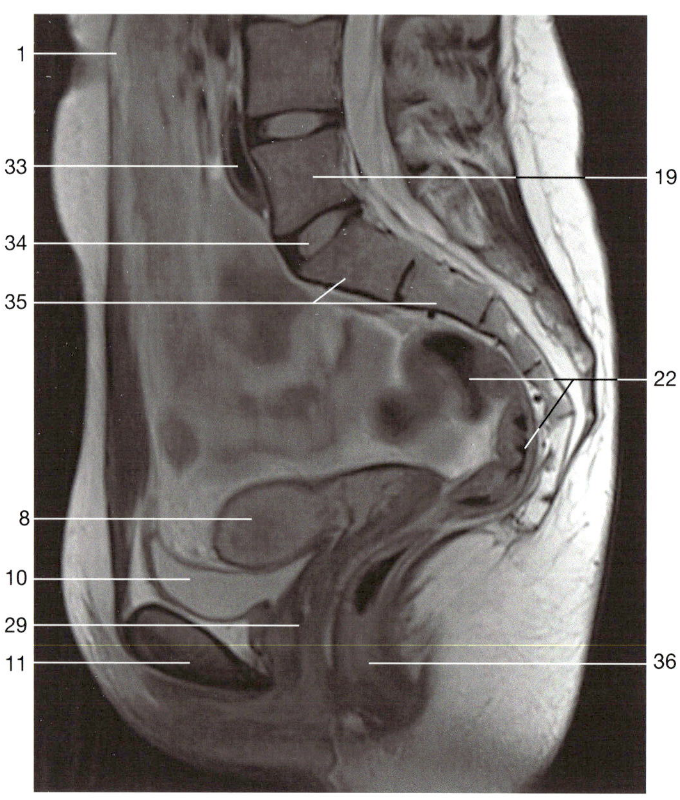

Corte sagital da cavidade pélvica em uma mulher jovem. O útero apresenta uma anteflexão extrema (RNM). (Prof. Uder, Depto. de Radiologia, Universidade de Erlangen-Nürnberg, Alemanha.)

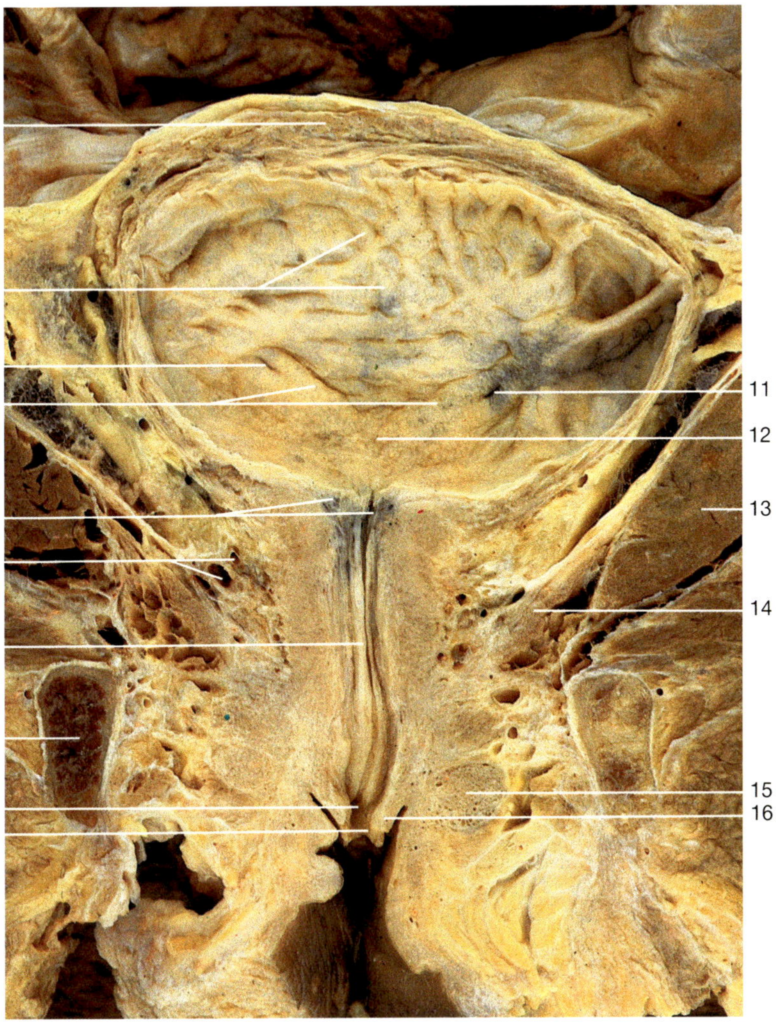

Secção coronal da bexiga urinária e da uretra femininas (vista anterior).

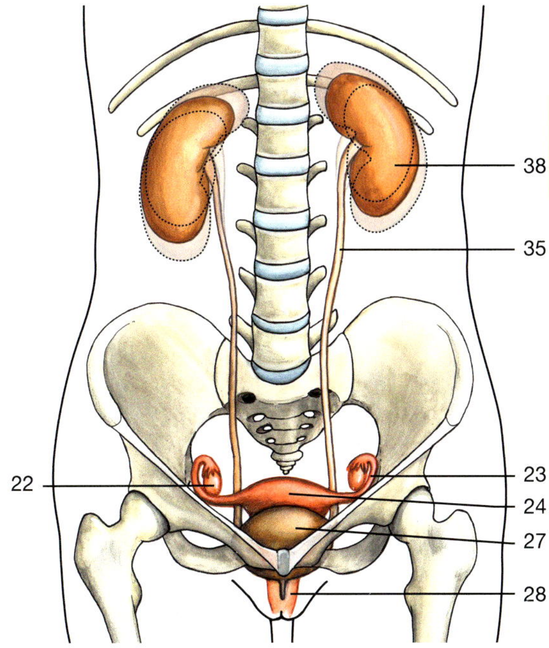

Posição dos rins e dos órgãos urinários e genitais na mulher (vista anterior). As incursões dos rins estão indicadas.

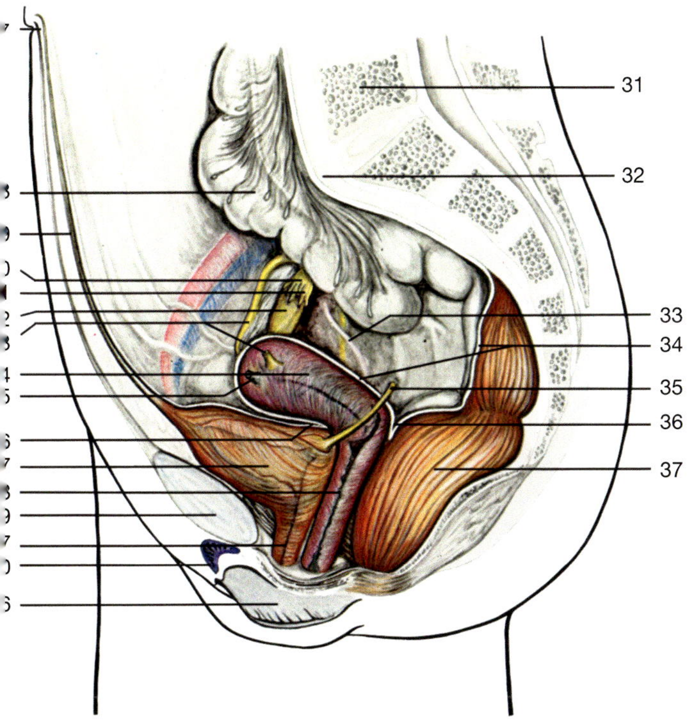

Posição dos órgãos genitais femininos (vista medial).

1 Camada muscular da bexiga urinária
2 Pregas da túnica mucosa da bexiga urinária
3 Óstio do ureter direito
4 Prega interuretérica
5 Óstio interno da uretra
6 Plexo venoso vesicouterino
7 Uretra
8 Púbis (margem de corte)
9 Óstio externo da uretra
10 Vestíbulo da vagina
11 Óstio do ureter esquerdo
12 Trígono da bexiga
13 Músculo obturador interno
14 Músculo levantador do ânus
15 Bulbo do vestíbulo
16 Lábio menor esquerdo
17 Umbigo
18 Colo sigmoide
19 Prega umbilical mediana com o úraco
20 Infundíbulo da tuba uterina
21 Fímbrias da tuba uterina
22 Ovário
23 Tuba uterina (istmo)
24 Útero
25 Ligamento redondo do útero
26 Escavação vesicouterina
27 Bexiga urinária
28 Vagina
29 Sínfise púbica
30 Clitóris
31 Corpo vertebral de L_5
32 Promontório sacral
33 Ureter direito
34 Peritônio (margem de corte)
35 Ureter esquerdo
36 Escavação retouterina (de Douglas)
37 Ampola do reto
38 Rim

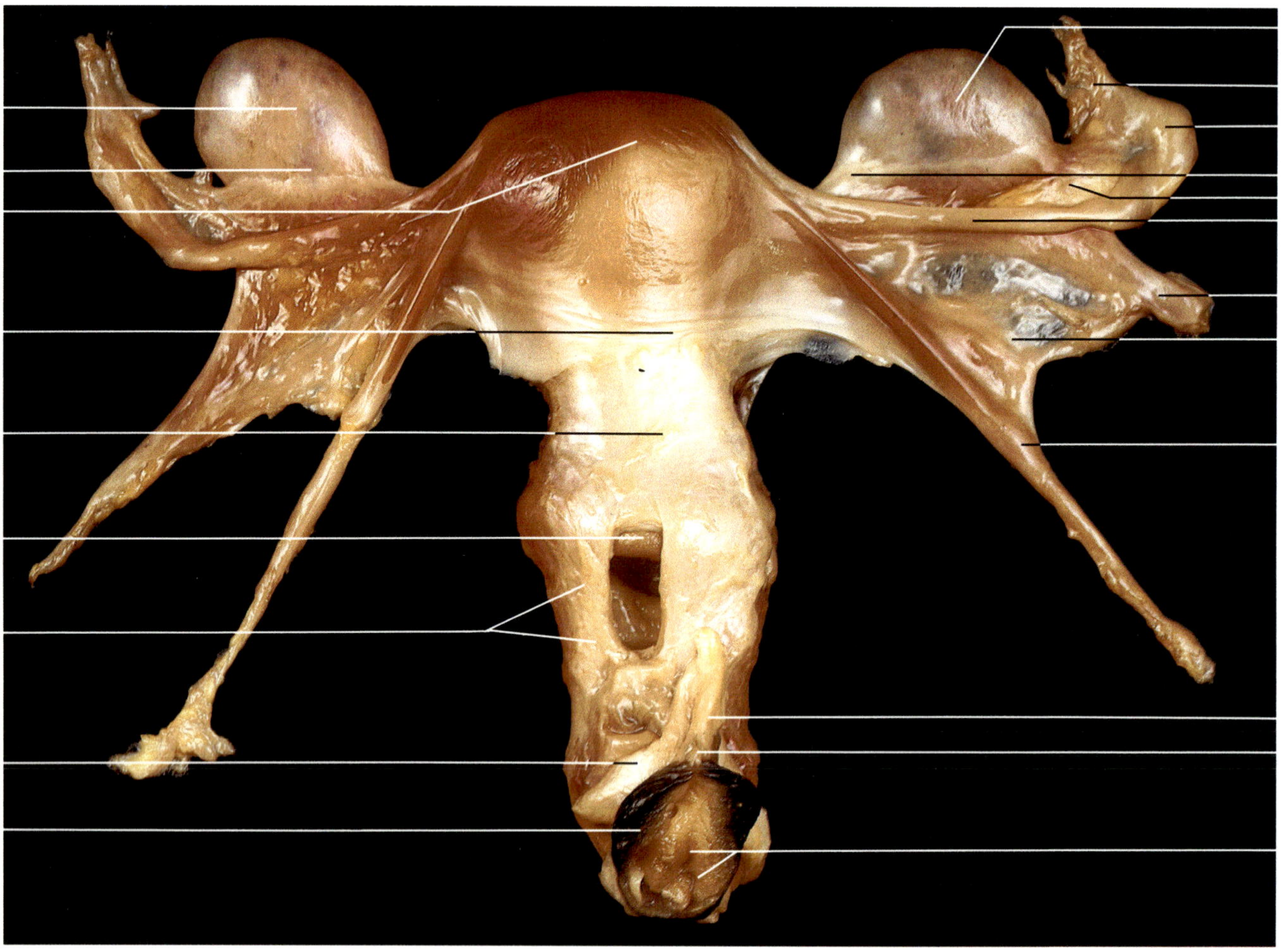

Órgãos genitais femininos isolados (vista anterior). A parede anterior da vagina foi aberta para expor a porção vaginal do colo do útero.

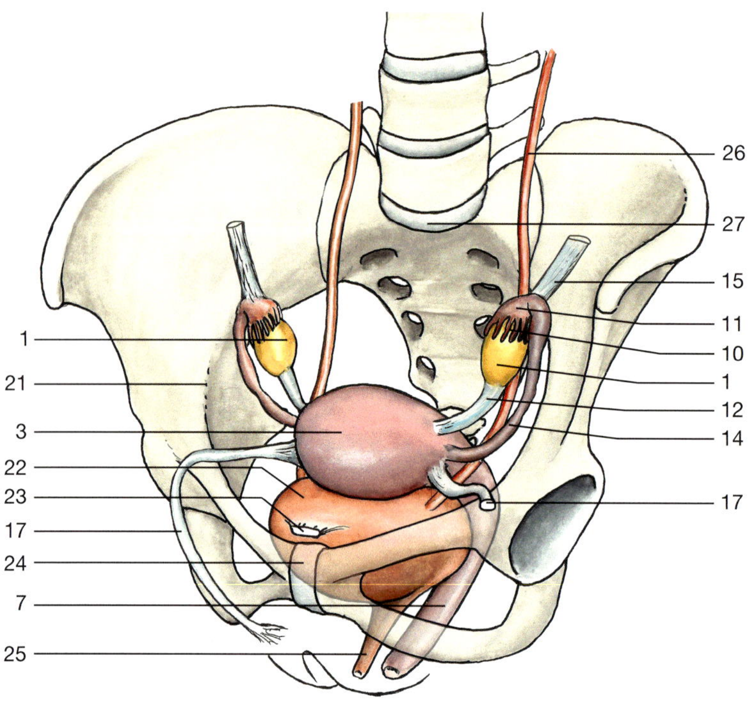

Posição dos órgãos genitais internos femininos (vista anterior oblíqua).

1 Ovário
2 Mesovário
3 Fundo do útero
4 Escavação vesicouterina
5 Colo do útero
6 Colo do útero (porção vaginal)
7 Vagina
8 Ramo do clitóris
9 Lábio menor do pudendo
10 Fímbrias da tuba uterina
11 Infundíbulo da tuba uterina
12 Ligamento útero-ovárico
13 Mesossalpinge
14 Tuba uterina
15 Ligamento suspensor do ovário (deslocado para baixo)
16 Ligamento largo do útero
17 Ligamento redondo do útero
18 Corpo cavernoso do clitóris
19 Glande do clitóris
20 Hímen e óstio da vagina
21 Linha terminal
22 Bexiga urinária
23 Ligamento umbilical medial
24 Sínfise púbica
25 Uretra
26 Ureter
27 Promontório sacral

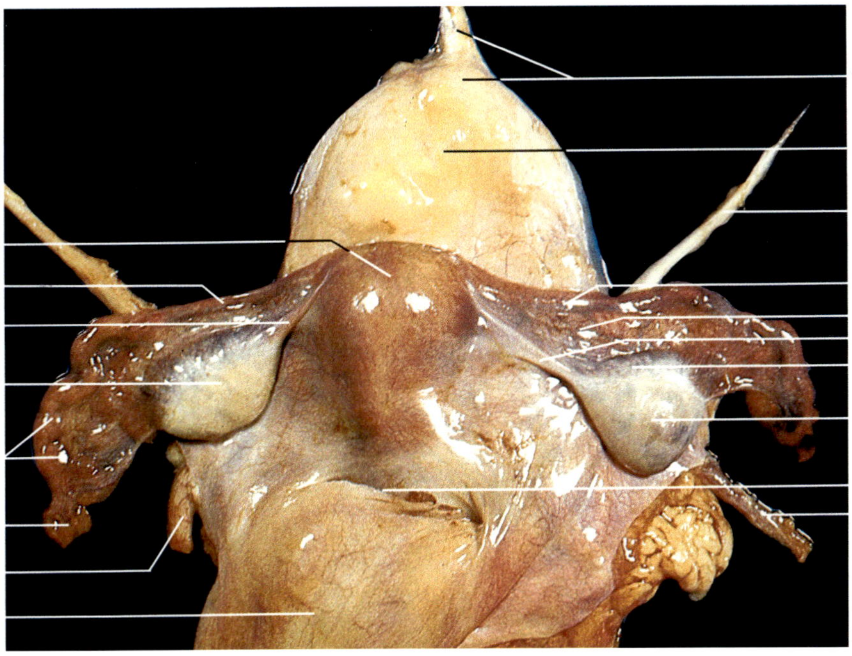

Órgãos genitais femininos isolados (vista superoposterior).

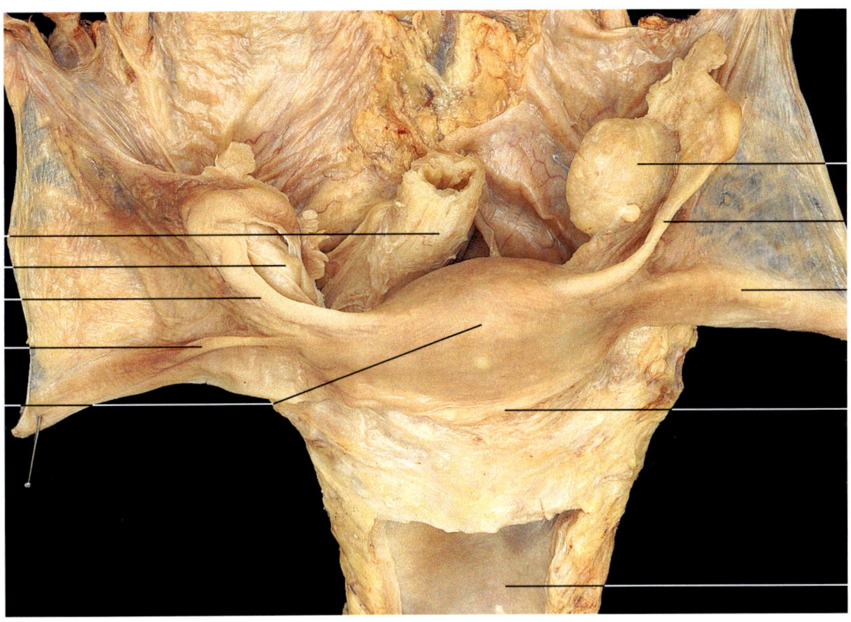

Útero e órgãos relacionados, isolados (vista superior). O ovário esquerdo está aumentado.

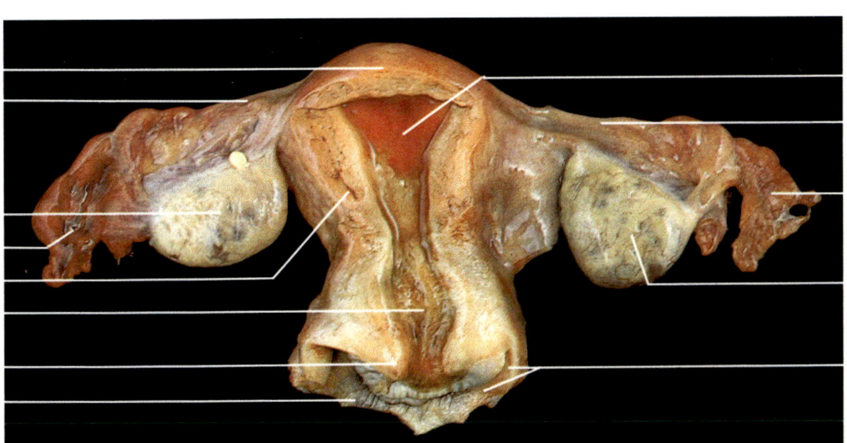

Útero e órgãos relacionados, isolados (vista posterior). A parede posterior do útero foi aberta.

1 Fundo do útero
2 Tuba uterina
3 Ligamento útero-ovárico
4 Ovário
5 Tuba uterina (infundíbulo)
6 Fímbrias da tuba uterina
7 Ureter
8 Reto
9 Ápice da bexiga urinária e ligamento umbilical mediano
10 Bexiga urinária (aberta na dissecção da figura do meio)
11 Ligamento redondo do útero
12 Mesossalpinge
13 Mesovário
14 Escavação retouterina (de Douglas)
15 Escavação vesicouterina
16 Corpo do útero
17 Colo do útero
18 Porção vaginal do colo do útero
19 Vagina
20 Túnica mucosa do útero
21 Parte anterior do fórnice da vagina

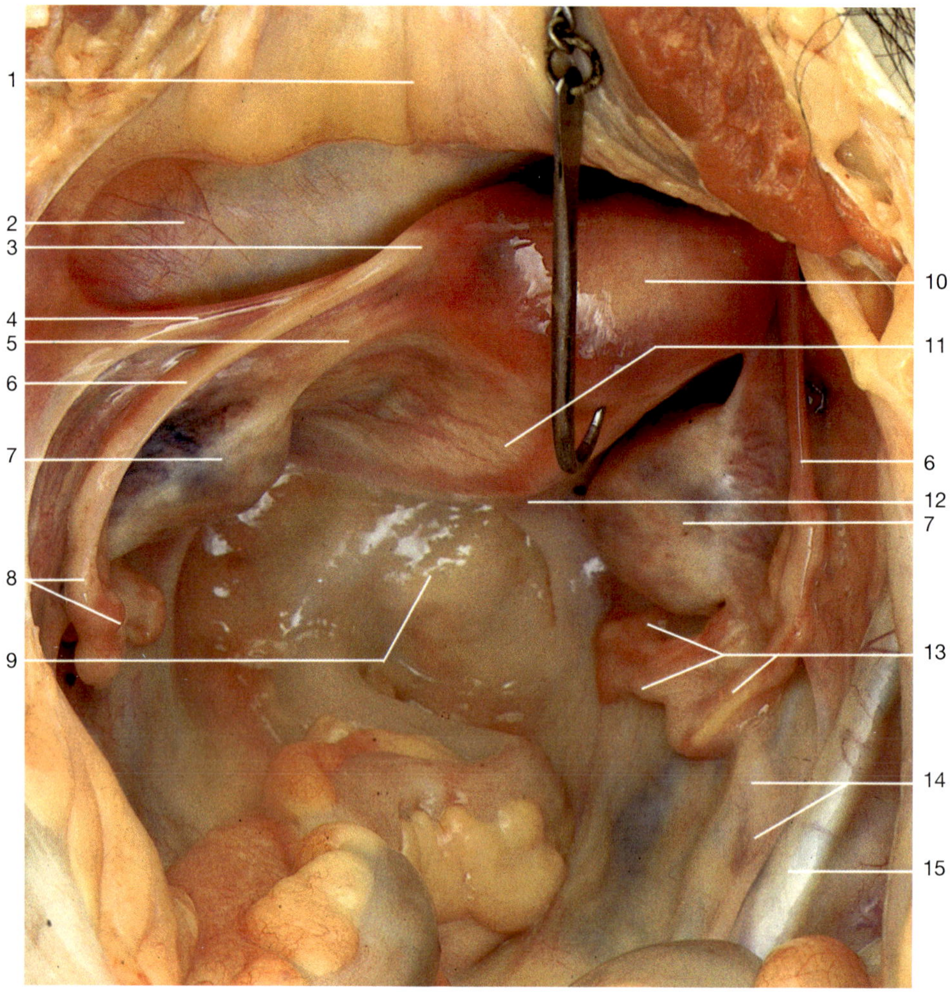

Órgãos genitais internos femininos. Visão da cavidade pélvica (vista superior). O útero foi rebatido para a direita.

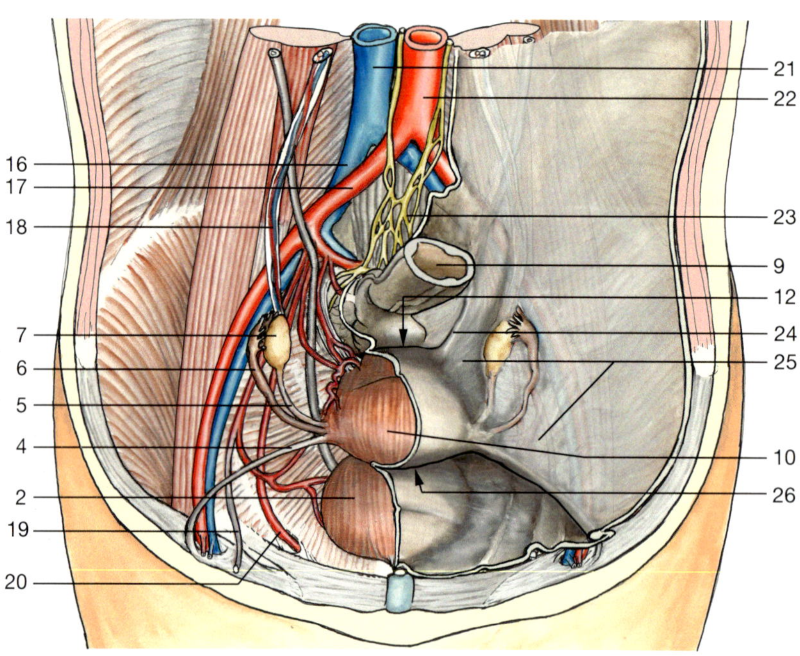

Cavidade pélvica feminina mostrando o útero e os órgãos relacionados (vista anterossuperior). O revestimento peritoneal foi removido do lado direito. Setas = escavações vesicouterinas e retouterinas.

1 Prega umbilical mediana com úraco
2 Bexiga urinária
3 Inserção da tuba uterina no fundo do útero
4 Ligamento redondo do útero
5 Ligamento útero-ovárico
6 Istmo da tuba uterina
7 Ovário
8 Ampola da tuba uterina
9 Reto
10 Útero
11 Vagina
12 Escavação retouterina (de Douglas)
13 Fímbrias da tuba uterina
14 Ligamento suspensor do ovário
15 Artéria ilíaca comum direita (coberta por peritônio)
16 Veia ilíaca comum
17 Artéria ilíaca comum
18 Artéria e veia ováricas
19 Artéria umbilical obliterada
20 Artéria obturatória
21 Veia cava inferior
22 Parte abdominal da aorta
23 Plexo hipogástrico superior
24 Prega retouterina
25 Ligamento largo do útero
26 Escavação vesicouterina

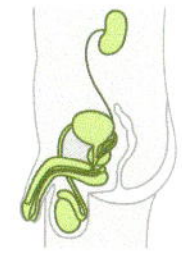

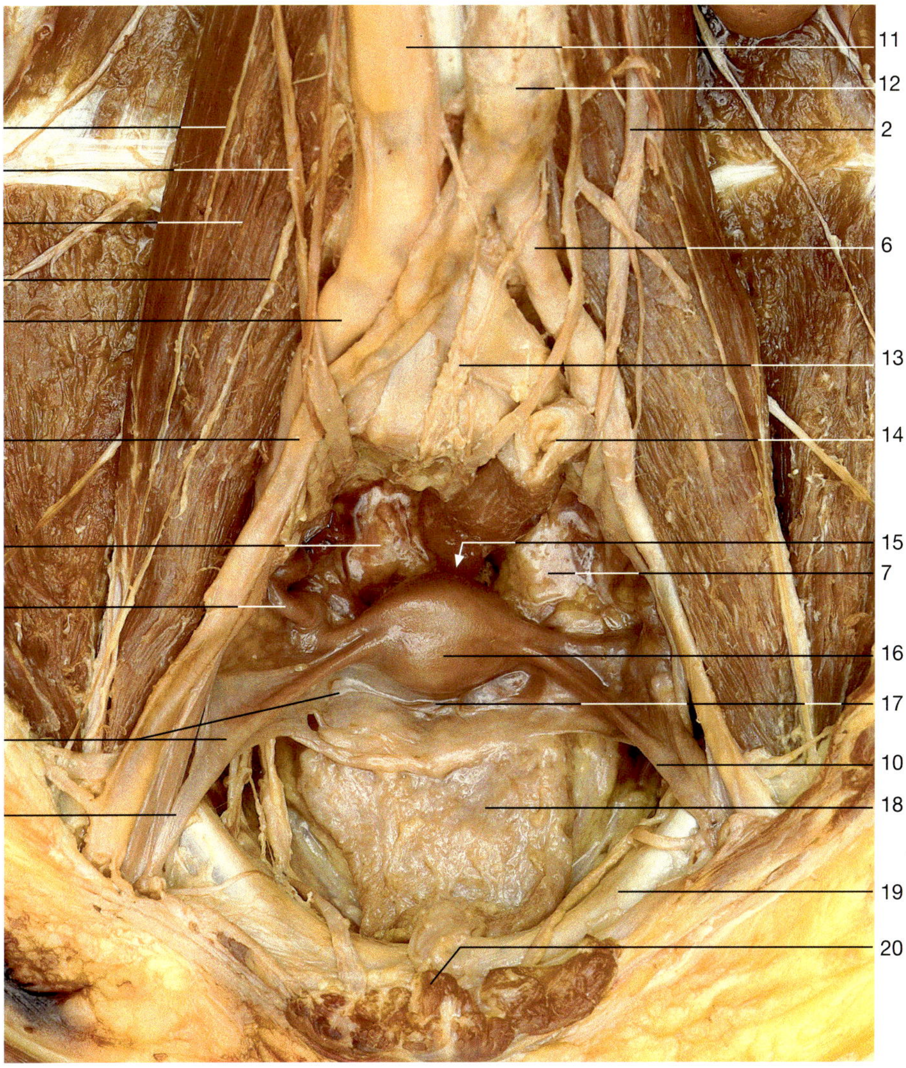

1 Nervo ilioinguinal
2 Ureter
3 Músculo psoas maior
4 Nervo genitofemoral
5 Veia ilíaca comum
6 Artéria ilíaca comum
7 Ovário
8 Tuba uterina
9 Peritônio
10 Ligamento redondo do útero
11 Veia cava inferior
12 Parte abdominal da aorta
13 Plexo hipogástrico superior
14 Reto
15 Escavação retouterina (de Douglas)
16 Útero
17 Escavação vesicouterina
18 Bexiga urinária
19 Crista ilíaca
20 Sínfise púbica
21 Ampola do reto
22 Músculo obturador interno
23 Promontório sacral
24 Colo sigmoide
25 Cabeça do fêmur
26 Uretra
27 Vagina
28 Lábio menor do pudendo

Cavidade pélvica feminina mostrando o útero e os órgãos relacionados (vista superior). O peritônio foi quase totalmente removido.

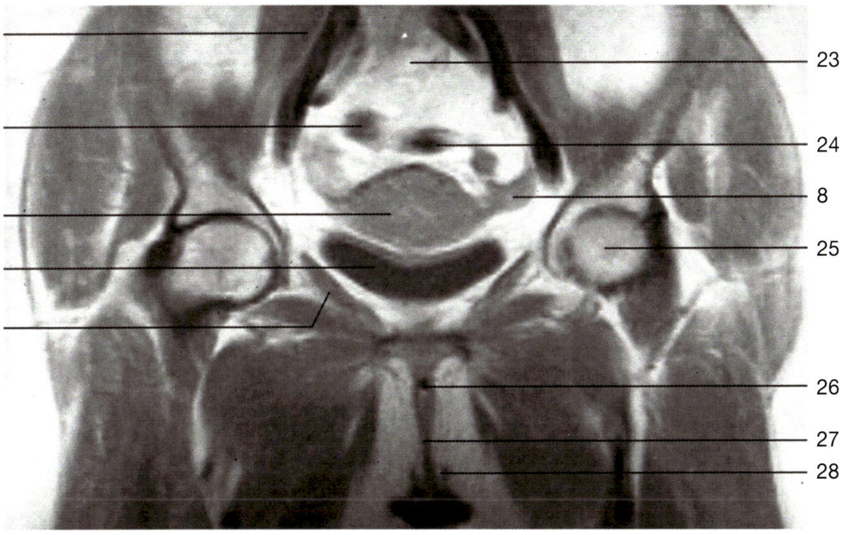

Corte horizontal da cavidade pélvica feminina (RNM). (Prof. Uder, Depto. de Radiologia, Universidade de Erlangen-Nürnberg, Alemanha.)

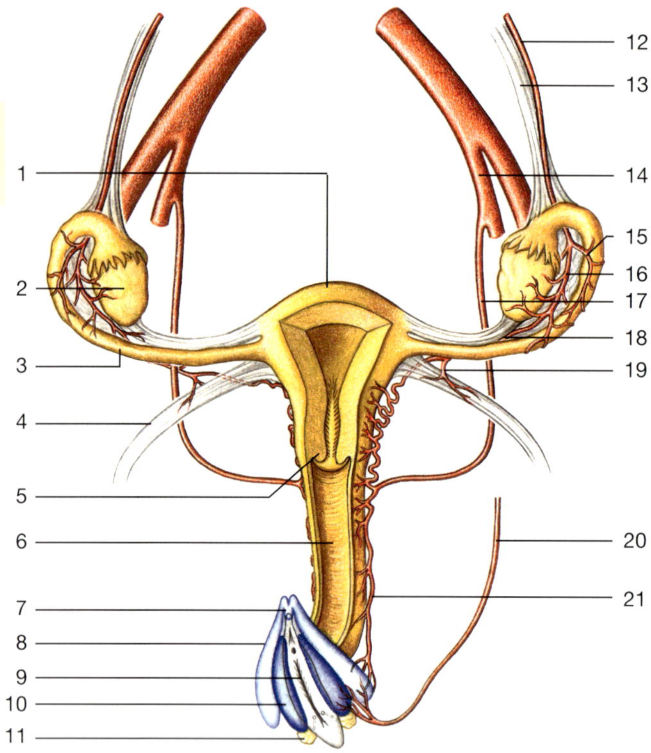

Artérias dos órgãos genitais femininos.

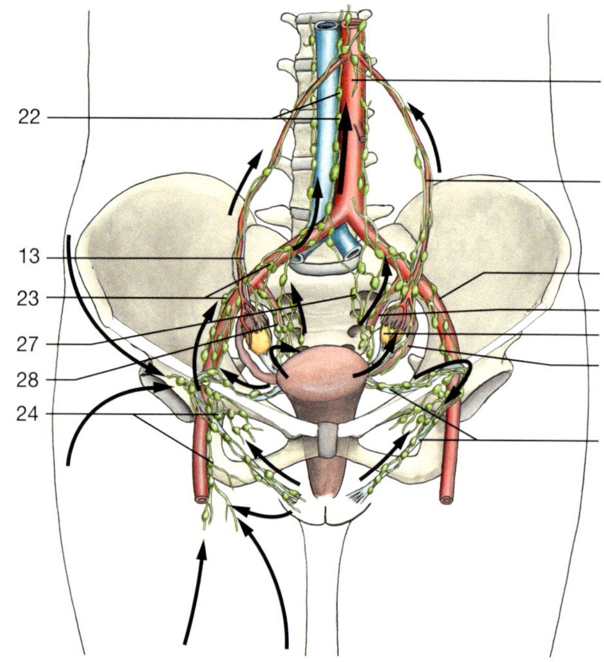

Principais rotas de drenagem linfática do útero e dos órgãos relacionados (indicadas pelas setas).

1 Útero
2 Ovário
3 Tuba uterina
4 Ligamento redondo do útero
5 Porção vaginal do colo do útero
6 Vagina
7 Clitóris
8 Corpo cavernoso do clitóris
9 Óstio da vagina
10 Bulbo do vestíbulo
11 Glândula vestibular maior
12 Artéria ovárica
13 Ligamento suspensor do ovário
14 Artéria ilíaca interna
15 Ramo tubário da artéria ovárica
16 Ramo ovariano da artéria ovárica
17 Artéria uterina
18 Ramo ovárico da artéria uterina
19 Artéria do ligamento redondo do útero
20 Artéria pudenda interna
21 Artéria vaginal
22 Linfonodos lombares
23 Linfonodos ilíacos externos
24 Linfonodos inguinais
25 Parte abdominal da aorta
26 Artéria ilíaca externa
27 Linfonodos sacrais
28 Linfonodos ilíacos internos
29 Artéria glútea superior
30 Artéria obturatória
31 Artéria glútea inferior
32 Artéria sacral mediana
33 Artéria femoral
34 Vasos do lábio maior do pudendo
35 Fêmur

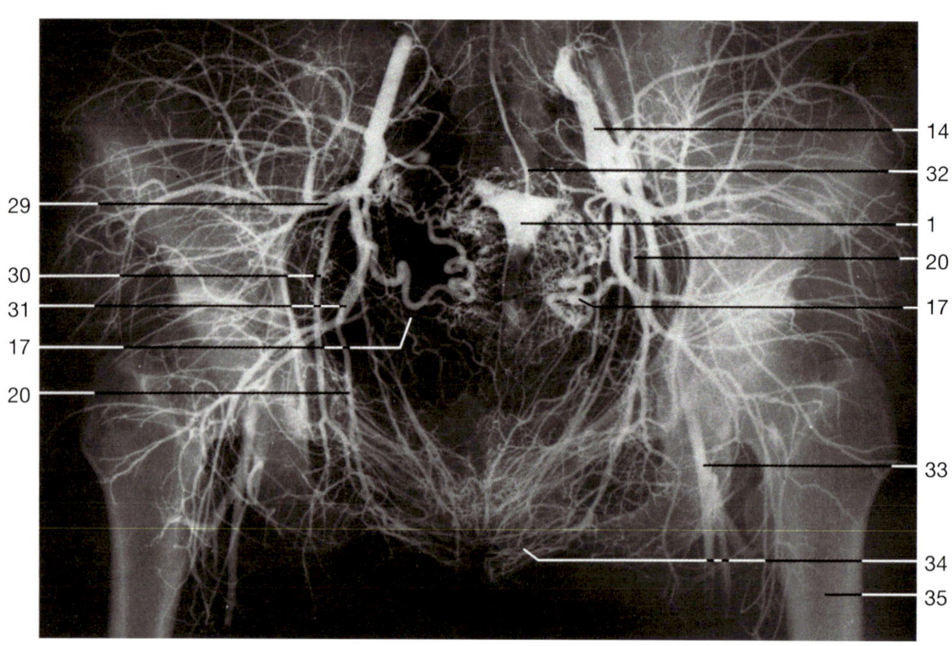

Arteriografia dos vasos pélvicos femininos (incidência AP).

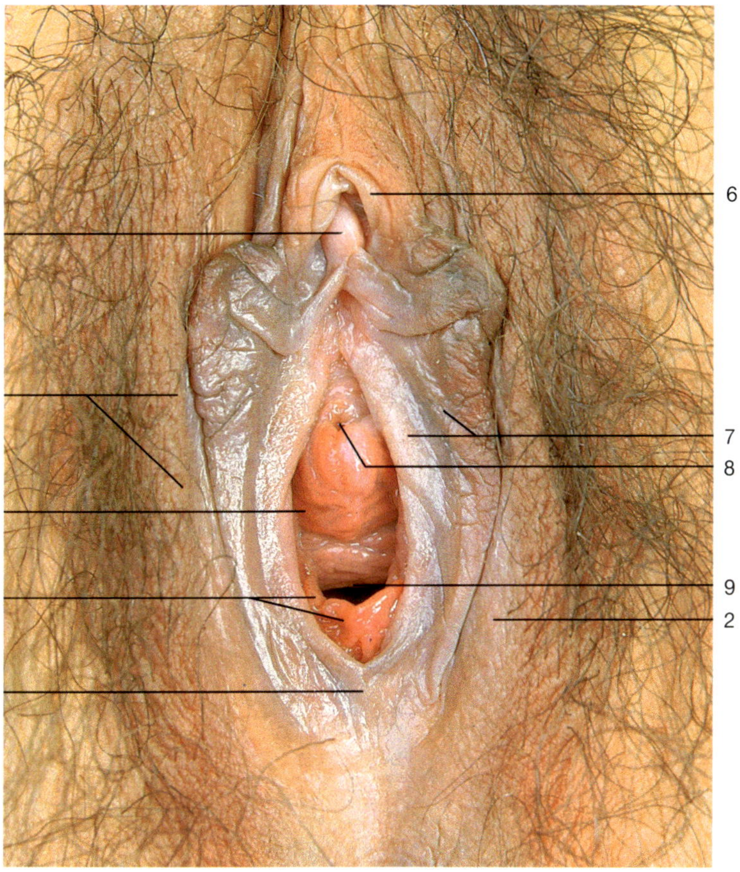

Órgãos genitais externos femininos *in situ* (vista anterior). Os lábios foram rebatidos.

1 Glande do clitóris
2 Lábio maior do pudendo
3 Vestíbulo da vagina
4 Hímen
5 Comissura posterior dos lábios
6 Prepúcio do clitóris
7 Lábio menor do pudendo
8 Óstio externo da uretra
9 Óstio da vagina
10 Corpo do clitóris
11 Ramo do clitóris
12 Bulbo do vestíbulo com o músculo bulboesponjoso
13 Frênulo do clitóris
14 Glândula vestibular maior
15 Ureter
16 Anexos do útero
17 Corpo cavernoso do clitóris
18 Ânus e músculo esfíncter interno do ânus
19 Úraco
20 Bexiga urinária
21 Infundíbulo da tuba uterina
22 Ovário
23 Tuba uterina
24 Ligamento suspensor do ovário
25 Corpo do períneo
26 Músculo esfíncter externo do ânus

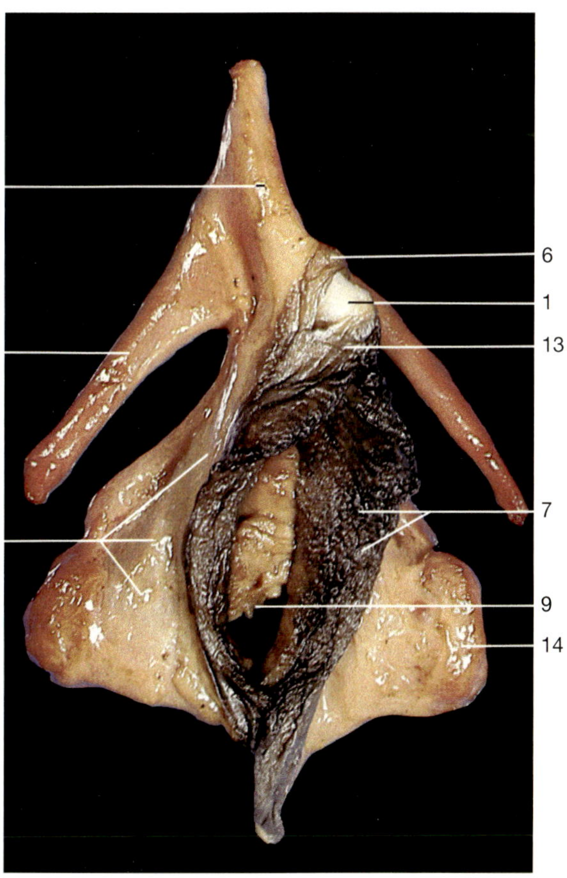

Tecido erétil dos órgãos genitais externos femininos isolados (vista anterior).

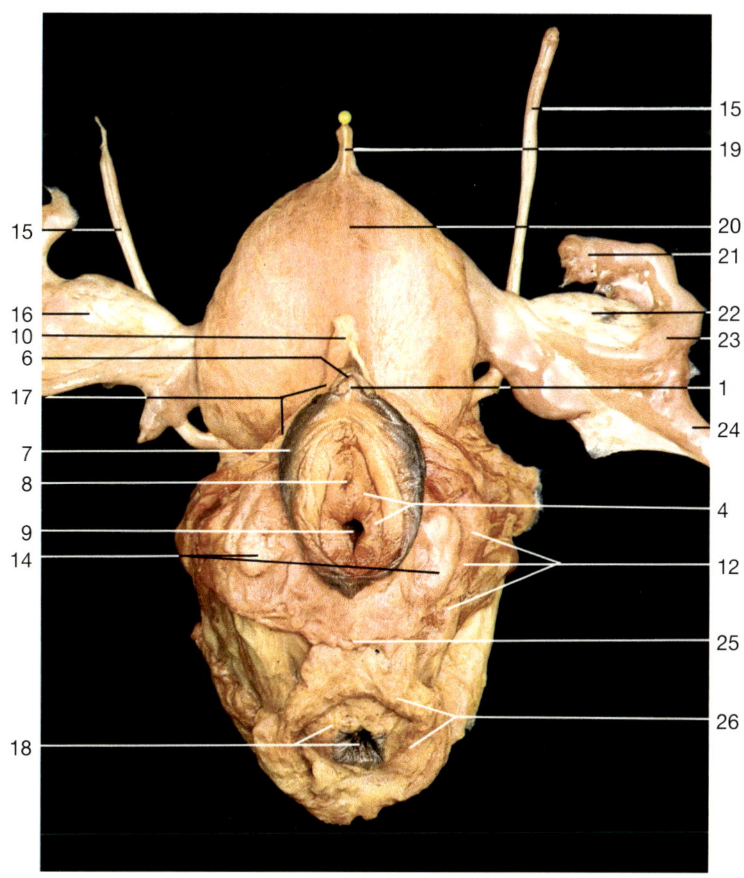

Órgãos genitais externos femininos em relação com os órgãos genitais internos e o sistema urinário, isolados (vista anterior).

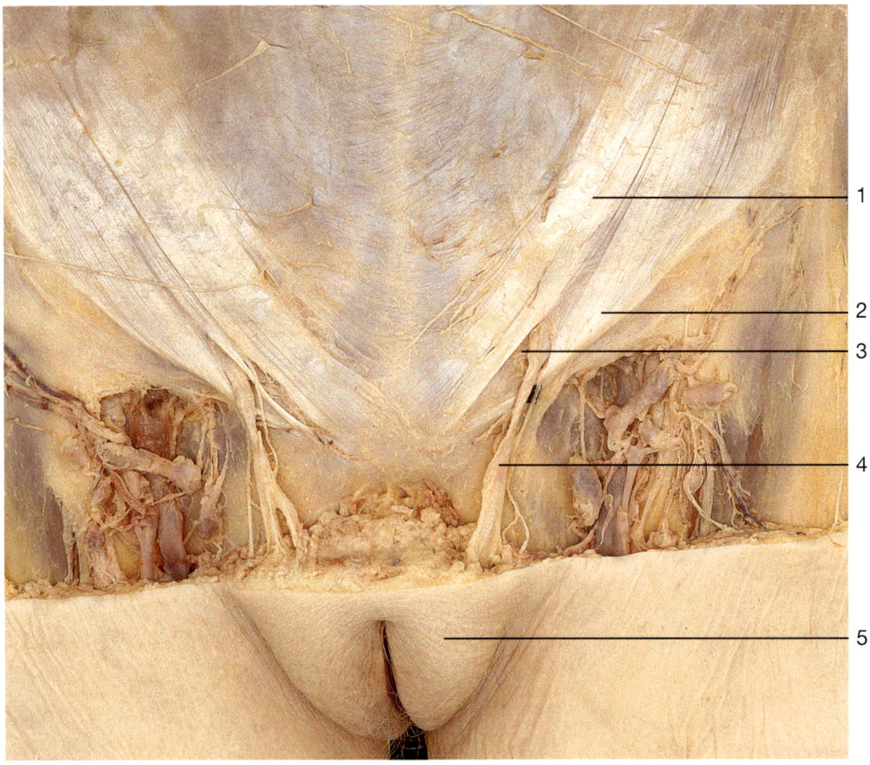

1 Pilar medial do anel inguinal superficial
2 Pilar lateral do anel inguinal superficial
3 Anel inguinal superficial
4 Ligamento redondo do útero
5 Lábios maiores do pudendo
6 Músculo reto do abdome e artéria epigástrica inferior
7 Anel inguinal profundo com nervo ilioinguinal
8 Ligamento inguinal
9 Nervo femoral
10 Artéria femoral

Região inguinal e órgãos genitais externos femininos (vista anterior). Dissecção do canal inguinal e do ligamento redondo do útero de uma criança.

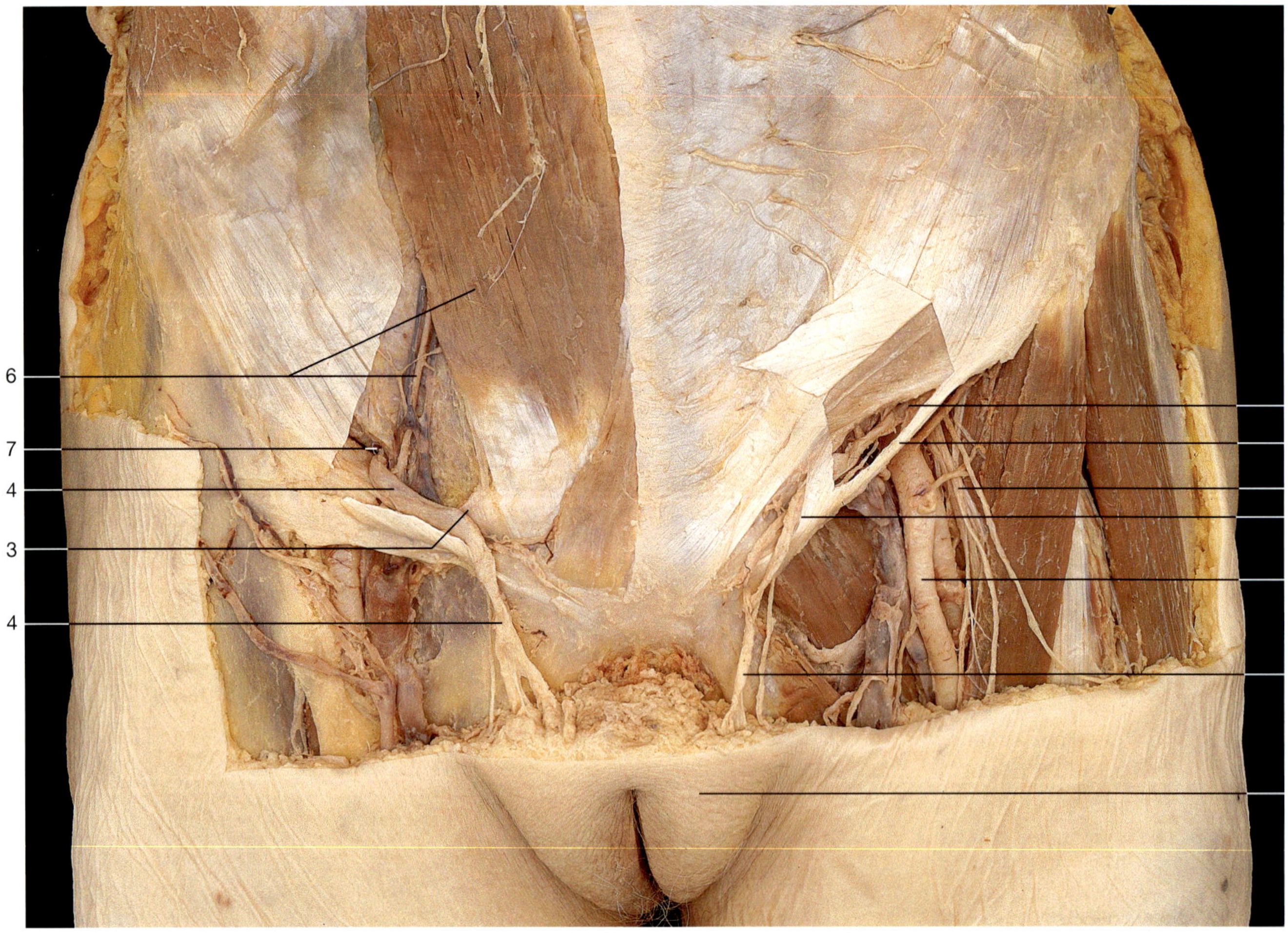

Região inguinal e órgãos genitais externos femininos (vista anterior). O canal inguinal foi aberto. O ligamento redondo do útero e o nervo ilioinguinal foram dissecados.

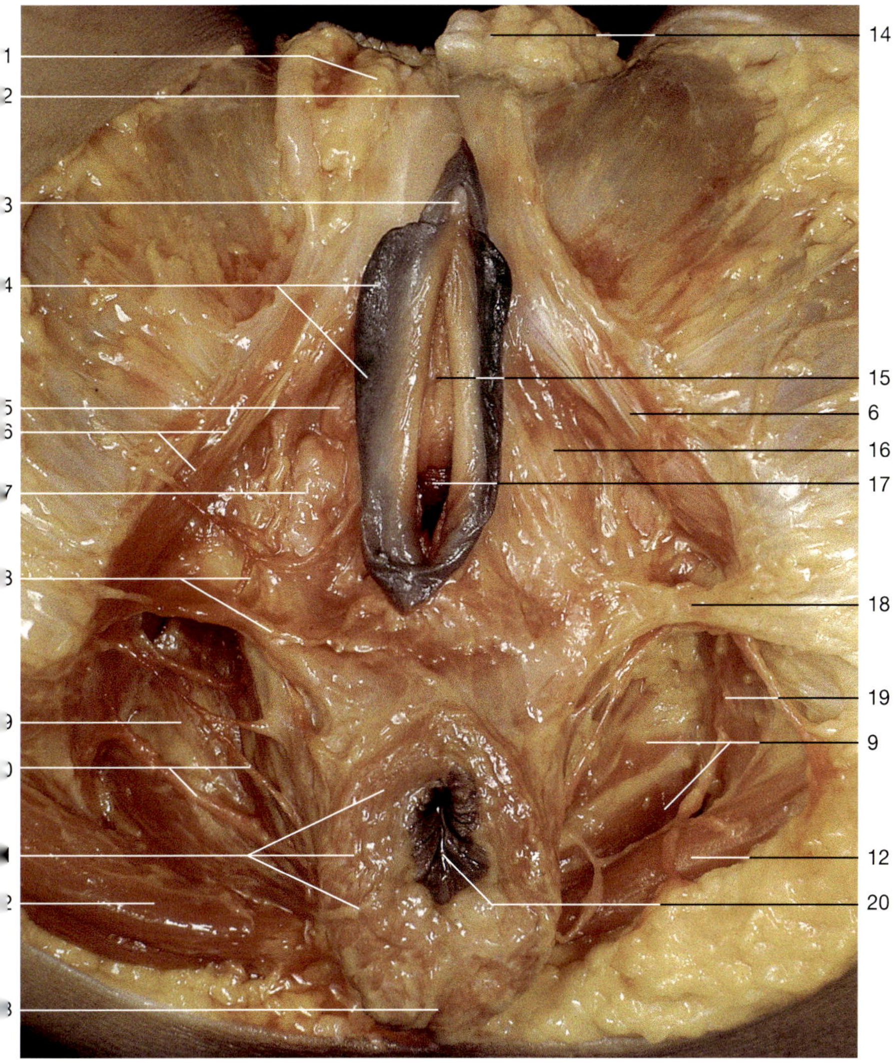

Órgãos genitais externos e diafragma urogenital femininos, camada superficial (vista inferior).

1 Tecido adiposo envolvendo o ligamento redondo do útero
2 Posição da sínfise púbica
3 Clitóris
4 Lábio menor do pudendo
5 Bulbo do vestíbulo
6 Músculo isquiocavernoso
7 Glândula vestibular maior
8 Ramos perineais do nervo pudendo
9 Músculo levantador do ânus
10 Nervos anais inferiores
11 Músculo esfíncter externo do ânus
12 Músculo glúteo máximo
13 Cóccix
14 Tecido adiposo do monte do púbis
15 Óstio externo da uretra
16 Diafragma urogenital com a fáscia do músculo transverso profundo do períneo
17 Óstio da vagina
18 Músculo transverso superficial do períneo
19 Músculo obturador interno
20 Ânus
21 Ligamento suspensor do clitóris
22 Glande do clitóris
23 Ramo do clitóris
24 Corpo do períneo
25 Prepúcio do clitóris
26 Frênulo do clitóris
27 Comissura posterior dos lábios

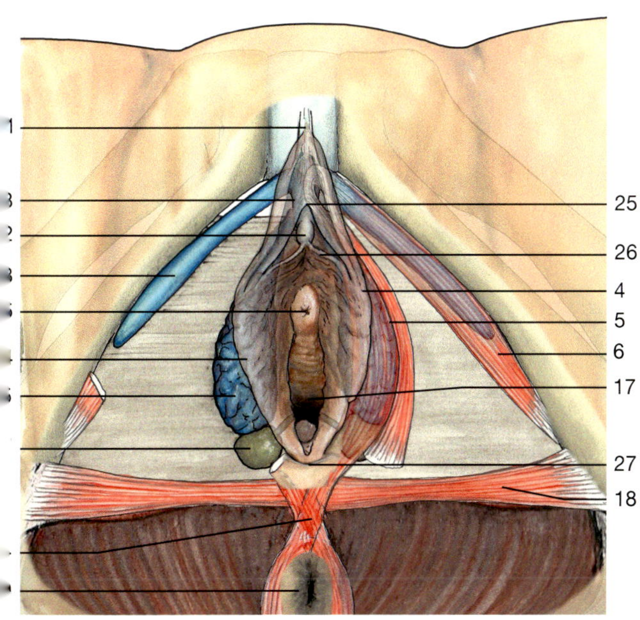

Órgãos genitais externos com as estruturas eréteis na mulher (vista inferior). Azul: estrutura erétil do clitóris e do bulbo do vestíbulo.

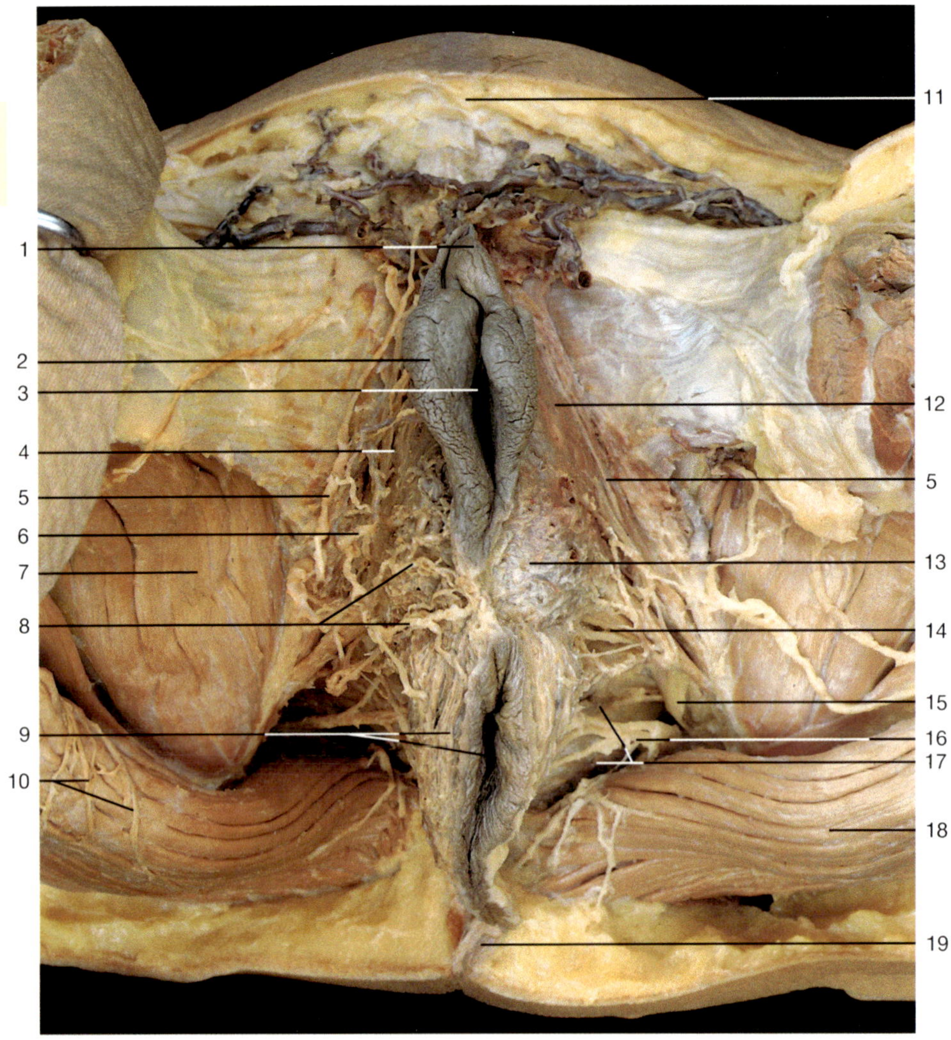

1 Prepúcio do clitóris
2 Lábio menor do pudendo
3 Óstio da vagina
4 Músculo transverso profundo do períneo
5 Nervo dorsal do clitóris
6 Nervos labiais posteriores
7 Músculo adutor magno
8 Nervos perineais
9 Ânus e músculo esfíncter externo do ânus
10 Nervos clúnios inferiores
11 Monte do púbis
12 Ramo do clitóris e músculo isquiocavernoso
13 Bulbo do vestíbulo
14 Músculo transverso superficial do períneo
15 Nervo pudendo e artéria pudenda interna
16 Nervos anais inferiores
17 Músculo levantador do ânus
18 Músculo glúteo máximo
19 Corpo anococcígeo
20 Óstio externo da uretra

Órgãos genitais externos e diafragma urogenital femininos, camada superficial (vista inferior). O bulbo do vestíbulo do lado direito foi removido.

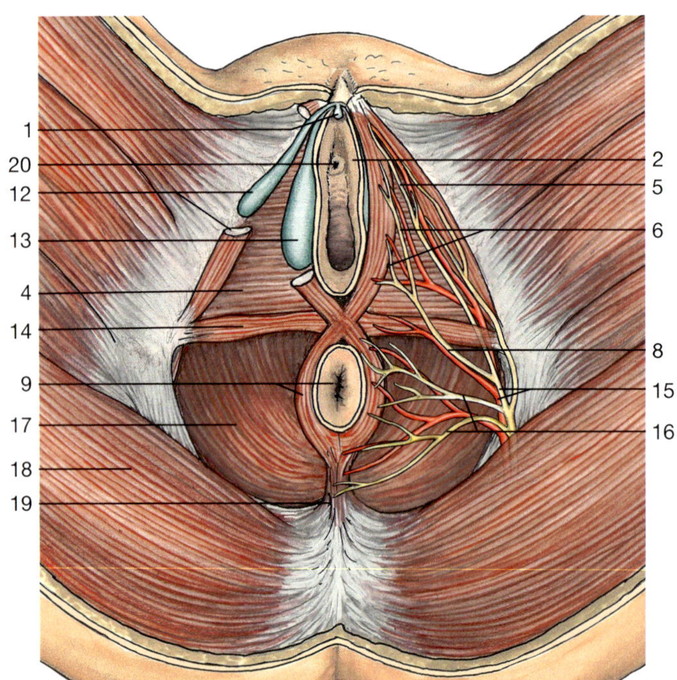

Diafragmas pélvico e urogenital femininos (vista inferior). Músculo, nervos e artérias foram demonstrados. O bulbo do vestíbulo foi parcialmente removido.

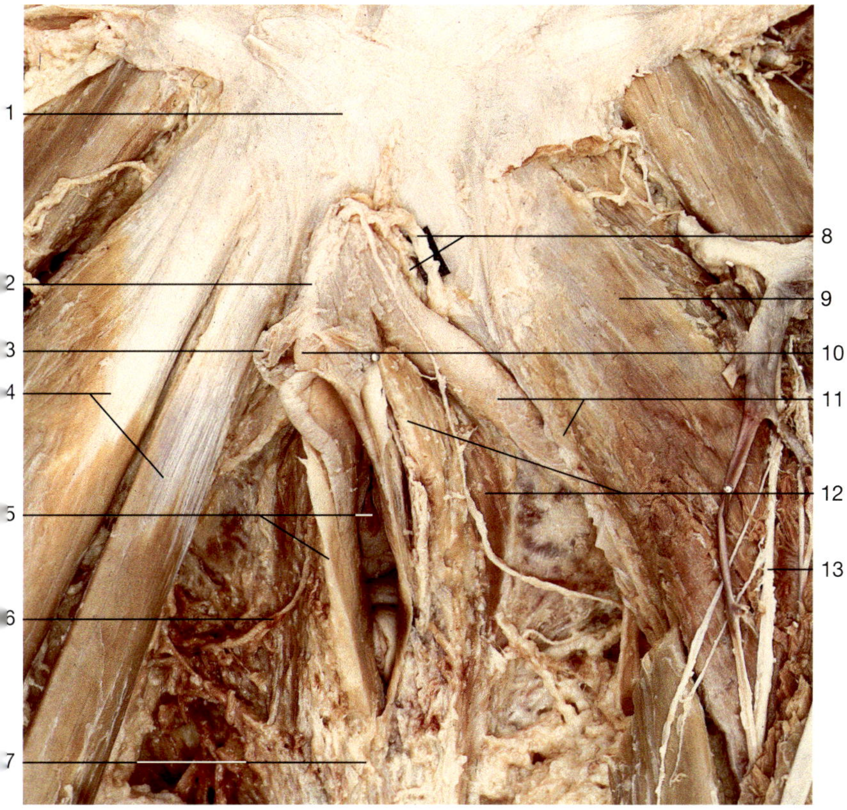

1 Posição da sínfise púbica
2 Corpo do clitóris
3 Prepúcio do clitóris
4 Músculos adutor longo e grácil
5 Óstio da vagina e lábio menor do pudendo
6 Nervo labial posterior
7 Corpo do períneo
8 Artéria profunda do clitóris e nervo dorsal do clitóris
9 Músculo adutor curto
10 Glande do clitóris
11 Ramo do clitóris e músculo isquiocavernoso
12 Bulbo do vestíbulo e músculo bulboesponjoso
13 Ramo anterior do nervo obturatório

Órgãos genitais externos femininos (vista anterior). O clitóris foi dissecado e levemente rebatido para a direita. O prepúcio do clitóris foi seccionado para expor a glande.

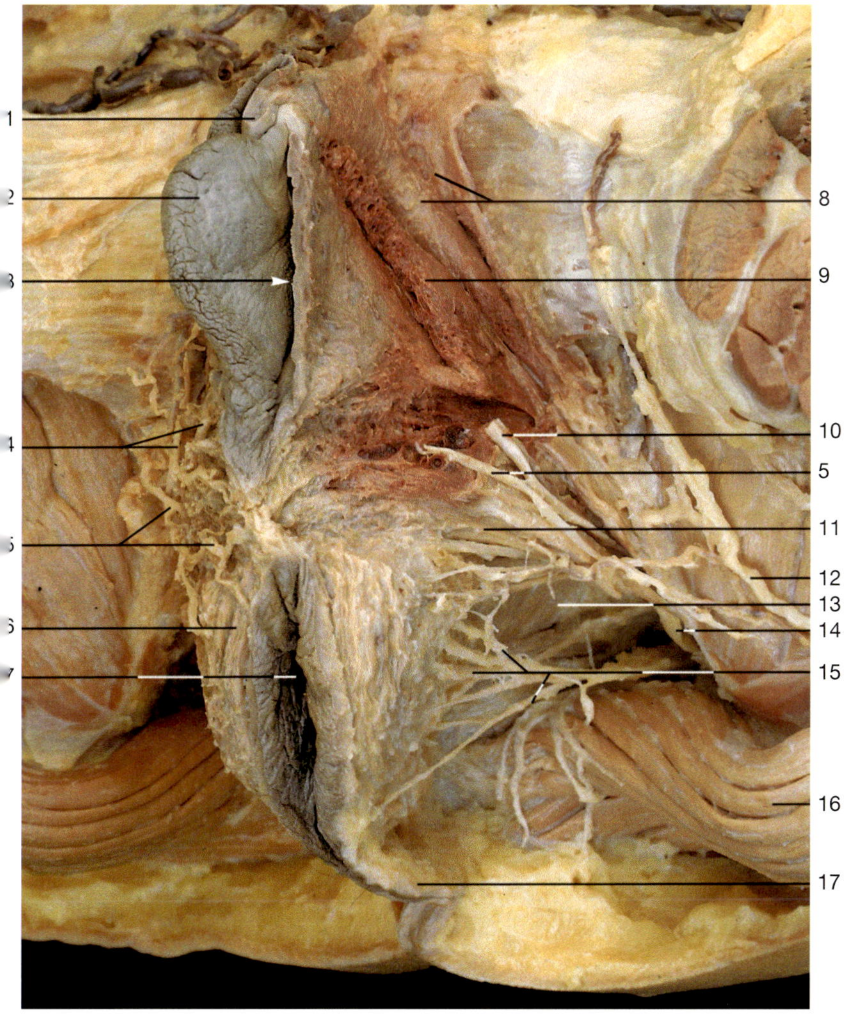

1 Clitóris
2 Lábio menor do pudendo
3 Óstio da vagina
4 Nervos labiais posteriores
5 Nervos perineais
6 Músculo esfíncter externo do ânus
7 Ânus
8 Ramo do clitóris e músculo isquiocavernoso
9 Bulbo do vestíbulo
10 Artéria dorsal do clitóris
11 Músculo transverso superficial do períneo
12 Ramos perineais do nervo cutâneo femoral posterior
13 Músculo levantador do ânus
14 Artéria pudenda interna
15 Nervos retais inferiores
16 Músculo glúteo máximo
17 Corpo anococcígeo

Diafragma urogenital e órgãos genitais externos femininos (vista inferolateral). O bulbo do vestíbulo foi removido parcialmente, e o lábio menor do pudendo esquerdo foi seccionado.

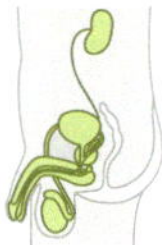

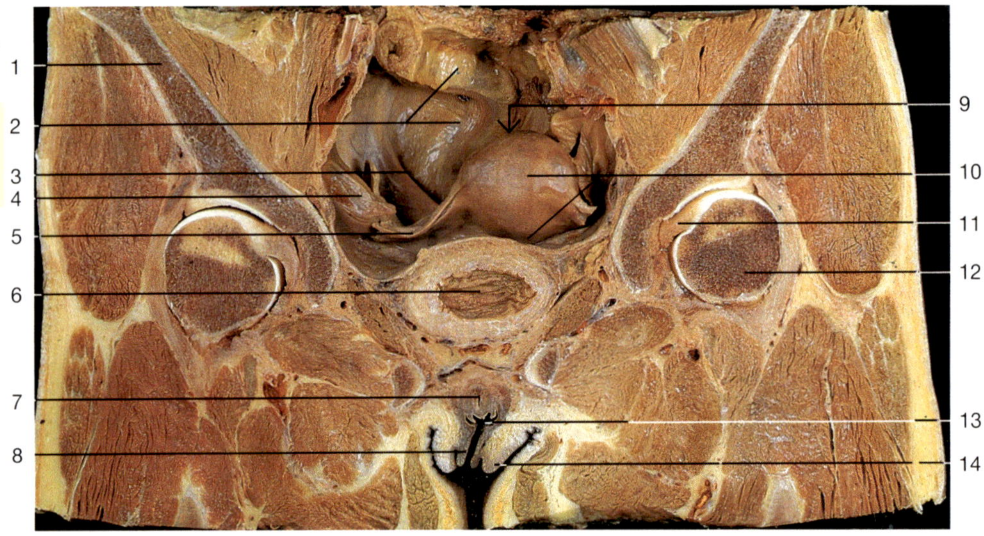

Secção coronal da cavidade pélvica feminina, no nível das articulações do quadril.

1 Ílio
2 Reto
3 Prega retouterina
4 Ovário
5 Tuba uterina
6 Bexiga urinária
7 Uretra
8 Lábio menor do pudendo
9 Escavação retouterina
10 Útero e escavação vesicouterina (de Douglas)
11 Ligamento da cabeça do fêmur
12 Cabeça do fêmur
13 Vestíbulo da vagina
14 Lábio maior do pudendo
15 Músculo piramidal
16 Nervo femoral
17 Artéria e veia femorais
18 Intestino delgado
19 Ligamento largo do útero

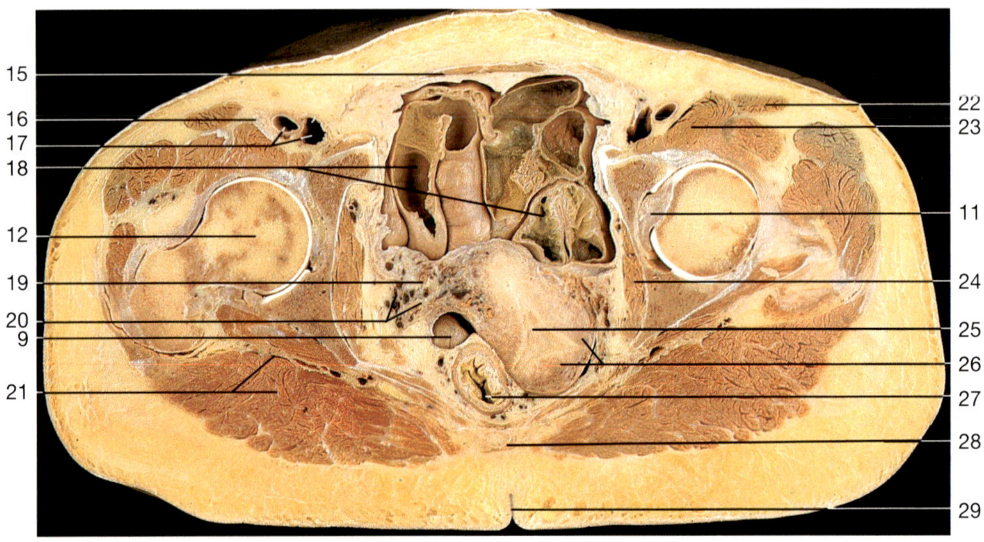

Secção horizontal da cavidade pélvica feminina, no nível do útero (vista inferior). Útero em retroversão esquerda.

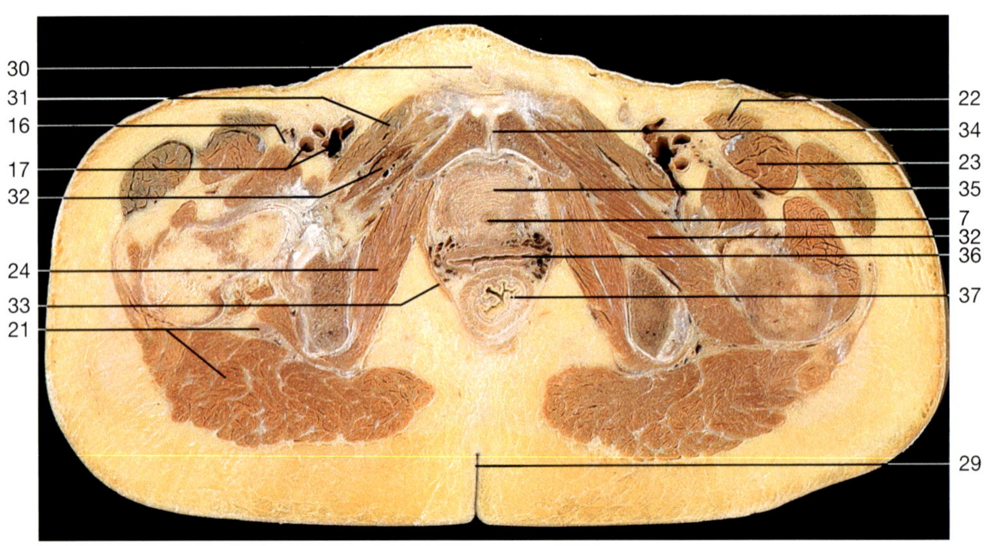

Secção horizontal da cavidade pélvica feminina, no nível do músculo esfíncter externo da uretra e da vagina (vista inferior).

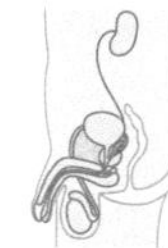

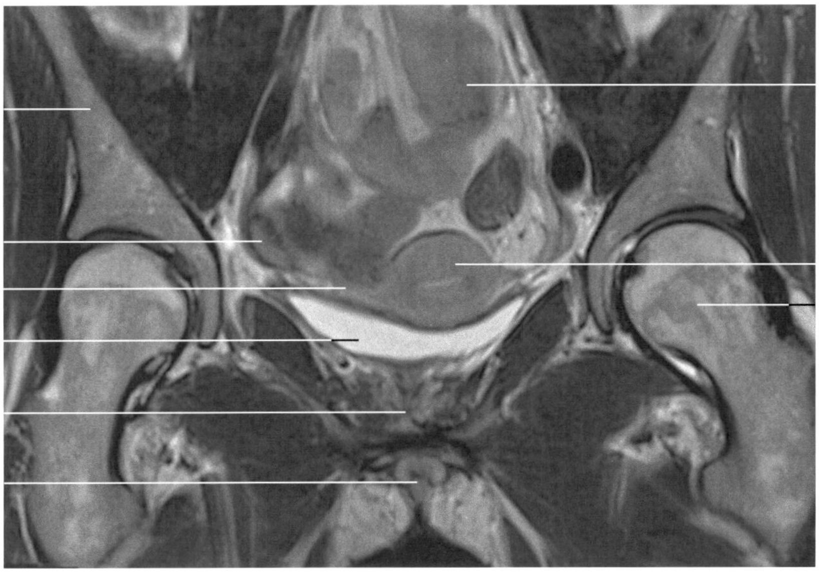

Corte coronal da cavidade pélvica feminina no nível das articulações do quadril (RNM). (Prof. Uder, Depto. de Radiologia, Universidade de Erlangen-Nürnberg, Alemanha.)

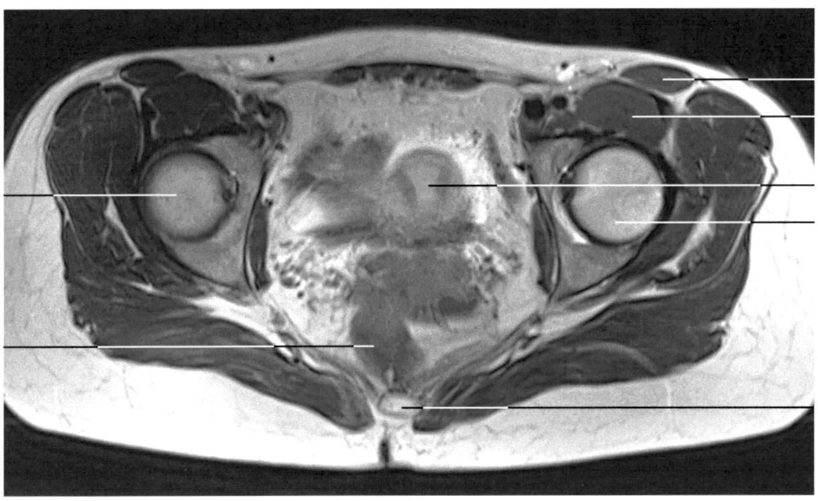

Corte horizontal da cavidade pélvica feminina no nível do útero (RNM). (Prof. Uder, Depto. de Radiologia, Universidade de Erlangen-Nürnberg, Alemanha.)

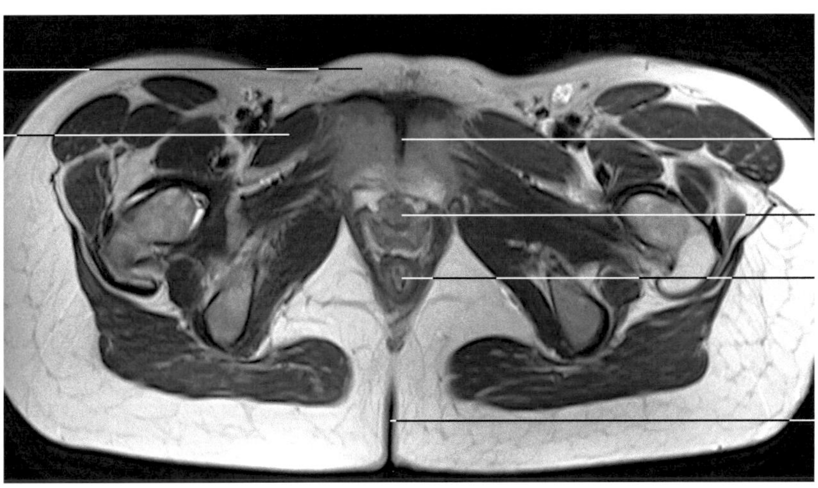

Corte horizontal da cavidade pélvica feminina no nível do músculo esfíncter externo da uretra e da vagina (RNM). (Prof. Uder, Depto. de Radiologia, Universidade de Erlangen-Nürnberg, Alemanha.)

20 Plexo venoso uterino
21 Nervo isquiático e músculo glúteo máximo
22 Músculo sartório
23 Músculo iliopsoas
24 Músculo obturador interno
25 Endométrio
26 Miométrio
27 Ampola do reto
28 Cóccix
29 Fenda interglútea
30 Monte do púbis
31 Músculo pectíneo
32 Músculo obturador externo
33 Músculo levantador do ânus
34 Sínfise púbica
35 Músculo esfíncter externo da uretra (fundo da bexiga urinária)
36 Vagina
37 Reto

7 Membro Superior

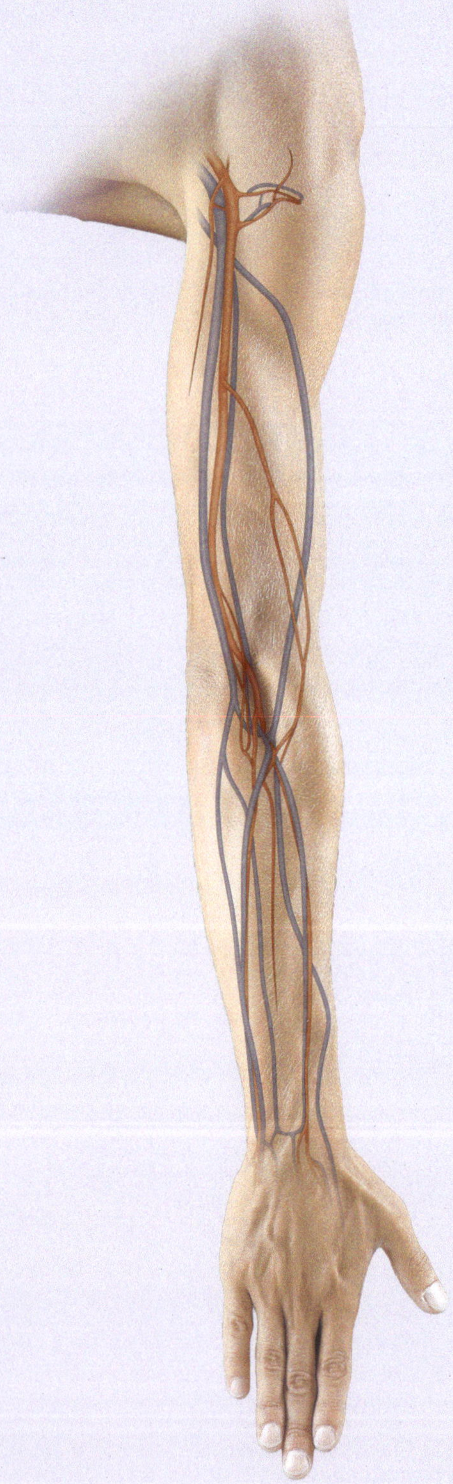

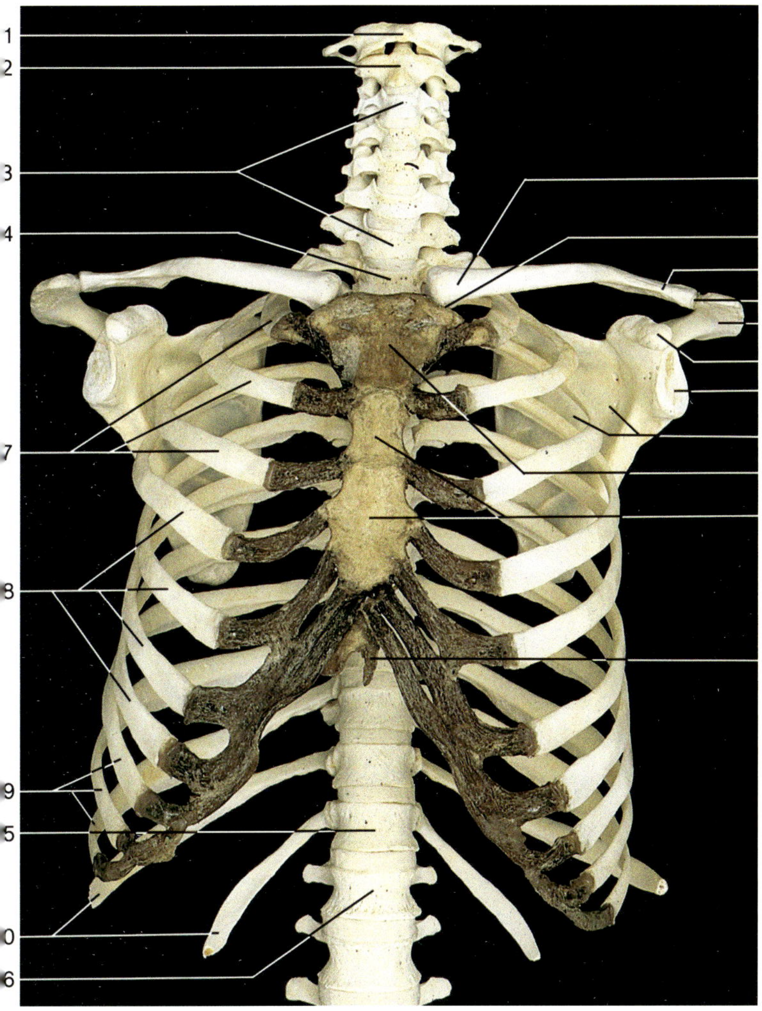

Esqueleto do cíngulo do membro superior e tórax (vista anterior). As partes cartilagíneas das costelas apresentam-se em marrom-escuro.

Coluna vertebral

1 Atlas (C_1)
2 Áxis (C_2)
3 Terceira à sétima vértebras cervicais (C_3–C_7)
4 Primeira vértebra torácica (T_1)
5 Décima segunda vértebra torácica (T_{12})
6 Primeira vértebra lombar (L_1)

Costelas

7 Primeira à terceira costelas } Costelas verdadeiras
8 Quarta à sétima costelas } Costelas verdadeiras
9 Oitava à décima costelas } Falsas costelas
10 Décima primeira e décima segunda (costelas flutuantes) } Falsas costelas

Clavícula (A)

11 Extremidade esternal
12 Articulação esternoclavicular
13 Extremidade acromial
14 Articulação acromioclavicular

Escápula (B)

15 Acrômio
16 Processo coracoide
17 Cavidade glenoidal
18 Face costal

Esterno (C)

19 Manúbrio
20 Corpo
21 Processo xifoide

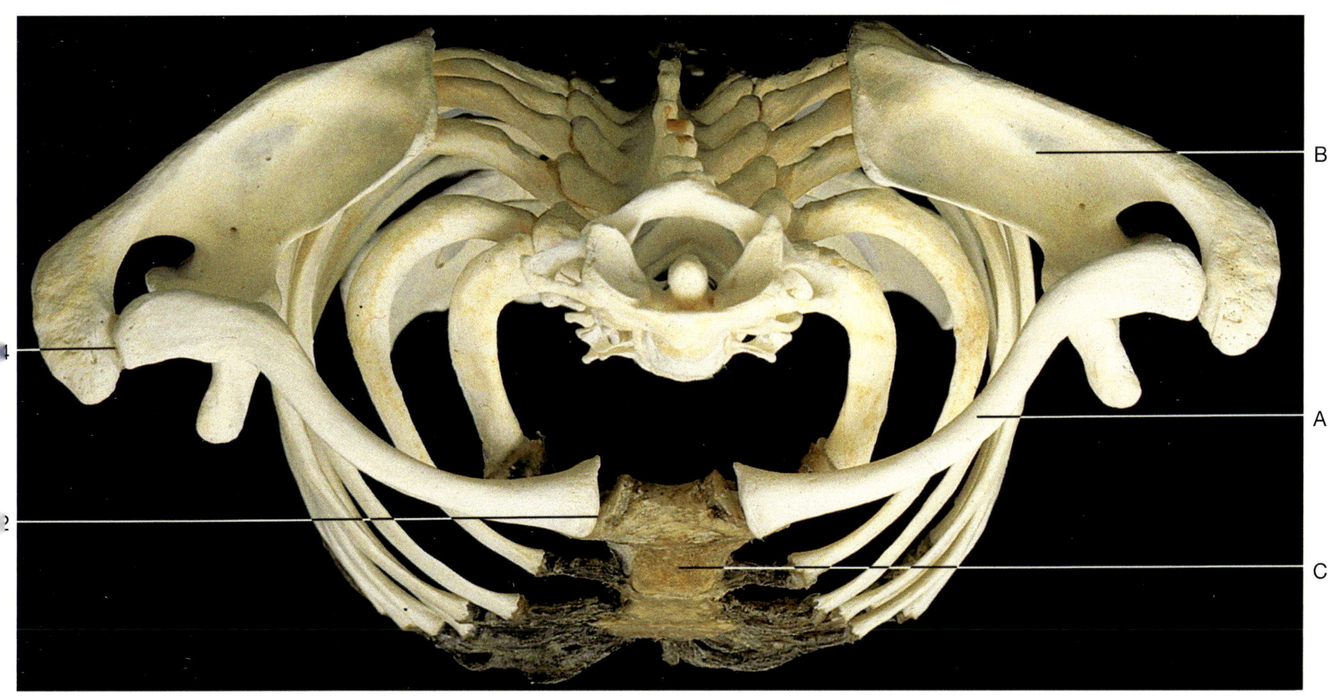

Esqueleto do cíngulo do membro superior e do tórax (vista superior).

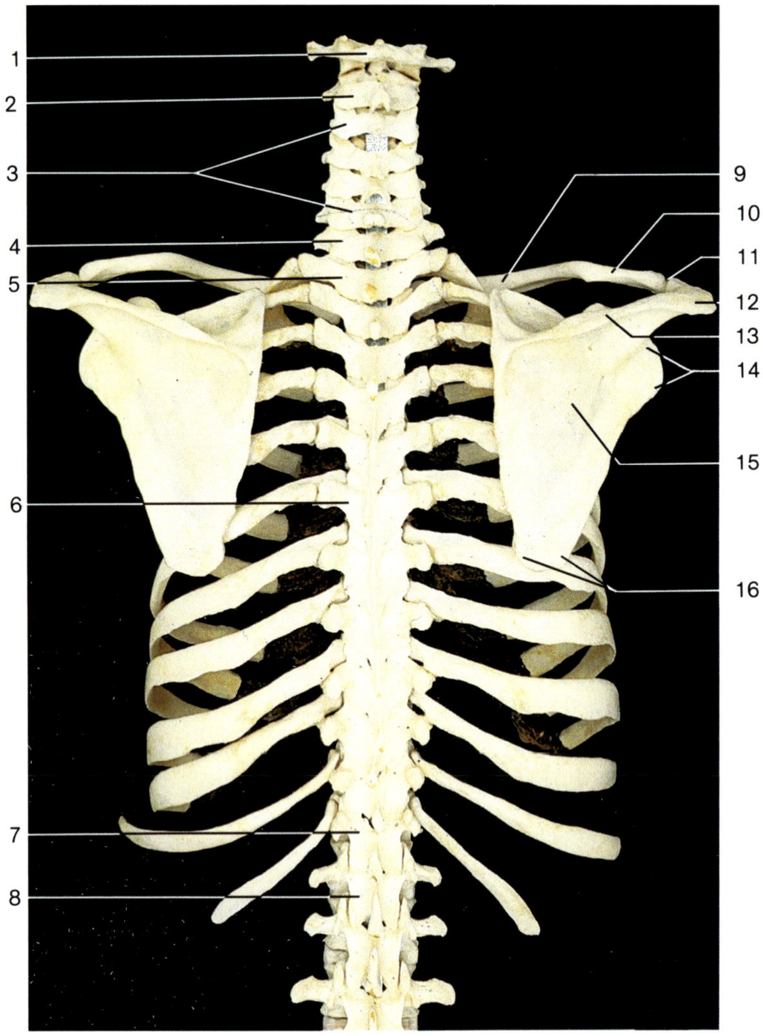

Esqueleto do cíngulo do membro superior e do tórax (vista posterior).

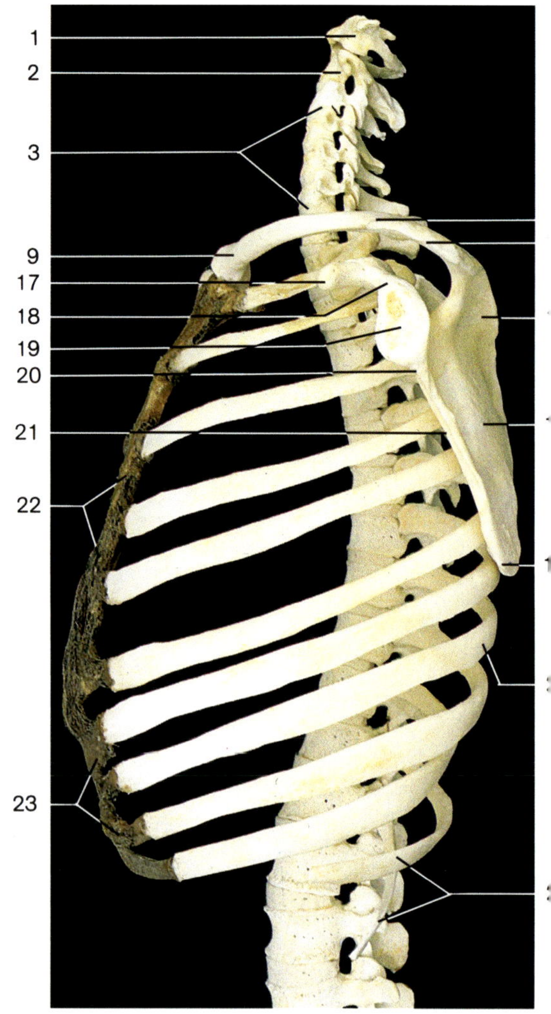

Esqueleto do cíngulo do membro superior e do tórax (vista lateral).

Coluna vertebral

1 Atlas
2 Áxis
3 Vértebras C_3–C_6
4 Vértebra C_7 (vértebra proeminente)
5 Vértebra T_1
6 Vértebra T_6
7 Vértebra T_{12}
8 Vértebra L_1

Clavícula

9 Extremidade esternal
10 Extremidade acromial
11 Articulação acromioclavicular

Escápula

12 Acrômio
13 Espinha da escápula
14 Ângulo lateral
15 Face posterior
16 Ângulo inferior
17 Processo coracoide
18 Tubérculo supraglenoidal
19 Cavidade glenoidal
20 Tubérculo infraglenoidal
21 Margem lateral

Tórax

22 Corpo do esterno
23 Ângulo infraesternal
24 Ângulo da costela
25 Costelas flutuantes

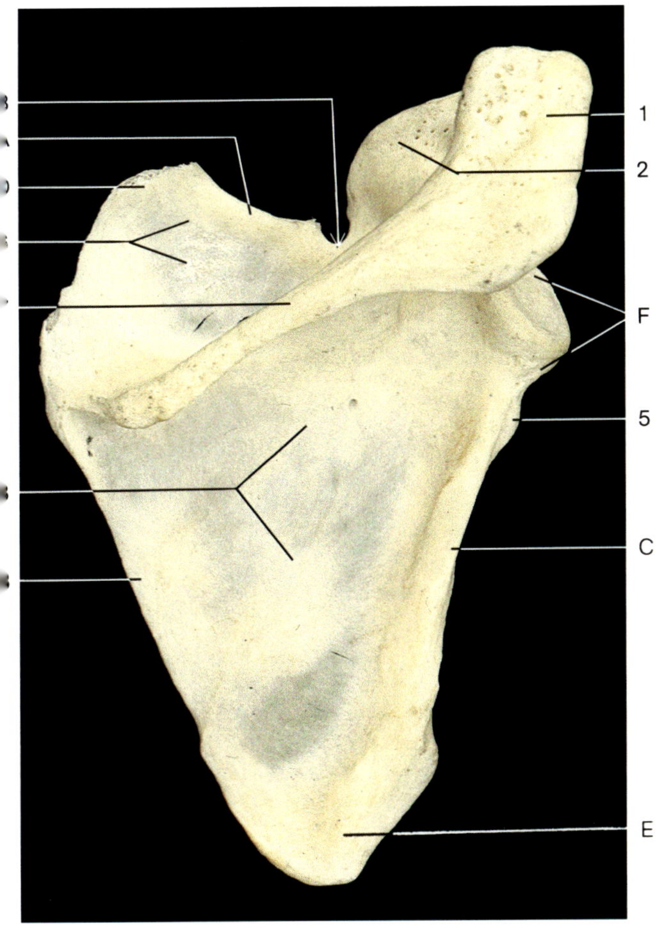

Escápula direita (vista posterior).

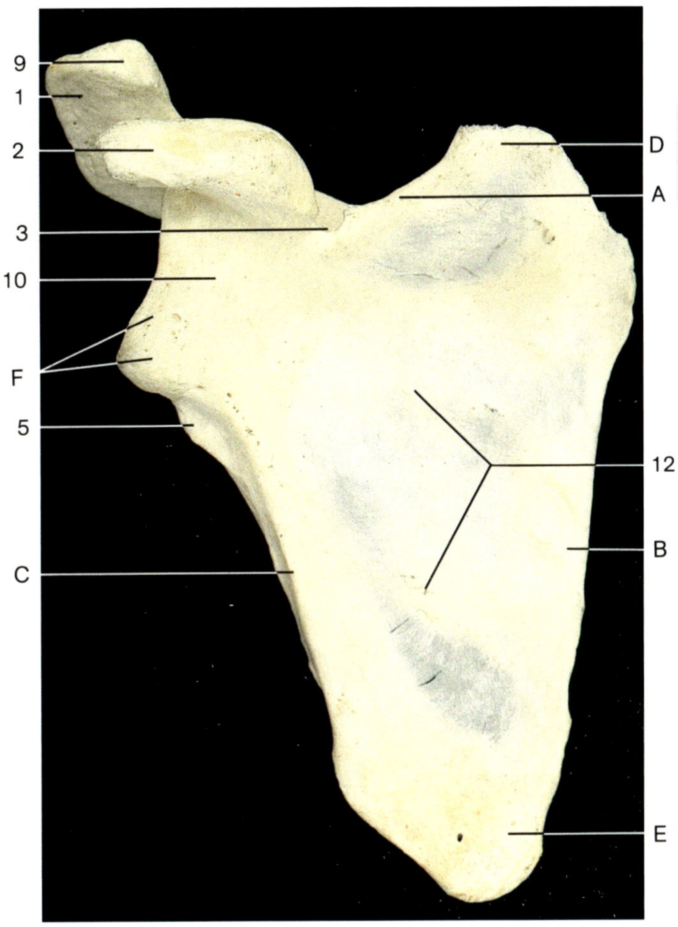

Escápula direita (vista anterior, face costal).

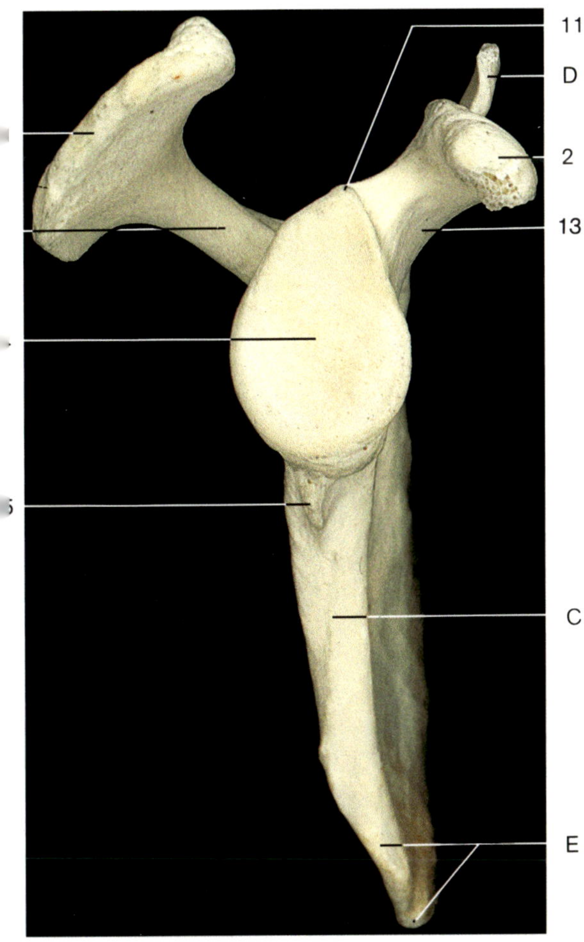

Escápula direita (vista lateral).

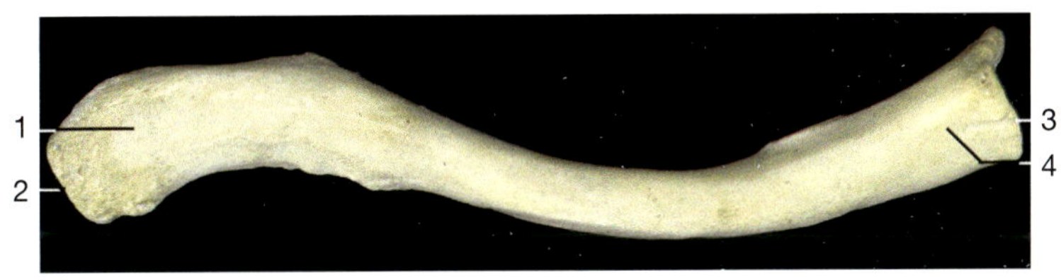

Clavícula direita (vista superior).

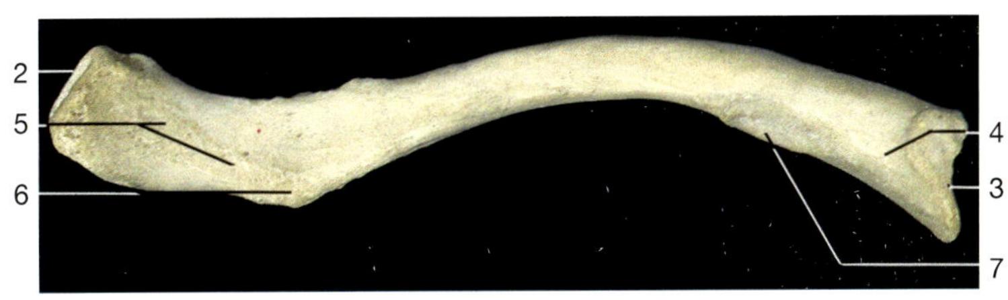

Clavícula direita (vista inferior).

Escápula

A = Margem superior
B = Margem medial
C = Margem lateral
D = Ângulo superior
E = Ângulo inferior
F = Ângulo lateral

1 Acrômio
2 Processo coracoide
3 Incisura da escápula
4 Cavidade glenoidal
5 Tubérculo infraglenoidal
6 Fossa supraespinal
7 Espinha
8 Fossa infraespinal
9 Face articular da clavícula
10 Colo
11 Tubérculo supraglenoidal
12 Face costal (anterior)
13 Base do processo coracoide

Clavícula

1 Extremidade acromial
2 Face articular acromial
3 Face articular esternal
4 Extremidade esternal
5 Linha trapezóidea
6 Tubérculo conoide
7 Impressão do ligamento costoclavicular

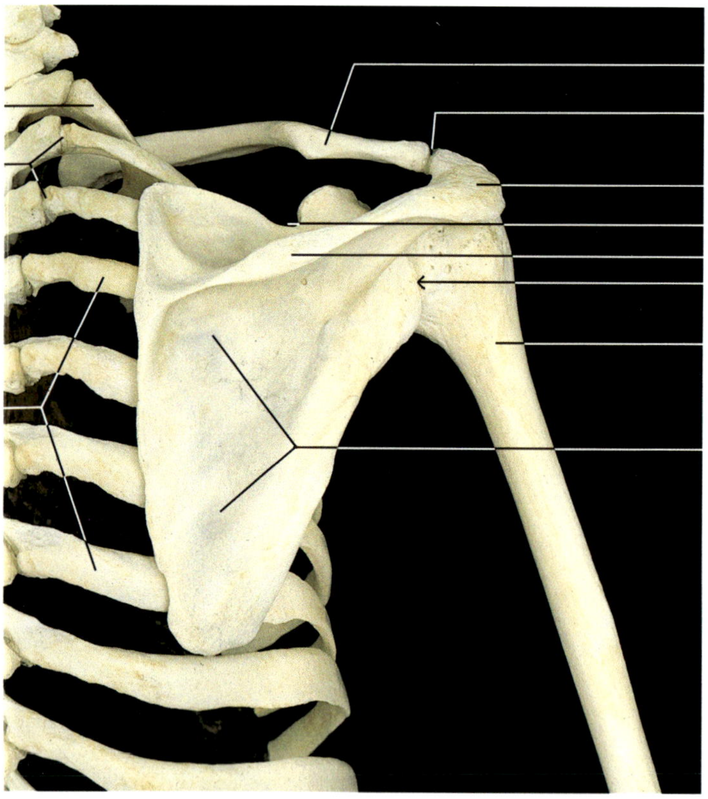

Ossos da articulação do ombro (vista posterior).

1 Primeira costela
2 Articulações costotransversárias (localização)
3 Costelas IV–VII
4 Clavícula
5 Articulação acromioclavicular (localização)
6 Acrômio
7 Incisura da escápula
8 Espinha da escápula
9 Cabeça do úmero
10 Cavidade glenoidal
11 Colo cirúrgico do úmero
12 Face posterior da escápula
13 Processo coracoide
14 Tubérculo infraglenoidal
15 Tubérculo maior do úmero
16 Colo anatômico do úmero

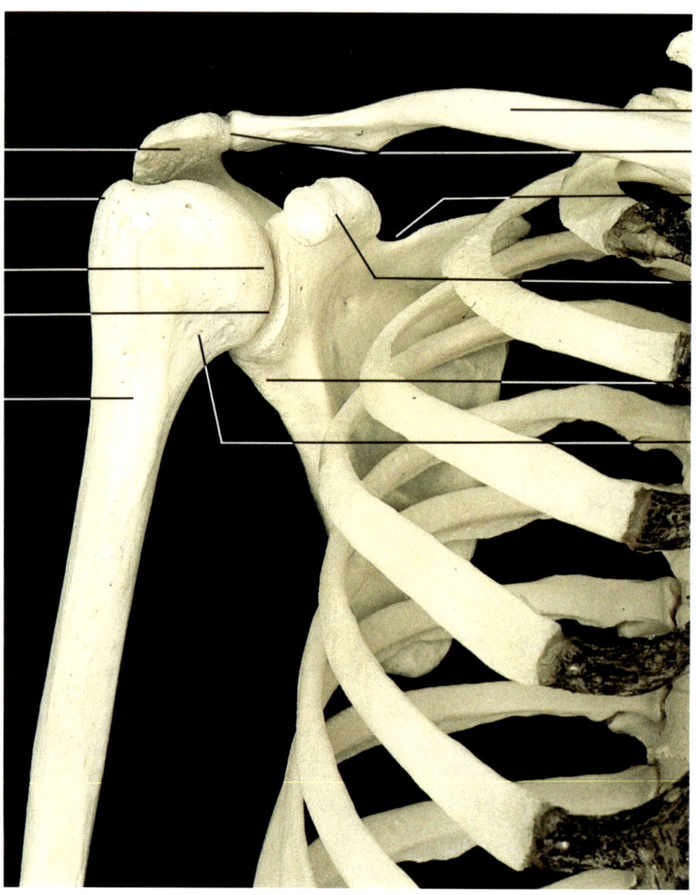

Ossos da articulação do ombro (vista anterior).

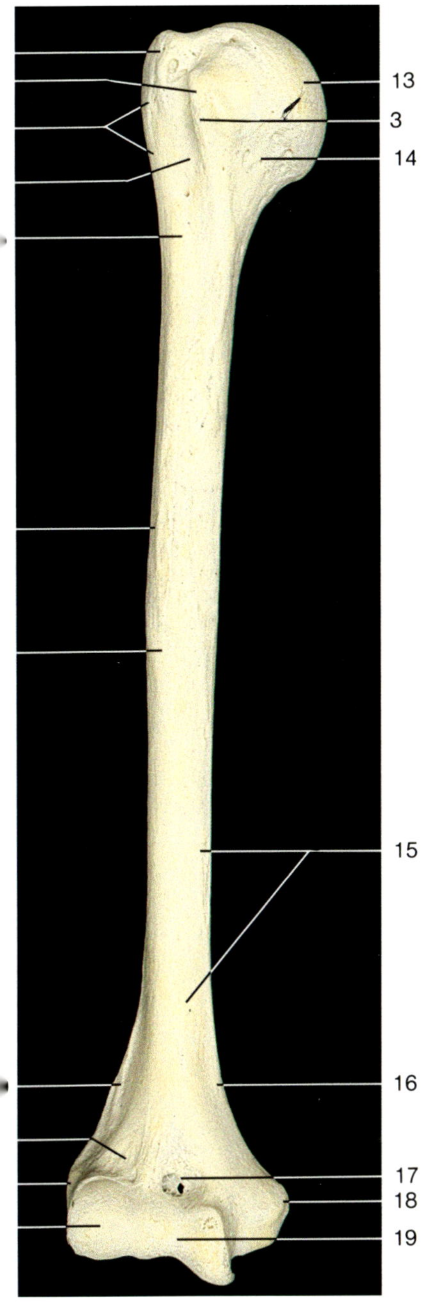

Úmero direito (vista anterior).

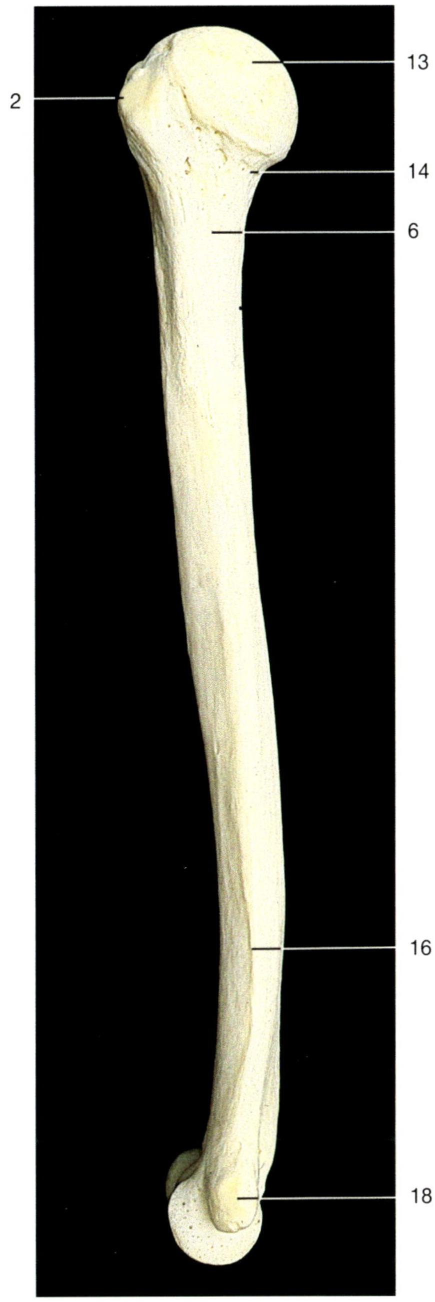

Úmero direito (vista medial).

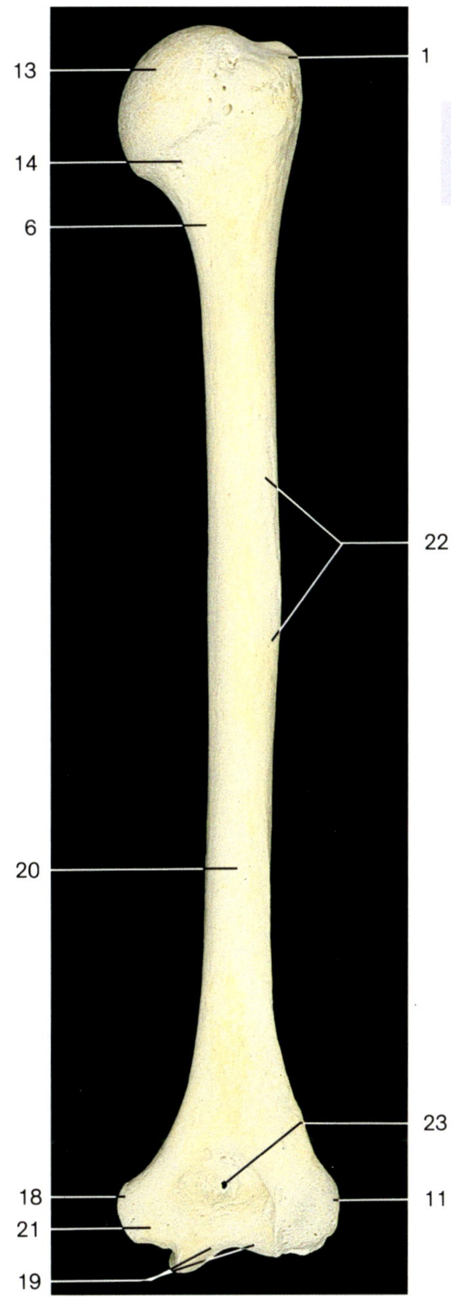

Úmero direito (vista posterior).

Úmero

1 Tubérculo maior
2 Tubérculo menor
3 Crista do tubérculo menor
4 Crista do tubérculo maior
5 Sulco intertubercular
6 Colo cirúrgico
7 Tuberosidade para o músculo deltoide
8 Face anterolateral
9 Crista supraepicondilar lateral
10 Fossa radial
11 Epicôndilo lateral
12 Capítulo do úmero
13 Cabeça do úmero
14 Colo anatômico
15 Face anteromedial
16 Crista supraepicondilar medial
17 Fossa coronóidea
18 Epicôndilo medial
19 Tróclea do úmero
20 Face posterior
21 Sulco do nervo ulnar
22 Sulco do nervo radial
23 Fossa do olécrano

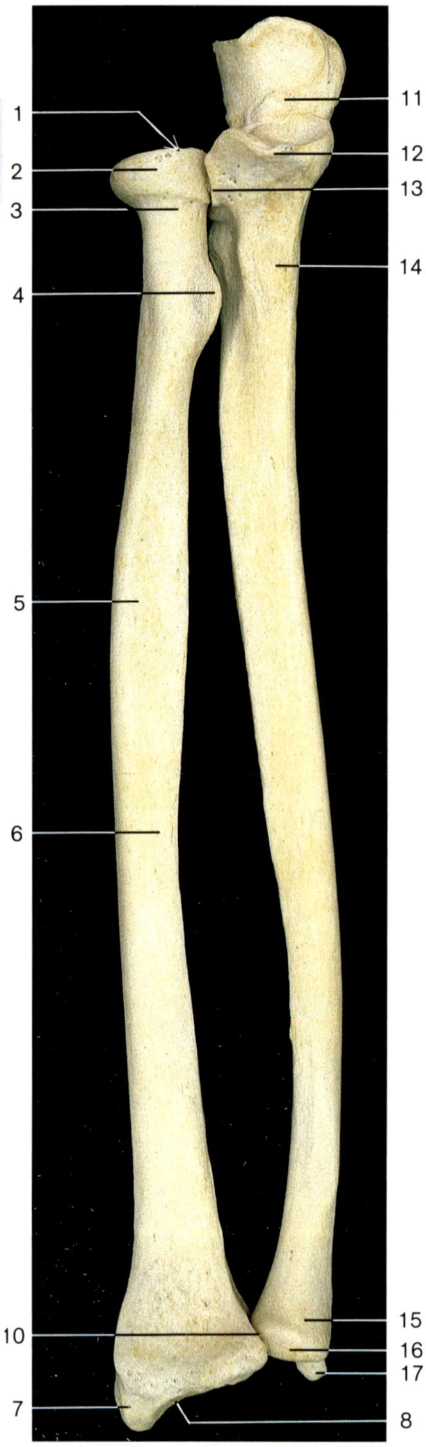

Ossos do antebraço direito, rádio e ulna (vista anterior).

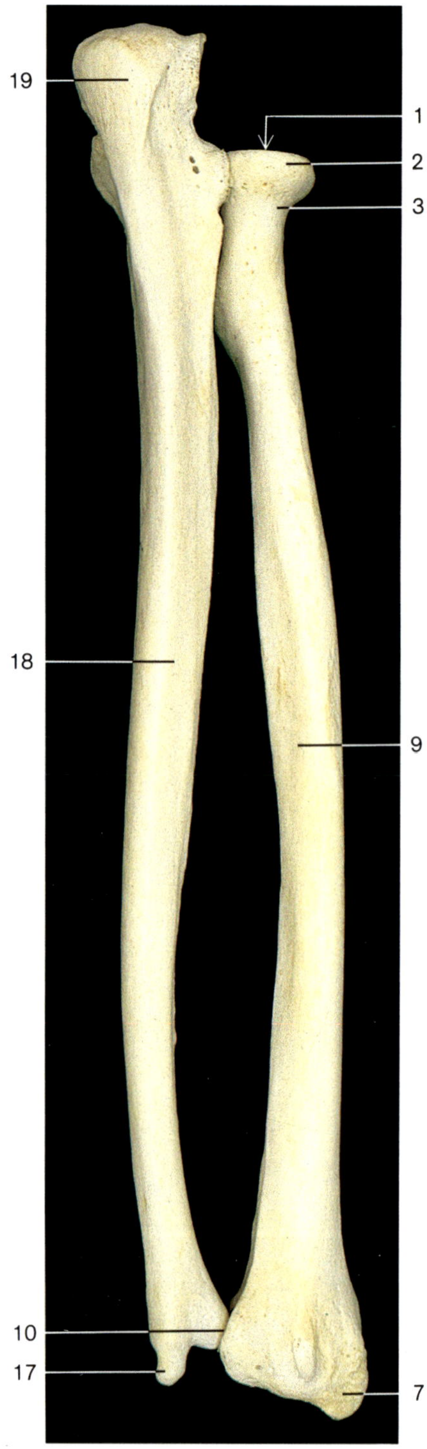

Ossos do antebraço direito, rádio e ulna (vista posterior).

Rádio

1 Cabeça do rádio
2 Circunferência articular
3 Colo do rádio
4 Tuberosidade do rádio
5 Corpo
6 Face anterior
7 Processo estiloide do rádio
8 Face articular
9 Face posterior
10 Incisura ulnar

Ulna

11 Incisura troclear
12 Processo coronoide
13 Incisura radial
14 Tuberosidade da ulna
15 Cabeça da ulna
16 Circunferência articular
17 Processo estiloide da ulna
18 Face posterior
19 Olécrano

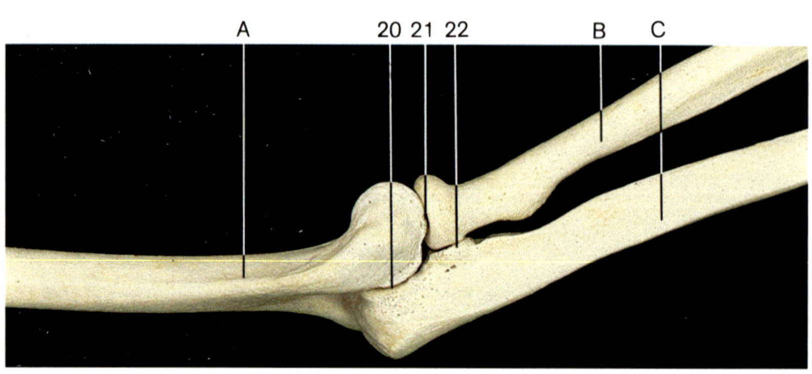

Ossos da articulação do cotovelo direito (vista lateral).

Articulações do cotovelo direito

20 Local da articulação umeroulnar
21 Local da articulação umerorradial
22 Local da articulação radioulnar proximal

A = Úmero
B = Rádio
C = Ulna

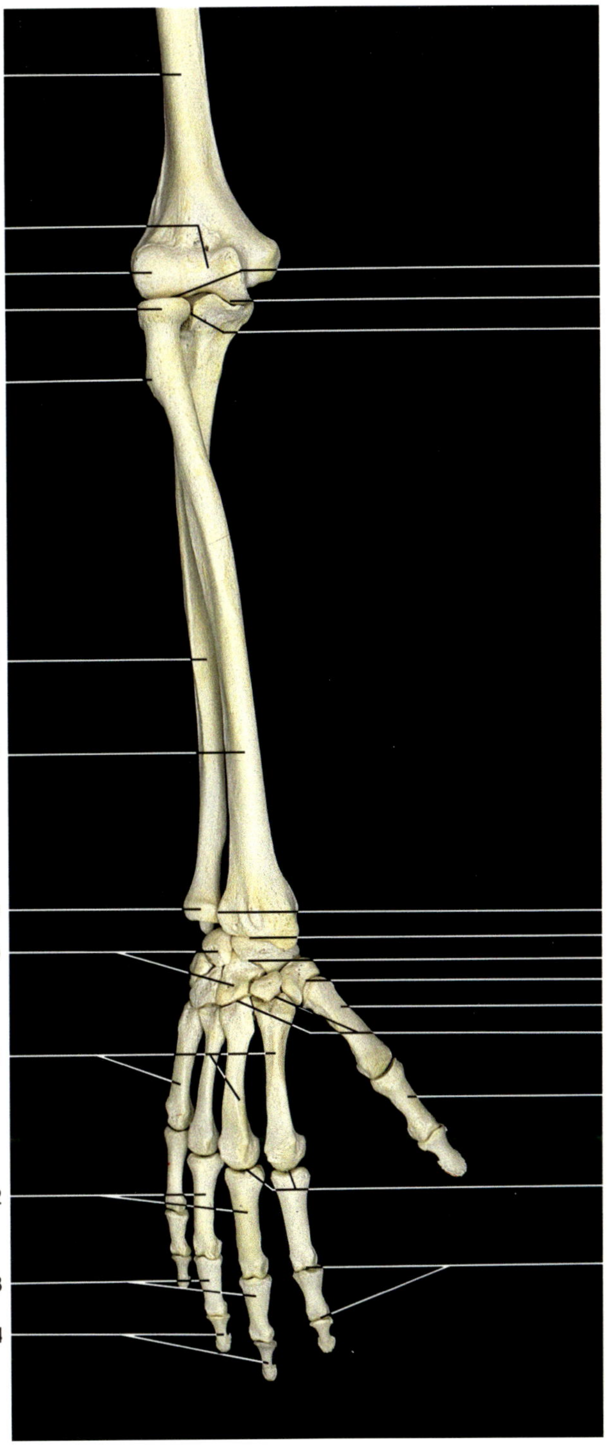

Esqueleto do antebraço e da mão direitos em pronação.

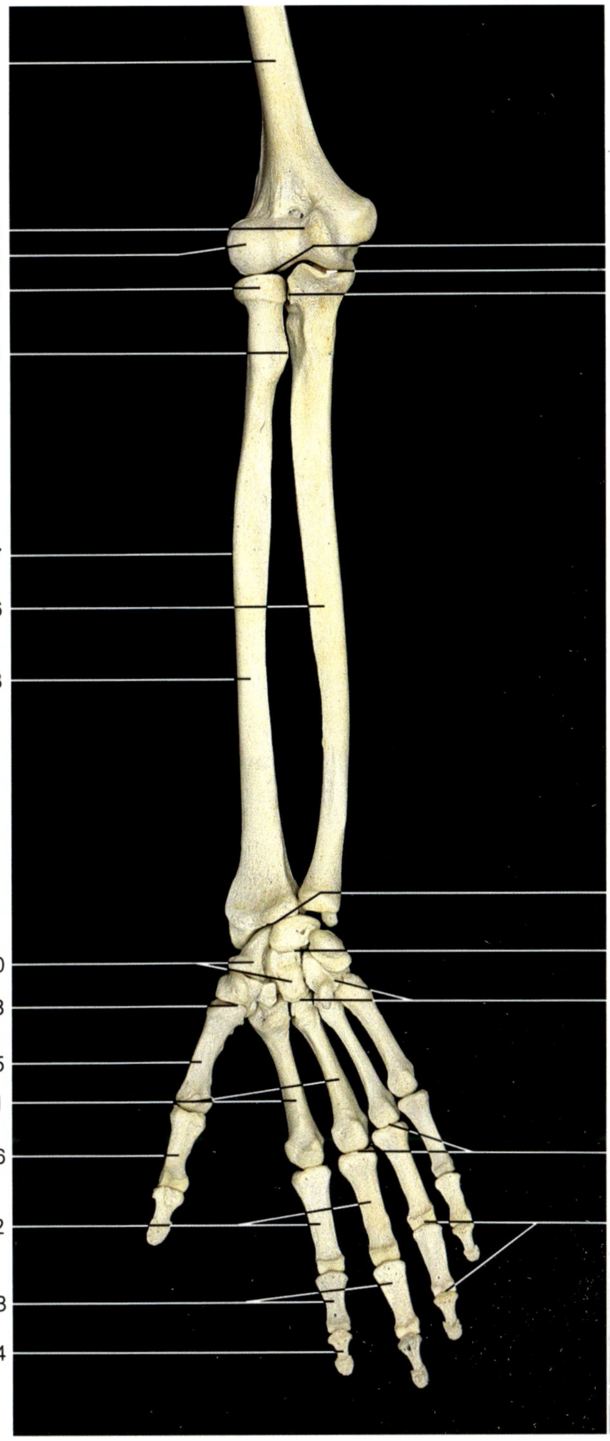

Esqueleto do antebraço e da mão direitos em supinação.

1 Úmero
2 Tróclea do úmero
3 Capítulo do úmero
4 Circunferência articular do rádio
5 Tuberosidade do rádio
6 Face anterior da ulna
7 Face posterior do rádio
8 Face anterior do rádio
9 Circunferência articular da ulna
10 Ossos carpais
11 Ossos metacarpais
12 Falanges proximais
13 Falanges médias
14 Falanges distais
15 Osso metacarpal do polegar
16 Falange proximal do polegar

Localização das articulações

17 Articulação umerorradial
18 Articulação umeroulnar
19 Articulação radioulnar proximal
20 Articulação radioulnar distal
21 Articulação radiocarpal
22 Articulação mediocarpal
23 Articulação carpometacarpal do polegar
24 Articulações carpometacarpais
25 Articulações metacarpofalângicas
26 Articulações interfalângicas da mão

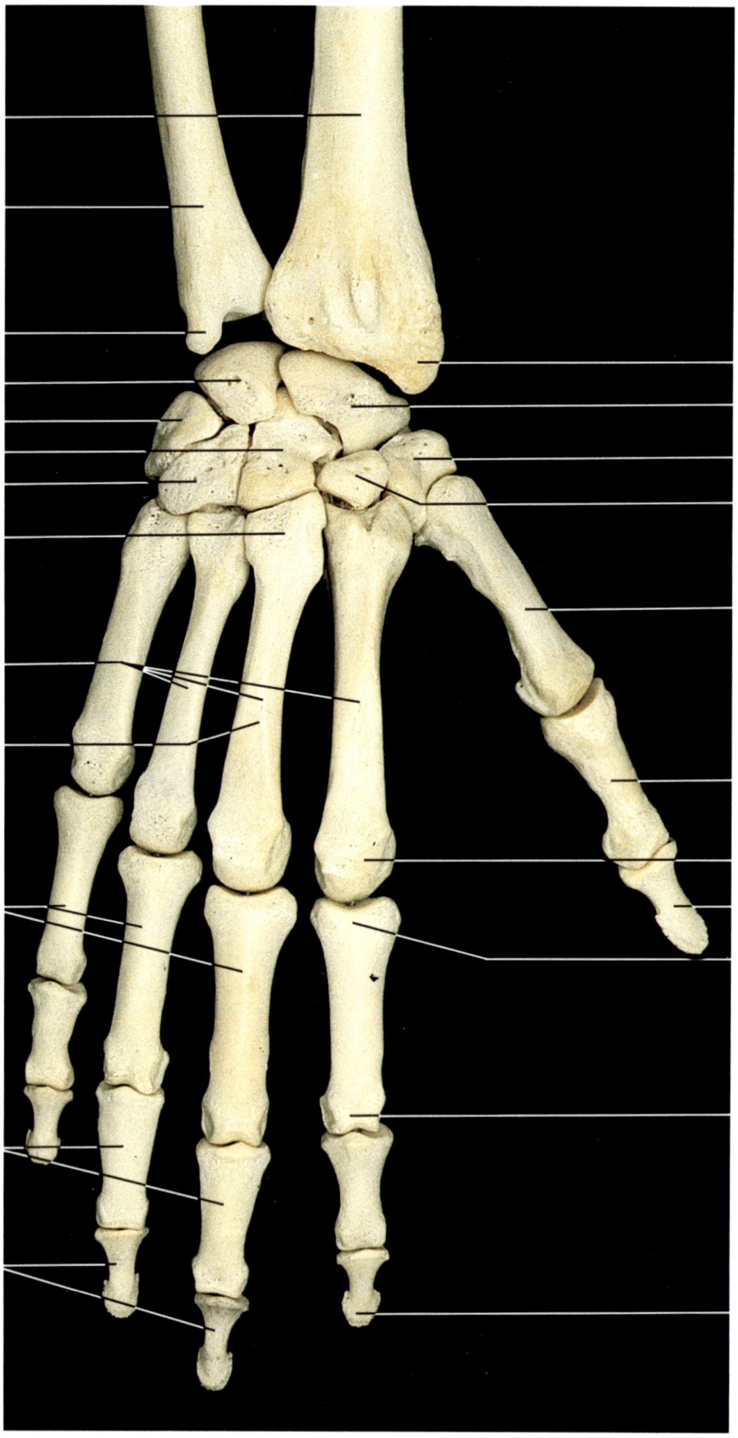

Esqueleto do punho e da mão direitos (vista dorsal).

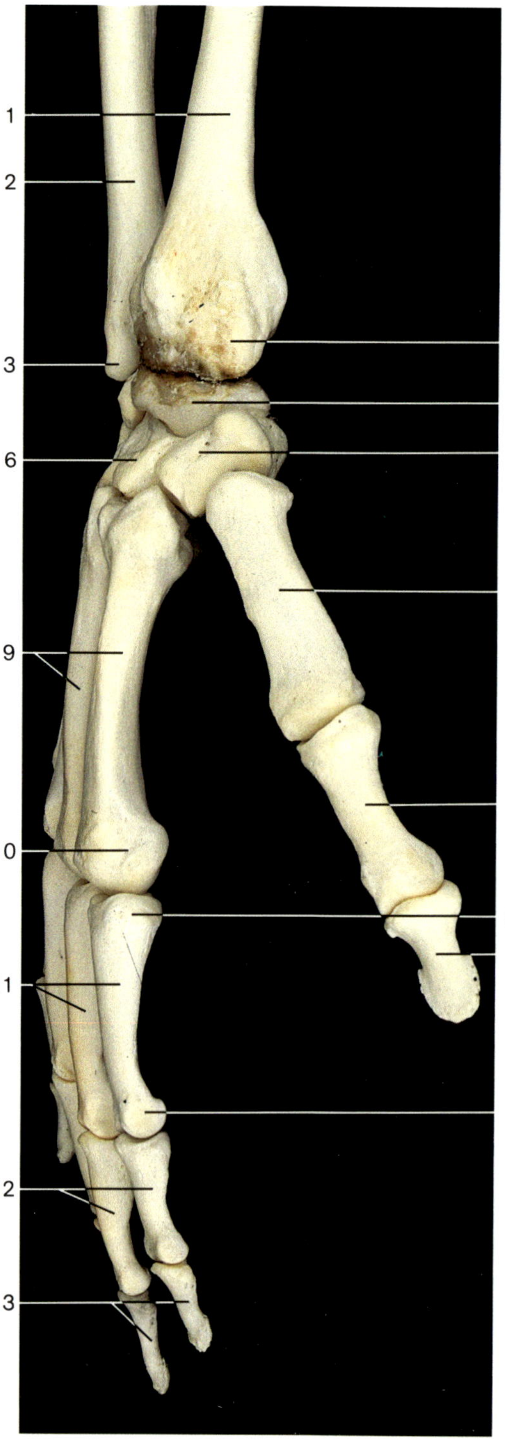

Esqueleto do punho e da mão direitos (vista medial).

1 Rádio
2 Ulna
3 Processo estiloide da ulna
4 Semilunar } Ossos carpais
5 Piramidal } Ossos carpais
6 Capitato } Ossos carpais
7 Hamato } Ossos carpais
8 Base do osso metacarpal III
9 Ossos metacarpais
10 Cabeça do osso metacarpal
11 Falanges proximais da mão
12 Falanges médias da mão
13 Falanges distais da mão
14 Processo estiloide do rádio
15 Escafoide } Ossos carpais
16 Trapézio } Ossos carpais
17 Trapezoide } Ossos carpais
18 Osso metacarpal do polegar
19 Falange proximal do polegar
20 Falange distal do polegar
21 Base da falange proximal II
22 Cabeça da falange proximal II
23 Tuberosidade de falange distal
24 Corpo do osso metacarpal III

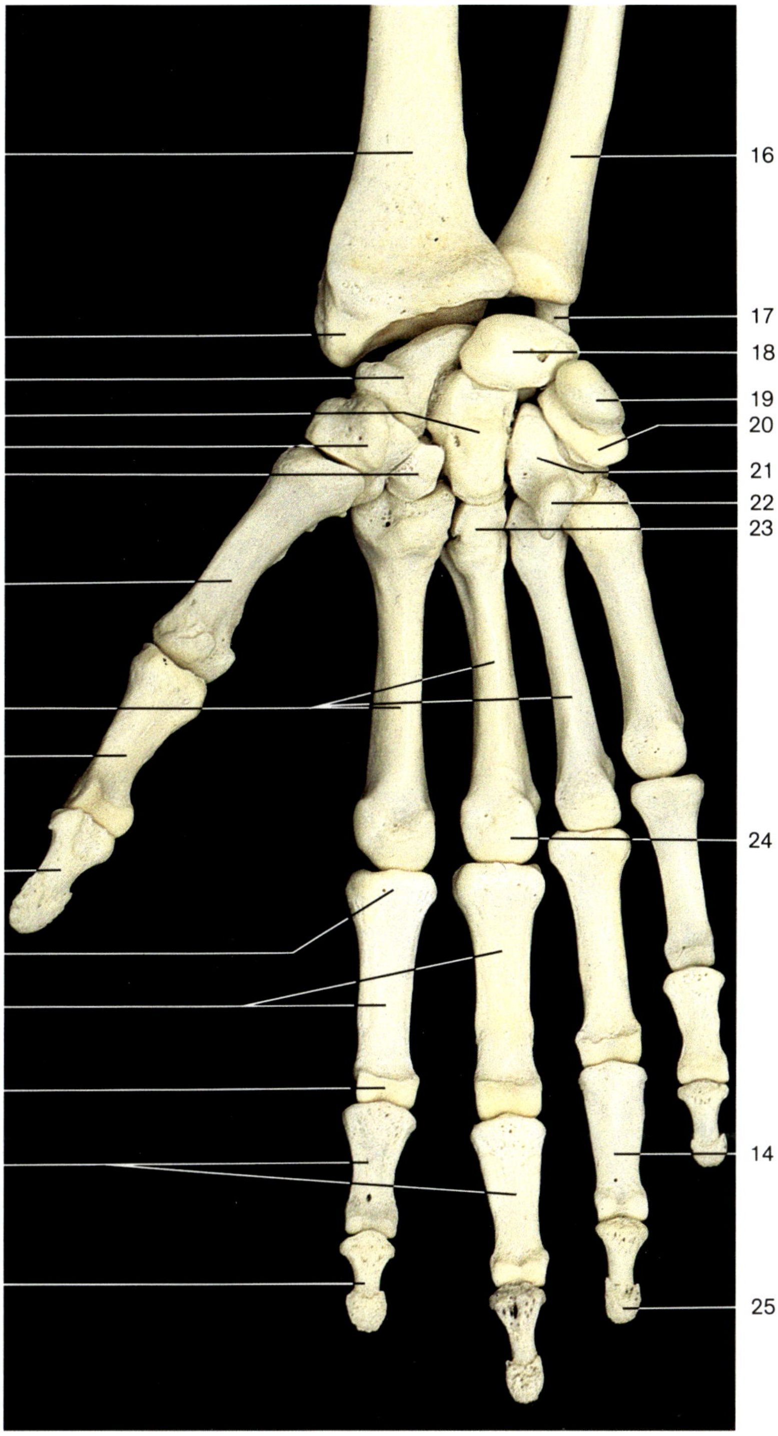

Esqueleto do punho e da mão direitos (vista palmar).

1 Rádio
2 Processo estiloide do rádio
3 Escafoide
4 Capitato
5 Trapézio
6 Trapezoide
(3–6: Ossos carpais)
7 Osso metacarpal I
8 Ossos metacarpais II-IV
9 Falange proximal do polegar
10 Falange distal do polegar
11 Base da falange proximal II
12 Falanges proximais
13 Cabeça da falange proximal II
14 Falanges médias
15 Falange distal
16 Ulna
17 Processo estiloide da ulna
18 Semilunar
19 Pisiforme
20 Piramidal
21 Hamato
(18–21: Ossos carpais)
22 Hâmulo do osso hamato
23 Base do osso metacarpal III
24 Cabeça do osso metacarpal
25 Tuberosidade de falange distal

A mão humana é uma das mais admiráveis estruturas do corpo humano. Como a articulação carpometacarpal do polegar, que é do tipo selar, conta com uma ampla mobilidade, esse dedo é capaz de tocar qualquer dos outros quatro, possibilitando, assim, à mão tornar-se instrumento de preensão e de expressão psicológica. Ao longo da evolução, essas duas novas funções só apareceram após a conquista da postura ereta pelo corpo humano. Um pré-requisito inevitável para o desenvolvimento das culturas humanas é não apenas a diferenciação do cérebro, mas também o desenvolvimento de um órgão capaz de realizar as suas ideias: a mão humana.

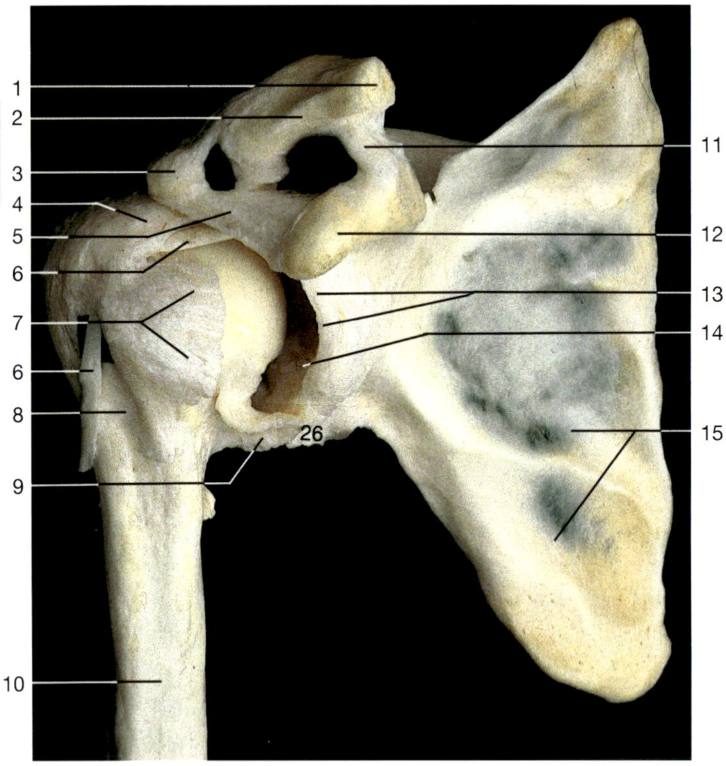

Articulação do ombro direito. A parte anterior da cápsula articular foi removida, e a cabeça do úmero sofreu ligeira rotação lateral para mostrar a cavidade articular.

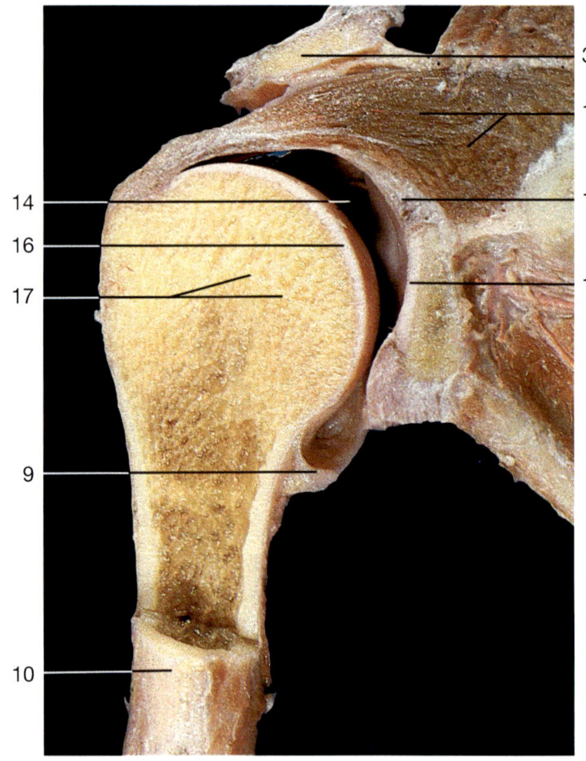

Secção coronal da articulação do ombro direito (vista anterior).

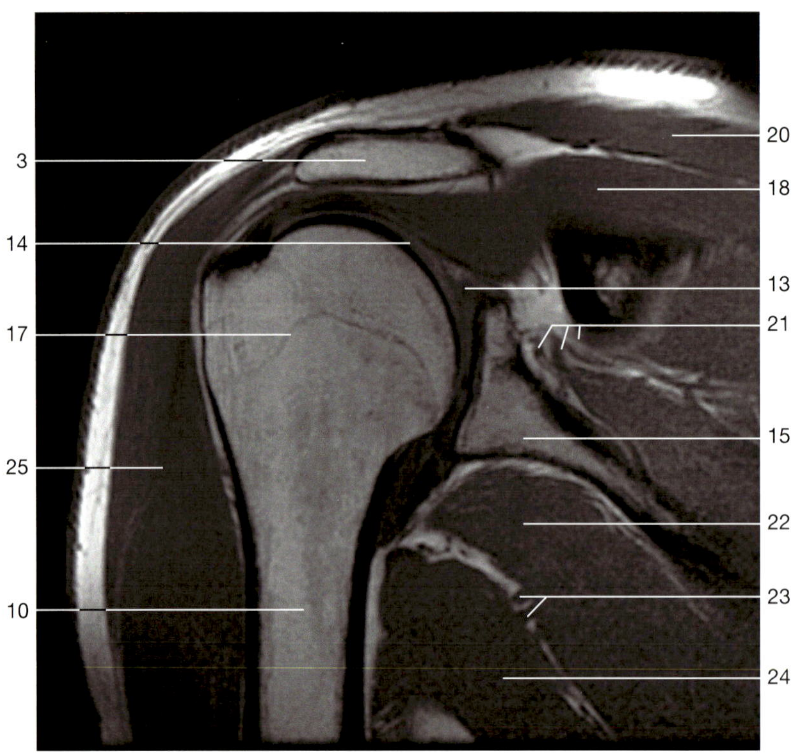

Corte coronal da articulação do ombro direito (RNM).
(Prof. Heuck, Munique, Alemanha.)

1 Extremidade acromial da clavícula
2 Articulação acromioclavicular
3 Acrômio
4 Tendão do músculo supraespinal (fixo à cápsula articular)
5 Ligamento coracoacromial
6 Tendão da cabeça longa do músculo bíceps braquial
7 Tendão do músculo subescapular (fixo à cápsula articular)
8 Sulco intertubercular
9 Cápsula articular da articulação do ombro
10 Úmero
11 Ligamento trapezoide
12 Processo coracoide
13 Lábio glenoidal
14 Articulação do ombro (cavidade articular)
15 Escápula
16 Cabeça do úmero
17 Linha epifisial
18 Músculo supraespinal
19 Cavidade glenoidal
20 Músculo trapézio
21 Artéria, veia e nervo supraescapulares
22 Músculo redondo maior
23 Artéria e veia circunflexas da escápula
24 Músculo latíssimo do dorso
25 Músculo deltoide
26 Tendão da cabeça longa do músculo tríceps braquial

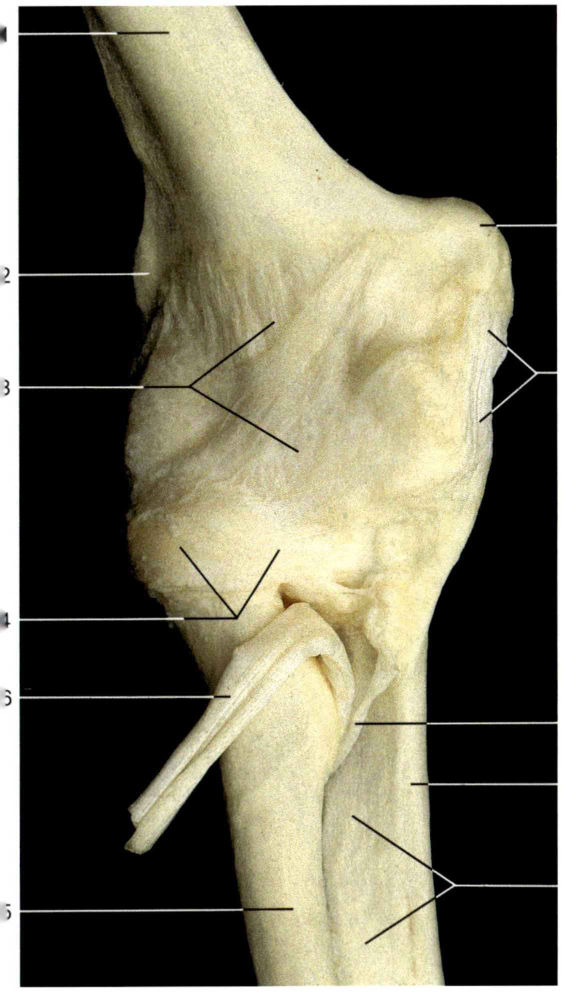

Ligamentos da articulação do cotovelo (vista anterior).

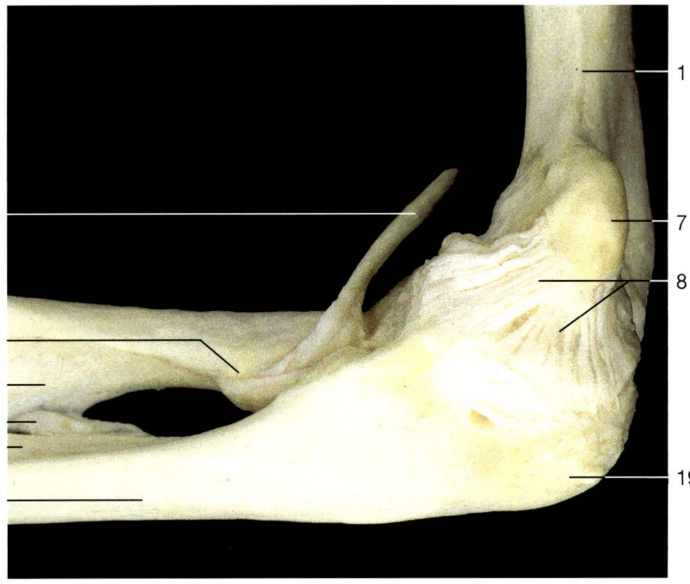

Ligamentos da articulação do cotovelo (vista medial).

1 Úmero
2 Epicôndilo lateral do úmero
3 Cápsula articular
4 Ligamento anular do rádio, articulação radioulnar proximal
5 Rádio
6 Tendão do músculo bíceps braquial
7 Epicôndilo medial do úmero
8 Ligamento colateral ulnar
9 Corda oblíqua
10 Ulna
11 Membrana interóssea do antebraço
12 Fossa radial
13 Capítulo do úmero
14 Cabeça do rádio
15 Ligamento colateral radial
16 Fossa coronóidea
17 Tróclea do úmero
18 Processo coronoide
19 Olécrano
20 Tuberosidade do rádio

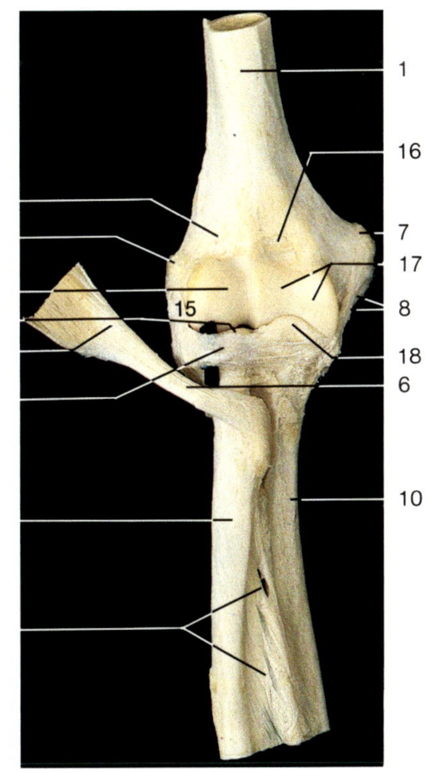

Articulação do cotovelo com ligamentos (vista anterior). A cápsula articular foi removida para mostrar o ligamento anular do rádio.

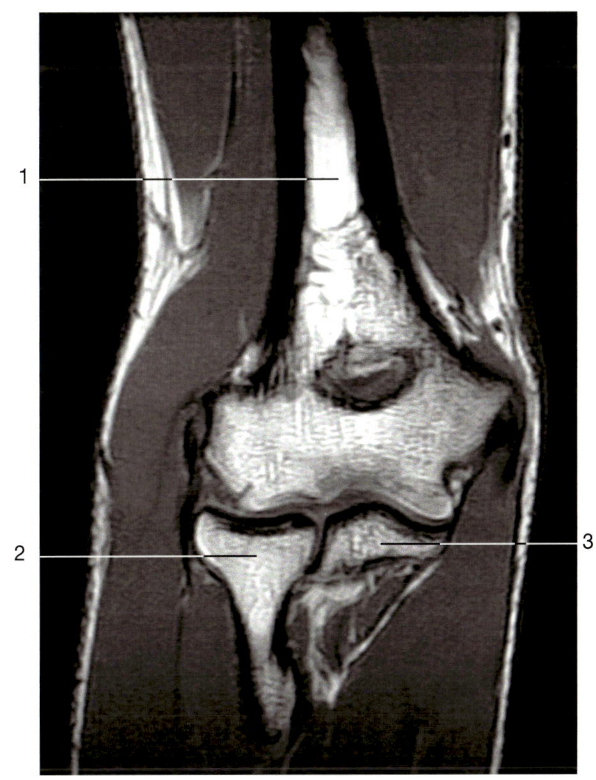

Corte coronal da articulação do cotovelo (RNM). (Prof. Heuck, Munique, Alemanha.)

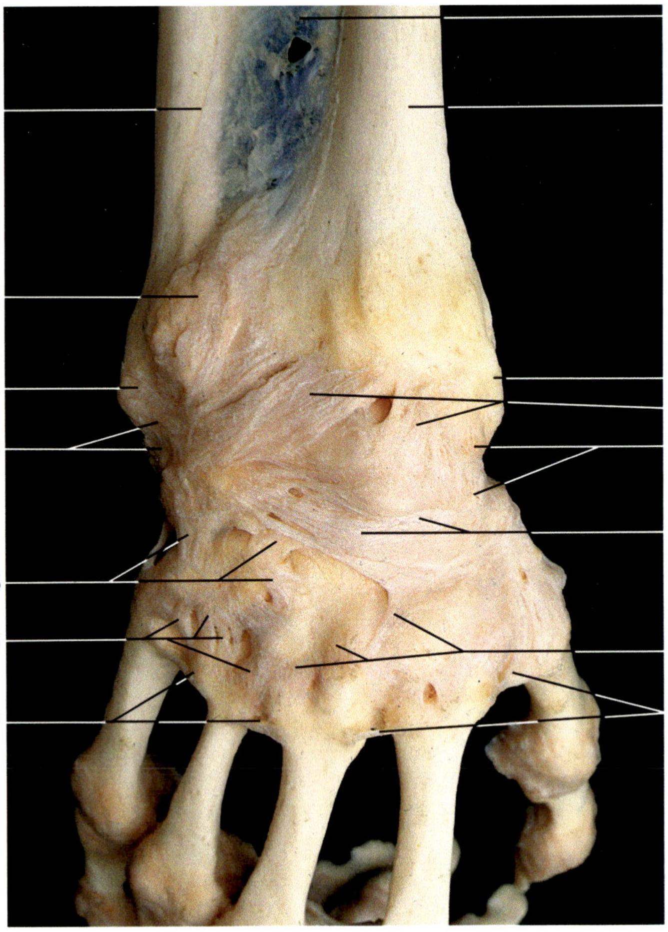

Ligamentos da mão e do punho (vista dorsal).

1 Ulna
2 Exostose (patológica)
3 Cabeça da ulna
4 Ligamento colateral ulnar do carpo
5 Ligamentos intercarpais profundos
6 Ligamentos carpometacarpais dorsais
7 Ligamentos metacarpais dorsais
8 Membrana interóssea
9 Rádio
10 Processo estiloide do rádio
11 Ligamento radiocarpal dorsal
12 Ligamento colateral radial
13 Cápsula articular e ligamentos intercarpais dorsais
14 Ligamento radiocarpal palmar
15 Tendão do músculo flexor radial do carpo (seccionado)
16 Ligamento radiado do carpo
17 Ligamentos carpometacarpais palmares
18 Osso metacarpal I
19 Ligamento ulnocarpal palmar
20 Tendão do músculo flexor ulnar do carpo (seccionado)
21 Ligamento piso-hamato
22 Ligamento pisometacarpal
23 Ligamentos metacarpais palmares
24 Osso metacarpal V
25 Disco articular (ulnocarpal)
26 Osso semilunar
27 Osso piramidal
28 Osso hamato
29 Osso escafoide
30 Osso capitato
31 Osso trapezoide
32 Segundo e terceiro ossos metacarpais
33 Músculos interósseos dorsais

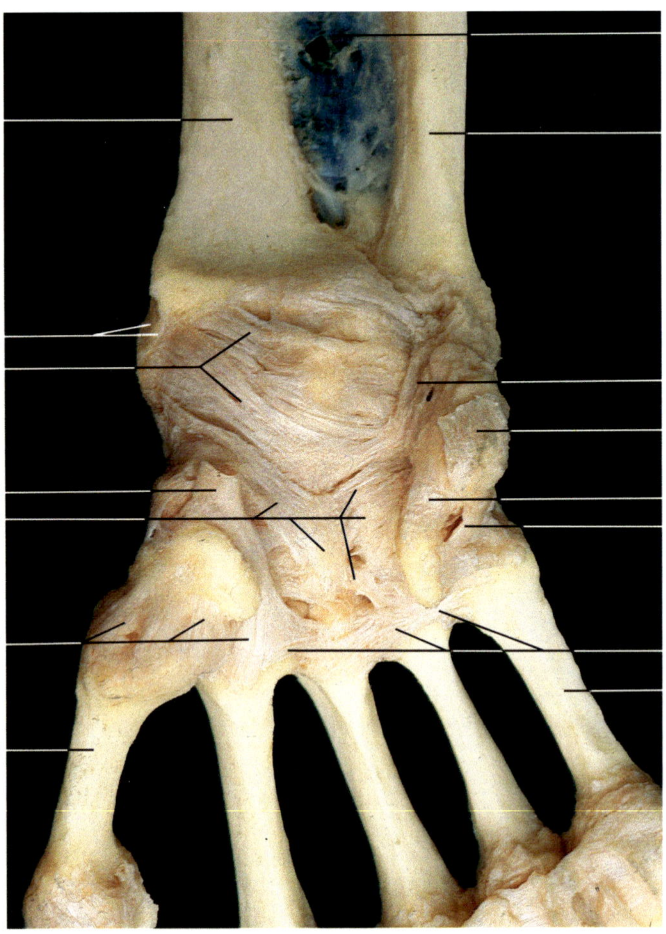

Ligamentos da mão e do punho (vista palmar).

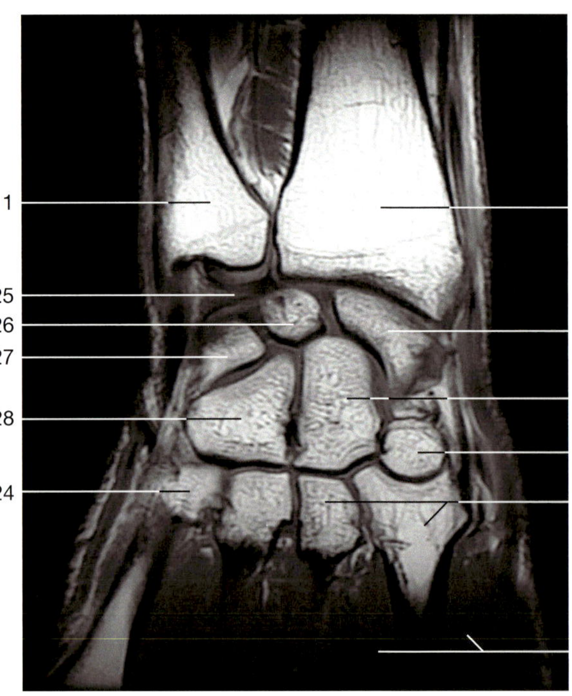

Corte coronal da mão e do punho (RNM).
(Prof. Heuck, Munique, Alemanha.)
Observe a localização da articulação do punho.

1 Rádio
2 Processo estiloide do rádio
3 Ligamento radiocarpal palmar
4 Tendão do músculo flexor radial do carpo (seccionado)
5 Ligamento radiado do carpo
6 Cápsula articular da articulação carpometacarpal do polegar
7 Cápsula articular da articulação metacarpofalângica do polegar
8 Ligamentos palmares e cápsula articular das articulações metacarpofalângicas
9 Ligamentos palmares e cápsula articular das articulações interfalângicas da mão
10 Cápsula articular
11 Membrana interóssea do antebraço
12 Ulna
13 Articulação radioulnar distal
14 Processo estiloide da ulna
15 Ligamento ulnocarpal palmar
16 Osso pisiforme com tendão do músculo flexor ulnar do carpo
17 Ligamento pisometacarpal
18 Ligamento piso-hamato
19 Ossos metacarpais
20 Ligamentos metacarpais transversos profundos
21 Tendões dos músculos extensores e cápsula articular
22 Ligamento colateral da articulação interfalângica
23 Ligamentos colaterais das articulações metacarpofalângicas
24 Osso metacarpal II

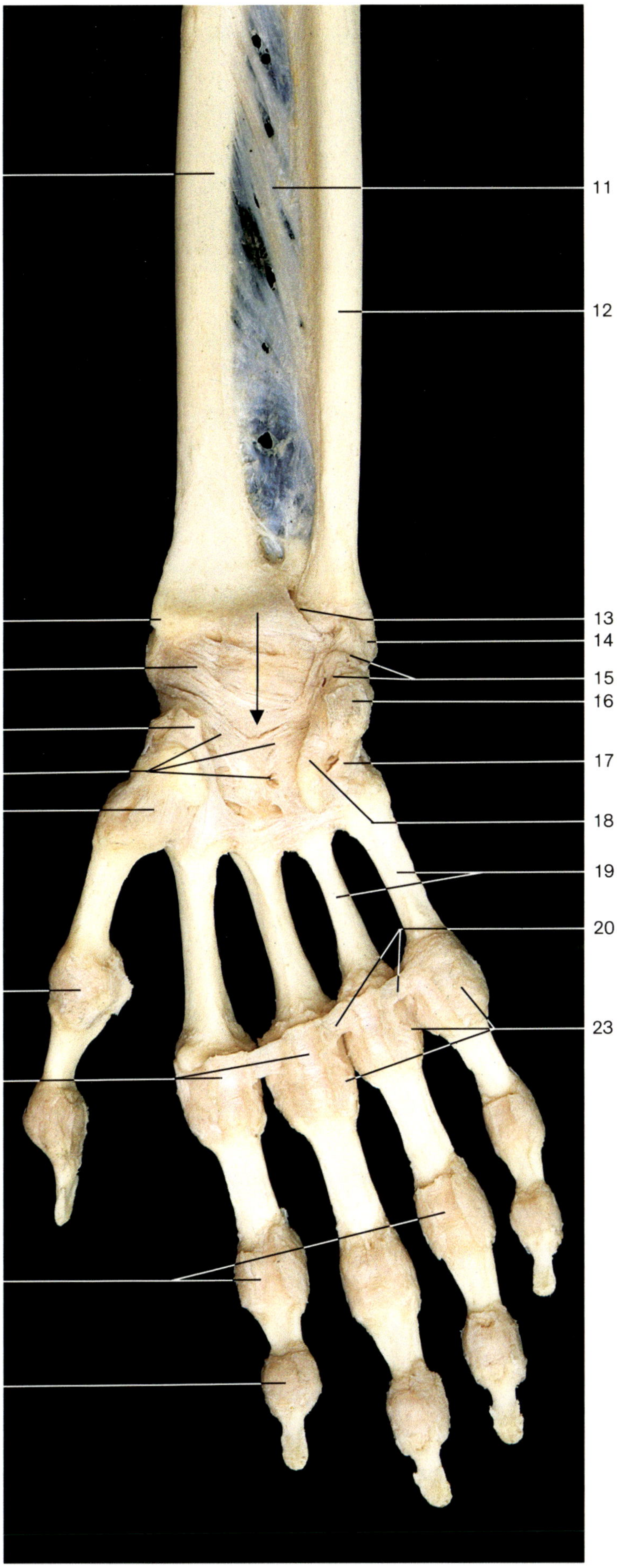

Ligamentos do antebraço, mão e dedos (vista palmar). A seta indica a localização do túnel do carpo.

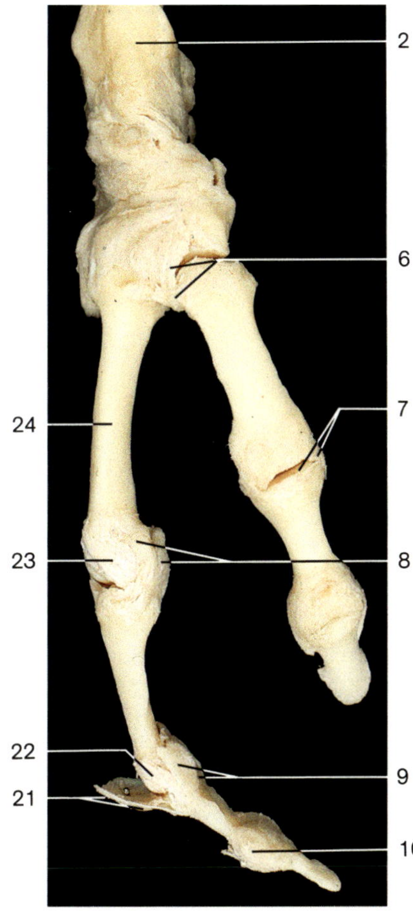

Ligamentos dos dedos (vista lateral).

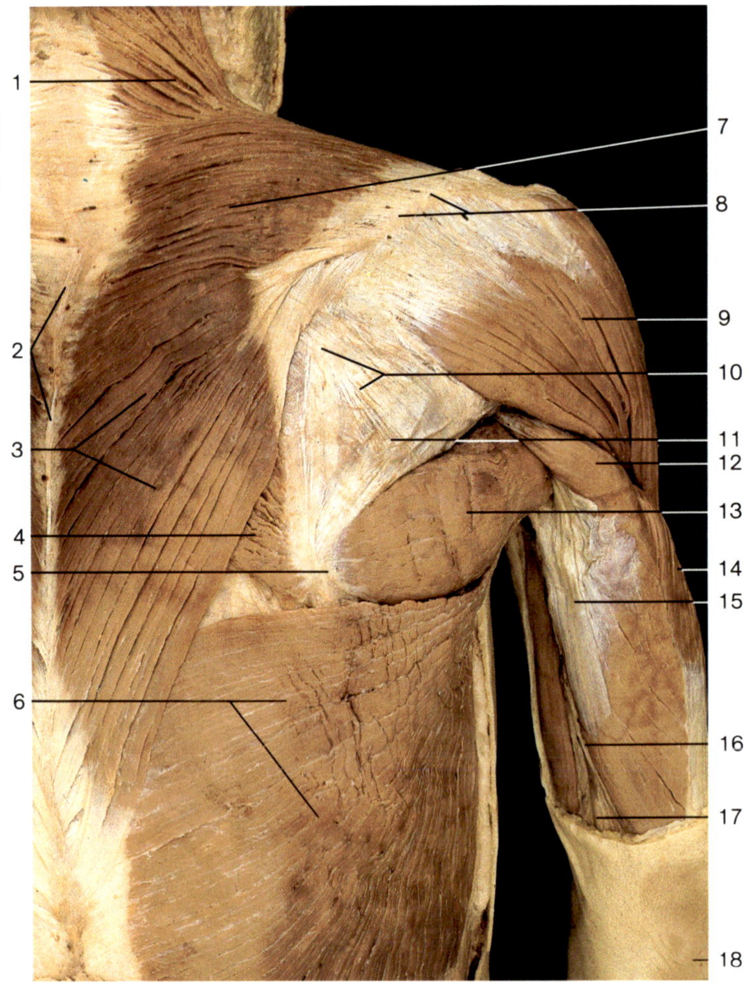

1 Partes descendentes do músculo trapézio
2 Processos espinhosos de vértebras torácicas
3 Partes ascendentes do músculo trapézio
4 Músculo romboide maior
5 Ângulo inferior da escápula
6 Músculo latíssimo do dorso
7 Partes transversas do músculo trapézio
8 Espinha da escápula
9 Músculo deltoide (parte espinal)
10 Músculo infraespinal e sua fáscia
11 Músculo redondo menor e sua fáscia
12 Cabeça longa do músculo tríceps braquial
13 Músculo redondo maior
14 Cabeça curta do músculo tríceps braquial
15 Tendão do músculo tríceps braquial
16 Septo intermuscular medial do braço
17 Nervo ulnar
18 Olécrano

Músculos do ombro e do braço, camada superficial (lado direito, vista posterior).

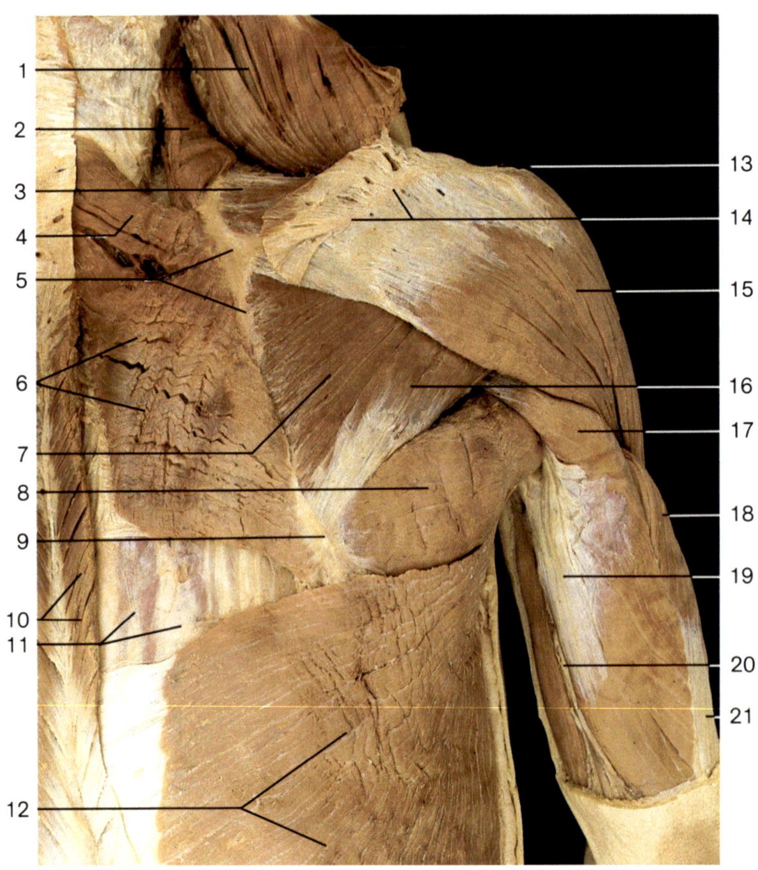

1 Músculo trapézio (rebatido)
2 Músculo levantador da escápula
3 Músculo supraespinal
4 Músculo romboide menor
5 Escápula (margem medial)
6 Músculo romboide maior
7 Músculo infraespinal
8 Músculo redondo maior
9 Escápula (ângulo inferior)
10 Músculo trapézio (margem de corte)
11 Músculos próprios do dorso com fáscia
12 Músculo latíssimo do dorso
13 Acrômio
14 Espinha da escápula
15 Músculo deltoide
16 Músculo redondo menor
17 Cabeça longa do músculo tríceps braquial
18 Cabeça curta do músculo tríceps braquial
19 Cabeça medial do músculo tríceps braquial
20 Septo intermuscular medial do braço
21 Tendão do músculo tríceps braquial

Músculos do ombro e do braço, camada profunda (lado direito, vista posterior). O músculo trapézio foi seccionado junto à sua origem na coluna vertebral e rebatido superiormente.

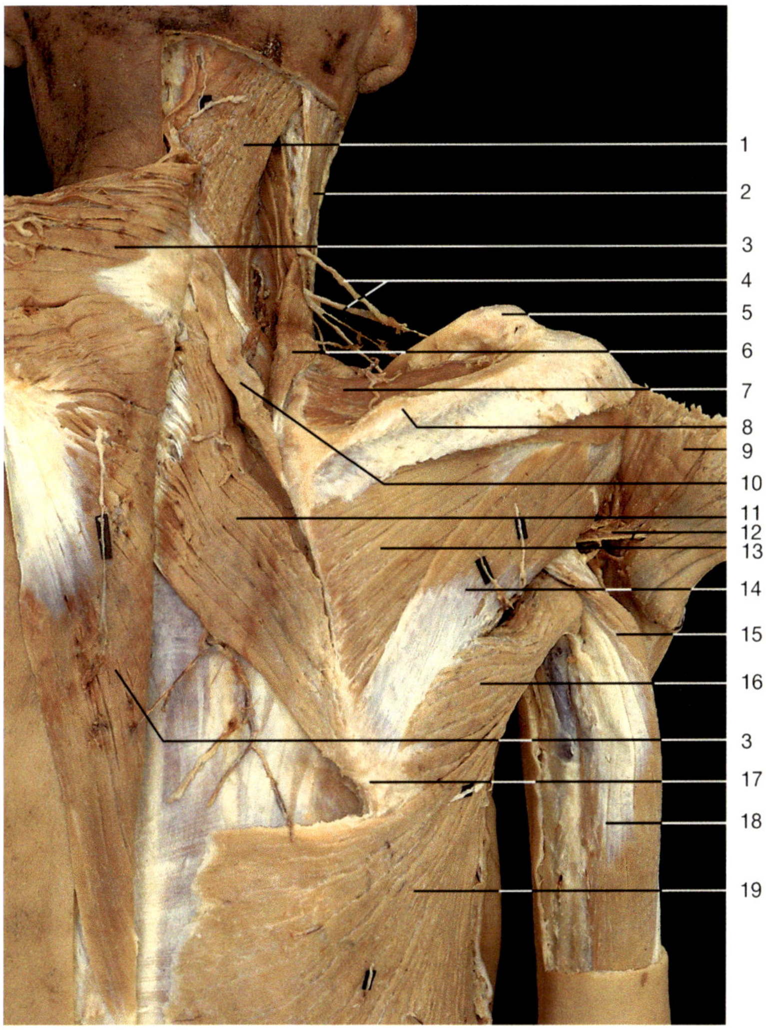

Músculos do ombro e do braço, camada profunda (lado direito, vista posterior). Músculos trapézio e deltoide seccionados e rebatidos.

1 Músculo esplênio da cabeça
2 Músculo esternocleidomastóideo
3 Músculo trapézio (rebatido)
4 Nervos supraclaviculares laterais
5 Clavícula
6 Músculo levantador da escápula
7 Músculo supraespinal
8 Espinha da escápula
9 Músculo deltoide (rebatido)
10 Músculo romboide menor
11 Músculo romboide maior
12 Nervo axilar; artéria circunflexa posterior do úmero
13 Músculo infraespinal
14 Músculo redondo menor
15 Cabeça longa do músculo tríceps braquial
16 Músculo redondo maior
17 Escápula (ângulo inferior)
18 Músculo tríceps braquial
19 Músculo latíssimo do dorso

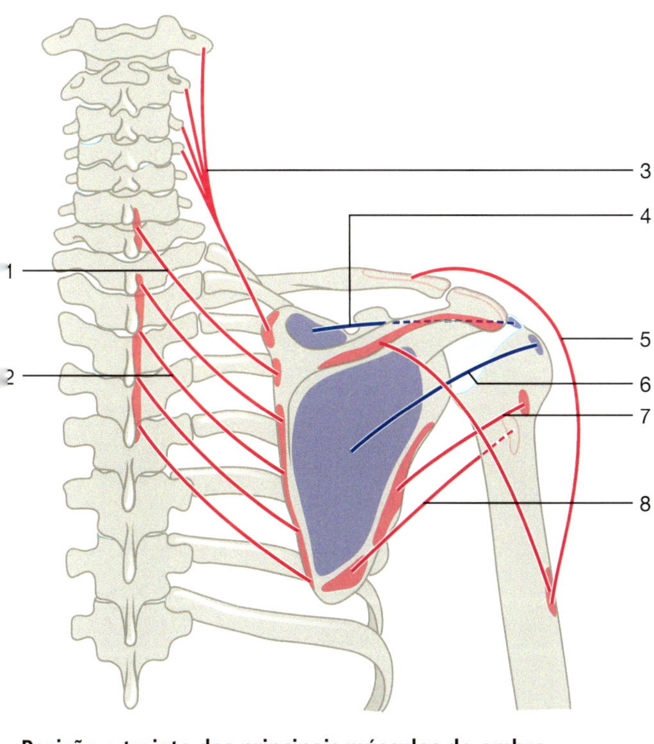

Posição e trajeto dos principais músculos do ombro (vista posterior).

◁

1 Músculo romboide menor (vermelho)
2 Músculo romboide maior (vermelho)
3 Músculo levantador da escápula (vermelho)
4 Músculo supraespinal (azul)
5 Músculo deltoide (vermelho)
6 Músculo infraespinal (azul)
7 Músculo redondo menor (vermelho)
8 Músculo redondo maior (vermelho)

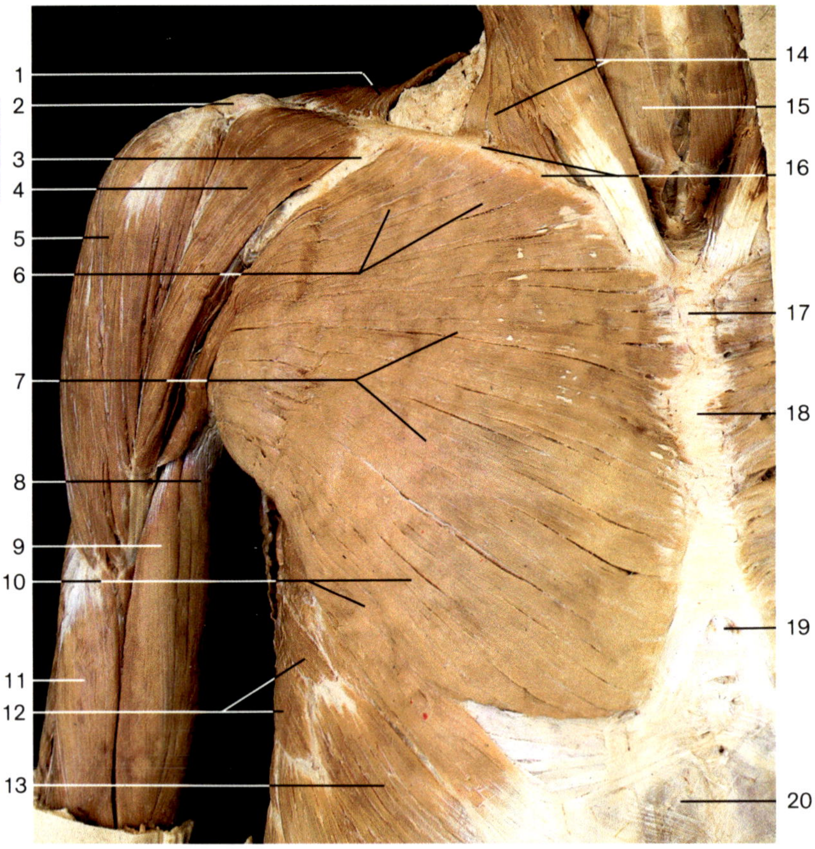

1 Músculo trapézio
2 Acrômio
3 Triângulo deltopeitoral
4 Parte clavicular do músculo deltoide (feixes anteriores)
5 Parte acromial do músculo deltoide (feixes centrais)
6 Parte clavicular do músculo peitoral maior
7 Parte esternocostal do músculo peitoral maior
8 Cabeça curta do músculo bíceps braquial
9 Cabeça longa do músculo bíceps braquial
10 Parte abdominal do músculo peitoral maior
11 Músculo braquial
12 Músculo serrátil anterior
13 Músculo oblíquo externo do abdome
14 Músculo esternocleidomastóideo
15 Músculos infra-hióideos
16 Clavícula
17 Manúbrio do esterno
18 Corpo do esterno
19 Processo xifoide
20 Lâmina anterior da bainha do músculo reto do abdome

Músculos do ombro, do braço e peitorais, camada superficial (lado direito, vista anterior).

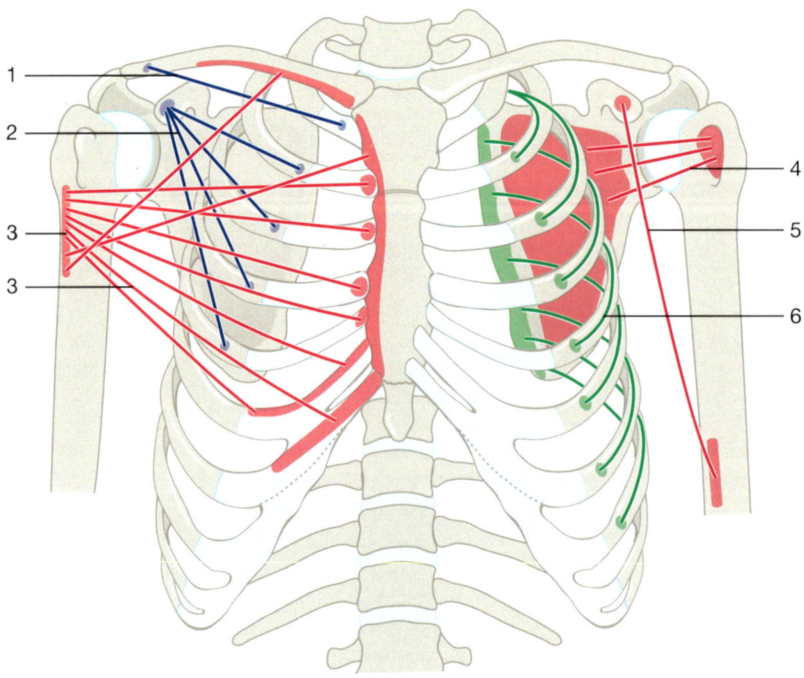

Posição e trajeto dos músculos peitorais e do ombro (vista anterior).

1 Músculo subclávio (azul)
2 Músculo peitoral menor (azul)
3 Músculo peitoral maior (vermelho)
4 Músculo subescapular (vermelho)
5 Músculo coracobraquial (vermelho)
6 Músculo serrátil anterior (verde)

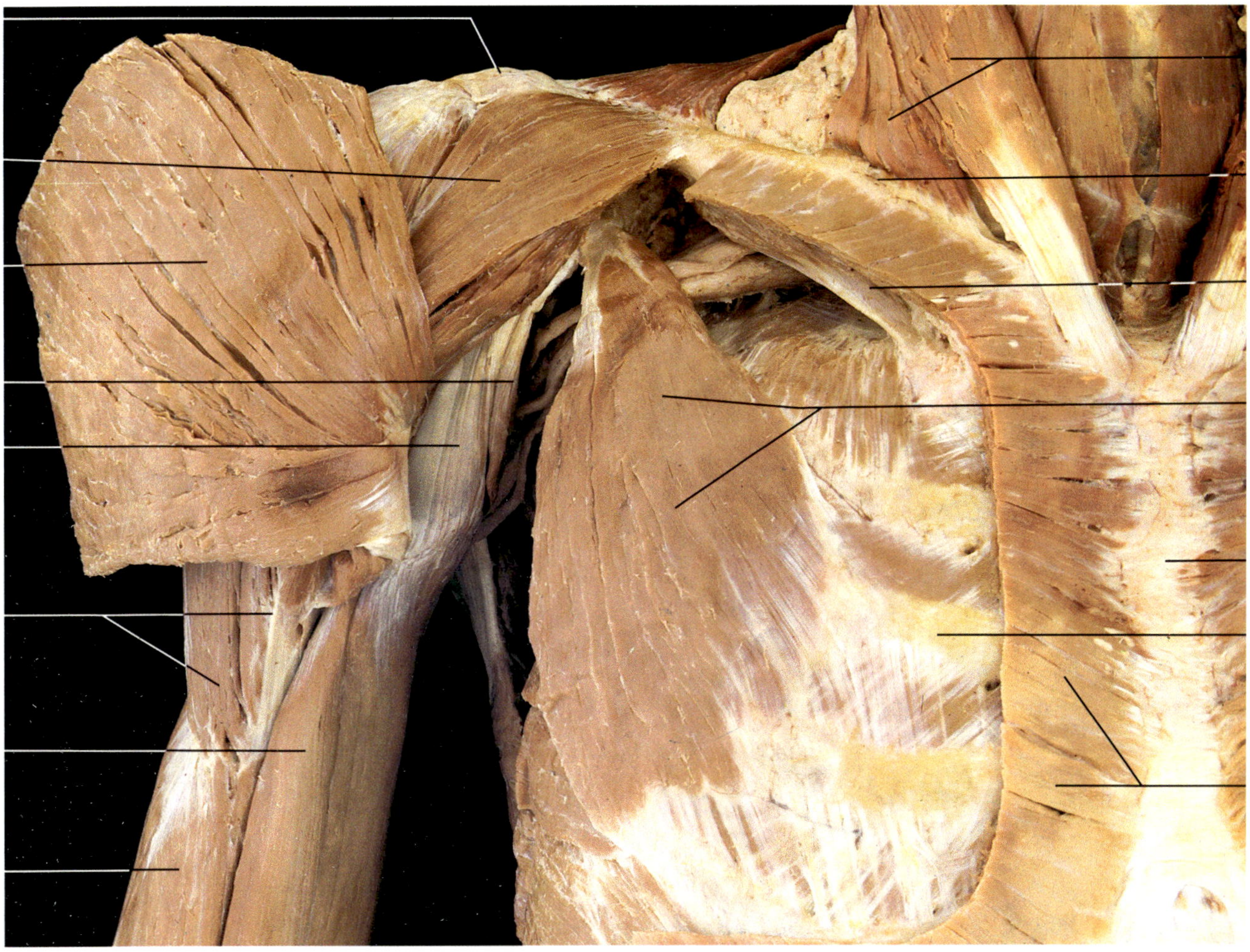

Músculos do ombro, do braço e peitorais, camada profunda (lado direito, vista anterior).

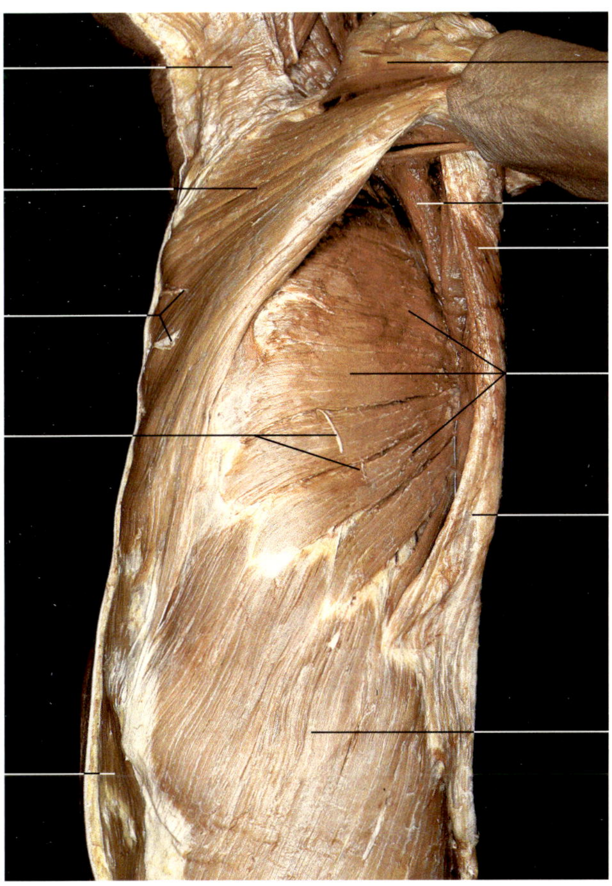

1 Acrômio
2 Parte clavicular do músculo deltoide
3 Músculo peitoral maior (rebatido)
4 Músculo coracobraquial
5 Cabeça curta do músculo bíceps braquial
6 Músculo deltoide (inserção no úmero)
7 Cabeça longa do músculo bíceps braquial
8 Músculo braquial
9 Músculo esternocleidomastóideo
10 Clavícula
11 Músculo subclávio
12 Músculo peitoral menor
13 Esterno
14 Terceira costela
15 Músculo peitoral maior (seccionado)
16 Músculo platisma
17 Músculo peitoral maior formando a prega axilar anterior
18 Ramos cutâneos anteriores dos nervos intercostais
19 Ramos cutâneos laterais dos nervos intercostais
20 Músculo reto do abdome
21 Músculo subescapular
22 Músculo latíssimo do dorso formando a prega axilar posterior
23 Músculo serrátil anterior formando a parede medial da axila
24 Músculo oblíquo externo do abdome

Fossa axilar e músculo serrátil anterior
(lado esquerdo, vista lateral).

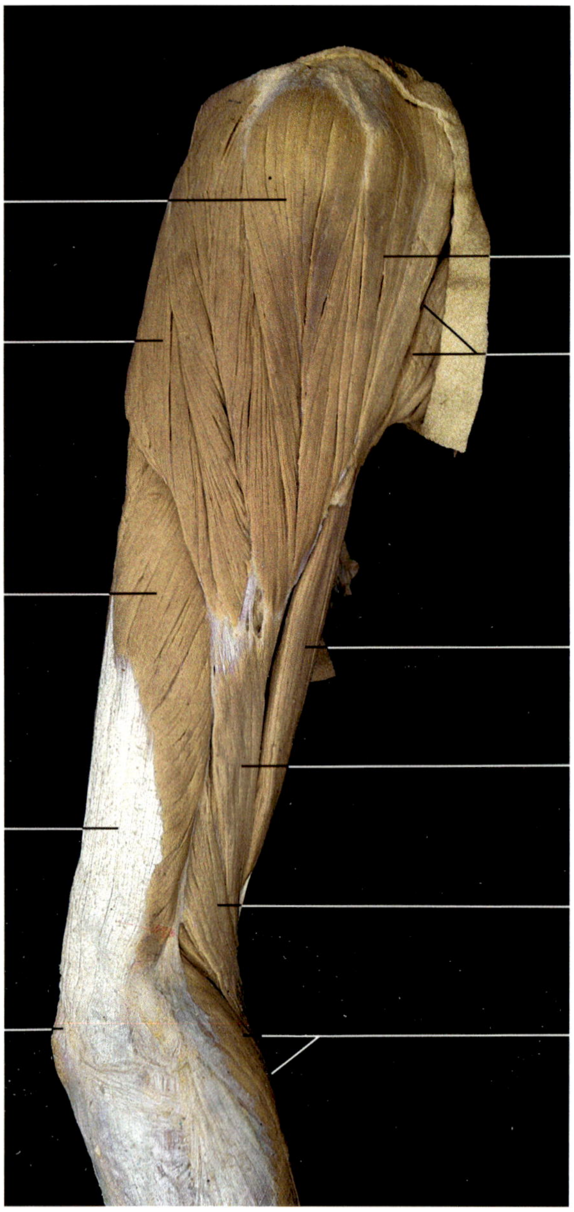

Músculos do braço (lado direito, vista lateral).

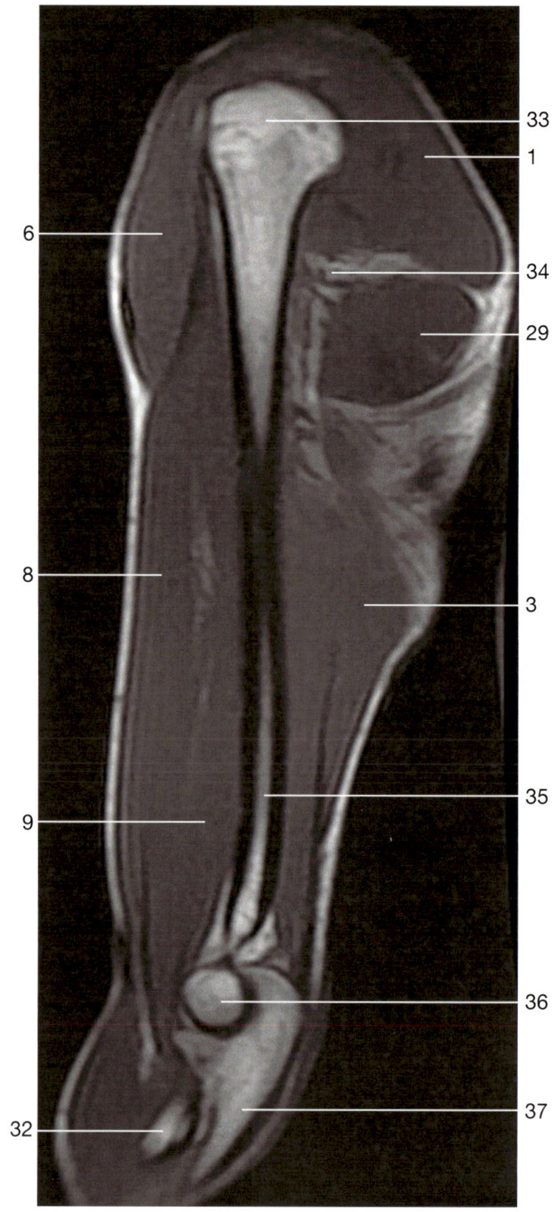

Corte sagital do braço (lado direito; RNM).
(De Heuck et al., *Atlas de ressonância magnética do sistema musculoesquelético*, ed. bras. 2012.)

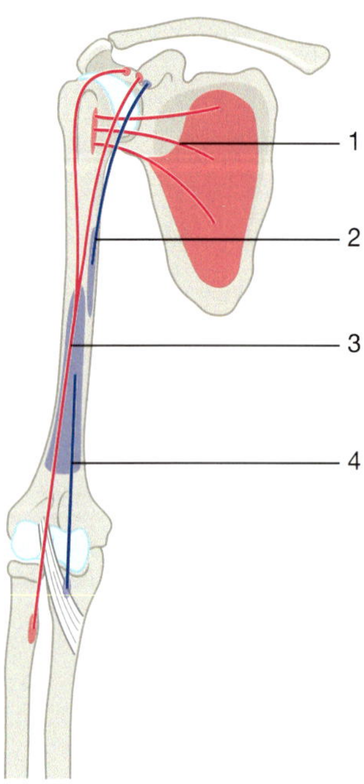

Posição e trajeto dos músculos flexores do braço (vista anterior).

1 Músculo subescapular (vermelho)
2 Músculo coracobraquial (azul)
3 Músculo bíceps braquial (vermelho)
4 Músculo braquial (azul)

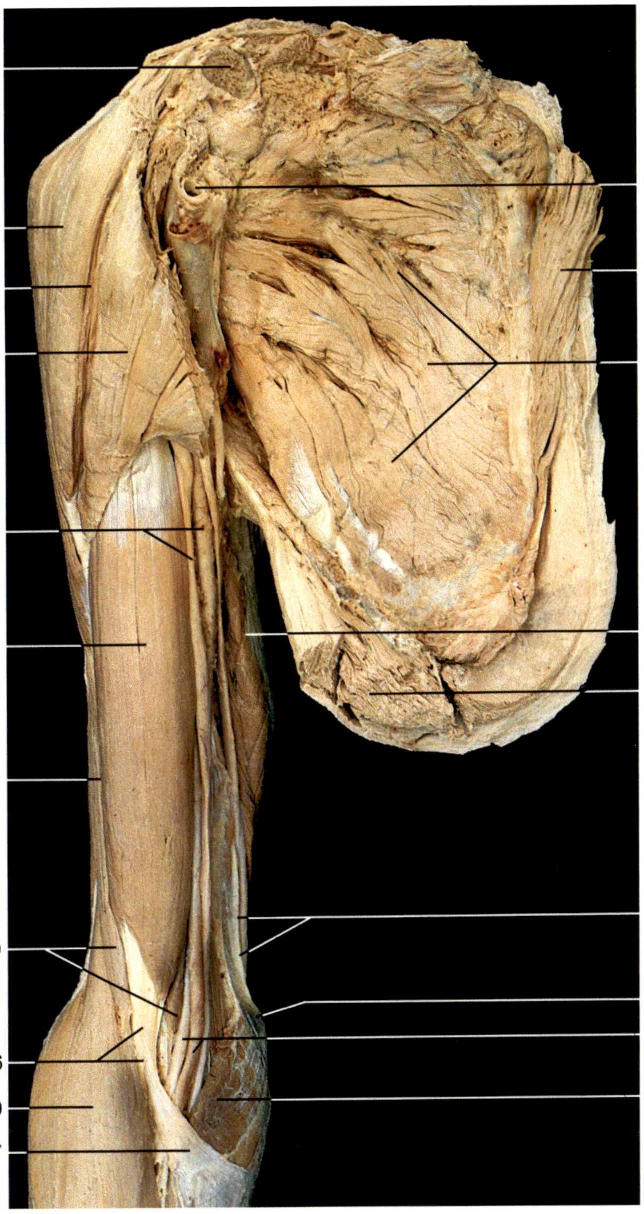

Músculos do braço (lado direito, vista anterior). Braço e escápula com músculos inseridos foram removidos do tronco.

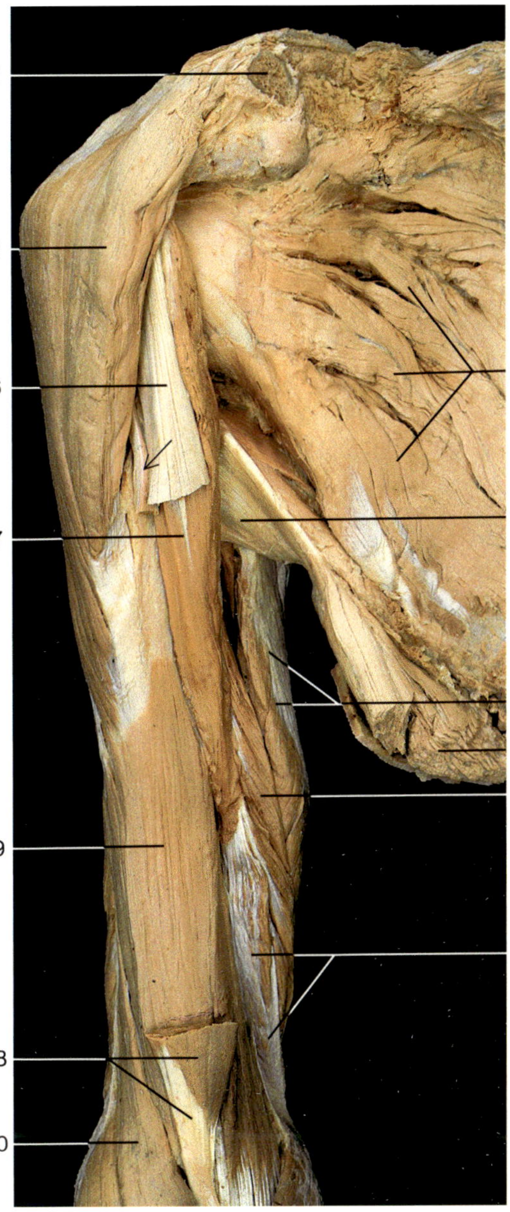

Músculos do braço (lado direito, vista anterior). Parte do músculo bíceps braquial foi removida. Seta = tendão da cabeça longa do músculo bíceps braquial.

1 Parte acromial do músculo deltoide (feixes centrais)
2 Parte espinal do músculo deltoide (feixes posteriores)
3 Músculo tríceps braquial
4 Tendão do músculo tríceps braquial
5 Olécrano
6 Parte clavicular do músculo deltoide (feixes anteriores)
7 Sulco deltopeitoral
8 Músculo bíceps braquial
9 Músculo braquial
10 Músculo braquiorradial
11 Músculo extensor radial longo do carpo
12 Clavícula (seccionada)
13 Músculo peitoral maior
14 Septo intermuscular medial do braço com vasos e nervos
15 Septo intermuscular lateral
16 Tendão do músculo bíceps braquial
17 Aponeurose do músculo bíceps braquial
18 Artéria axilar
19 Músculo romboide maior
20 Músculo subescapular
21 Músculo latíssimo do dorso (seccionado)
22 Septo intermuscular medial do braço
23 Epicôndilo medial
24 Artéria braquial e nervo mediano
25 Músculo pronador redondo
26 Tendão da cabeça curta do músculo bíceps braquial
27 Músculo coracobraquial
28 Parte distal do músculo bíceps braquial
29 Músculo redondo maior
30 Cabeça longa do músculo tríceps braquial
31 Cabeça medial do músculo tríceps braquial
32 Rádio
33 Cabeça do úmero
34 Nervo axilar
35 Úmero
36 Tróclea
37 Ulna

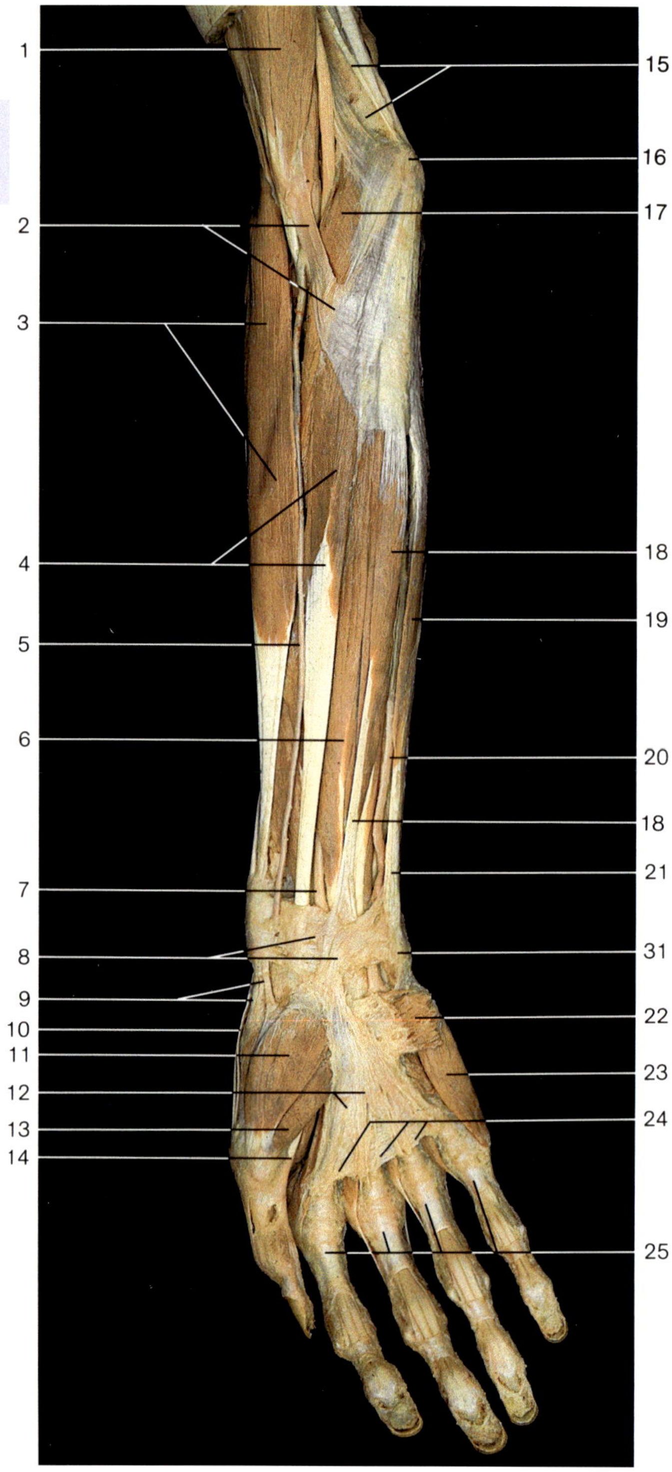

Músculos flexores do antebraço e da mão, camada superficial (lado direito, vista anterior).

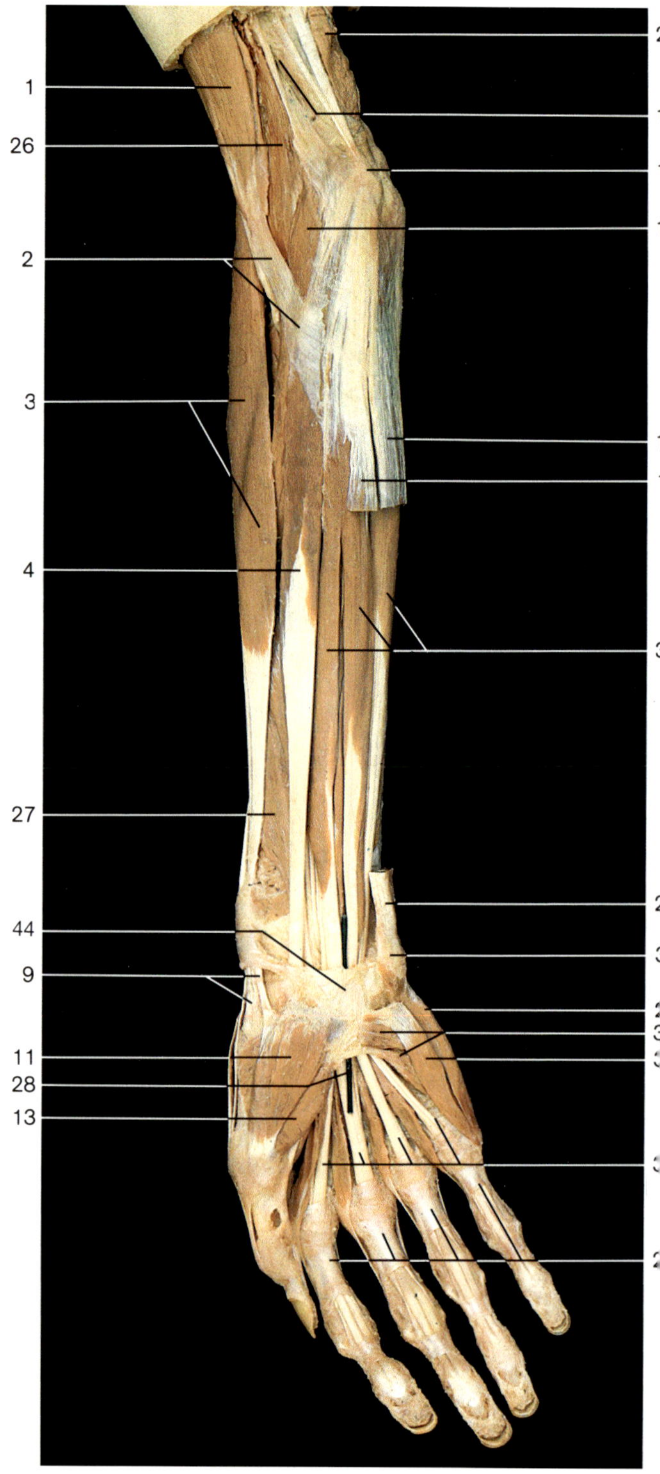

Músculos flexores do antebraço e da mão, camada superficial (lado direito, vista anterior). Os músculos palmar longo e flexor ulnar do carpo foram removidos.

1 Músculo bíceps braquial
2 Aponeurose do músculo bíceps braquial
3 Músculo braquiorradial
4 Músculo flexor radial do carpo
5 Artéria radial
6 Músculo flexor superficial dos dedos
7 Nervo mediano
8 Fáscia do antebraço e tendão do músculo palmar longo
9 Tendão do músculo abdutor longo do polegar
10 Tendão do músculo extensor curto do polegar
11 Músculo abdutor curto do polegar
12 Aponeurose palmar
13 Cabeça superficial do músculo flexor curto do polegar
14 Tendão do músculo flexor longo do polegar
15 Septo intermuscular medial do braço
16 Epicôndilo medial
17 Cabeça umeral do músculo pronador redondo
18 Músculo palmar longo
19 Músculo flexor ulnar do carpo
20 Artéria ulnar
21 Tendão do músculo flexor ulnar do carpo
22 Músculo palmar curto

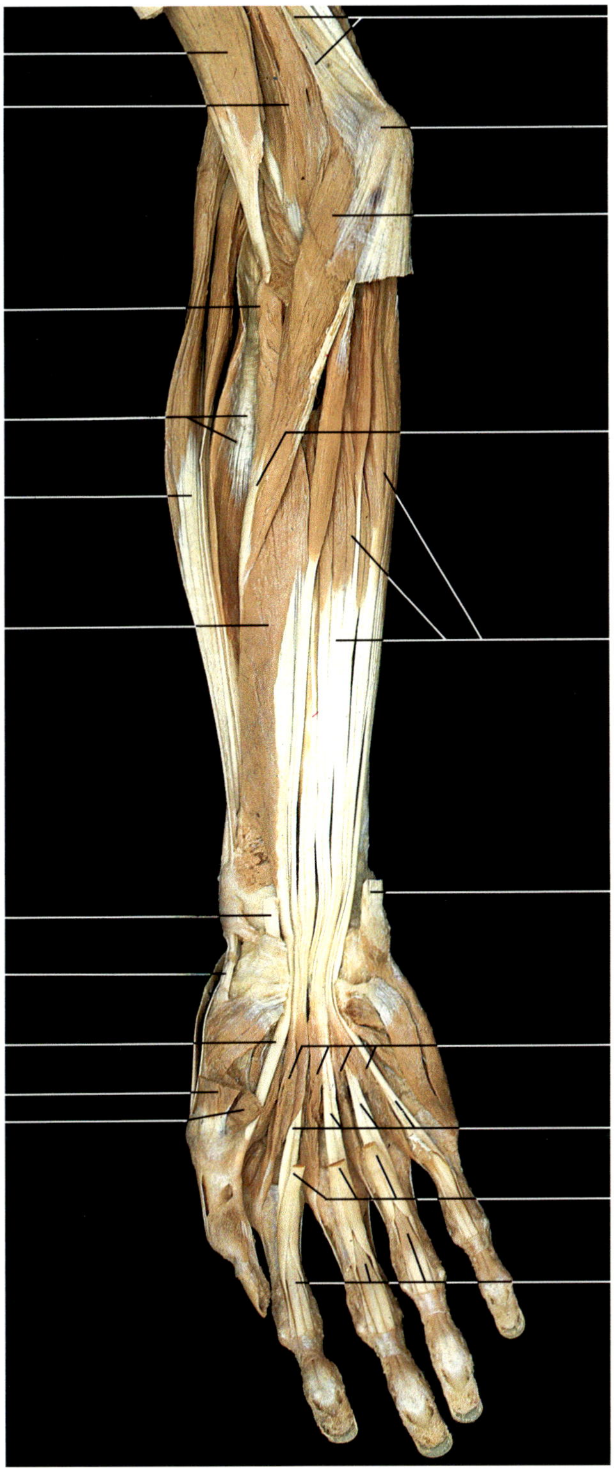

Músculos flexores do antebraço e da mão, camada média (lado direito, vista anterior). Os músculos palmar longo, flexor radial do carpo e flexor ulnar do carpo foram removidos. O retináculo dos músculos flexores foi seccionado.

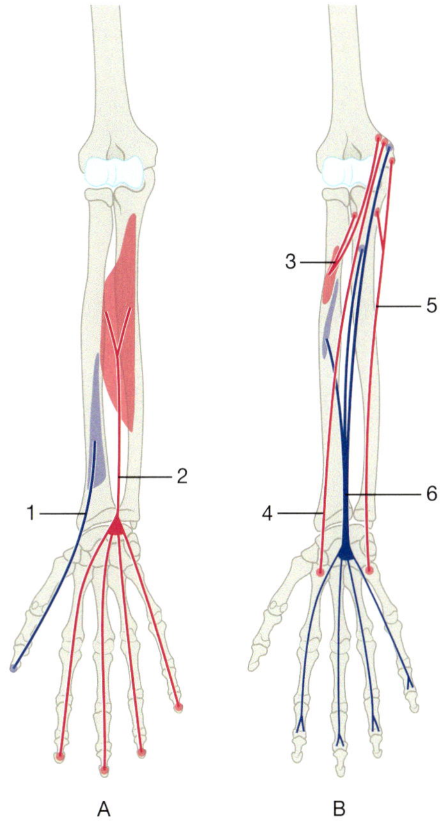

Posição e trajeto dos músculos flexores do antebraço e da mão (vista anterior).

A Flexores profundos

1 Músculo flexor longo do polegar (azul)
2 Músculo flexor profundo dos dedos (vermelho)

B Flexores superficiais

3 Músculo pronador redondo (vermelho)
4 Músculo flexor radial do carpo (vermelho)
5 Músculo flexor ulnar do carpo (vermelho)
6 Músculo flexor superficial dos dedos (azul)

23 Músculo abdutor do dedo mínimo
24 Fascículos transversos da aponeurose palmar
25 Bainhas fibrosas dos dedos dos tendões dos músculos flexores dos dedos
26 Músculo braquial
27 Músculo flexor longo do polegar
28 Túnel do carpo (estilete)
29 Músculo tríceps braquial
30 Músculo flexor superficial dos dedos
31 Osso pisiforme
32 Músculo oponente do dedo mínimo
33 Músculo flexor curto do dedo mínimo
34 Tendões do músculo flexor superficial dos dedos
35 Músculo supinador
36 Rádio e músculo extensor radial curto do carpo
37 Músculo flexor longo do polegar
38 Tendão do músculo flexor radial do carpo
39 Músculo pronador redondo (inserção no rádio)
40 Músculo flexor profundo dos dedos
41 Músculos lumbricais
42 Tendões do músculo flexor profundo dos dedos
43 Tendões do músculo flexor profundo dos dedos atravessando os tendões do músculo flexor superficial dos dedos
44 Retináculo dos músculos flexores

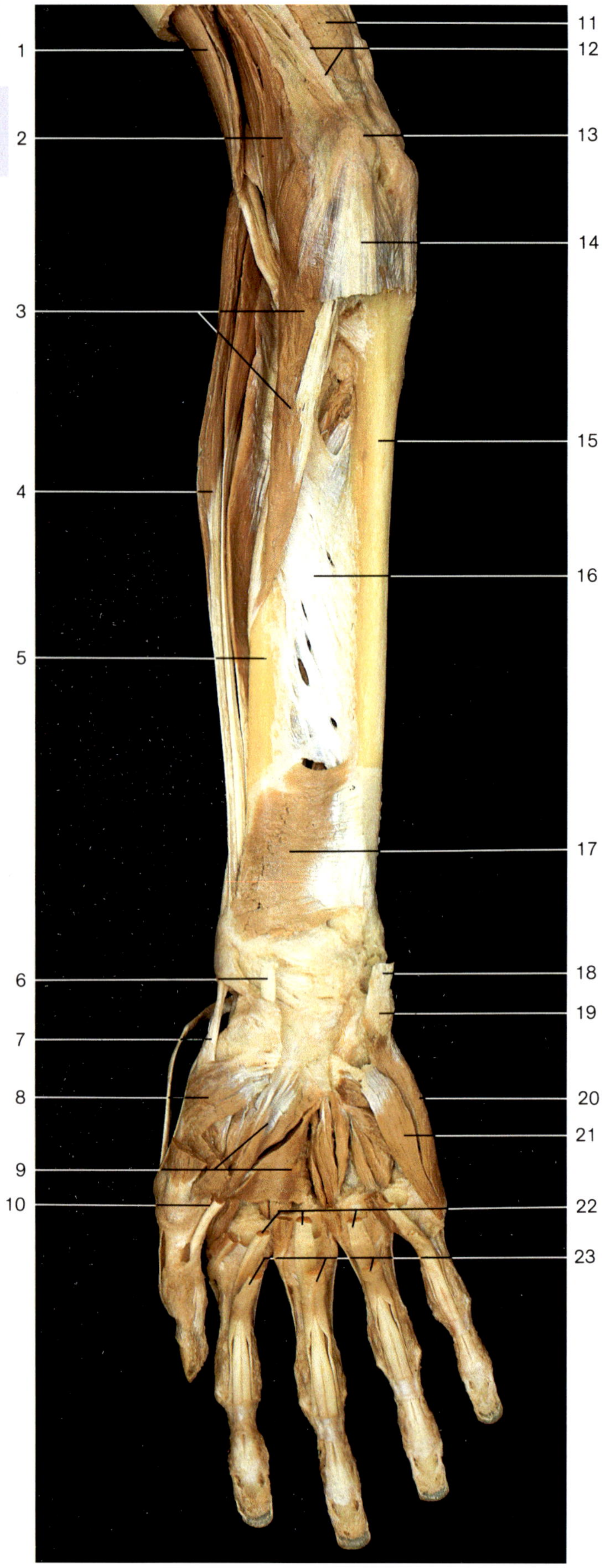

Músculos flexores do antebraço e da mão, camada profunda (lado direito, vista anterior). Todos os flexores foram removidos para mostrar os músculos pronador quadrado e pronador redondo junto à membrana interóssea. Antebraço em supinação.

1 Músculo bíceps braquial
2 Músculo braquial
3 Músculo pronador redondo
4 Músculo braquiorradial
5 Rádio
6 Tendão do músculo flexor radial do carpo
7 Tendão do músculo abdutor longo do polegar
8 Músculo oponente do polegar
9 Músculo adutor do polegar
10 Tendão do músculo flexor longo do polegar
11 Músculo tríceps braquial
12 Septo intermuscular medial do braço
13 Epicôndilo medial do úmero
14 Massa flexora comum (seccionada)
15 Ulna
16 Membrana interóssea do antebraço
17 Músculo pronador quadrado
18 Tendão do músculo flexor ulnar do carpo
19 Pisiforme
20 Músculo abdutor do dedo mínimo
21 Músculo flexor curto do dedo mínimo
22 Tendões do músculo flexor profundo dos dedos
23 Tendões do músculo flexor superficial dos dedos
24 Retináculo dos músculos flexores
25 Músculos hipotenares
26 Músculos tenares
27 Bainha sinovial comum dos tendões dos músculos flexores
28 Bainha sinovial do tendão do músculo flexor longo do polegar
29 Bainhas sinoviais dos tendões dos músculos flexores dos dedos

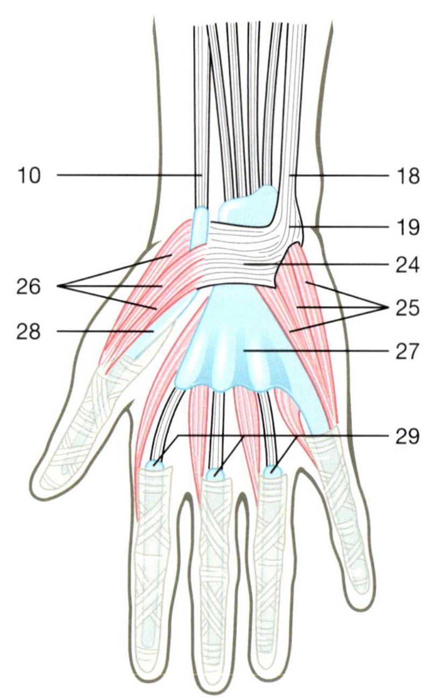

Bainhas sinoviais dos tendões flexores, indicados em azul (vista palmar da mão direita).

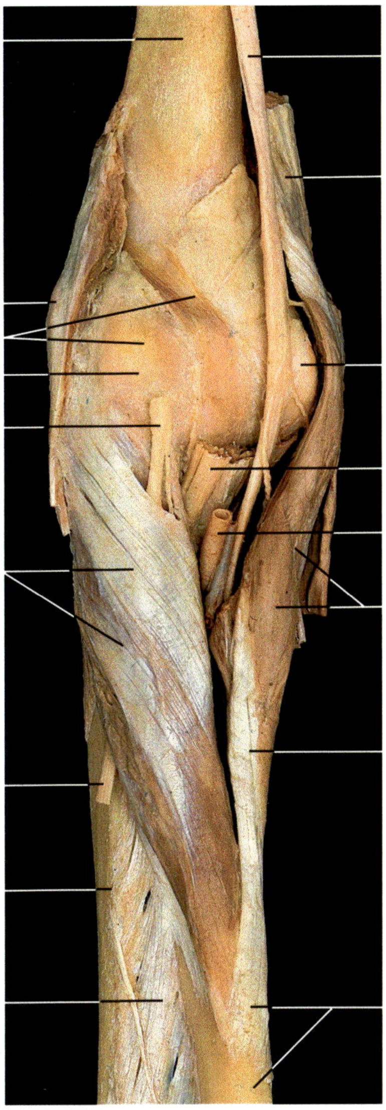

Músculo supinador direito e articulação do cotovelo (vista anterior). Antebraço em pronação.

1 Úmero
2 Epicôndilo lateral do úmero
3 Cápsula articular
4 Posição do capítulo do úmero
5 Ramo profundo do nervo radial
6 Músculo supinador
7 Entrada do ramo profundo do nervo radial nos músculos extensores
8 Rádio e inserção do músculo pronador redondo
9 Membrana interóssea do antebraço
10 Nervo mediano
11 Músculo tríceps braquial
12 Tróclea do úmero
13 Tendão do músculo bíceps braquial
14 Artéria braquial
15 Músculo pronador redondo
16 Tendão do músculo pronador redondo
17 Ulna
18 Músculo pronador quadrado
19 Tendão do músculo flexor radial do carpo
20 Músculos tenares
21 Bainha sinovial do tendão do músculo flexor longo do polegar
22 Bainha fibrosa dos tendões flexores
23 Bainha sinovial dos tendões dos músculos flexores dos dedos
24 Músculo flexor superficial dos dedos
25 Tendão do músculo flexor ulnar do carpo
26 Bainha sinovial comum dos tendões dos músculos flexores
27 Posição do osso pisiforme
28 Retináculo dos músculos flexores
29 Músculos hipotenares

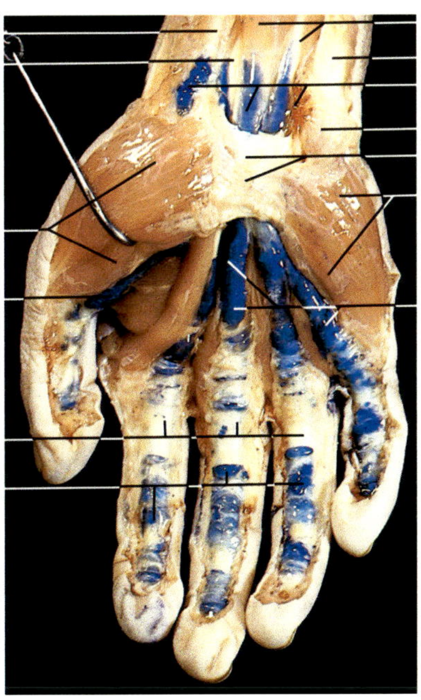

Bainhas sinoviais dos tendões dos músculos flexores (vista palmar da mão direita). As bainhas foram injetadas com gelatina azul.

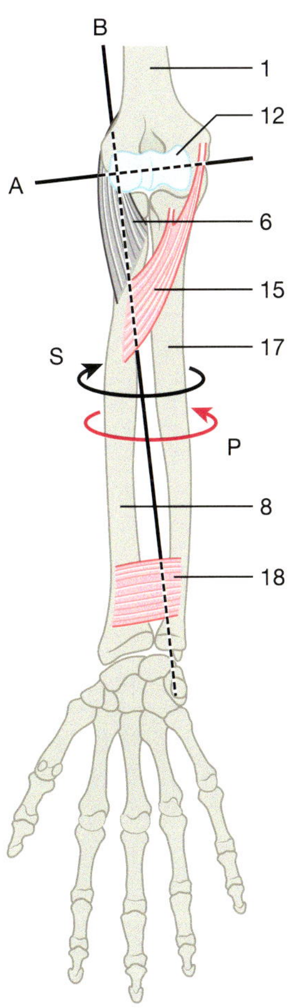

A = Eixo de flexão e extensão
B = Eixo de rotação

Setas:
S = Supinação
P = Pronação

Diagrama mostrando os dois eixos da articulação do cotovelo.

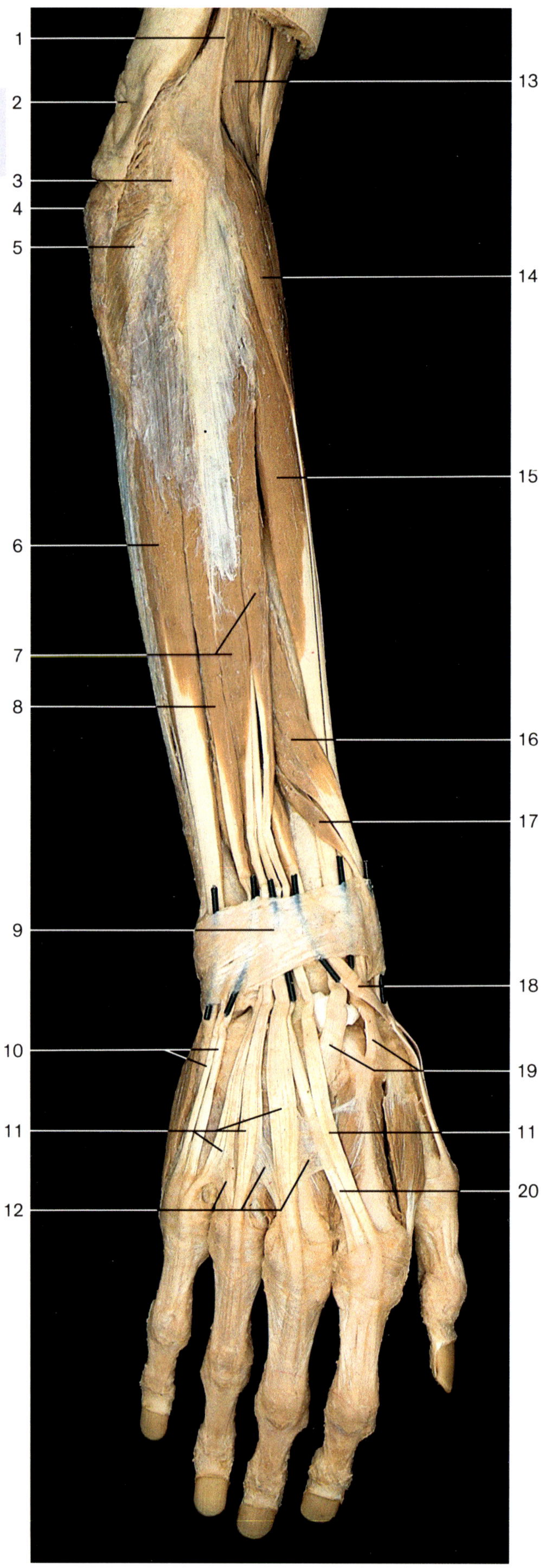

Músculos extensores do antebraço e da mão, camada superficial (lado direito, vista posterior). Os túneis para os tendões dos músculos extensores estão indicados por estiletes.

1 Septo intermuscular lateral do braço
2 Tendão do músculo tríceps braquial
3 Epicôndilo lateral
4 Olécrano
5 Músculo ancôneo
6 Músculo extensor ulnar do carpo
7 Músculo extensor dos dedos
8 Músculo extensor do dedo mínimo
9 Retináculo dos músculos extensores
10 Tendões do músculo extensor do dedo mínimo
11 Tendões do músculo extensor dos dedos
12 Conexões intertendíneas
13 Músculo braquiorradial
14 Músculo extensor radial longo do carpo
15 Músculo extensor radial curto do carpo
16 Músculo abdutor longo do polegar
17 Músculo extensor curto do polegar
18 Tendão do músculo extensor longo do polegar
19 Tendões dos músculos extensores radiais longo e curto do carpo
20 Tendão do músculo extensor do indicador
21 Primeiro túnel: músculo abdutor longo do polegar; músculo extensor curto do polegar
22 Segundo túnel: músculos extensores radiais longo e curto do carpo
23 Terceiro túnel: músculo extensor longo do polegar
24 Quarto túnel: músculo extensor dos dedos; músculo extensor do indicador
25 Quinto túnel: músculo extensor do dedo mínimo
26 Sexto túnel: músculo extensor ulnar do carpo

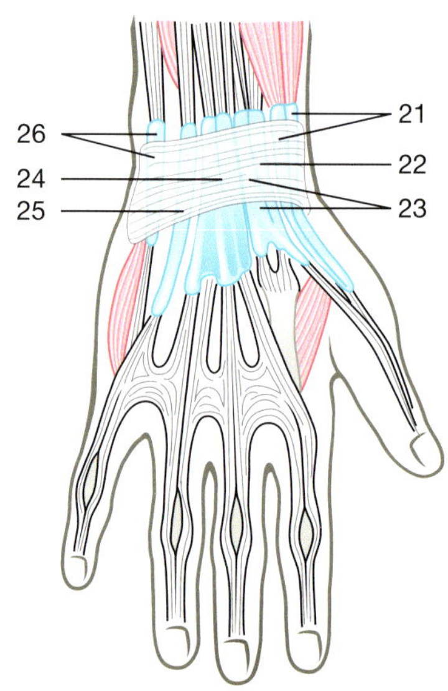

Bainhas sinoviais dos tendões dos músculos extensores, indicado em azul (vista dorsal da mão direita). Observe os seis túneis para passagem dos tendões dos músculos extensores sob o retináculo dos músculos extensores.

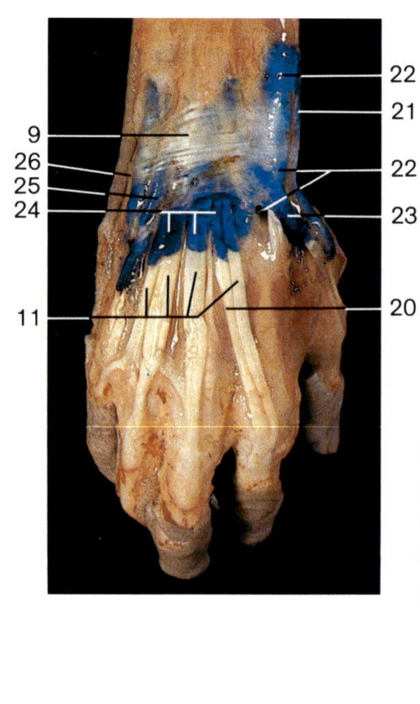

Bainhas sinoviais dos tendões dos músculos extensores (vista dorsal da mão direita). As bainhas foram injetadas com gelatina azul.

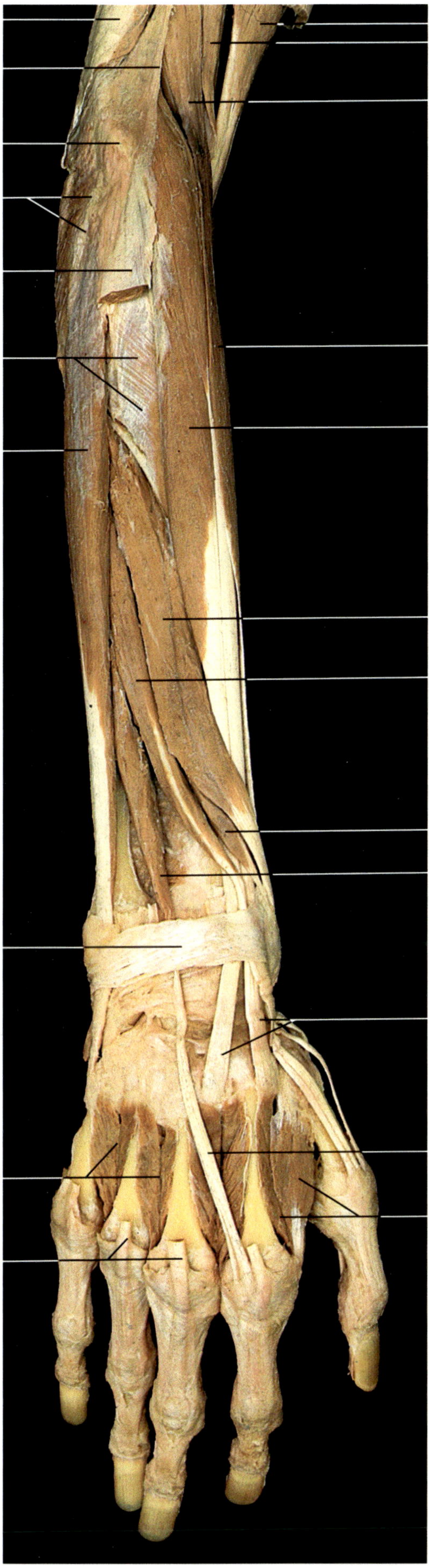

Músculos extensores do antebraço e da mão, camada profunda (lado direito, vista posterior).

1 Músculo tríceps braquial
2 Septo intermuscular lateral do braço
3 Epicôndilo lateral
4 Músculo ancôneo
5 Músculos extensores dos dedos e do dedo mínimo (seccionado)
6 Músculo supinador
7 Músculo extensor ulnar do carpo
8 Retináculo dos músculos extensores
9 Músculos interósseos dorsais III e IV
10 Tendões do músculo extensor dos dedos (seccionados)
11 Músculo bíceps braquial
12 Músculo braquial
13 Músculo braquiorradial
14 Músculo extensor radial longo do carpo
15 Músculo extensor radial curto do carpo
16 Músculo abdutor longo do polegar
17 Músculo extensor longo do polegar
18 Músculo extensor curto do polegar
19 Músculo extensor do indicador
20 Tendões dos músculos extensores radiais longo e curto do carpo
21 Músculo interósseo dorsal I

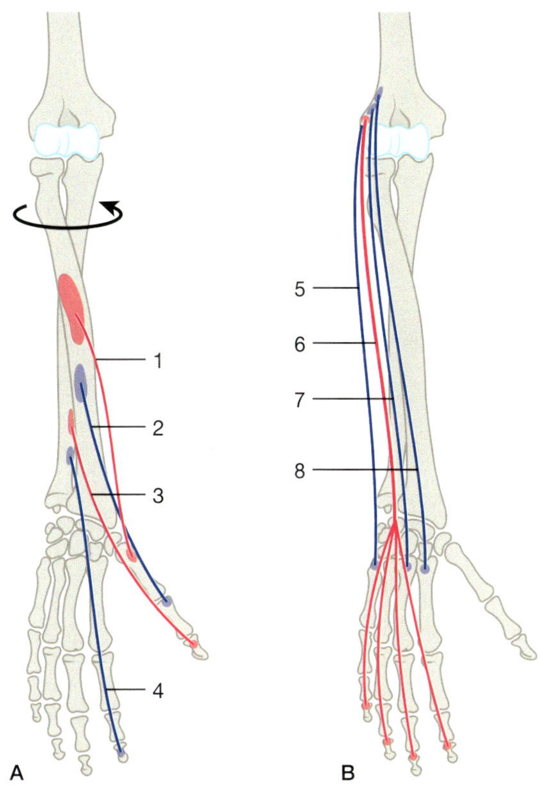

Posição e trajeto dos músculos extensores do antebraço e da mão (vista posterior).

A Extensores do polegar

1 Músculo abdutor longo do polegar (vermelho)
2 Músculo extensor curto do polegar (azul)
3 Músculo extensor longo do polegar (vermelho)
4 Músculo extensor do indicador (azul)

B Extensores dos dedos e da mão

5 Músculo extensor ulnar do carpo (azul)
6 Músculo extensor dos dedos (vermelho)
7 Músculo extensor radial curto do carpo (azul)
8 Músculo extensor radial longo do carpo (azul)

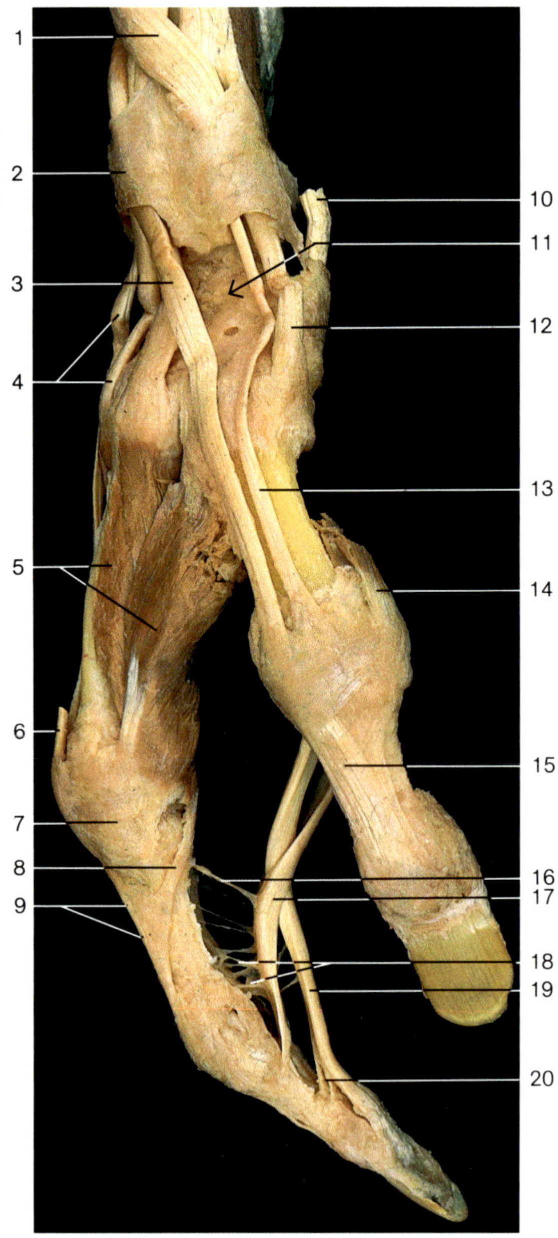

Músculos do polegar e do indicador (vista medial). Estão expostos os tendões extensores do polegar e as inserções dos tendões flexores do indicador.

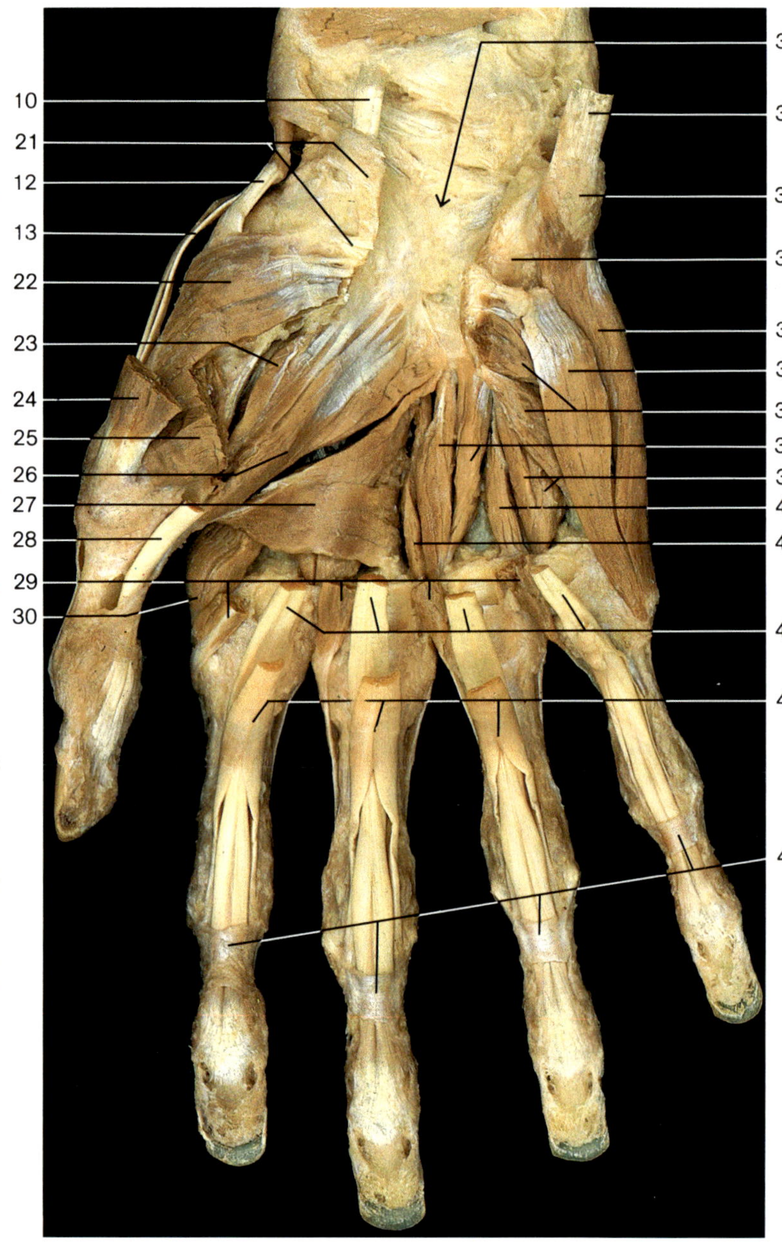

Músculos da mão direita (vista palmar). Os tendões dos músculos flexores e partes dos músculos do polegar foram removidos. O túnel do carpo foi aberto.

1 Tendões dos músculos extensor curto do polegar e abdutor longo do polegar
2 Retináculo dos músculos extensores
3 Tendão do músculo extensor longo do polegar
4 Tendões dos músculos extensores radiais longo e curto do carpo
5 Músculo interósseo dorsal I
6 Tendão do músculo extensor dos dedos para o indicador
7 Local da articulação metacarpofalângica
8 Tendão de músculo lumbrical
9 Expansão digital dorsal do indicador
10 Tendão do músculo flexor radial do carpo (seccionado)
11 Tabaqueira anatômica
12 Tendão do músculo abdutor longo do polegar
13 Tendão do músculo extensor curto do polegar
14 Tendão do músculo abdutor curto do polegar
15 Expansão dorsal do extensor do polegar
16 Vínculo longo
17 Tendão do músculo flexor superficial dos dedos entreaberto para passagem do tendão profundo
18 Vínculos dos tendões flexores
19 Tendão do flexor profundo dos dedos
20 Vínculo curto
21 Eminência carporradial (parte seccionada do retináculo dos flexores)
22 Músculo oponente do polegar
23 Cabeça profunda do músculo flexor curto do polegar
24 Músculo abdutor curto do polegar (seccionado)
25 Cabeça superficial do músculo flexor curto do polegar (seccionada)
26 Cabeça oblíqua do músculo adutor do polegar
27 Cabeça transversa do músculo adutor do polegar
28 Tendão do músculo flexor longo do polegar (seccionado)
29 Músculos lumbricais (seccionados)
30 Músculo interósseo dorsal I
31 Posição do túnel do carpo
32 Tendão do músculo flexor ulnar do carpo
33 Local do osso pisiforme
34 Hâmulo do osso hamato
35 Músculo abdutor do dedo mínimo
36 Músculo flexor curto do dedo mínimo
37 Músculo oponente do dedo mínimo
38 Músculo interósseo palmar II
39 Músculo interósseo palmar III
40 Músculo interósseo dorsal IV
41 Músculo interósseo dorsal III
42 Tendões do músculo flexor profundo dos dedos (seccionados)
43 Tendões do músculo flexor superficial dos dedos (seccionados)
44 Bainhas fibrosas dos dedos da mão

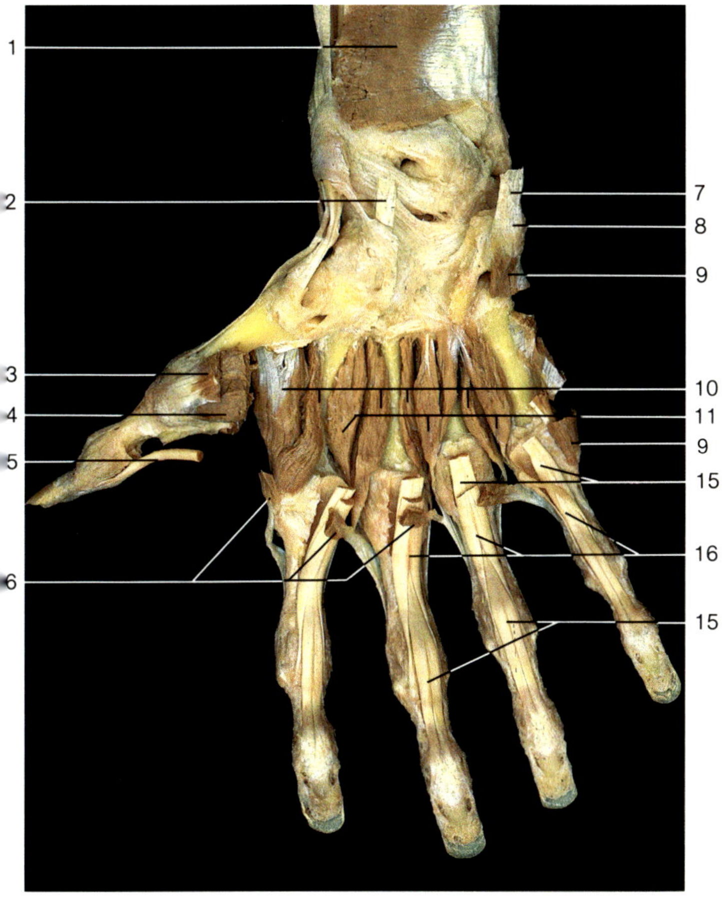

Músculos da mão direita, camada profunda (vista palmar). Os músculos tenares e hipotenares foram removidos para mostrar os músculos interósseos.

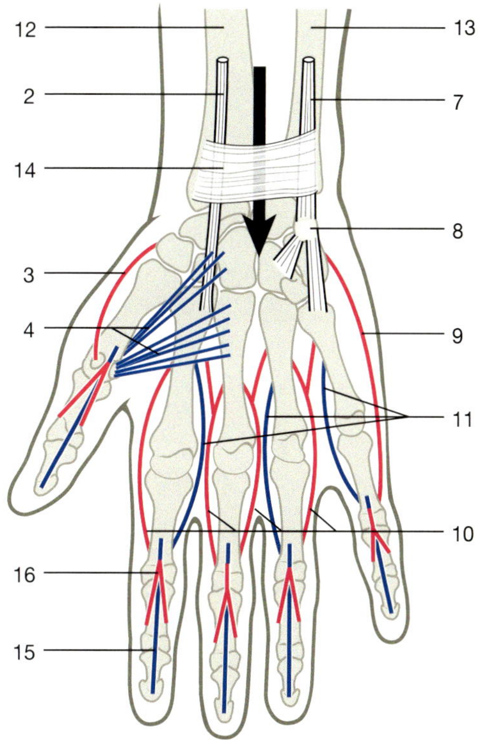

Ações dos músculos interósseos na abdução e adução dos dedos (vista palmar da mão direita).
Seta = túnel do carpo.
Vermelho = abdução (músculos interósseos dorsais, abdutor do dedo mínimo e abdutor curto do polegar).
Azul = adução (músculos interósseos palmares, adutor do polegar).

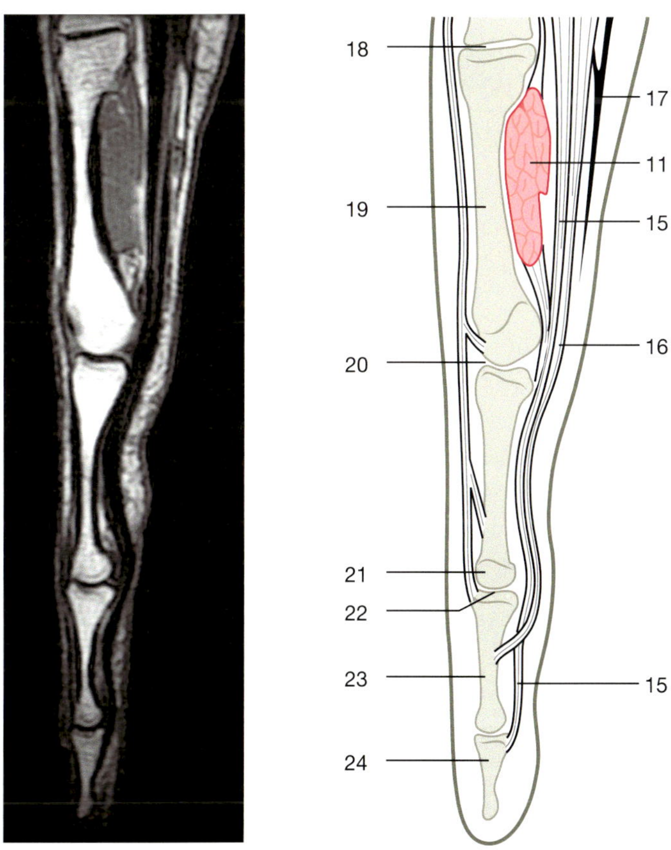

Secção longitudinal do terceiro dedo (RNM). (Prof. Heuck, Munique, Alemanha.) Compare com o desenho correspondente.

1 Músculo pronador quadrado
2 Tendão do músculo flexor radial do carpo
3 Músculo abdutor curto do polegar (seccionado)
4 Músculo adutor do polegar (seccionado)
5 Tendão do músculo flexor longo do polegar
6 Músculos lumbricais (seccionados)
7 Tendão do músculo flexor ulnar do carpo
8 Osso pisiforme
9 Músculo abdutor do dedo mínimo (seccionado)
10 Músculos interósseos dorsais
11 Músculos interósseos palmares
12 Rádio
13 Ulna
14 Retináculo dos músculos flexores
15 Tendões do músculo flexor profundo dos dedos
16 Tendões do músculo flexor superficial dos dedos
17 Aponeurose palmar
18 Articulação carpometacarpal
19 Terceiro osso metacarpal
20 Articulação metacarpofalângica
21 Cabeça da terceira falange proximal
22 Articulação interfalângica proximal
23 Falange média
24 Falange distal

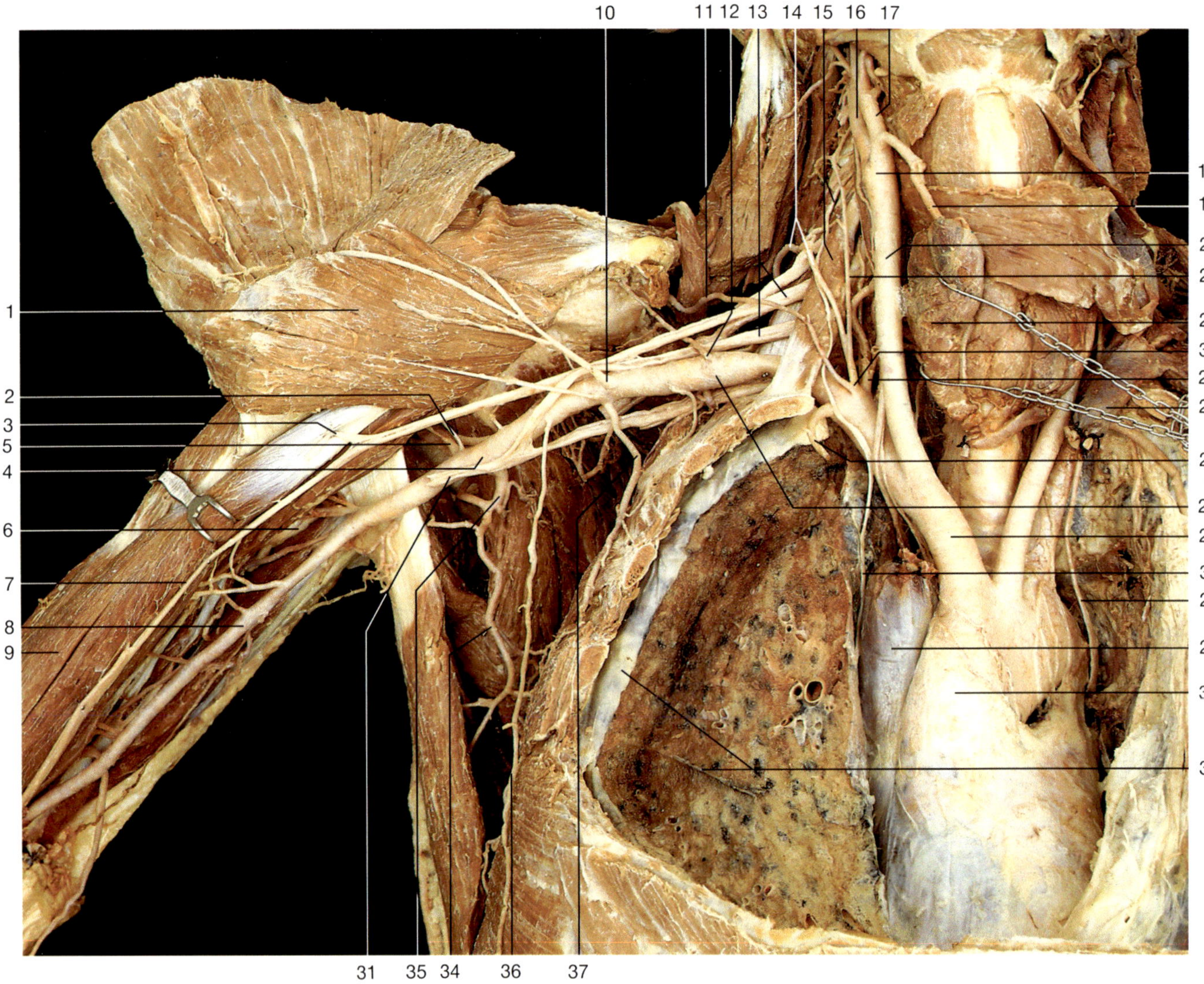

Principais ramos das artérias subclávia e axilar direitas (vista anterior). Músculos peitorais rebatidos; clavícula e parede anterior do tórax removidas; pulmão direito seccionado; pulmão esquerdo com a pleura e a glândula tireoide rebatidos lateralmente para expor arco da aorta e artéria carótida comum com seus ramos.

1 Músculo peitoral menor (rebatido)
2 Artéria circunflexa anterior do úmero
3 Nervo musculocutâneo (seccionado)
4 Artéria axilar
5 Artéria circunflexa posterior do úmero
6 Artéria braquial profunda
7 Nervo mediano (var.)
8 Artéria braquial
9 Músculo bíceps braquial
10 Artéria toracoacromial
11 Artéria supraescapular
12 Artéria dorsal da escápula
13 Plexo braquial (tronco médio)
14 Artéria cervical transversa
15 Músculo escaleno anterior; nervo frênico
16 Artéria carótida interna direita
17 Artéria carótida externa direita
18 Seio carótico
19 Artéria tireóidea superior
20 Artéria carótida comum direita
21 Artéria cervical ascendente
22 Glândula tireoide
23 Artéria tireóidea inferior
24 Artéria torácica interna
25 Artéria subclávia direita
26 Tronco braquiocefálico
27 Veia braquiocefálica esquerda (seccionada)
28 Nervo vago esquerdo
29 Veia cava superior (seccionada)
30 Parte ascendente da aorta
31 Nervo mediano (seccionado)
32 Nervo frênico
33 Pulmão direito (seccionado); pleura pulmonar
34 Artéria toracodorsal
35 Artéria subescapular
36 Ramos mamários laterais (var.)
37 Artéria torácica lateral
38 Tronco tireocervical
39 Artéria intercostal suprema
40 Artéria colateral ulnar superior
41 Artéria colateral ulnar inferior
42 Artéria colateral média
43 Artéria colateral radial
44 Artéria recorrente radial
45 Artéria radial
46 Artérias interósseas anterior e posterior
47 Artéria principal do polegar
48 Arco palmar profundo
49 Artérias digitais palmares comuns
50 Artéria recorrente ulnar
51 Artéria recorrente interóssea
52 Artéria interóssea comum
53 Artéria ulnar
54 Arco palmar superficial
55 Nervo mediano e artéria braquial
56 Músculo bíceps braquial
57 Nervo ulnar
58 Músculo flexor longo do polegar
59 Artérias digitais palmares próprias
60 Artéria interóssea anterior
61 Músculo flexor ulnar do carpo
62 Ramo palmar superficial da artéria radial

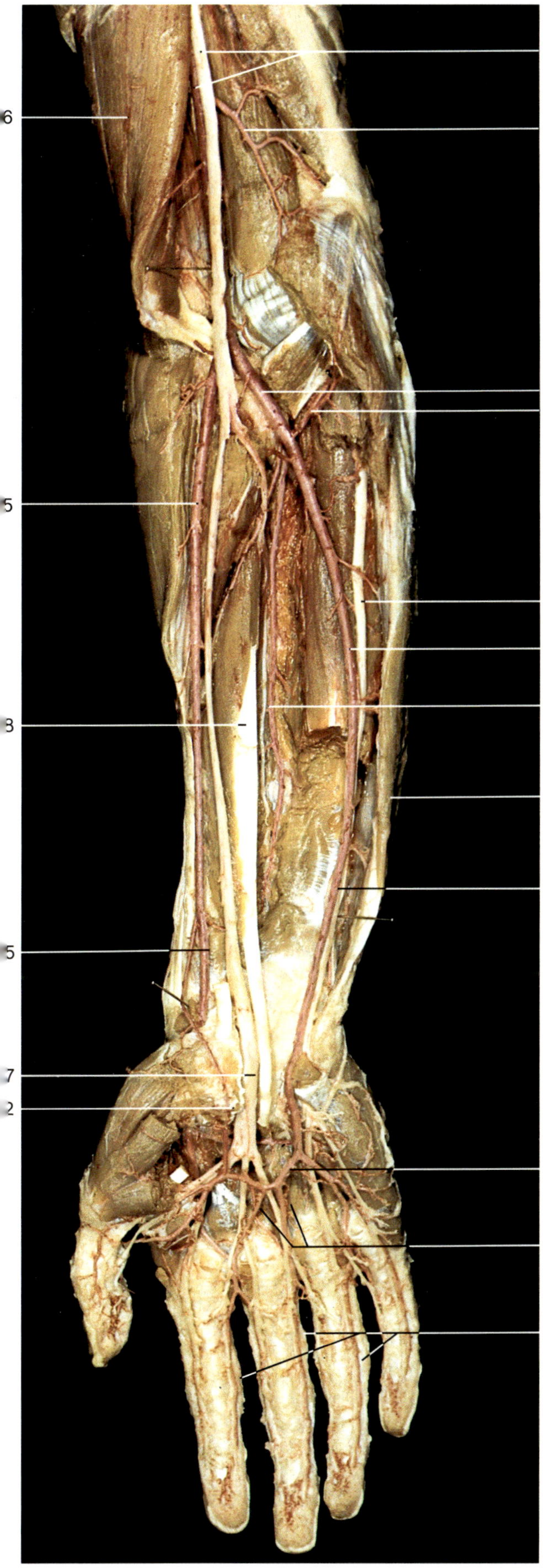

Principais artérias do antebraço e da mão (lado direito, vista anterior). Os músculos flexores superficiais foram removidos, o túnel do carpo foi aberto e o retináculo dos músculos flexores, seccionado. As artérias foram preenchidas com resina colorida.

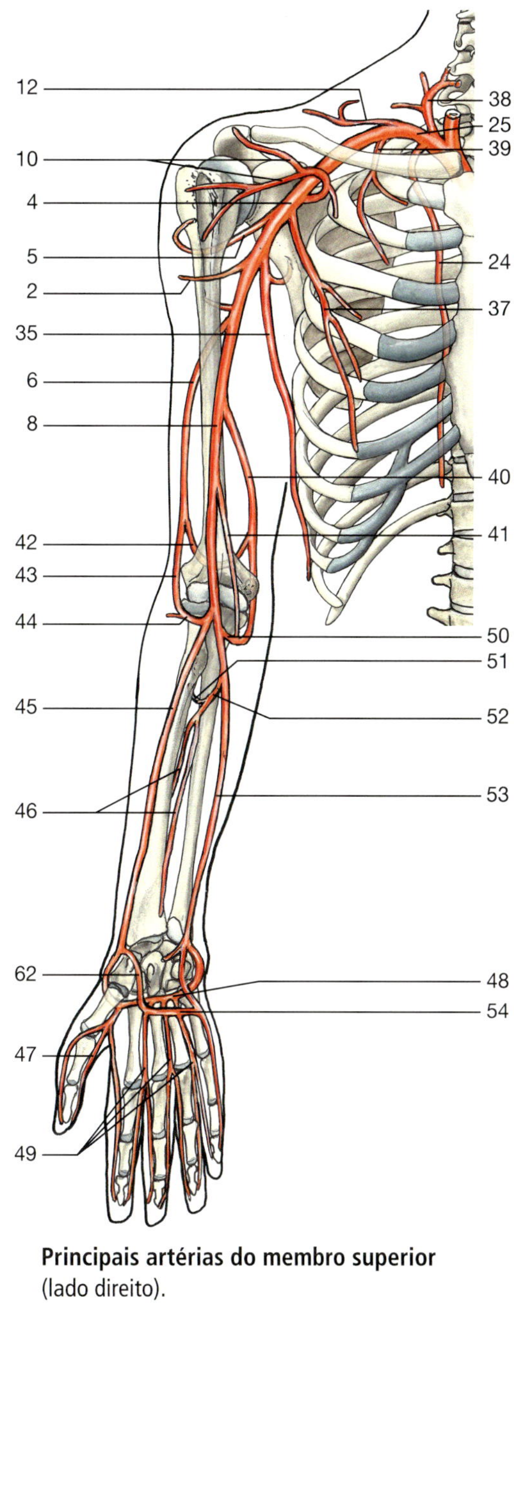

Principais artérias do membro superior (lado direito).

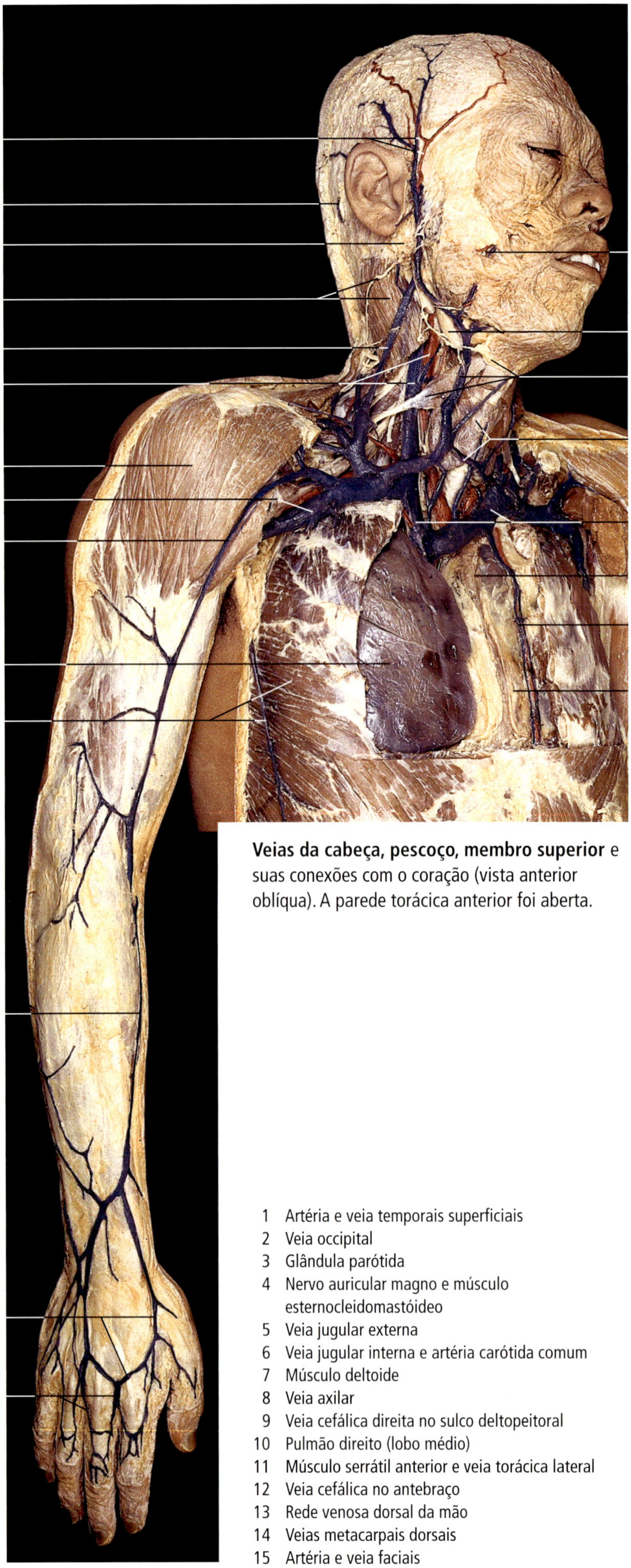

Veias da cabeça, pescoço, membro superior e suas conexões com o coração (vista anterior oblíqua). A parede torácica anterior foi aberta.

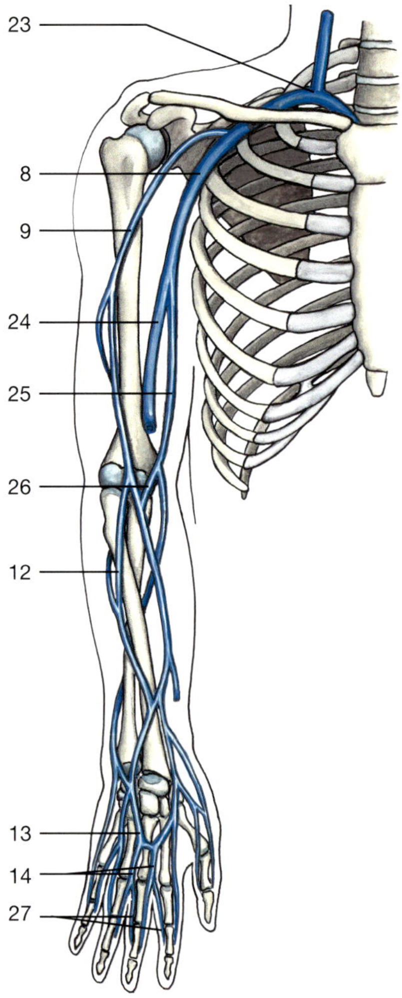

Principais troncos venosos do membro superior (lado direito).

1 Artéria e veia temporais superficiais
2 Veia occipital
3 Glândula parótida
4 Nervo auricular magno e músculo esternocleidomastóideo
5 Veia jugular externa
6 Veia jugular interna e artéria carótida comum
7 Músculo deltoide
8 Veia axilar
9 Veia cefálica direita no sulco deltopeitoral
10 Pulmão direito (lobo médio)
11 Músculo serrátil anterior e veia torácica lateral
12 Veia cefálica no antebraço
13 Rede venosa dorsal da mão
14 Veias metacarpais dorsais
15 Artéria e veia faciais
16 Glândula submandibular
17 Veia jugular anterior, osso hioide e músculo omo--hióideo
18 Arco venoso jugular e glândula tireoide
19 Veias braquiocefálicas direita e esquerda
20 Corpo retroesternal (remanescente da glândula timo)
21 Artéria e veia torácicas internas
22 Coração com pericárdio
23 Ângulo jugulo-subclávio direito
24 Veia braquial
25 Veia basílica
26 Veia intermédia do cotovelo
27 Veias digitais

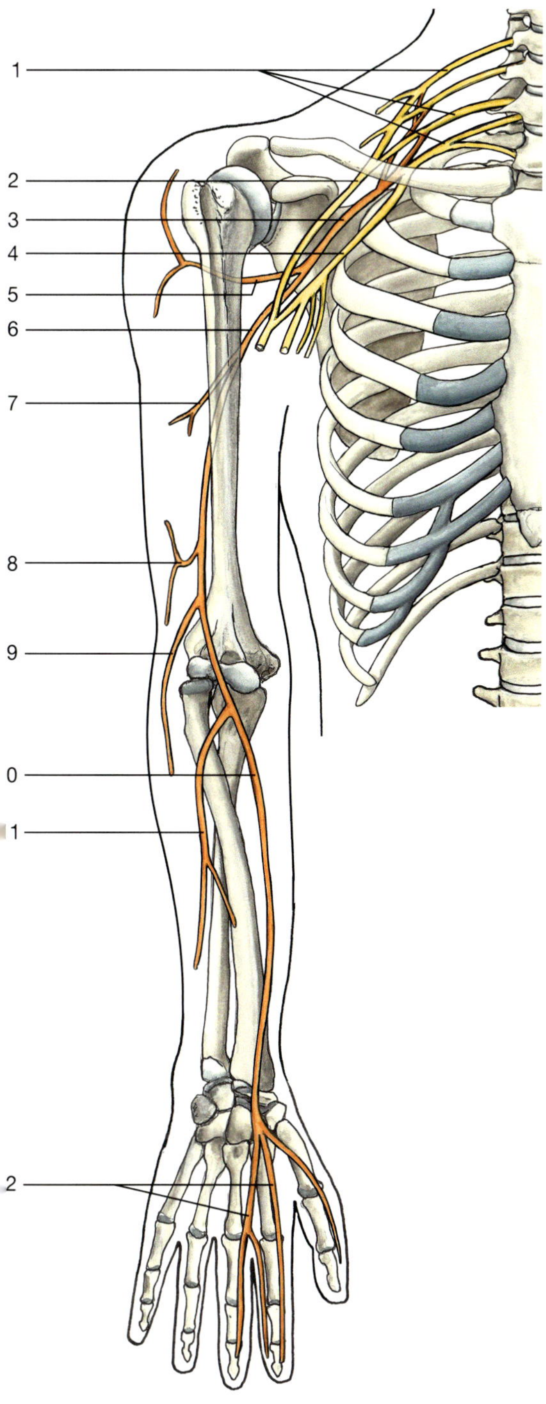

Principais ramos dos nervos radial e axilar (lado direito). O fascículo posterior do plexo braquial está indicado em laranja.

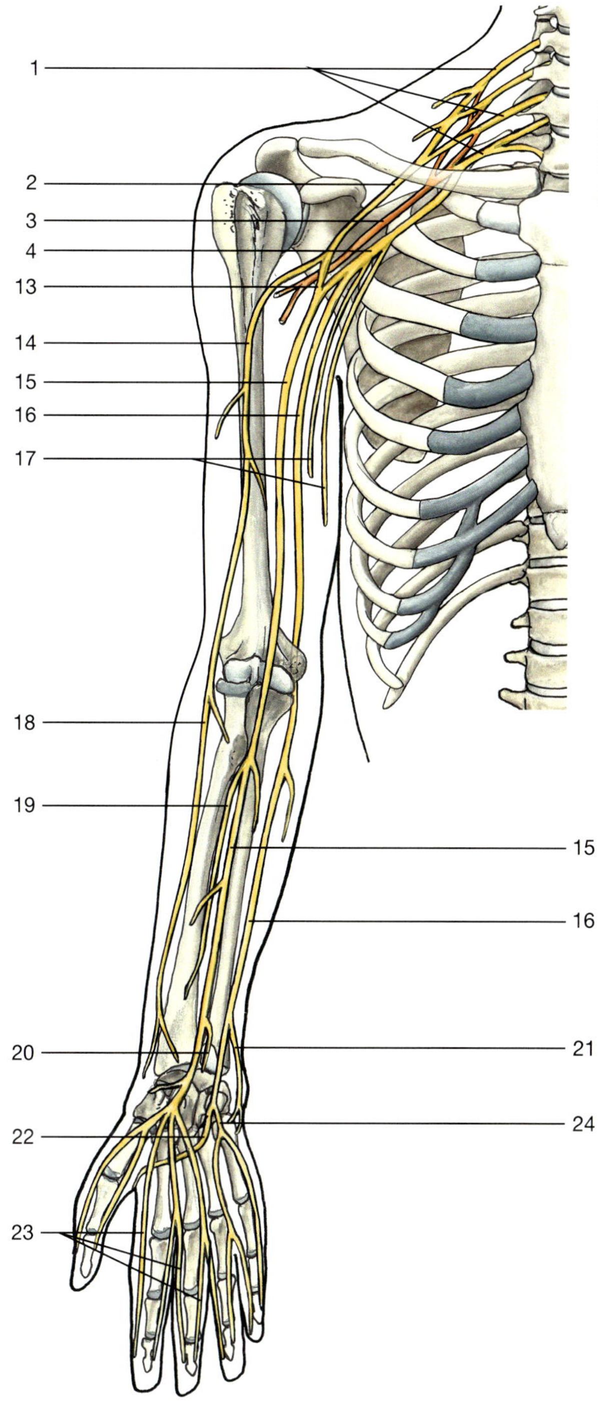

Principais ramos dos nervos musculocutâneo, mediano e ulnar (lado direito). O fascículo posterior do plexo braquial está indicado em laranja.

1 Plexo braquial
2 Fascículo lateral do plexo braquial
3 Fascículo posterior do plexo braquial
4 Fascículo medial do plexo braquial
5 Nervo axilar
6 Nervo radial
7 Nervo cutâneo posterior do braço
8 Nervo cutâneo lateral inferior do braço
9 Nervo cutâneo posterior do antebraço
10 Ramo superficial do nervo radial
11 Ramo profundo do nervo radial
12 Nervos digitais dorsais
13 Raízes do nervo mediano
14 Nervo musculocutâneo
15 Nervo mediano
16 Nervo ulnar
17 Nervos cutâneos mediais do braço e do antebraço
18 Nervo cutâneo lateral do antebraço
19 Nervo interósseo anterior
20 Ramo palmar do nervo mediano
21 Ramo dorsal do nervo ulnar
22 Ramo profundo do nervo ulnar
23 Nervos digitais palmares comuns do nervo mediano
24 Ramo superficial do nervo ulnar

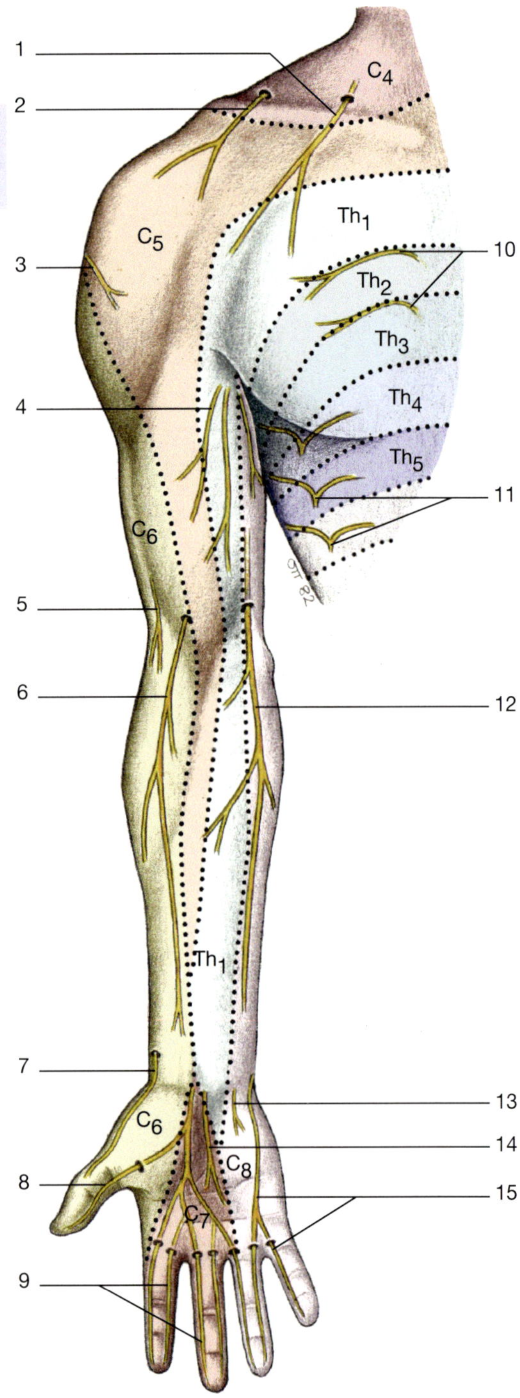

Nervos cutâneos do membro superior
(lado direito, vista anterior).

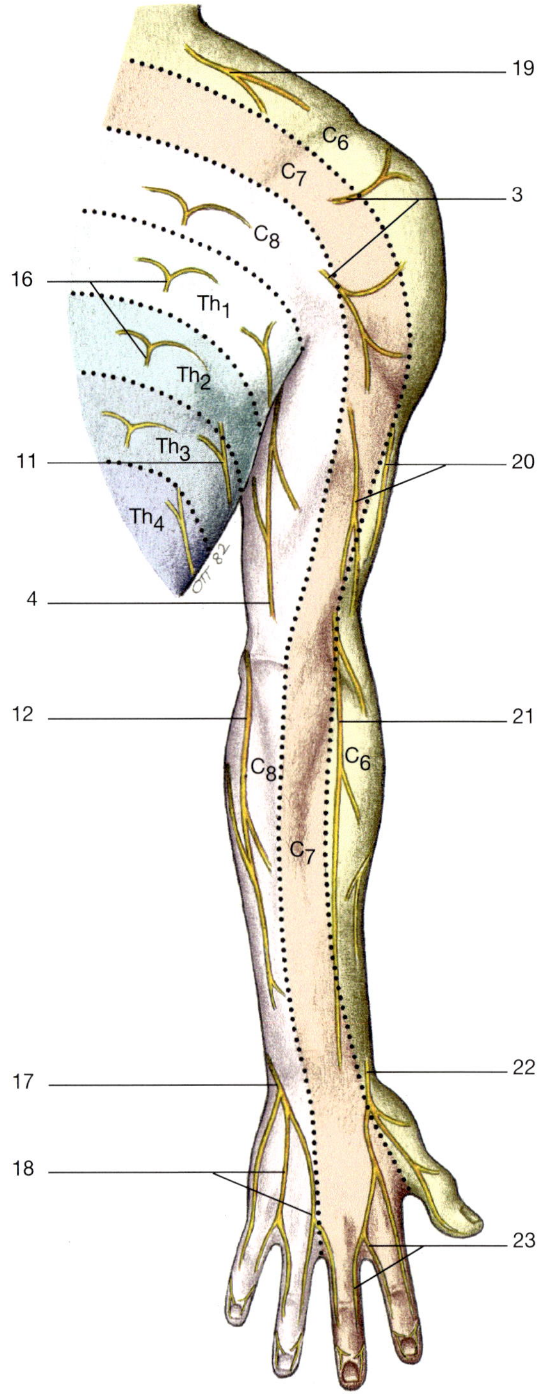

Nervos cutâneos do membro superior
(lado direito, vista posterior).

1 Nervo supraclavicular medial
2 Nervo supraclavicular intermédio
3 Nervo cutâneo lateral superior do braço
4 Ramos terminais dos nervos intercostobraquiais
5 Nervo cutâneo lateral inferior do braço
6 Nervo cutâneo lateral do antebraço
7 Ramos terminais do ramo superficial do nervo radial
8 Nervo digital palmar do polegar (ramo do nervo mediano)
9 Nervos digitais palmares do nervo mediano
10 Ramos cutâneos anteriores de nervos intercostais
11 Ramos cutâneos laterais de nervos intercostais
12 Nervo cutâneo medial do antebraço
13 Ramo cutâneo palmar do nervo ulnar
14 Ramo palmar do nervo mediano
15 Ramos digitais palmares do nervo ulnar
16 Ramos cutâneos dos ramos dorsais de nervos espinais
17 Ramo dorsal do nervo ulnar
18 Ramos digitais dorsais do nervo ulnar
19 Nervo supraclavicular lateral
20 Nervo cutâneo posterior do braço
21 Nervo cutâneo posterior do antebraço
22 Ramo superficial
23 Ramos digitais dorsais

(20–23: do nervo radial)

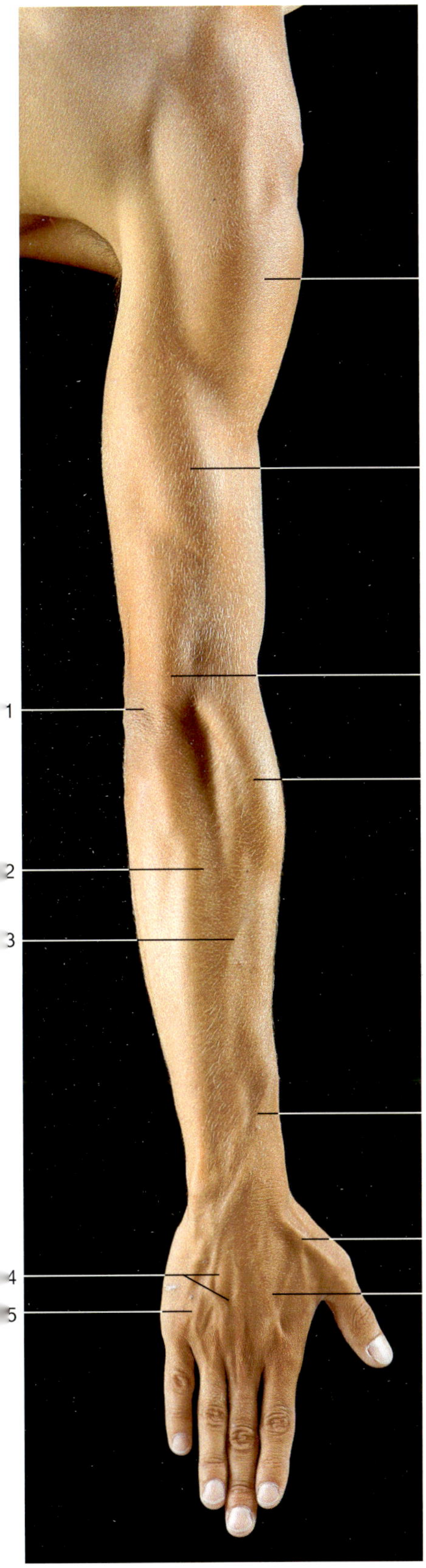

Anatomia de superfície do membro superior (lado direito, vista posterior).

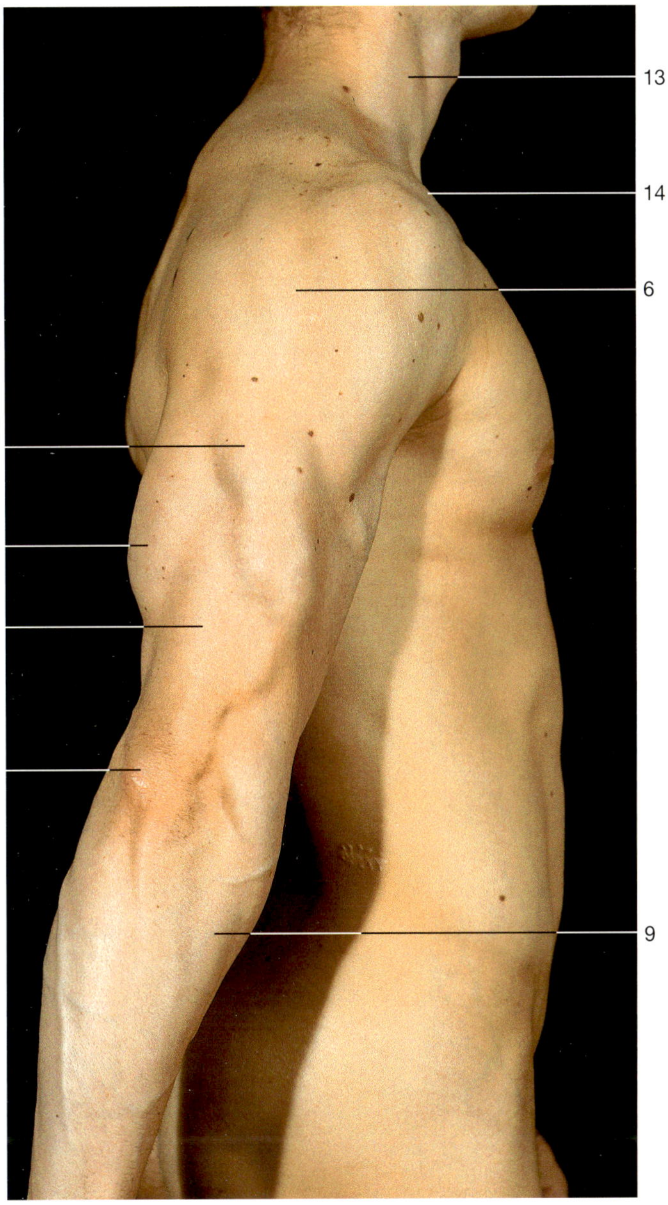

Anatomia de superfície do braço direito (vista lateral). O músculo tríceps braquial está fortemente contraído.

1 Olécrano
2 Músculos extensores do antebraço
3 Veia cefálica acessória
4 Tendões do músculo extensor dos dedos
5 Rede venosa do dorso da mão
6 Músculo deltoide
7 Músculo tríceps braquial
8 Epicôndilo lateral do úmero
9 Músculo braquiorradial
10 Veia cefálica
11 Tendão do músculo abdutor longo do polegar
12 Tendão do músculo extensor do indicador
13 Músculo esternocleidomastóideo
14 Clavícula
15 Cabeça curta do músculo tríceps braquial
16 Cabeça medial do músculo tríceps braquial
17 Tendão do músculo tríceps braquial

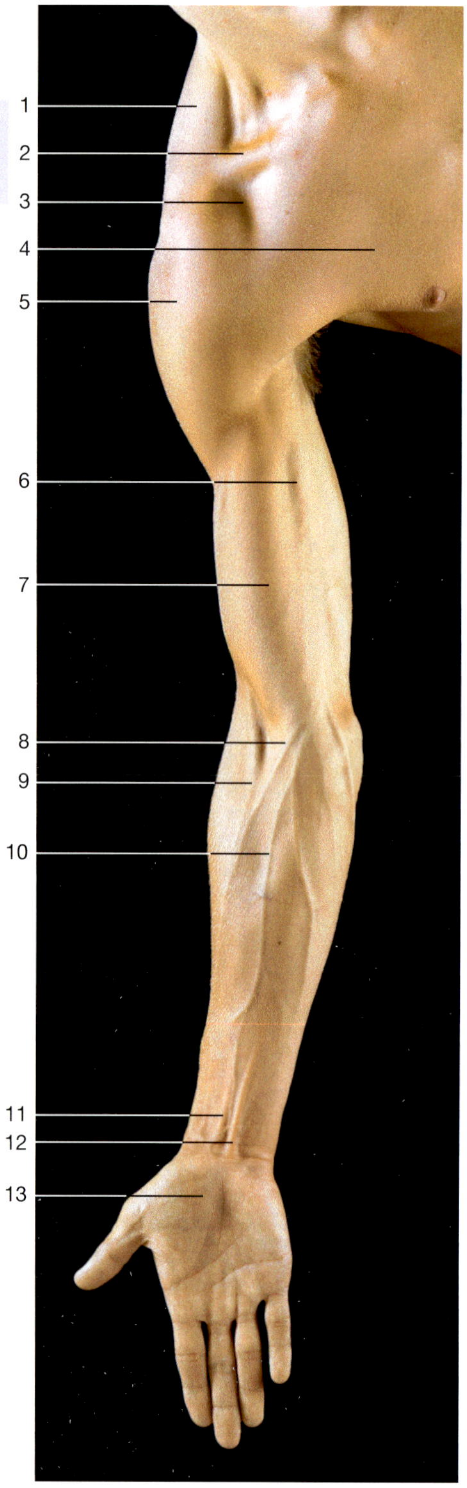

Anatomia de superfície do membro superior (lado direito, vista anterior).

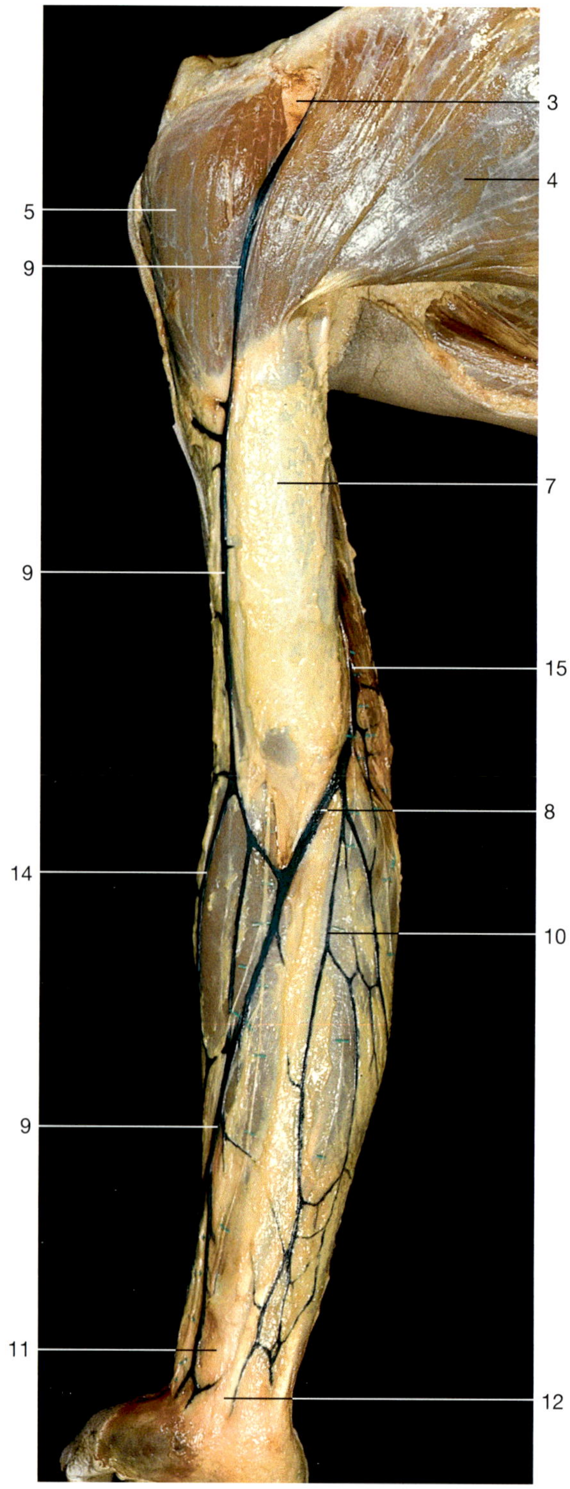

Veias superficiais do membro superior direito, injetadas com gelatina azul (vista anterior).

1 Músculo trapézio
2 Clavícula
3 Trígono clavipeitoral
4 Músculo peitoral maior
5 Músculo deltoide
6 Veia braquial
7 Músculo bíceps braquial
8 Veia intermédia do cotovelo
9 Veia cefálica
10 Veia intermédia do antebraço
11 Tendão do músculo flexor radial do carpo
12 Tendão do músculo palmar longo
13 Local do músculo adutor do polegar
14 Veia cefálica acessória
15 Veia basílica

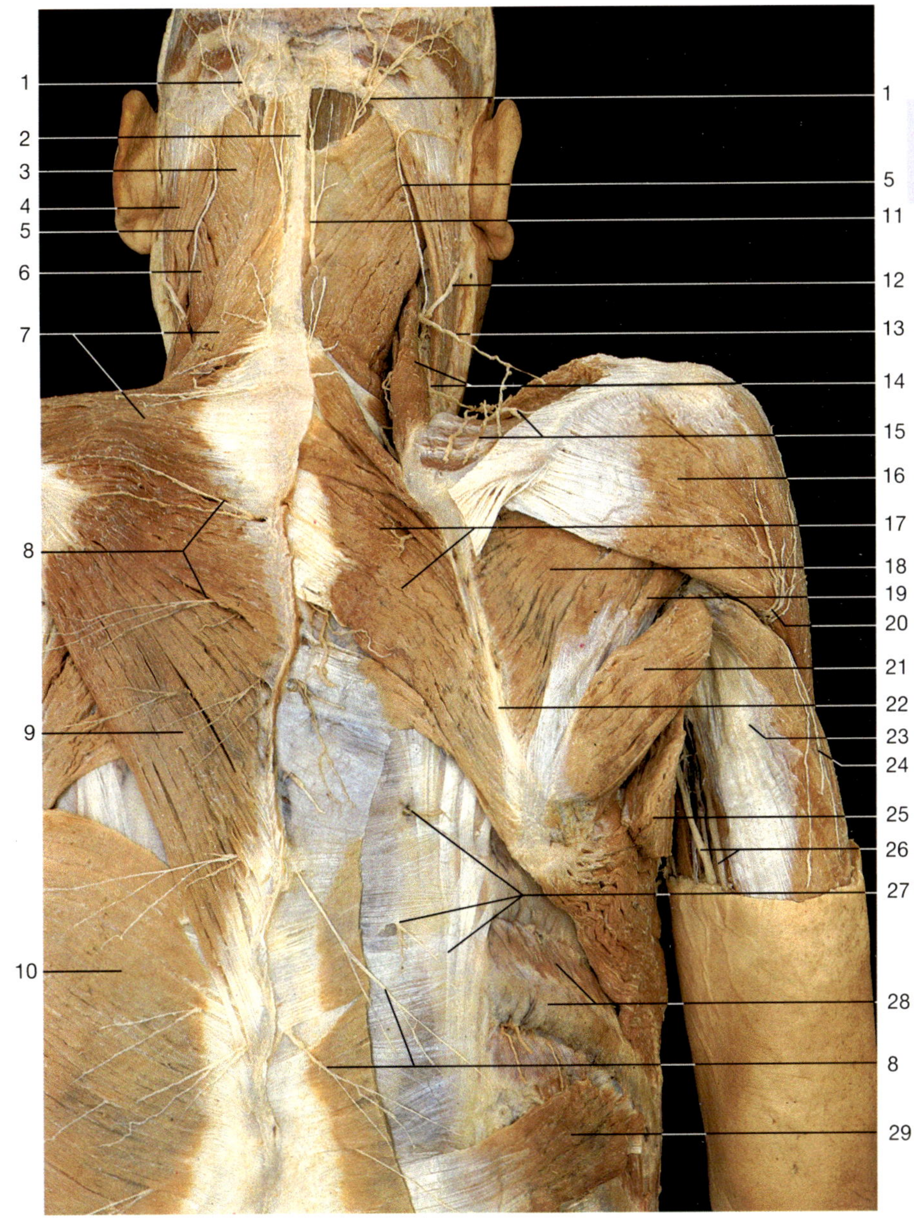

Região cervical posterior e ombro (vista posterior). Lado esquerdo: camada superficial. Lado direito: os músculos trapézio e latíssimo do dorso foram removidos, e dissecados os ramos posteriores dos nervos espinais.

1 Nervo occipital maior
2 Ligamento nucal
3 Músculo esplênio da cabeça
4 Músculo esternocleidomastóideo
5 Nervo occipital menor
6 Músculo esplênio do pescoço
7 Músculo trapézio (partes descendente e transversa)
8 Ramos cutâneos mediais dos ramos posteriores dos nervos espinais
9 Músculo trapézio (parte ascendente)
10 Músculo latíssimo do dorso
11 Ramos cutâneos do nervo occipital terceiro
12 Nervo auricular magno
13 Nervo acessório (n. XI)
14 Nervo supraclavicular lateral e músculo levantador da escápula
15 Ramos da artéria supraescapular
16 Músculo deltoide
17 Músculo romboide maior
18 Músculo infraespinal
19 Músculo redondo menor
20 Nervo cutâneo lateral superior do braço (ramo do nervo axilar)
21 Músculo redondo maior
22 Escápula (margem medial)
23 Cabeça longa do músculo tríceps braquial
24 Nervo cutâneo posterior do braço (ramo do nervo radial)
25 Músculo latíssimo do dorso (seccionado)
26 Nervo ulnar e artéria braquial
27 Ramos cutâneos laterais dos ramos posteriores dos nervos espinais e parte torácica do músculo iliocostal do lombo
28 Músculo intercostal externo e sétima costela
29 Músculo serrátil posterior inferior

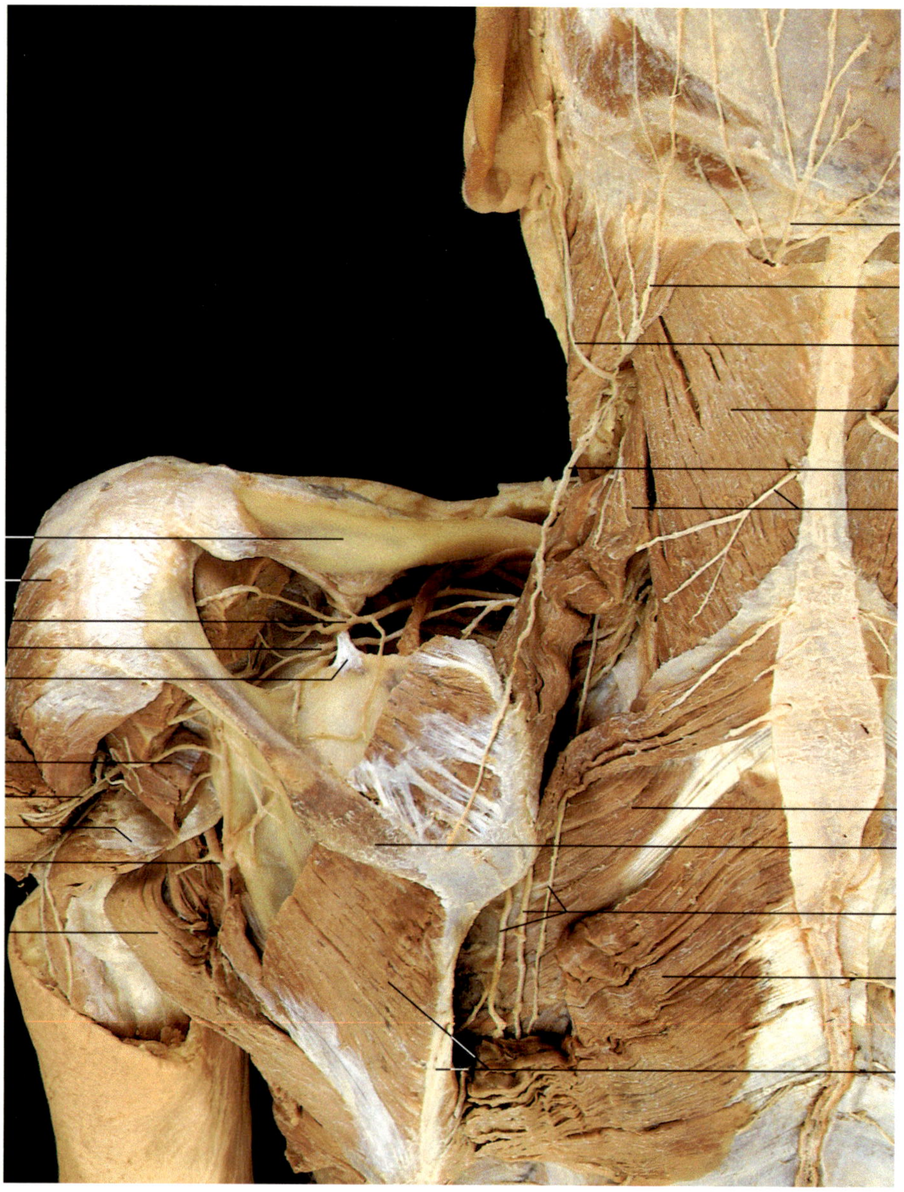

1 Clavícula
2 Músculo deltoide
3 Artéria supraescapular
4 Nervo supraescapular
5 Ligamento transverso superior da escápula
6 Músculo redondo menor
7 Nervo axilar; artéria circunflexa posterior do úmero
8 Cabeça longa do músculo tríceps braquial
9 Artéria circunflexa da escápula
10 Músculo redondo maior
11 Nervo occipital maior
12 Nervo occipital menor
13 Nervo auricular magno
14 Músculo esplênio da cabeça
15 Nervo acessório (n. XI)
16 Nervo occipital terceiro; músculo levantador da escápula
17 Músculo serrátil posterior superior
18 Espinha da escápula
19 Artéria e nervo dorsais da escápula
20 Músculo romboide maior
21 Músculo infraespinal e margem medial da escápula
22 Artéria axilar
23 Nervo radial e artéria braquial
24 Artéria toracodorsal
25 Tronco tireocervical
26 Plexo braquial

Região posterior do ombro, camada mais profunda. Músculos posteriores da escápula fenestrados; parte posterior do deltoide rebatida.

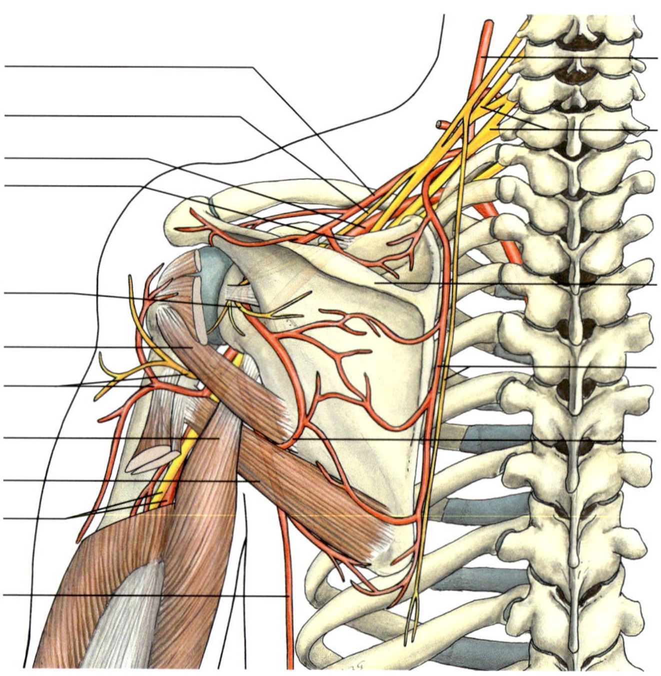

Circulação colateral do ombro (vista posterior). Anastomose das artérias supraescapular e circunflexa da escápula.

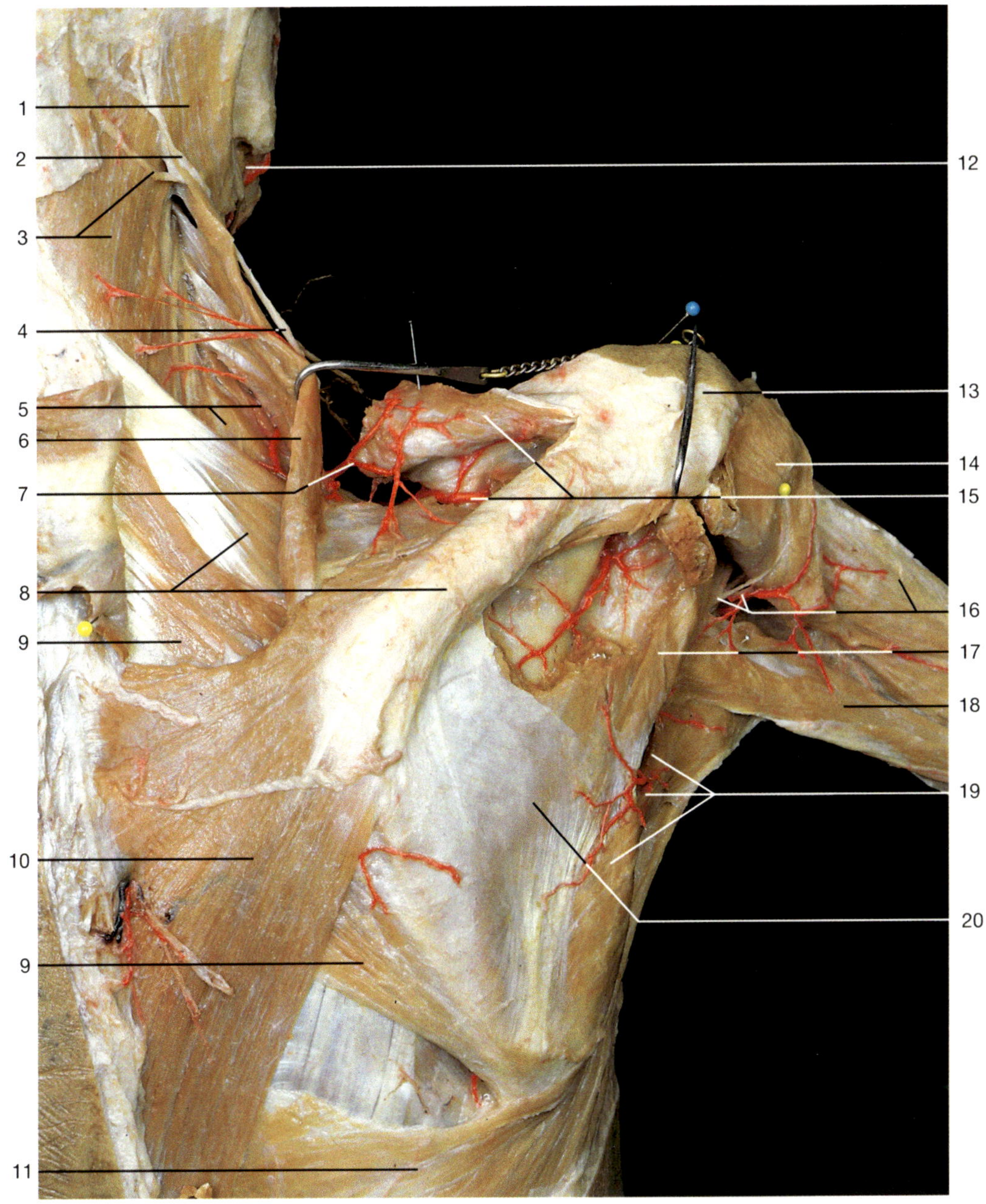

Região posterior do ombro, camada profunda. As artérias da região escapular foram injetadas com gelatina vermelha. Os músculos trapézio, deltoide e infraespinal foram removidos em parte ou rebatidos.

1 Músculo esternocleidomastóideo
2 Nervo occipital menor
3 Músculo esplênio da cabeça e nervo occipital terceiro
4 Nervo acessório (n. XI)
5 Músculo esplênio do pescoço e artéria cervical transversa (ramo profundo)
6 Músculo levantador da escápula
7 Artéria cervical transversa (ramo superficial)
8 Espinha da escápula e músculo serrátil posterior superior
9 Músculo romboide maior
10 Músculo trapézio
11 Músculo latíssimo do dorso
12 Artéria facial
13 Acrômio
14 Músculo deltoide
15 Artéria supraescapular e músculo supraespinal (rebatido)
16 Nervo axilar, artéria circunflexa posterior do úmero e cabeça curta do músculo tríceps braquial
17 Músculo redondo menor
18 Cabeça longa do músculo tríceps braquial
19 Artéria circunflexa da escápula e músculo redondo maior
20 Músculo infraespinal

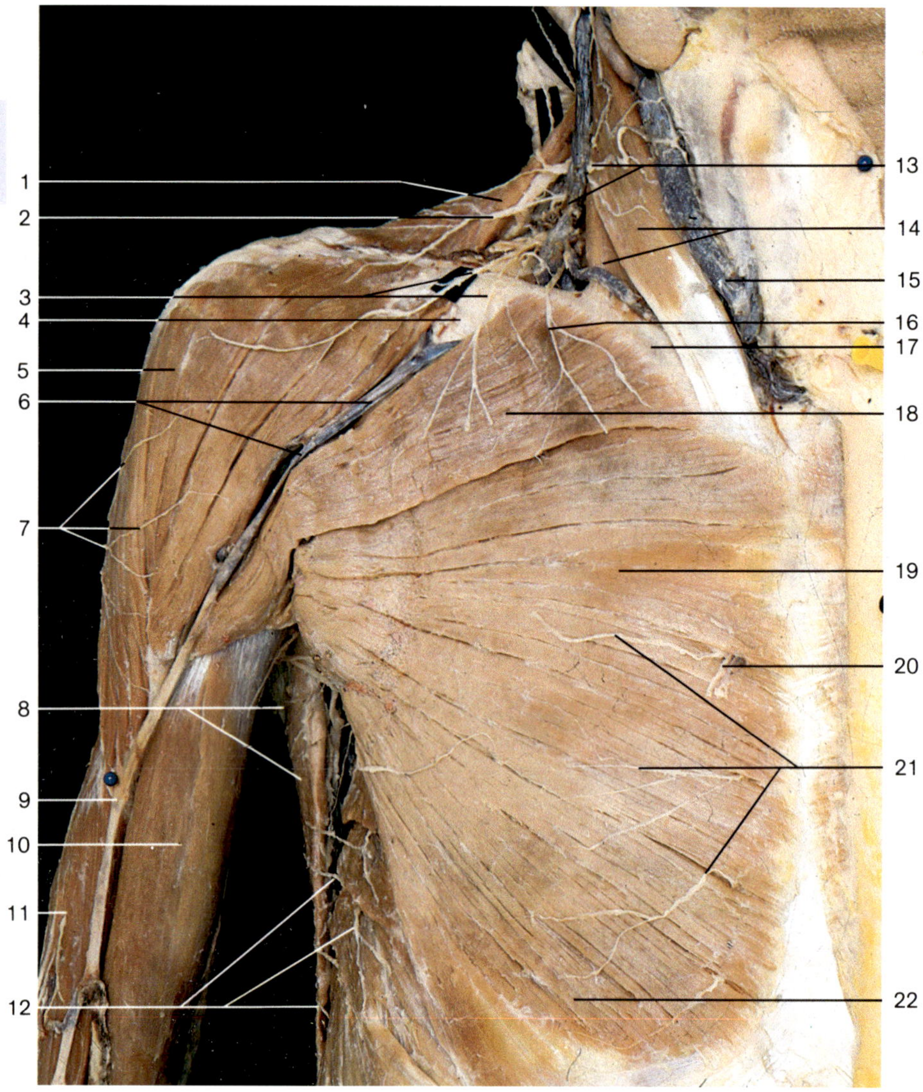

Regiões anteriores do ombro e da parede torácica, camada superficial. Dissecção dos nervos cutâneos e das veias superficiais.

1 Músculo trapézio
2 Nervo supraclavicular lateral
3 Nervo supraclavicular intermédio
4 Trígono clavipeitoral
5 Músculo deltoide
6 Veia cefálica no sulco deltopeitoral
7 Nervo cutâneo lateral superior do braço (ramo do nervo axilar)
8 Músculo latíssimo do dorso
9 Veia cefálica no sulco bicipital lateral
10 Músculo bíceps braquial
11 Músculo tríceps braquial
12 Ramos cutâneos laterais de nervos intercostais
13 Nervo cervical transverso e veia jugular externa
14 Músculo esternocleidomastóideo
15 Veia jugular anterior
16 Nervo supraclavicular medial
17 Clavícula
18 Parte clavicular do músculo peitoral maior
19 Parte esternocostal do músculo peitoral maior
20 Ramo perfurante da artéria torácica interna
21 Ramos cutâneos anteriores de nervos intercostais
22 Parte abdominal do músculo peitoral maior
23 Músculo esternocleidomastóideo, ramo cervical do nervo facial e veia jugular anterior
24 Veia jugular externa e nervo cervical transverso (ramo inferior)
25 Articulação esternoclavicular (aberta) com disco articular
26 Músculo peitoral maior
27 Músculo omo-hióideo e veia jugular externa
28 Arco venoso jugular e músculo esterno-hióideo
29 Articulação esternoclavicular (não aberta)

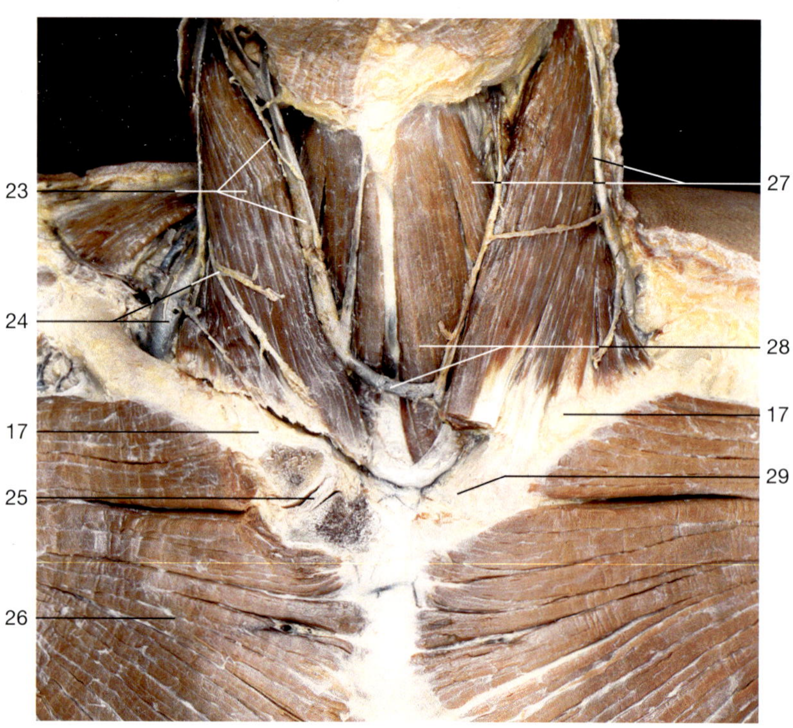

Regiões anteriores da parede torácica e do pescoço. A articulação esternoclavicular está ilustrada. No lado direito, a articulação foi aberta por um corte coronal. Observe o disco articular.

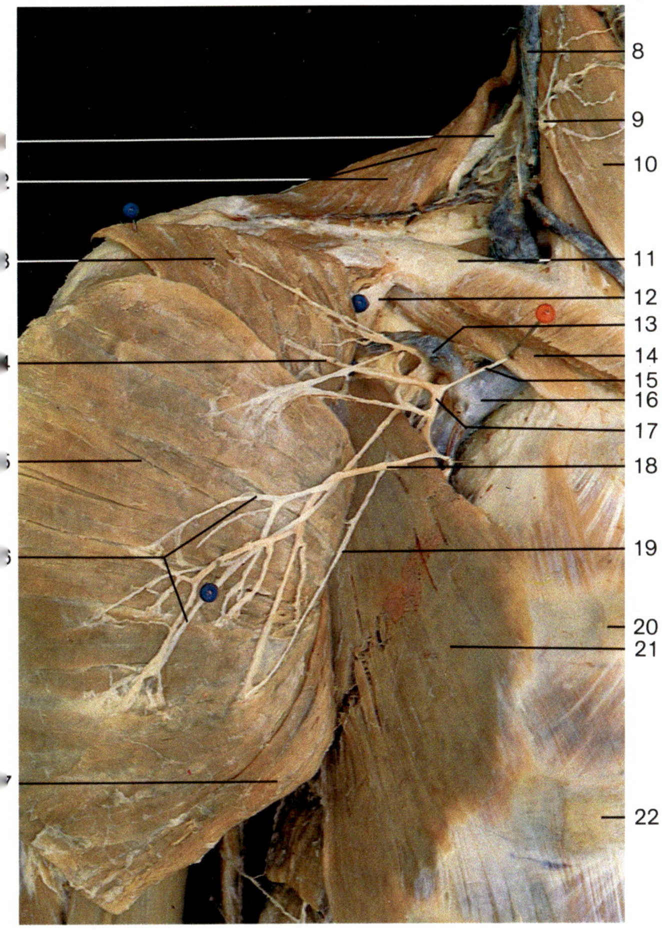

Trígono deltopeitoral e região infraclavicular (vista anterior). O músculo peitoral maior foi seccionado e rebatido.

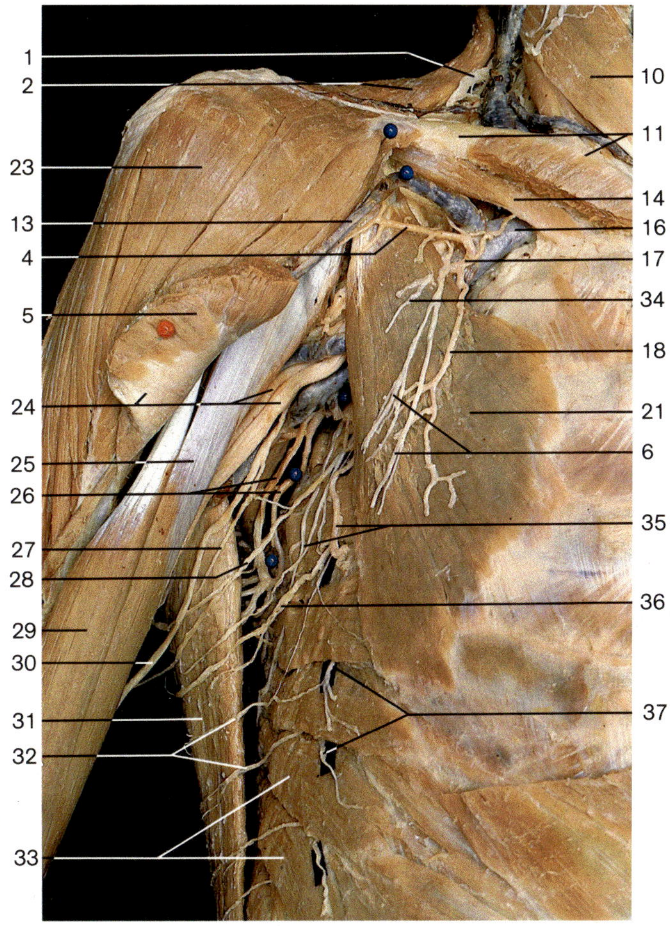

Regiões anteriores do ombro e da parede torácica com a camada profunda da região axilar. O músculo peitoral maior foi seccionado e parcialmente removido.

1 Nervo acessório
2 Músculo trapézio
3 Músculo peitoral maior (parte clavicular)
4 Ramo acromial da artéria toracoacromial
5 Músculo peitoral maior
6 Nervos peitorais laterais
7 Parte abdominal do músculo peitoral maior
8 Veia jugular externa
9 Ramos cutâneos do plexo cervical
10 Músculo esternocleidomastóideo
11 Clavícula
12 Fáscia clavipeitoral
13 Veia cefálica
14 Músculo subclávio
15 Ramo clavicular da artéria toracoacromial
16 Veia subclávia
17 Artéria toracoacromial
18 Ramo peitoral da artéria toracoacromial
19 Nervo peitoral medial
20 Segunda costela
21 Músculo peitoral menor
22 Terceira costela
23 Músculo deltoide
24 Músculo peitoral maior (rebatido), artéria braquial e nervo mediano
25 Cabeça curta do músculo bíceps braquial
26 Artéria e nervo toracodorsais
27 Nervo cutâneo medial do braço
28 Nervo intercostobraquial (T_2)
29 Cabeça longa do músculo bíceps braquial
30 Nervo cutâneo medial do antebraço
31 Músculo latíssimo do dorso
32 Ramos cutâneos laterais de nervos intercostais (ramos posteriores)
33 Músculo serrátil anterior
34 Nervo peitoral medial
35 Nervo torácico longo e artéria torácica lateral
36 Nervo intercostobraquial (T_3)
37 Ramos cutâneos laterais de nervos intercostais (ramos anteriores)

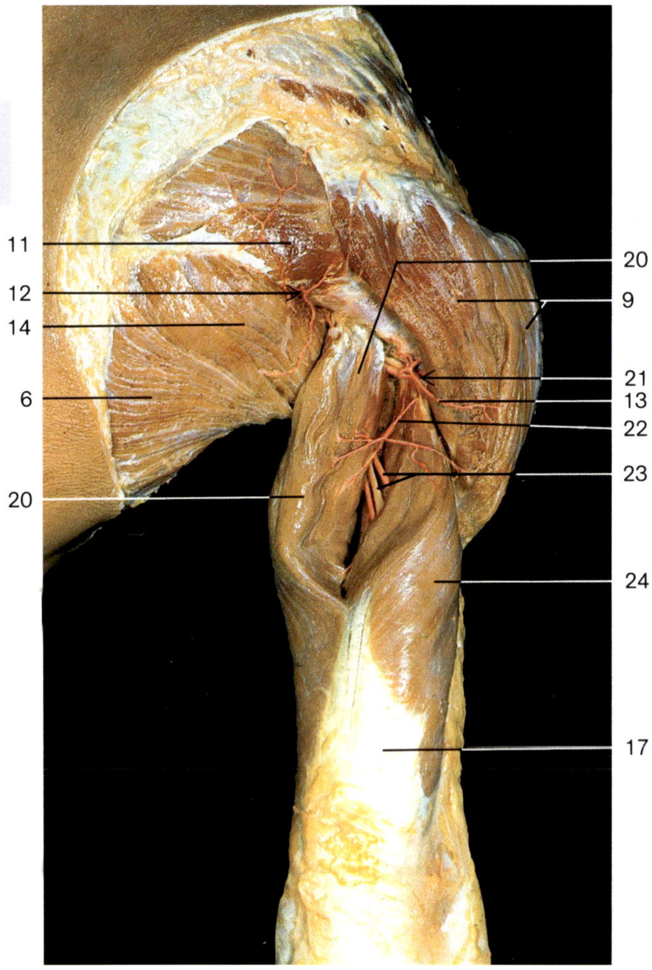

Ombro e braço (vista posterior). Dissecção dos espaços quadrangular e triangular da região axilar.

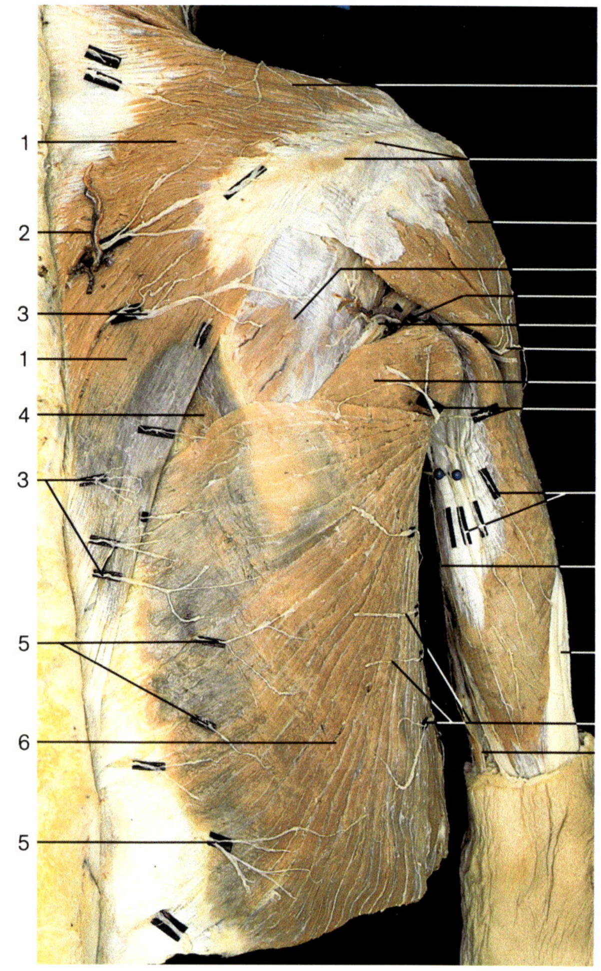

Região posterior do ombro e do braço, camada superficial. Observe a disposição segmentar dos nervos cutâneos do dorso.

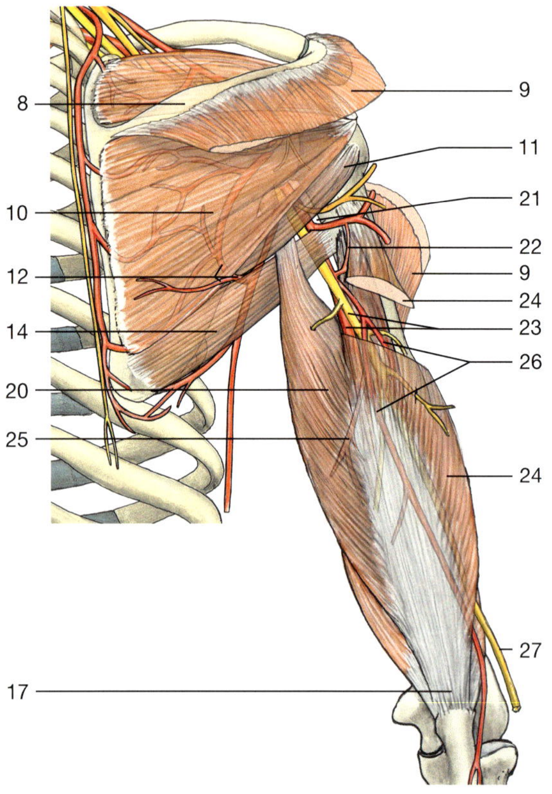

Trajeto de vasos e nervos na região do ombro e do braço (vista posterior).

1 Músculo trapézio
2 Ramos dorsais da artéria e veia intercostais posteriores (ramos cutâneos mediais)
3 Ramos mediais dos ramos posteriores dos nervos espinais
4 Músculo romboide maior
5 Ramos laterais dos ramos posteriores dos nervos espinais
6 Músculo latíssimo do dorso
7 Nervos supraclaviculares laterais
8 Espinha da escápula
9 Músculo deltoide
10 Músculo infraespinal
11 Músculo redondo menor
12 Espaço triangular com artéria e veia circunflexas da escápula
13 Nervo cutâneo lateral superior do braço com artéria
14 Músculo redondo maior
15 Ramos terminais do nervo intercostobraquial
16 Nervo cutâneo medial do braço
17 Tendão do músculo tríceps braquial
18 Ramos cutâneos laterais de nervos intercostais
19 Nervo cutâneo medial do antebraço
20 Cabeça longa do músculo tríceps braquial
21 Espaço quadrangular com nervo axilar e artéria circunflexa posterior do úmero
22 Anastomose entre a artéria braquial profunda e a artéria circunflexa posterior do úmero
23 Trajeto do nervo radial e artéria braquial profunda
24 Cabeça curta do músculo tríceps braquial
25 Artéria colateral média
26 Artéria colateral radial
27 Nervo radial

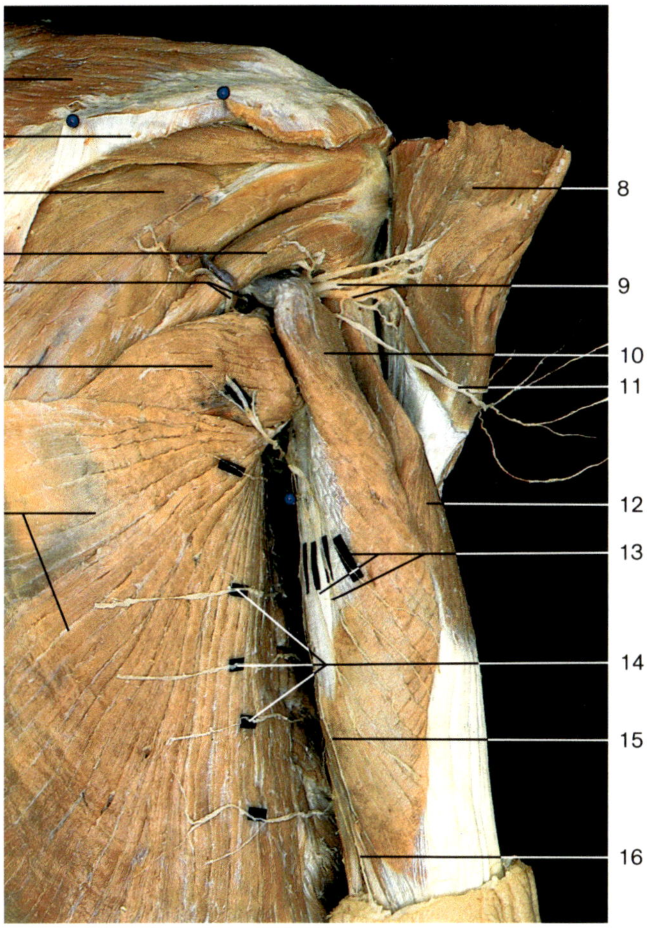

Região do ombro e braço, camada profunda (vista posterior). Parte do músculo deltoide foi seccionada e rebatida para mostrar os espaços quadrangular e triangular da região axilar.

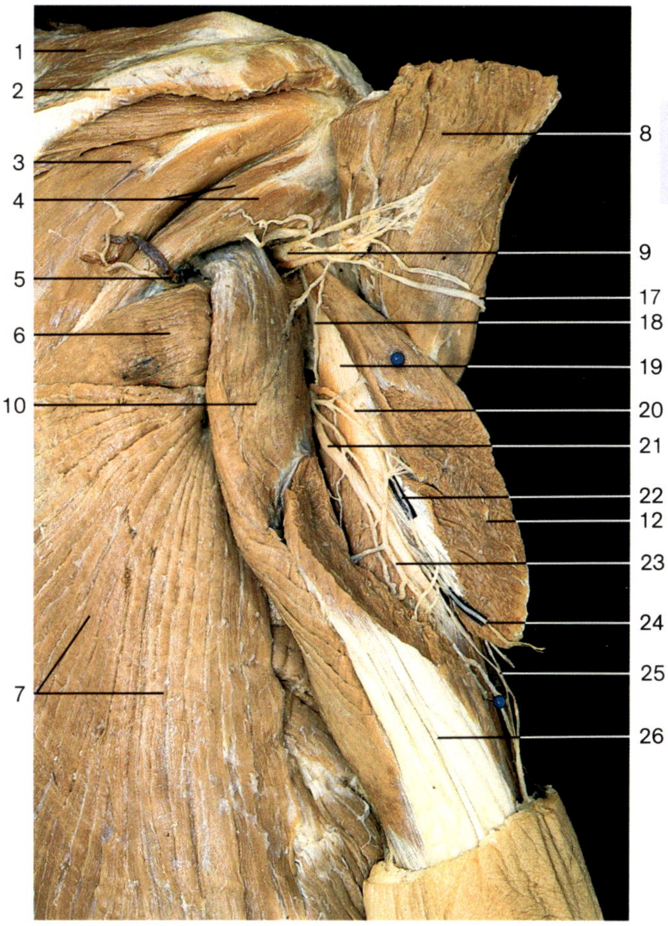

Região do ombro e braço, camada profunda (vista posterior). A cabeça curta do músculo tríceps braquial foi seccionada para mostrar o nervo radial e os vasos que o acompanham.

1 Músculo trapézio
2 Espinha da escápula
3 Músculo infraespinal
4 Músculo redondo menor
5 Espaço triangular com artéria e veia circunflexas da escápula
6 Músculo redondo maior
7 Músculo latíssimo do dorso
8 Músculo deltoide (seccionado e rebatido)
9 Espaço quadrangular com nervo axilar, artéria e veia circunflexas posteriores do úmero
10 Cabeça longa do músculo tríceps braquial
11 Ramo cutâneo do nervo axilar (nervo cutâneo lateral superior do braço)
12 Cabeça curta do músculo tríceps braquial
13 Ramos terminais do nervo intercostobraquial
14 Ramos cutâneos laterais de nervos intercostais
15 Nervo cutâneo medial do braço
16 Nervo cutâneo medial do antebraço
17 Nervo cutâneo lateral superior do braço
18 Anastomose entre artéria braquial profunda e artéria circunflexa posterior do úmero
19 Úmero
20 Artéria braquial profunda
21 Nervo radial
22 Artéria colateral radial
23 Artéria colateral média
24 Nervo cutâneo lateral inferior do braço
25 Nervo cutâneo posterior do antebraço
26 Tendão do músculo tríceps braquial

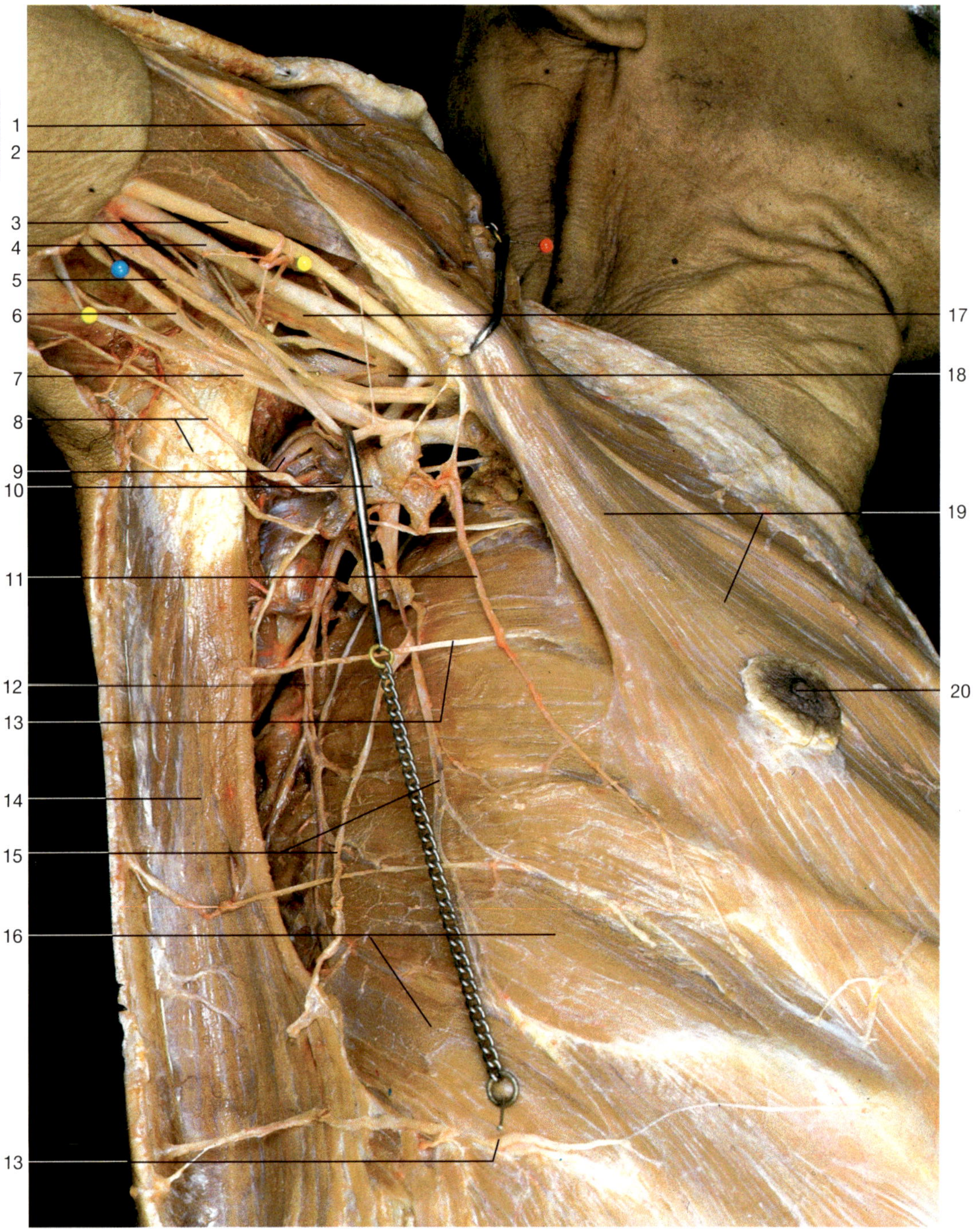

Região axilar (lado direito, vista inferior). Dissecção dos linfonodos axilares superficiais e vasos linfáticos. O músculo peitoral maior foi ligeiramente elevado.

1 Músculo deltoide
2 Veia cefálica
3 Nervo mediano
4 Artéria braquial
5 Nervos cutâneos mediais do braço e do antebraço
6 Nervo ulnar
7 Veia basílica
8 Nervos intercostobraquiais
9 Artéria circunflexa da escápula
10 Linfonodos axilares superficiais
11 Artéria torácica lateral
12 Artéria toracodorsal
13 Ramo cutâneo lateral de nervo intercostal
14 Músculo latíssimo do dorso
15 Veia toracoepigástrica
16 Músculo serrátil anterior
17 Nervo musculocutâneo
18 Nervo radial
19 Músculo peitoral maior
20 Papila mamária

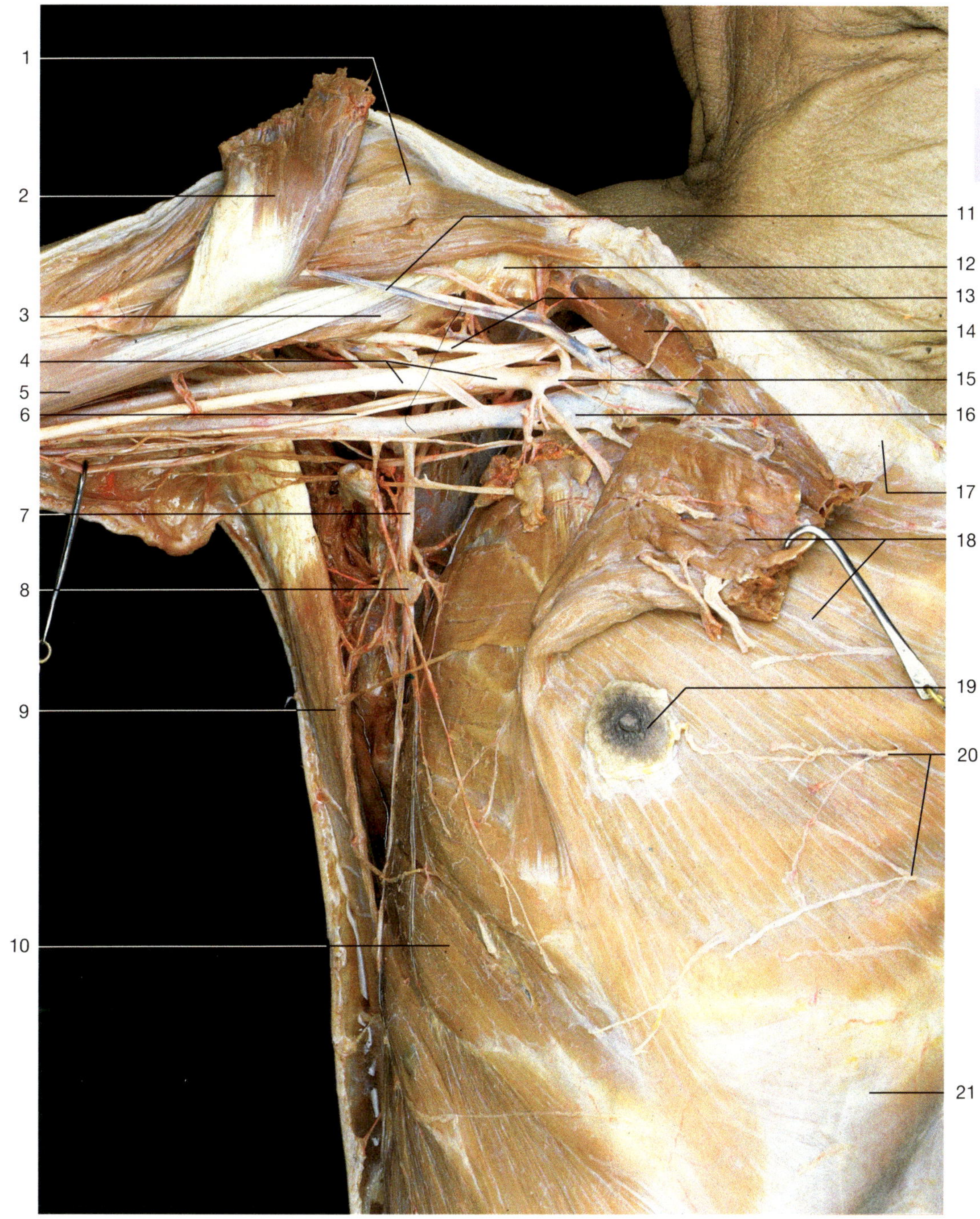

Região axilar (lado direito, vista anterior). Dissecção dos linfonodos axilares profundos. Músculos peitorais maior e menor seccionados e rebatidos. Cíngulo do membro superior e braço elevados e afastados.

1 Músculo deltoide
2 Músculo peitoral maior (inserção)
3 Músculo coracobraquial
4 Raízes do nervo mediano e artéria axilar
5 Cabeça curta do músculo bíceps braquial
6 Nervo ulnar e nervo cutâneo medial do antebraço
7 Veia toracoepigástrica
8 Linfonodos axilares profundos
9 Músculo latíssimo do dorso
10 Músculo serrátil anterior
11 Veia cefálica
12 Inserção do músculo peitoral menor (processo coracoide)
13 Nervo musculocutâneo
14 Músculo subclávio
15 Artéria toracoacromial
16 Veia axilar
17 Clavícula
18 Músculos peitorais maior e menor (rebatidos)
19 Papila mamária
20 Ramos cutâneos anteriores de nervos intercostais
21 Lâmina anterior da bainha do músculo reto do abdome

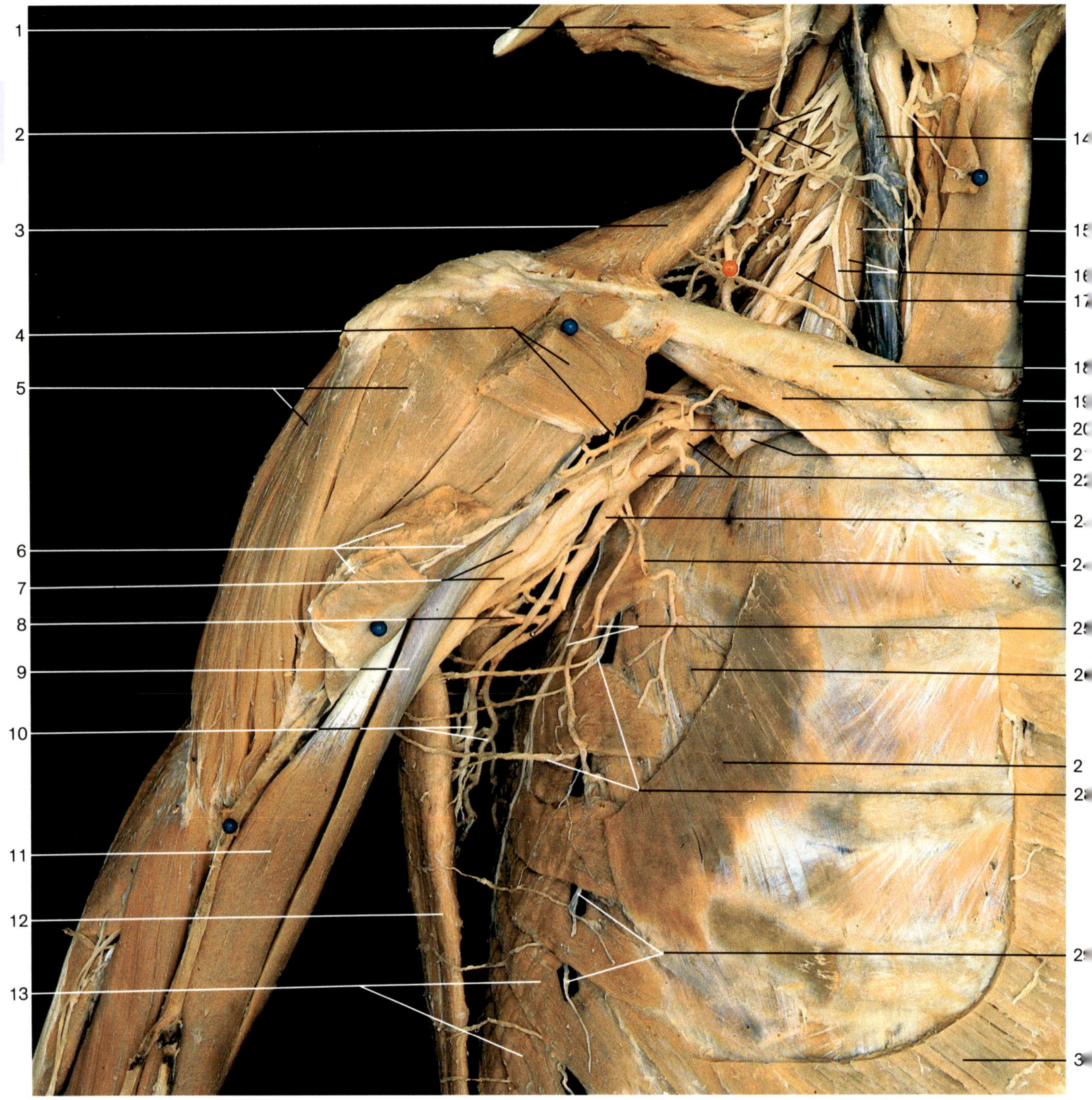

Região axilar direita (vista anterior). Os músculos peitorais maior e menor foram seccionados e rebatidos para expor vasos e nervos da axila.

1 Músculo esternocleidomastóideo (seccionado e rebatido)
2 Plexo cervical
3 Músculo trapézio
4 Músculo peitoral menor e nervo peitoral medial
5 Músculo deltoide
6 Músculo peitoral maior e nervo peitoral lateral
7 Nervo mediano e artéria braquial
8 Artéria circunflexa da escápula
9 Cabeça curta do músculo bíceps braquial
10 Artéria e nervo toracodorsais
11 Cabeça longa do músculo bíceps braquial
12 Músculo latíssimo do dorso
13 Músculo serrátil anterior
14 Veia jugular interna
15 Músculo escaleno anterior
16 Nervo frênico e artéria cervical ascendente
17 Plexo braquial (no nível dos troncos)
18 Clavícula
19 Músculo subclávio
20 Artéria toracoacromial
21 Veia subclávia (seccionada)
22 Artéria axilar
23 Artéria subescapular
24 Artéria torácica superior
25 Artéria torácica lateral e nervo torácico longo
26 Músculo intercostal externo
27 Inserção do músculo peitoral menor
28 Nervos intercostobraquiais
29 Ramos cutâneos laterais de nervos intercostais
30 Inserção do músculo peitoral maior

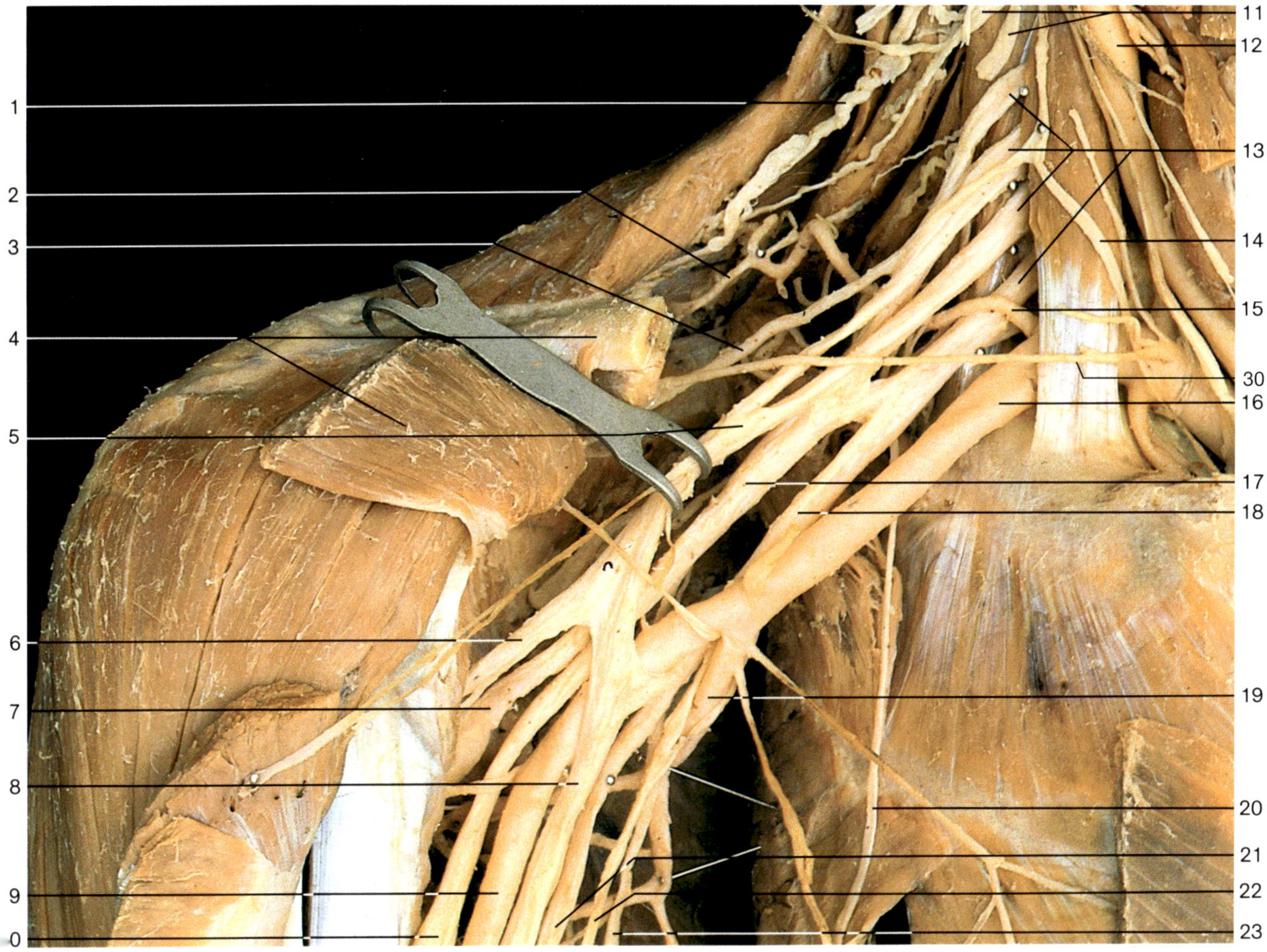

Plexo braquial (vista anterior). Clavícula e músculos peitorais parcialmente removidos.

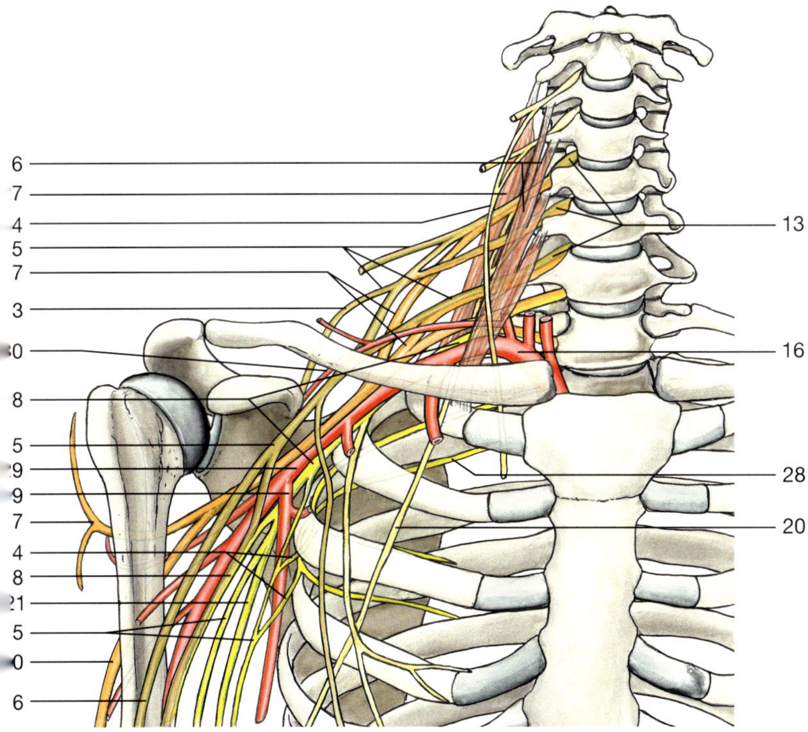

Principais ramos do plexo braquial. Fascículo posterior em laranja, fascículo lateral em bege e fascículo medial em amarelo-claro.

1 Nervo acessório
2 Artéria dorsal da escápula
3 Nervo supraescapular
4 Clavícula e músculo peitoral menor
5 Fascículo lateral do plexo braquial
6 Nervo musculocutâneo
7 Nervo axilar
8 Nervo mediano
9 Artéria braquial
10 Nervo radial
11 Plexo cervical
12 Artéria carótida comum
13 Raízes do plexo braquial (C_5-T_1)
14 Nervo frênico
15 Artéria cervical transversa
16 Artéria subclávia
17 Fascículo posterior do plexo braquial
18 Fascículo medial do plexo braquial
19 Artéria subescapular
20 Nervo torácico longo
21 Nervo ulnar
22 Nervo cutâneo medial do antebraço
23 Nervo toracodorsal
24 Nervos intercostobraquiais
25 Nervos cutâneos mediais do braço e do antebraço
26 Músculo escaleno anterior
27 Músculo escaleno médio
28 Nervo intercostal (T_3)
29 Artéria axilar
30 Artéria supraescapular

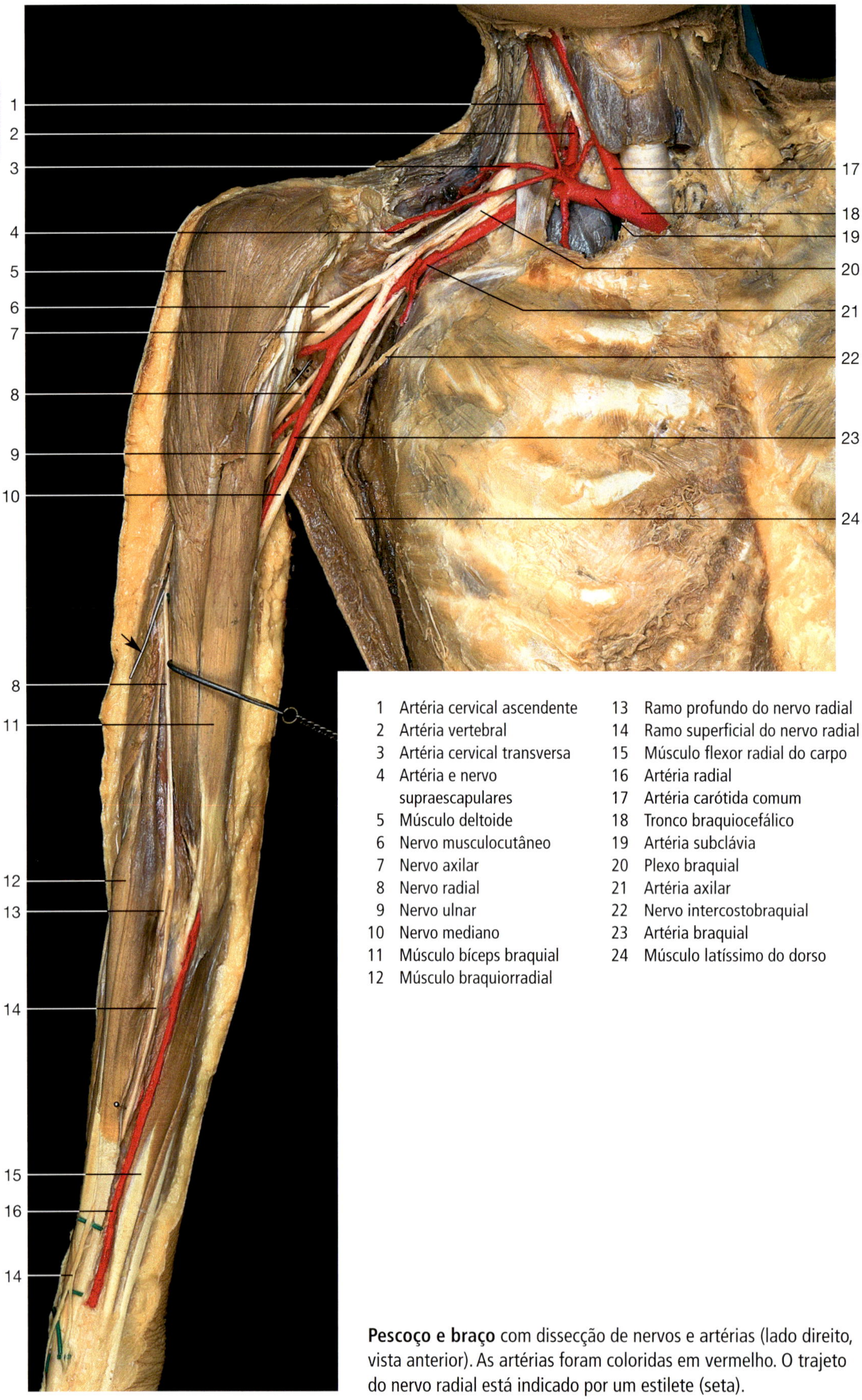

1 Artéria cervical ascendente
2 Artéria vertebral
3 Artéria cervical transversa
4 Artéria e nervo supraescapulares
5 Músculo deltoide
6 Nervo musculocutâneo
7 Nervo axilar
8 Nervo radial
9 Nervo ulnar
10 Nervo mediano
11 Músculo bíceps braquial
12 Músculo braquiorradial
13 Ramo profundo do nervo radial
14 Ramo superficial do nervo radial
15 Músculo flexor radial do carpo
16 Artéria radial
17 Artéria carótida comum
18 Tronco braquiocefálico
19 Artéria subclávia
20 Plexo braquial
21 Artéria axilar
22 Nervo intercostobraquial
23 Artéria braquial
24 Músculo latíssimo do dorso

Pescoço e braço com dissecção de nervos e artérias (lado direito, vista anterior). As artérias foram coloridas em vermelho. O trajeto do nervo radial está indicado por um estilete (seta).

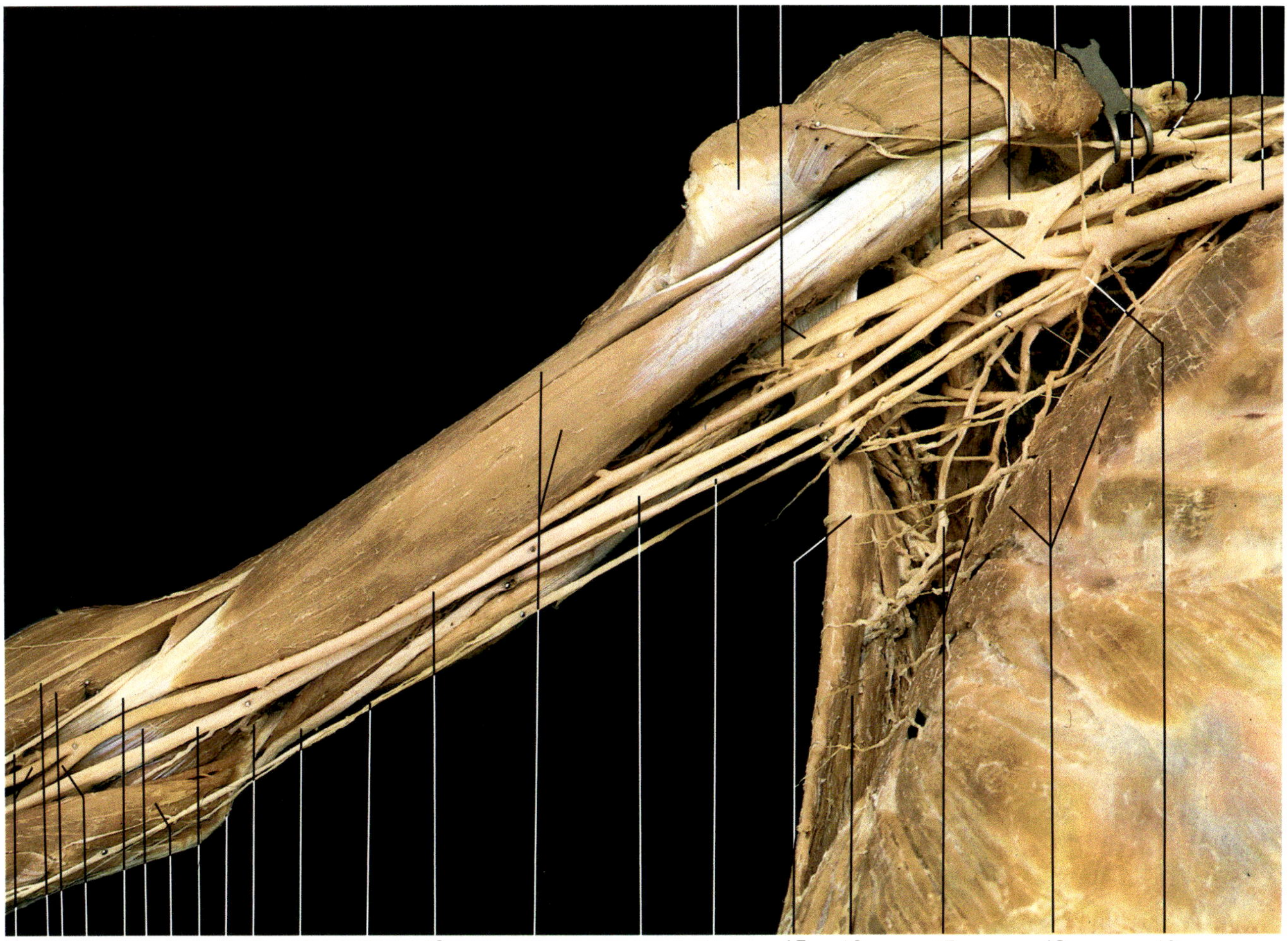

Braço com dissecção dos nervos e vasos (lado direito, vista anterior). O ombro foi levemente rebatido.

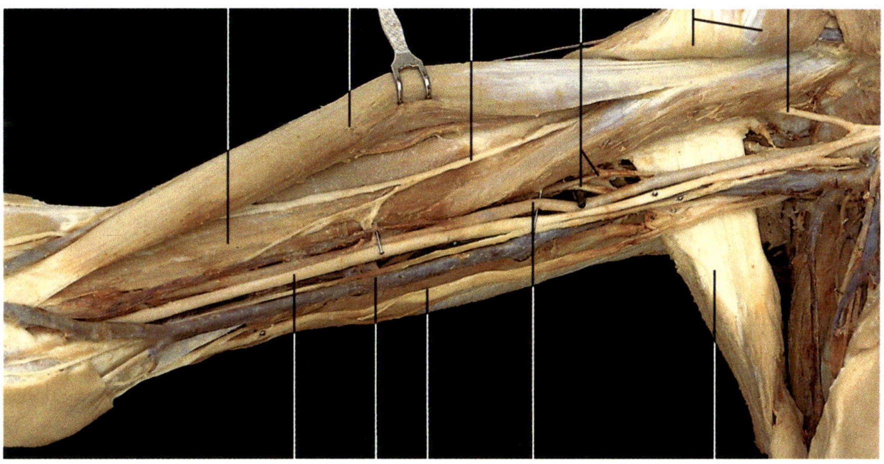

Braço com dissecção dos nervos e vasos, camada profunda (lado direito, vista anteroinferior). O músculo bíceps braquial foi rebatido.

1 Artéria radial e ramo superficial do nervo radial
2 Nervo cutâneo lateral do antebraço
3 Músculo braquiorradial
4 Artéria ulnar
5 Tendão do músculo bíceps braquial
6 Músculo braquial
7 Músculo pronador redondo
8 Nervo mediano
9 Epicôndilo medial do úmero
10 Artéria colateral ulnar inferior
11 Nervo ulnar
12 Nervo cutâneo medial do antebraço
13 Artéria braquial
14 Músculo bíceps braquial
15 Nervo intercostobraquial (T_3)
16 Músculo latíssimo do dorso
17 Nervo e artéria toracodorsais
18 Músculo serrátil anterior
19 Artéria subescapular
20 Músculo peitoral maior (rebatido) e nervo peitoral lateral
21 Nervo radial e artéria braquial profunda
22 Nervo axilar
23 Raízes do nervo mediano com artéria axilar
24 Nervo musculocutâneo
25 Músculo peitoral menor (rebatido) e nervo peitoral medial
26 Fascículo posterior do plexo braquial
27 Clavícula (seccionada)
28 Fascículo lateral do plexo braquial
29 Fascículo medial do plexo braquial
30 Artéria subclávia
31 Veia braquial

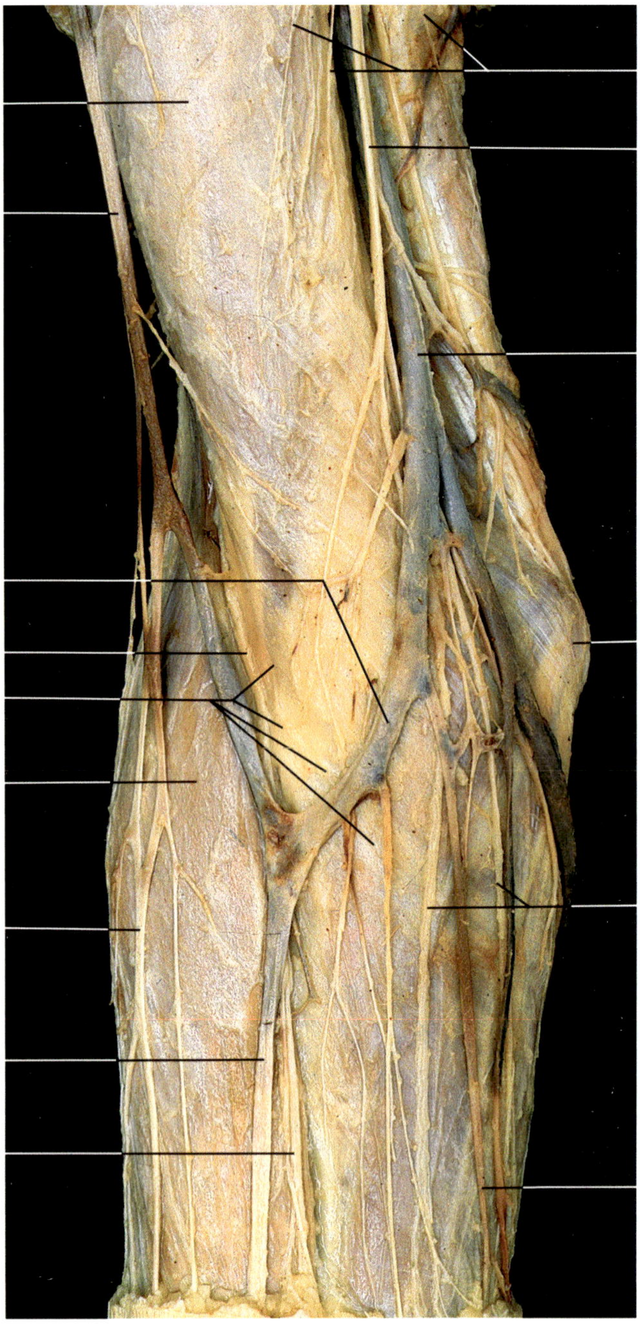

Região cubital (vista anterior). Dissecção de nervos cutâneos e veias superficiais.

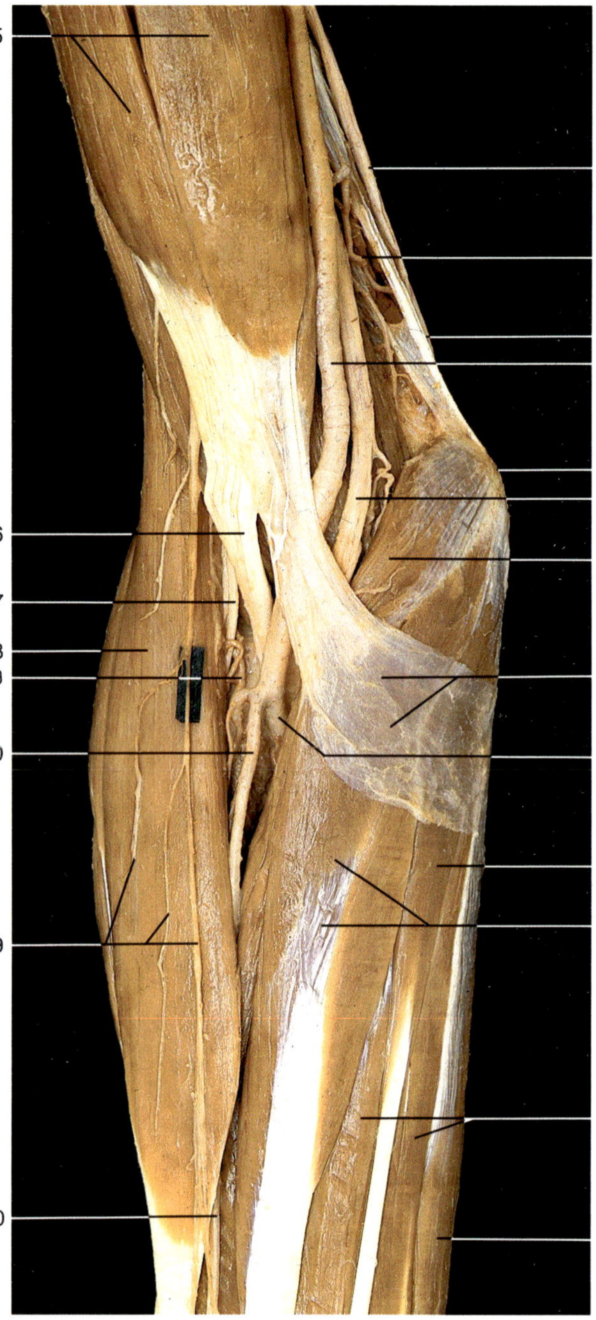

Região cubital, nível superficial (vista anterior). As fáscias dos músculos foram removidas.

1 Músculo bíceps braquial com fáscia
2 Veia cefálica
3 Veia intermédia do cotovelo
4 Nervo cutâneo lateral do antebraço
5 Tendão e aponeurose do músculo bíceps braquial (cobertos pela fáscia do antebraço)
6 Músculo braquiorradial com fáscia
7 Veia cefálica acessória
8 Veia intermédia do antebraço
9 Ramos do nervo cutâneo lateral do antebraço
10 Ramos terminais do nervo cutâneo medial do braço
11 Nervo cutâneo medial do antebraço
12 Veia basílica
13 Epicôndilo medial
14 Ramos terminais do nervo cutâneo medial do antebraço
15 Músculo bíceps braquial
16 Tendão do músculo bíceps braquial
17 Nervo radial
18 Músculo braquiorradial
19 Artéria recorrente radial
20 Artéria radial
21 Nervo ulnar
22 Artéria colateral ulnar superior
23 Septo intermuscular medial do braço
24 Artéria braquial
25 Nervo mediano
26 Músculo pronador redondo
27 Aponeurose do músculo bíceps braquial
28 Artéria ulnar
29 Músculo palmar longo
30 Músculo flexor radial do carpo
31 Músculo flexor superficial dos dedos
32 Músculo flexor ulnar do carpo

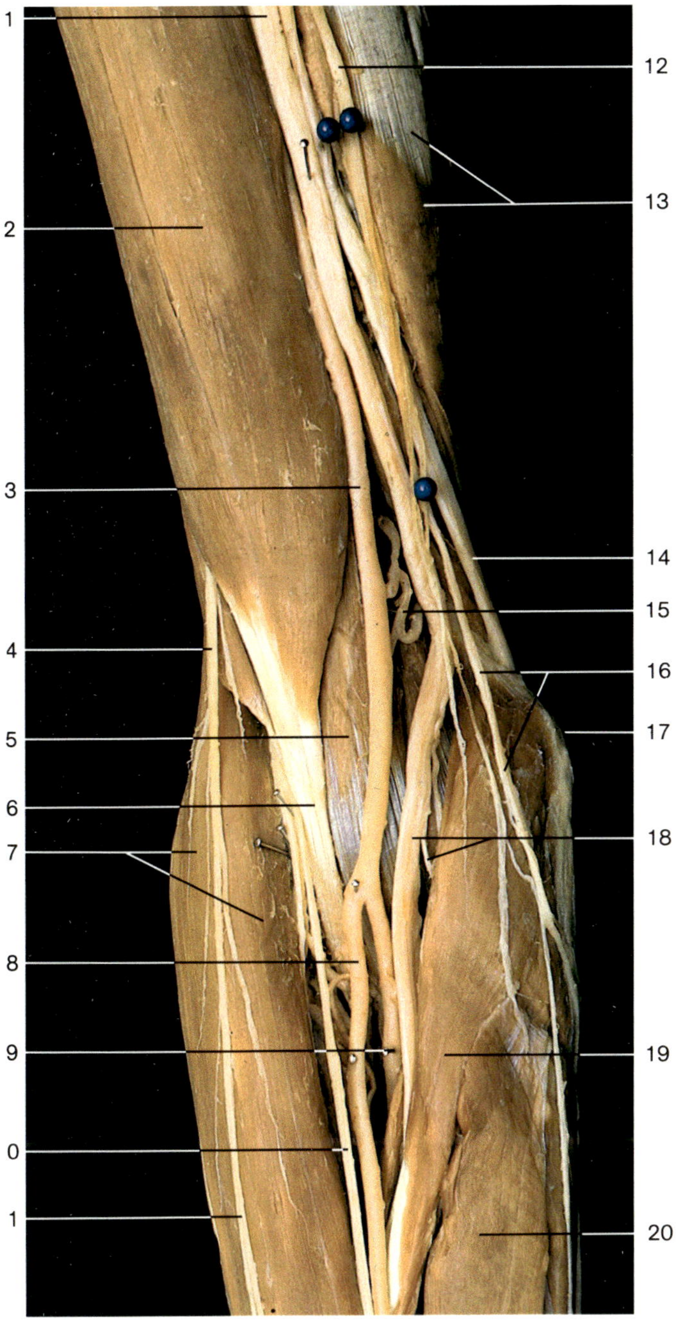

Região cubital, nível médio (vista anterior).
A aponeurose do músculo bíceps braquial foi removida.

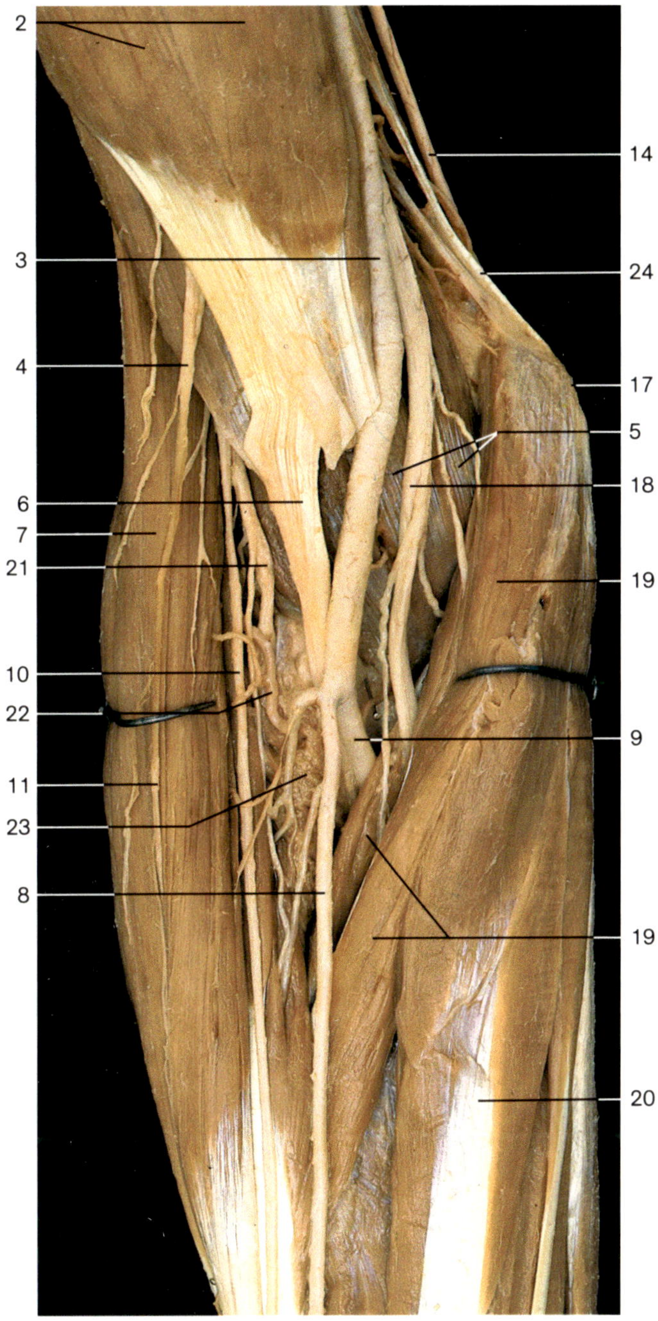

Região cubital, nível médio (vista anterior). Os músculos pronador redondo e braquiorradial foram ligeiramente rebatidos.

1 Nervo mediano
2 Músculo bíceps braquial
3 Artéria braquial
4 Nervo cutâneo lateral do antebraço (ramo terminal do nervo musculocutâneo)
5 Músculo braquial
6 Tendão do músculo bíceps braquial
7 Músculo braquiorradial
8 Artéria radial
9 Artéria ulnar
10 Ramo superficial do nervo radial
11 Nervo cutâneo lateral do antebraço
12 Nervo cutâneo medial do antebraço
13 Músculo tríceps braquial
14 Nervo ulnar
15 Artéria colateral ulnar inferior
16 Ramo anterior do nervo cutâneo medial do antebraço
17 Epicôndilo medial
18 Nervo mediano com ramos para o músculo pronador redondo
19 Músculo pronador redondo
20 Músculo flexor radial do carpo
21 Ramo profundo do nervo radial
22 Artéria recorrente radial
23 Músculo supinador
24 Septo intermuscular medial do braço

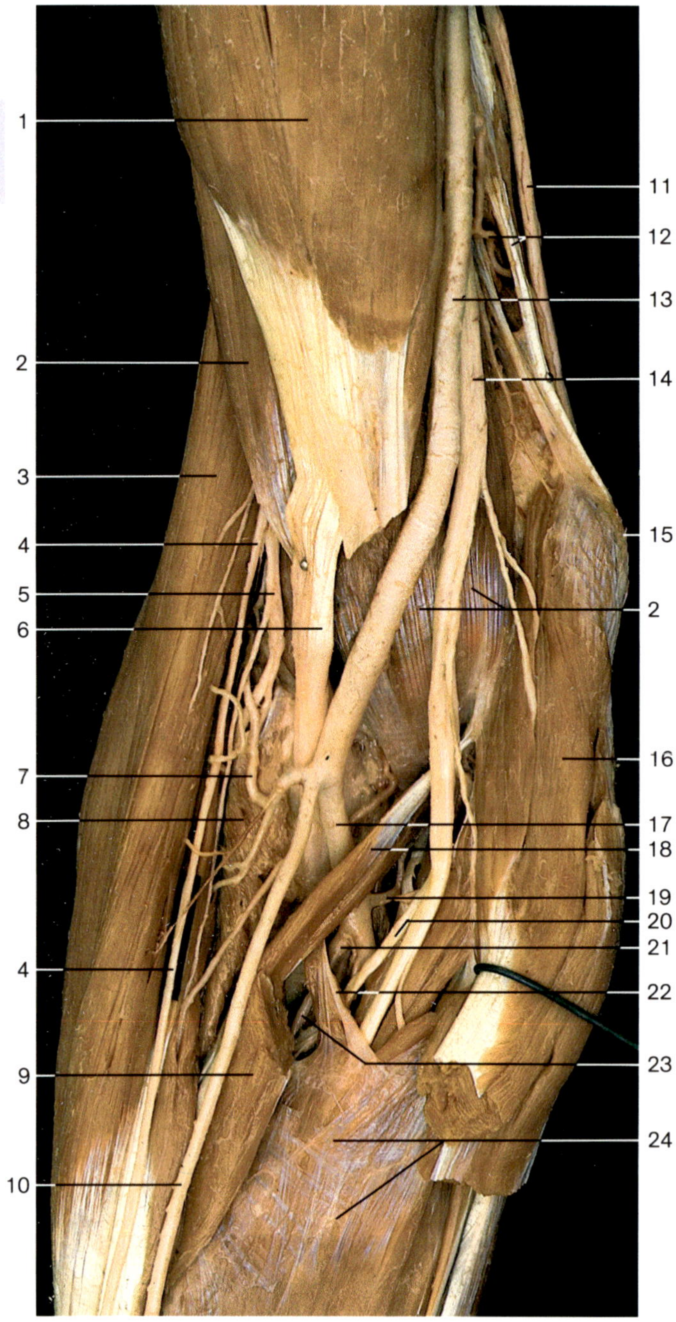

Região cubital, nível profundo (vista anterior). Os músculos pronador redondo e flexor ulnar do carpo foram seccionados e rebatidos.

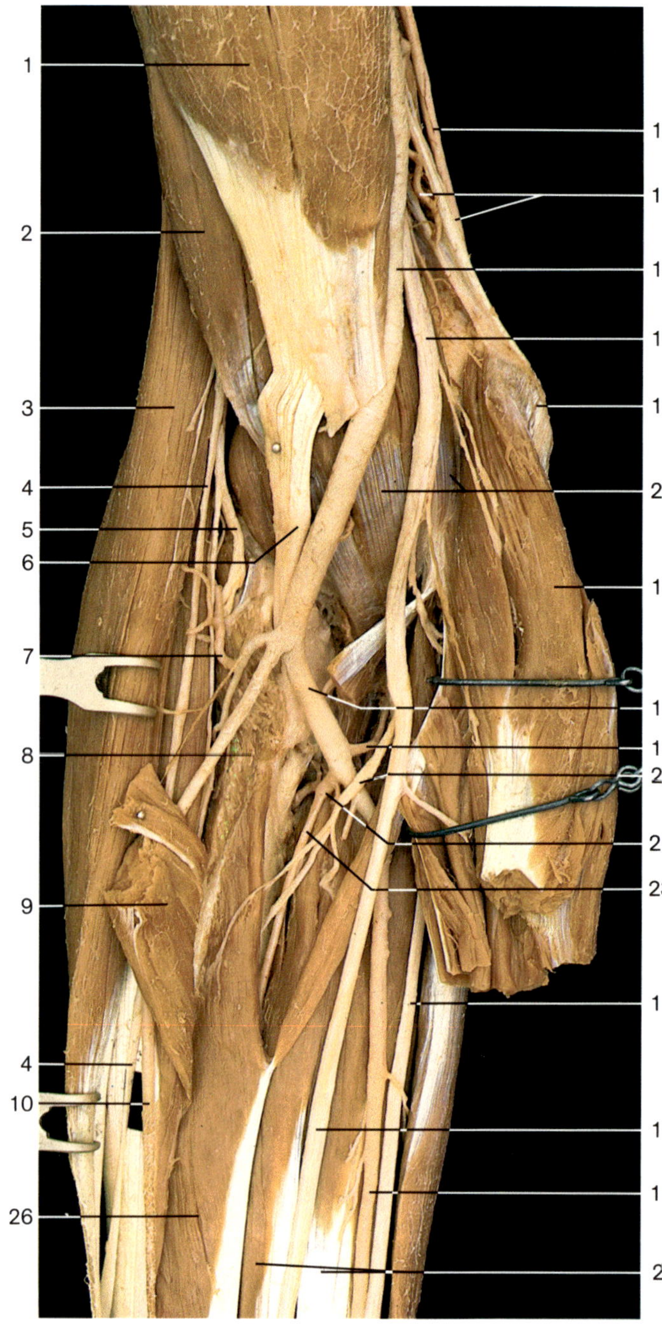

Região cubital, nível mais profundo (vista anterior). O músculo flexor superficial dos dedos e a cabeça ulnar do músculo pronador redondo foram seccionados e rebatidos.

1 Músculo bíceps braquial
2 Músculo braquial
3 Músculo braquiorradial
4 Ramo superficial do nervo radial
5 Ramo profundo do nervo radial
6 Tendão do músculo bíceps braquial
7 Artéria recorrente radial
8 Músculo supinador
9 Inserção do músculo pronador redondo
10 Artéria radial
11 Nervo ulnar
12 Septo intermuscular medial do braço e artéria colateral ulnar superior
13 Artéria braquial
14 Nervo mediano
15 Epicôndilo medial
16 Cabeça umeral do músculo pronador redondo
17 Artéria ulnar
18 Cabeça ulnar do músculo pronador redondo
19 Artéria recorrente ulnar
20 Nervo interósseo anterior
21 Artéria interóssea comum
22 Arco tendíneo do músculo flexor superficial dos dedos
23 Artéria interóssea anterior
24 Músculo flexor superficial dos dedos
25 Músculo flexor profundo dos dedos
26 Músculo flexor longo do polegar

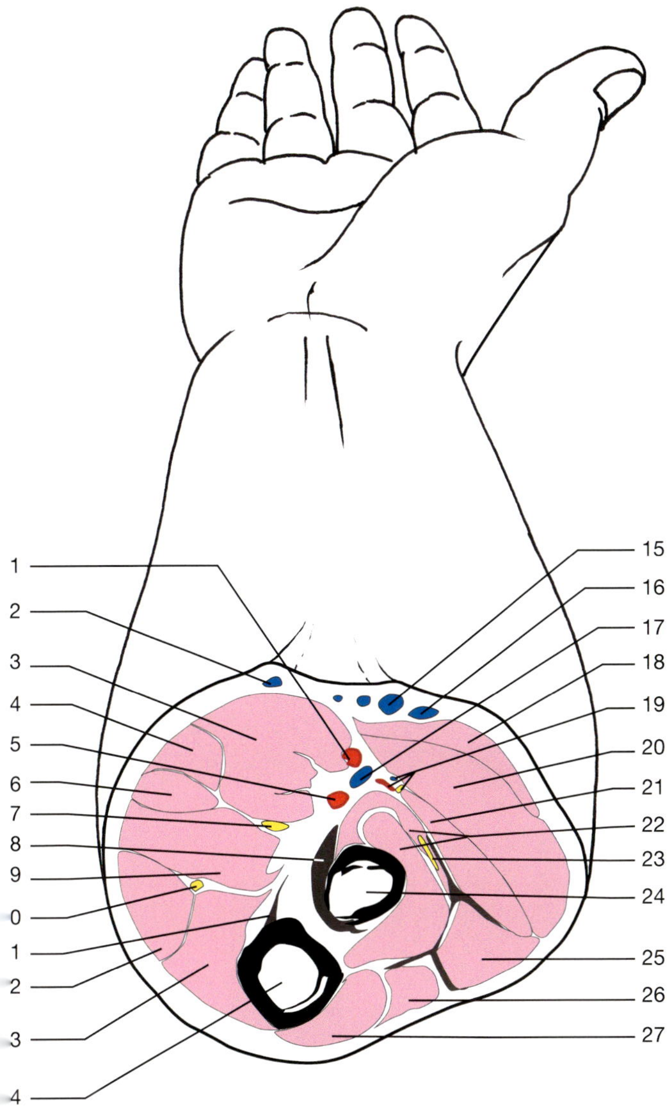

1 Artéria radial
2 Veia basílica
3 Músculo pronador redondo
4 Músculo flexor radial do carpo
5 Artéria ulnar
6 Músculo palmar longo
7 Nervo mediano
8 Tendão do músculo bíceps braquial
9 Músculo flexor superficial dos dedos
10 Nervo ulnar
11 Tendão do músculo braquial
12 Músculo flexor ulnar do carpo
13 Músculo flexor profundo dos dedos
14 Ulna
15 Veia intermédia do cotovelo
16 Veia cefálica do antebraço
17 Veia radial
18 Músculo braquiorradial
19 Ramo superficial do nervo radial, artéria e veia radiais
20 Músculo extensor radial longo do carpo
21 Músculo extensor radial curto do carpo
22 Músculo supinador
23 Ramo profundo do nervo radial
24 Rádio
25 Músculo extensor dos dedos
26 Músculo extensor ulnar do carpo
27 Músculo ancôneo

Corte axial do antebraço, distalmente à articulação do cotovelo, revelando o arranjo dos músculos, nervos e vasos (compare com a RNM abaixo).

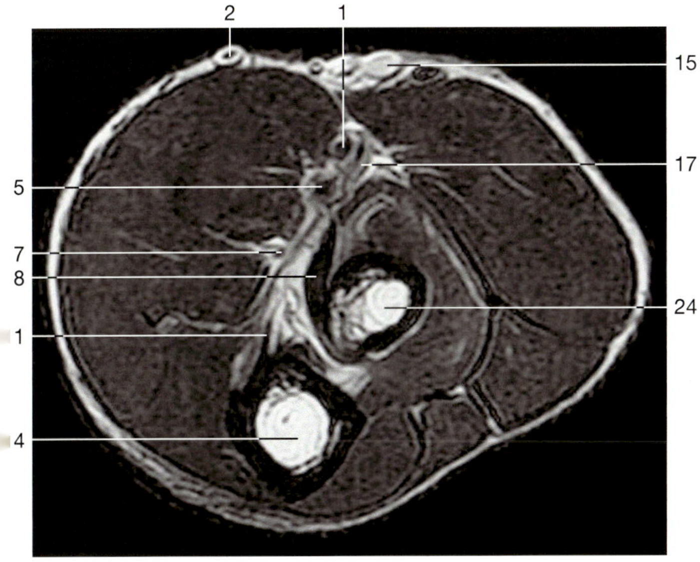

Corte axial do antebraço distalmente à articulação do cotovelo (RNM). (De Heuck et al., *Atlas de ressonância magnética do sistema musculoesquelético*, ed. bras. 2012.) Para detalhes, ver desenho esquemático acima.

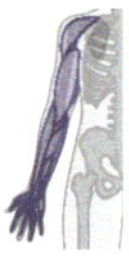

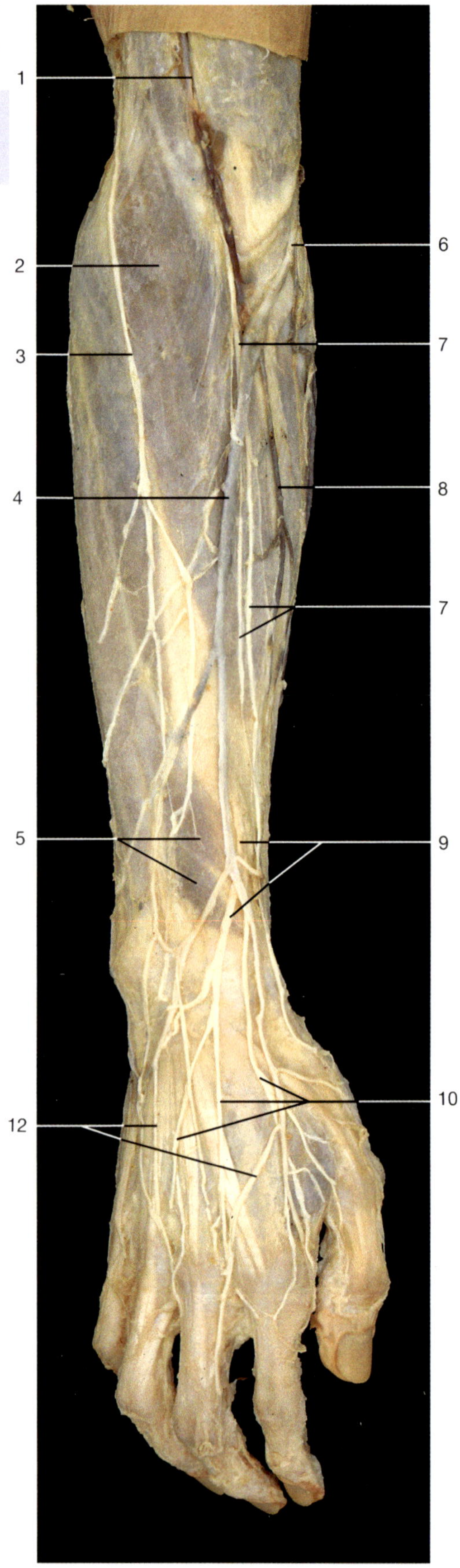

Regiões posteriores do antebraço e da mão com as veias superficiais e com os nervos cutâneos (lado direito).

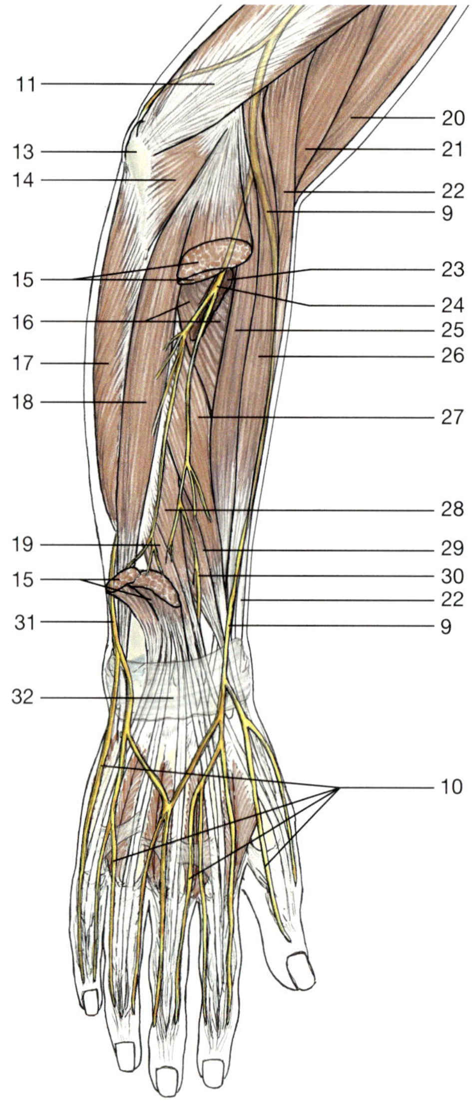

Trajeto dos nervos para o antebraço e a mão (vista posterior).
Amarelo = nervos radial e ulnar.

1 Veia cefálica
2 Músculo braquiorradial revestido por sua fáscia
3 Nervo cutâneo posterior do antebraço (ramo do nervo radial)
4 Veia cefálica do antebraço
5 Músculos extensores longo e curto do polegar revestidos por suas fáscias
6 Veia intermédia do cotovelo
7 Nervos cutâneos laterais do antebraço (ramo do nervo musculocutâneo)
8 Veia intermédia do antebraço
9 Ramo superficial do nervo radial
10 Ramos digitais dorsais do nervo radial
11 Músculo tríceps braquial
12 Rede venosa dorsal da mão
13 Olécrano
14 Músculo ancôneo
15 Músculos extensor dos dedos e extensor do dedo mínimo
16 Músculo supinador
17 Músculo flexor ulnar do carpo
18 Músculo extensor ulnar no carpo
19 Músculo extensor do dedo indicador
20 Músculo bíceps braquial
21 Músculo braquial
22 Músculo braquiorradial
23 Canal do supinador
24 Ramo profundo do nervo radial
25 Músculo extensor radial curto do carpo
26 Músculo extensor radial longo do carpo
27 Músculo abdutor longo do polegar
28 Músculo extensor longo do polegar
29 Músculo extensor curto do polegar
30 Nervo interósseo posterior
31 Nervo ulnar
32 Retináculo dos músculos extensores

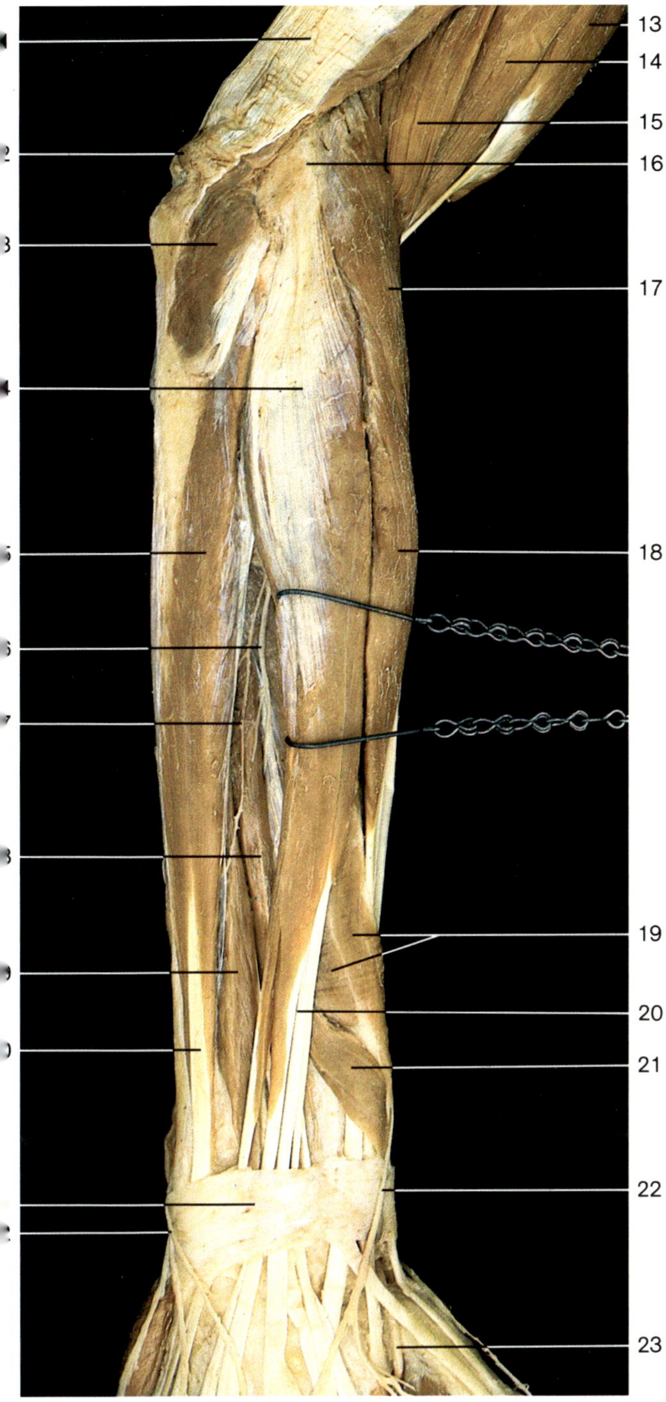

Região posterior do antebraço com os vasos e nervos, camada superficial (lado direito).

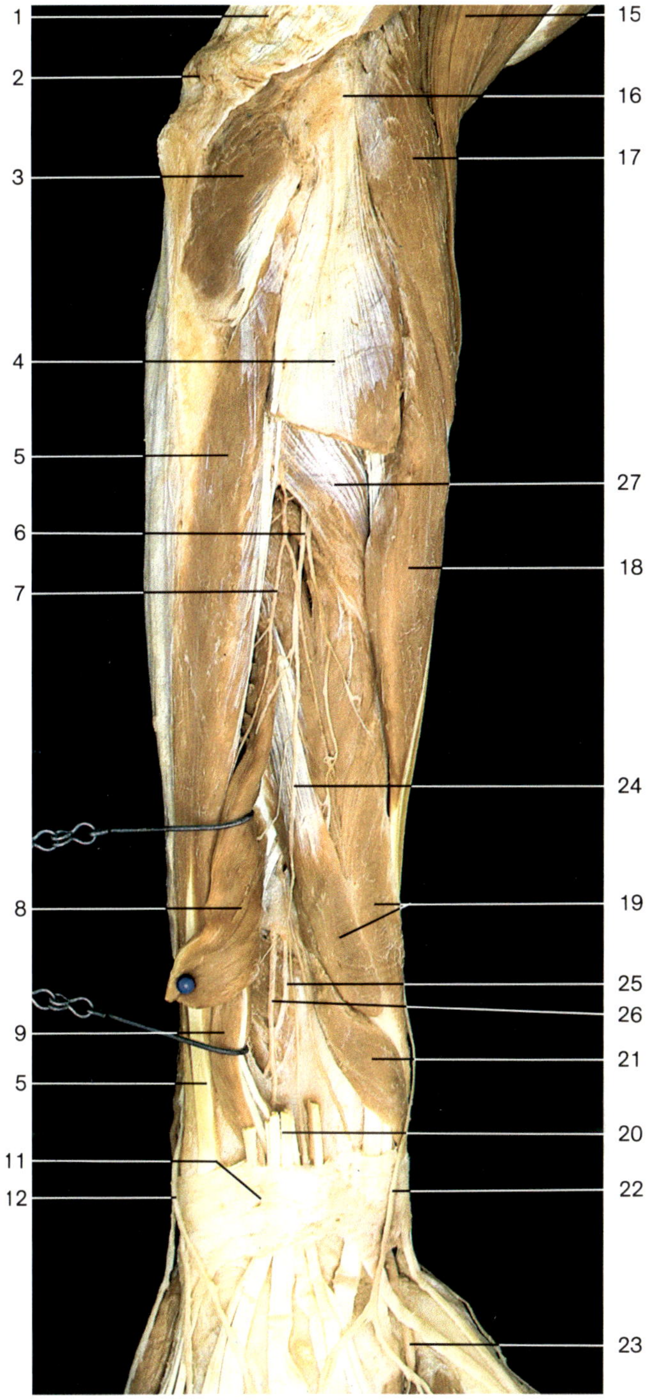

Região posterior do antebraço com vasos e nervos, camada profunda (lado direito).

1 Tendão do músculo tríceps braquial
2 Olécrano
3 Músculo ancôneo
4 Músculo extensor dos dedos
5 Músculo extensor ulnar do carpo
6 Nervo radial, ramo profundo
7 Artéria interóssea posterior
8 Músculo extensor longo do polegar
9 Músculo extensor do indicador
10 Tendão do músculo extensor ulnar do carpo
11 Retináculo dos músculos extensores
12 Nervo ulnar, ramo dorsal
13 Músculo bíceps braquial
14 Músculo braquial
15 Músculo braquiorradial
16 Epicôndilo lateral
17 Músculo extensor radial longo do carpo
18 Músculo extensor radial curto do carpo
19 Músculo abdutor longo do polegar
20 Tendões do músculo extensor dos dedos
21 Músculo extensor curto do polegar
22 Nervo radial, ramo superficial
23 Artéria radial
24 Nervo interósseo posterior
25 Ramo interósseo posterior do nervo radial
26 Ramo posterior da artéria interóssea anterior
27 Músculo supinador

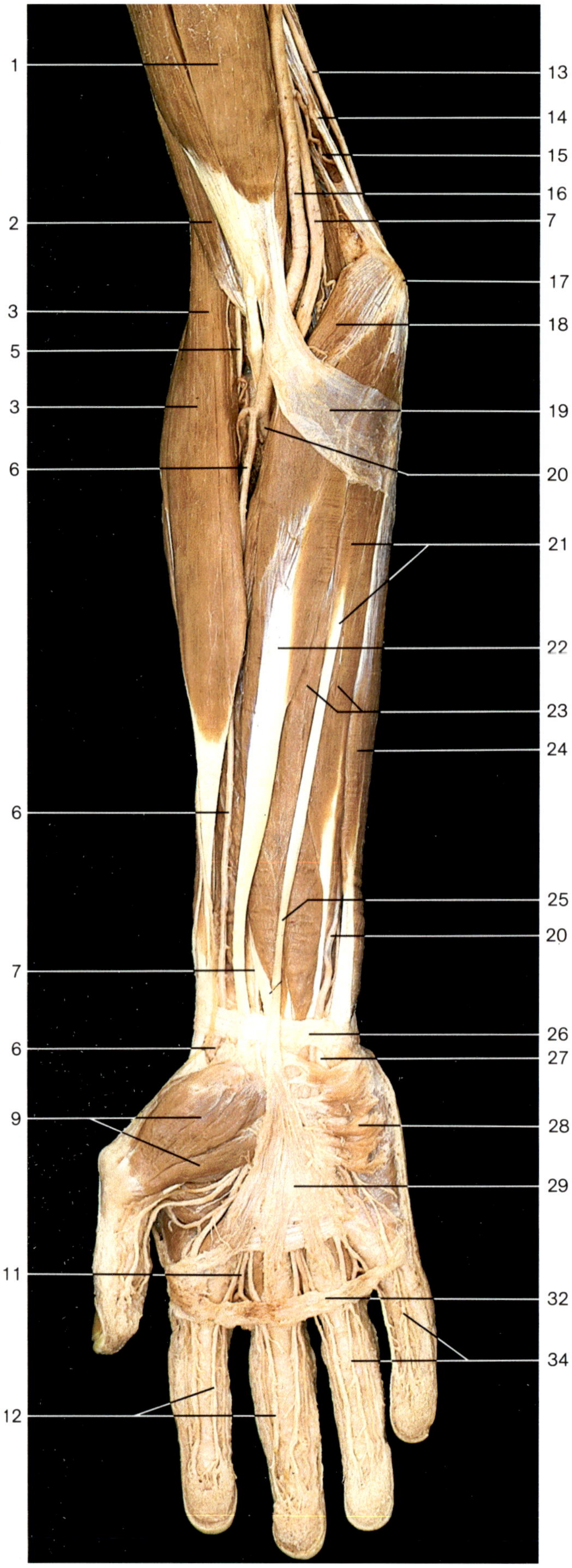

Regiões anteriores do antebraço e mão com os vasos e nervos, camada superficial (lado direito).

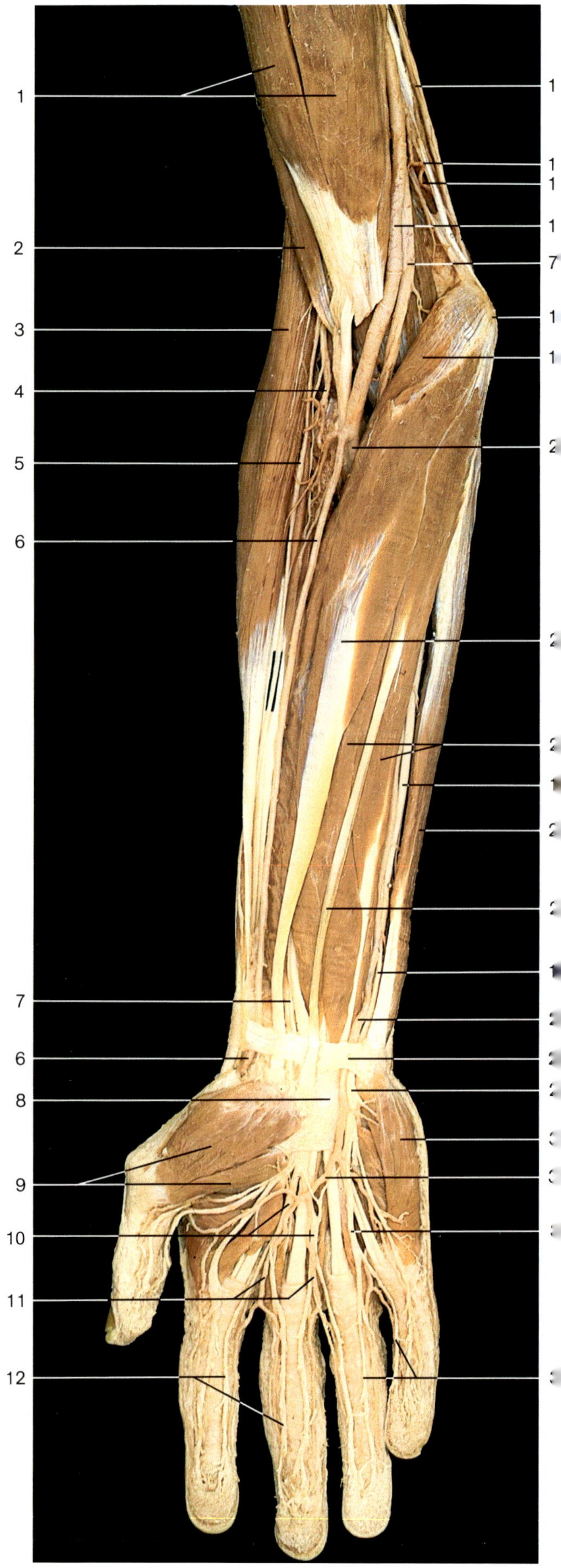

Regiões anteriores do antebraço e da mão com os vasos e nervos, camada superficial (lado direito). Foram removidas a aponeurose palmar e a aponeurose do músculo bíceps braquial.

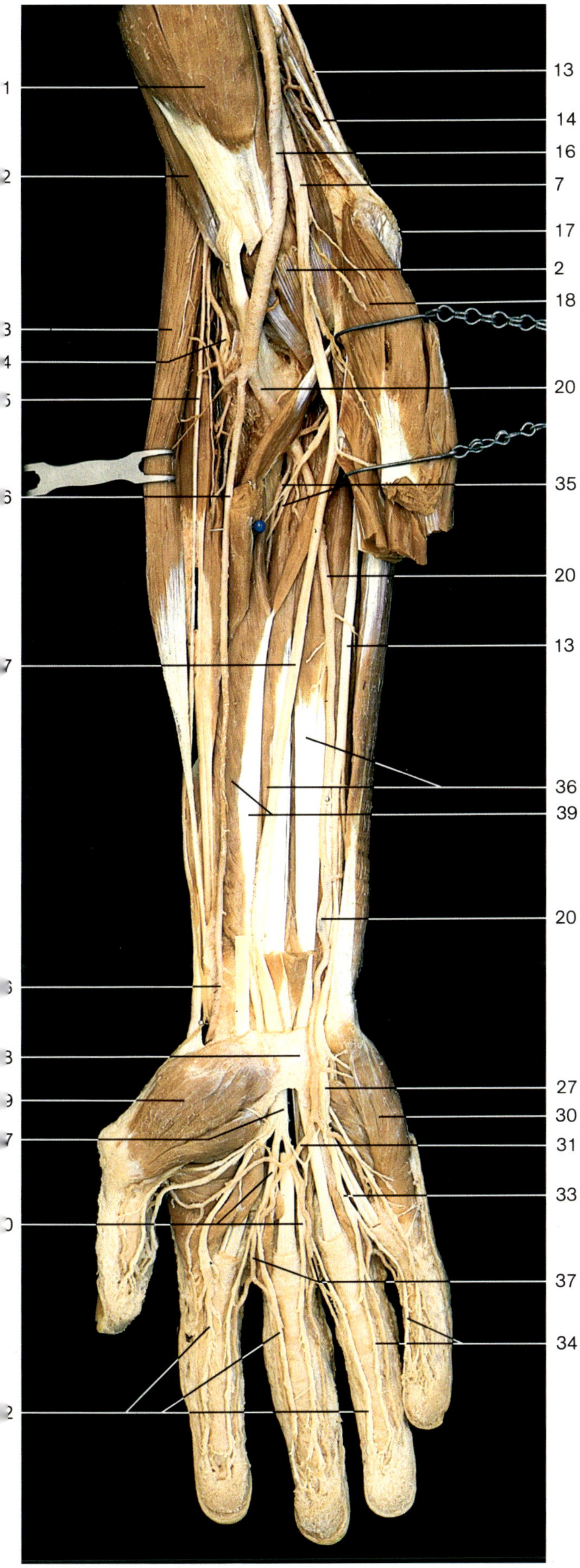

Regiões anteriores do antebraço e da mão com vasos e nervos, camada profunda (lado direito). A camada superficial dos músculos flexores foi removida.

1 Músculo bíceps braquial
2 Músculo braquial
3 Músculo braquiorradial
4 Ramo profundo do nervo radial
5 Ramo superficial do nervo radial
6 Artéria radial
7 Nervo mediano
8 Retináculo dos músculos flexores
9 Músculos tenares
10 Nervos digitais palmares comuns do nervo mediano
11 Artérias digitais palmares comuns
12 Nervos digitais palmares próprios do nervo mediano
13 Nervo ulnar
14 Septo intermuscular medial do braço
15 Artéria colateral ulnar superior
16 Artéria braquial
17 Epicôndilo medial do úmero
18 Músculo pronador redondo
19 Aponeurose do músculo bíceps braquial
20 Artéria ulnar
21 Músculo palmar longo
22 Músculo flexor radial do carpo
23 Músculo flexor superficial dos dedos
24 Músculo flexor ulnar do carpo
25 Tendão do músculo palmar longo
26 Retalho da fáscia do antebraço
27 Ramo superficial do nervo ulnar
28 Músculo palmar curto
29 Aponeurose palmar
30 Músculos hipotenares
31 Arco palmar superficial
32 Ligamento metacarpal transverso superficial
33 Ramo digital palmar comum do nervo ulnar
34 Ramos digitais palmares próprios do nervo ulnar
35 Artéria e nervo interósseos anteriores
36 Músculo flexor profundo dos dedos
37 Artérias digitais palmares comuns
38 Ramo palmar do nervo mediano
39 Músculo flexor longo do polegar
40 Ramo palmar superficial do nervo ulnar

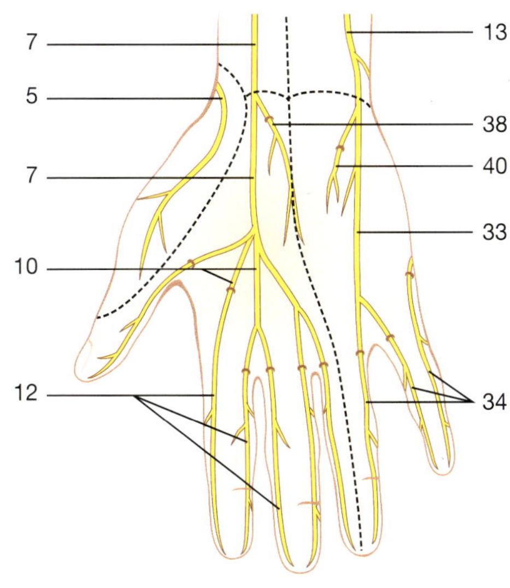

Padrão de inervação da mão (vista palmar). $3^1/_2$ dedos pelo nervo mediano, $1^1/_2$ dedo pelo nervo ulnar.

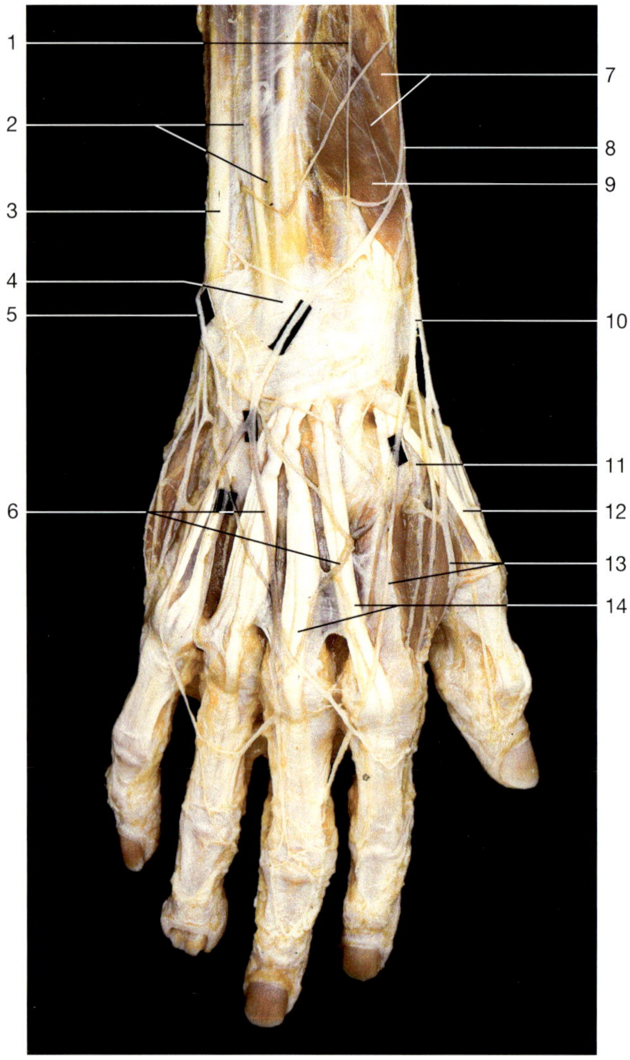

Dorso da mão direita, camada superficial. Os nervos e as veias cutâneos estão expostos.

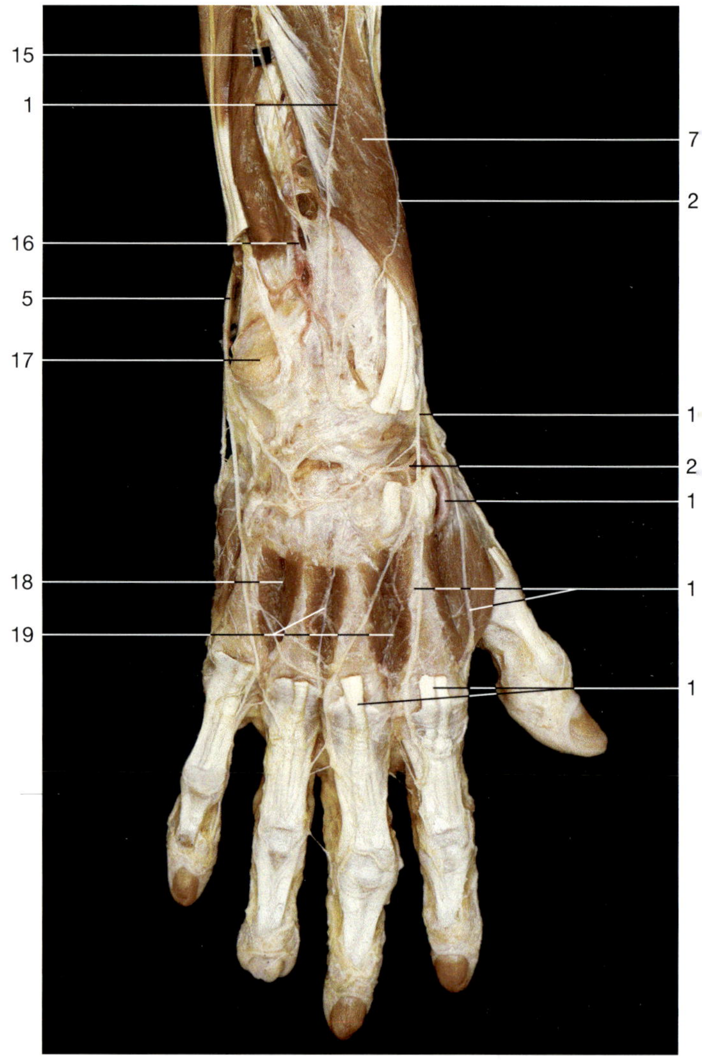

Dorso da mão direita, camada profunda. O músculo extensor dos dedos foi parcialmente removido.

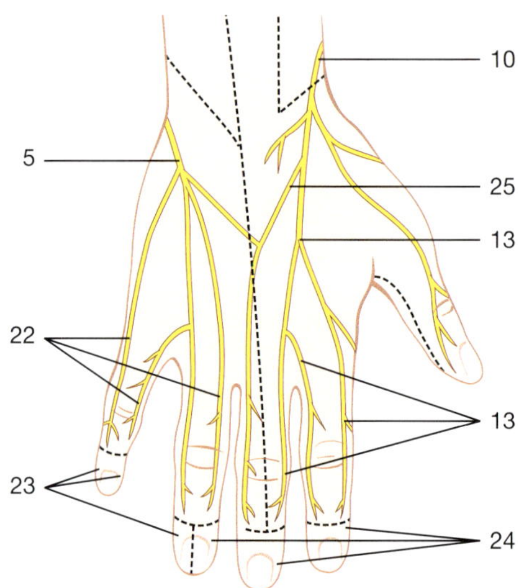

Padrão de inervação da mão (vista dorsal).
$2^1/_2$ dedos pelo nervo radial, $2^1/_2$ dedos pelo nervo ulnar. Observe que os ramos nervosos terminais para a face dorsal das falanges distais derivam dos nervos digitais palmares. A distribuição cutânea varia; frequentemente, $3^1/_2$ dedos são inervados pelo radial e $1^1/_2$, pelo ulnar.

1 Nervo cutâneo posterior do antebraço (ramo do nervo radial)
2 Músculo extensor dos dedos
3 Tendão do músculo extensor ulnar do carpo
4 Retináculo dos músculos extensores
5 Nervo ulnar
6 Rede venosa dorsal da mão
7 Músculo abdutor curto do polegar
8 Veia cefálica
9 Músculo extensor curto do polegar
10 Ramo superficial do nervo radial
11 Artéria radial
12 Tendão do músculo extensor longo do polegar
13 Ramos digitais dorsais do nervo radial
14 Tendões do músculo extensor dos dedos com conexões intertendíneas
15 Nervo interósseo posterior do antebraço (ramificação do ramo profundo do nervo radial)
16 Artéria interóssea posterior
17 Processo estiloide da ulna
18 Músculo interósseo dorsal
19 Ramo carpal dorsal da artéria radial
20 Nervo cutâneo lateral do antebraço (ramo do nervo musculocutâneo)
21 Artéria metacarpal dorsal
22 Nervos digitais dorsais do nervo ulnar
23 Regiões supridas pelos nervos digitais palmares (nervo ulnar)
24 Regiões supridas pelos nervos digitais palmares (nervo mediano)
25 Ramo comunicante com nervo ulnar

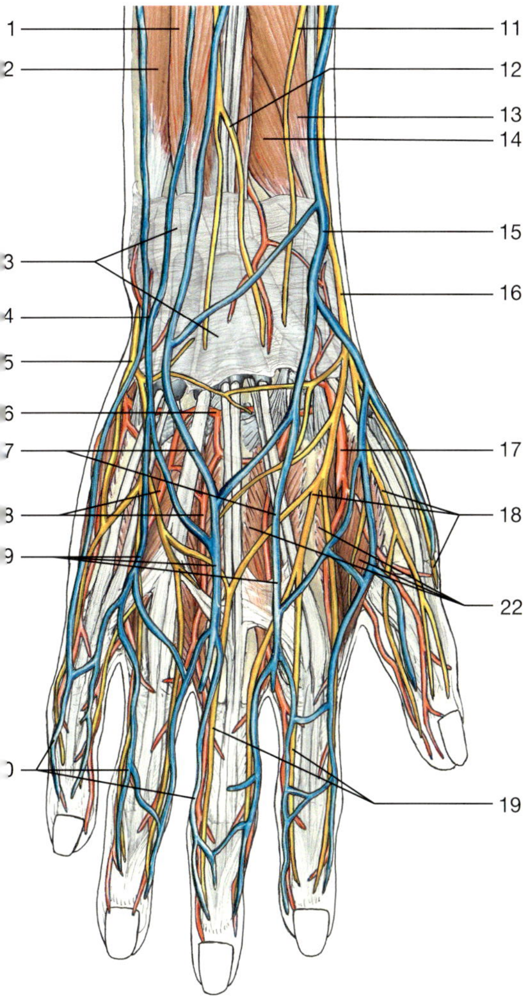

1 Músculo extensor do dedo mínimo
2 Músculo extensor ulnar do carpo
3 Retináculo dos músculos extensores
4 Veia basílica
5 Ramo dorsal do nervo ulnar
6 Ramo carpal dorsal da artéria ulnar
7 Rede venosa dorsal da mão
8 Artérias metacarpais dorsais
9 Veias metacarpais dorsais
10 Veias digitais dorsais
11 Nervo cutâneo lateral do antebraço
12 Nervo cutâneo posterior do antebraço
13 Músculo abdutor longo do polegar
14 Músculo abdutor curto do polegar
15 Veia cefálica
16 Ramo superficial do nervo radial
17 Artéria radial
18 Ramos digitais dorsais do nervo digital
19 Nervos digitais dorsais para os dedos
20 Osso hamato
21 Osso capitato
22 Músculos interósseos dorsais
23 Ligamento colateral
24 Falanges proximais II-V
25 Falanges médias II-V
26 Falanges distais IV e V
27 Osso trapezoide
28 Ossos metacarpais II-V
29 Músculo oponente do polegar
30 Segunda articulação metacarpofalângica
31 Artéria digital palmar própria

Dorso da mão direita, camada superficial. Veias superficiais, nervos e artérias são mostrados. A fáscia dorsal da mão foi removida.

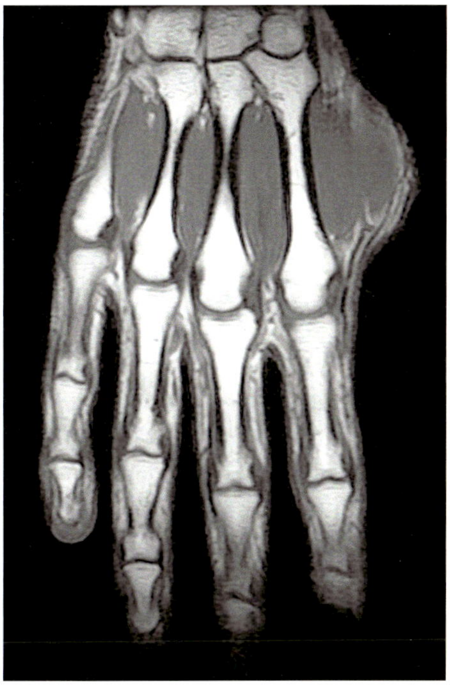

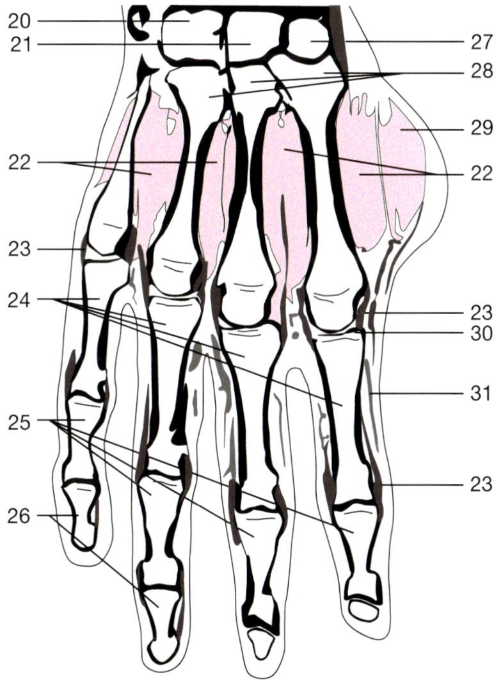

Corte coronal da mão direita (vista dorsal). (De Heuck et al., *Atlas de ressonância magnética do sistema musculoesquelético*, ed. bras. 2012.) Os detalhes são mostrados no desenho esquemático ao lado.

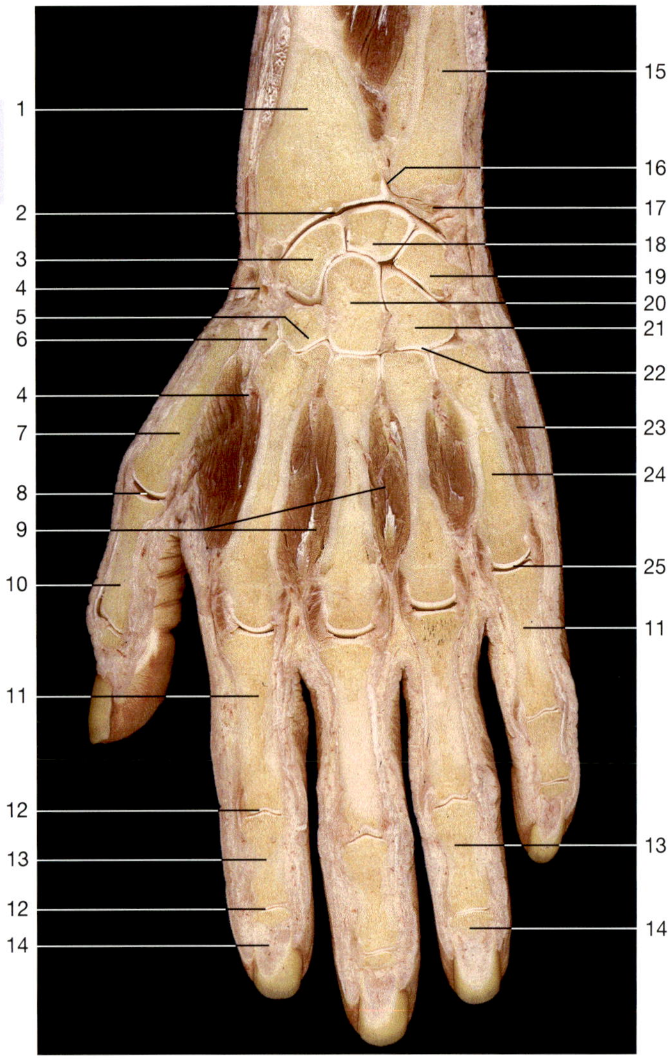

Secção coronal da mão esquerda no nível dos músculos interósseos (vista dorsal).

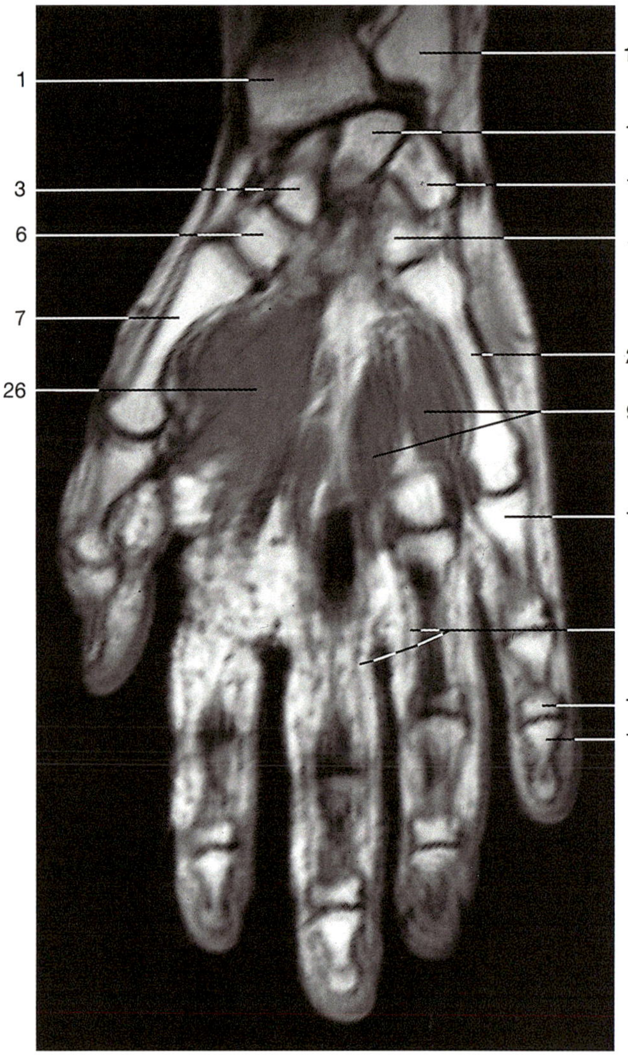

Corte coronal da mão esquerda no nível dos músculos interósseos (vista dorsal, RNM). (Prof. Heuck, Munique, Alemanha.)

1 Rádio
2 Articulação radiocarpal
3 Osso escafoide
4 Artéria radial
5 Osso trapezoide
6 Osso trapézio
7 Primeiro metacarpal
8 Articulação metacarpofalângica do polegar
9 Músculos interósseos
10 Falange proximal do polegar
11 Falanges proximais dos dedos
12 Articulações interfalângicas
13 Falange média
14 Falange distal
15 Ulna
16 Articulação radioulnar distal
17 Disco articular
18 Osso semilunar
19 Osso piramidal
20 Osso capitato
21 Osso hamato
22 Articulações carpometacarpais
23 Músculo abdutor do dedo mínimo
24 Quinto osso metacarpal
25 Articulação metacarpofalângica
26 Músculo adutor do polegar
27 Artérias digitais palmares próprias

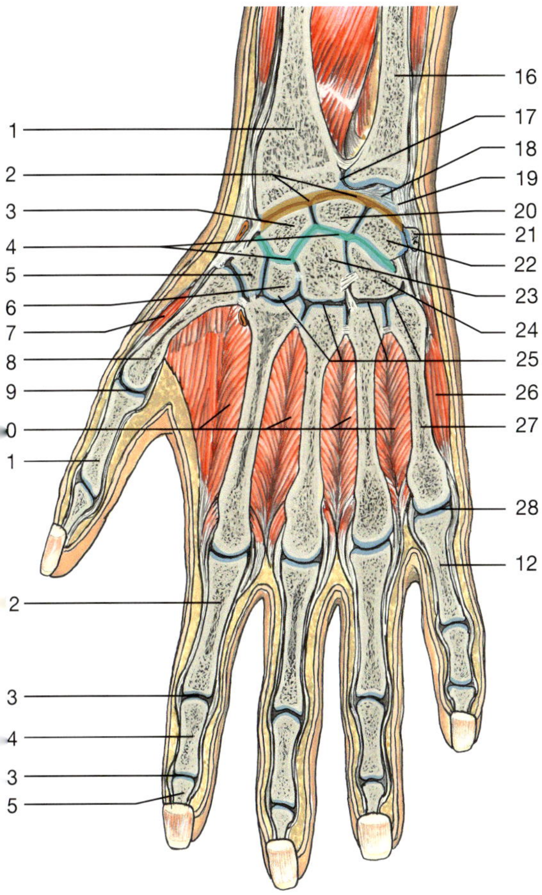

Secção coronal da mão esquerda no nível dos músculos interósseos (vista dorsal).

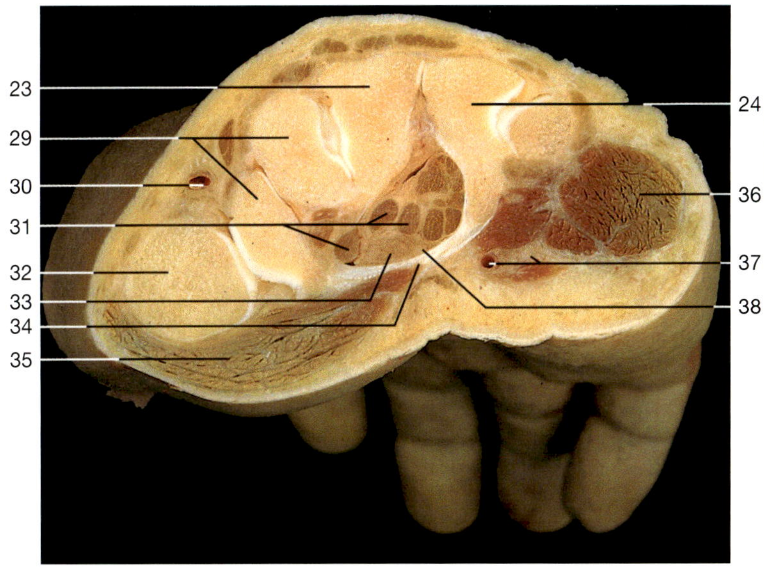

Corte axial da mão direita no nível do túnel do carpo (vista proximal).

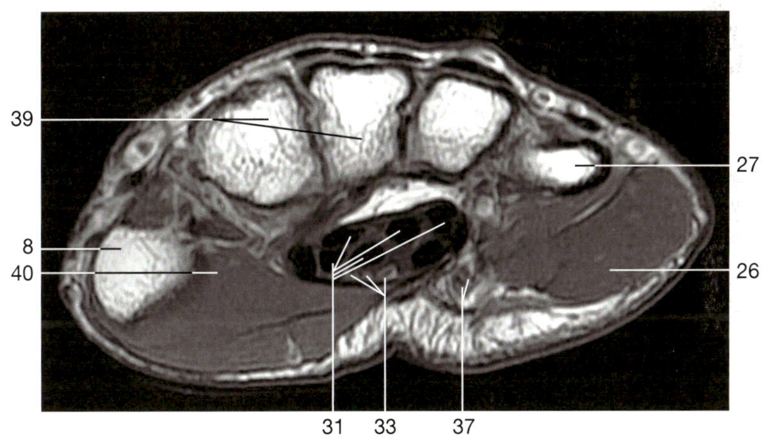

Corte axial da mão direita no nível do túnel do carpo (vista proximal, RNM). (Prof. Heuck, Munique, Alemanha).

1 Rádio
2 Articulação radiocarpal
3 Osso escafoide
4 Articulação metacarpal
5 Osso trapézio
6 Osso trapezoide
7 Músculo oponente do polegar
8 Primeiro osso metacarpal
9 Primeira articulação metacarpofalângica
10 Músculos interósseos
11 Falange proximal do polegar
12 Falange proximal do dedo indicador
13 Articulações interfalângicas
14 Falange média
15 Falange distal
16 Ulna
17 Articulação radioulnar distal
18 Disco articular
19 Ligamento colateral ulnar
20 Osso semilunar
21 Osso pisiforme
22 Osso piramidal
23 Osso capitato
24 Osso hamato
25 Articulações carpometacarpais
26 Músculo abdutor do dedo mínimo
27 Quinto osso metacarpal
28 Articulações metacarpofalângicas
29 Ossos trapézio e trapezoide
30 Artéria radial
31 Tendões dos músculos flexores superficial e profundo dos dedos
32 Primeiro osso metacarpal
33 Nervo mediano
34 Retináculo dos músculos flexores
35 Músculos de eminência tenar
36 Músculos de eminência hipotenar
37 Artéria e nervo ulnares
38 Túnel do carpo
39 Segundo e terceiro ossos metacarpais
40 Músculo adutor do polegar

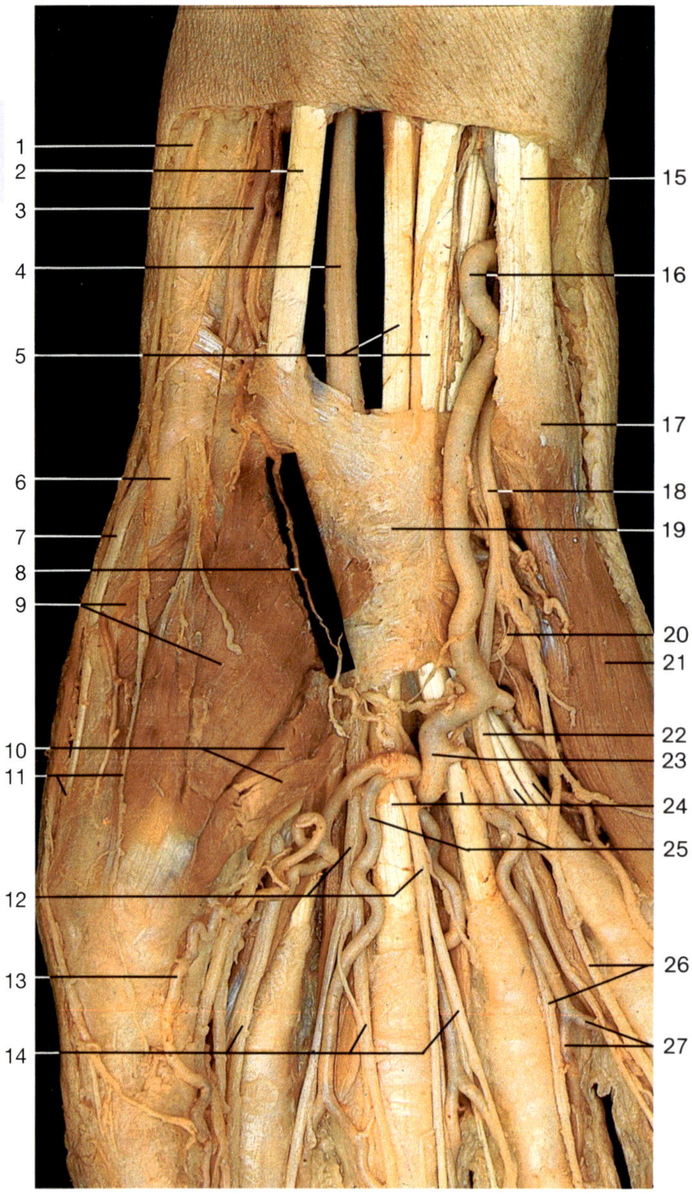

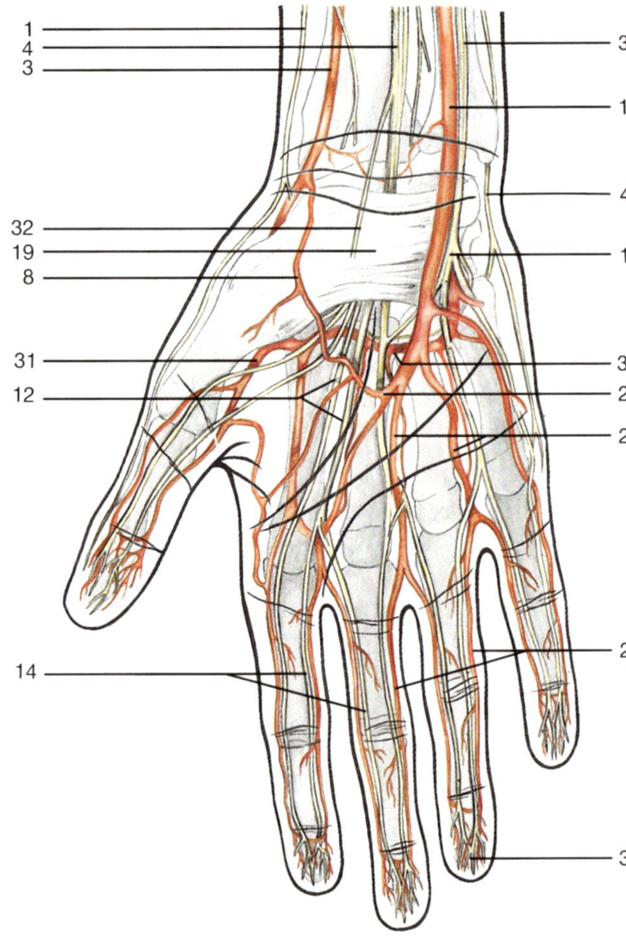

Palma da mão direita com as artérias e os nervos.

◁

Região anterior do punho e palma da mão direita, camada superficial.

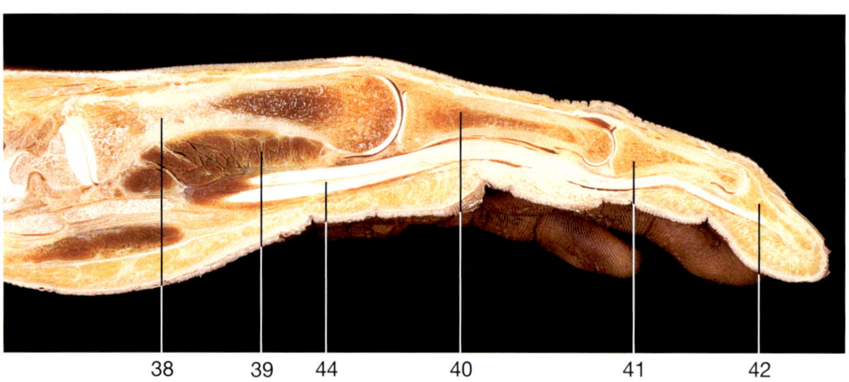

Secção longitudinal da mão no nível do terceiro dedo.

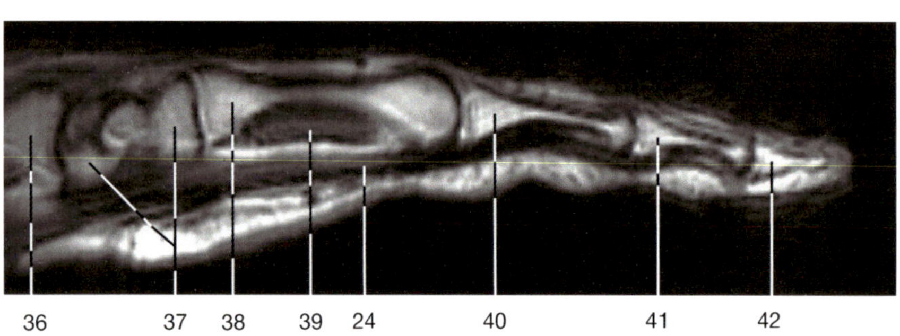

Secção longitudinal da mão no nível do terceiro dedo (RNM, Prof. Heuck, Munique).

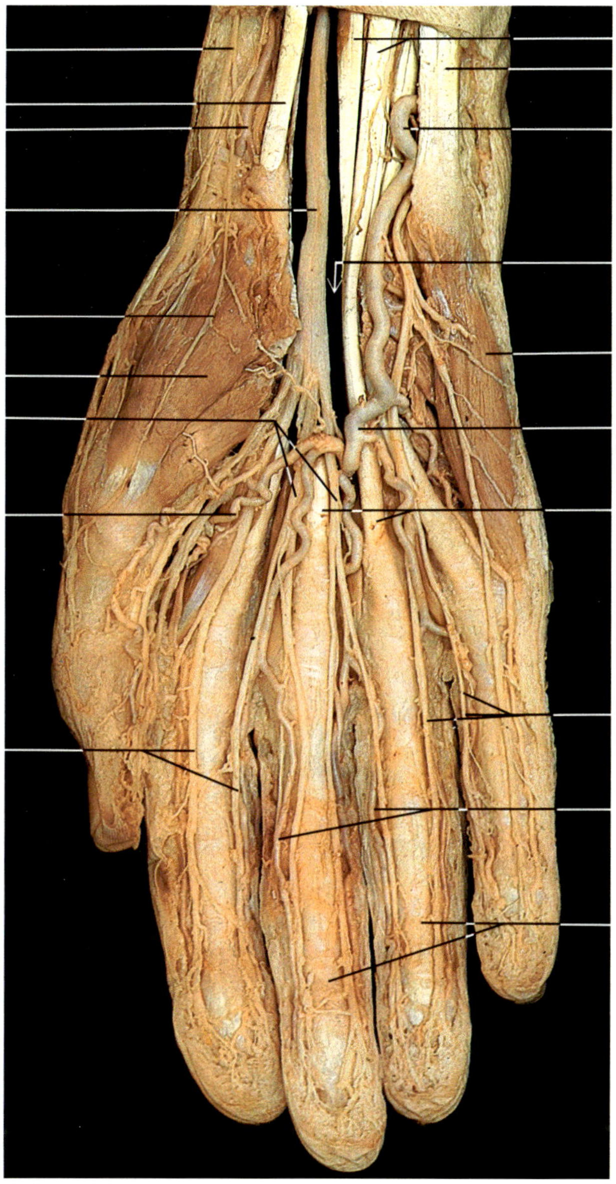

Palma da mão direita, camada intermediária. O retináculo dos músculos flexores foi removido.

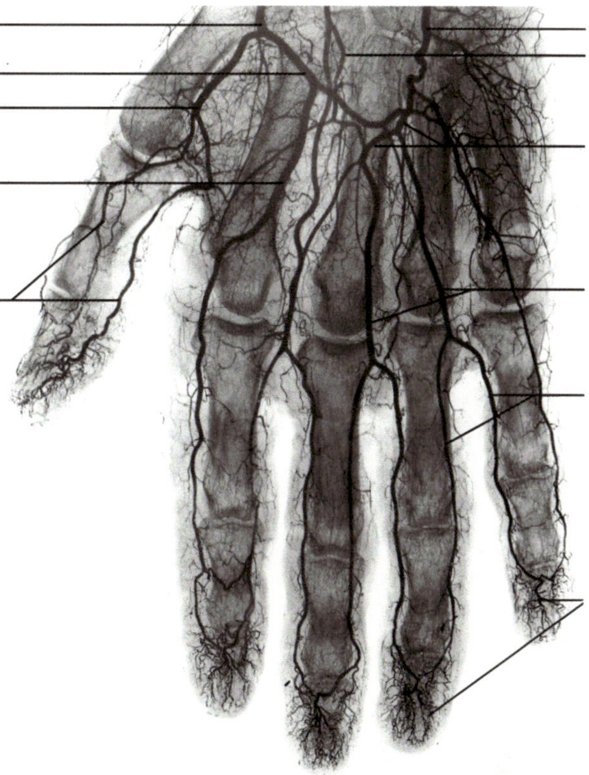

Arteriografia da mão direita (face palmar).

1 Ramo superficial do nervo radial
2 Tendão do músculo flexor radial do carpo
3 Artéria radial
4 Nervo mediano
5 Tendão do músculo flexor superficial dos dedos
6 Tendão do músculo abdutor longo do polegar
7 Tendão do músculo extensor curto do polegar
8 Ramo palmar superficial da artéria radial
9 Músculo abdutor curto do polegar
10 Cabeça superficial do músculo flexor curto do polegar
11 Ramos terminais do ramo superficial do nervo radial
12 Nervos digitais palmares comuns (nervo mediano)
13 Artérias digitais palmares próprias do polegar
14 Nervos digitais palmares próprios (nervo mediano)
15 Tendão do músculo flexor ulnar do carpo
16 Artéria ulnar
17 Posição do osso pisiforme
18 Ramo superficial do nervo ulnar
19 Retináculo dos músculos flexores
20 Ramo profundo do nervo ulnar
21 Músculo abdutor do dedo mínimo
22 Nervo digital palmar comum (nervo ulnar)
23 Arco palmar superficial
24 Tendões dos músculos flexores dos dedos
25 Artérias digitais palmares comuns
26 Nervos digitais palmares (nervo ulnar)
27 Artérias digitais palmares próprias
28 Túnel do carpo
29 Bainhas fibrosas para os tendões dos músculos flexores dos dedos
30 Arco palmar profundo
31 Artéria principal do polegar
32 Ramo palmar do nervo mediano
33 Artéria digital palmar comum
34 Nervo ulnar
35 Rede capilar dos dedos
36 Rádio
37 Ossos carpais
38 Osso metacarpal
39 Músculos interósseos
40 Falange proximal
41 Falange média
42 Falange distal
43 Ramo dorsal do nervo ulnar
44 Tendões dos músculos flexores profundo (em cima) e superficial (embaixo) dos dedos

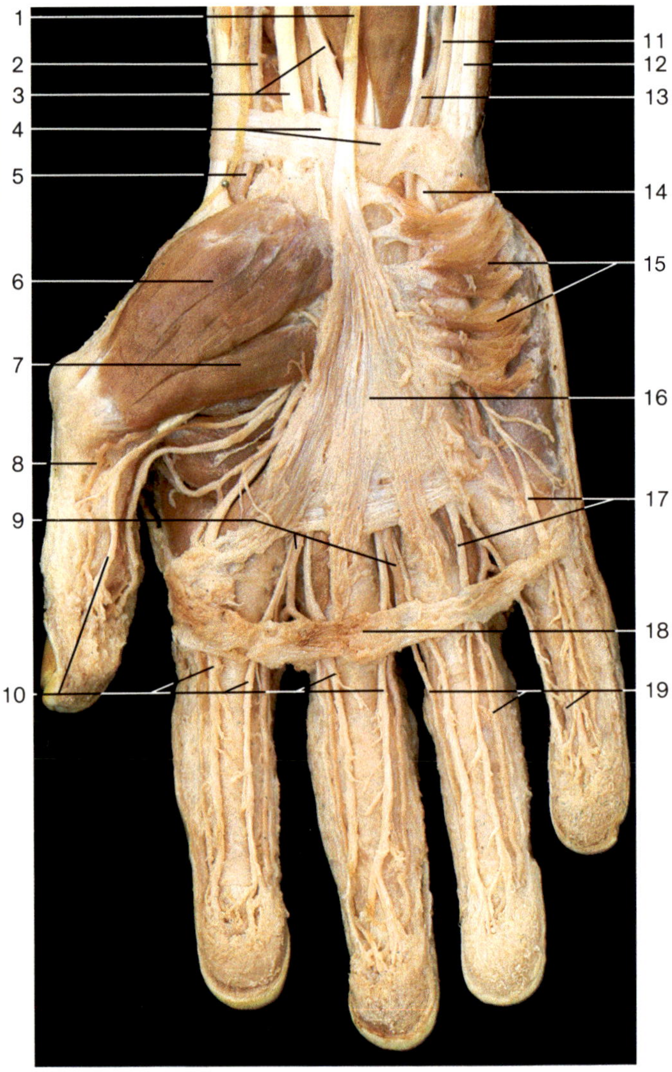

Palma da mão direita, camada superficial. Dissecção dos vasos e nervos.

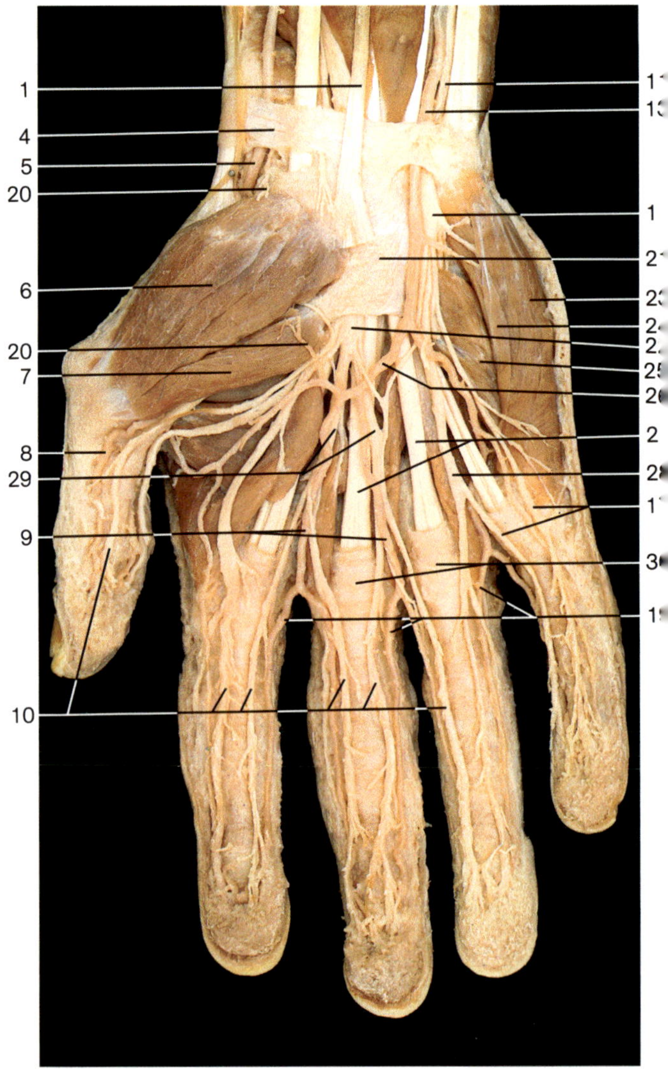

Palma da mão direita, camada superficial. Dissecção dos vasos e nervos. A aponeurose palmar foi removida para expor o arco palmar superficial.

1 Tendão do músculo palmar longo
2 Artéria radial
3 Tendão do músculo flexor radial do carpo; nervo mediano
4 Parte distal da fáscia do antebraço
5 Artéria radial passando pela tabaqueira anatômica
6 Músculo abdutor curto do polegar
7 Cabeça superficial do músculo flexor curto do polegar
8 Artéria digital palmar do polegar
9 Artérias digitais palmares comuns
10 Nervos digitais palmares próprios (nervo mediano)
11 Nervo ulnar
12 Tendão do músculo flexor ulnar do carpo
13 Artéria ulnar
14 Ramo superficial do nervo ulnar
15 Músculo palmar curto
16 Aponeurose palmar
17 Nervos digitais palmares (nervo ulnar)
18 Ligamento metacarpal transverso superficial
19 Artérias digitais palmares próprias
20 Ramo palmar superficial da artéria radial (para formação do arco palmar superficial)
21 Retináculo dos músculos flexores
22 Nervo mediano
23 Músculo abdutor do dedo mínimo
24 Músculo flexor curto do dedo mínimo
25 Músculo oponente do dedo mínimo
26 Arco palmar superficial
27 Tendões do músculo flexor superficial dos dedos
28 Ramo digital palmar comum do nervo ulnar
29 Ramos digitais palmares comuns do nervo mediano
30 Bainhas dos tendões dos músculos flexores

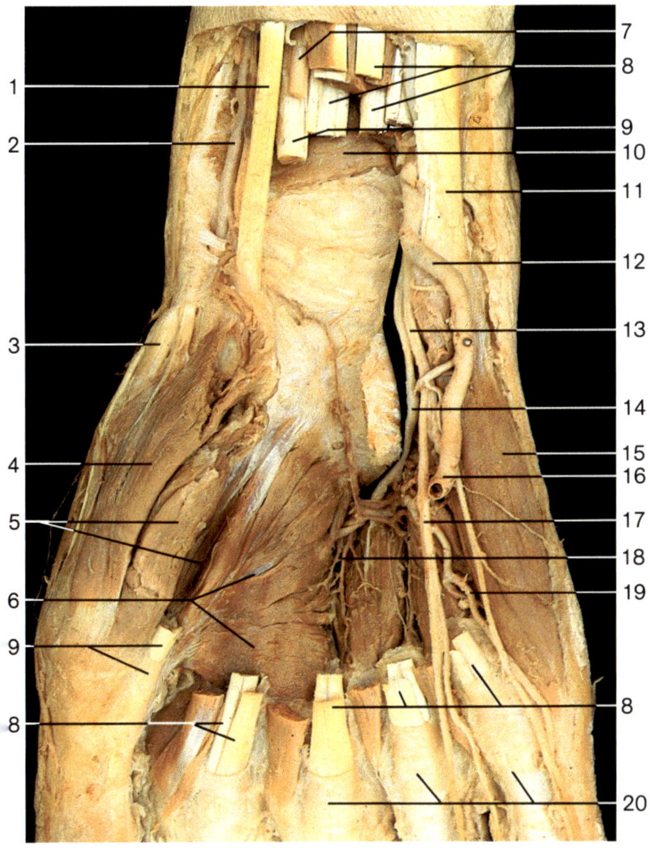

Região anterior do punho e palma da mão direita, camada profunda. O túnel do carpo foi aberto, os tendões dos músculos flexores foram removidos e o arco palmar superficial foi seccionado.

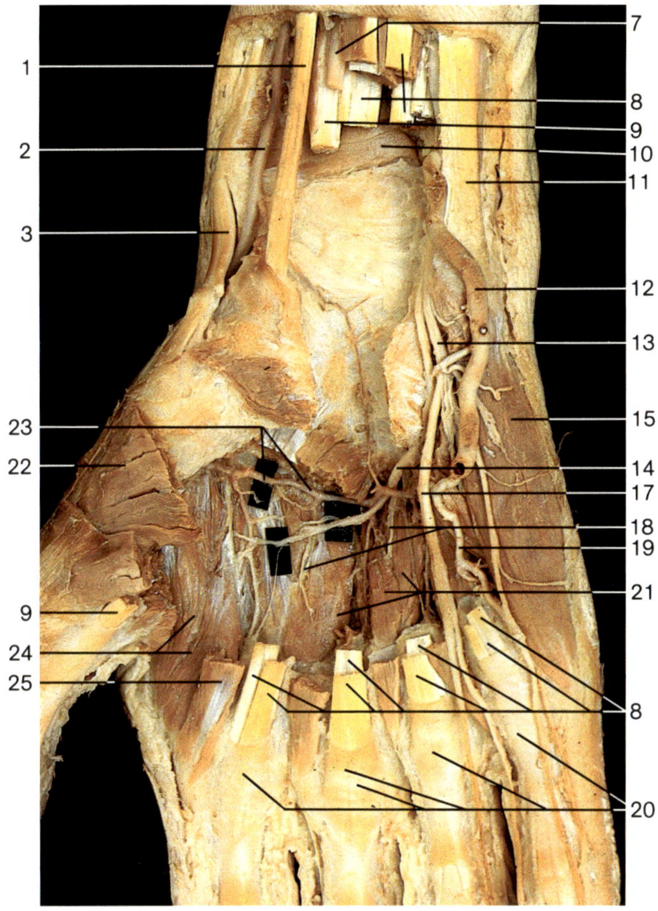

Região anterior do punho e palma da mão direita, camada profunda. Dissecção do arco palmar profundo.

1 Tendão do músculo flexor radial do carpo
2 Artéria radial
3 Tendão do músculo abdutor longo do polegar
4 Músculo abdutor curto do polegar
5 Cabeças superficial e profunda do músculo flexor curto do polegar
6 Cabeças oblíqua e transversa do músculo adutor do polegar
7 Nervo mediano
8 Tendões dos músculos flexores dos dedos superficial e profundo
9 Tendão do músculo flexor longo do polegar
10 Músculo pronador quadrado
11 Tendão do músculo flexor ulnar do carpo
12 Artéria ulnar
13 Ramo superficial do nervo ulnar
14 Ramo profundo do nervo ulnar
15 Músculo abdutor do dedo mínimo
16 Arco palmar superficial (extremidade seccionada)
17 Nervo digital palmar comum (nervo ulnar)
18 Artérias metacarpais palmares do arco palmar profundo
19 Artéria digital palmar do quinto dedo
20 Bainhas fibrosas dos tendões dos músculos flexores
21 Músculos interósseos palmares
22 Músculo oponente do polegar (seccionado)
23 Arco palmar profundo
24 Músculo interósseo dorsal I
25 Músculo lumbrical I

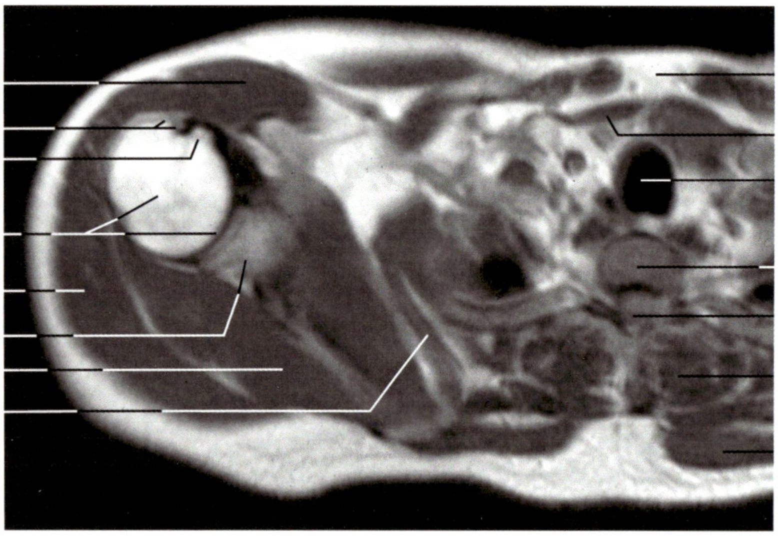

Corte horizontal da articulação do ombro direito (secção 1; RNM; vista inferior).

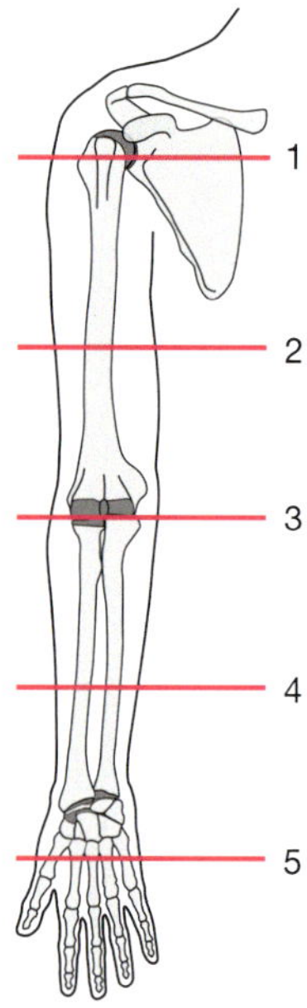

Membro superior, níveis das secções 1-5
(RNM, p. 444: Prof. Heuck, Munique, Alemanha; RNM, p. 445: Prof. Bautz e Dr. Janka, Universidade de Erlangen-Nürnberg, Alemanha).

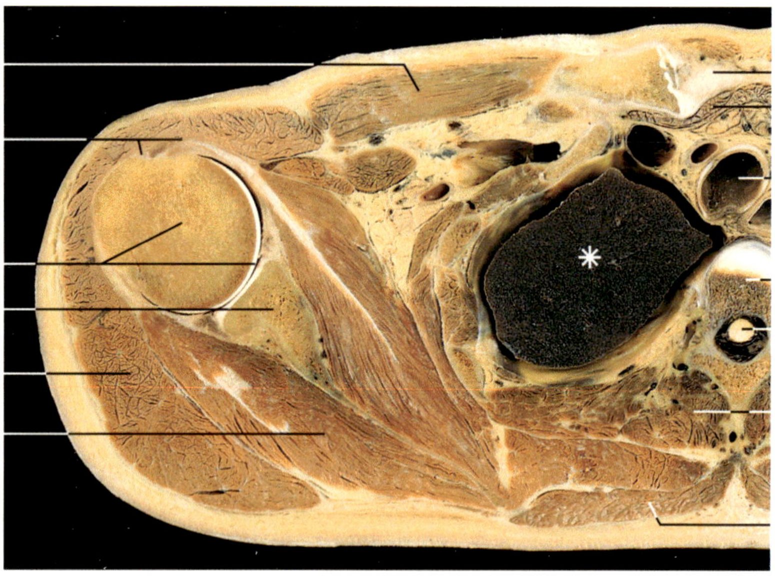

Secção horizontal da articulação do ombro direito (secção 1; vista inferior).
* = Lobo superior do pulmão.

1 Músculo peitoral maior
2 Tubérculo maior e tendão do músculo bíceps braquial
3 Tubérculo menor
4 Cabeça do úmero e cavidade articular da articulação do ombro
5 Músculo deltoide
6 Escápula
7 Músculo infraespinal
8 Músculo serrátil anterior
9 Esterno
10 Músculos infra-hióideos
11 Traqueia
12 Corpo vertebral torácico
13 Canal vertebral e medula espinal
14 Músculos profundos do dorso
15 Músculo trapézio
16 Músculo braquial
17 Nervo radial e artéria braquial profunda

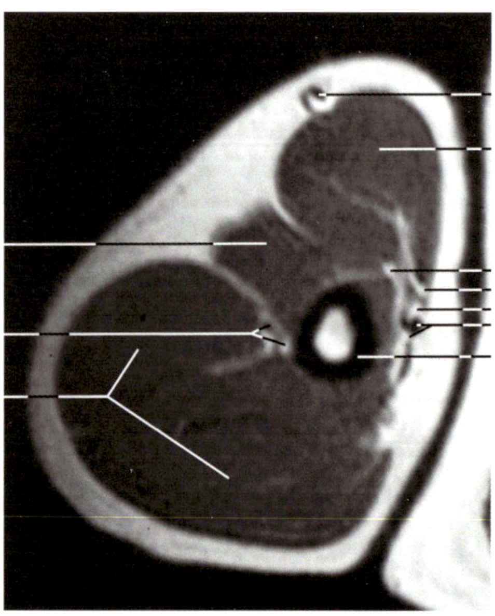

Corte axial da porção média do braço direito (secção 2; RNM; vista inferior).

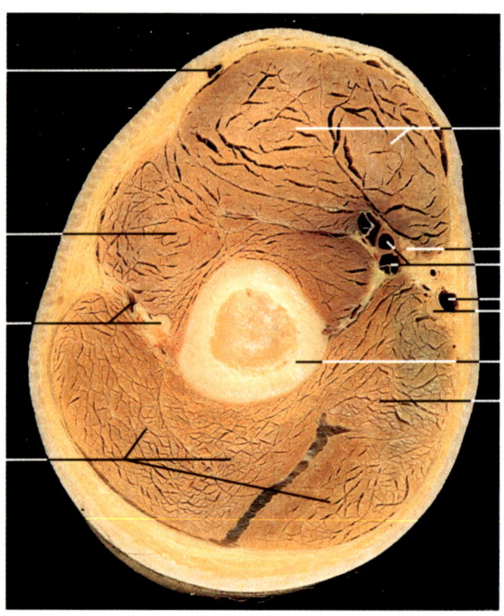

Secção axial da porção média do braço direito (secção 2; vista inferior).

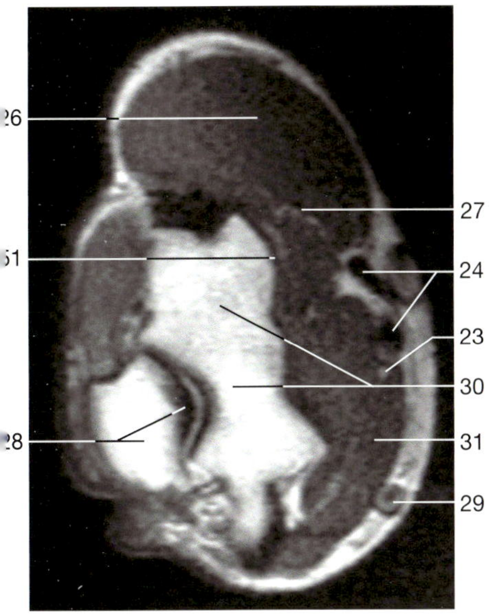

Corte axial da articulação do cotovelo direito (secção 3; RNM; vista inferior).

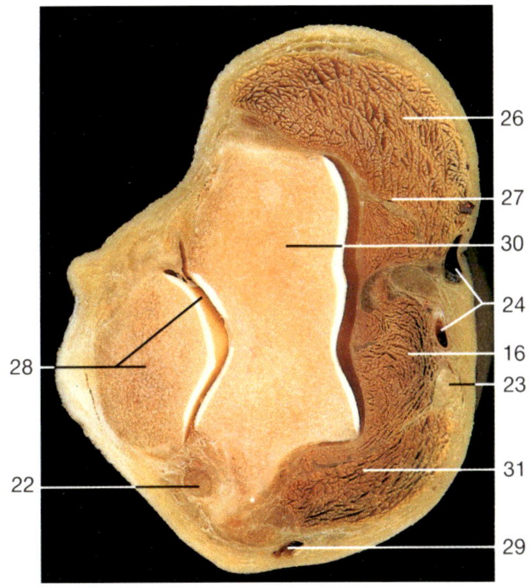

Secção axial da articulação do cotovelo direito (secção 3; vista inferior).

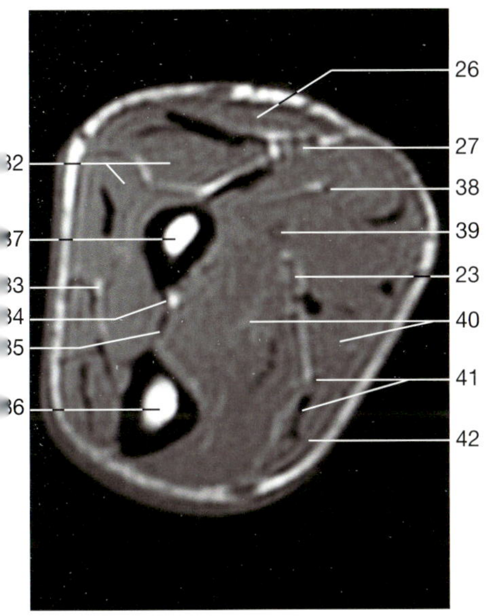

Corte axial da porção média do antebraço direito (secção 4; RNM; vista inferior).

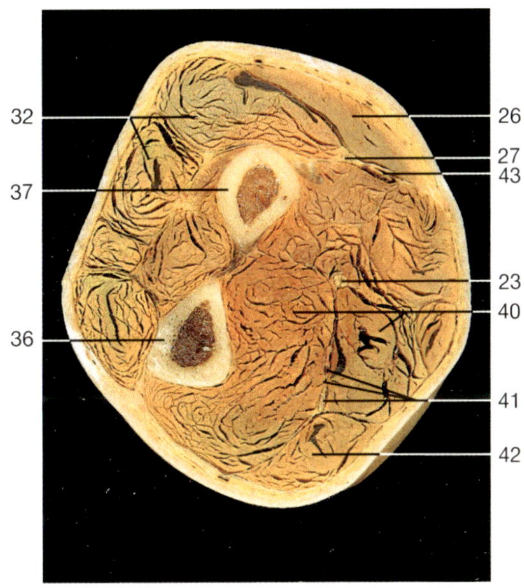

Secção axial da porção média do antebraço direito (secção 4; vista inferior).

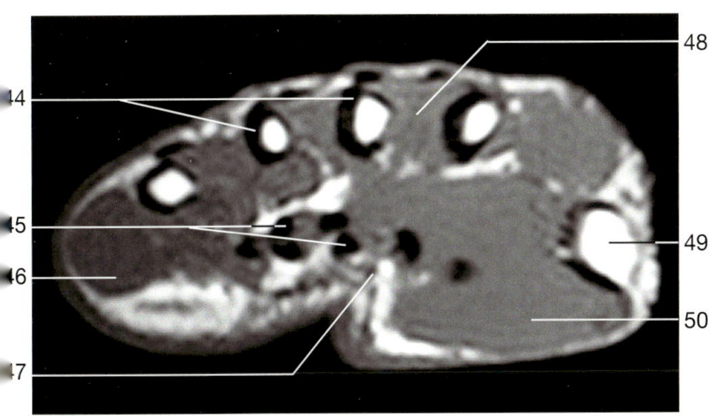

Corte axial da mão direita no nível do metacarpo (secção 5; RNM; vista inferior).

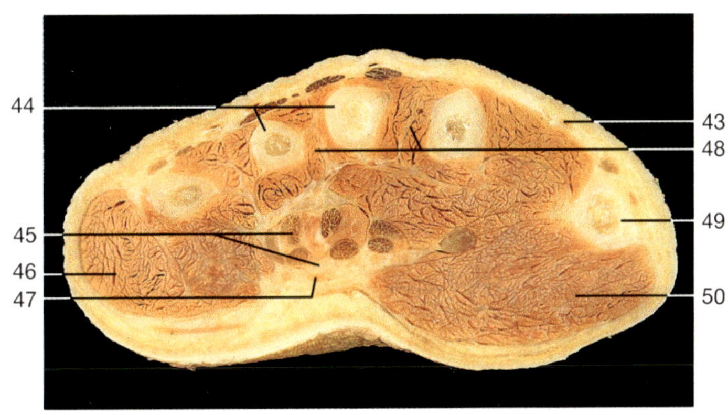

Secção axial da mão direita no nível do metacarpo (secção 5; vista inferior).

18 Músculo tríceps braquial
19 Veia cefálica
20 Músculo bíceps braquial
21 Nervo musculocutâneo
22 Nervo ulnar
23 Nervo mediano
24 Artéria e veia braquiais
25 Corpo do úmero
26 Músculo braquiorradial
27 Nervo radial
28 Olécrano e cavidade articular do cotovelo
29 Veia basílica
30 Úmero
31 Músculo pronador redondo
32 Músculos extensores do antebraço
33 Ramo profundo do nervo radial
34 Artéria e nervo interósseos anteriores
35 Membrana interóssea do antebraço
36 Ulna
37 Rádio
38 Ramo superficial da artéria radial
39 Músculo flexor longo do polegar
40 Músculos flexores superficial e profundo dos dedos
41 Nervo, artéria e veia ulnares
42 Músculo flexor ulnar do carpo
43 Artéria radial
44 Terceiro e quarto ossos metacarpais
45 Túnel do carpo com os tendões dos músculos flexores dos dedos
46 Músculos da eminência hipotenar
47 Nervo mediano
48 Músculos interósseos
49 Osso metacarpal I
50 Músculos tenares
51 Cavidade articular da articulação umerorradial

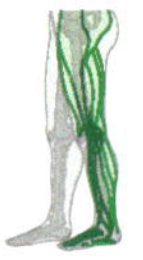

8 Membro Inferior

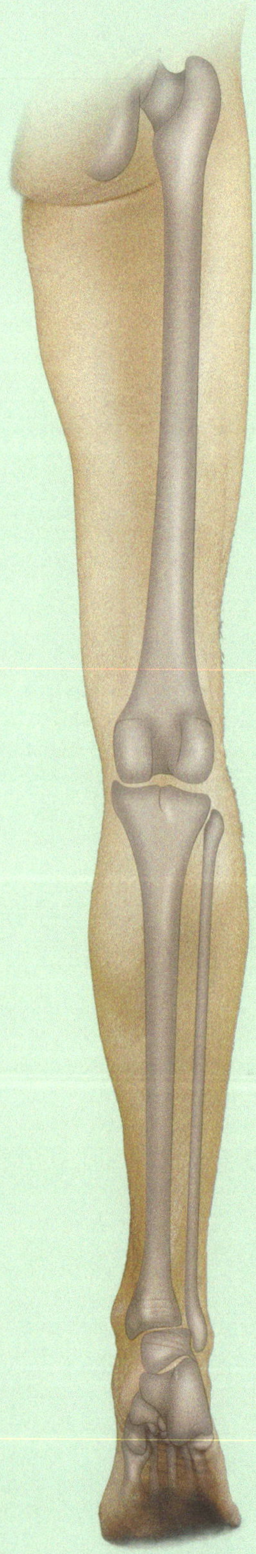

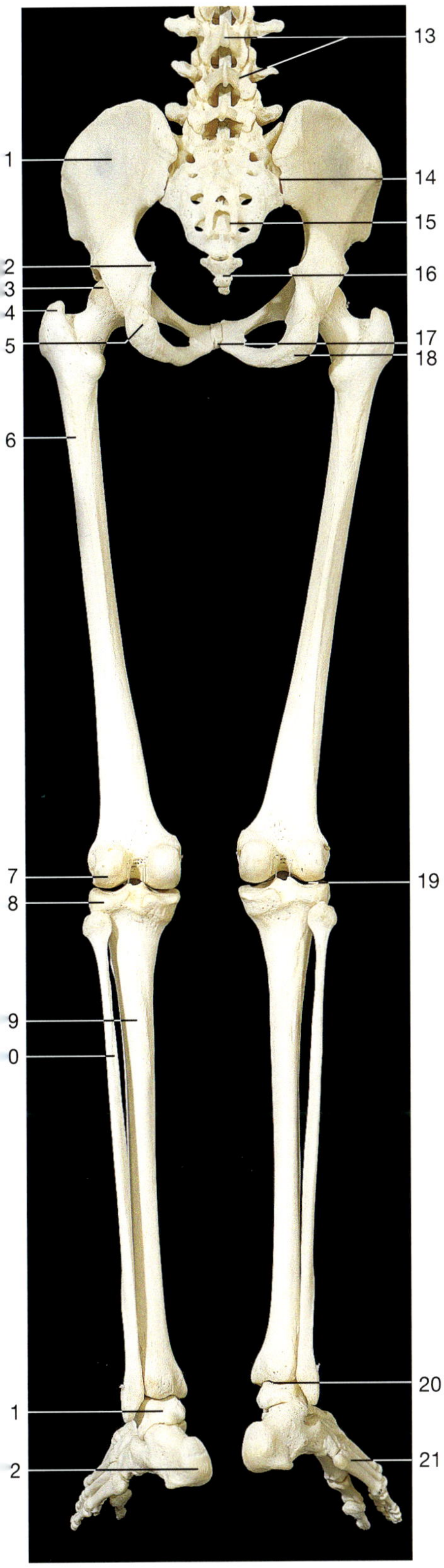

Esqueleto do membro inferior e cíngulo do membro inferior (vista posterior).

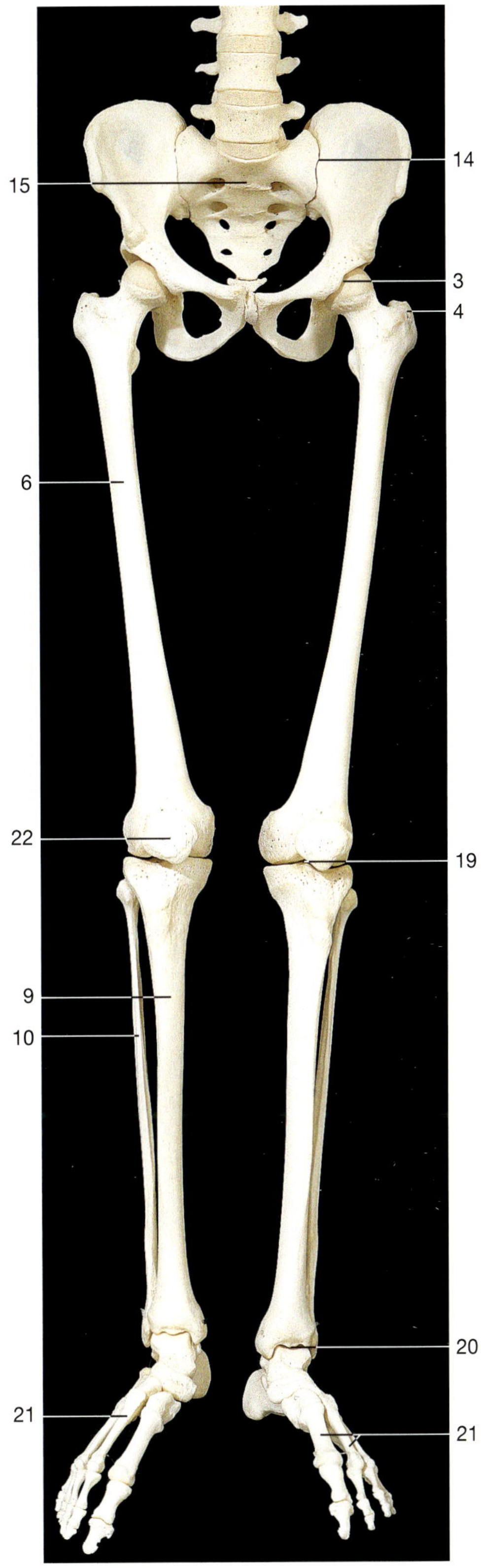

Esqueleto do membro inferior e cíngulo do membro inferior (vista anterior).

1 Ílio
2 Espinha isquiática
3 Articulação do quadril
4 Trocanter maior
5 Túber isquiático esquerdo
6 Fêmur
7 Côndilo lateral do fêmur
8 Côndilo lateral da tíbia
9 Tíbia
10 Fíbula
11 Tálus
12 Calcâneo
13 Vértebra lombar
14 Articulação sacroilíaca
15 Sacro
16 Cóccix
17 Sínfise púbica
18 Túber isquiático direito
19 Articulação do joelho
20 Articulação do tornozelo
21 Ossos metatarsais
22 Patela

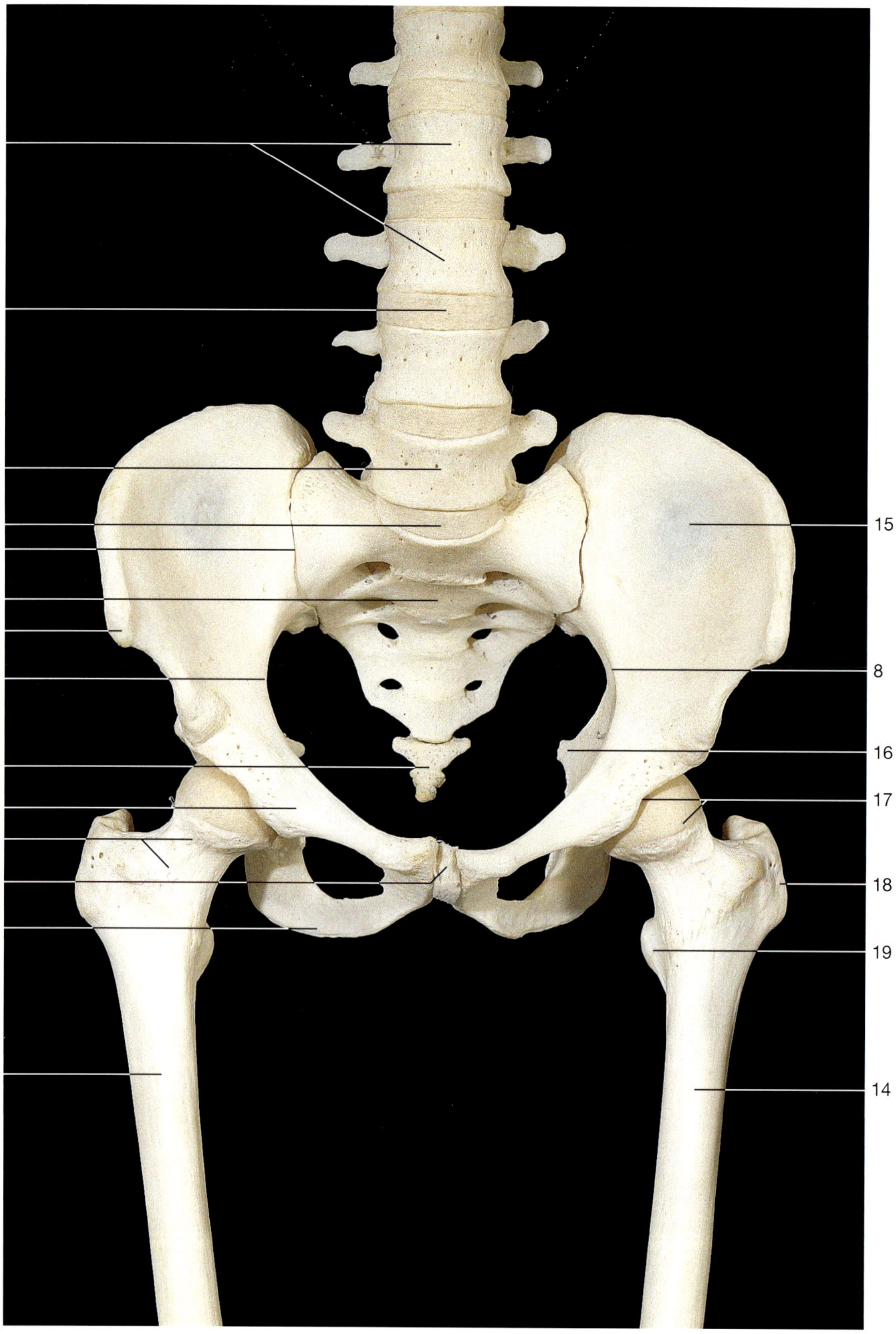

Vértebras lombares e esqueleto do cíngulo do membro inferior com ambos os fêmures (vista anterior).

1 Segunda e terceira vértebras lombares
2 Disco intervertebral
3 Quinta vértebra lombar
4 Disco intervertebral entre a 5ª vértebra lombar e o sacro
5 Articulação sacroilíaca
6 Sacro
7 Espinha ilíaca anterossuperior
8 Linha terminal
9 Cóccix
10 Púbis
11 Colo do fêmur
12 Sínfise púbica
13 Túber isquiático
14 Fêmur
15 Fossa ilíaca
16 Espinha isquiática
17 Cabeça do fêmur (e localização da articulação do quadril)
18 Trocanter maior
19 Trocanter menor

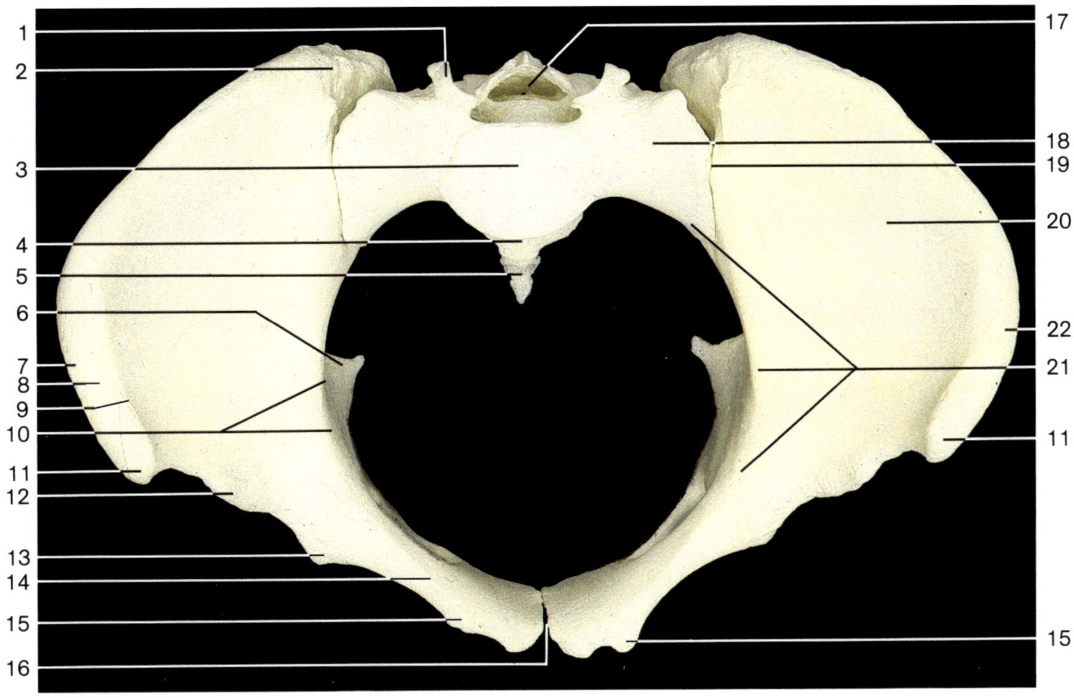

Pelve feminina (vista superior). Observe as diferenças entre as pelves masculina e feminina, especialmente na forma e dimensões do sacro, nas aberturas superior e inferior e nas asas do osso ílio.

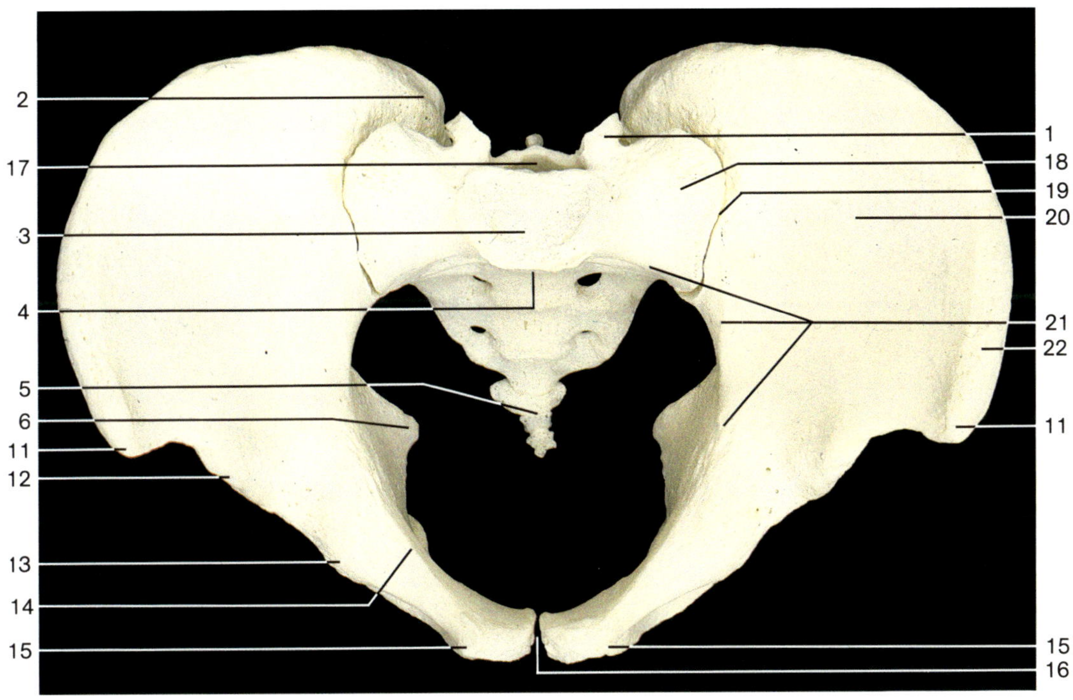

Pelve masculina (vista superior). Compare com a pelve feminina mostrada acima.

1 Processo articular superior do sacro
2 Espinha ilíaca posterossuperior
3 Base do sacro
4 Promontório sacral
5 Cóccix
6 Espinha isquiática
7 Lábio externo } da crista ilíaca
8 Linha intermédia } da crista ilíaca
9 Lábio interno } da crista ilíaca
10 Linha arqueada
11 Espinha ilíaca anterossuperior
12 Espinha ilíaca anteroinferior
13 Eminência iliopúbica
14 Linha pectínea do púbis
15 Tubérculo púbico
16 Sínfise púbica
17 Canal sacral
18 Asa do sacro
19 Posição da articulação sacroilíaca
20 Fossa ilíaca
21 Linha terminal
22 Crista ilíaca

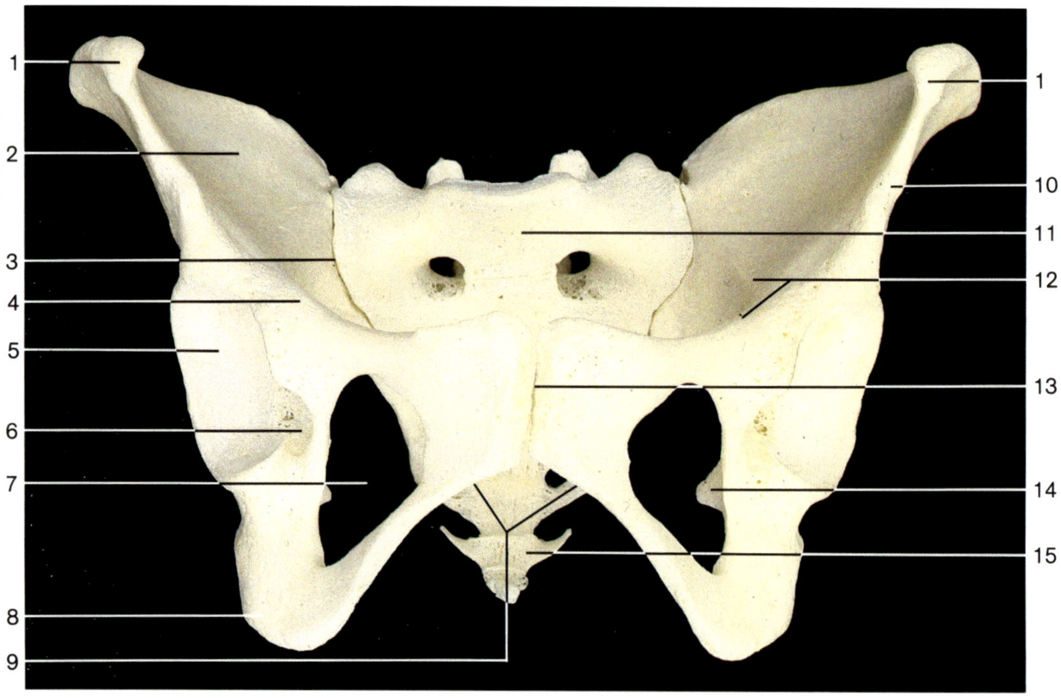

Pelve feminina (vista anterior). Observe as diferenças entre a forma e as dimensões das pelves masculina e feminina. O arco púbico feminino é maior do que o masculino. O forame obturado na pelve feminina é triangular, enquanto na pelve masculina é ovoide.

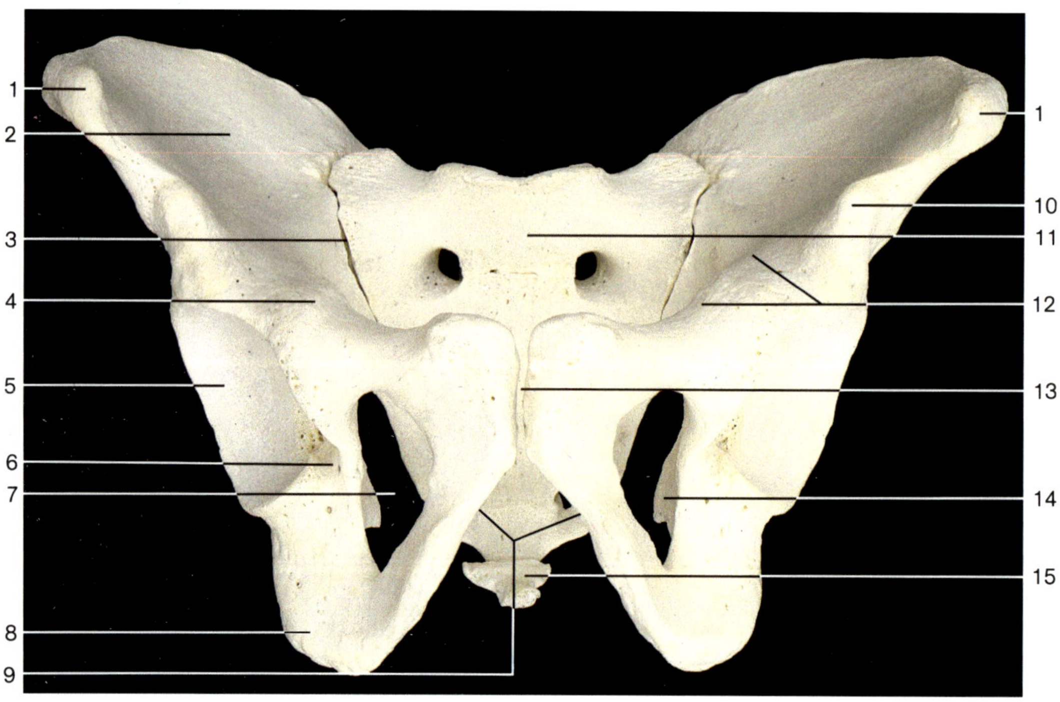

Pelve masculina (vista anterior). Compare com a pelve feminina mostrada acima.

1 Espinha ilíaca anterossuperior
2 Fossa ilíaca
3 Posição da articulação sacroilíaca
4 Eminência iliopúbica
5 Face semilunar do acetábulo
6 Incisura do acetábulo
7 Forame obturado
8 Túber isquiático
9 Arco púbico
10 Espinha ilíaca anteroinferior
11 Sacro
12 Linha terminal (margem da abertura superior)
13 Sínfise púbica
14 Espinha isquiática
15 Cóccix

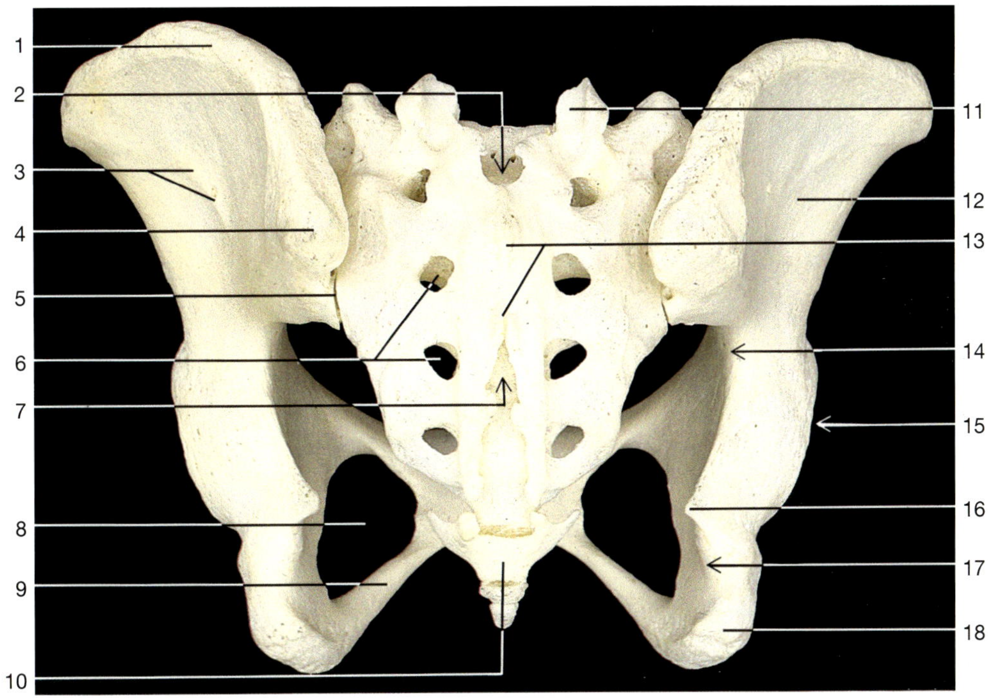

Pelve feminina (vista posterior). Observe as diferenças entre as pelves masculina e feminina, especialmente em relação à abertura inferior, à forma do sacro, às duas incisuras isquiáticas e ao arco púbico.

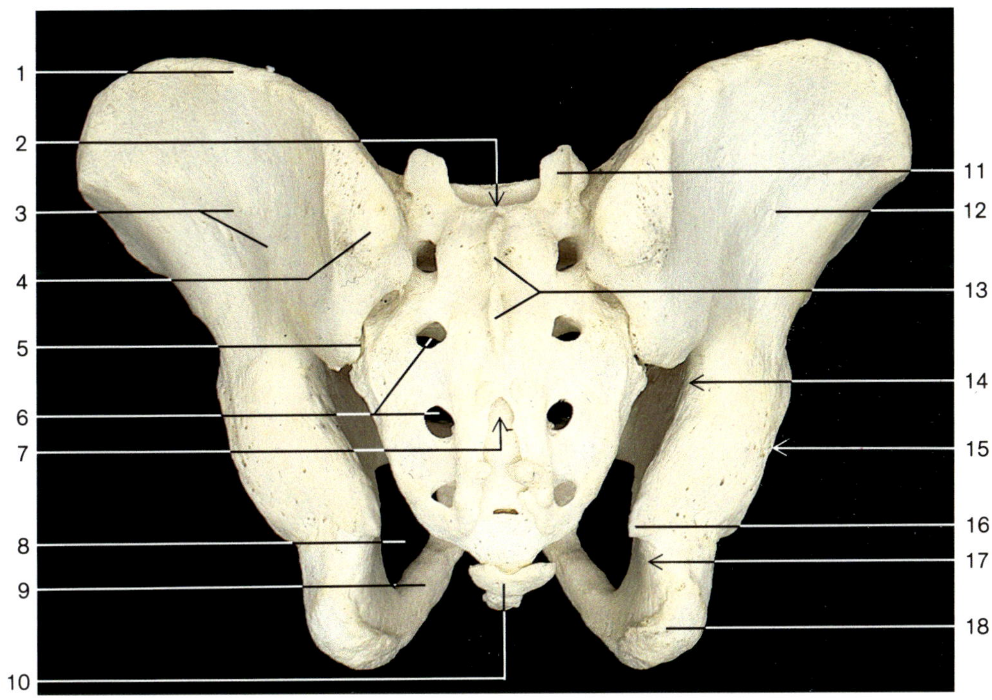

Pelve masculina (vista posterior). Compare com a pelve feminina mostrada acima.

1 Crista ilíaca
2 Canal sacral
3 Linha glútea posterior
4 Espinha ilíaca posterossuperior
5 Posição da articulação sacroilíaca
6 Forames sacrais posteriores
7 Hiato sacral
8 Forame obturado
9 Ramo do ísquio
10 Cóccix
11 Processo articular superior do sacro
12 Face glútea do ílio
13 Crista sacral mediana
14 Incisura isquiática maior
15 Posição do acetábulo
16 Espinha isquiática
17 Incisura isquiática menor
18 Túber isquiático

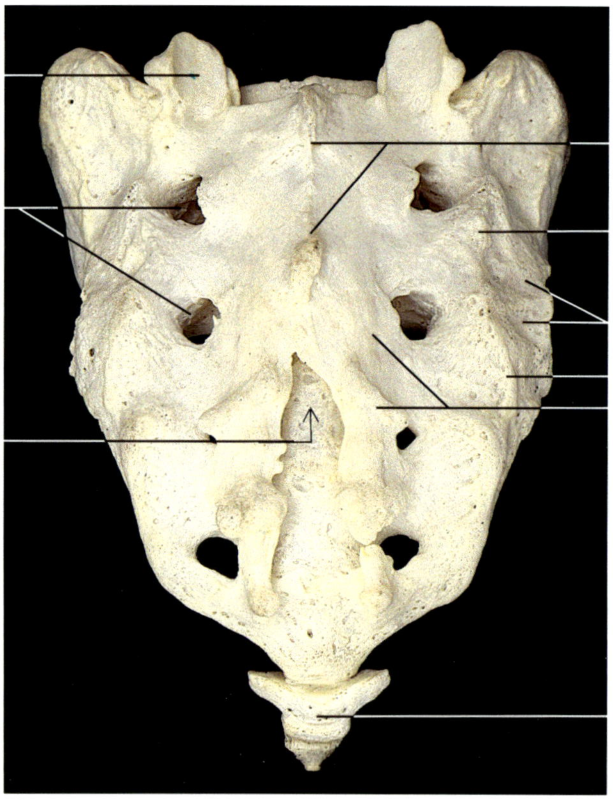

Sacro (vista posterior).

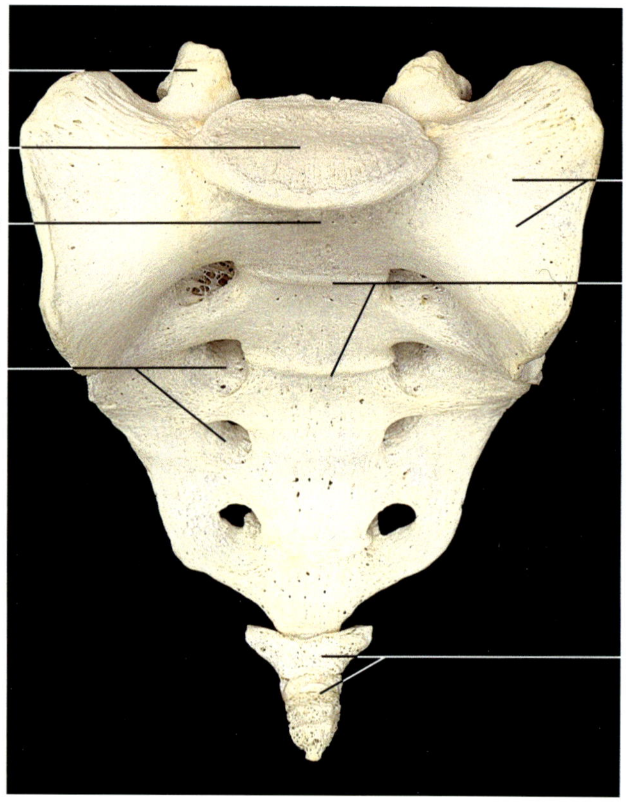

Sacro (vista anterior).

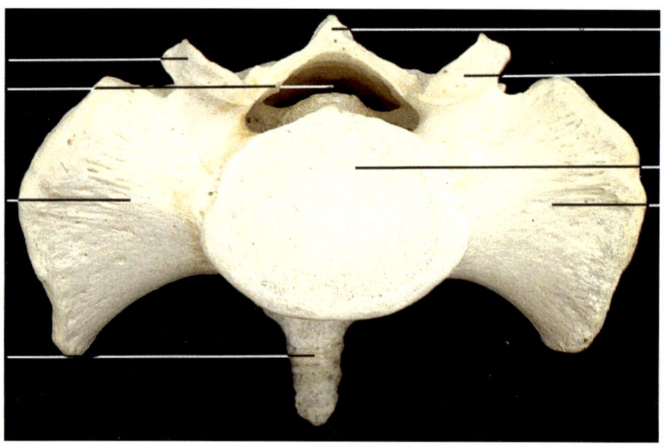

Sacro (vista superior).

1 Processo articular superior do sacro
2 Forames sacrais posteriores
3 Hiato sacral
4 Crista sacral mediana
5 Crista sacral lateral
6 Tuberosidade sacral
7 Crista sacral medial
8 Cóccix
9 Base do sacro
10 Promontório sacral
11 Forames sacrais anteriores
12 Parte lateral do sacro (asa)
13 Linha transversa do sacro
14 Canal sacral
15 Linha terminal
16 Diâmetro verdadeiro
17 Diâmetro diagonal
18 Diâmetro transverso
19 Diâmetro oblíquo
20 Abertura inferior da pelve

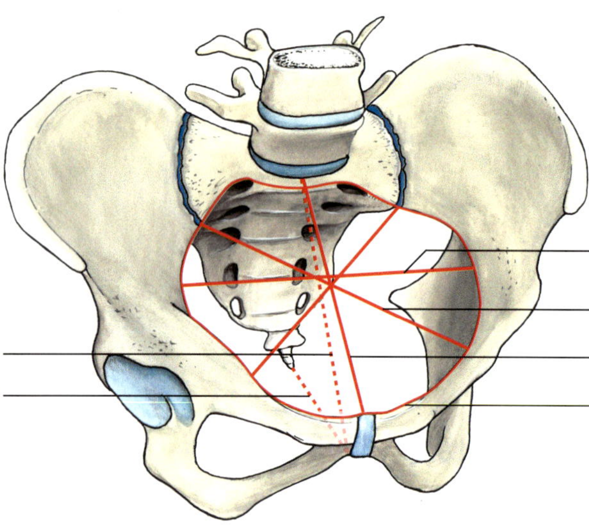

Diâmetros da pelve (vista superior oblíqua).

O cíngulo do membro inferior está firmemente ligado à coluna vertebral pela articulação sacroilíaca. Desse modo, é fácil manter a posição ereta do corpo até mesmo sobre um único membro (como no andar). A mobilidade do membro inferior é mais limitada do que a do membro superior.

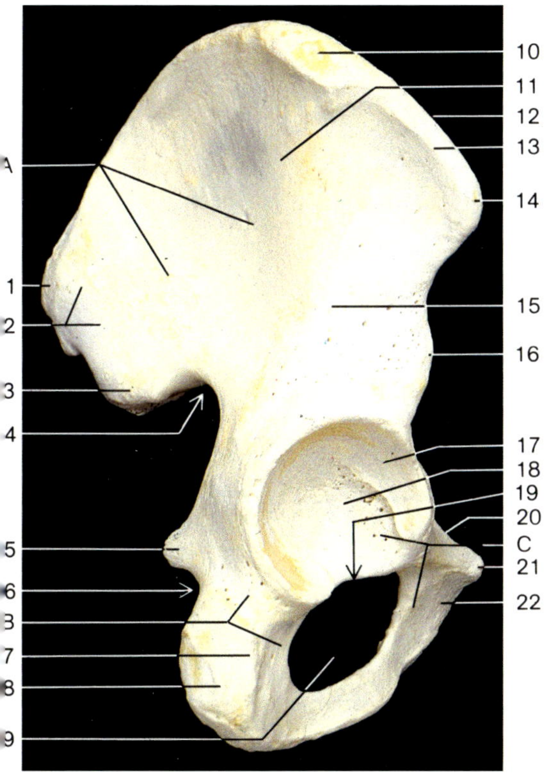

Osso do quadril direito (vista lateral).

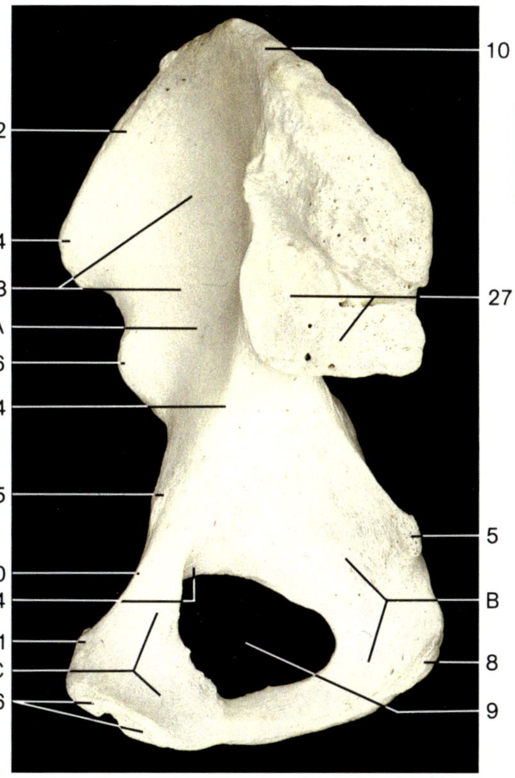

Osso do quadril direito (vista medial).

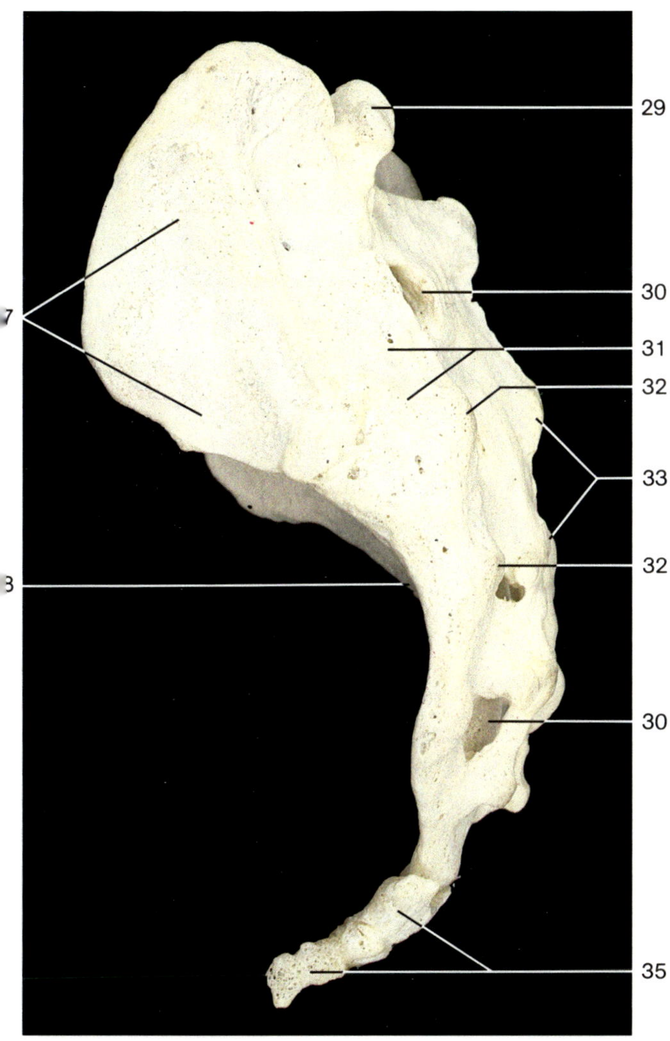

Sacro e cóccix (vista lateral).

A = Ílio
B = Ísquio
C = Púbis

1 Espinha ilíaca posterossuperior
2 Linha glútea posterior
3 Espinha ilíaca posteroinferior
4 Incisura isquiática maior
5 Espinha isquiática
6 Incisura isquiática menor
7 Corpo do ísquio
8 Túber isquiático
9 Forame obturado
10 Crista ilíaca
11 Linha glútea anterior
12 Lábio interno da crista ilíaca
13 Lábio externo da crista ilíaca
14 Espinha ilíaca anterossuperior
15 Linha glútea inferior
16 Espinha ilíaca anteroinferior
17 Face semilunar do acetábulo
18 Fossa do acetábulo
19 Incisura do acetábulo
20 Linha pectínea do púbis
21 Tubérculo púbico
22 Corpo do púbis
23 Fossa ilíaca
24 Linha arqueada
25 Eminência iliopúbica
26 Face sinfisial do púbis
27 Face auricular do sacro
28 Face pélvica do sacro
29 Processo articular superior do sacro
30 Forames sacrais posteriores
31 Tuberosidade sacral
32 Crista sacral lateral
33 Crista sacral mediana
34 Sulco obturatório
35 Cóccix

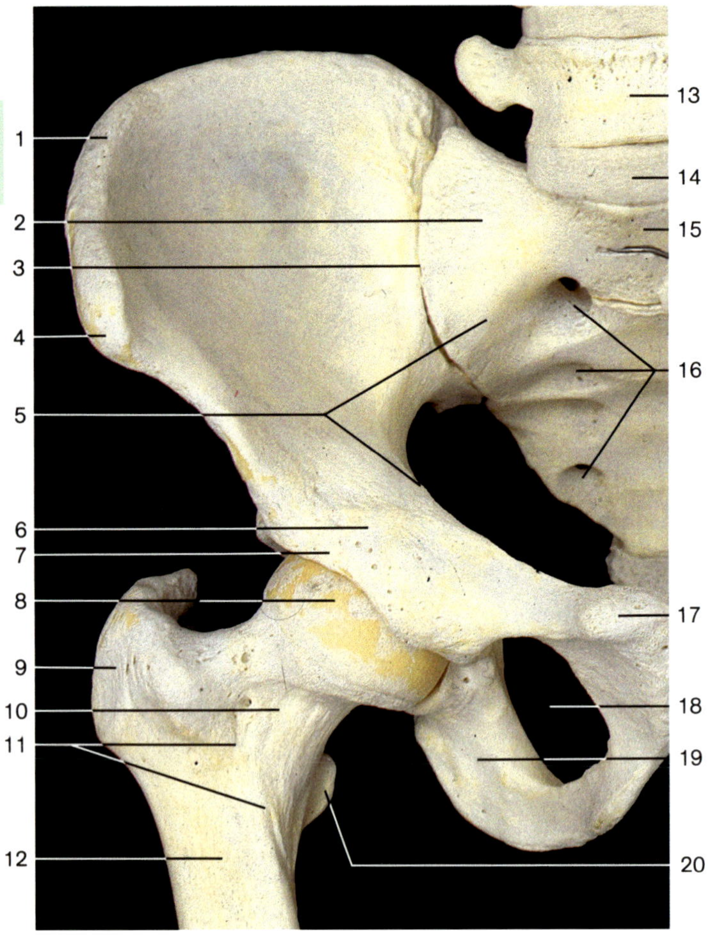

Ossos da articulação do quadril direita (vista anterior).

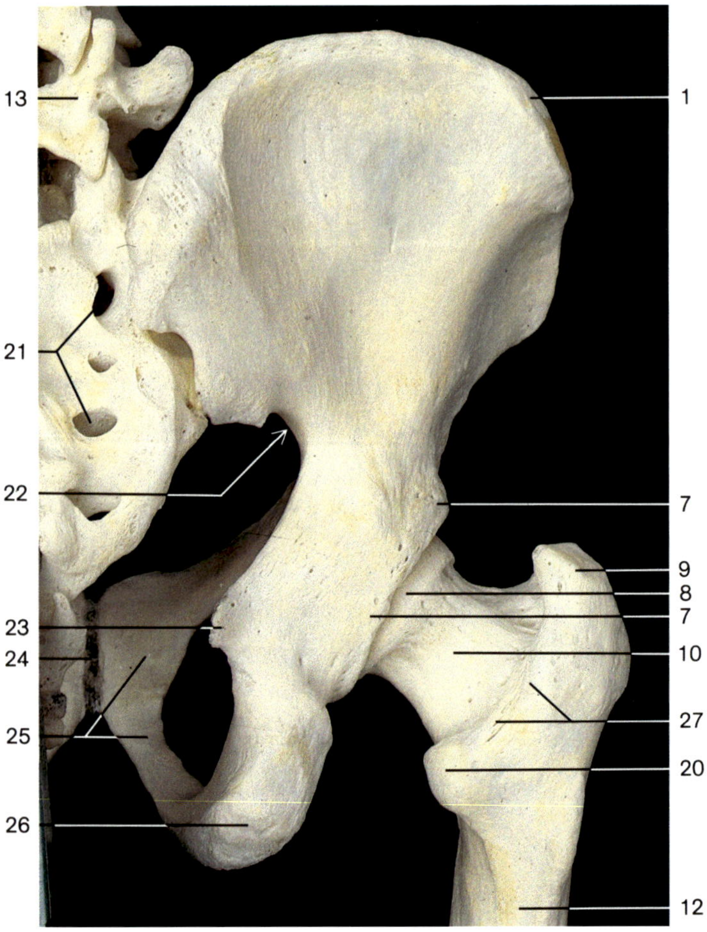

Ossos da articulação do quadril direita (vista posterior).

1 Crista ilíaca
2 Parte lateral do sacro (asa)
3 Posição da articulação sacroilíaca
4 Espinha ilíaca anterossuperior
5 Linha terminal
6 Eminência iliopúbica
7 Limbo do acetábulo
8 Cabeça do fêmur
9 Trocanter maior
10 Colo do fêmur
11 Linha intertrocantérica
12 Corpo do fêmur
13 Quinta vértebra lombar (L_5)
14 Disco intervertebral entre a quinta vértebra lombar e o sacro (representação)
15 Promontório sacral
16 Forames sacrais anteriores
17 Tubérculo púbico
18 Forame obturado
19 Ramo do ísquio
20 Trocanter menor
21 Forames sacrais posteriores
22 Incisura isquiática maior
23 Espinha isquiática
24 Sínfise púbica
25 Púbis
26 Túber isquiático
27 Crista intertrocantérica
28 Face sinfisial

Diâmetros da pelve

A = Diâmetro verdadeiro (11–11,5 cm)
B = Diâmetro diagonal (12,5-13 cm)
C = Diâmetro maior da pelve
D = Abertura inferior da pelve
E = Inclinação da pelve (60°)

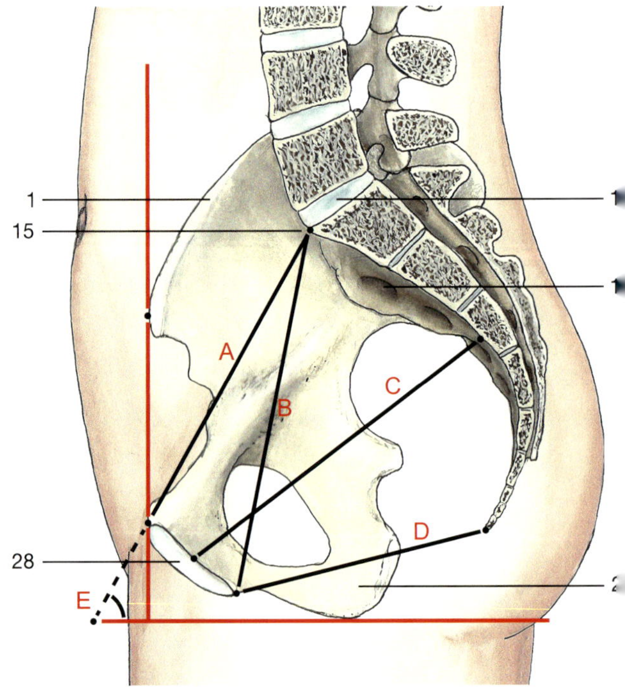

Inclinação e diâmetros da pelve feminina, metade direita (vista medial).

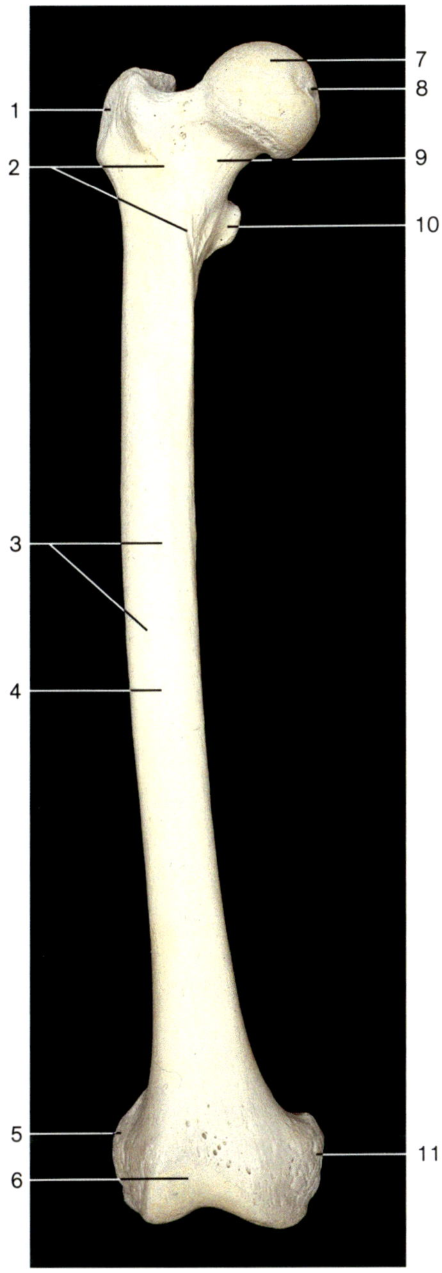

Fêmur direito (vista anterior).

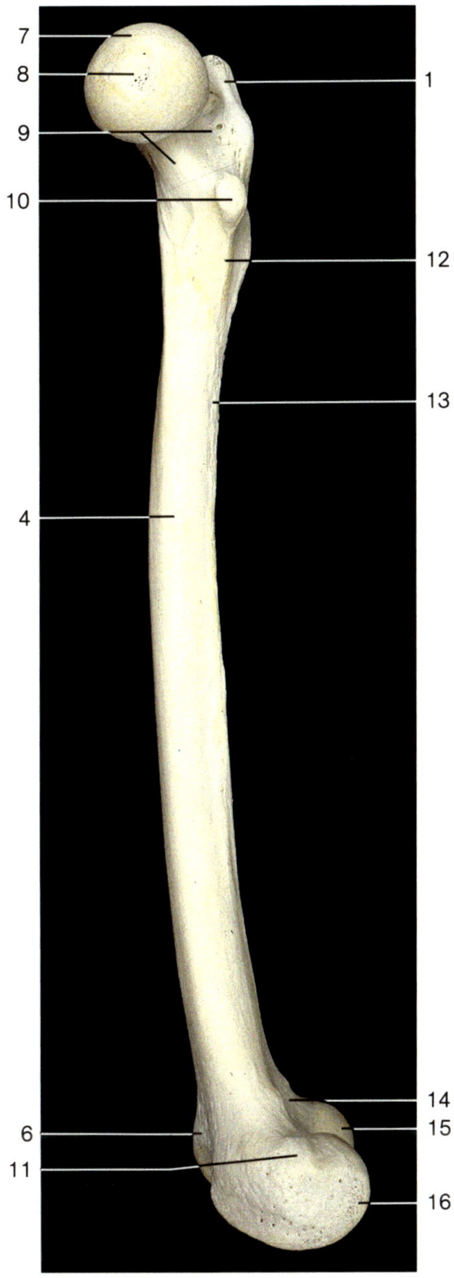

Fêmur direito (vista medial).

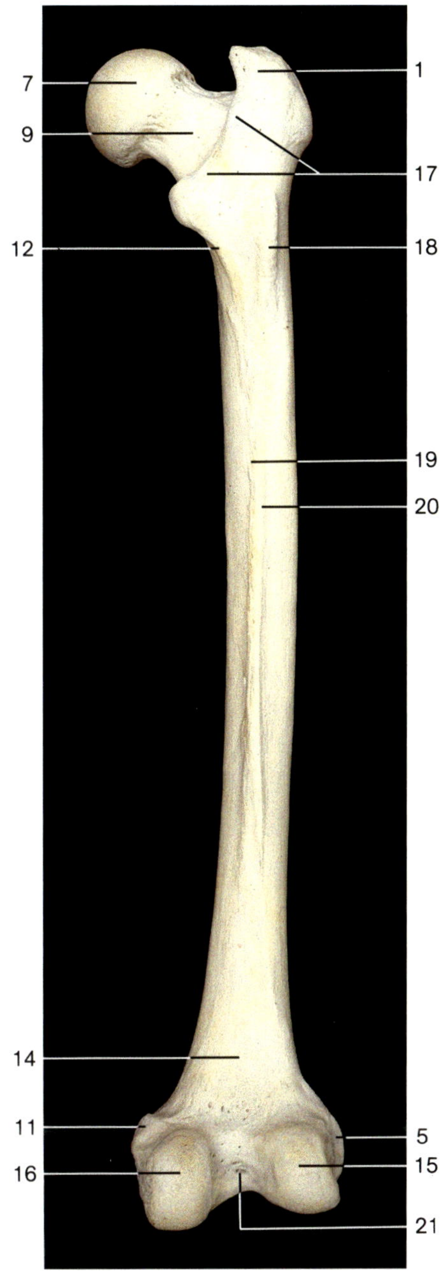

Fêmur direito (vista posterior).

1 Trocanter maior
2 Linha intertrocantérica
3 Forames nutrícios
4 Corpo do fêmur (diáfise)
5 Epicôndilo lateral
6 Face patelar
7 Cabeça do fêmur
8 Fóvea da cabeça do fêmur
9 Colo do fêmur
10 Trocanter menor
11 Epicôndilo medial
12 Linha pectínea
13 Linha áspera
14 Face poplítea
15 Côndilo lateral
16 Côndilo medial
17 Crista intertrocantérica
18 Terceiro trocanter
19 Lábio medial da linha áspera
20 Lábio lateral da linha áspera
21 Fossa intercondilar

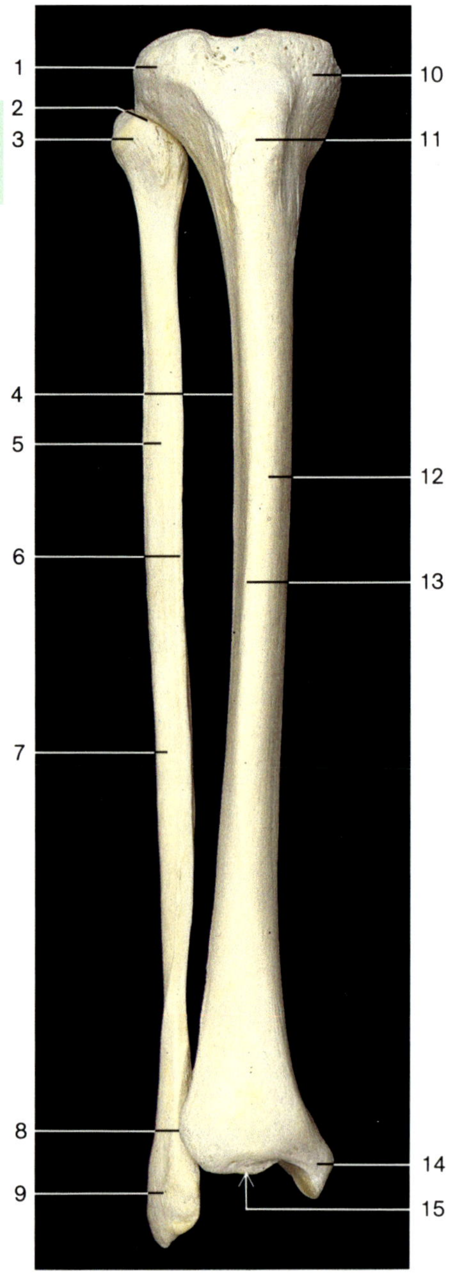

Ossos da perna. Tíbia e fíbula direitas (vista anterior).

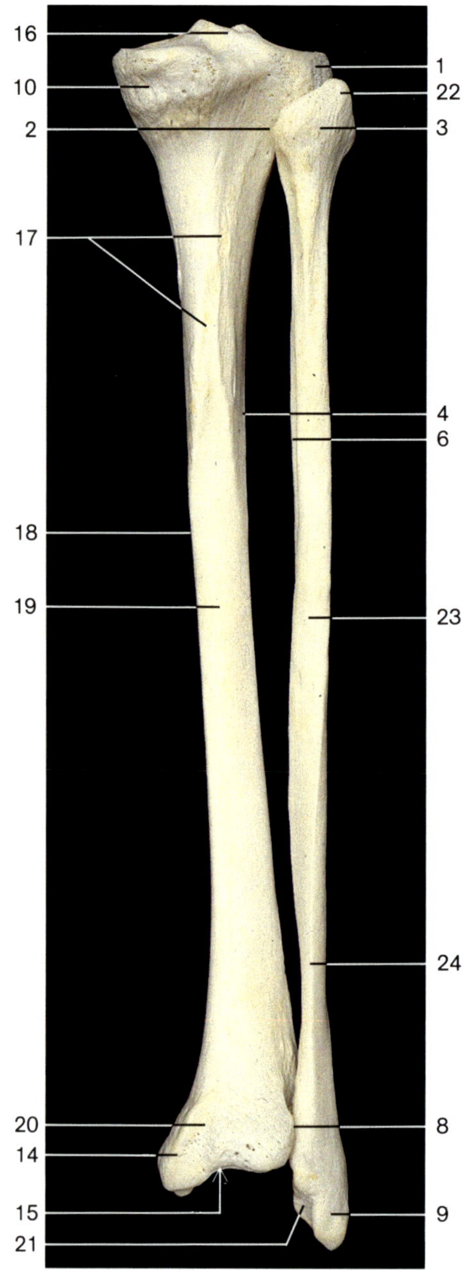

Ossos da perna. Tíbia e fíbula direitas (vista posterior).

1 Côndilo lateral
2 Posição da articulação tibiofibular
3 Cabeça da fíbula
4 Margem interóssea da tíbia
5 Corpo da fíbula
6 Margem interóssea da fíbula
7 Face lateral da fíbula
8 Posição da sindesmose tibiofibular
9 Maléolo lateral
10 Côndilo medial
11 Tuberosidade da tíbia
12 Corpo da tíbia (diáfise)
13 Margem anterior da tíbia
14 Maléolo medial
15 Face articular inferior da tíbia
16 Eminência intercondilar
17 Linha para o músculo sóleo
18 Margem medial da tíbia
19 Face posterior da tíbia
20 Sulco maleolar
21 Face articular do maléolo lateral
22 Ápice da cabeça da fíbula
23 Face posterior da fíbula
24 Margem posterior da fíbula
25 Tubérculo intercondilar medial
26 Área intercondilar posterior
27 Área intercondilar anterior
28 Tubérculo intercondilar lateral

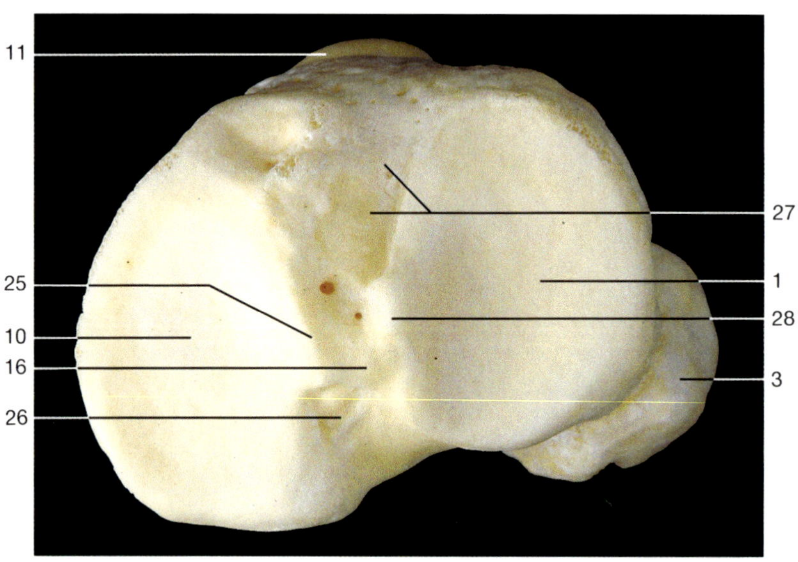

Extremidade superior da tíbia e da fíbula direitas (vista superior), margem anterior da tíbia acima. Face articular superior da tíbia.

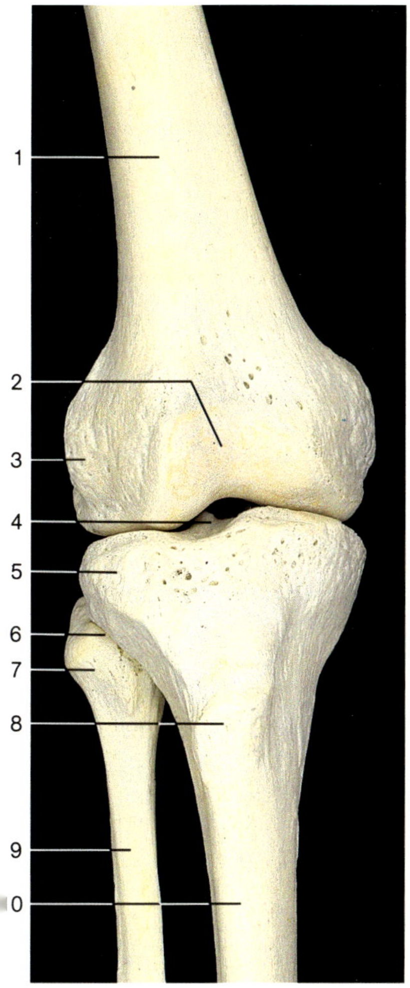

Ossos da articulação do joelho **direito** (vista anterior).

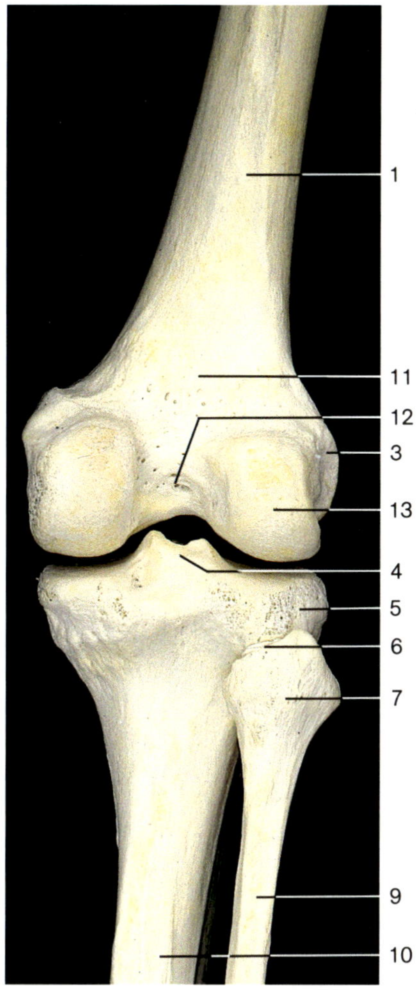

Ossos da articulação do joelho direito (vista posterior).

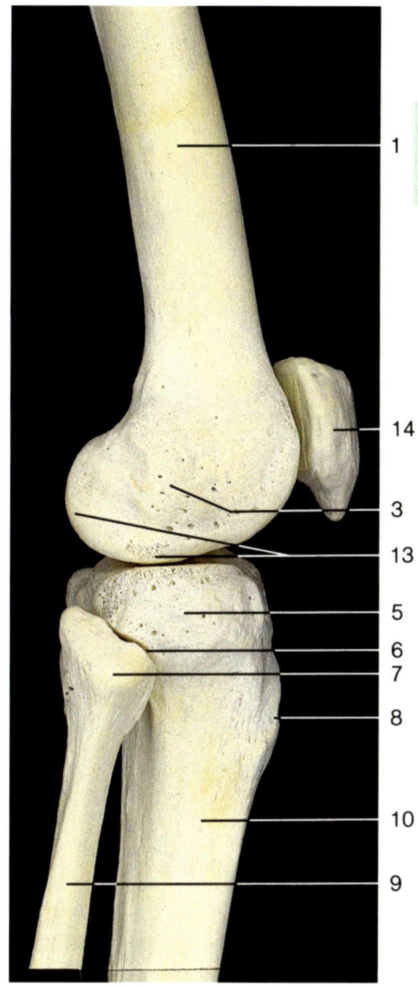

Ossos da articulação do joelho direito (vista lateral).

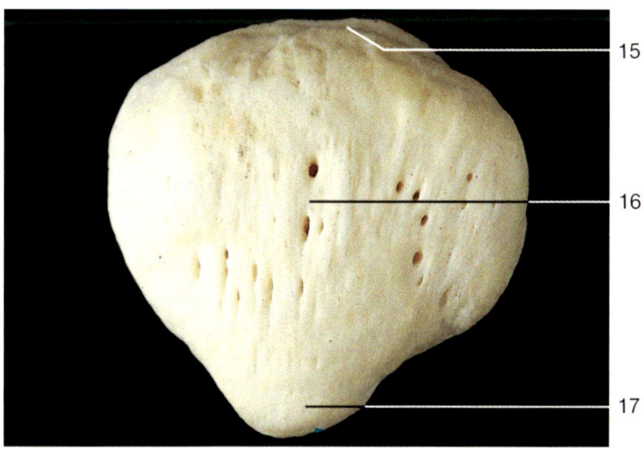

Patela direita (vista anterior).

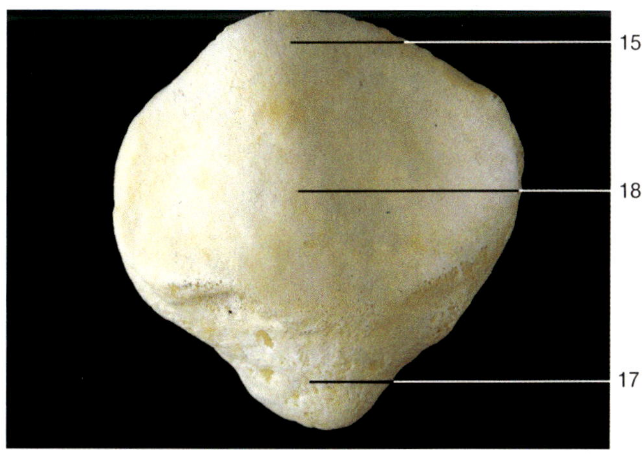

Patela direita (vista posterior).

1 Fêmur
2 Face patelar do fêmur
3 Epicôndilo lateral do fêmur
4 Eminência intercondilar da tíbia
5 Côndilo lateral da tíbia
6 Posição da articulação tibiofibular
7 Cabeça da fíbula
8 Tuberosidade da tíbia
9 Fíbula
10 Corpo da tíbia
11 Face poplítea do fêmur
12 Fossa intercondilar do fêmur
13 Côndilo lateral do fêmur
14 Patela
15 Base da patela
16 Face anterior da patela
17 Ápice da patela
18 Face articular da patela

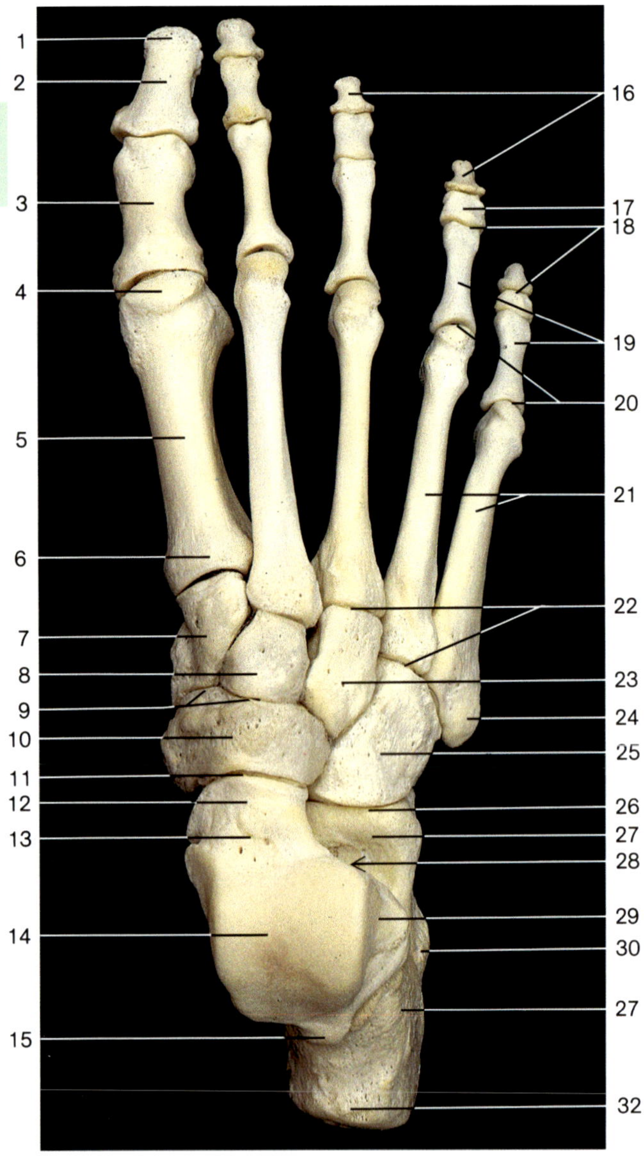

Ossos do pé direito (vista dorsal).

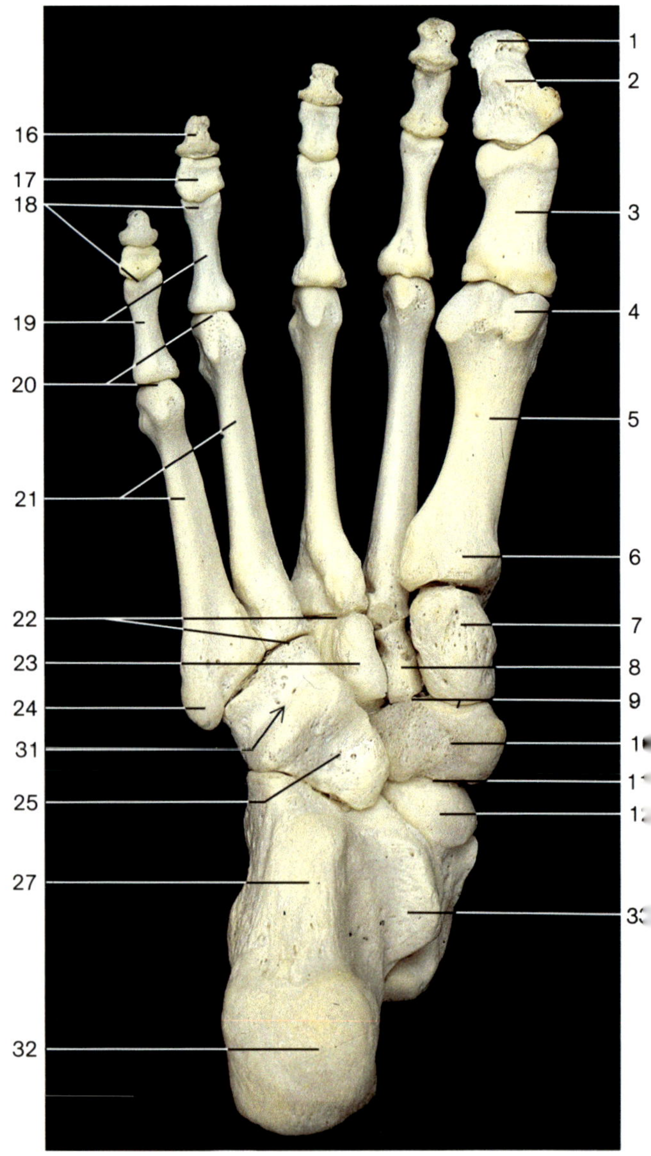

Ossos do pé direito (vista plantar).

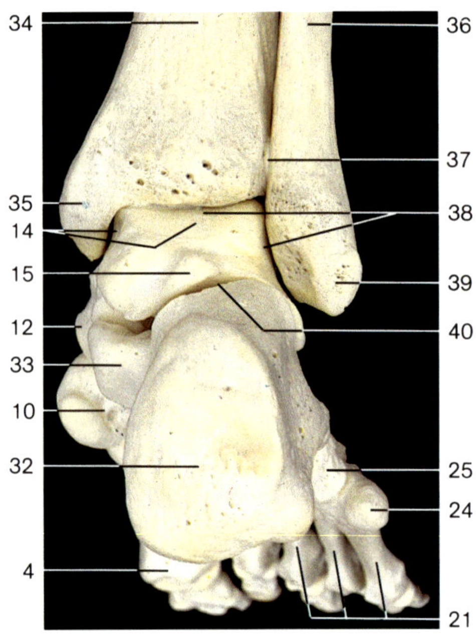

Ossos do pé direito junto a tíbia e a fíbula (vista posterior).

1 Tuberosidade da falange distal do hálux
2 Falange distal do hálux
3 Falange proximal do hálux
4 Cabeça do osso metatarsal I
5 Osso metatarsal I
6 Base do osso metatarsal I
7 Osso cuneiforme medial
8 Osso cuneiforme intermédio
9 Posição da articulação cuneonavicular
10 Osso navicular

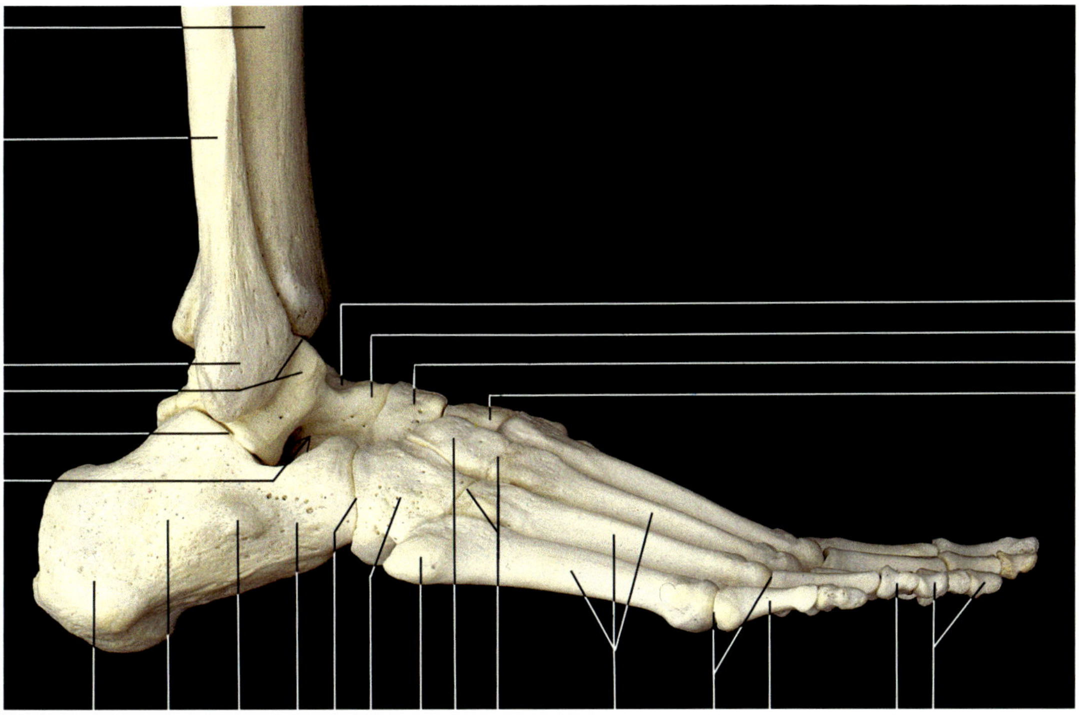

Ossos do pé direito, tíbia e fíbula (vista lateral).

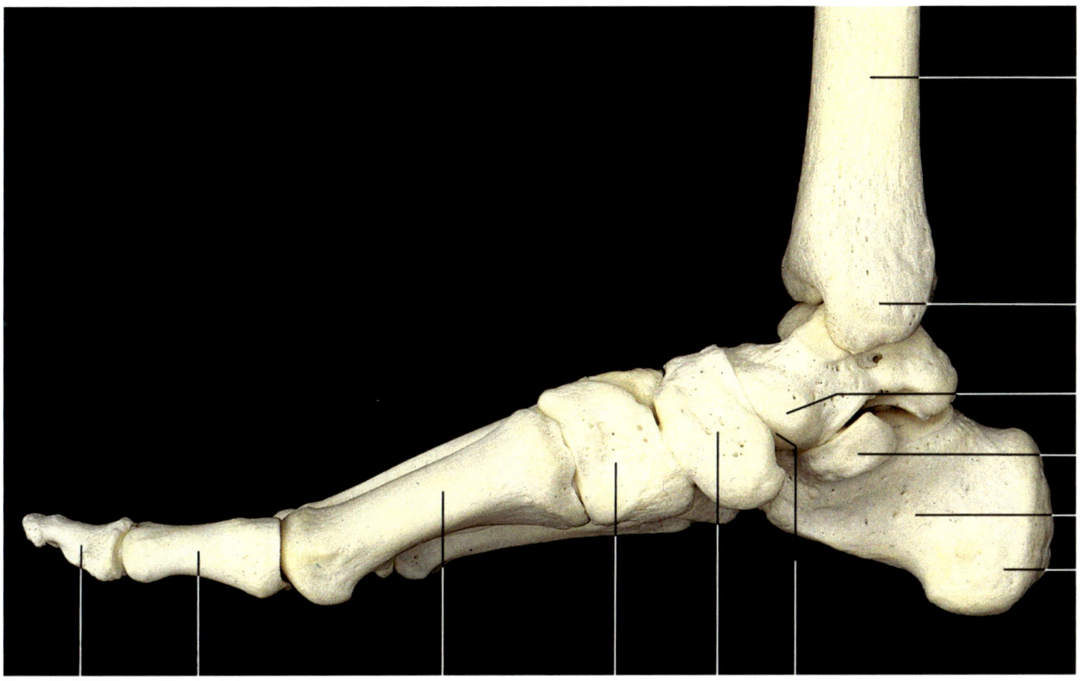

Ossos do pé direito, tíbia e fíbula (vista medial).

11 Posição da articulação talocalcaneonavicular
12 Cabeça do tálus
13 Colo do tálus
14 Tróclea do tálus
15 Processo posterior do tálus
16 Falanges distais
17 Falange média
18 Posição das articulações interfalângicas
19 Falanges proximais
20 Posição das articulações metatarsofalângicas
21 Ossos metatarsais
22 Posição das articulações tarsometatarsais
23 Cuneiforme lateral
24 Tuberosidade do osso metatarsal V
25 Cuboide
26 Posição da articulação calcaneocubóidea
27 Calcâneo
28 Seio do tarso
29 Face maleolar lateral do tálus
30 Tróclea fibular do calcâneo
31 Sulco do tendão do músculo fibular longo
32 Tuberosidade do calcâneo
33 Sustentáculo do tálus
34 Tíbia
35 Maléolo medial
36 Fíbula
37 Sindesmose tibiofibular
38 Posição da articulação talocrural
39 Maléolo lateral
40 Posição da articulação talocalcânea

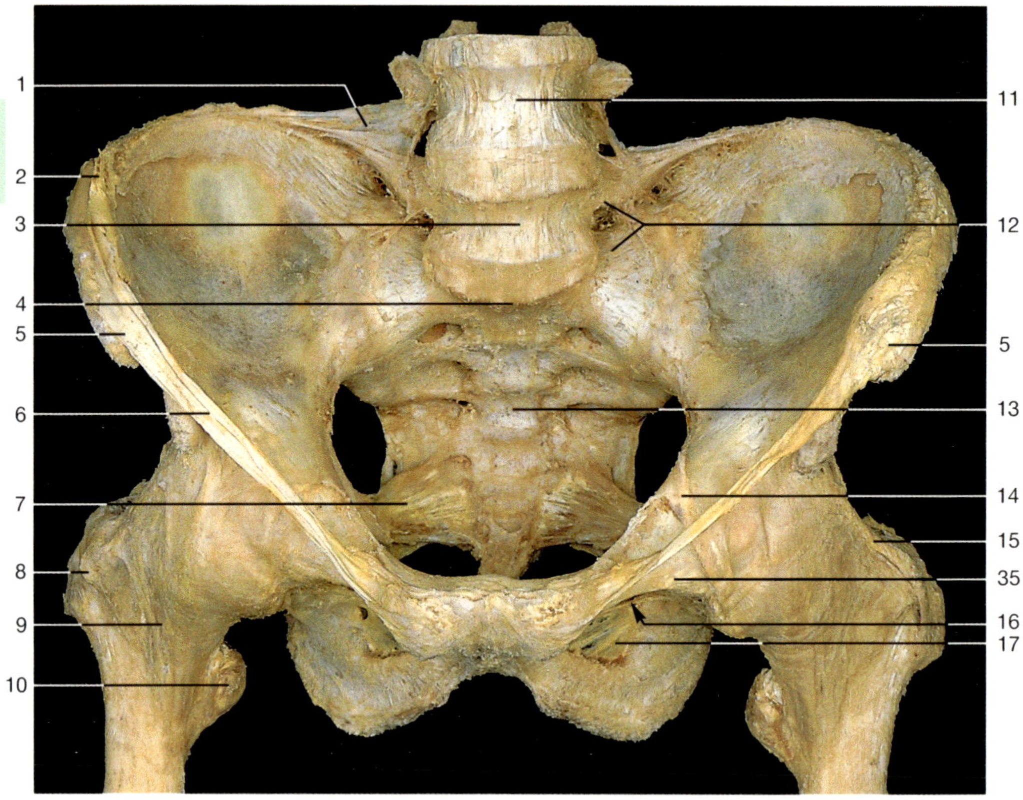

Ligamentos da pelve e da articulação do quadril (vista anterior).

1 Ligamento iliolombar
2 Crista ilíaca
3 Vértebra L_5
4 Promontório sacral
5 Espinha ilíaca anterossuperior
6 Ligamento inguinal
7 Ligamento sacroespinal
8 Trocanter maior
9 Ligamento iliofemoral (parte descendente)
10 Trocanter menor
11 Vértebra L_4
12 Ligamentos iliolombar e sacroilíaco anterior
13 Sacro
14 Arco iliopectíneo
15 Ligamento iliofemoral (parte transversa)
16 Canal obturatório
17 Membrana obturadora
18 Forame isquiático maior
19 Ligamento sacroespinal
20 Ligamento sacrotuberal
21 Forame isquiático menor
22 Túber isquiático
23 Ligamento isquiofemoral
24 Crista intertrocantérica
25 Fêmur
26 Cápsula articular da articulação do quadril
27 Ligamentos sacroilíacos posteriores
28 Cóccix com ligamento sacrococcígeo posterior superficial
29 Cabeça do fêmur
30 Cartilagem articular da cabeça do fêmur
31 Cavidade articular da articulação do quadril
32 Lábio do acetábulo
33 Substância esponjosa
34 Ligamento da cabeça do fêmur
35 Ligamento pubofemoral
36 Zona orbicular

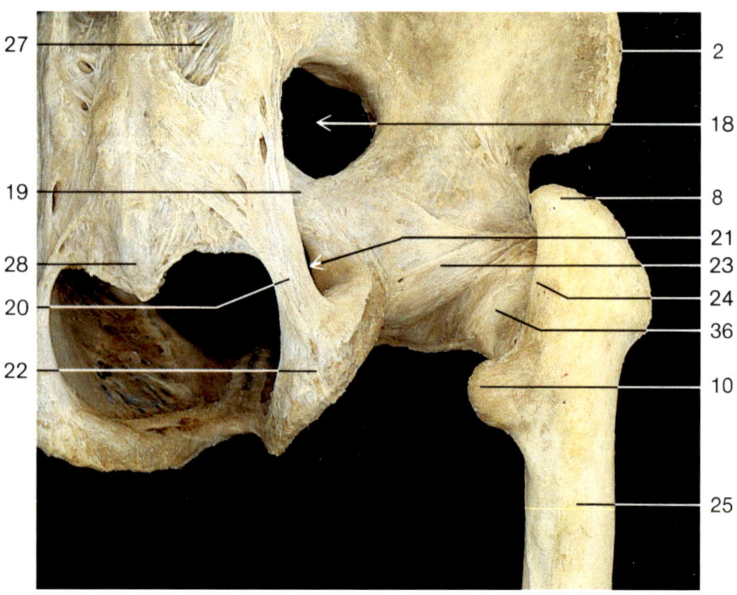

Ligamentos da pelve e da articulação do quadril (vista posterior direita).

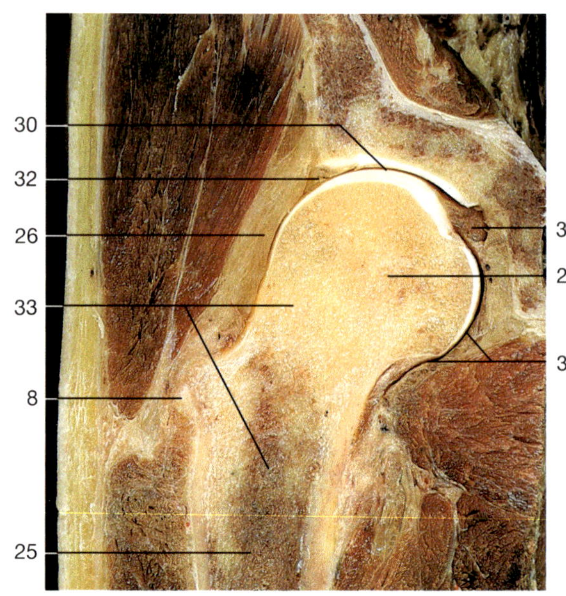

Secção coronal da articulação do quadril direito (vista anterior).

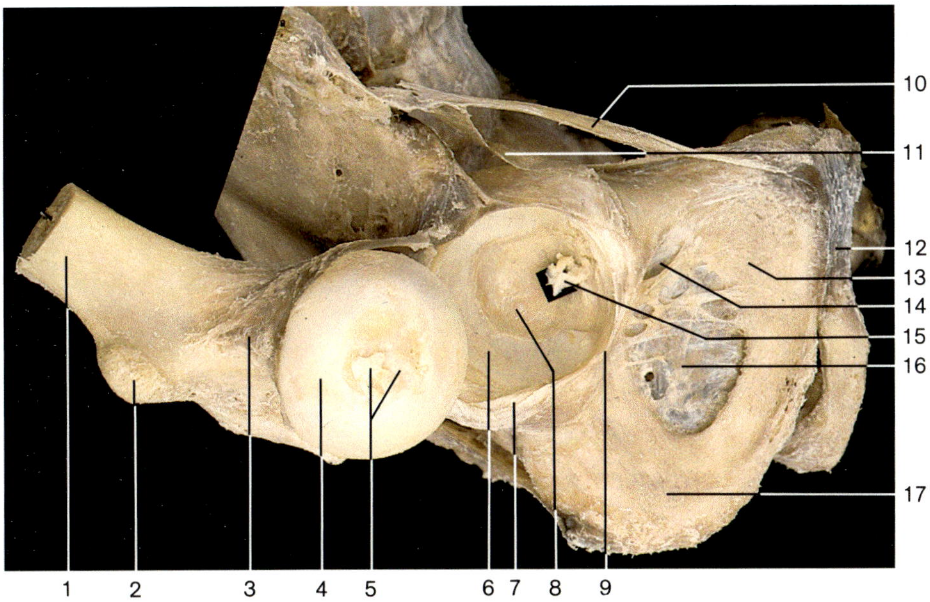

Articulação do quadril direita, aberta (vista anterolateral). O ligamento da cabeça do fêmur foi seccionado, e o fêmur rebatido posteriormente.

1 Fêmur
2 Trocanter menor
3 Colo do fêmur
4 Cabeça do fêmur
5 Fóvea da cabeça com parte do ligamento da cabeça do fêmur
6 Face semilunar
7 Lábio do acetábulo
8 Fossa do acetábulo
9 Ligamento transverso do acetábulo
10 Ligamento inguinal
11 Arco iliopectíneo
12 Sínfise púbica
13 Púbis
14 Canal obturatório
15 Ligamento da cabeça do fêmur
16 Membrana obturadora
17 Ísquio
18 Ligamento longitudinal anterior (nível da vértebra L_5)
19 Promontório sacral
20 Ligamento iliolombar
21 Crista ilíaca
22 Espinha ilíaca anterossuperior
23 Ligamento iliofemoral (parte transversa)
24 Ligamento iliofemoral (parte descendente)
25 Trocanter maior
26 Ligamento pubofemoral
27 Espinha ilíaca anteroinferior
28 Ligamento sacroilíaco anterior
29 Ligamento sacroespinal
30 Ligamento sacrotuberal
31 Linha intertrocantérica
32 Ligamento isquiofemoral
33 Zona orbicular

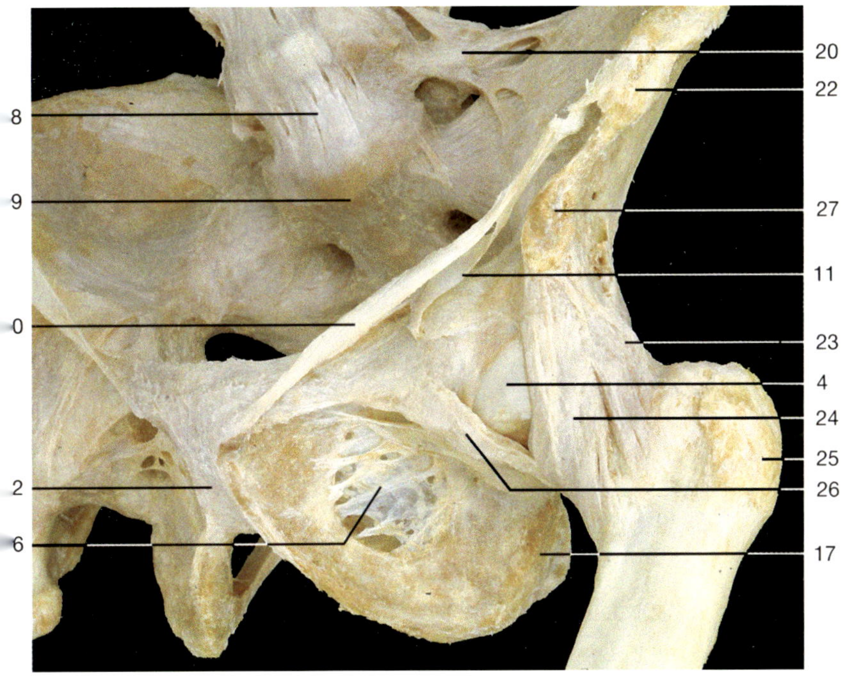

◁ **Ligamentos da pelve e da articulação do quadril** (vista anterolateral).

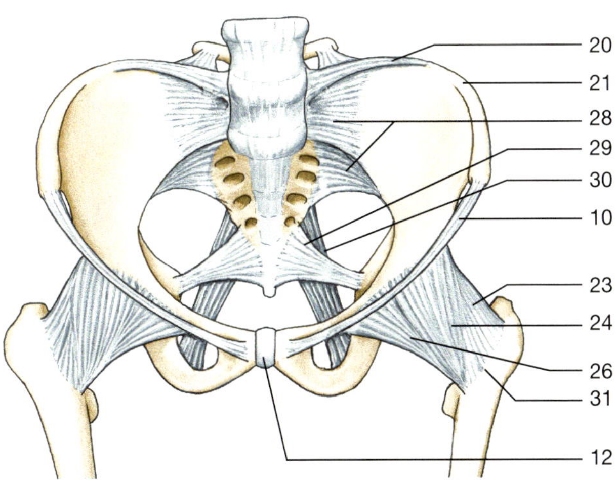

Ligamentos da pelve e da articulação do quadril (vista anterior).

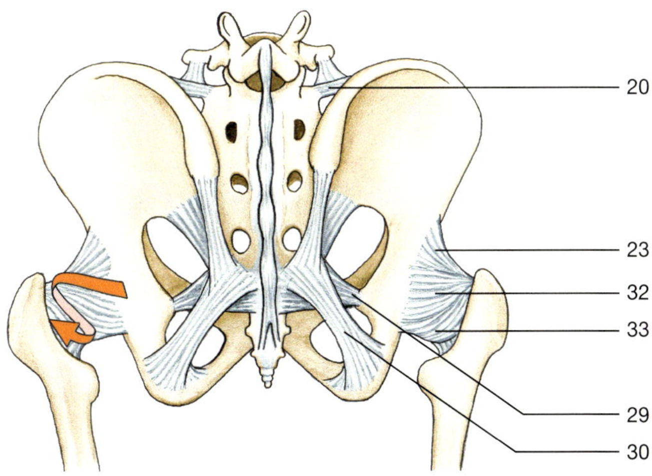

Ligamentos da pelve e da articulação do quadril (vista posterior).

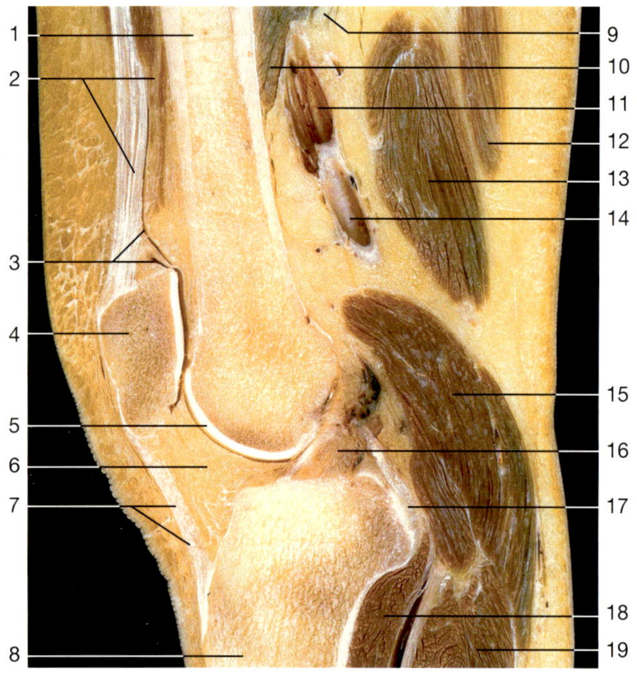

Secção sagital da articulação do joelho (vista lateral). Face anterior para a esquerda.

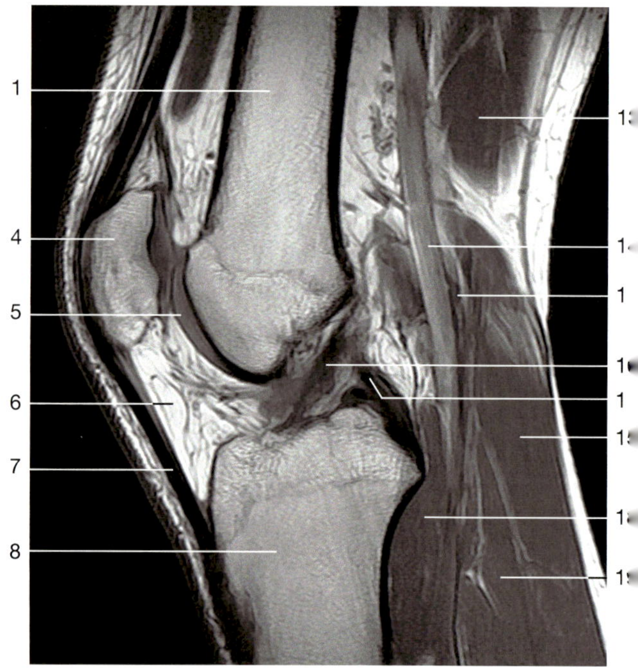

Corte sagital da articulação do joelho (RNM). (De Heuck et al., *Atlas de ressonância magnética do sistema musculoesquelético*, ed. bras. 2012.)

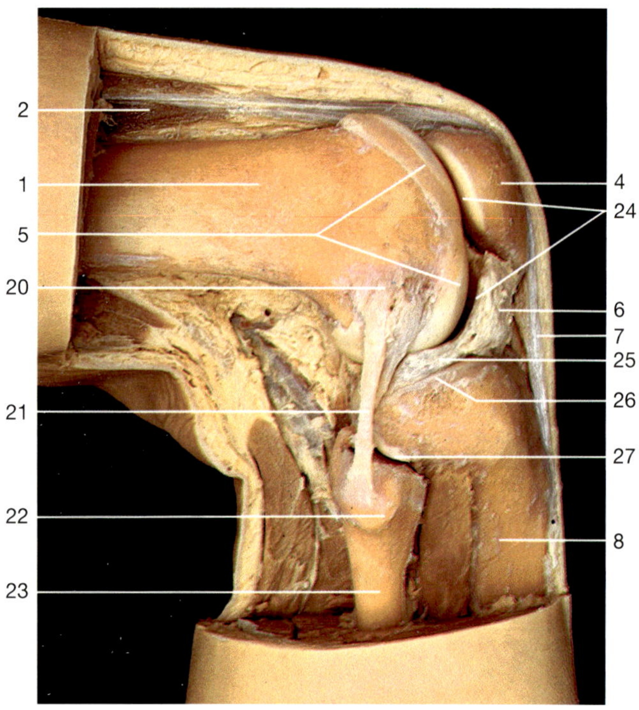

Articulação do joelho direito e articulação tibiofibular proximal com ligamentos (vista lateral). Observe a posição do menisco lateral.

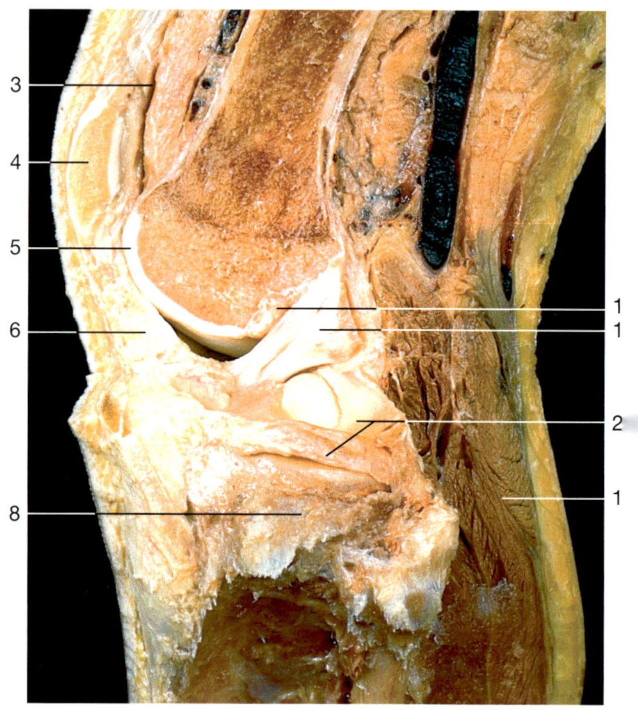

Articulação do joelho esquerdo com ligamento cruzado anterior (vista lateral).

1 Fêmur
2 Músculo quadríceps femoral
3 Bolsa suprapatelar e cavidade articular
4 Patela
5 Cartilagem articular do fêmur
6 Corpo adiposo infrapatelar
7 Ligamento da patela
8 Tíbia
9 Nervo tibial
10 Músculo adutor magno
11 Veia poplítea
12 Músculo semitendíneo
13 Músculo semimembranáceo
14 Artéria poplítea
15 Músculo gastrocnêmio
16 Ligamento cruzado anterior
17 Ligamento cruzado posterior
18 Músculo poplíteo
19 Músculo sóleo
20 Epicôndilo lateral do fêmur
21 Ligamento colateral fibular
22 Cabeça da fíbula
23 Fíbula
24 Cavidade articular do joelho
25 Menisco lateral da articulação do joelho
26 Côndilo lateral da tíbia
27 Articulação tibiofibular

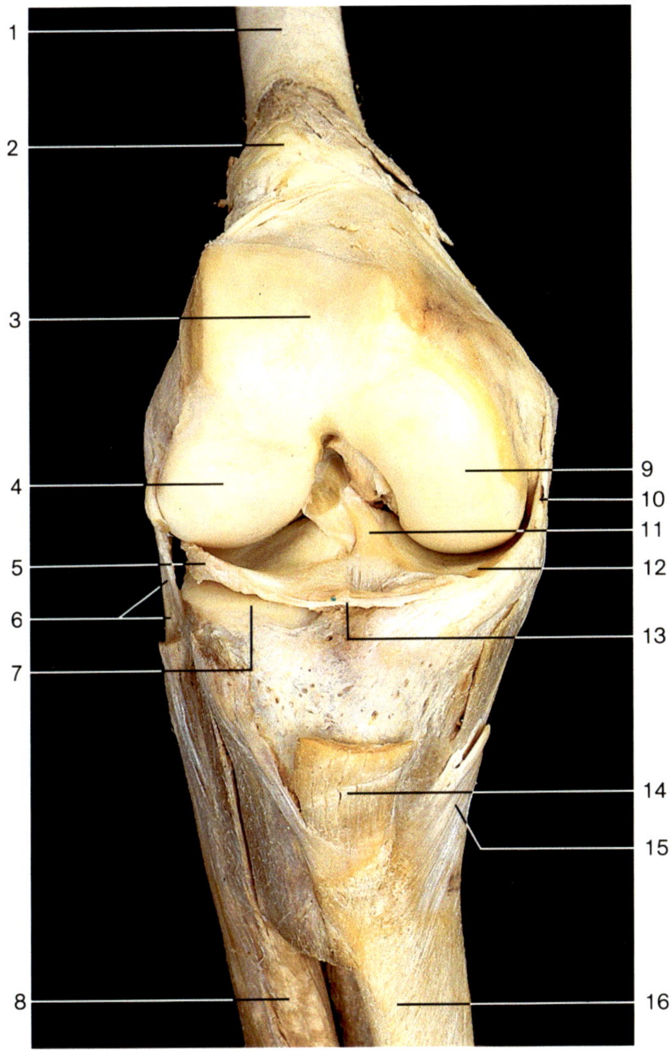

Articulação do joelho direito com os ligamentos (vista anterior). Patela e cápsula articular removidas; fêmur ligeiramente flexionado.

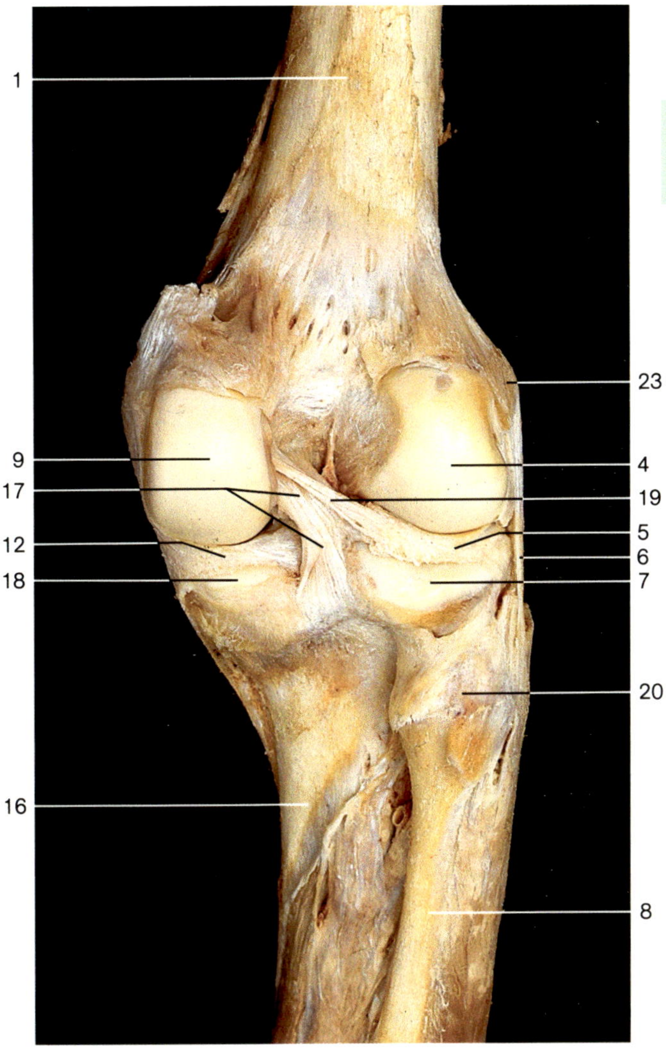

Articulação do joelho direito com ligamentos (vista posterior). A articulação está em extensão, e a cápsula articular foi removida.

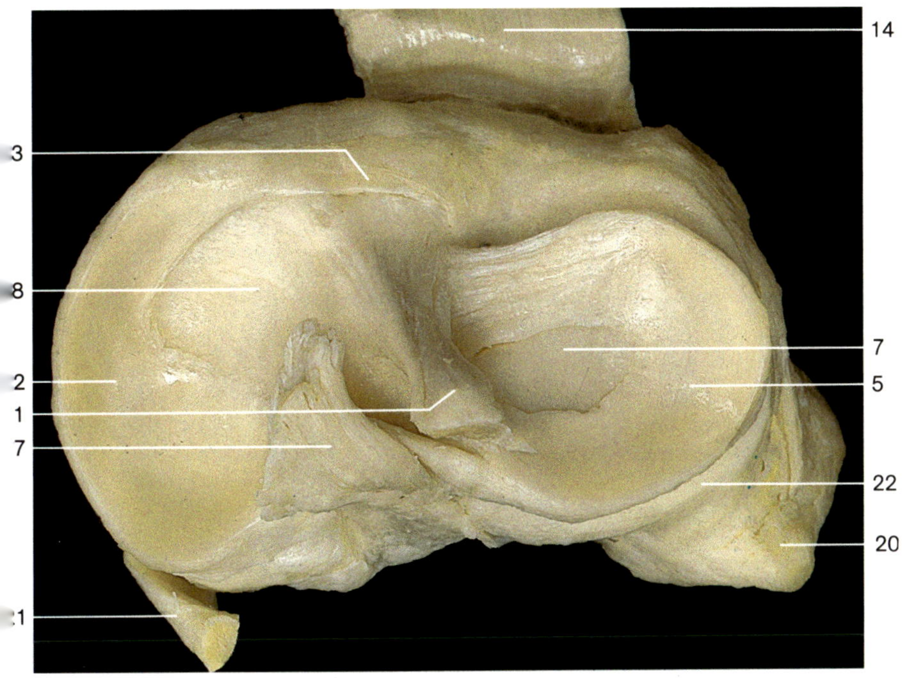

Face articular de tíbia direita, meniscos e ligamentos cruzados (vista superior). Margem anterior da tíbia acima.

1 Fêmur
2 Cápsula articular com bolsa suprapatelar
3 Face patelar
4 Côndilo lateral do fêmur
5 Menisco lateral do joelho
6 Ligamento colateral fibular
7 Côndilo lateral da tíbia (face articular superior)
8 Fíbula
9 Côndilo medial do fêmur
10 Ligamento colateral tibial
11 Ligamento cruzado anterior
12 Menisco medial do joelho
13 Ligamento transverso do joelho
14 Ligamento da patela
15 Inserção conjunta dos músculos sartório, semitendíneo e grácil
16 Tíbia
17 Ligamento cruzado posterior
18 Côndilo medial (face articular superior)
19 Ligamento meniscofemoral posterior
20 Cabeça da fíbula
21 Tendão do músculo semimembranáceo
22 Fixação posterior da cápsula articular do joelho
23 Epicôndilo lateral do fêmur

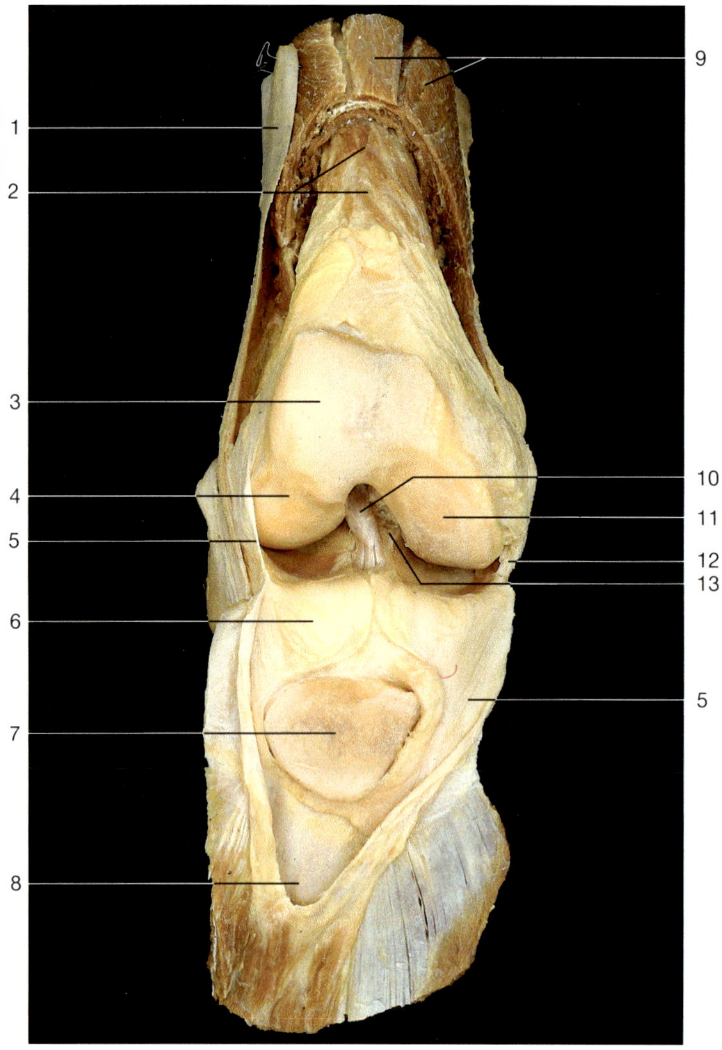

Articulação do joelho direito, aberta (vista anterior). Ligamento da patela rebatido com a patela.

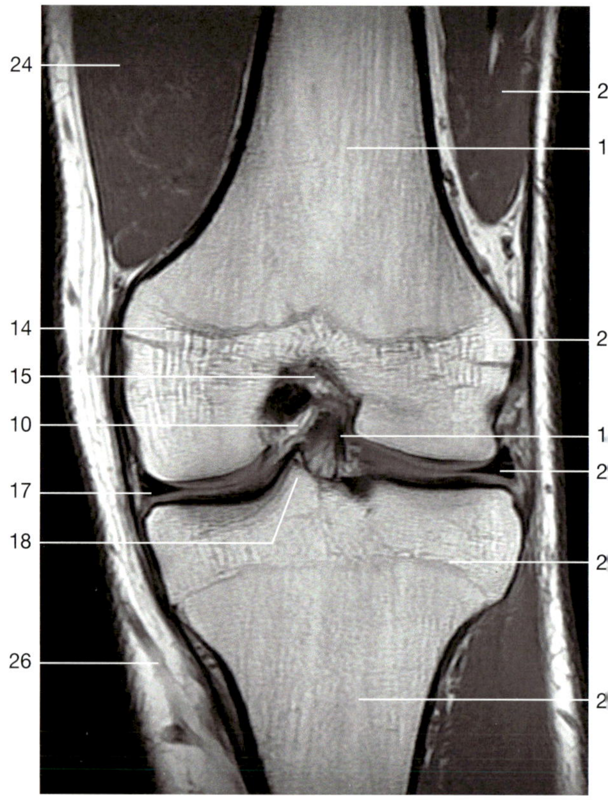

Corte coronal da articulação do joelho (RNM). (De Heuck et al., *Atlas de ressonância magnética do sistema musculoesquelético*, ed. bras. 2012.)

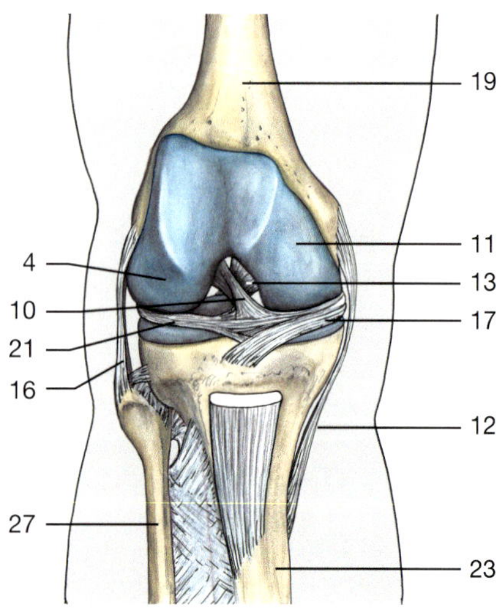

Ligamentos da articulação do joelho direito (vista anterior).

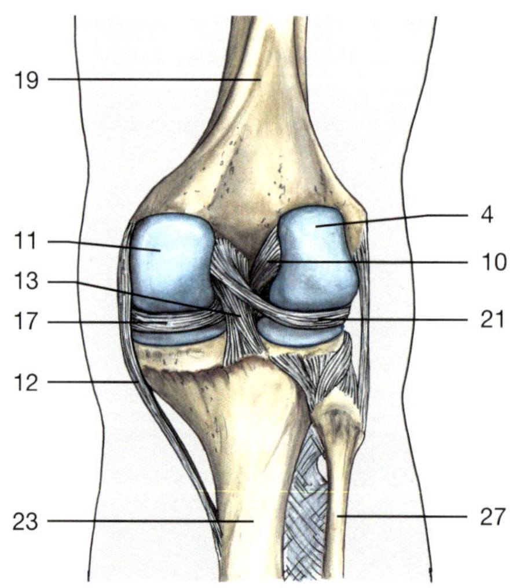

Ligamentos da articulação do joelho direito (vista posterior).

1 Trato iliotibial
2 Músculo articular do joelho
3 Face patelar
4 Côndilo lateral do fêmur
5 Cápsula articular
6 Corpo adiposo infrapatelar
7 Patela (face articular)
8 Bolsa suprapatelar
9 Músculo quadríceps femoral (seccionado)
10 Ligamento cruzado anterior
11 Côndilo medial
12 Ligamento colateral tibial
13 Ligamento cruzado posterior
14 Epicôndilo medial do fêmur
15 Fossa intercondilar do fêmur
16 Ligamento colateral fibular
17 Menisco medial do joelho
18 Tubérculo intercondilar medial
19 Fêmur
20 Epicôndilo lateral do fêmur
21 Menisco lateral do joelho
22 Linha epifisial da tíbia
23 Tíbia
24 Músculo vasto medial
25 Músculo vasto lateral
26 Veia safena magna
27 Fíbula

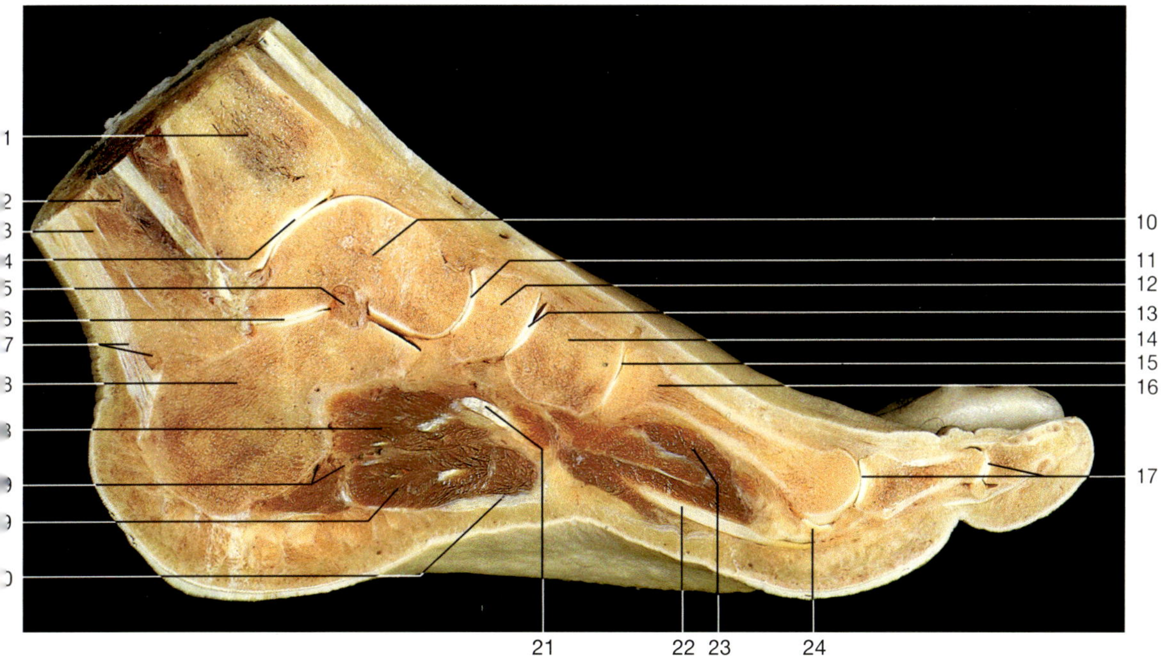

Secção sagital de pé, pelo eixo do hálux.

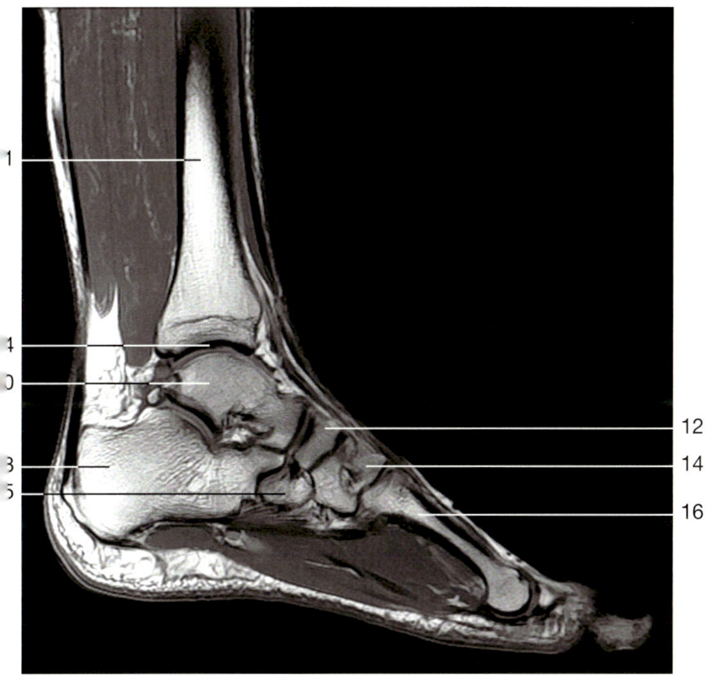

Corte sagital do pé e da perna (RNM). (De Heuck et al., *Atlas de ressonância magnética do sistema musculoesquelético*, ed. bras. 2012.)

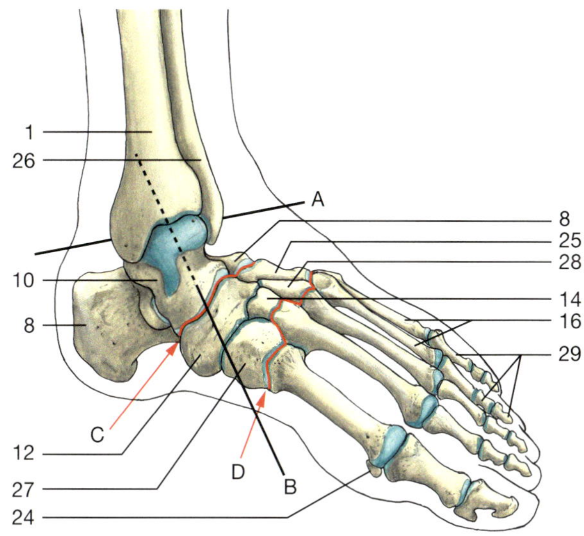

Esqueleto do pé esquerdo. As articulações estão indicadas em azul. Linhas vermelhas = eixos articulares.

A = Articulação talocrural
B = Articulação talocalcaneonavicular
C = Articulação transversa do tarso
D = Articulações tarsometatarsais

1 Tíbia
2 Músculos flexores profundos da perna
3 Músculos flexores superficiais da perna
4 Articulação talocrural
5 Ligamento talocalcâneo interósseo
6 Articulação talocalcânea
7 Tendão do calcâneo (de Aquiles) e bolsa
8 Calcâneo
9 Vasos e nervos do pé
10 Tálus
11 Articulação talocalcaneonavicular
12 Navicular
13 Articulação cuneonavicular
14 Cuneiforme intermédio
15 Primeira articulação tarsometatarsal
16 Ossos metatarsais
17 Articulações metatarsofalângicas e interfalângicas
18 Músculo quadrado plantar com tendões dos flexores
19 Músculo flexor curto dos dedos
20 Aponeurose plantar
21 Tendão do músculo tibial posterior
22 Tendão do músculo flexor longo do hálux
23 Músculo flexor curto do hálux
24 Osso sesamoide
25 Osso cuboide
26 Fíbula
27 Osso cuneiforme medial
28 Osso cuneiforme lateral
29 Falanges

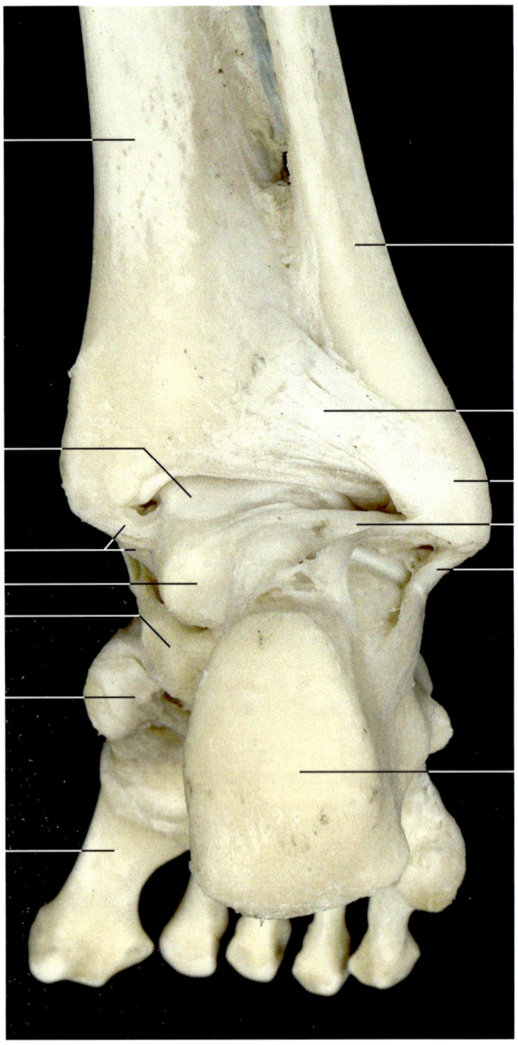

Ligamentos da articulação talocrural, pé direito (vista posterior).

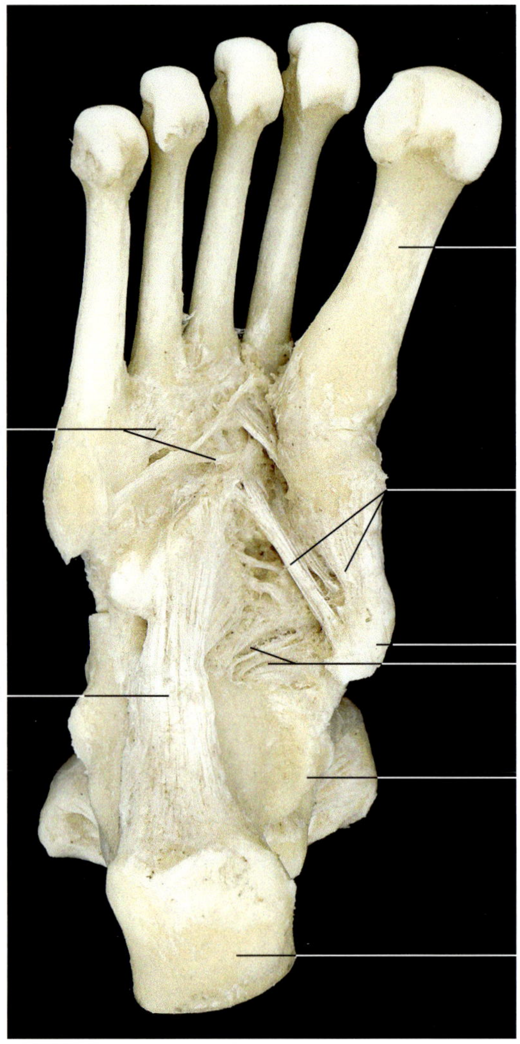

Ligamentos profundos do pé, pé direito (vista plantar). Os dedos foram removidos.

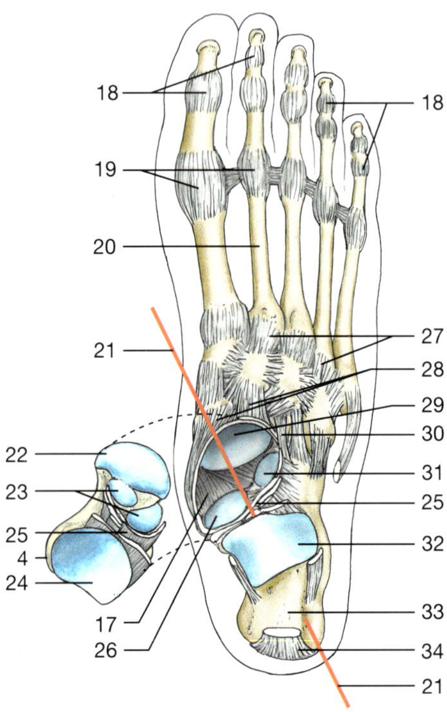

Ligamentos do pé. Vista superior da articulação talocalcaneonavicular. O tálus foi rodado para mostrar as superfícies articulares da articulação.

1 Tíbia
2 Tróclea do tálus
3 Ligamento colateral medial do tornozelo ou deltóideo (parte tibiotalar posterior)
4 Tálus
5 Sustentáculo do tálus
6 Osso navicular
7 Primeiro metatarsal
8 Fíbula
9 Ligamento tibiofibular posterior
10 Maléolo lateral
11 Ligamento talofibular posterior
12 Ligamento calcaneofibular
13 Tuberosidade do calcâneo
14 Ligamentos tarsometatarsais plantares
15 Ligamento plantar longo
16 Ligamentos cuneonaviculares plantares
17 Ligamento calcaneonavicular plantar
18 Cápsulas articulares das articulações interfalângicas
19 Cápsulas articulares das articulações metatarsofalângicas
20 Segundo osso metatarsal
21 Eixo para a inversão e eversão do pé
22 Face articular navicular do tálus
23 Faces articulares calcâneas anterior e média do tálus
24 Face articular calcânea posterior do tálus
25 Ligamento talocalcâneo interósseo
26 Face articular talar média do calcâneo
27 Ligamentos tarsometatarsais dorsais
28 Ligamento talonavicular
29 Face articular do osso navicular
30 Ligamento bifurcado
31 Face articular talar anterior do calcâneo
32 Face articular talar posterior do calcâneo
33 Calcâneo
34 Tendão do calcâneo (de Aquiles) e bolsa tendínea calcânea

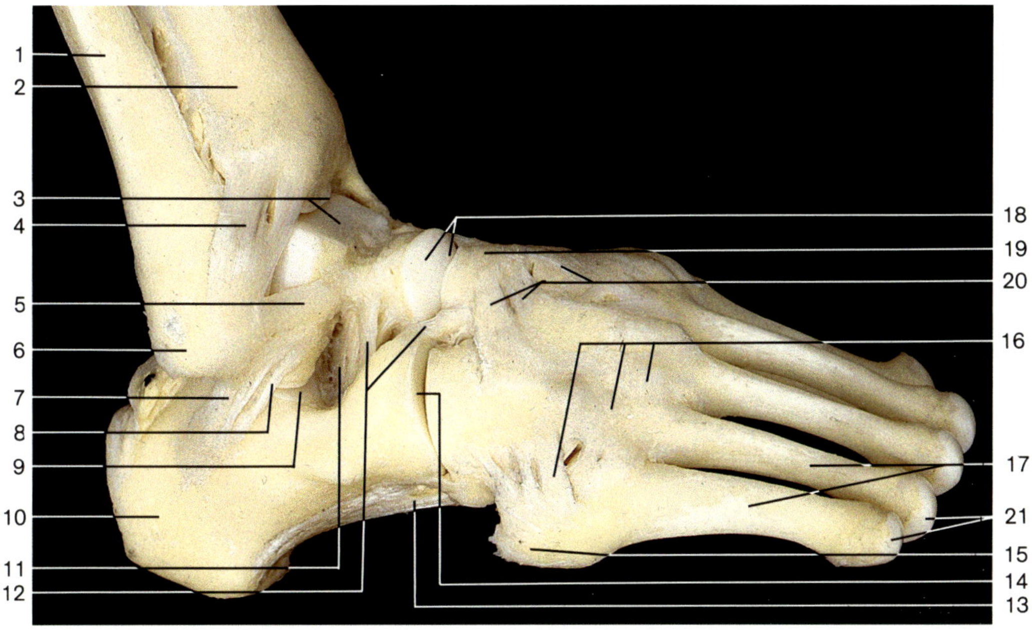

Ligamentos do pé direito (vista lateral).

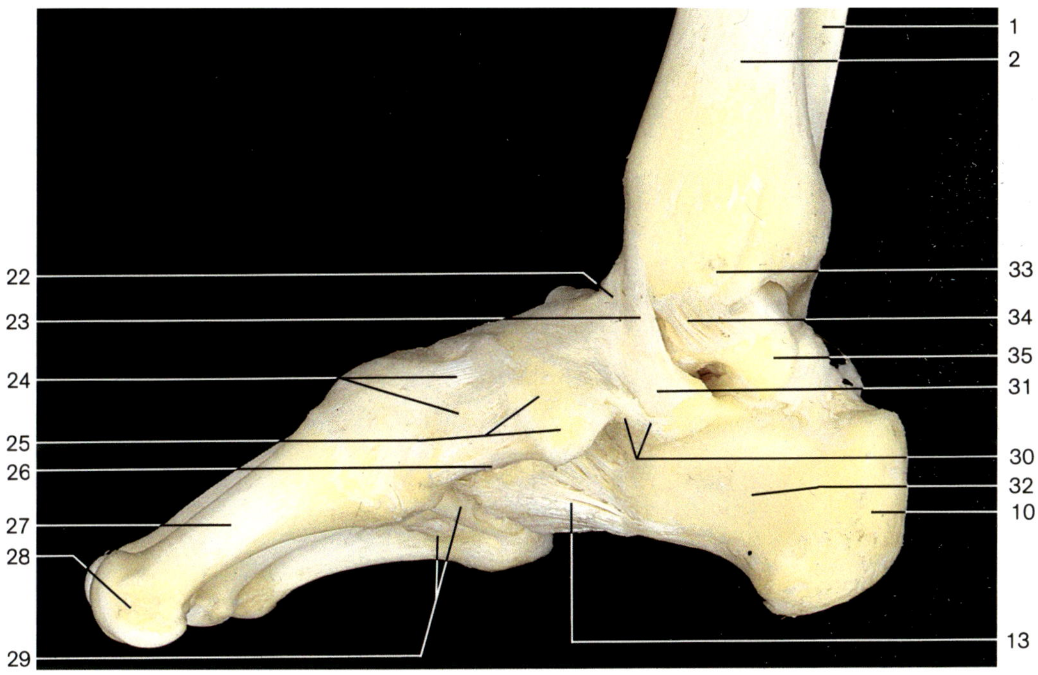

Ligamentos do pé direito (vista medial).

1 Fíbula
2 Tíbia
3 Tróclea do tálus e articulação talocrural
4 Ligamento tibiofibular anterior
5 Ligamento talofibular anterior
6 Maléolo lateral
7 Ligamento calcaneofibular
8 Ligamento talocalcâneo lateral
9 Articulação talocalcânea
10 Tuberosidade do calcâneo
11 Ligamento talocalcâneo interósseo
12 Ligamento bifurcado
13 Ligamento plantar longo
14 Articulação calcaneocubóidea
15 Tuberosidade do osso metatarsal V
16 Ligamentos tarsometatarsais dorsais
17 Ossos metatarsais
18 Cabeça do tálus e articulação talocalcaneonavicular
19 Osso navicular
20 Ligamentos cuneonaviculares dorsais
21 Cabeça dos ossos metatarsais
22 Ligamento colateral medial ou deltóideo (parte tibionavicular)
23 Ligamento colateral medial ou deltóideo (parte tibiocalcânea)
24 Ligamentos cuneonaviculares dorsais
25 Osso navicular
26 Ligamento cuneonavicular plantar
27 Osso metatarsal I
28 Cabeça do osso metatarsal I
29 Ligamentos tarsometatarsais plantares
30 Ligamento calcaneonavicular plantar
31 Sustentáculo do tálus
32 Calcâneo
33 Maléolo medial
34 Ligamento colateral medial do tornozelo ou deltóideo (parte tibiotalar posterior)
35 Tálus

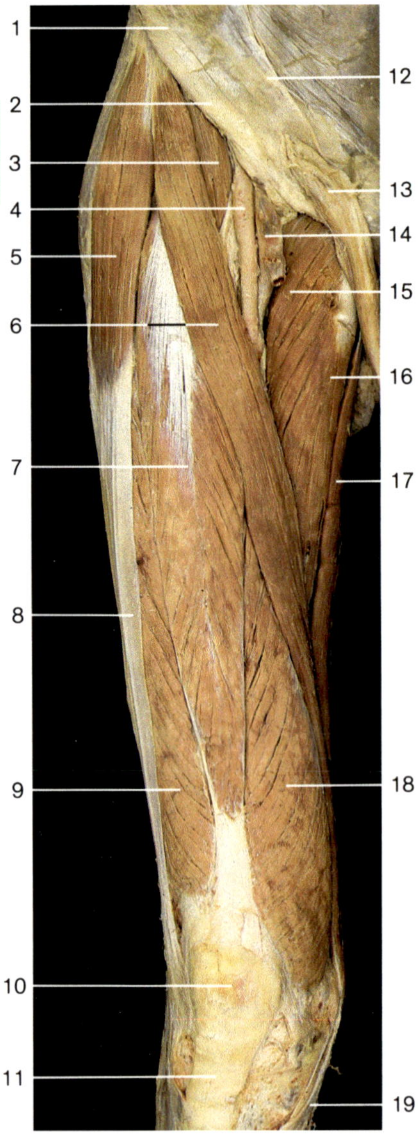

Músculos adutores e extensores da coxa (lado direito, vista anterior).

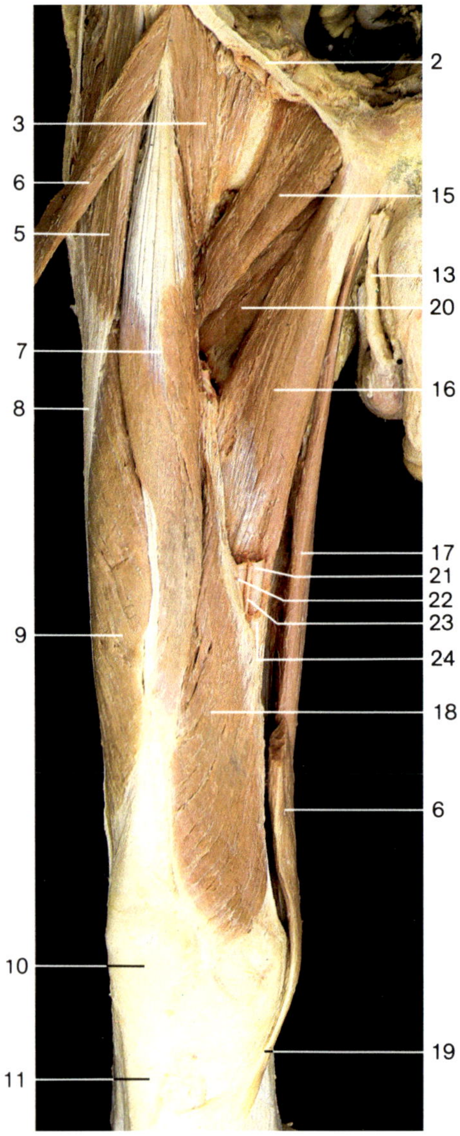

Músculo quadríceps femoral e plano superficial de músculos adutores, coxa direita (vista anterior). O músculo sartório foi seccionado.

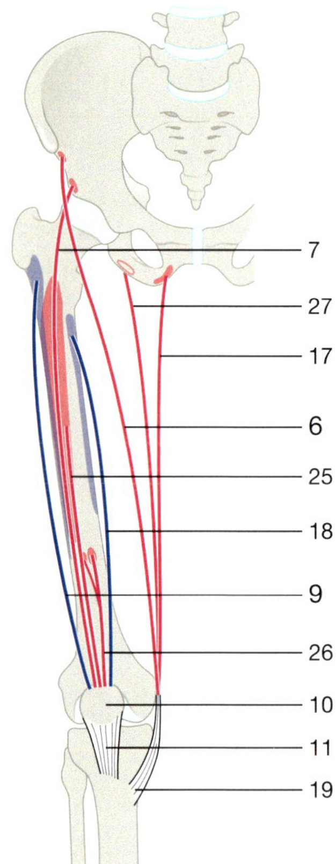

Trajeto dos músculos extensores da coxa e músculos com tendão comum na tíbia (vista anterior).

1 Espinha ilíaca anterossuperior
2 Ligamento inguinal
3 Músculo iliopsoas
4 Artéria femoral
5 Músculo tensor da fáscia lata
6 Músculo sartório
7 Músculo reto femoral
8 Trato iliotibial
9 Músculo vasto lateral
10 Patela
11 Ligamento da patela
12 Aponeurose do músculo oblíquo externo do abdome
13 Funículo espermático
14 Veia femoral
15 Músculo pectíneo
16 Músculo adutor longo
17 Músculo grácil
18 Músculo vasto medial
19 Inserção conjunta dos músculos sartório, grácil e semitendíneo (pata de ganso)
20 Músculo adutor curto
21 Artéria femoral } penetrando no canal dos adutores
22 Veia femoral } penetrando no canal dos adutores
23 Nervo safeno } penetrando no canal dos adutores
24 Septo intermuscular vastoadutor
25 Músculo vasto intermédio
26 Músculo articular do joelho
27 Músculo semitendíneo

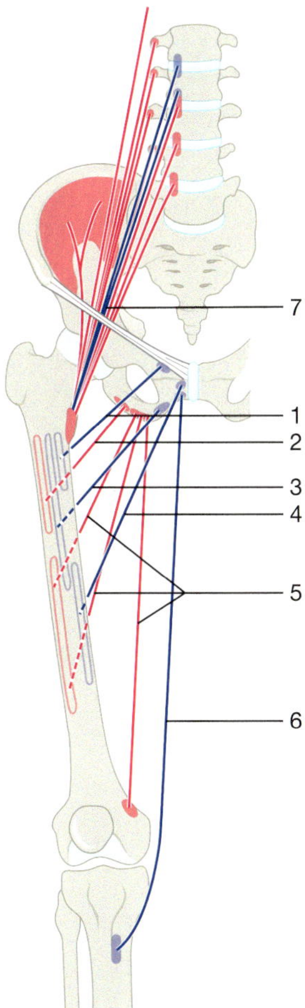

Trajeto dos músculos adutores da coxa (vista anterior).

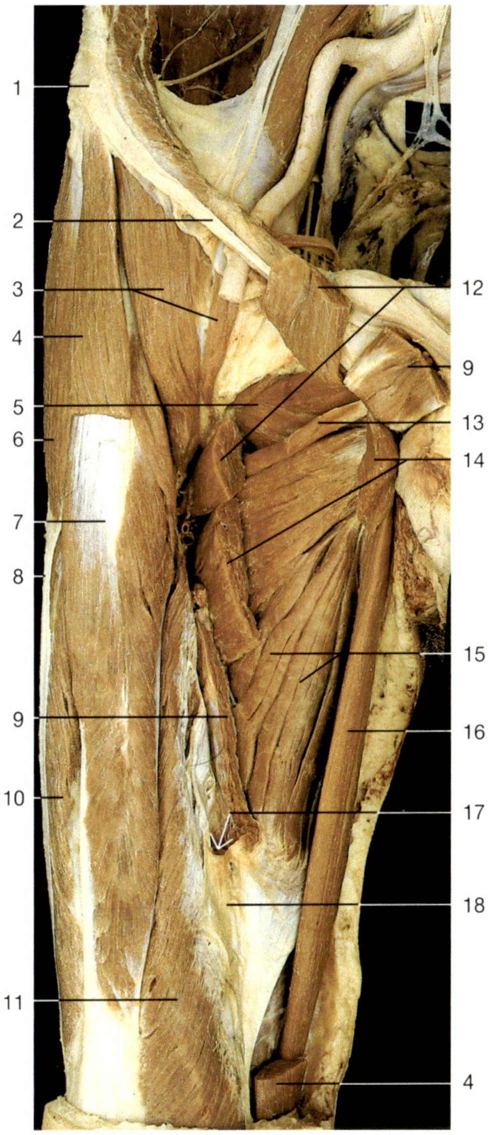

Músculo adutor magno e plano profundo dos músculos adutores, coxa direita (vista anterior). Os músculos pectíneo e adutores longo e curto foram seccionados.

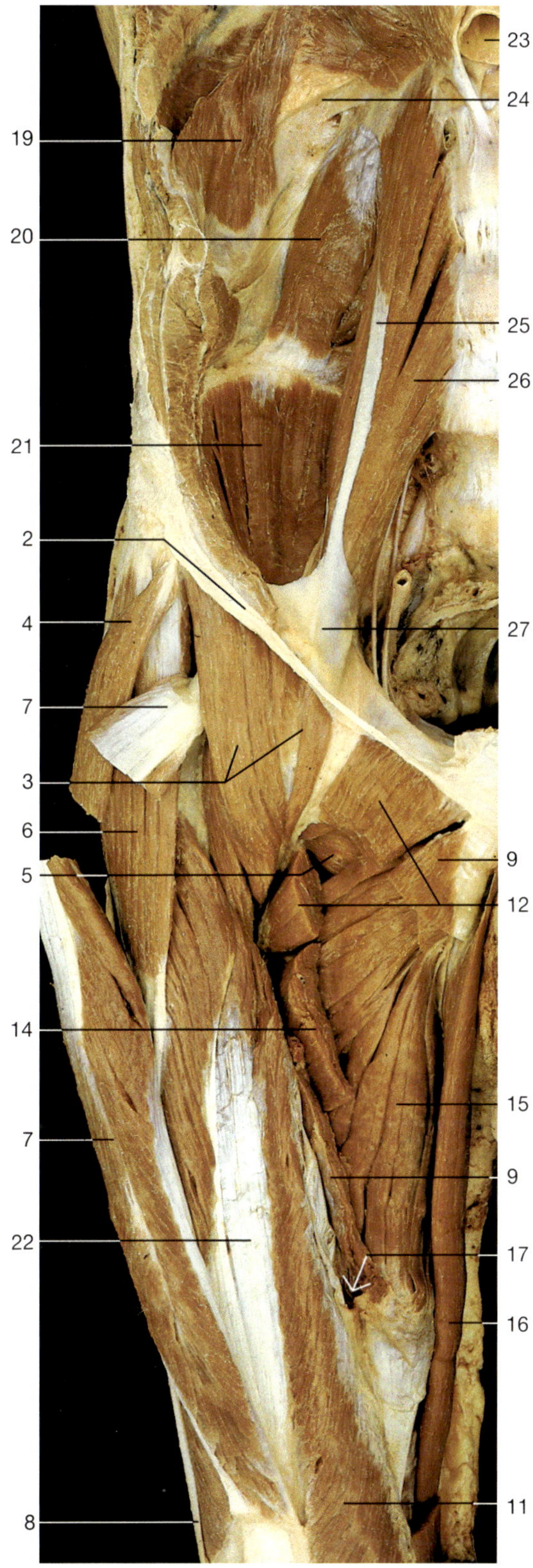

Músculos iliopsoas e plano mais profundo dos adutores, coxa direita (vista anterior). Os músculos adutores longo e curto, pectíneo e reto femoral foram seccionados.

1 Músculo pectíneo (azul)
2 Músculo adutor mínimo (vermelho)
3 Músculo adutor curto (azul)
4 Músculo adutor longo (azul)
5 Músculos adutores magno e mínimo (vermelho)
6 Músculo grácil (azul)
7 Músculo iliopsoas (azul e vermelho)

1 Espinha ilíaca anterossuperior
2 Ligamento inguinal
3 Músculo iliopsoas
4 Músculo sartório
5 Músculo obturador externo
6 Músculo tensor da fáscia lata
7 Músculo reto femoral
8 Trato iliotibial
9 Músculo adutor longo (seccionado)
10 Músculo vasto lateral
11 Músculo vasto medial
12 Músculo pectíneo (seccionado)
13 Músculo adutor mínimo
14 Músculo adutor curto (seccionado)
15 Músculo adutor magno
16 Músculo grácil
17 Canal dos adutores
18 Septo intermuscular vastoadutor
19 Diafragma
20 Músculo quadrado do lombo
21 Músculo ilíaco
22 Músculo vasto intermédio

23 Hiato aórtico
24 Décima segunda costela
25 Músculo psoas menor
26 Músculo psoas maior
27 Arco iliopectíneo

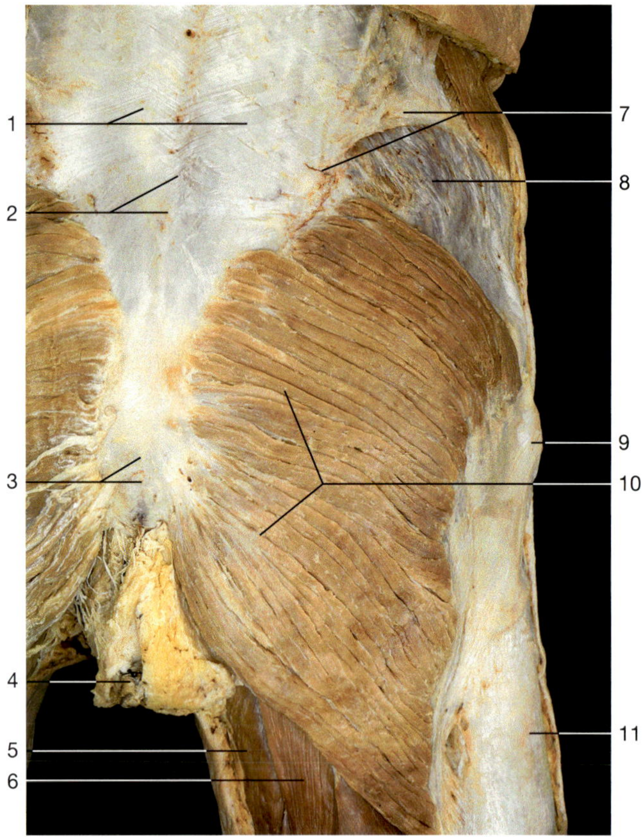

Músculos da região glútea, camada superficial (lado direito, vista posterior).

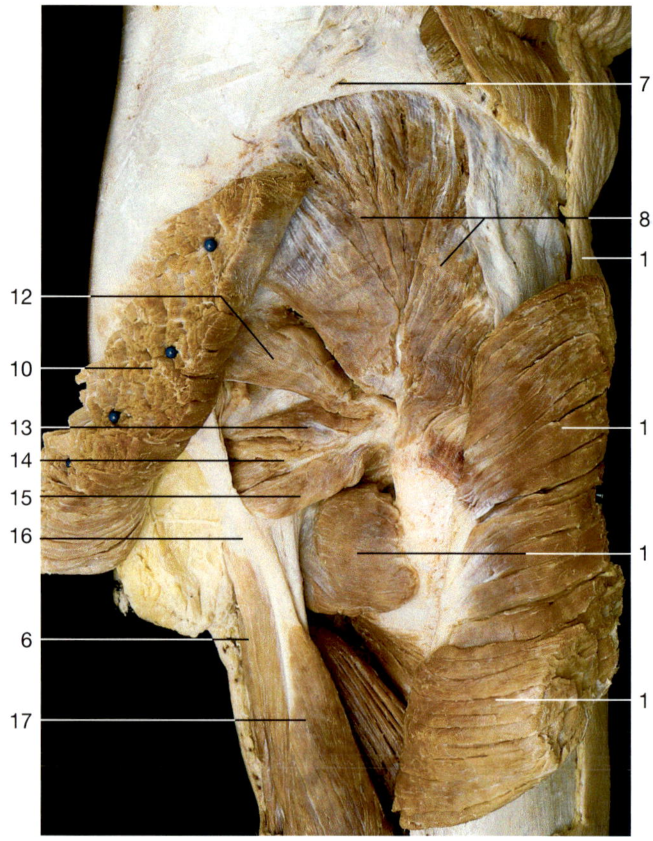

Músculos da região glútea, camada profunda (lado direito, vista posterior).

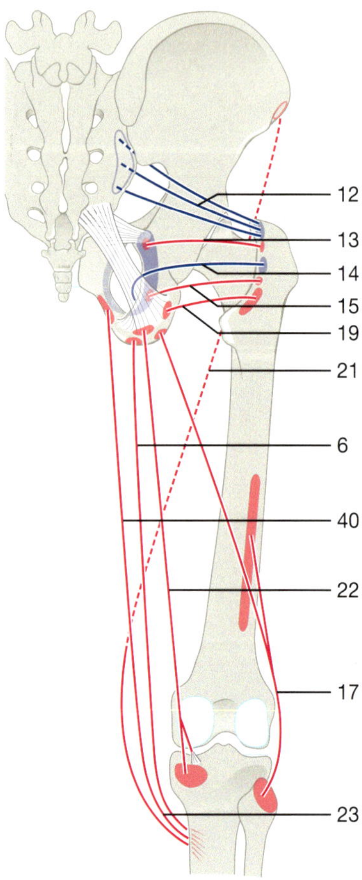

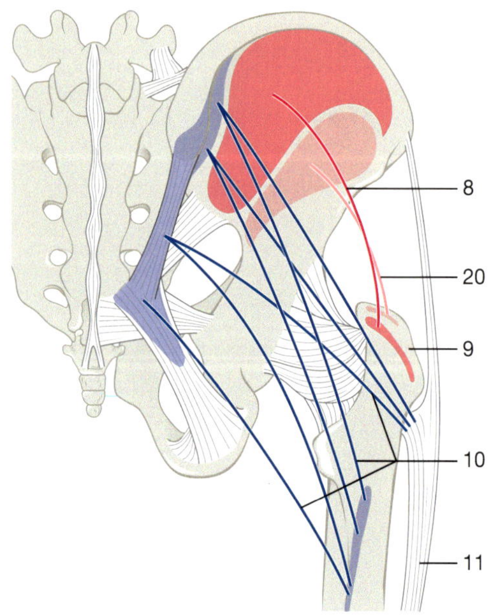

Orientação dos músculos glúteos (vista posterior).

◁

Orientação dos músculos da região glútea (plano profundo) **e dos músculos isquiocrurais** (vista posterior).
O músculo sartório está indicado por uma linha tracejada.

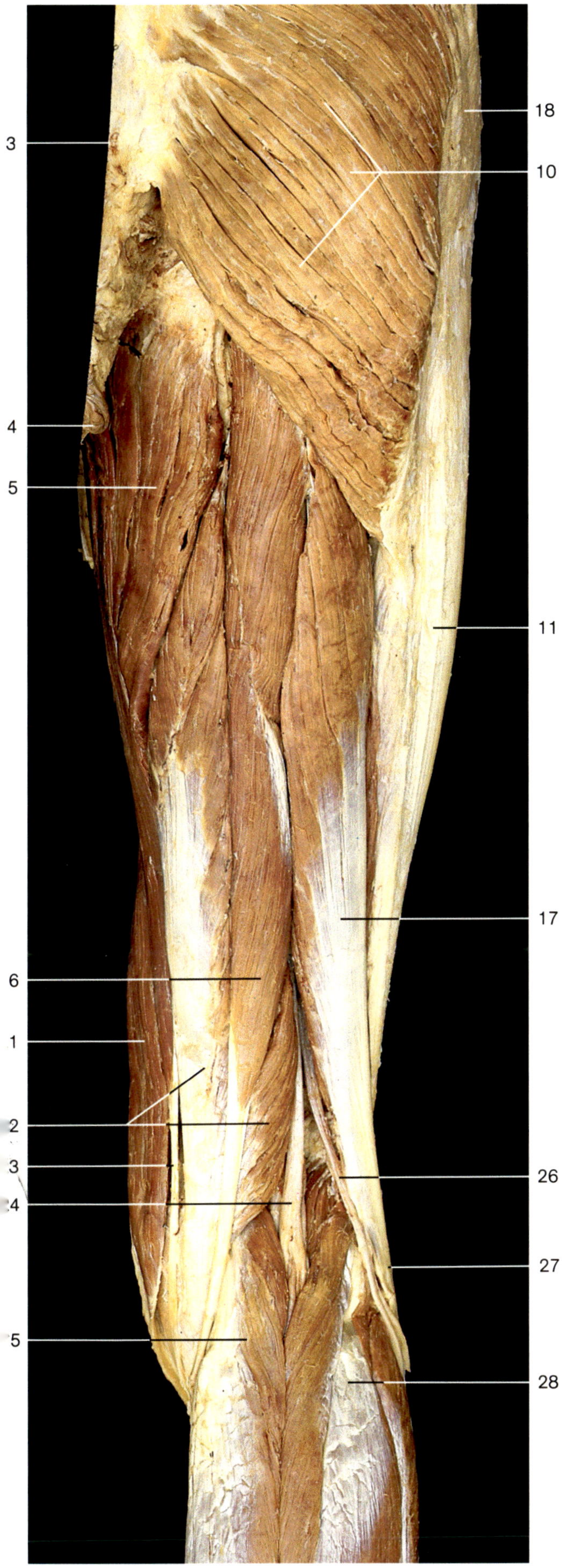

Músculos flexores da coxa, camada superficial (lado direito, vista posterior).

1 Aponeurose toracolombar
2 Processos espinhosos de vértebras lombares
3 Cóccix
4 Ânus
5 Músculo adutor magno
6 Músculo semitendíneo
7 Crista ilíaca
8 Músculo glúteo médio
9 Trocanter maior
10 Músculo glúteo máximo
11 Trato iliotibial
12 Músculo piriforme
13 Músculo gêmeo superior
14 Músculo obturador interno
15 Músculo gêmeo inferior
16 Túber isquiático
17 Cabeça longa do músculo bíceps femoral
18 Músculo tensor da fáscia lata
19 Músculo quadrado femoral
20 Músculo glúteo mínimo
21 Músculo sartório
22 Músculo semimembranáceo
23 Tendão do músculo grácil
24 Nervo tibial
25 Cabeça medial do músculo gastrocnêmio
26 Nervo fibular comum
27 Tendão do músculo bíceps femoral
28 Cabeça lateral do músculo gastrocnêmio
29 Músculo reto femoral
30 Músculo vasto medial
31 Músculo vasto intermédio
32 Músculo vasto lateral
33 Nervo isquiático
34 Músculo glúteo máximo (inserção)
35 Veia safena magna
36 Artéria femoral
37 Veia femoral
38 Músculo adutor longo
39 Fêmur
40 Músculo grácil
41 Septo entre os músculos semitendíneo e semimembranáceo

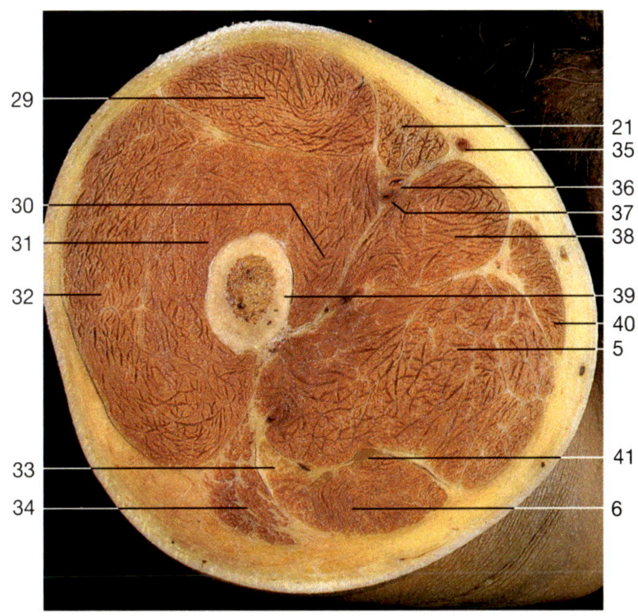

Secção transversal da coxa direita (vista inferior). Lado anterior para cima.

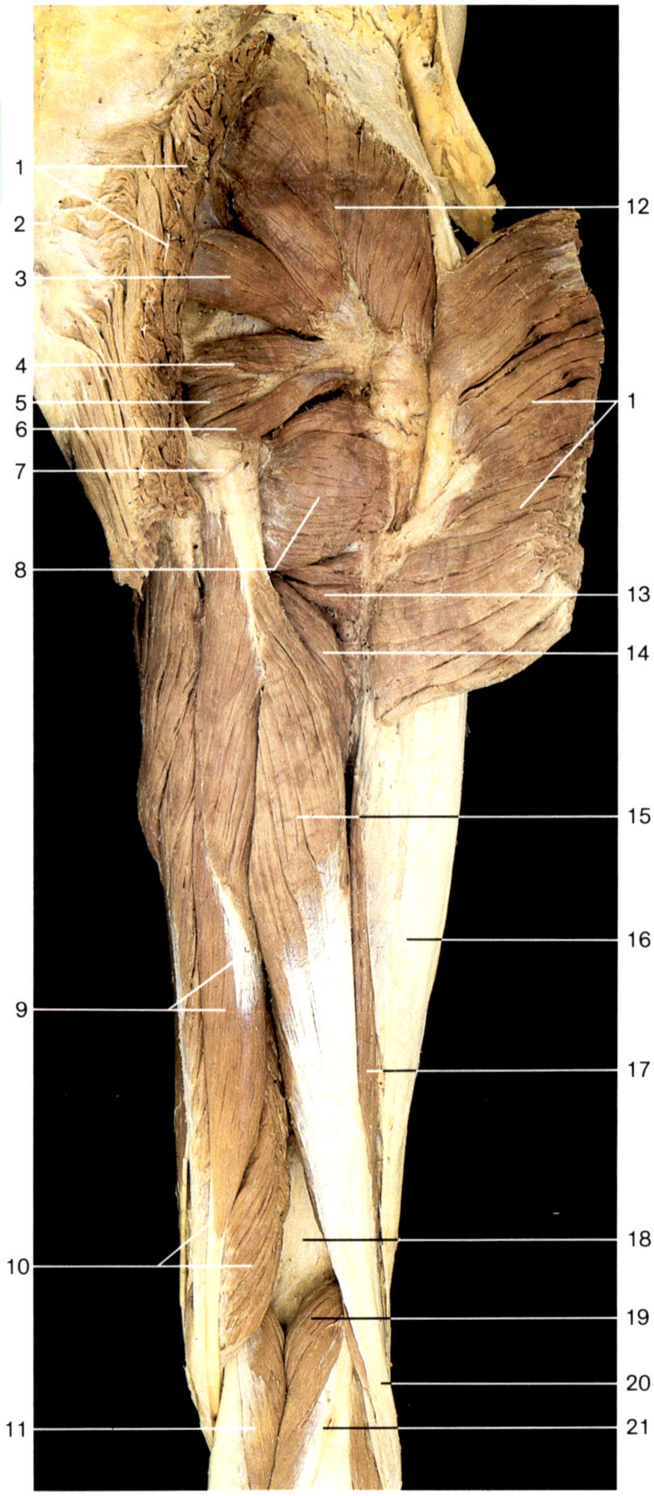

Músculos flexores da coxa (lado direito, vista posterior). O músculo glúteo máximo foi seccionado e rebatido.

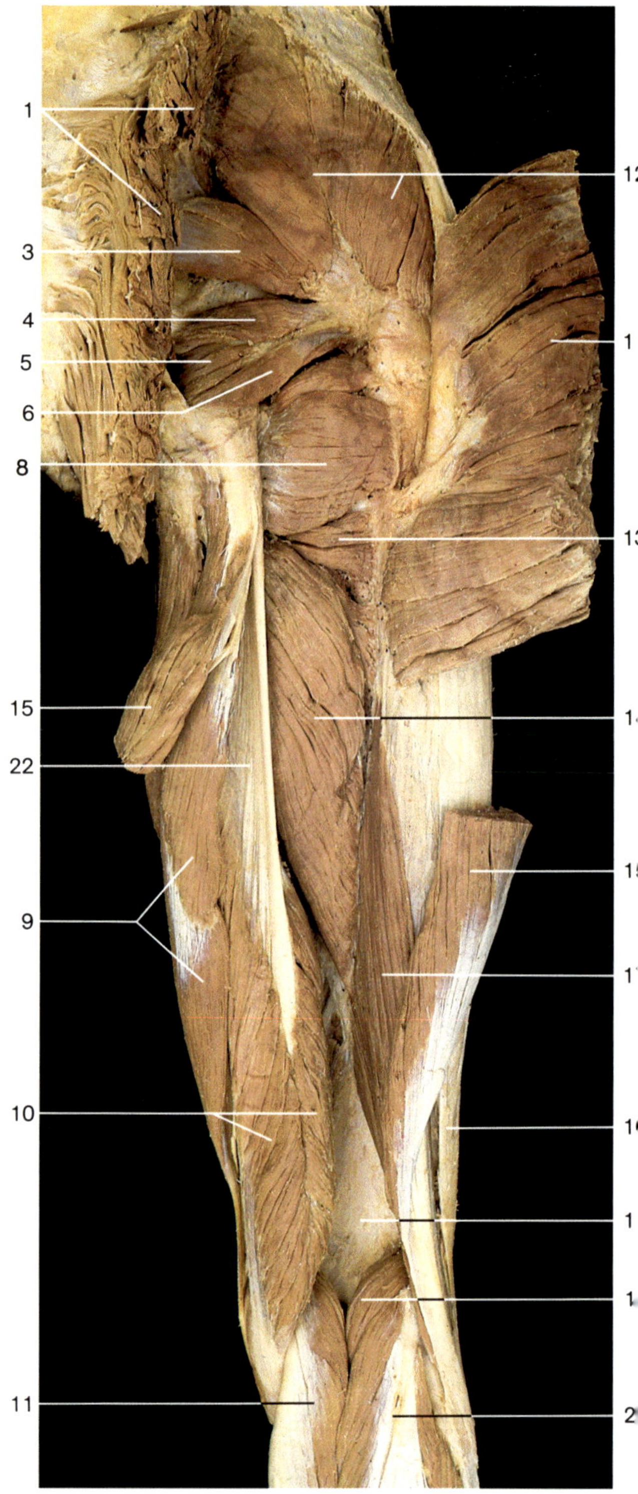

Músculos flexores da coxa (lado direito, vista posterior). O músculo glúteo máximo e a cabeça longa do músculo bíceps femoral foram seccionados e rebatidos.

1 Músculo glúteo máximo (seccionado)
2 Posição do cóccix
3 Músculo piriforme
4 Músculo gêmeo superior
5 Músculo obturador interno
6 Músculo gêmeo inferior
7 Túber isquiático
8 Músculo quadrado femoral
9 Músculo semitendíneo com tendão intermédio
10 Músculo semimembranáceo
11 Cabeça medial do músculo gastrocnêmio
12 Músculo glúteo médio
13 Músculo adutor mínimo
14 Músculo adutor magno
15 Cabeça longa do músculo bíceps femoral
16 Trato iliotibial
17 Cabeça curta do músculo bíceps femoral
18 Face poplítea
19 Músculo plantar
20 Tendão do músculo bíceps femoral
21 Cabeça lateral do músculo gastrocnêmio
22 Tendão do músculo semimembranáceo

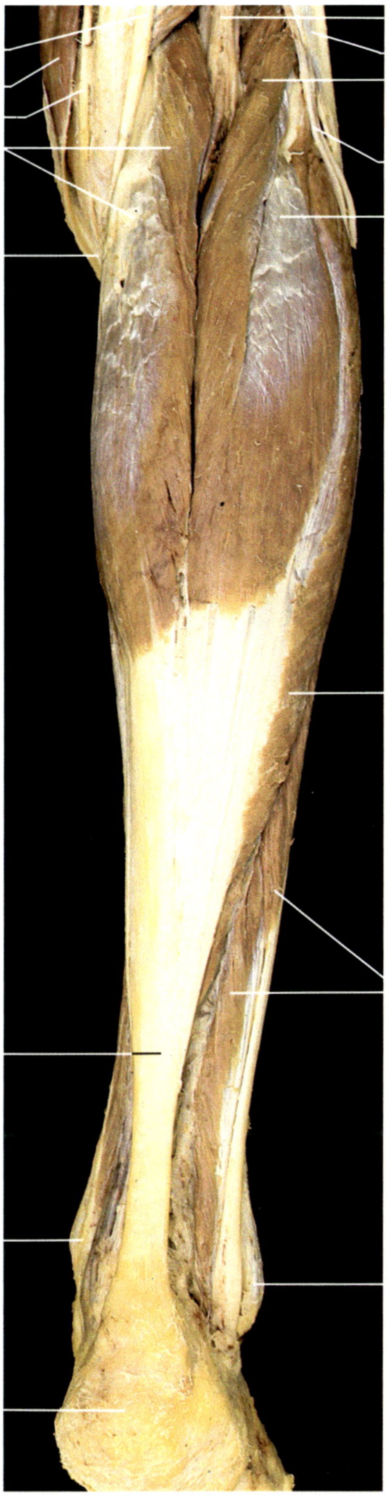

Músculos flexores da perna direita (vista posterior).

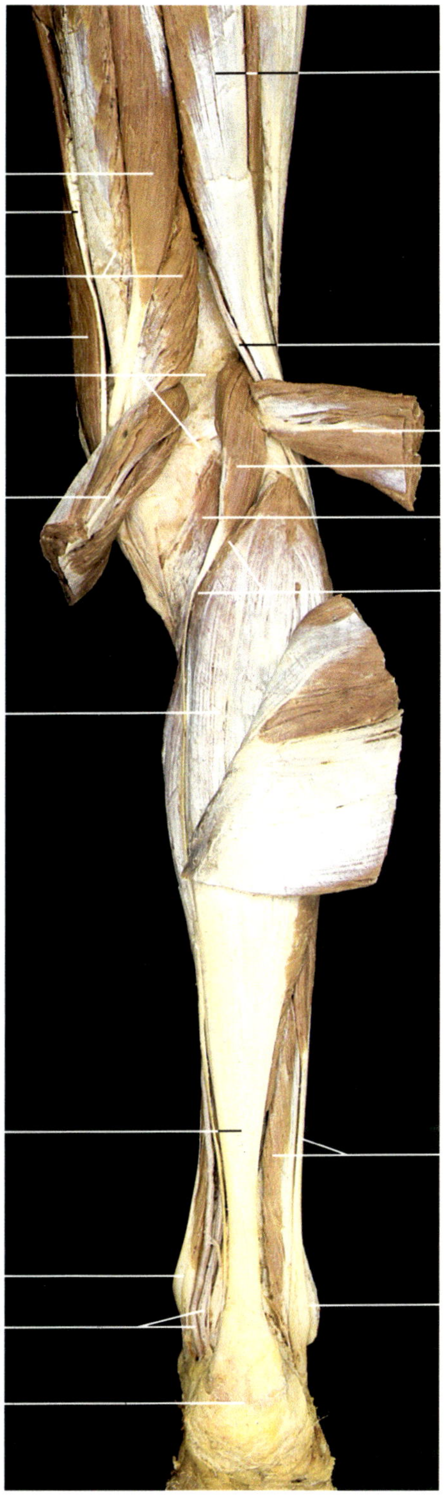

Músculos flexores da perna direita (vista posterior). Ambas as cabeças do músculo gastrocnêmio foram seccionadas e rebatidas.

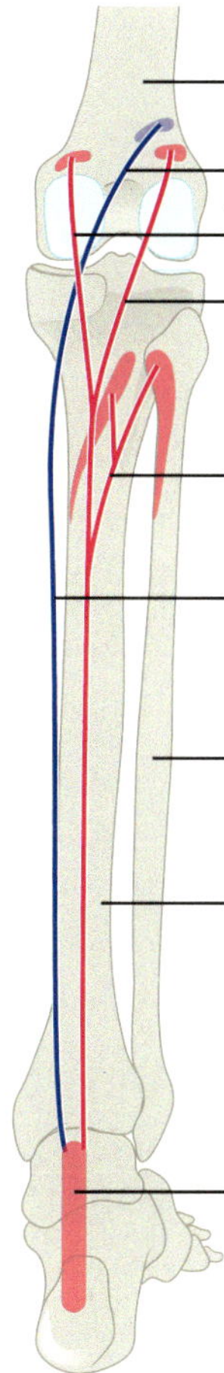

Trajeto dos músculos flexores da perna (vista posterior).

1 Músculo semitendíneo
2 Músculo semimembranáceo
3 Músculo sartório
4 Tendão do músculo grácil
5 Cabeça medial do músculo gastrocnêmio
6 Tendão comum dos músculos grácil, sartório e semitendíneo (pata de ganso)
7 Tendão do calcâneo (de Aquiles)
8 Maléolo medial
9 Tuberosidade do calcâneo
10 Nervo tibial
11 Músculo bíceps femoral
12 Músculo plantar
13 Nervo fibular comum
14 Cabeça lateral do músculo gastrocnêmio
15 Músculo sóleo
16 Músculos fibulares longo e curto
17 Maléolo lateral
18 Fossa poplítea
19 Nervo tibial e artéria tibial posterior
20 Músculo poplíteo
21 Arco tendíneo do músculo sóleo
22 Fêmur
23 Fíbula
24 Tíbia

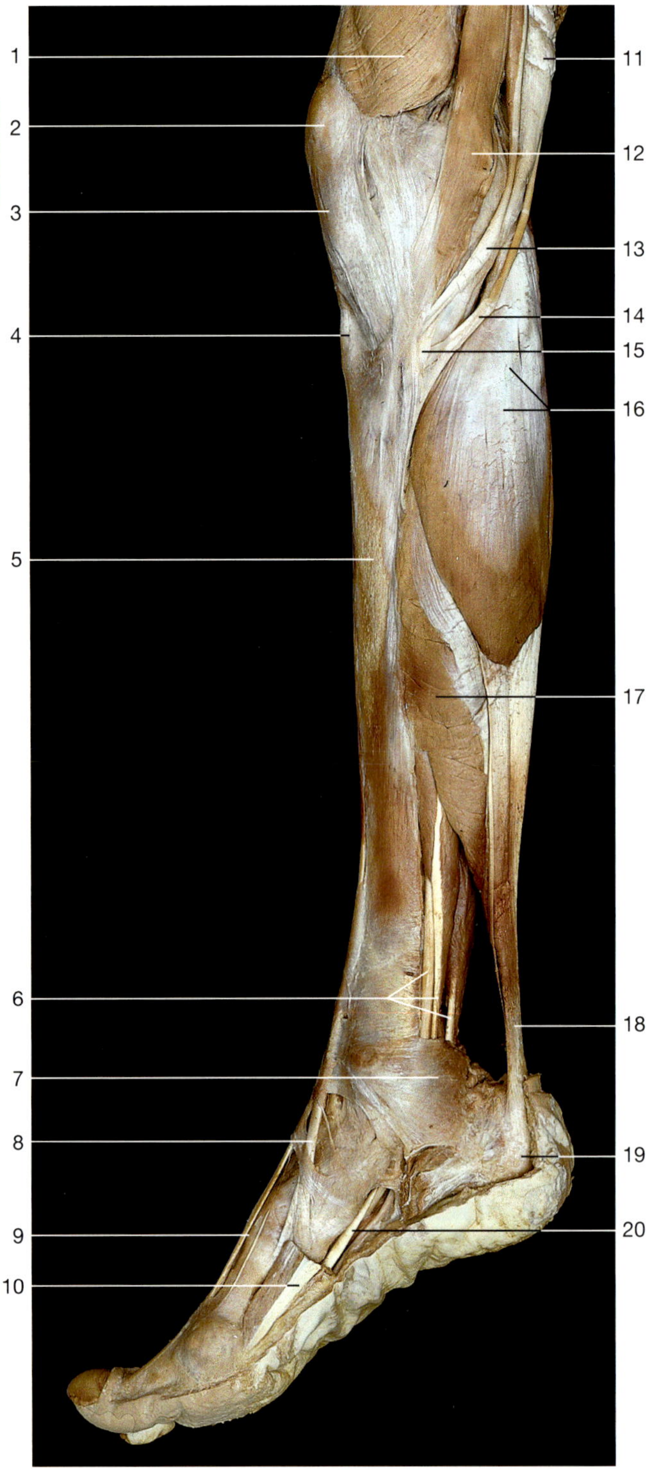

Músculos da perna e do pé direitos (vista medial).

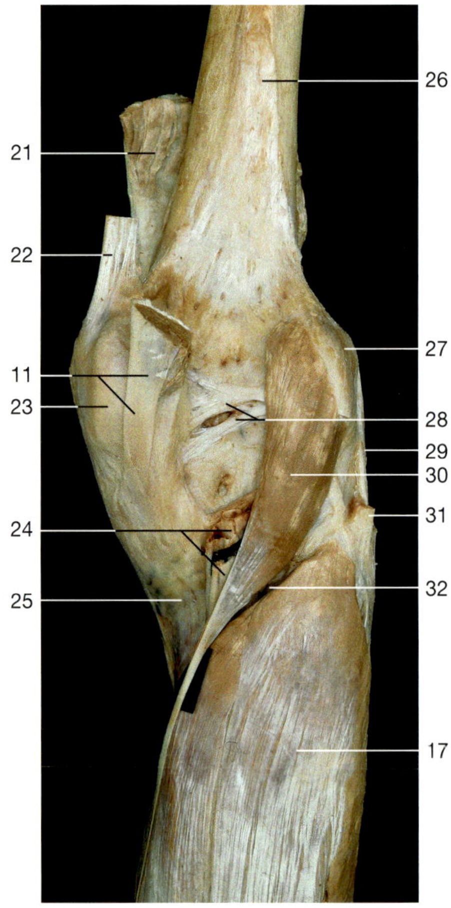

Região poplítea com os músculos plantar e sóleo (lado direito, vista posterior). Observe a inserção do tendão do músculo semimembranáceo.

1 Músculo vasto medial
2 Patela
3 Ligamento da patela
4 Tuberosidade da tíbia
5 Tíbia
6 Tendões dos músculos flexores profundos (da frente para trás: 1. tibial posterior; 2. flexor longo dos dedos; 3. flexor longo do hálux)
7 Retináculo dos músculos flexores
8 Tendão do músculo tibial anterior
9 Tendão do músculo extensor longo do hálux
10 Músculo abdutor do hálux
11 Tendão do músculo semimembranáceo
12 Músculo sartório
13 Tendão do músculo grácil
14 Tendão do músculo semitendíneo
15 Tendão comum dos músculos grácil, semitendíneo e sartório (pata de ganso)
16 Cabeça medial do músculo gastrocnêmio
17 Músculo sóleo
18 Tendão do calcâneo (de Aquiles)
19 Calcâneo
20 Tendão do músculo flexor longo do hálux
21 Músculo quadríceps femoral (seccionado)
22 Tendão do músculo adutor magno (seccionado)
23 Côndilo medial do fêmur
24 Artéria e veia poplíteas; nervo tibial
25 Tíbia
26 Fêmur
27 Epicôndilo lateral do fêmur
28 Ligamento poplíteo oblíquo
29 Ligamento colateral fibular
30 Músculo plantar
31 Tendão do músculo bíceps femoral (seccionado)
32 Arco tendíneo do músculo sóleo

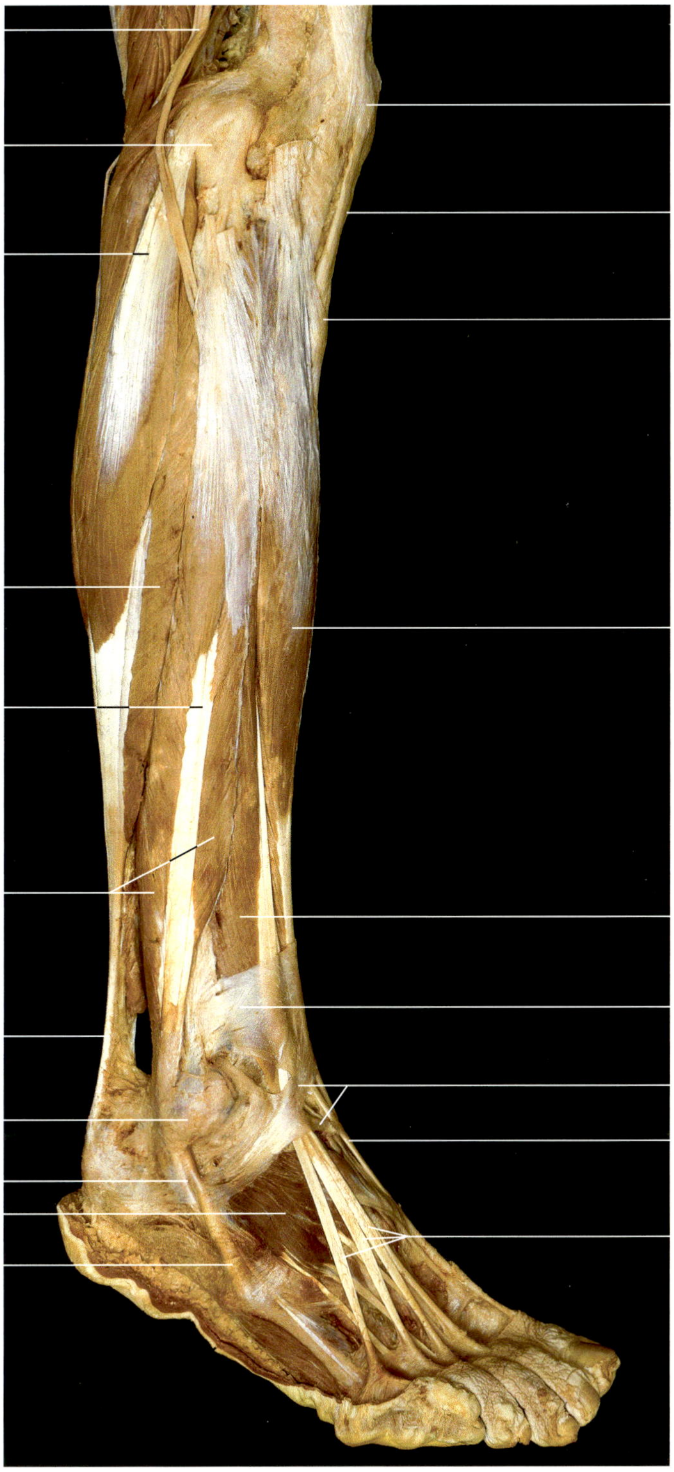

Músculos da perna e do pé direitos (vista lateral).

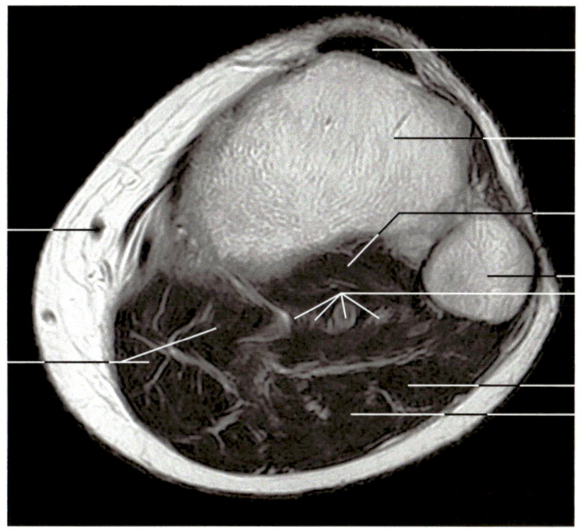

Corte axial da perna direita distalmente à articulação do joelho (RNM). (De Heuck et al., *Atlas de ressonância magnética do sistema musculoesquelético*, ed. bras. 2012.)

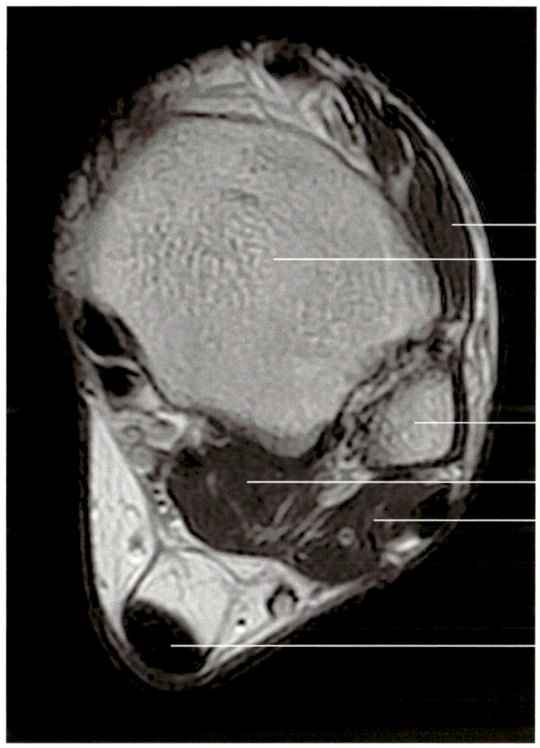

Corte axial da perna direita proximalmente à articulação do tornozelo (RNM). (De Heuck et al., *Atlas de ressonância magnética do sistema musculoesquelético*, ed. bras. 2012.)

1 Nervo fibular comum
2 Cabeça da fíbula
3 Cabeça lateral do músculo gastrocnêmio
4 Músculo sóleo
5 Músculo fibular longo
6 Músculo fibular curto
7 Tendão do calcâneo (de Aquiles)
8 Maléolo lateral
9 Tendão do músculo fibular longo
10 Músculo extensor curto dos dedos
11 Tendão do músculo fibular curto
12 Patela
13 Ligamento da patela
14 Tuberosidade da tíbia
15 Músculo tibial anterior
16 Músculo extensor longo dos dedos
17 Retináculo superior dos músculos extensores
18 Retináculo inferior dos músculos extensores
19 Tendão do músculo extensor longo do hálux
20 Tendões do músculo extensor longo dos dedos
21 Veia safena magna
22 Cabeça medial do músculo gastrocnêmio
23 Tíbia
24 Músculo poplíteo
25 Nervo tibial, artéria e veias poplíteas
26 Músculo flexor longo do hálux

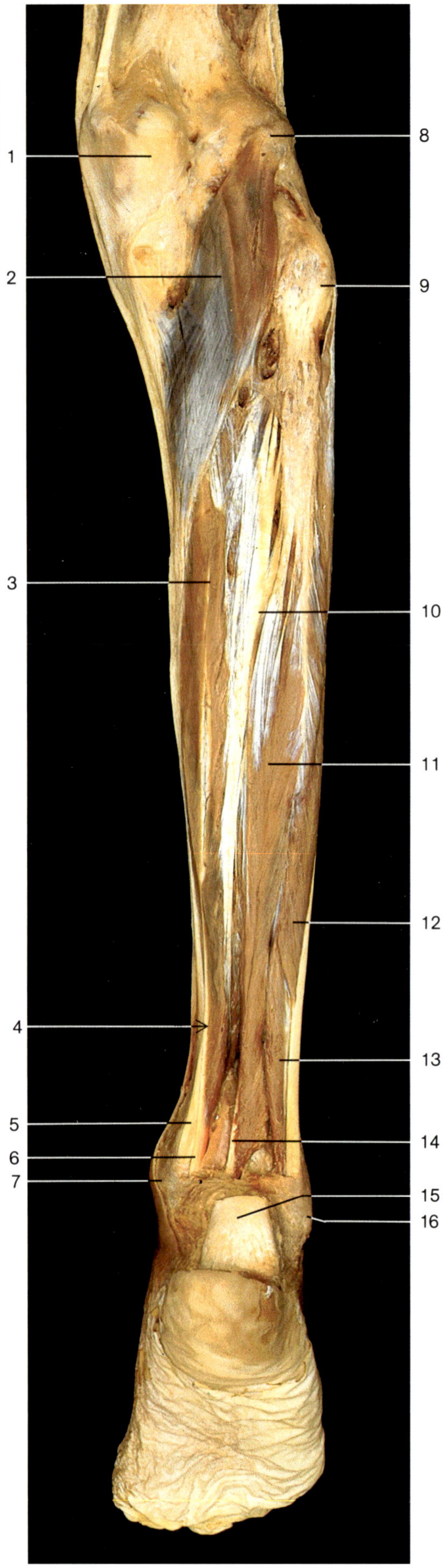

1 Côndilo medial do fêmur
2 Músculo poplíteo
3 Músculo flexor longo dos dedos
4 Cruzamento de tendões na perna
5 Tendão do músculo tibial posterior
6 Tendão do músculo flexor longo dos dedos
7 Maléolo medial
8 Côndilo lateral do fêmur
9 Cabeça da fíbula
10 Músculo tibial posterior
11 Músculo flexor longo do hálux
12 Músculo fibular longo
13 Músculo fibular curto
14 Tendão do músculo flexor longo do hálux
15 Tendão do calcâneo (de Aquiles) (dividido)
16 Maléolo lateral

Músculos flexores profundos da perna e do pé direitos (vista posterior).

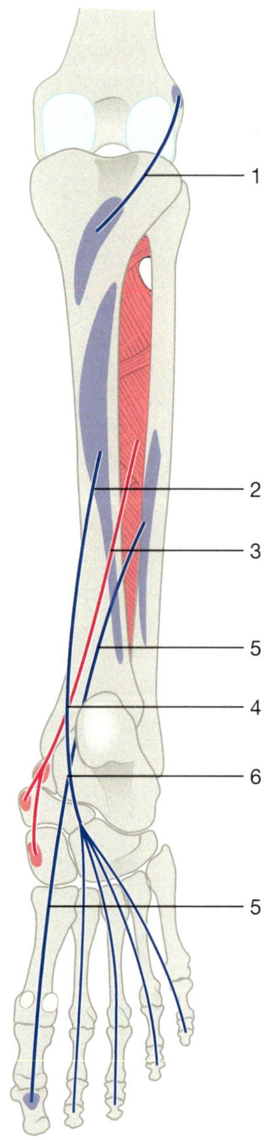

1 Músculo poplíteo (azul)
2 Músculo flexor longo dos dedos (azul)
3 Músculo tibial posterior (vermelho)
4 Cruzamento de tendões na perna
5 Músculo flexor longo do hálux (azul)
6 Cruzamento de tendões na planta do pé

Trajeto dos músculos flexores profundos da perna (vista posterior).

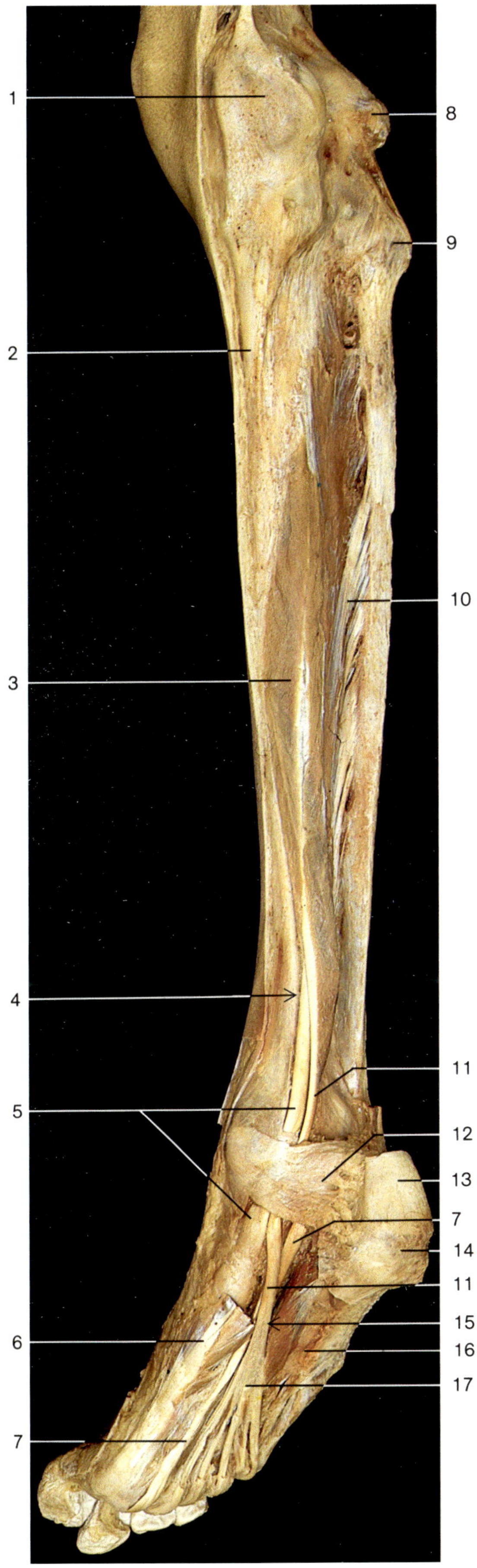

Músculos flexores profundos da perna e do pé direitos (vista posterior oblíqua medial). Os músculos flexor curto dos dedos e flexor longo do hálux foram removidos.

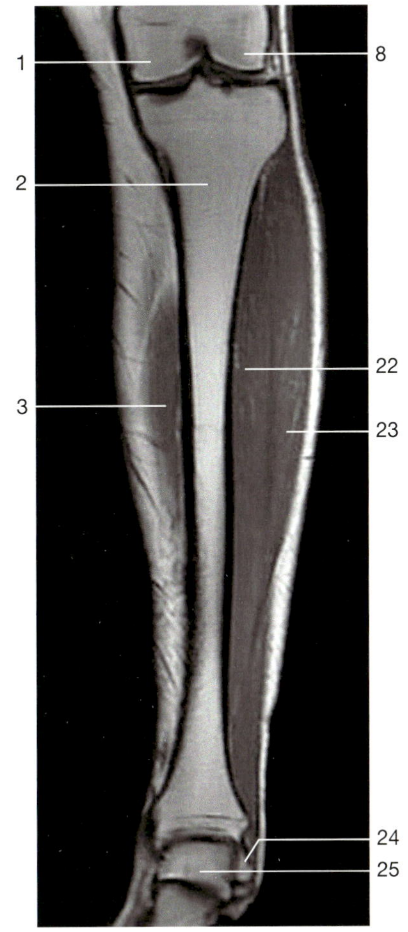

Corte coronal da perna (RNM). (De Heuck et al., *Atlas de ressonância magnética do sistema musculoesquelético*, ed. bras. 2012.)

1 Côndilo medial do fêmur
2 Tíbia
3 Músculo flexor longo dos dedos
4 Cruzamento de tendões na perna
5 Tendão do músculo tibial posterior
6 Músculo abdutor do hálux
7 Tendão do músculo flexor longo do hálux
8 Côndilo lateral do fêmur
9 Cabeça da fíbula
10 Músculo tibial posterior
11 Tendão do músculo flexor longo dos dedos
12 Retináculo dos músculos flexores
13 Tendão do calcâneo (de Aquiles)
14 Tuberosidade do calcâneo
15 Cruzamento de tendões na planta do pé
16 Músculo quadrado plantar
17 Tendões do músculo flexor longo dos dedos
18 Tendão do músculo tibial anterior
19 Inserção do músculo tibial posterior
20 Músculos lumbricais
21 Músculo flexor longo do hálux
22 Músculo tibial anterior
23 Músculo extensor radial longo do hálux
24 Maléolo lateral da fíbula
25 Tróclea do tálus

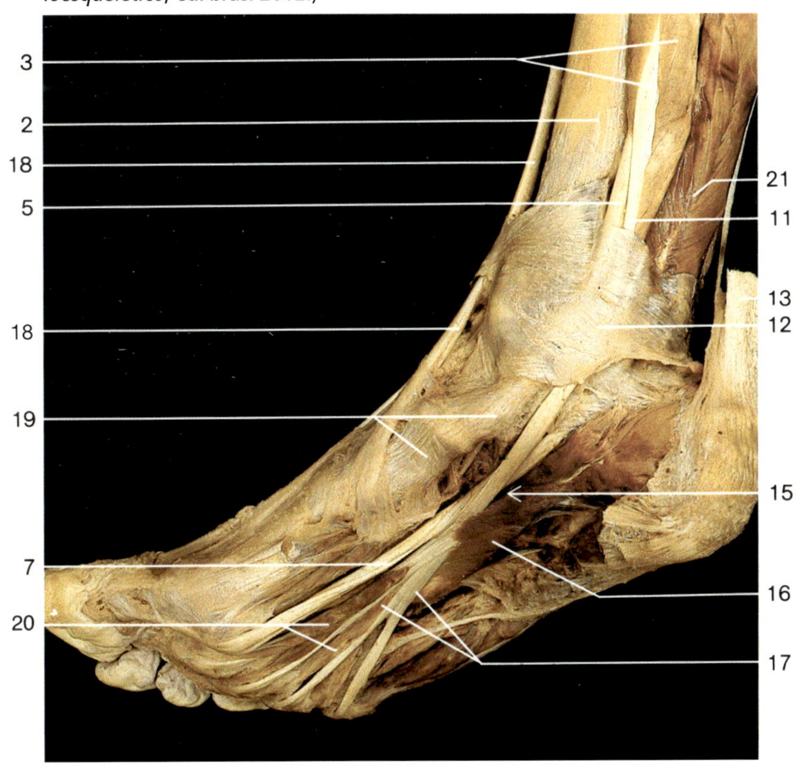

Planta do pé direito com os tendões dos músculos flexores longos (vista medial oblíqua e inferior).

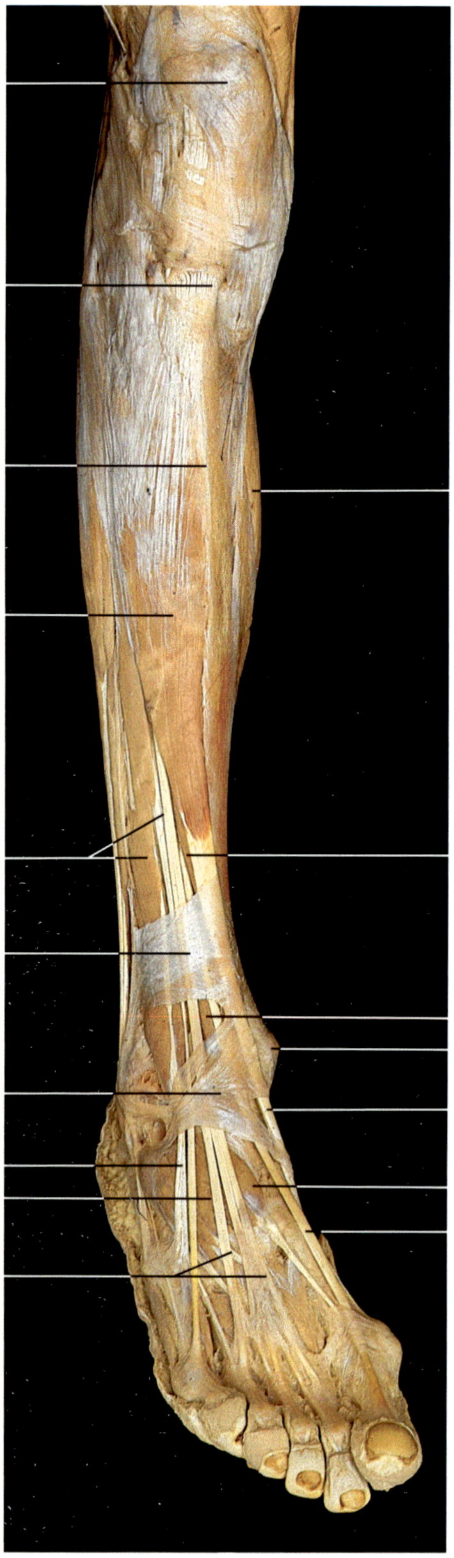

Músculos extensores da perna e do pé direitos (vista oblíqua anterolateral).

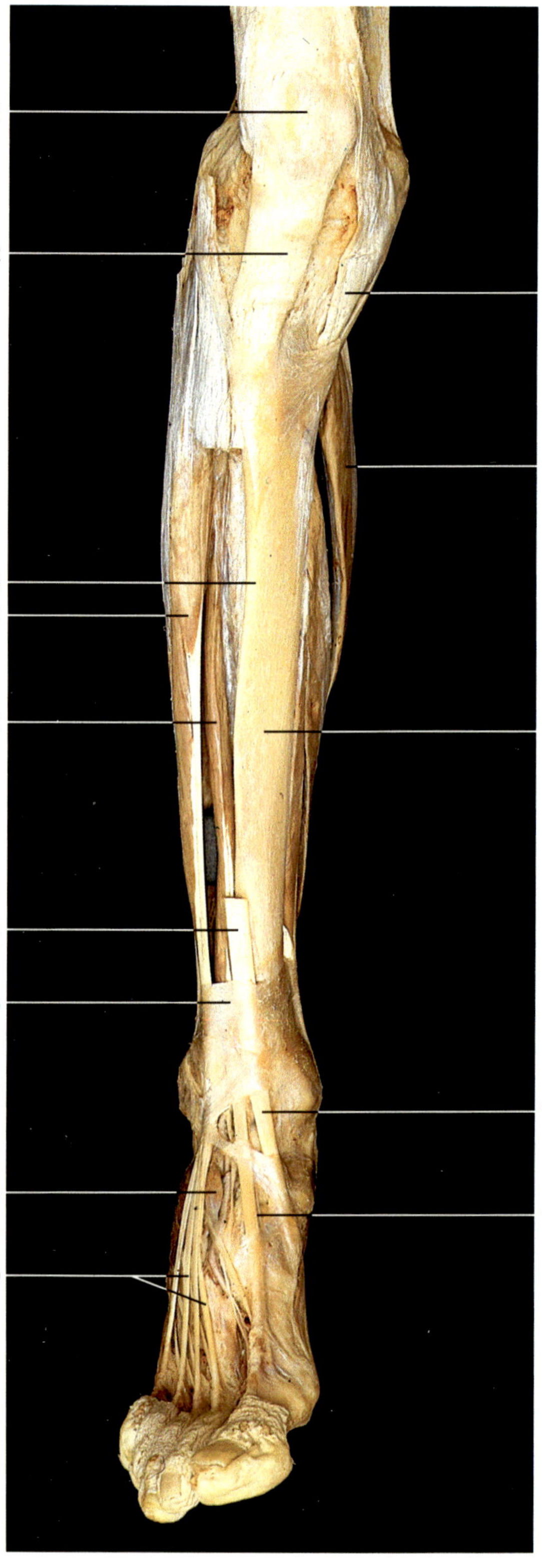

Músculos extensores da perna e do pé direitos (vista anterior). Parte do músculo tibial anterior foi removida.

1 Patela
2 Ligamento da patela
3 Margem anterior da tíbia
4 Músculo tibial anterior
5 Músculo extensor longo dos dedos
6 Retináculo superior dos músculos extensores
7 Retináculo inferior dos músculos extensores
8 Tendão do músculo fibular terceiro
9 Músculo extensor curto dos dedos
10 Tendões do músculo extensor longo dos dedos
11 Músculo sóleo
12 Músculo extensor longo do hálux
13 Maléolo medial
14 Tendão do músculo tibial anterior
15 Músculo extensor curto do hálux
16 Tendão do músculo extensor longo do hálux
17 Tendão comum dos músculos grácil, semitendíneo e sartório (pata de ganso)
18 Tíbia

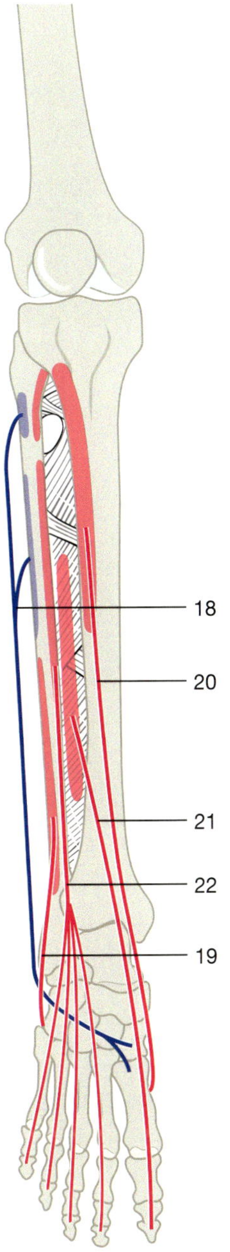

Trajeto dos músculos extensores da perna (vista anterior).

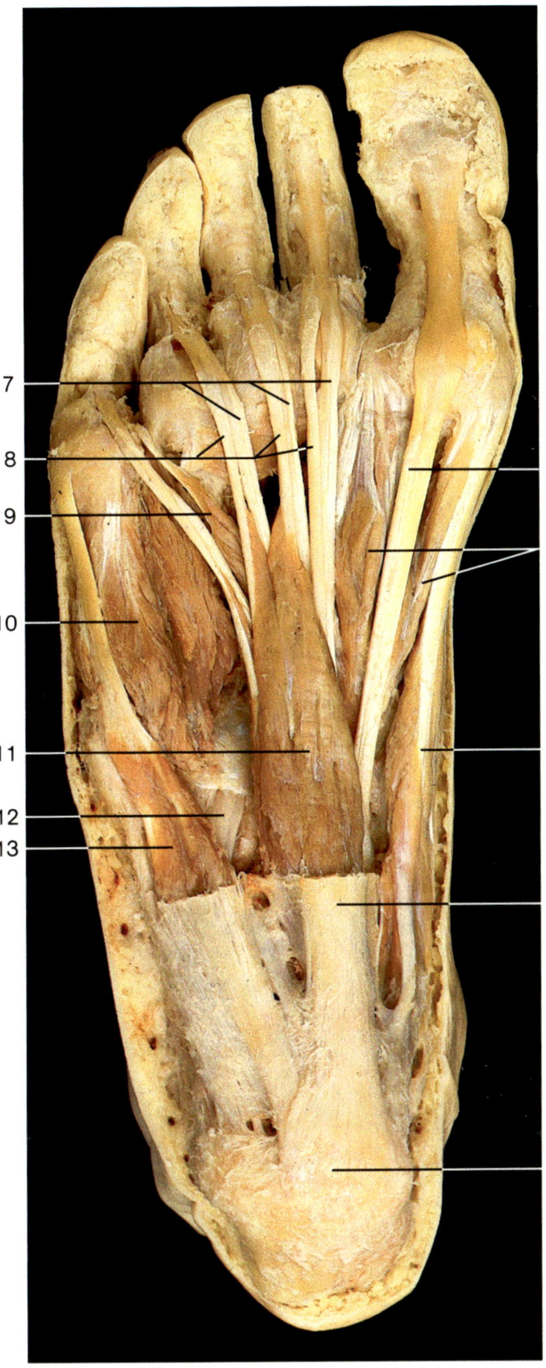

Músculos da planta do pé, camada superficial. A aponeurose plantar e a fáscia dos músculos superficiais foram removidos.

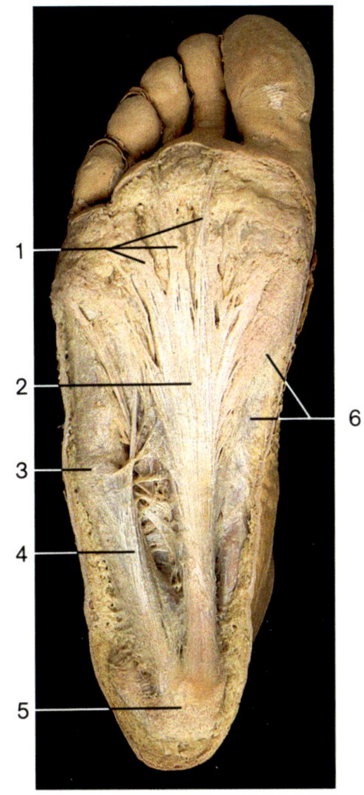

Planta do pé com aponeurose plantar.

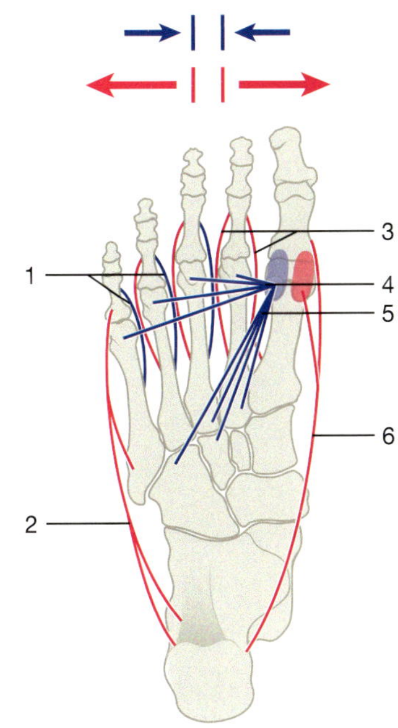

Trajeto dos músculos adutores e abdutores do pé (vista plantar). Setas vermelhas = abdução; setas azuis = adução.

1 Bandas longitudinais da aponeurose plantar
2 Aponeurose plantar
3 Posição da tuberosidade do osso metatarsal V
4 Músculos do quinto dedo com fáscia
5 Tuberosidade do calcâneo
6 Músculos do hálux com fáscia
7 Tendões do músculo flexor longo dos dedos
8 Tendões do músculo flexor curto dos dedos
9 Músculo lumbrical
10 Músculo flexor curto do dedo mínimo
11 Músculo flexor curto dos dedos
12 Tendão do músculo fibular longo
13 Músculo abdutor do dedo mínimo
14 Tendão do músculo flexor longo do hálux
15 Músculo flexor curto do hálux
16 Músculo abdutor do hálux
17 Aponeurose plantar (seccionada)
18 Músculo fibular longo
19 Músculo fibular curto
20 Músculo tibial anterior
21 Músculo extensor longo do hálux
22 Músculo extensor longo dos dedos

1 Músculos interósseos plantares (azul)
2 Músculo abdutor do dedo mínimo (vermelho)
3 Músculos interósseos dorsais (vermelho)
4 Cabeça transversa do músculo adutor do hálux (azul)
5 Cabeça oblíqua do músculo adutor do hálux (azul)
6 Músculo abdutor do hálux (vermelho)

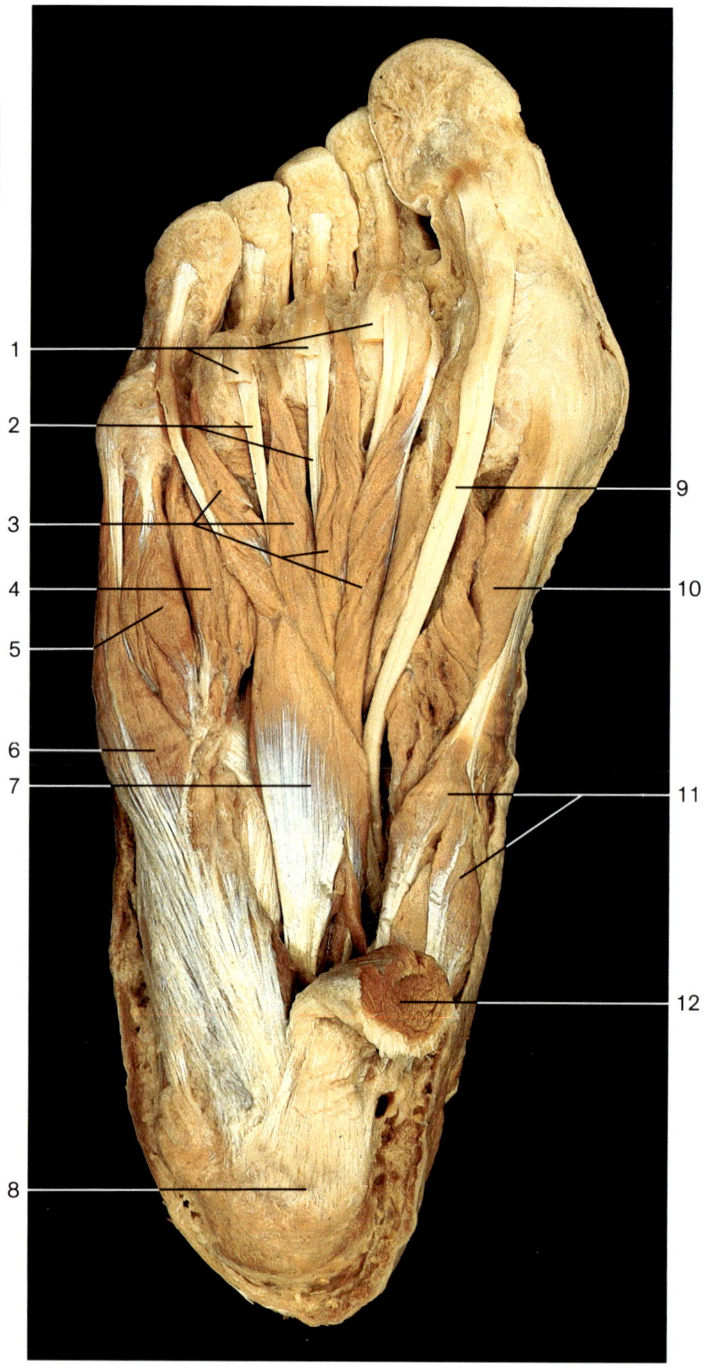

Músculos da planta do pé, camada intermediária. O músculo flexor curto dos dedos foi dividido.

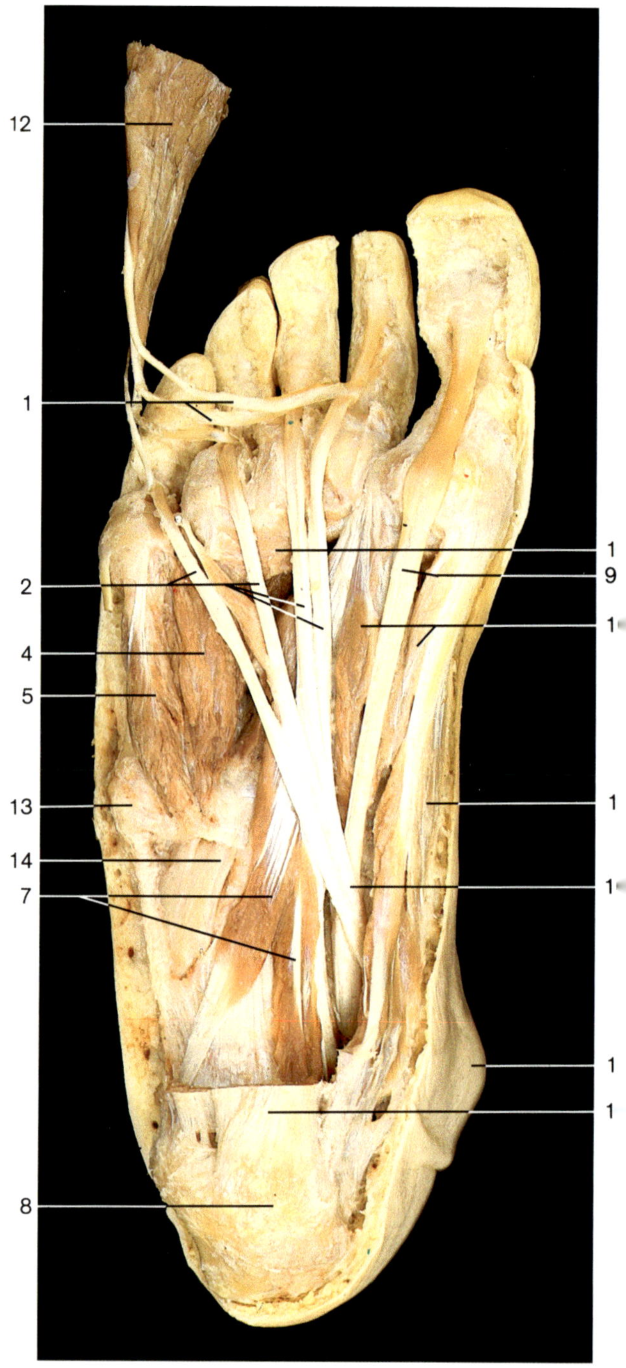

Músculos da planta do pé, camada intermediária. Os tendões dos músculos flexores e o cruzamento dos tendões estão demonstrados. O músculo flexor curto dos dedos foi dividido e rebatido.

1 Tendões do músculo flexor curto dos dedos
2 Tendões do músculo flexor longo dos dedos
3 Músculos lumbricais
4 Músculo interósseo
5 Músculo flexor curto do dedo mínimo
6 Músculo abdutor do dedo mínimo
7 Músculo quadrado plantar
8 Tuberosidade do calcâneo
9 Tendão do músculo flexor longo do hálux
10 Músculo flexor curto do hálux
11 Músculo abdutor do hálux
12 Músculo flexor curto dos dedos (seccionado)
13 Tuberosidade do osso metatarsal V
14 Tendão do músculo fibular longo
15 Cabeça transversa do músculo adutor do hálux
16 Cruzamento de tendões na planta do pé
17 Maléolo medial
18 Aponeurose plantar (seccionada)

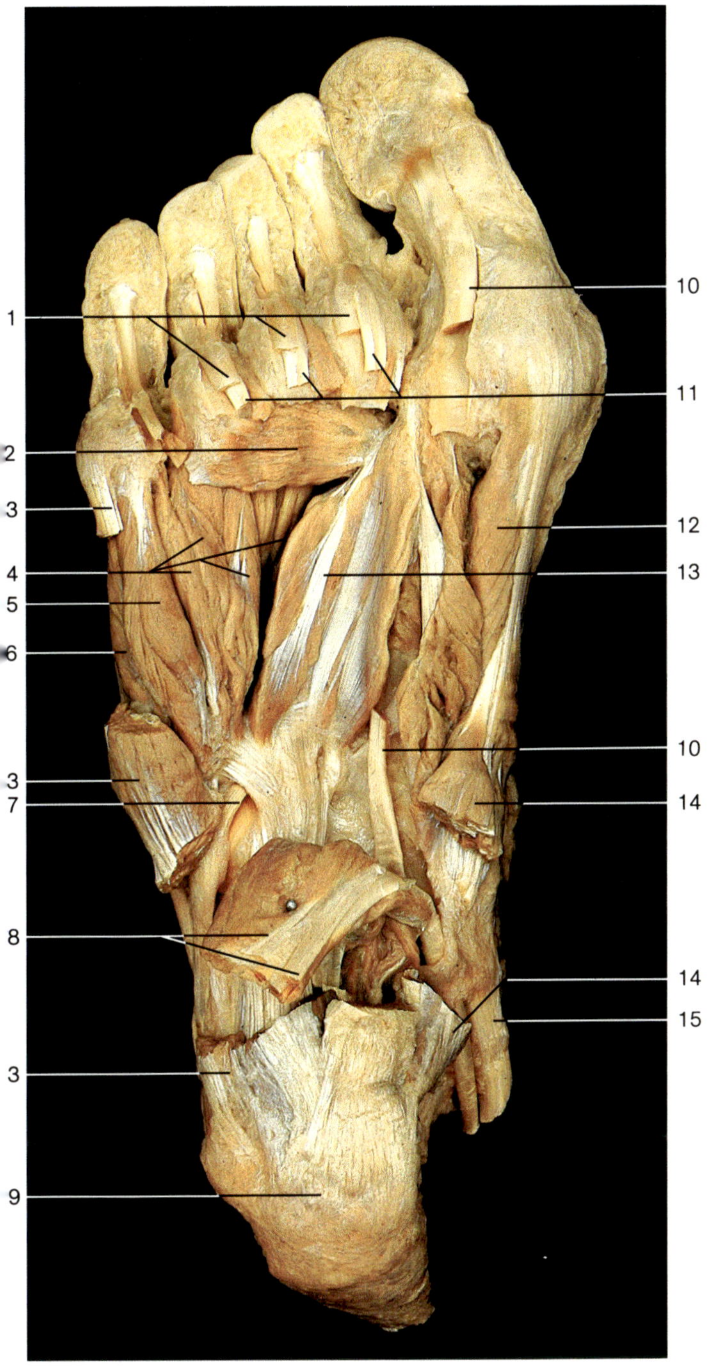

Músculos da planta do pé, camada profunda. O músculo flexor curto dos dedos foi removido; músculos quadrado plantar e abdutores do hálux e do dedo mínimo, seccionados.

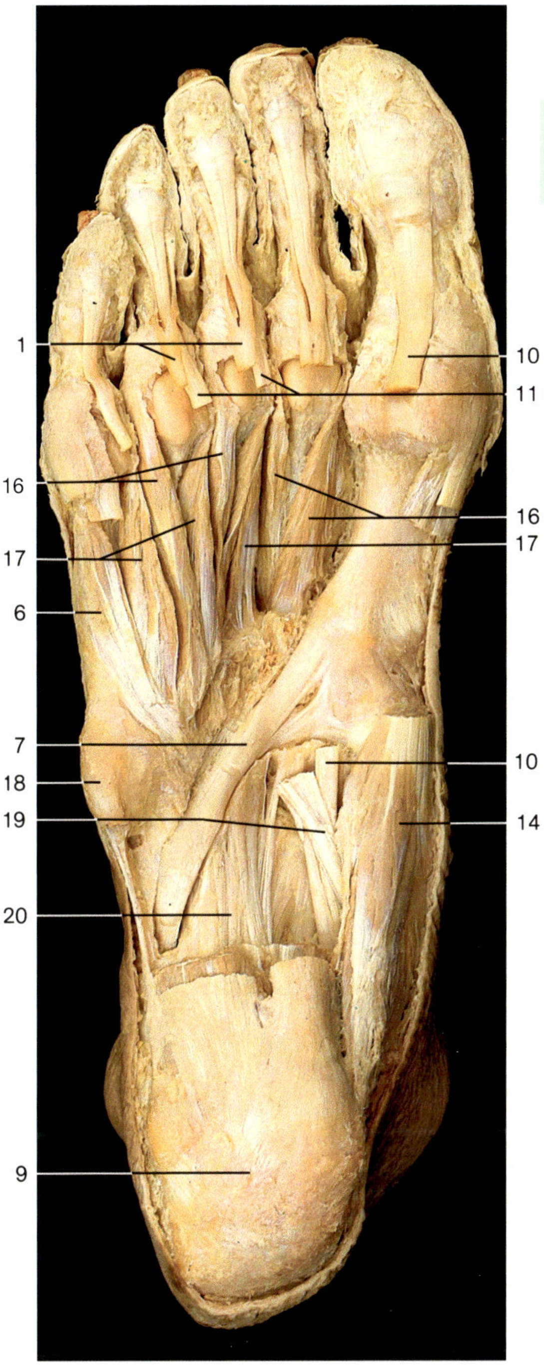

Músculos da planta do pé, camada mais profunda. Os músculos interósseos e o canal para o tendão do músculo fibular longo estão demonstrados.

1 Tendões do músculo flexor curto dos dedos
2 Cabeça transversa do músculo adutor do hálux
3 Músculo abdutor do dedo mínimo
4 Músculos interósseos
5 Músculo flexor curto do dedo mínimo
6 Músculo oponente do dedo mínimo
7 Tendão do músculo fibular longo
8 Músculo quadrado plantar com o tendão do músculo flexor longo dos dedos
9 Tuberosidade do calcâneo
10 Tendão do músculo flexor longo do hálux (seccionado)
11 Tendões do músculo flexor longo dos dedos
12 Músculo flexor curto do hálux
13 Cabeça oblíqua do músculo adutor do hálux
14 Músculo abdutor do hálux (seccionado)
15 Tendão do músculo tibial posterior
16 Músculos interósseos dorsais
17 Músculos interósseos plantares
18 Tuberosidade do metatarsal V
19 Tendão do músculo flexor longo dos dedos (cruzamento de tendões plantares)
20 Ligamento plantar longo

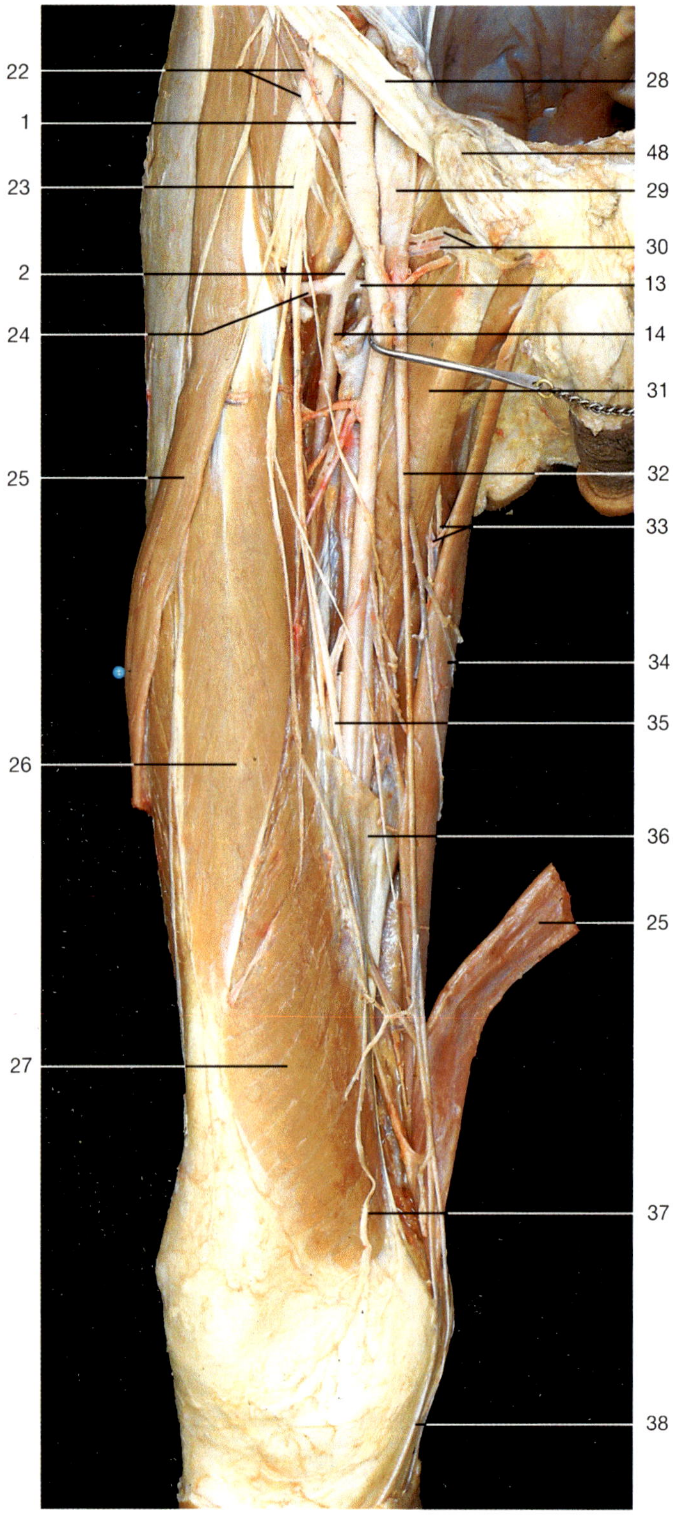

Principais artérias e nervos da coxa (lado direito, vista anterior). O músculo sartório foi seccionado e rebatido. A veia femoral foi parcialmente removida para expor a artéria femoral profunda.
Observação: os vasos entram no canal dos adutores para atingir a fossa poplítea.

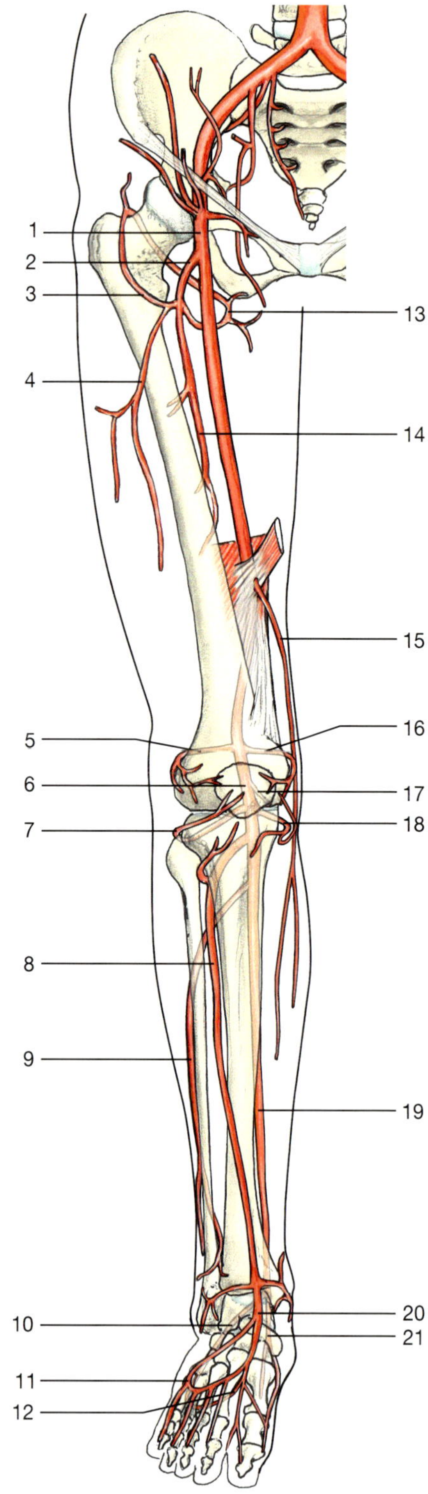

Principais artérias do membro inferior (vista anterior).

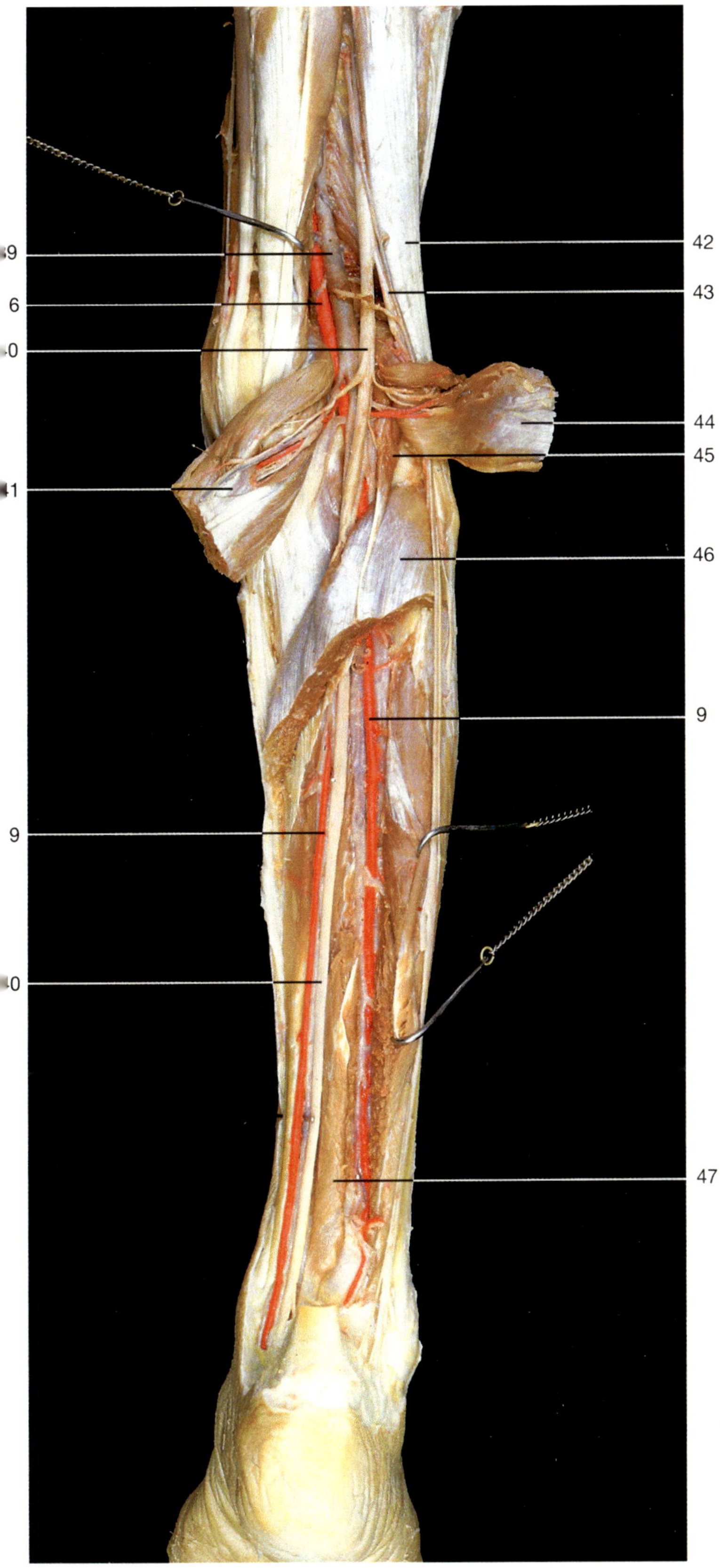

Artérias da perna direita (vista posterior).

1 Artéria femoral
2 Artéria femoral profunda
3 Ramo ascendente da artéria circunflexa femoral lateral
4 Ramo descendente da artéria circunflexa femoral lateral
5 Artéria superior lateral do joelho
6 Artéria poplítea
7 Artéria inferior lateral do joelho
8 Artéria tibial anterior
9 Artéria fibular
10 Artéria plantar lateral
11 Artéria arqueada com artérias metatarsais dorsais
12 Arco plantar com artérias metatarsais plantares
13 Artéria circunflexa femoral medial
14 Artéria femoral profunda com as artérias perfurantes
15 Artéria descendente do joelho
16 Artéria superior medial do joelho
17 Artéria média do joelho
18 Artéria inferior medial do joelho
19 Artéria tibial posterior
20 Artéria dorsal do pé
21 Artéria plantar medial
22 Artérias circunflexas ilíacas superficial e profunda
23 Nervo femoral
24 Artéria circunflexa femoral lateral
25 Músculo sartório (seccionado e rebatido)
26 Músculo reto femoral
27 Músculo vasto medial
28 Ligamento inguinal
29 Veia femoral (seccionada)
30 Artéria e veia pudendas externas
31 Músculo adutor longo
32 Veia safena magna
33 Artéria e nervo obturatórios
34 Músculo grácil
35 Nervo safeno
36 Septo intermuscular vastoadutor
37 Nervo cutâneo anterior (do nervo femoral)
38 Ramo infrapatelar do nervo safeno
39 Veia poplítea
40 Nervo tibial
41 Músculo gastrocnêmio, cabeça medial
42 Músculo bíceps femoral
43 Nervo fibular comum
44 Músculo gastrocnêmio, cabeça lateral
45 Músculo plantar
46 Músculo sóleo
47 Músculo flexor longo do hálux
48 Funículo espermático

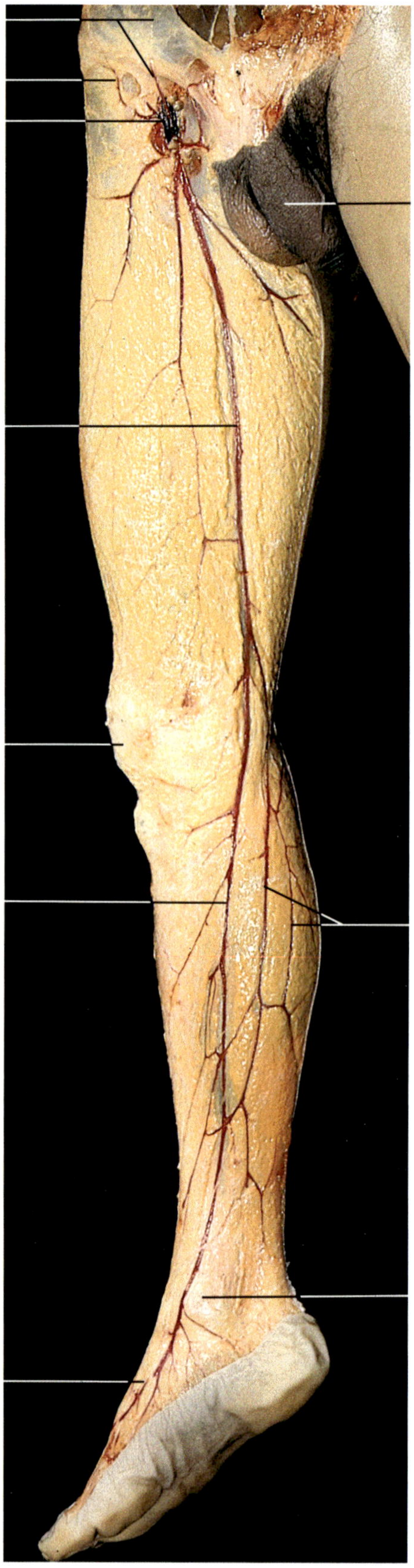

Veias superficiais do membro inferior, lado direito (vista anteromedial). As veias foram injetadas com solução vermelha.

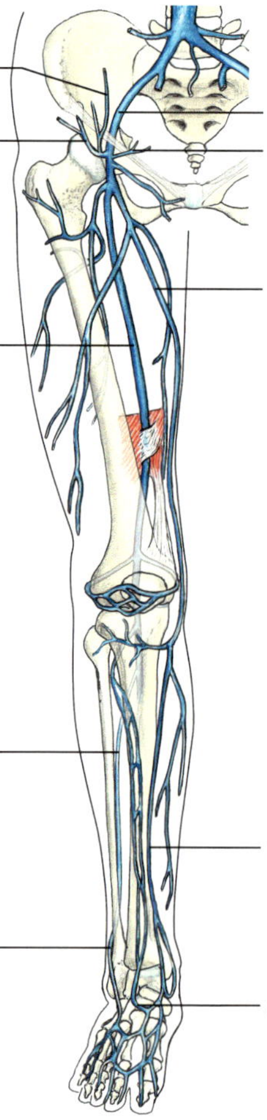

1 Veia epigástrica superficial
2 Veia circunflexa ilíaca superficial
3 Veia femoral
4 Veia safena parva
5 Veia ilíaca externa
6 Veia pudenda externa
7 Veia safena magna
8 Arco venoso dorsal do pé
9 Hiato safeno com veia femoral
10 Patela
11 Pênis
12 Anastomoses entre a veia safena magna e a veia safena parva
13 Maléolo medial
14 Nervo safeno
15 Artéria e veias tibiais posteriores
16 Nervo tibial
17 Nervo cutâneo dorsal medial
18 Veia tibial posterior
19 Fossa poplítea
20 Veias perfurantes
21 Maléolo lateral
22 Lâmina superficial da fáscia da perna
23 Veias perfurantes I-III (Cockett)
24 Tíbia
25 Veias digitais dorsais do pé
26 Arco venoso dorsal do pé
27 Veias metatarsais dorsais do pé
28 Artéria e veias tibiais anteriores
29 Fíbula
30 Artéria e veias fibulares
31 Lâmina profunda da fáscia da perna

Principais troncos venosos do membro inferior (vista anterior).

Região medial do pé direito. Dissecção do nervo tibial, vasos tibiais posteriores e veia safena magna (veias injetadas com resina azul). ▷

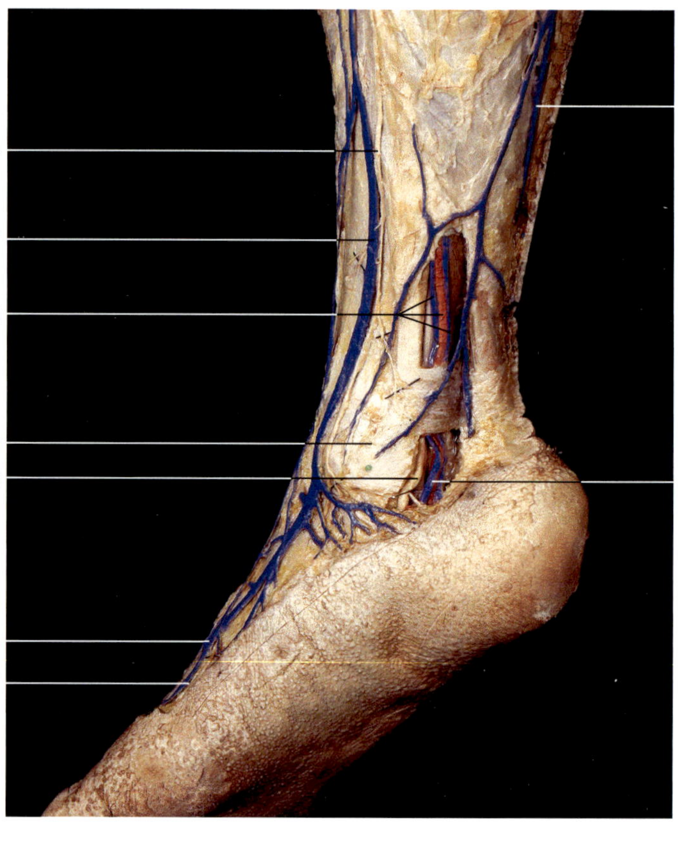

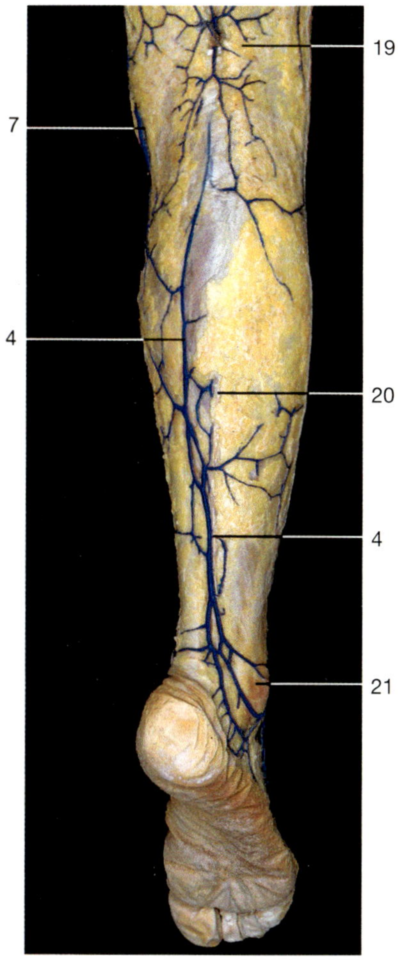

Veias superficiais da perna (lado direito, vista posterior). As veias foram injetadas com resina azul.

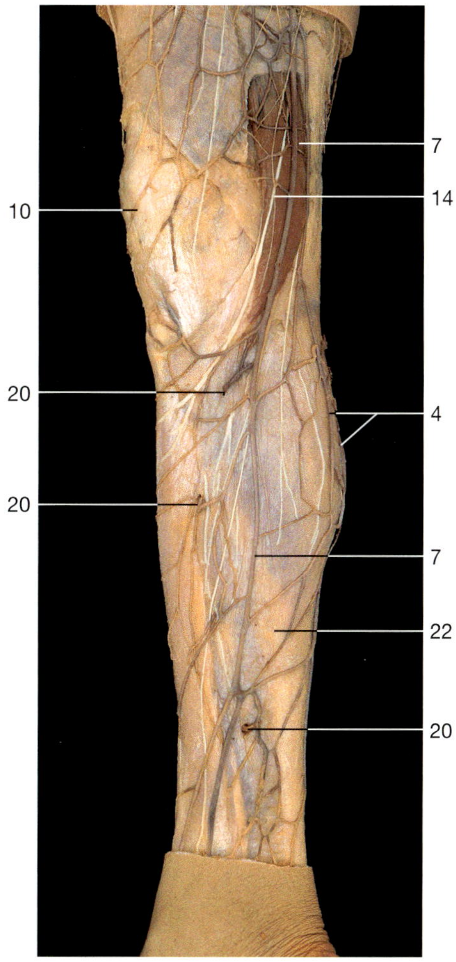

Veias superficiais da perna (lado esquerdo, vista medial). As veias perfurantes foram dissecadas.

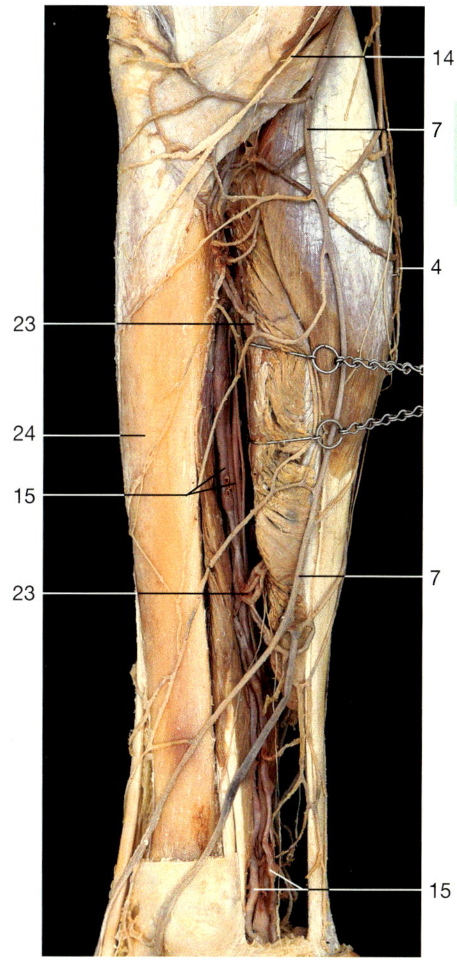

Veias da perna (lado esquerdo, vista medial). As anastomoses entre as veias superficiais e as veias profundas foram dissecadas.

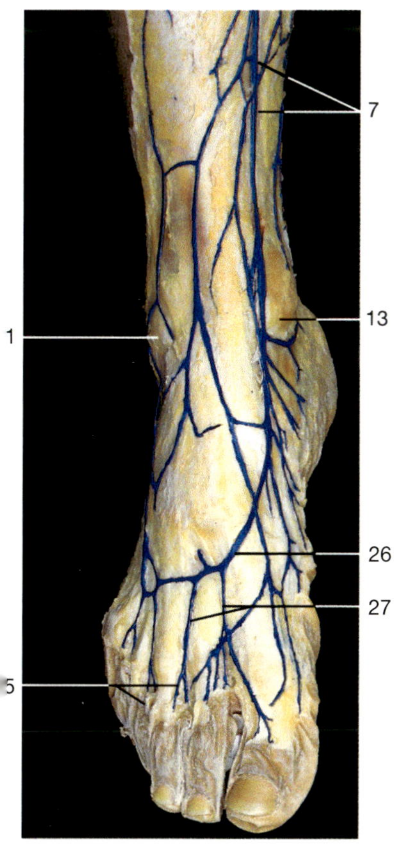

◁

Veias superficiais do dorso do pé direito. As veias foram injetadas com resina azul.

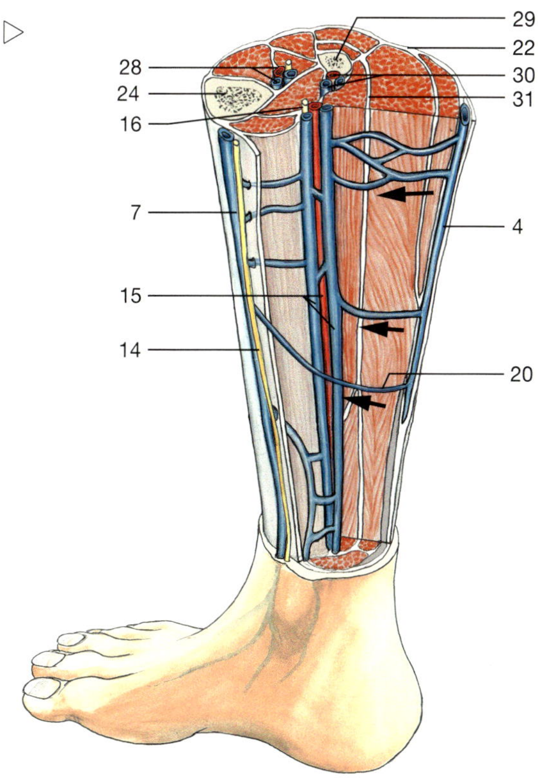

Anastomoses entre veias superficiais e veias profundas da perna. Setas = direções do fluxo sanguíneo. ▷

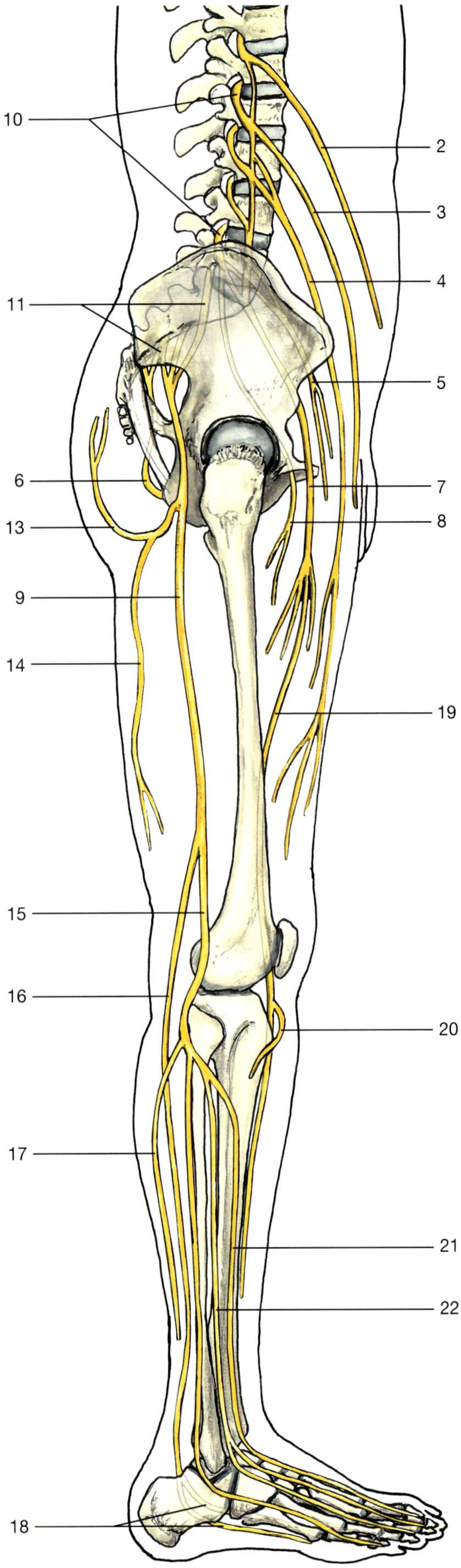

Nervos do membro inferior (vista lateral).

1 Nervo subcostal
2 Nervo ilio-hipogástrico
3 Nervo ilioinguinal
4 Nervo cutâneo femoral lateral
5 Nervo genitofemoral
6 Nervo pudendo
7 Nervo femoral
8 Nervo obturatório
9 Nervo isquiático
10 Plexo lombar (L_1-L_4) } plexo lombossacral
11 Plexo sacral (L_4-S_4) } plexo lombossacral
12 Nervo pudendo (S_2-S_4) } plexo lombossacral
13 Nervo clúnio inferior
14 Nervo cutâneo femoral posterior
15 Nervo fibular comum
16 Nervo tibial
17 Nervo cutâneo sural lateral
18 Nervos plantares medial e lateral
19 Nervo safeno
20 Ramo infrapatelar do nervo safeno
21 Nervo fibular profundo
22 Nervo fibular superficial
23 Ramo cutâneo anterior do nervo ilio-hipogástrico
24 Ramo cutâneo lateral do nervo ilio-hipogástrico
25 Ramo femoral do nervo genitofemoral
26 Ramos cutâneos abdominais laterais
27 Ramos cutâneos anteriores do abdome
28 Ramo genital do nervo genitofemoral
29 Nervos escrotais anteriores

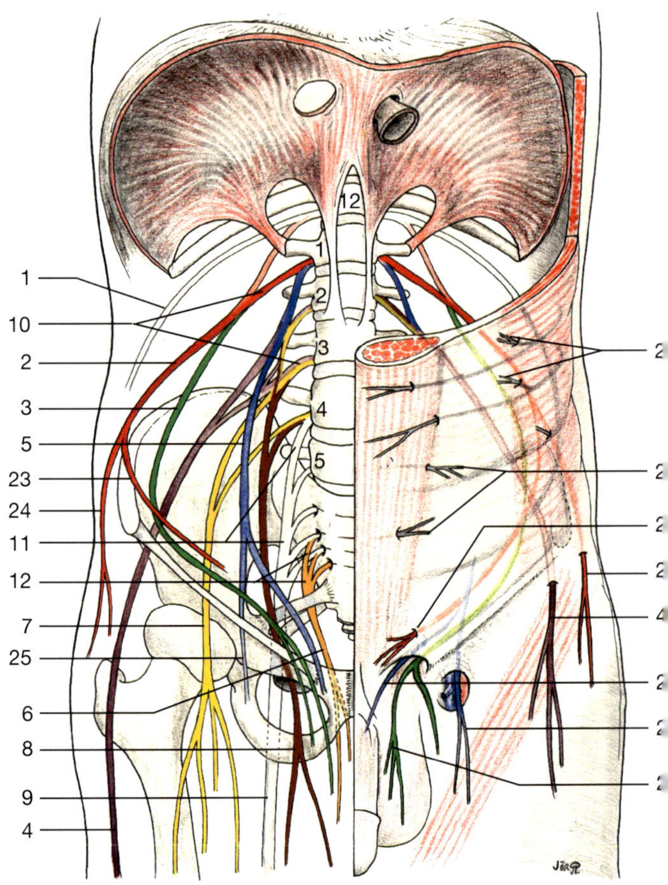

Principais ramos do plexo lombossacral (vista anterior).

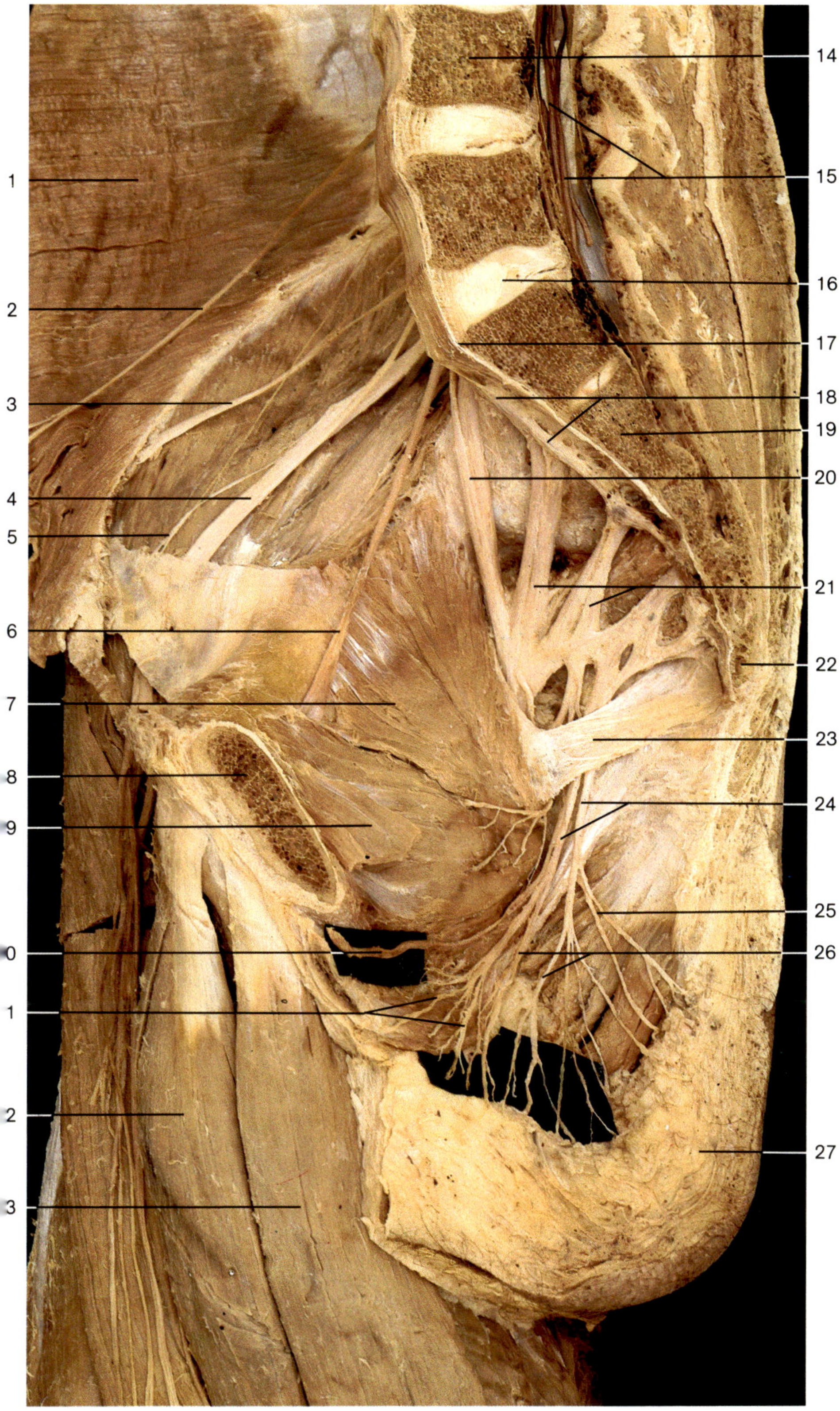

Plexo lombossacral *in situ*, lado direito (vista medial). Órgãos pélvicos, peritônio e parte do músculo levantador do ânus foram removidos.

1 Músculo transverso do abdome
2 Nervo ilio-hipogástrico
3 Nervo ilioinguinal
4 Nervo femoral
5 Nervo cutâneo femoral lateral
6 Nervo obturatório
7 Músculo obturador interno
8 Púbis (superfície de corte)
9 Músculo levantador do ânus (fascículos)
10 Nervo dorsal do pênis
11 Nervos escrotais posteriores do nervo pudendo
12 Músculo adutor longo
13 Músculo grácil
14 Corpo vertebral de L_4
15 Cauda equina
16 Disco intervertebral
17 Promontório sacral
18 Tronco simpático
19 Sacro
20 Tronco lombossacral
21 Plexo sacral
22 Cóccix
23 Ligamento sacroespinal
24 Nervo pudendo
25 Nervos anais inferiores
26 Nervos perineais do nervo pudendo
27 Gordura subcutânea da região glútea

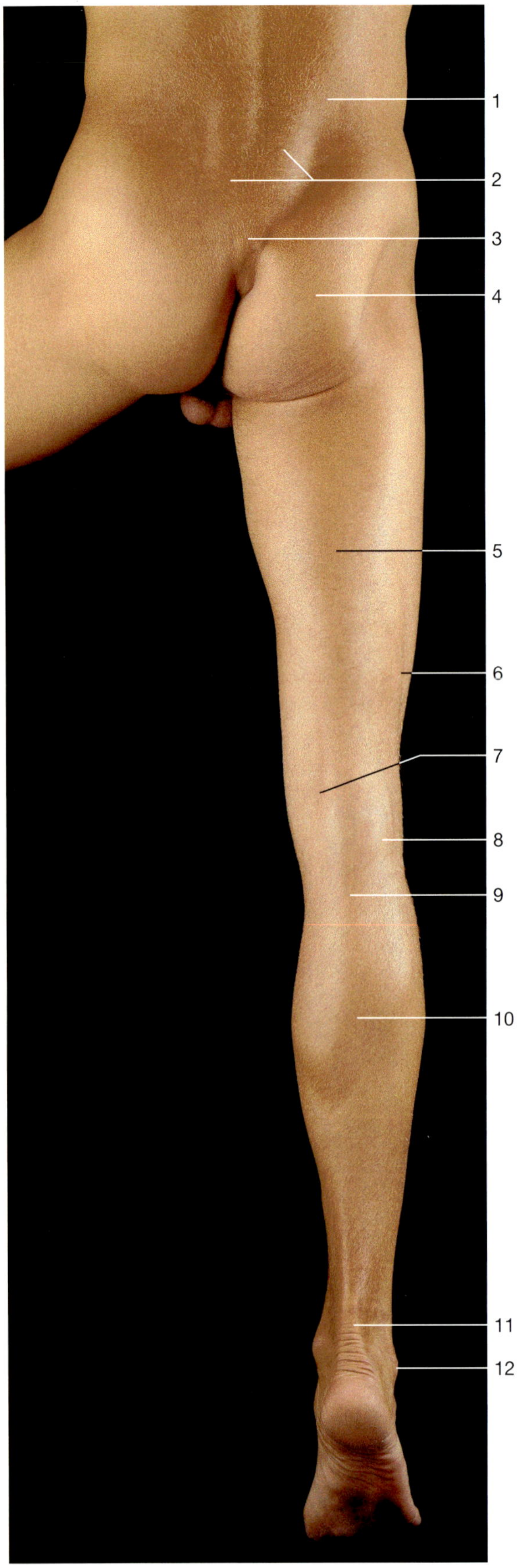

Anatomia de superfície do membro inferior (lado direito, vista posterior). Os músculos glúteos estão contraídos.

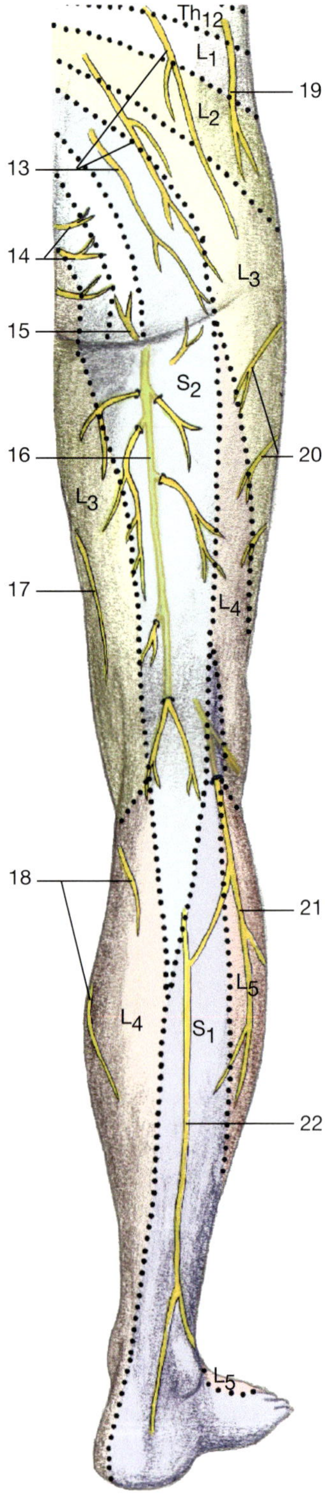

1 Crista ilíaca
2 Sacro
3 Cóccix
4 Músculo glúteo máximo
5 Músculos isquiocrurais
6 Trato iliotibial
7 Tendão do músculo semimembranáceo
8 Tendão do músculo bíceps femoral
9 Fossa poplítea
10 Músculo tríceps sural
11 Tendão do calcâneo (de Aquiles)
12 Maléolo lateral
13 Nervos clúnios superiores
14 Nervos clúnios médios
15 Nervos clúnios inferiores
16 Nervo cutâneo femoral posterior
17 Nervo obturatório
18 Nervo safeno
19 Nervo ilio-hipogástrico
20 Nervos cutâneos femorais laterais
21 Nervo fibular comum
22 Nervo sural

Nervos cutâneos do membro inferior (vista posterior). Linhas pontilhadas = margens de segmentos.

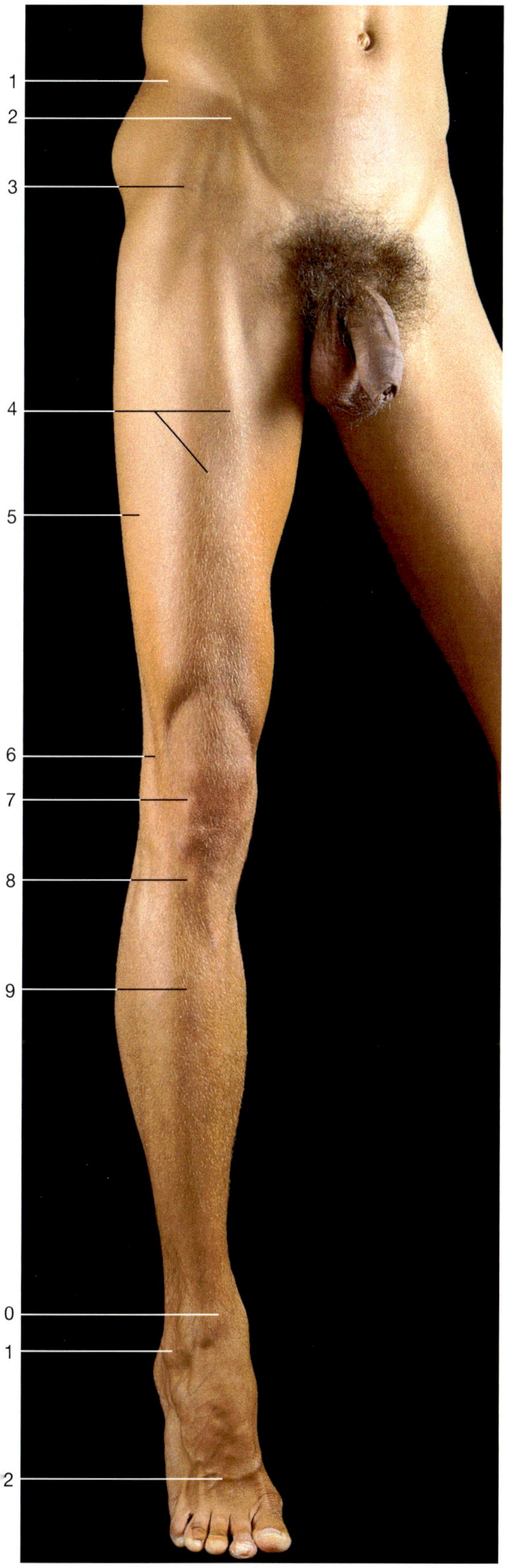

Anatomia de superfície do membro inferior (lado direito, vista anterior).

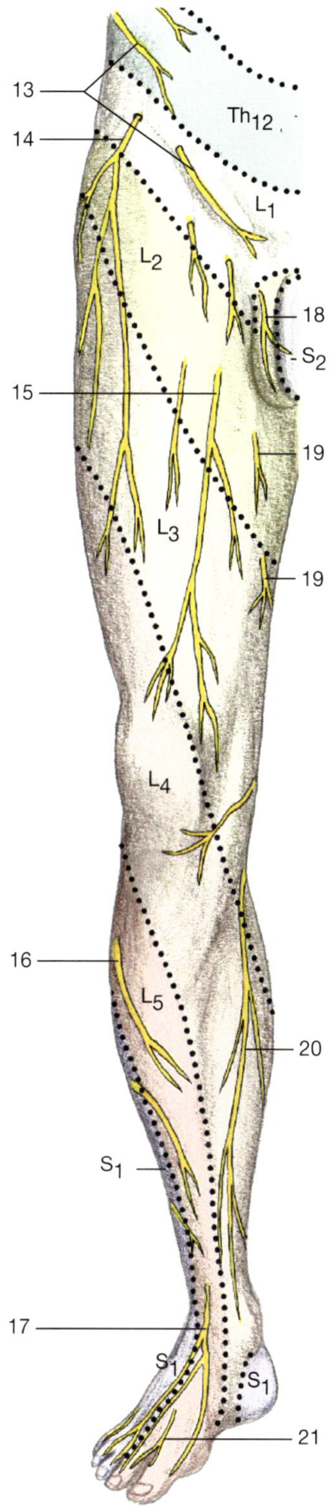

Nervos cutâneos do membro inferior (vista anterior).
Linhas pontilhadas = margens de segmentos.

1 Crista ilíaca
2 Espinha ilíaca anterossuperior
3 Músculo tensor da fáscia lata
4 Músculo quadríceps femoral
5 Trato iliotibial
6 Tendão do músculo bíceps femoral
7 Patela
8 Ligamento da patela
9 Tíbia
10 Tendão do músculo tibial anterior
11 Maléolo lateral
12 Arco venoso dorsal do pé
13 Nervo ilio-hipogástrico
14 Nervo cutâneo femoral lateral
15 Nervo femoral
16 Nervo fibular comum
17 Nervo fibular superficial
18 Nervo ilioinguinal
19 Nervo obturatório
20 Nervo safeno
21 Nervo fibular profundo

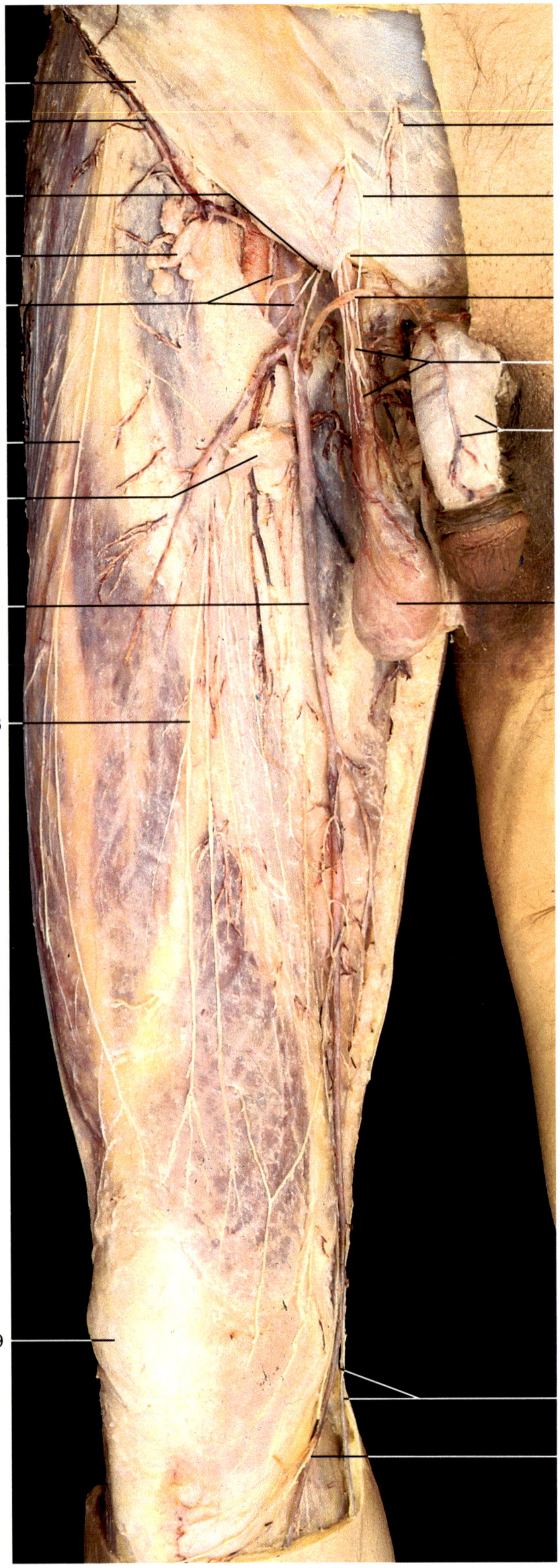

Região anterior da coxa com os nervos cutâneos e as veias (lado direito).

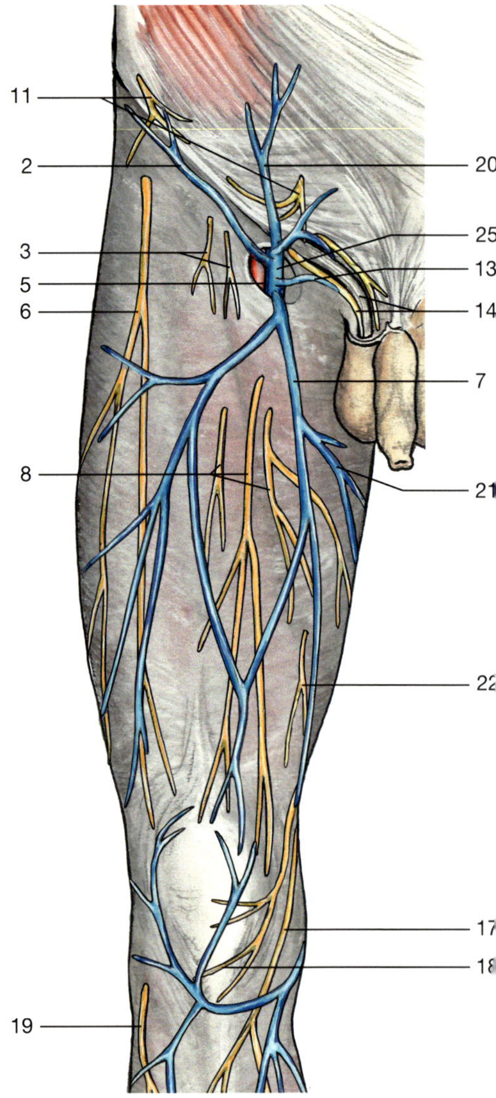

Região anterior da coxa com os nervos cutâneos e as veias (lado direito, compare com a dissecção ao lado).

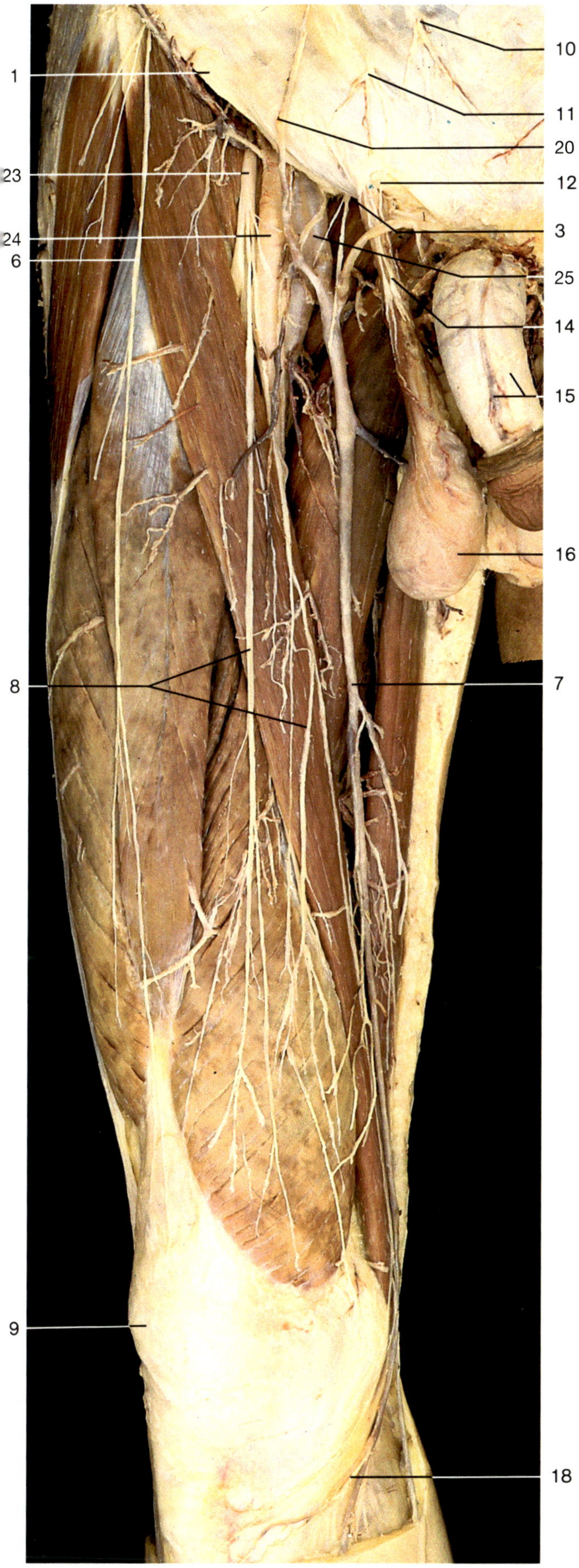

Região anterior da coxa com os nervos cutâneos e as veias (lado direito). A fáscia lata e as fáscias dos músculos da coxa foram removidas.

1 Ligamento inguinal
2 Veia circunflexa ilíaca superficial
3 Ramo femoral do nervo genitofemoral
4 Linfonodos inguinais superficiais
5 Hiato safeno; artéria e veia femorais
6 Nervo cutâneo femoral lateral
7 Veia safena magna
8 Ramos cutâneos anteriores do nervo femoral
9 Patela
10 Ramos terminais do nervo subcostal
11 Ramos terminais do nervo ilio-hipogástrico
12 Anel inguinal superficial
13 Veia pudenda externa
14 Funículo espermático com ramo genital do nervo genitofemoral
15 Pênis com veia dorsal superficial do pênis
16 Testículo e seus envoltórios
17 Nervo safeno
18 Ramo infrapatelar do nervo safeno
19 Nervo cutâneo sural lateral
20 Veia epigástrica superficial
21 Veia safena acessória
22 Ramo cutâneo do nervo obturatório
23 Nervo femoral
24 Artéria femoral
25 Veia femoral
26 Linfonodos inguinais superficiais inferiores
27 Vasos linfáticos
28 Músculo sartório
29 Nervo ilio-hipogástrico

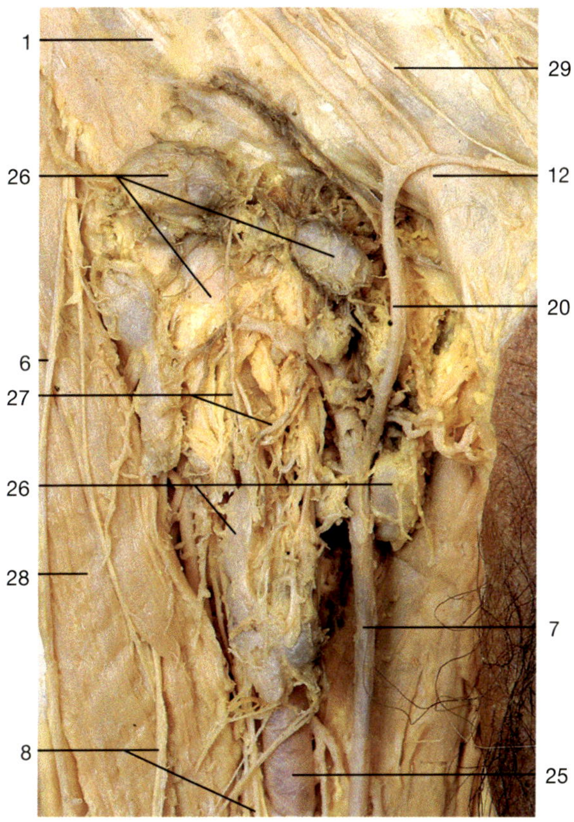

Linfonodos inguinais com vasos linfáticos (vista anterior).

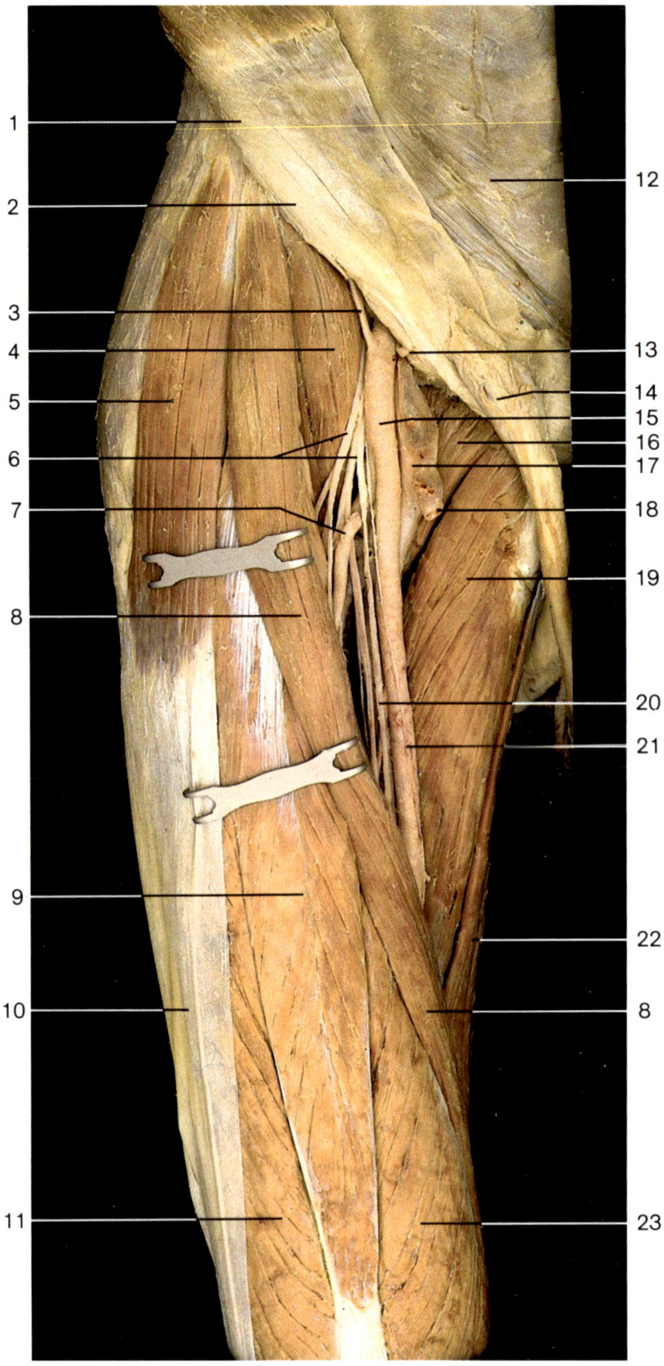

Região femoral anterior direita (vista anterior). A fáscia lata foi removida e o músculo sartório ligeiramente rebatido.

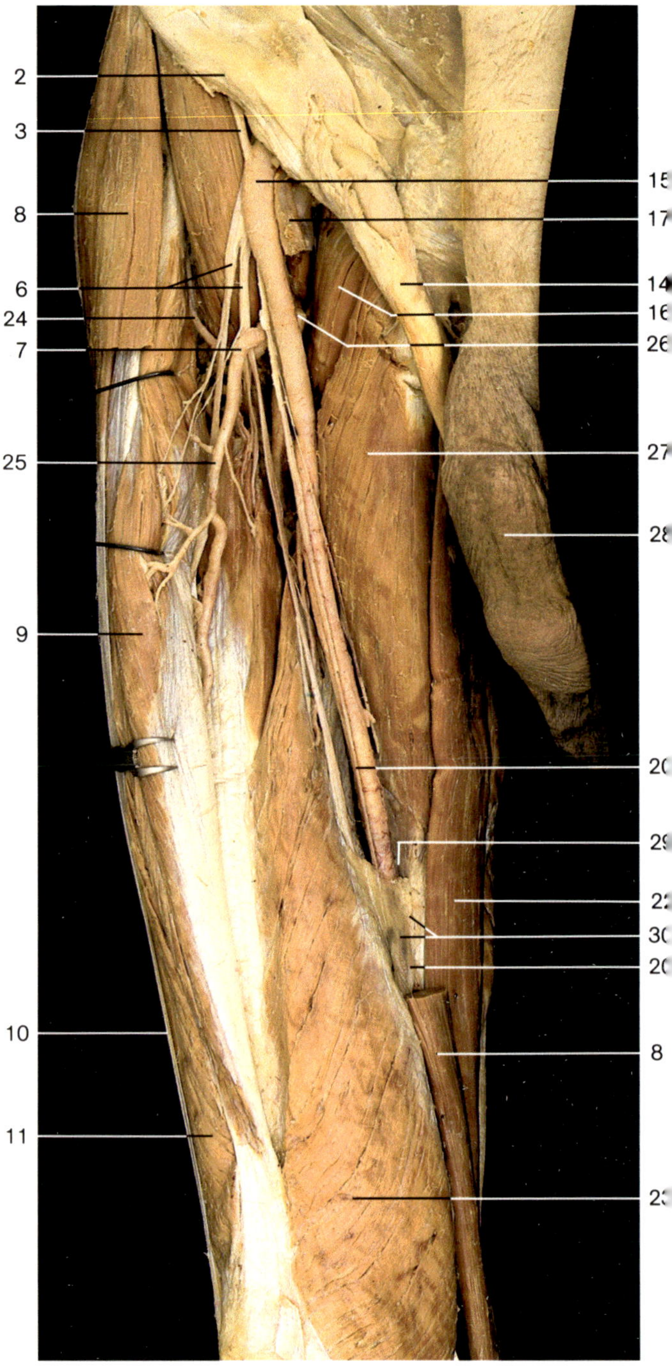

Região femoral anterior direita (vista anterior). A fáscia lata foi removida e o músculo sartório seccionado.

1 Espinha ilíaca anterossuperior
2 Ligamento inguinal
3 Artéria circunflexa ilíaca profunda
4 Músculo iliopsoas
5 Músculo tensor da fáscia lata
6 Nervo femoral
7 Artéria circunflexa femoral lateral
8 Músculo sartório
9 Músculo reto femoral
10 Trato iliotibial
11 Músculo vasto lateral
12 Lâmina anterior da bainha do músculo reto do abdome
13 Artéria epigástrica inferior
14 Funículo espermático
15 Artéria femoral
16 Músculo pectíneo
17 Veia femoral
18 Veia safena magna (seccionada)
19 Músculo adutor longo
20 Nervo safeno
21 Ramo muscular do nervo femoral
22 Músculo grácil
23 Músculo vasto medial
24 Ramo ascendente da artéria circunflexa femoral lateral
25 Ramo descendente da artéria circunflexa femoral lateral
26 Artéria circunflexa femoral medial
27 Músculo adutor longo
28 Pênis
29 Acesso ao canal dos adutores
30 Septo intermuscular vastoadutor

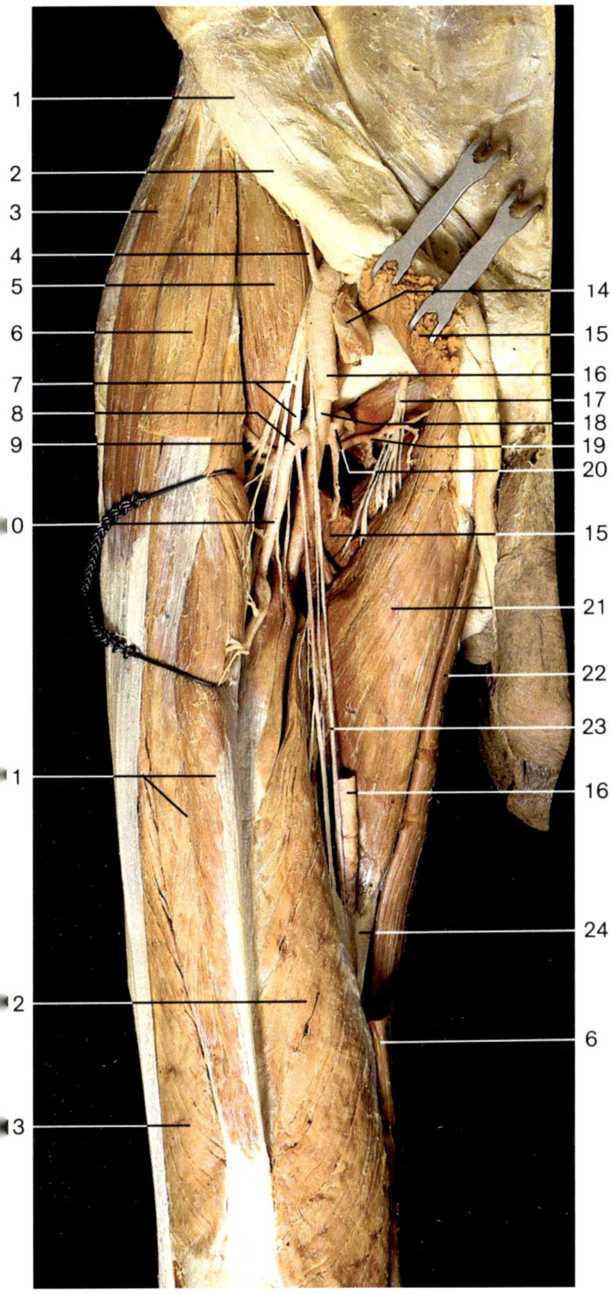

Região femoral anterior (lado direito, vista anterior). A fáscia lata foi removida. Os músculos sartório, pectíneo e a artéria femoral foram seccionados para expor a artéria femoral profunda com seus ramos. O músculo reto femoral foi ligeiramente rebatido.

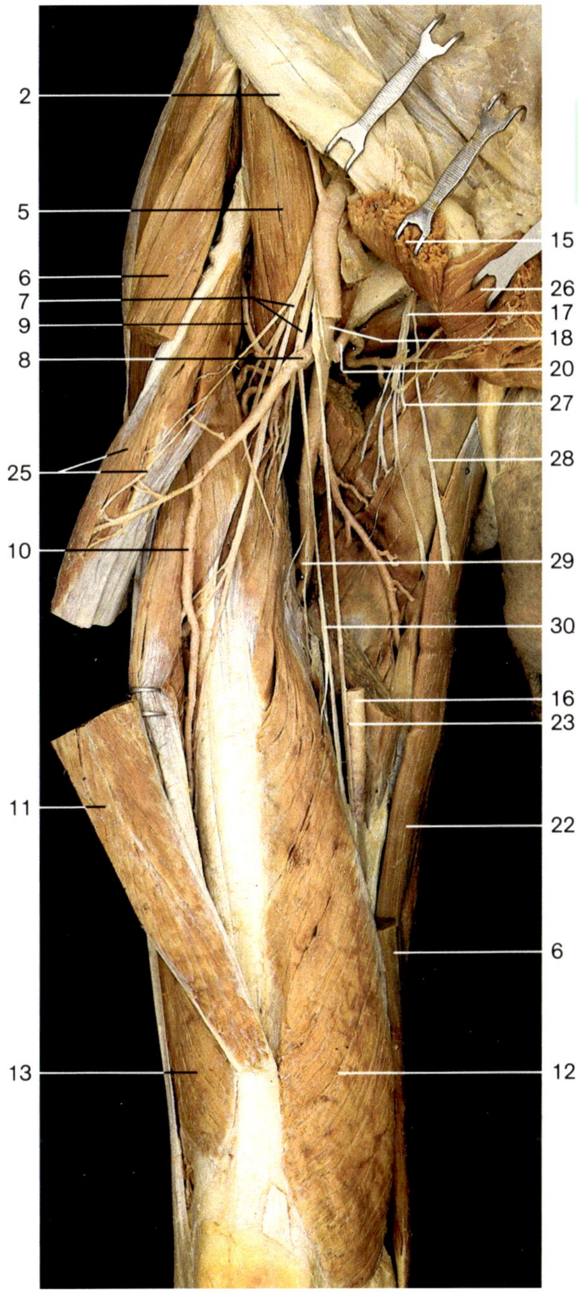

Região femoral anterior (lado direito, vista anterior). Os músculos sartório, pectíneo, adutor longo e reto femoral foram seccionados e rebatidos. A maior parte da artéria femoral foi removida.

1 Espinha ilíaca anterossuperior
2 Ligamento inguinal
3 Músculo tensor da fáscia lata
4 Artéria circunflexa ilíaca profunda
5 Músculo iliopsoas
6 Músculo sartório (seccionado)
7 Nervo femoral
8 Artéria circunflexa femoral lateral
9 Ramo ascendente da artéria circunflexa femoral lateral
10 Ramo descendente da artéria circunflexa femoral lateral
11 Músculo reto femoral
12 Músculo vasto medial
13 Músculo vasto lateral
14 Veia femoral
15 Músculo pectíneo (seccionado)
16 Artéria femoral (seccionada)
17 Nervo obturatório
18 Artéria femoral profunda
19 Ramo ascendente da artéria circunflexa femoral medial
20 Artéria circunflexa femoral medial
21 Músculo adutor longo
22 Músculo grácil
23 Nervo safeno
24 Parte distal do septo intermuscular vastoadutor
25 Músculo reto femoral com os ramos musculares do nervo femoral
26 Músculo adutor longo (seccionado)
27 Ramo posterior do nervo obturatório
28 Ramo anterior do nervo obturatório
29 Ponto em que as artérias perfurantes saem da artéria femoral profunda
30 Ramo muscular do nervo femoral para o músculo vasto medial

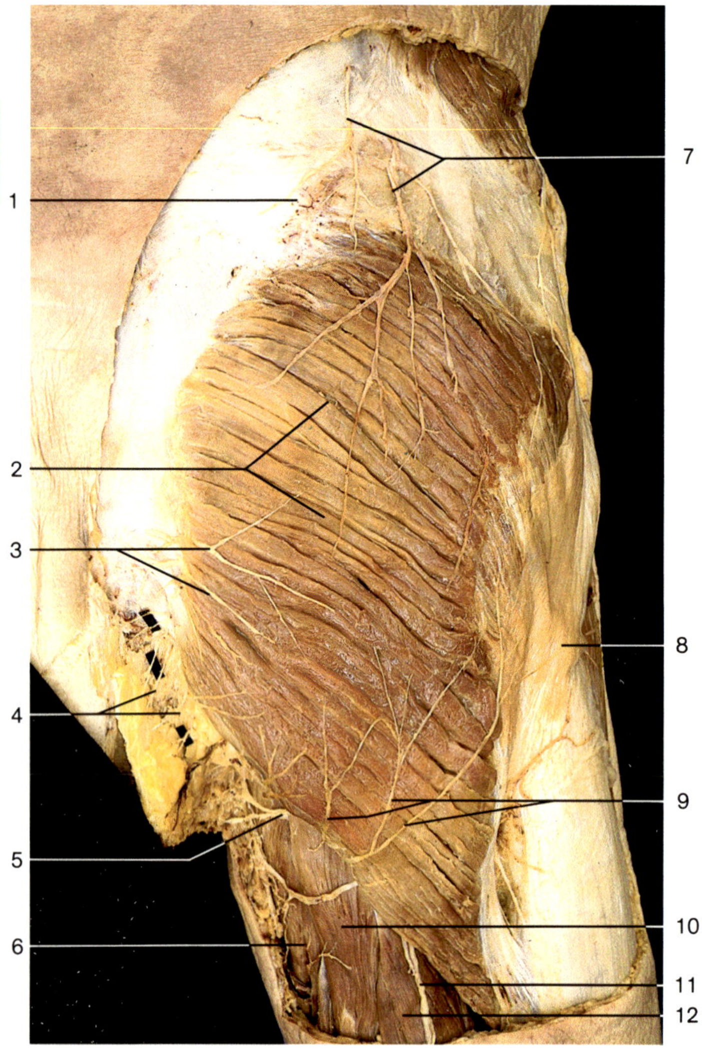

Região glútea (lado direito). Dissecção dos nervos cutâneos.

1 Crista ilíaca
2 Músculo glúteo máximo
3 Nervos clúnios médios
4 Nervos anococcígeos
5 Ramo perineal do nervo cutâneo femoral posterior
6 Músculo adutor magno
7 Nervos clúnios superiores
8 Posição do trocanter maior
9 Nervos clúnios inferiores
10 Músculo semitendíneo
11 Nervo cutâneo femoral posterior
12 Cabeça longa do músculo bíceps femoral

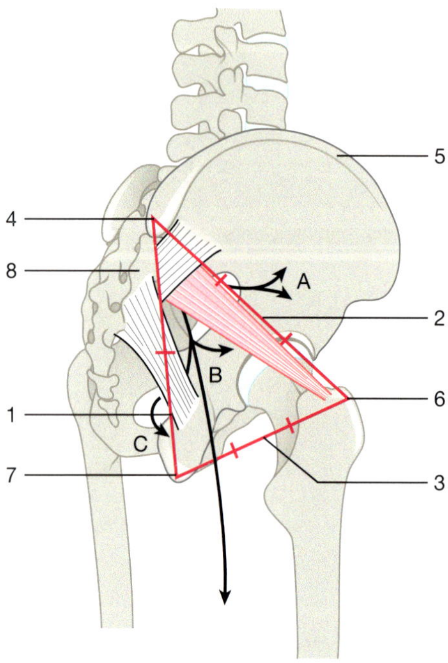

Localização dos forames isquiáticos em relação aos ossos da região glútea (vista posterolateral).

A **Hiato suprapiriforme (do forame isquiático maior)**
Artéria, veia e nervo glúteos superiores

B **Hiato infrapiriforme (do forame isquiático maior)**
Nervo isquiático
Artéria, veia e nervo glúteos inferiores
Nervo cutâneo femoral posterior
Artéria e veia pudendas internas
Nervo pudendo
Nervo para o músculo obturador interno
Nervo para o músculo quadrado femoral

C **Forame isquiático menor**
Nervo pudendo
Artéria e veia pudendas internas
Nervo para o músculo obturador interno

Linhas vermelhas

1 **Linha espinha-túber**
(no meio desta linha, situa-se o hiato infrapiriforme)
2 **Linha espinha-trocanter**
(no seu terço superior, situa-se o hiato suprapiriforme)
3 **Linha túber-trocanter**
(o nervo isquiático encontra-se entre os terços médio e posterior)

Outros elementos

4 Espinha ilíaca posterossuperior
5 Crista ilíaca
6 Trocanter maior
7 Túber isquiático
8 Sacro

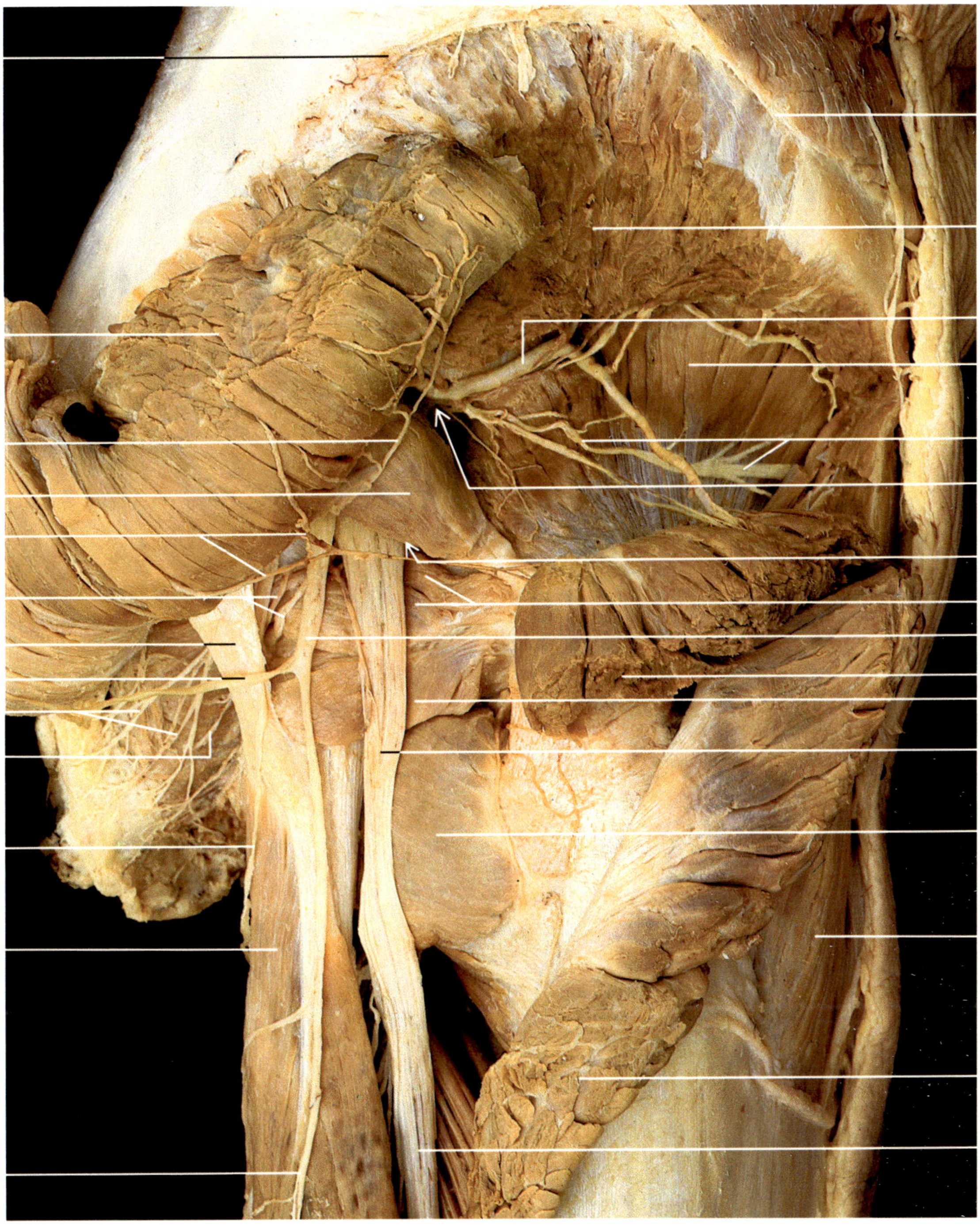

Região glútea (lado direito). Os músculos glúteos máximo e médio foram seccionados e rebatidos. Observe hiatos acima e abaixo do músculo piriforme e do forame isquiático menor.

1 Crista ilíaca
2 Músculo glúteo máximo (seccionado)
3 Nervo glúteo inferior
4 Músculo piriforme
5 Ramos musculares da artéria glútea inferior
6 Nervo pudendo e artéria pudenda interna no forame isquiático menor (entrada para o canal pudendo)
7 Ligamento sacrotuberal
8 Nervo clúnio inferior
9 Nervos anais inferiores
10 Artéria retal inferior (ramos)
11 Nervo cutâneo perfurante do nervo cutâneo femoral posterior
12 Cabeça longa do músculo bíceps femoral
13 Músculo glúteo médio (seccionado)
14 Ramo profundo da artéria glútea superior
15 Músculo glúteo mínimo
16 Nervo glúteo superior
17 Hiato suprapiriforme } forame isquiático maior
18 Hiato infrapiriforme } forame isquiático maior
19 Músculos obturador interno e gêmeo superior
20 Nervo cutâneo femoral posterior
21 Músculo gêmeo inferior
22 Nervo isquiático
23 Músculo quadrado femoral
24 Músculo tensor da fáscia lata

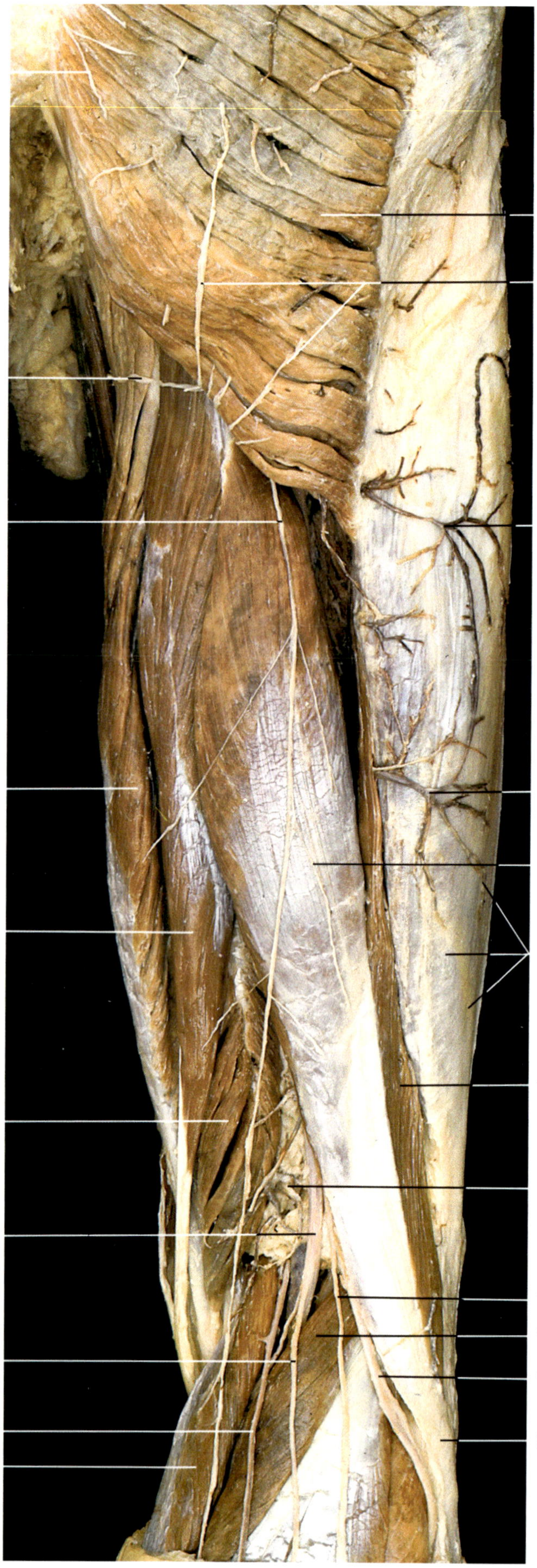

Regiões glútea e femoral posterior com os nervos cutâneos (lado direito). A fáscia lata e as fáscias dos músculos foram removidas.

1 Nervos clúnios médios
2 Ramo perineal do nervo cutâneo femoral posterior
3 Nervo cutâneo femoral posterior
4 Músculo semimembranáceo
5 Músculo semitendíneo
6 Nervo tibial
7 Nervo cutâneo sural medial
8 Veia safena parva
9 Cabeça medial do músculo gastrocnêmio
10 Músculo glúteo máximo
11 Nervos clúnios inferiores
12 Veias superficiais
13 Cabeça longa do músculo bíceps femoral
14 Trato iliotibial
15 Cabeça curta do músculo bíceps femoral
16 Fossa poplítea
17 Nervo cutâneo sural lateral
18 Cabeça lateral do músculo gastrocnêmio
19 Nervo fibular comum
20 Tendão do músculo bíceps femoral
21 Nervo glúteo inferior
22 Ligamento sacrotuberal
23 Ramos anais inferiores do nervo pudendo
24 Ânus
25 Músculo glúteo médio
26 Músculo piriforme
27 Nervo isquiático
28 Artéria glútea inferior
29 Músculo glúteo máximo (seccionado)
30 Músculo quadrado femoral
31 Nervo isquiático originando seus dois ramos (o nervo fibular comum e o nervo tibial)
32 Ramos musculares do nervo isquiático para os músculos isquiocrurais
33 Artéria poplítea
34 Veia poplítea
35 Veia safena parva (seccionada)
36 Cabeça longa do músculo bíceps femoral (seccionada)
37 Nervo fibular superficial

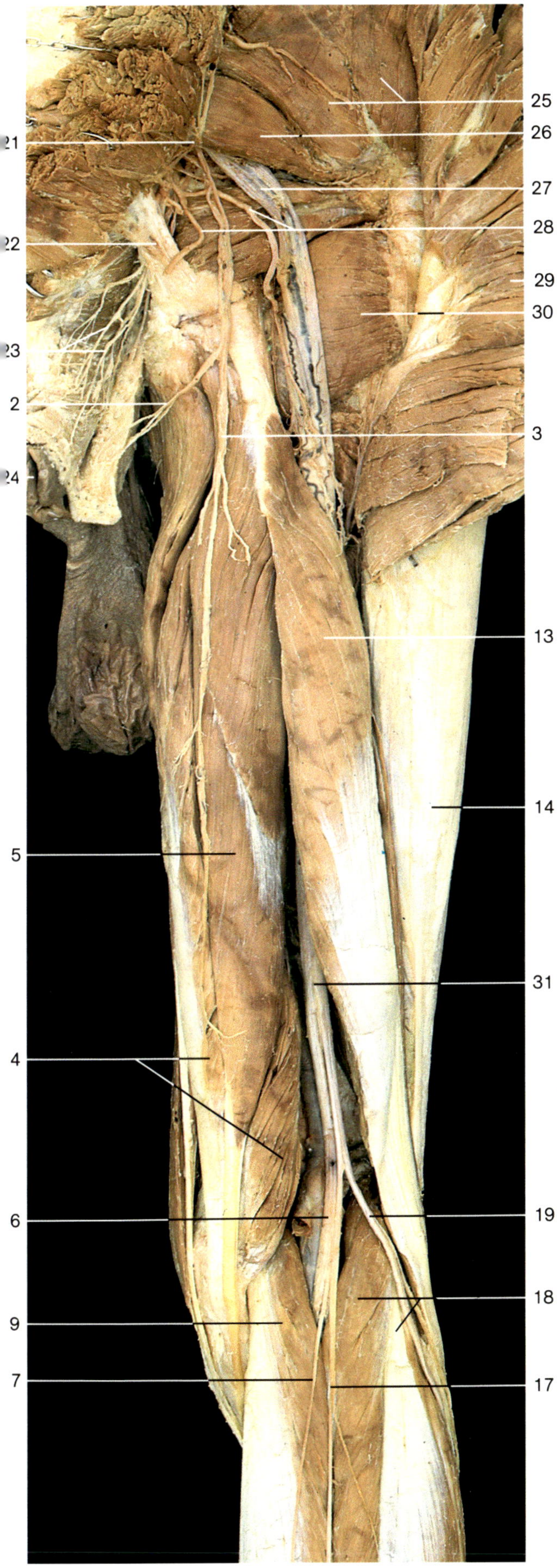

Regiões glútea e femoral posterior (lado direito). O músculo glúteo máximo foi seccionado e rebatido.

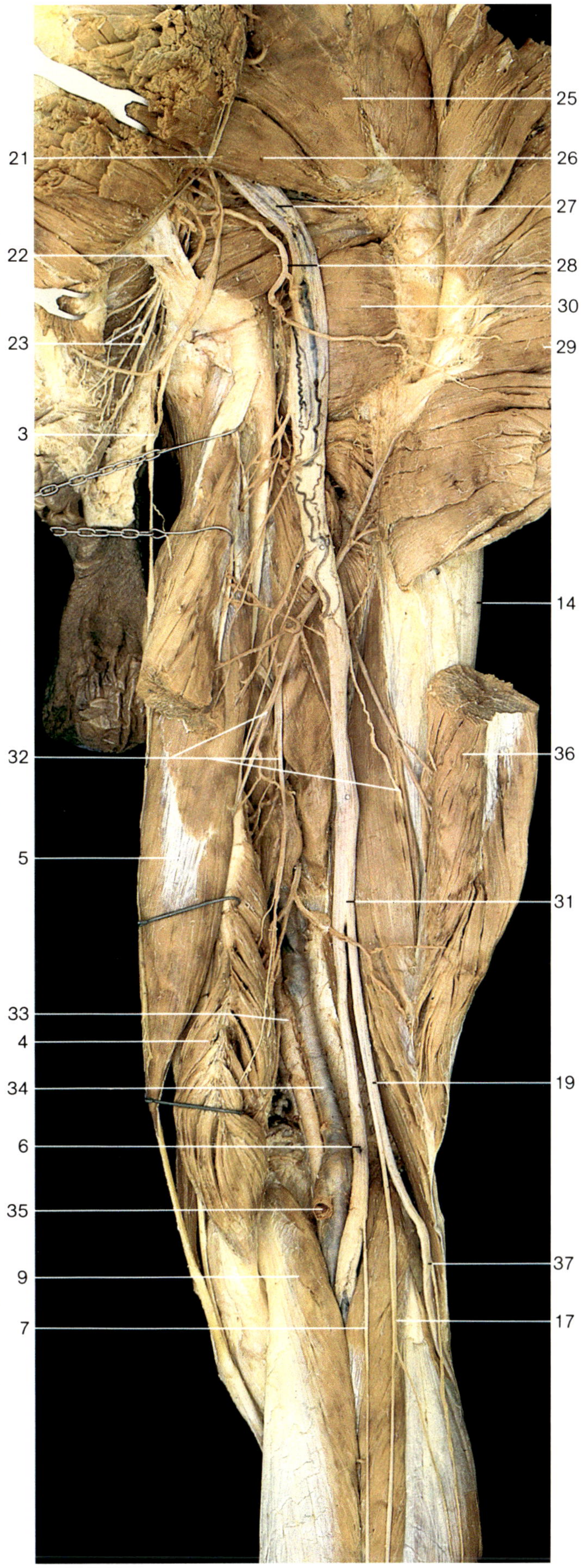

Regiões glútea e femoral posterior (lado direito). O músculo glúteo máximo e a cabeça longa do músculo bíceps femoral foram seccionados e rebatidos.

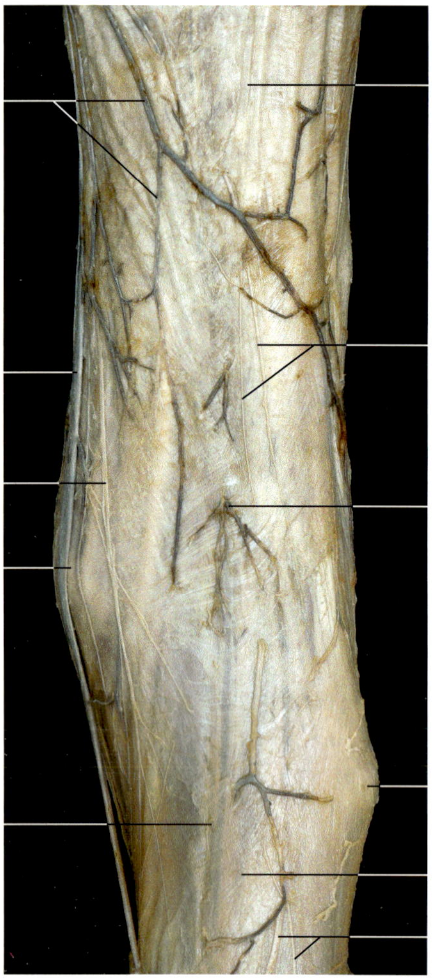

Região posterior do joelho com os nervos cutâneos e as veias (lado direito).

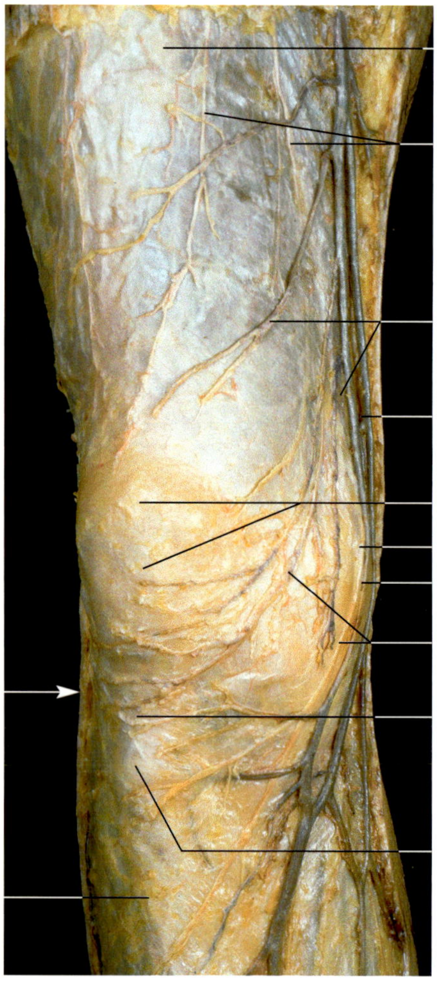

Região anterior do joelho com os nervos cutâneos e as veias (lado direito).

1 Veias superficiais (tributárias da veia safena magna)
2 Veia safena magna
3 Ramos cutâneos do nervo femoral
4 Posição do côndilo medial do fêmur
5 Posição da veia safena parva
6 Fáscia lata
7 Ramos terminais do nervo cutâneo femoral posterior
8 Veias superficiais da fossa poplítea
9 Posição da cabeça da fíbula
10 Camada superficial da fáscia da perna
11 Nervo cutâneo sural lateral
12 Rede venosa em torno do joelho
13 Patela
14 Nervo safeno
15 Ramo infrapatelar do nervo safeno
16 Ligamento da patela
17 Posição da tuberosidade da tíbia
18 Músculo sartório
19 Músculo semimembranáceo
20 Músculo gastrocnêmio
21 Veia poplítea
22 Nervo tibial
23 Músculo bíceps femoral
24 Artéria poplítea
25 Artéria inferior lateral do joelho
26 Fíbula

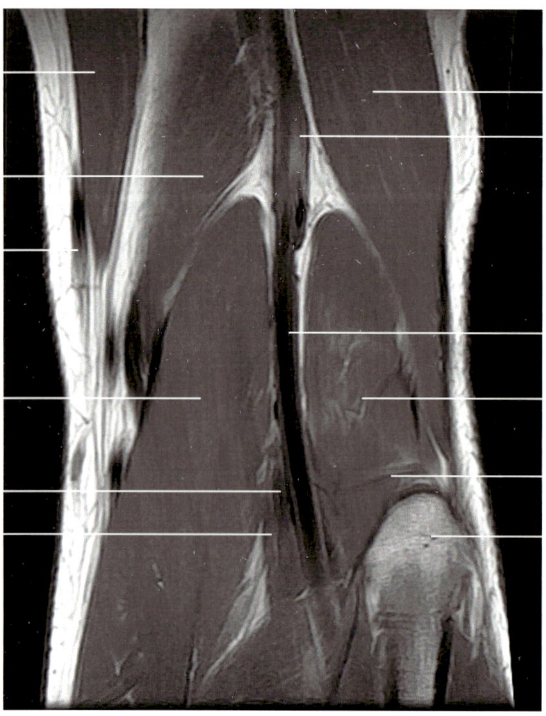

Corte coronal da fossa poplítea (RNM).
(De Heuck et al., *Atlas de ressonância magnética do sistema musculoesquesletico*, ed. bras. 2012.)

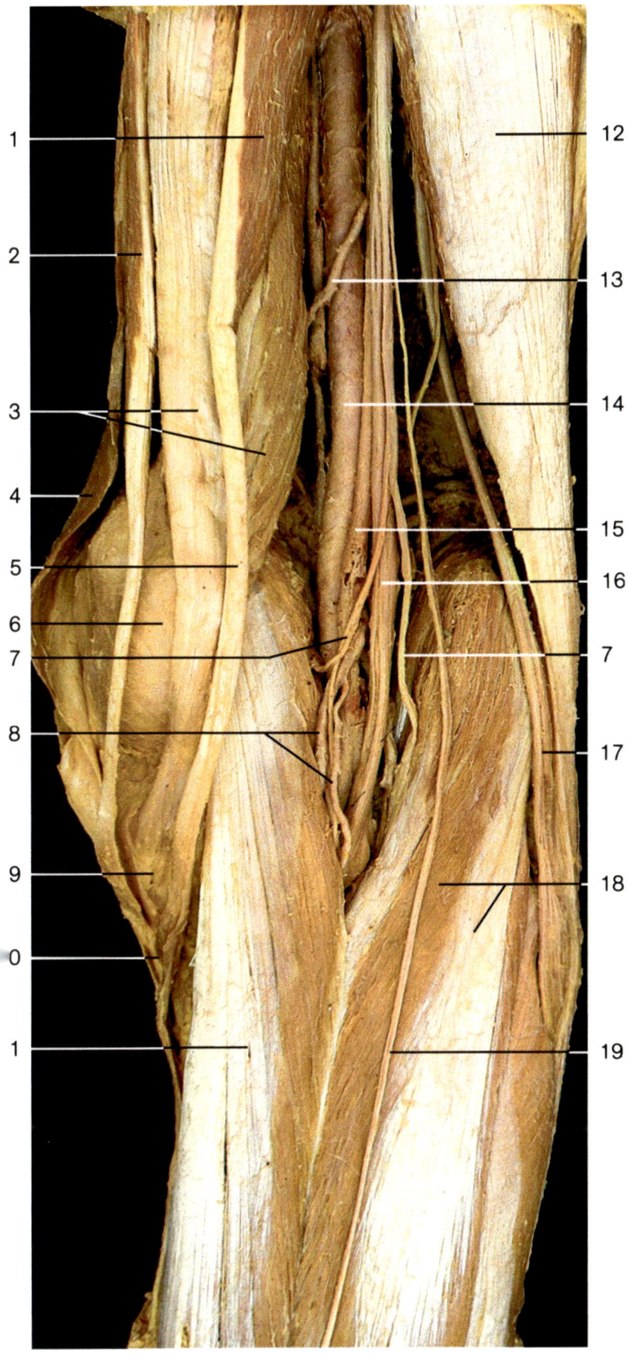

Fossa poplítea, camada média (lado direito). O músculo gastrocnêmio foi seccionado e rebatido.

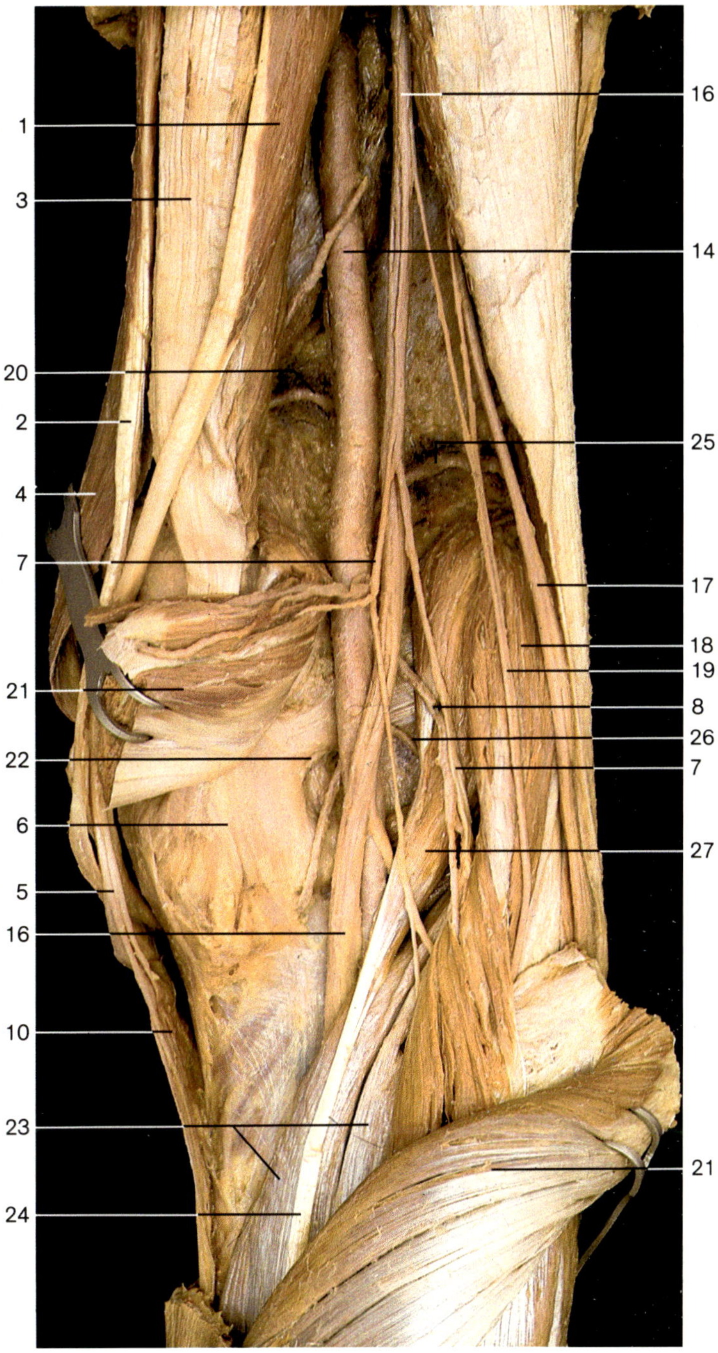

Fossa poplítea, camada profunda (lado direito). Os músculos gastrocnêmio e sóleo foram seccionados e rebatidos.

1 Músculo semitendíneo
2 Músculo grácil
3 Músculo semimembranáceo
4 Músculo sartório
5 Tendão do músculo semitendíneo
6 Posição do côndilo medial do fêmur
7 Ramos musculares do nervo tibial
8 Artérias e veias surais
9 Tendão do músculo semimembranáceo
10 Inserção conjunta dos músculos grácil, semitendíneo e sartório (pata de ganso)
11 Cabeça medial do músculo gastrocnêmio
12 Músculo bíceps femoral
13 Ramo muscular da artéria poplítea
14 Artéria poplítea
15 Veia poplítea
16 Nervo tibial
17 Nervo fibular comum
18 Cabeça lateral do músculo gastrocnêmio
19 Nervo cutâneo sural medial
20 Artéria superior medial do joelho
21 Cabeça medial do músculo gastrocnêmio (seccionado e rebatido)
22 Artéria inferior medial do joelho
23 Músculo sóleo
24 Tendão do músculo plantar
25 Artéria superior lateral do joelho
26 Artéria inferior lateral do joelho
27 Músculo plantar

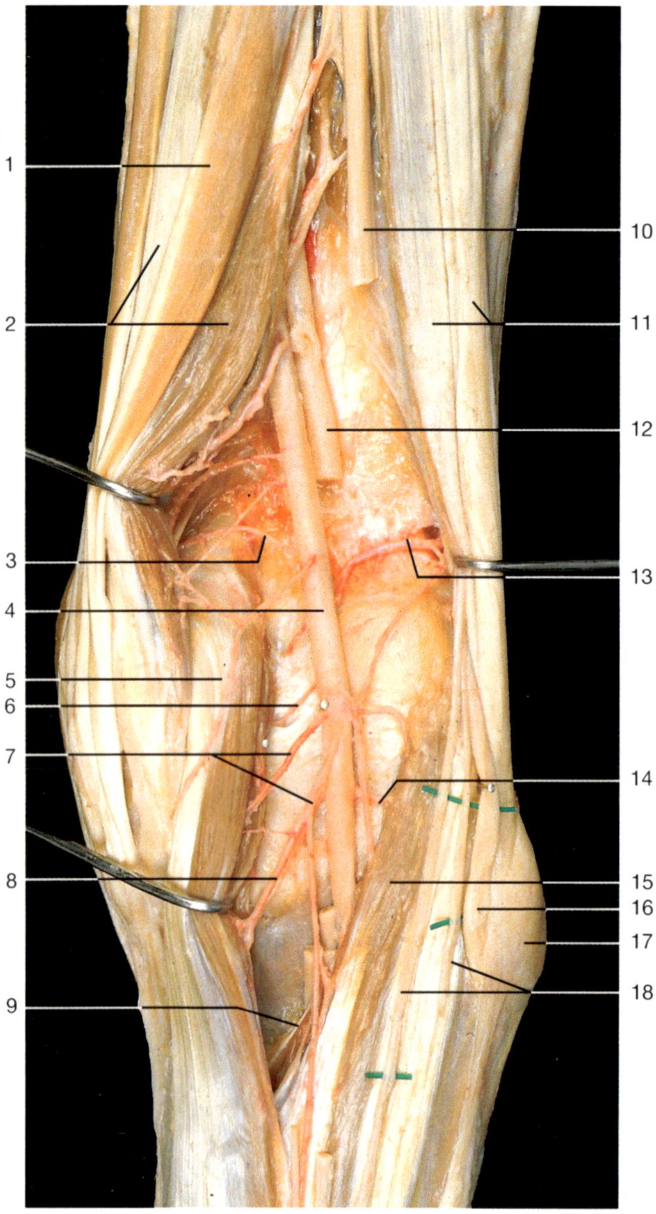

Fossa poplítea, camada profunda (lado direito). Músculos rebatidos para expor artérias do joelho.

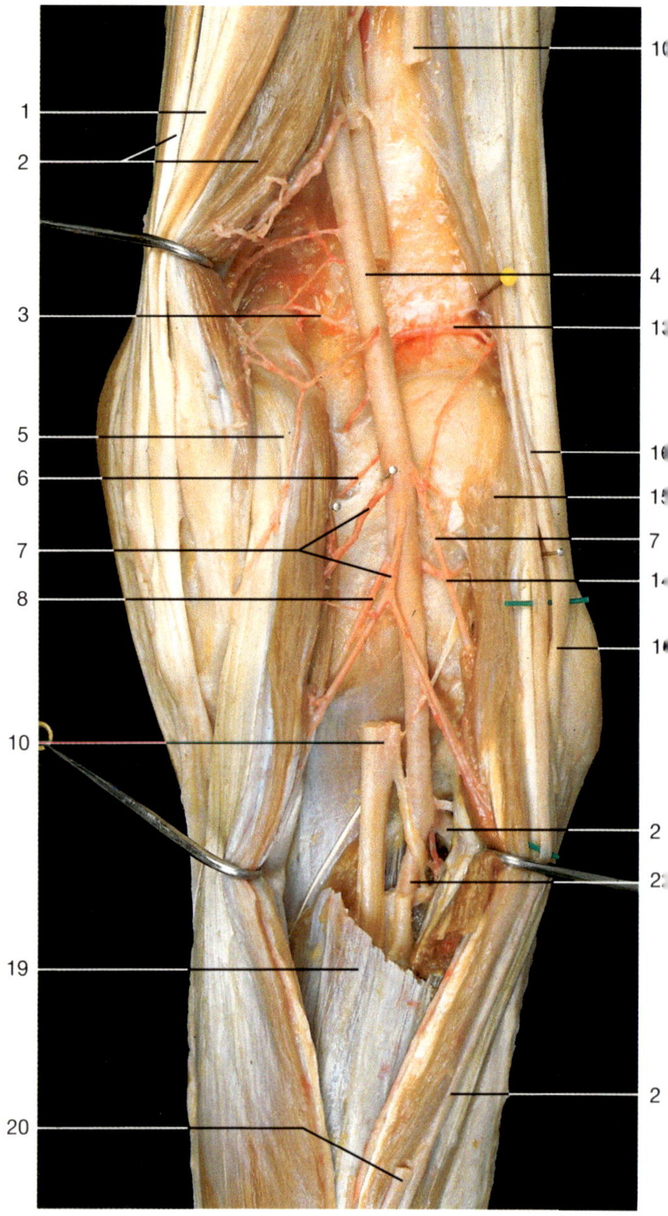

Fossa poplítea, camada mais profunda (lado direito). Remoção parcial do nervo tibial, da veia poplítea e do músculo sóleo para expor a artéria tibial anterior.

1 Músculo semitendíneo
2 Músculo semimembranáceo
3 Artéria superior medial do joelho
4 Artéria poplítea
5 Cabeça medial do músculo gastrocnêmio
6 Artéria média do joelho
7 Ramos musculares da artéria poplítea
8 Artéria inferior medial do joelho
9 Tendão do músculo plantar
10 Nervo tibial (seccionado)
11 Músculo bíceps femoral
12 Veia poplítea (seccionada)
13 Artéria superior lateral do joelho
14 Artéria inferior lateral do joelho
15 Cabeça lateral do músculo gastrocnêmio
16 Nervo fibular comum
17 Cabeça da fíbula
18 Nervos cutâneos surais laterais
19 Músculo sóleo
20 Nervo cutâneo sural medial
21 Artéria tibial anterior
22 Artéria tibial posterior
23 Nervo cutâneo sural lateral

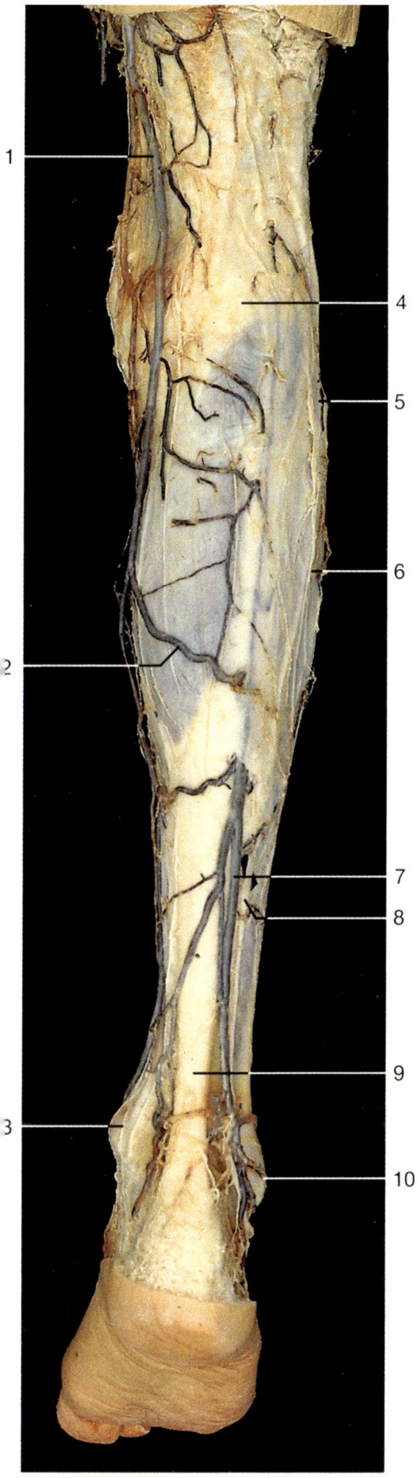

Região posterior da perna e fossa poplítea com as veias superficiais e os nervos cutâneos (lado direito).

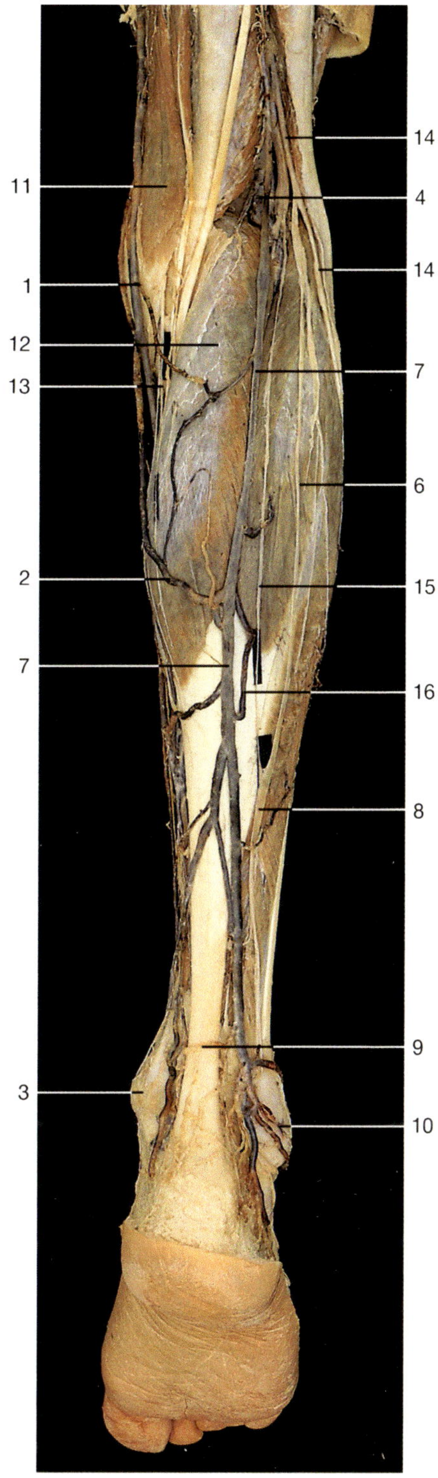

Região posterior da perna e fossa poplítea com as veias superficiais e os nervos cutâneos (lado direito). A camada superficial da fáscia da perna foi removida.

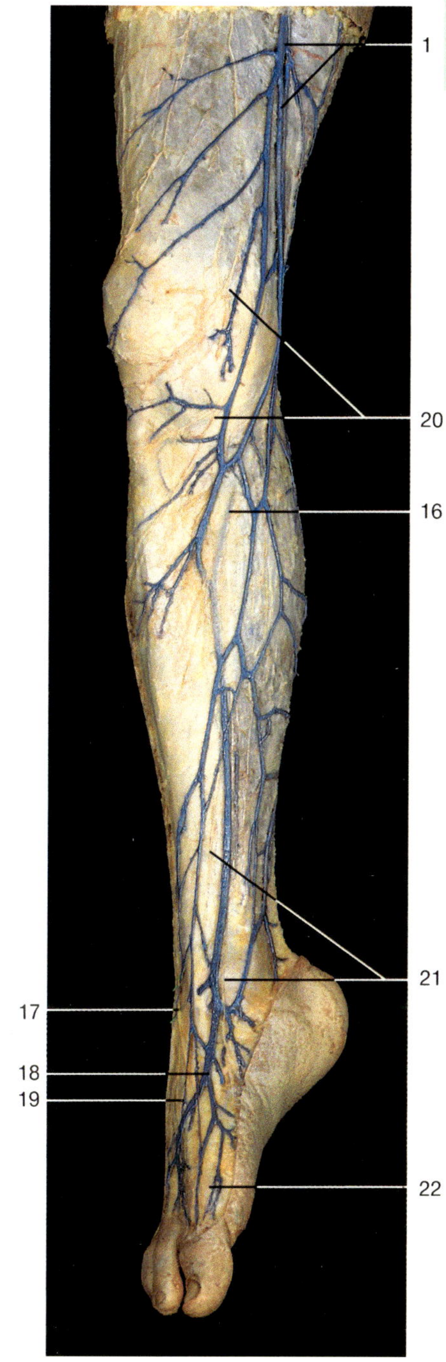

Região anteromedial da perna com as veias superficiais e os nervos cutâneos (lado direito).

1 Veia safena magna
2 Anastomose entre as veias safenas parva e magna
3 Maléolo medial
4 Fossa poplítea
5 Posição da cabeça da fíbula
6 Nervo cutâneo sural lateral
7 Veia safena parva
8 Nervo sural
9 Tendão do calcâneo (de Aquiles)
10 Maléolo lateral
11 Músculo semitendíneo
12 Cabeça medial do músculo gastrocnêmio
13 Nervo safeno
14 Nervo fibular comum
15 Nervo cutâneo sural medial
16 Veias perfurantes
17 Nervo fibular superficial
18 Arco venoso dorsal do pé
19 Nervo cutâneo dorsal intermédio
20 Ramos infrapatelares do nervo safeno
21 Ramos terminais do nervo safeno
22 Nervo cutâneo dorsal medial

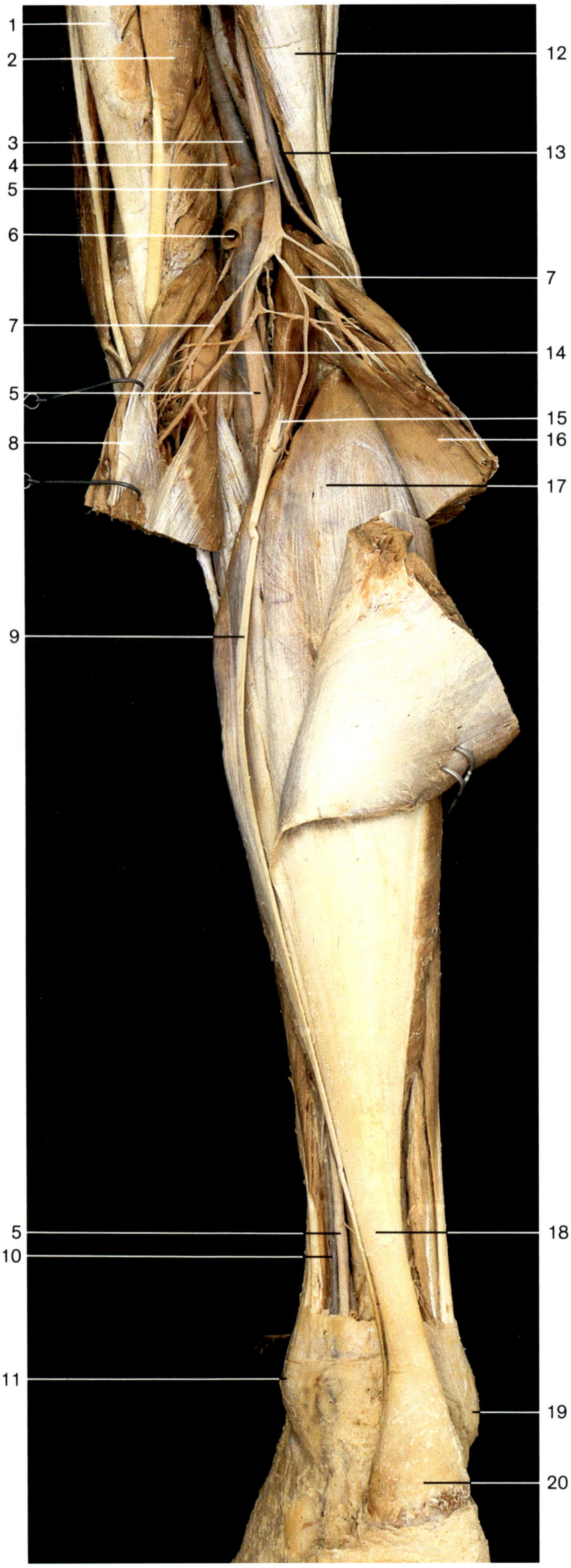

Região posterior da perna e fossa poplítea, camada superficial (lado direito). Nervos cutâneos e veias superficiais foram removidos.

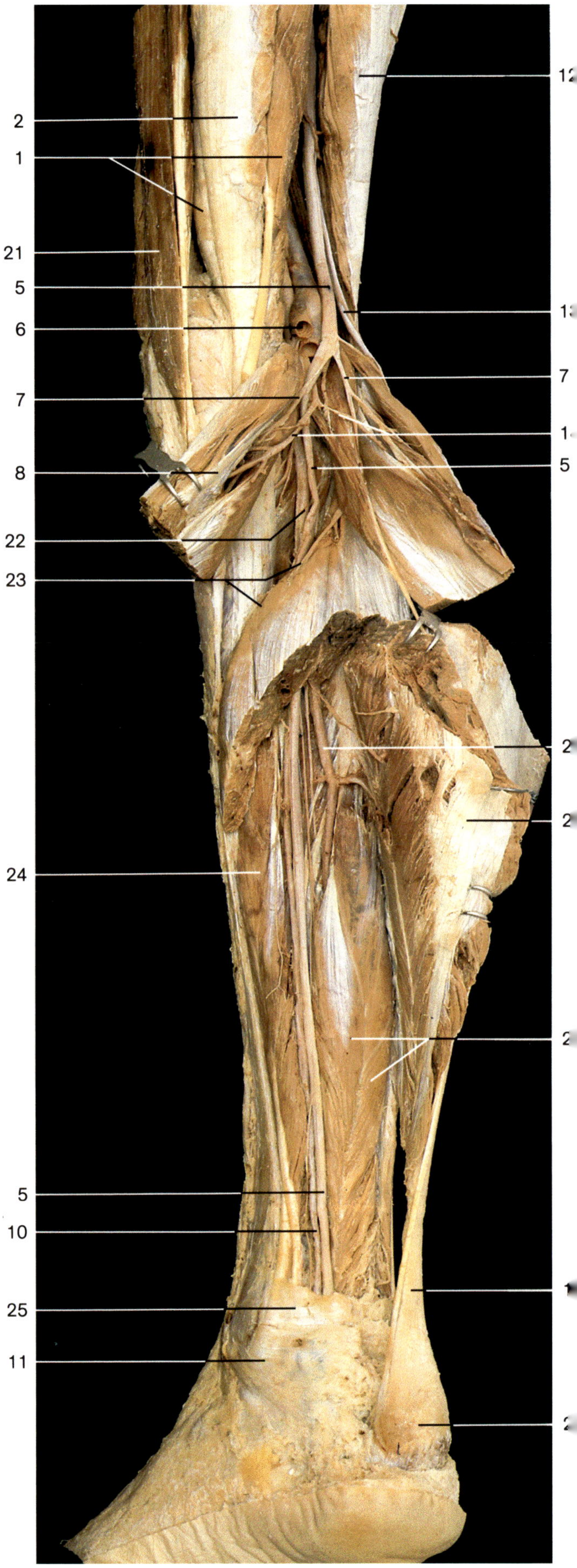

Região posterior da perna e fossa poplítea, camada média (lado direito). A cabeça medial do músculo gastrocnêmio foi seccionada e rebatida.

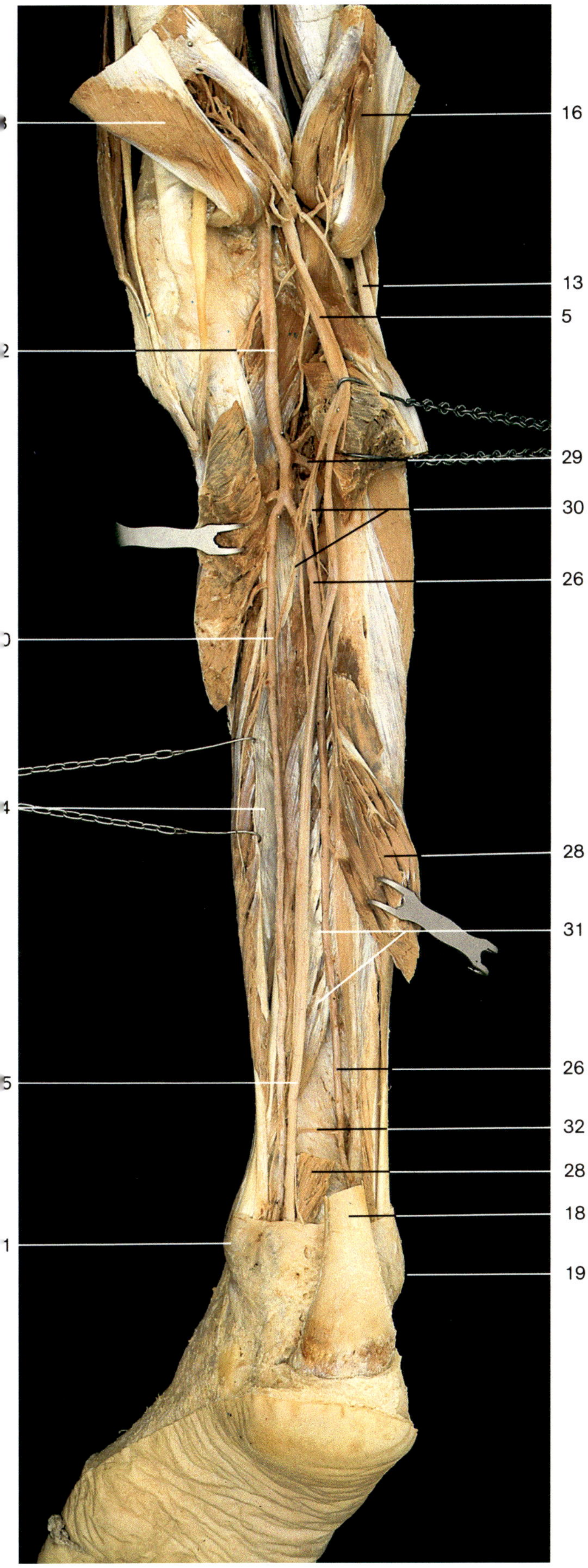

Região posterior da perna e fossa poplítea, camada profunda (lado direito). Os músculos tríceps sural (gastrocnêmio e sóleo) e flexor longo do hálux foram seccionados e rebatidos.

1 Músculo semimembranáceo
2 Músculo semitendíneo
3 Veia poplítea
4 Artéria poplítea
5 Nervo tibial
6 Veia safena parva (seccionada)
7 Ramo muscular do nervo tibial
8 Cabeça medial do músculo gastrocnêmio
9 Tendão do músculo plantar
10 Artéria tibial posterior
11 Maléolo medial
12 Músculo bíceps femoral
13 Nervo fibular comum
14 Artérias surais
15 Músculo plantar
16 Cabeça lateral do músculo gastrocnêmio
17 Músculo sóleo
18 Tendão do calcâneo (de Aquiles)
19 Maléolo lateral
20 Tuberosidade do calcâneo
21 Músculo sartório
22 Artéria poplítea
23 Arco tendíneo do músculo sóleo
24 Músculo flexor longo dos dedos
25 Retináculo dos músculos flexores
26 Artéria fibular
27 Músculo tríceps sural (seccionado)
28 Músculo flexor longo do hálux
29 Artéria tibial anterior
30 Ramos musculares do nervo tibial
31 Músculo tibial posterior
32 Ramo comunicante da artéria fibular
33 Tendão do músculo tibial anterior
34 Tíbia
35 Tendão do músculo extensor longo do hálux
36 Tendões do músculo extensor longo dos dedos
37 Artéria tibial anterior
38 Fíbula
39 Tendões dos músculos fibulares longo e curto

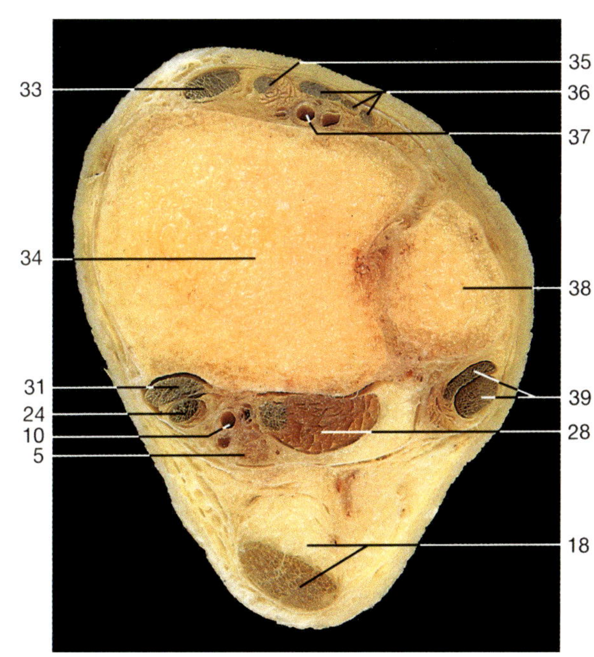

Secção transversal da perna, superior ao maléolo (vista inferior).

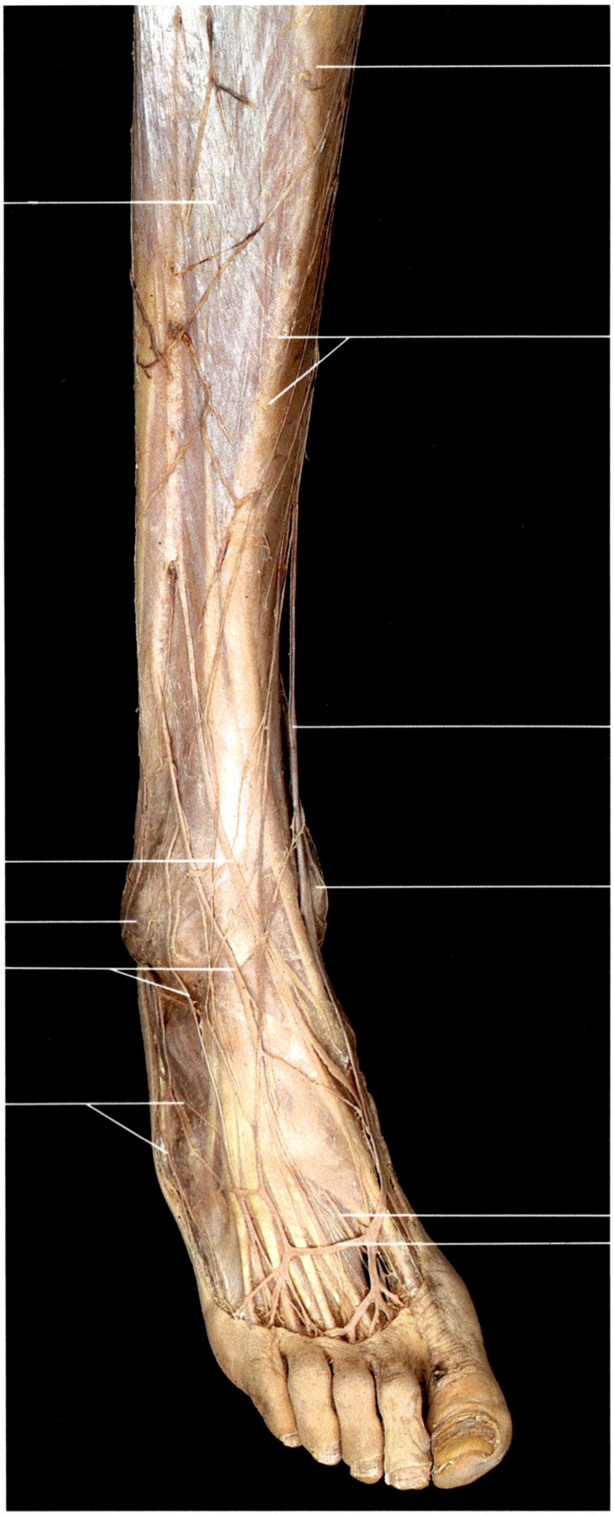

Região anterior da perna e dorso do pé, com os nervos cutâneos e as veias (lado direito).

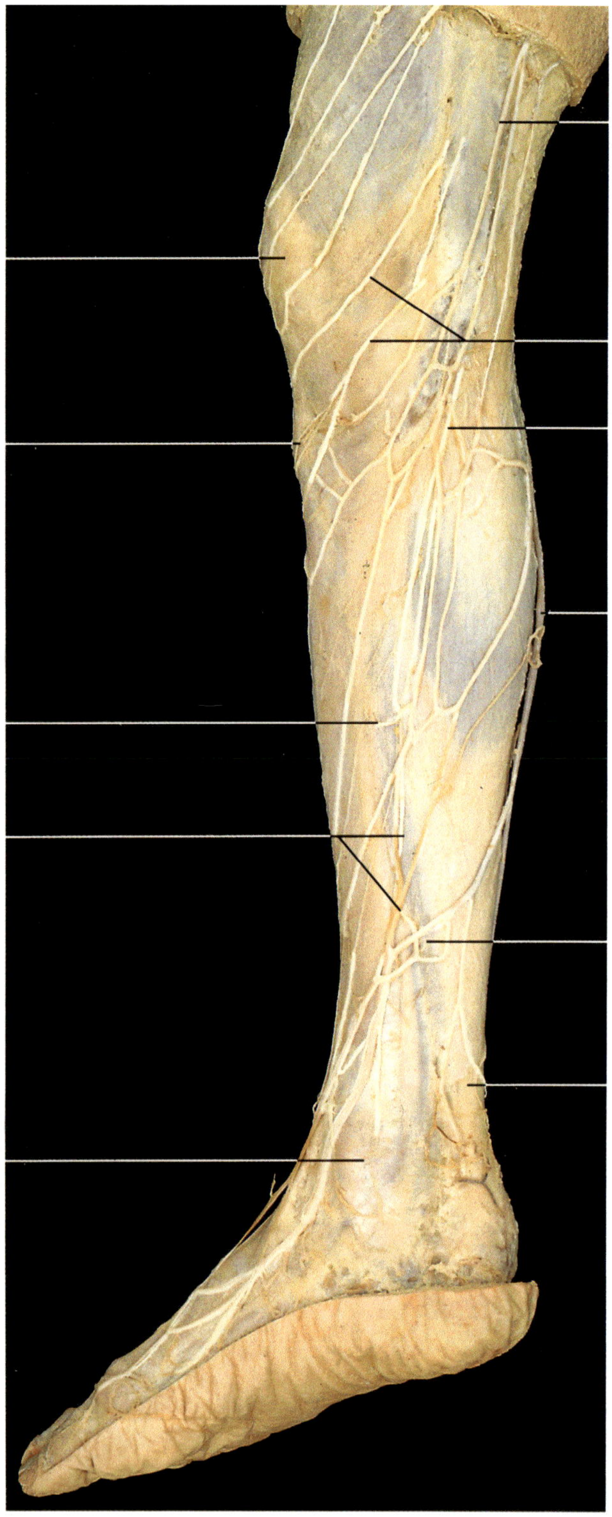

Região medial da perna e do pé com nervos cutâneos e veias (lado direito).

1 Fáscia da perna
2 Nervo cutâneo dorsal medial do nervo fibular superficial
3 Maléolo lateral
4 Nervo cutâneo dorsal intermédio do nervo fibular superficial
5 Nervo cutâneo dorsal lateral do nervo sural
6 Posição da tuberosidade da tíbia
7 Margem anterior da tíbia
8 Veia safena magna
9 Maléolo medial
10 Nervo fibular profundo
11 Arco venoso dorsal do pé
12 Posição da patela
13 Ramos infrapatelares do nervo safeno
14 Nervo safeno
15 Veia safena parva
16 Veia perfurante
17 Tendão do calcâneo (de Aquiles)

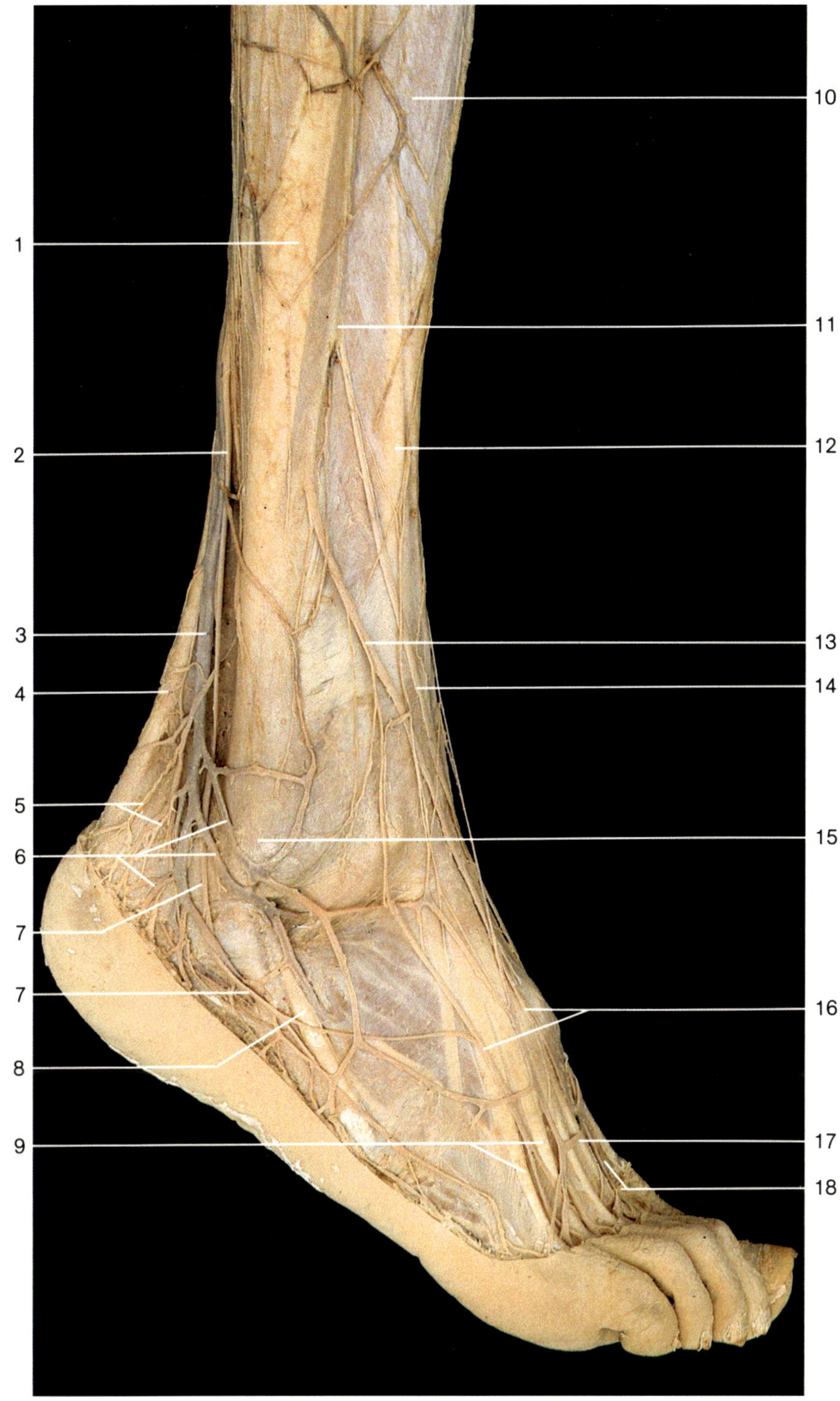

Região lateral da perna e do pé com os nervos cutâneos e as veias (lado direito).

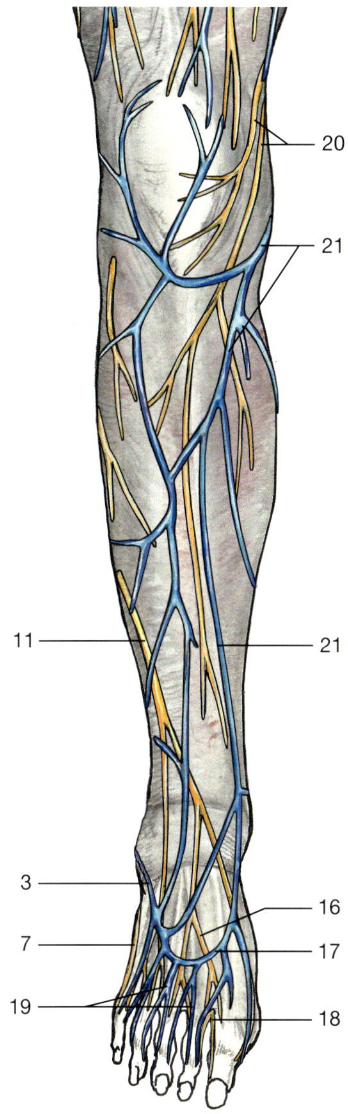

Região anterior da perna e dorso do pé com os nervos cutâneos e veias.

1 Posição da fíbula
2 Nervo sural
3 Veia safena parva
4 Tendão do calcâneo (de Aquiles)
5 Ramos calcâneos laterais do nervo sural
6 Plexo de veias do maléolo lateral
7 Nervo cutâneo dorsal lateral do nervo sural
8 Tendão do músculo fibular curto
9 Tendões do músculo extensor longo dos dedos
10 Fáscia da perna
11 Nervo fibular superficial
12 Posição da tíbia
13 Nervo cutâneo dorsal intermédio do nervo fibular superficial
14 Nervo cutâneo dorsal medial do nervo fibular superficial
15 Maléolo lateral
16 Nervos digitais dorsais
17 Arco venoso dorsal do pé
18 Nervo fibular profundo
19 Veias metatarsais dorsais
20 Nervo safeno
21 Veia safena magna

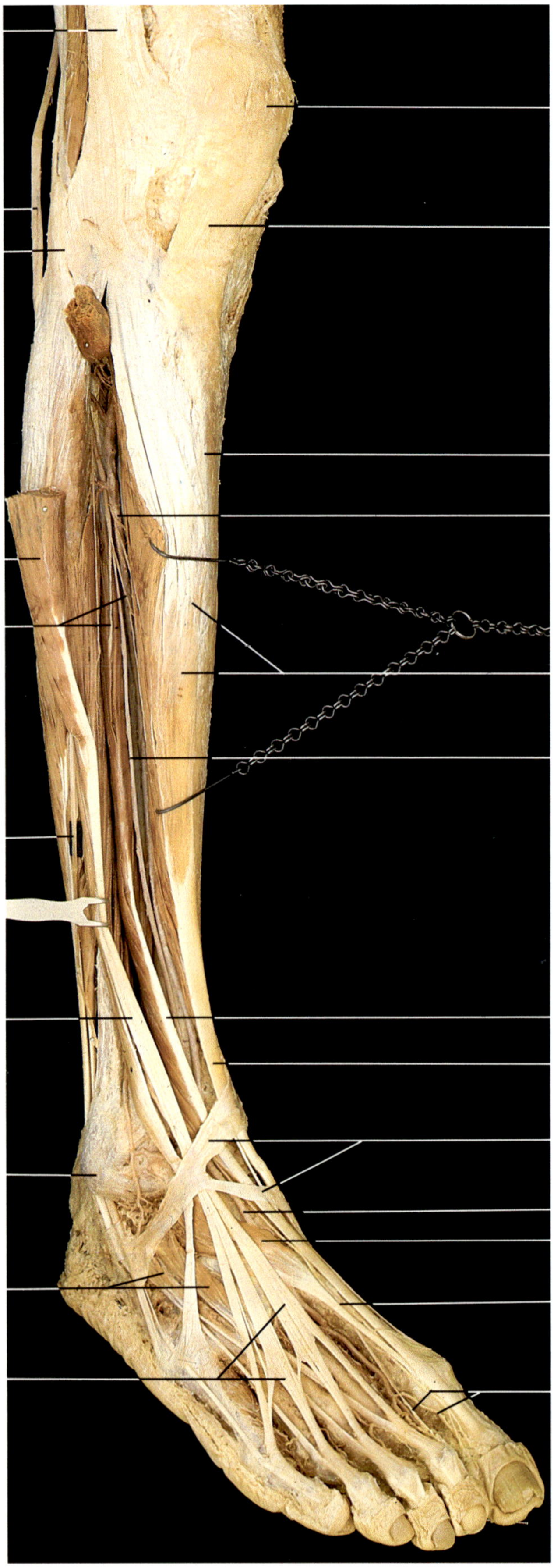

Região anterior da perna e dorso do pé, camada intermediária (lado direito, vista anterolateral). O músculo extensor longo dos dedos foi seccionado e rebatido lateralmente.

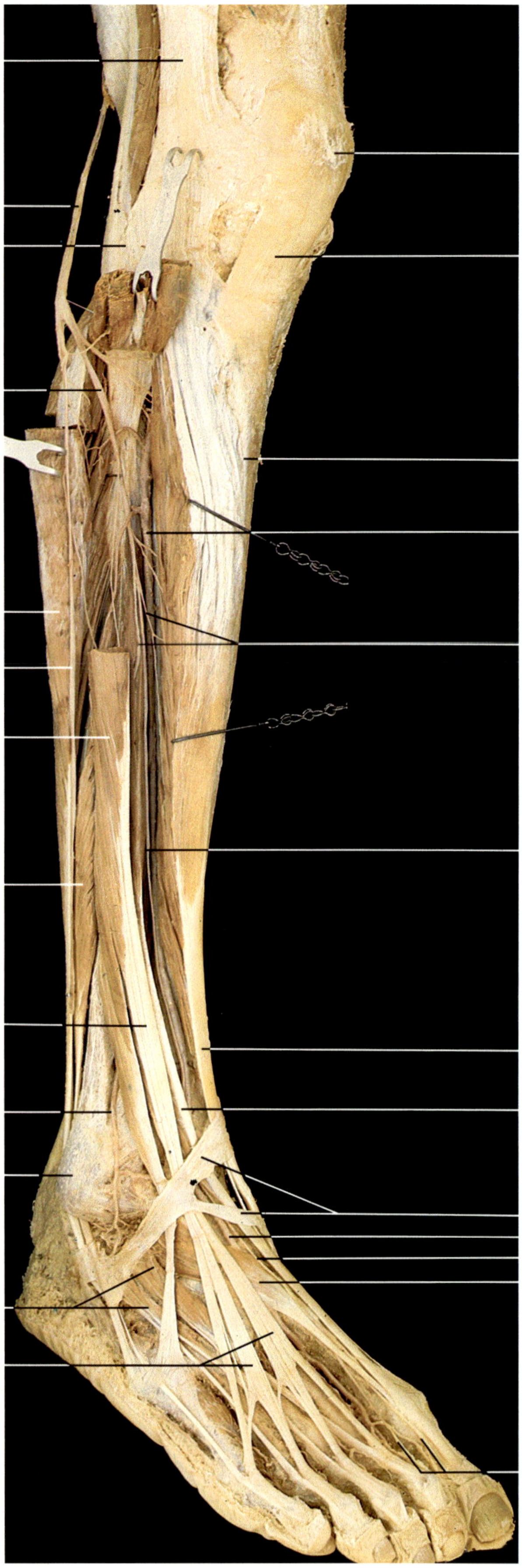

Região anterior da perna e dorso do pé, camada profunda (lado direito, vista anterolateral). Músculos extensor longo dos dedos e fibular longo foram seccionados ou removidos. O nervo fibular comum foi tracionado para mostrar o seu trajeto ao redor da cabeça da fíbula.

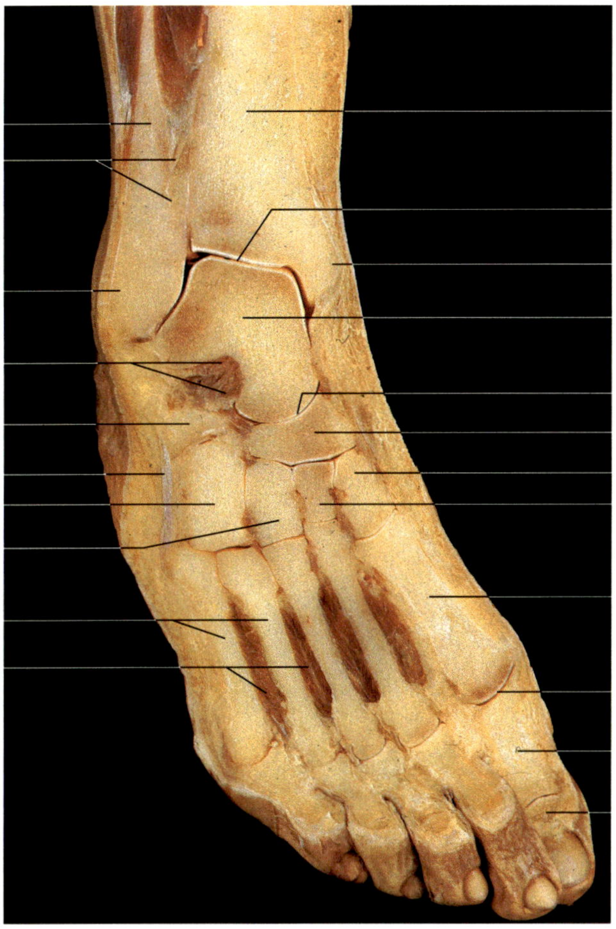

Secção coronal do pé direito e da articulação do tornozelo (vista dorsal).

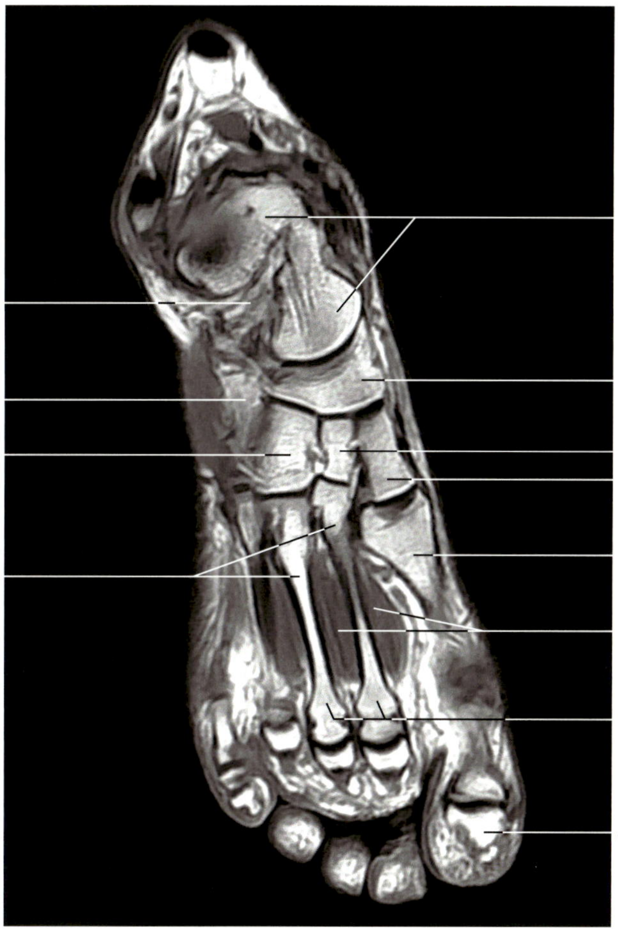

Corte coronal do pé direito e da articulação do tornozelo (RNM). (De Heuck et al., *Atlas de ressonância magnética do sistema musculoesquelético*, ed. bras. 2012.)

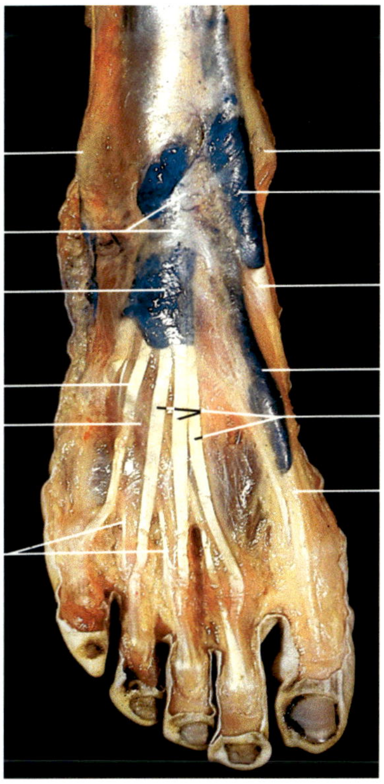

Bainhas sinoviais dos tendões extensores (vista dorsal). As bainhas foram injetadas com gelatina azul.

1 Trato iliotibial
2 Nervo fibular comum
3 Posição da cabeça da fíbula
4 Músculo extensor longo dos dedos
5 Ramos musculares do nervo fibular profundo
6 Nervo fibular superficial
7 Tendão do músculo extensor longo dos dedos
8 Maléolo lateral
9 Músculo extensor curto dos dedos com os tendões
10 Tendões do músculo extensor longo dos dedos
11 Patela
12 Ligamento da patela
13 Margem anterior da tíbia
14 Artéria tibial anterior
15 Músculo tibial anterior
16 Nervo fibular profundo
17 Músculo extensor longo do hálux
18 Tendão do músculo tibial anterior
19 Retináculo inferior dos músculos extensores
20 Artéria dorsal do pé
21 Músculo extensor curto do hálux
22 Nervo fibular profundo (no dorso do pé)
23 Ramos terminais do nervo fibular profundo
24 Nervo fibular profundo
25 Músculo fibular longo (seccionado)
26 Nervo fibular superficial (com os músculos fibulares rebatidos lateralmente)
27 Músculo fibular curto
28 Artéria maleolar anterior lateral
29 Fíbula
30 Articulação tibiofibular distal (sindesmose)
31 Ligamento talocalcâneo interósseo
32 Calcâneo
33 Tendão do músculo fibular curto
34 Cuboide
35 Cuneiforme lateral
36 Ossos metatarsais
37 Músculos interósseos dorsais
38 Tíbia
39 Articulação talocrural
40 Maléolo medial
41 Tálus
42 Articulação talocalcaneonavicular
43 Osso navicular
44 Osso cuneiforme medial
45 Osso cuneiforme intermédio
46 Osso metatarsal I
47 Articulação metatarsofalângica do hálux
48 Falange proximal do hálux
49 Falange distal do hálux
50 Cabeças do segundo e do terceiro ossos metatarsais
51 Bainhas sinoviais dos tendões do músculo extensor longo dos dedos
52 Bainha sinovial do tendão do músculo tibial anterior
53 Bainha sinovial do tendão do músculo extensor longo do hálux

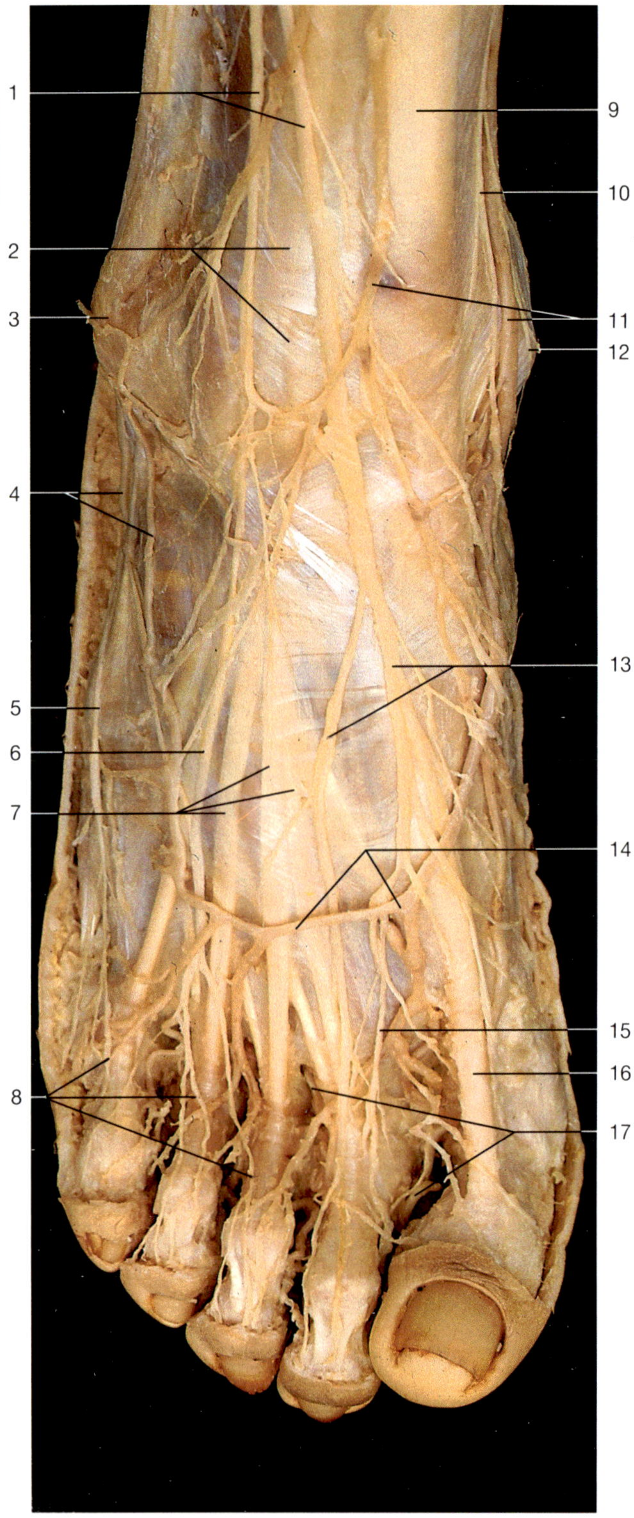

Dorso do pé direito, camada superficial.

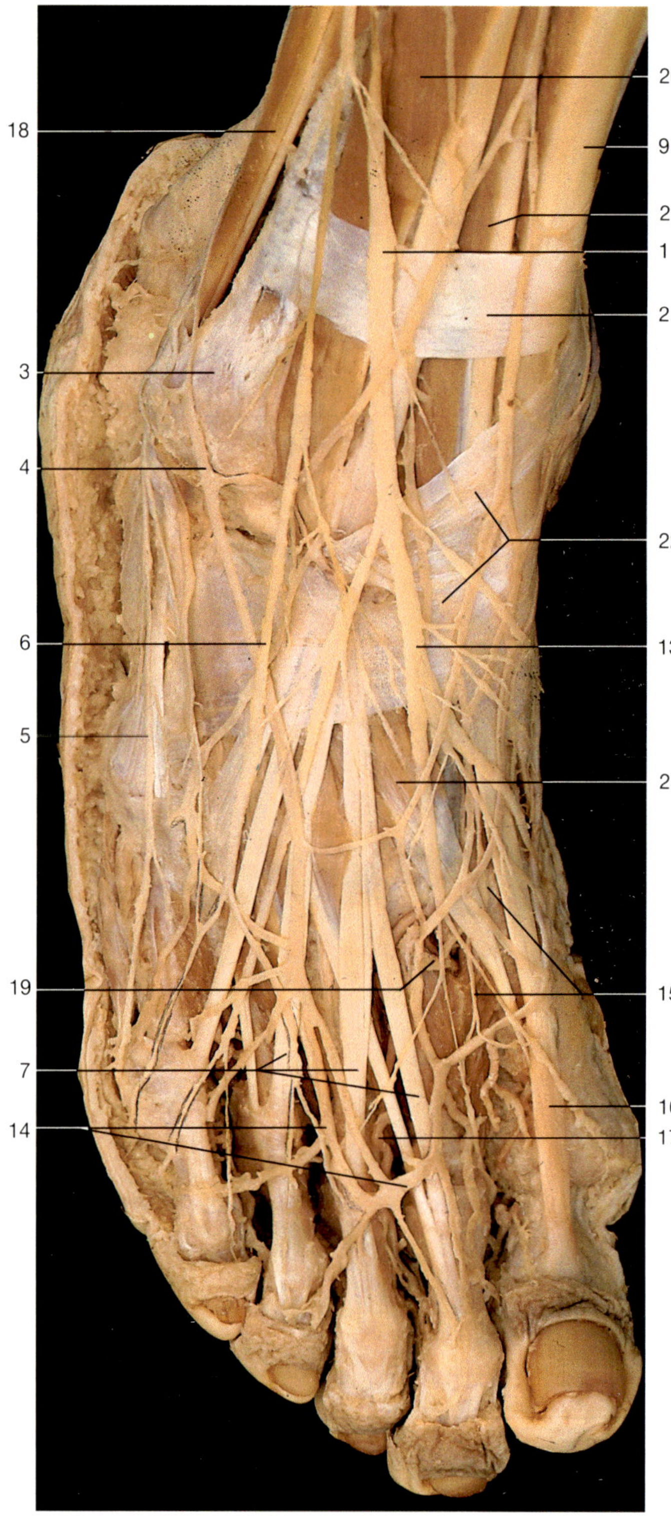

Dorso do pé direito, camada superficial. A fáscia do dorso do pé foi removida.

1 Nervo fibular superficial
2 Retináculo superior dos músculos extensores
3 Maléolo lateral
4 Rede venosa maleolar lateral e tributárias da veia safena parva
5 Nervo cutâneo dorsal lateral do nervo sural
6 Nervo cutâneo dorsal intermédio
7 Tendões do músculo extensor longo dos dedos
8 Nervos digitais dorsais
9 Tendão do músculo tibial anterior
10 Nervo safeno
11 Rede venosa maleolar medial e tributárias da veia safena magna
12 Maléolo medial
13 Nervos cutâneos dorsais mediais
14 Arco venoso dorsal do pé
15 Nervo digital dorsal (do nervo fibular profundo)
16 Tendão do músculo extensor longo do hálux
17 Artérias digitais dorsais
18 Músculos fibulares
19 Ramo plantar profundo da artéria dorsal do pé (comunicação com o arco plantar)
20 Músculo extensor longo dos dedos
21 Músculo extensor longo do hálux
22 Retináculo inferior dos músculos extensores
23 Músculo extensor curto do hálux

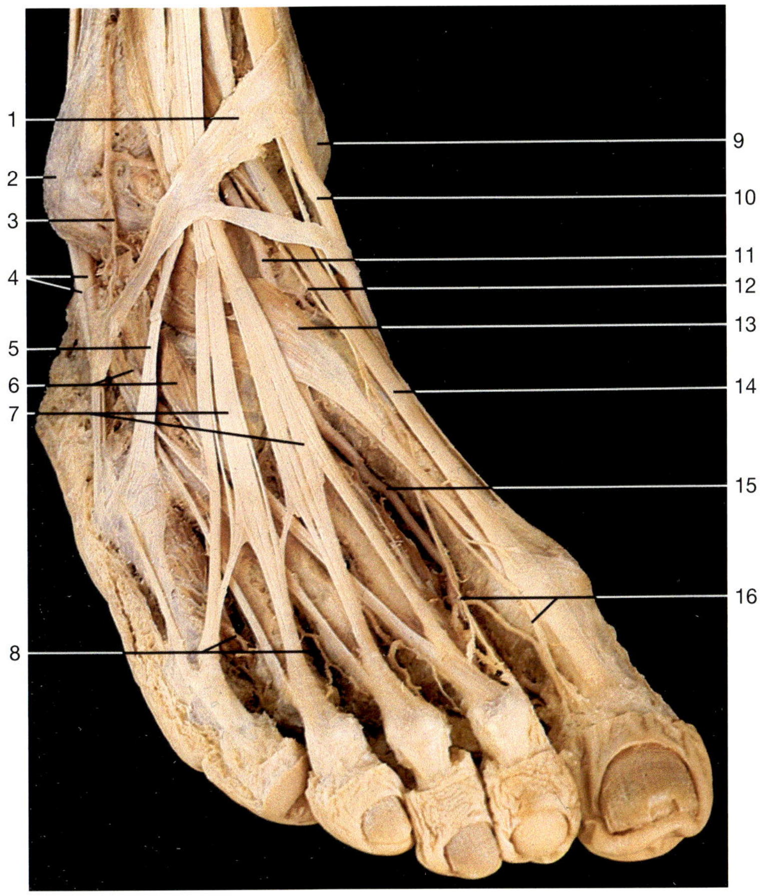

1 Retináculo inferior dos músculos extensores
2 Maléolo lateral
3 Artéria maleolar anterior lateral
4 Tendões dos músculos fibulares longo e curto
5 Tendão do músculo fibular terceiro
6 Músculo extensor curto dos dedos
7 Tendões do músculo extensor longo dos dedos
8 Artérias metatarsais dorsais
9 Maléolo medial
10 Tendão do músculo tibial anterior
11 Artéria dorsal do pé
12 Nervo fibular profundo (no dorso do pé)
13 Músculo extensor curto do hálux
14 Tendão do músculo extensor longo do hálux
15 Artéria dorsal do pé (com ramo plantar profundo para o arco plantar)
16 Ramos terminais do nervo fibular profundo
17 Artéria tarsal lateral
18 Músculo extensor curto dos dedos (seccionado)
19 Artéria arqueada
20 Músculos interósseos dorsais
21 Nervo fibular profundo

Dorso do pé direito, camada intermediária. Os nervos cutâneos foram removidos.

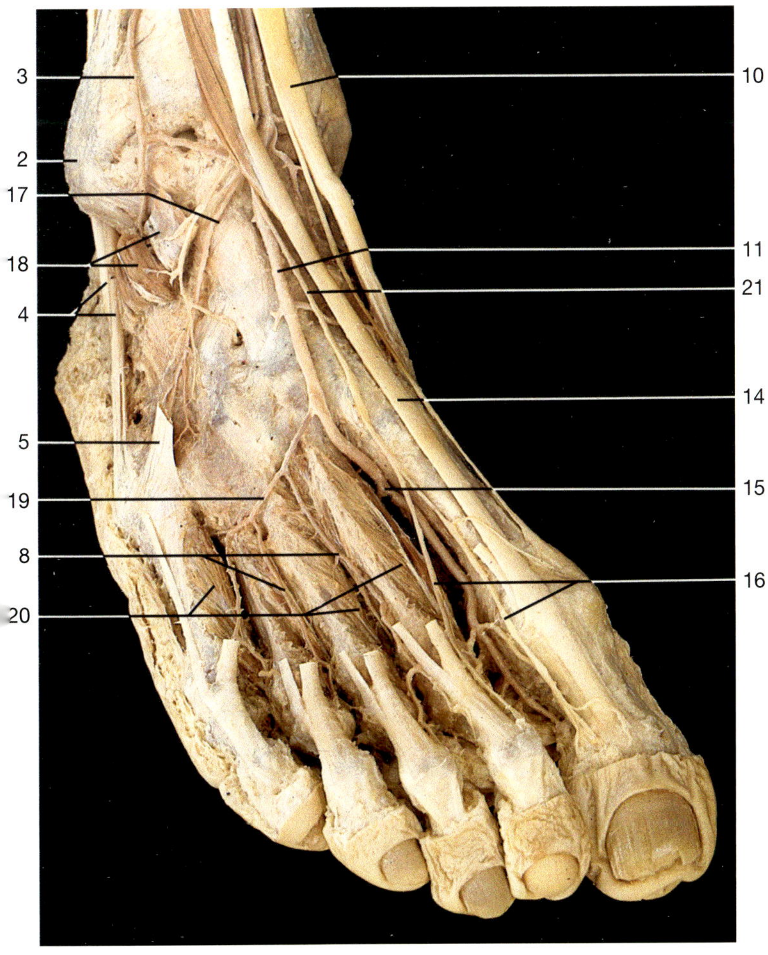

Dorso do pé direito, camada profunda. Os músculos extensores dos dedos e extensor curto do hálux foram removidos.

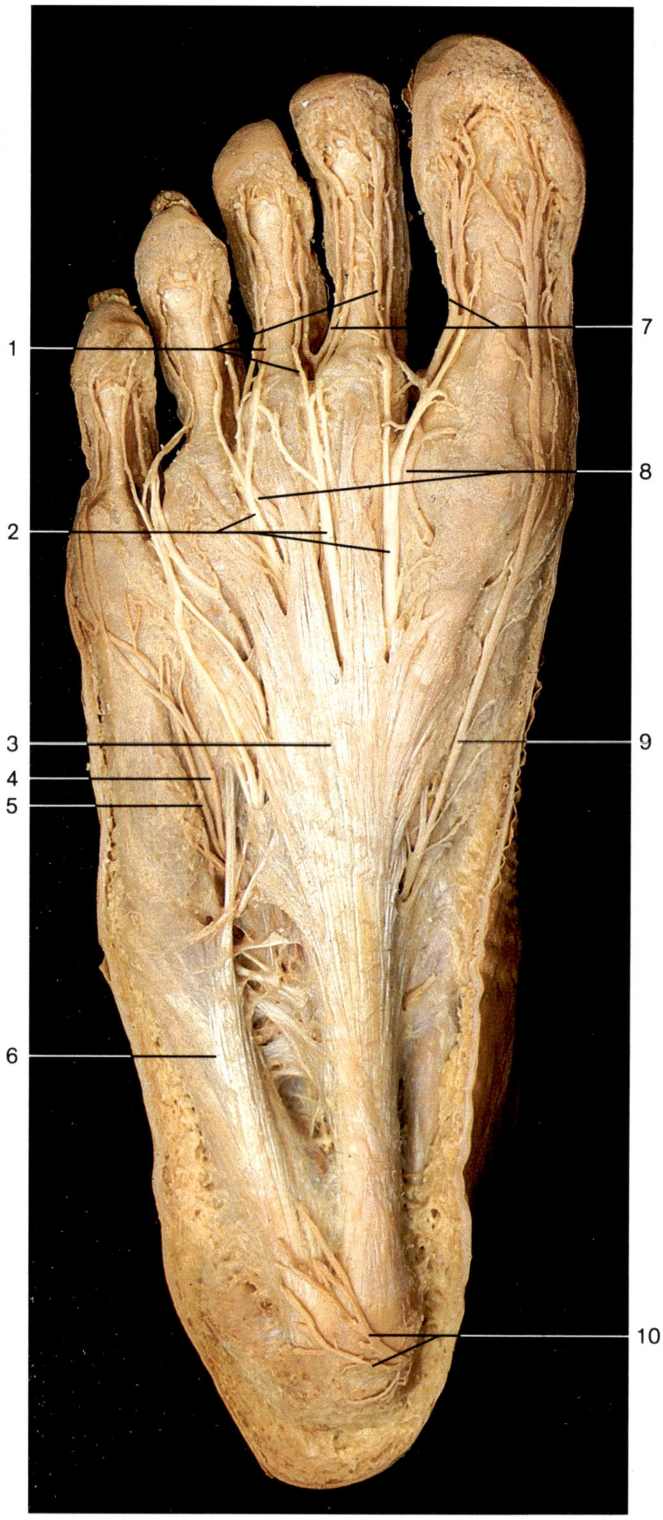

Planta do pé direito, camada superficial. Dissecção dos nervos cutâneos e dos vasos.

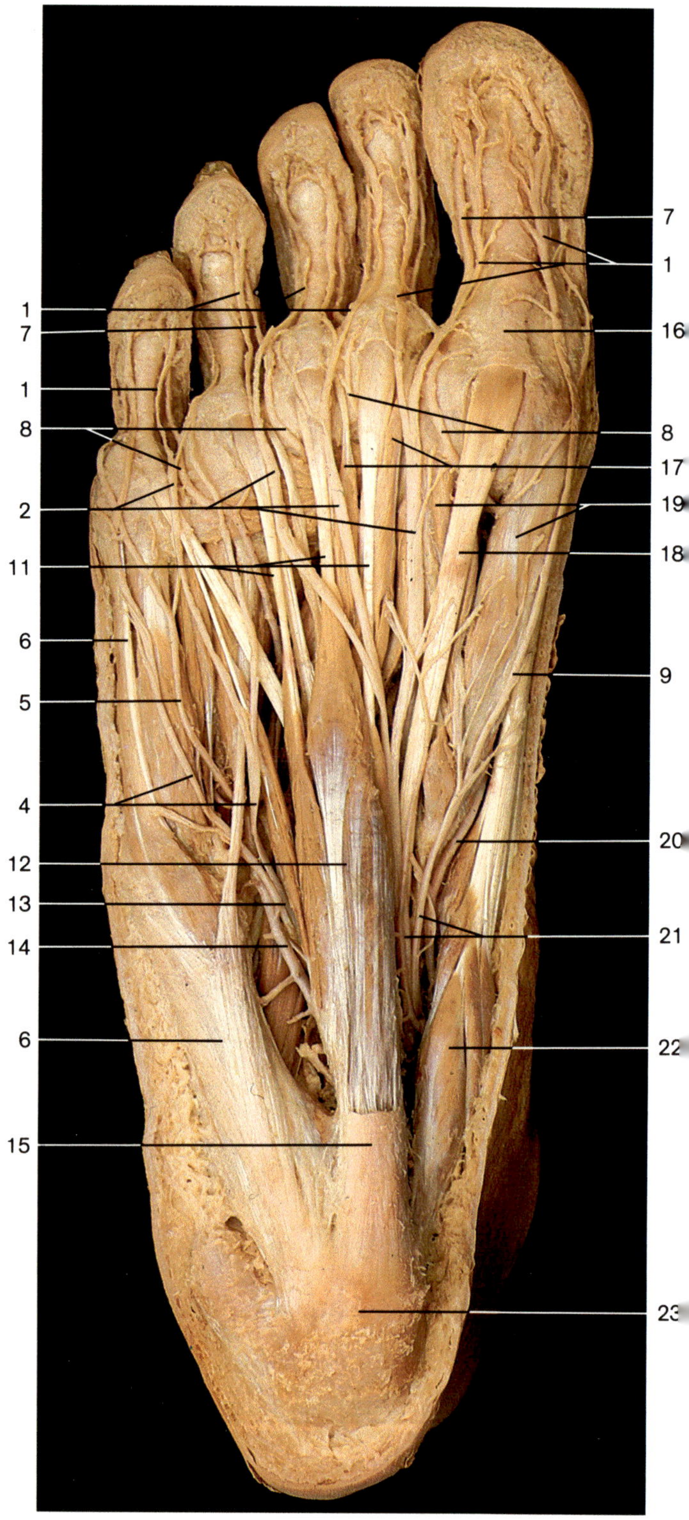

Planta do pé direito, camada intermediária. A aponeurose plantar foi removida.

1 Nervos digitais plantares próprios
2 Nervos digitais plantares comuns
3 Aponeurose plantar
4 Ramo superficial do nervo plantar lateral
5 Ramo superficial da artéria plantar lateral
6 Músculo abdutor do dedo mínimo
7 Artérias digitais plantares próprias
8 Artérias digitais plantares comuns
9 Ramo digital do nervo plantar medial para o hálux
10 Ramos calcâneos mediais
11 Tendões do músculo flexor curto dos dedos
12 Músculo flexor curto dos dedos
13 Ramo superficial do nervo plantar lateral
14 Artéria plantar lateral
15 Aponeurose plantar (parte)
16 Bainha fibrosa do dedo
17 Músculos lumbricais
18 Tendão do músculo flexor longo do hálux
19 Músculo flexor curto do hálux
20 Artéria plantar medial
21 Nervo plantar medial
22 Músculo abdutor do hálux
23 Tuberosidade do calcâneo
24 Tendões do músculo flexor longo dos dedos
25 Músculo quadrado plantar
26 Nervo plantar lateral
27 Músculo flexor curto dos dedos (seccionado)
28 Bainhas sinoviais dos tendões dos músculos flexores longo e curto dos dedos
29 Arco plantar
30 Ramo profundo do nervo plantar lateral

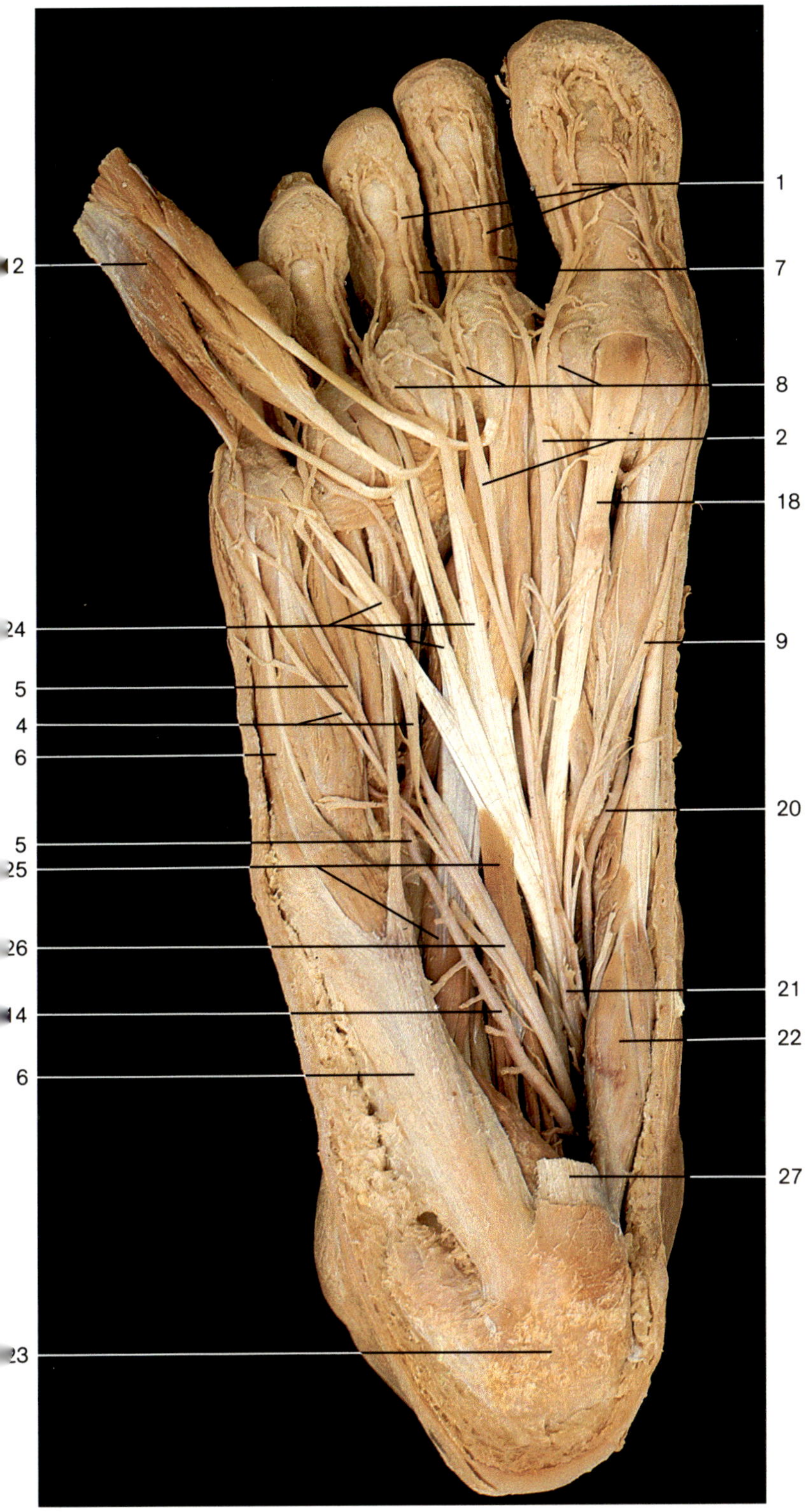

Planta do pé direito, plano médio. Dissecção dos vasos e nervos. O músculo flexor curto dos dedos foi seccionado e rebatido anteriormente.

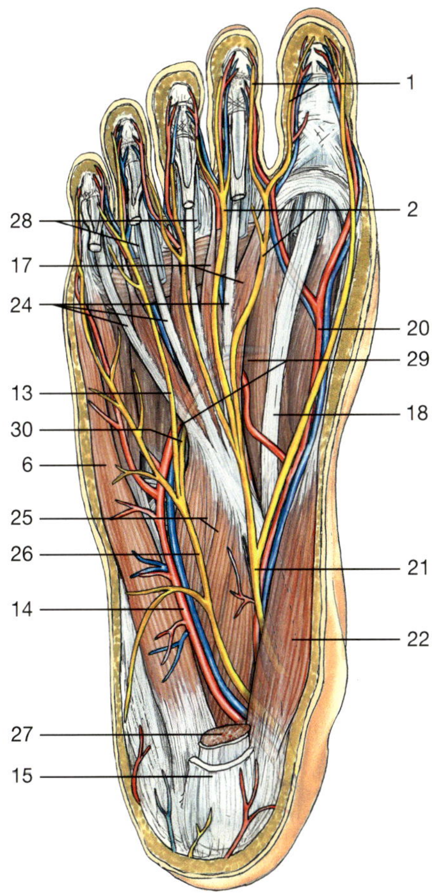

Planta do pé direito com os vasos e os nervos. O músculo flexor curto dos dedos foi removido. Azul-claro = bainhas sinoviais dos tendões flexores.

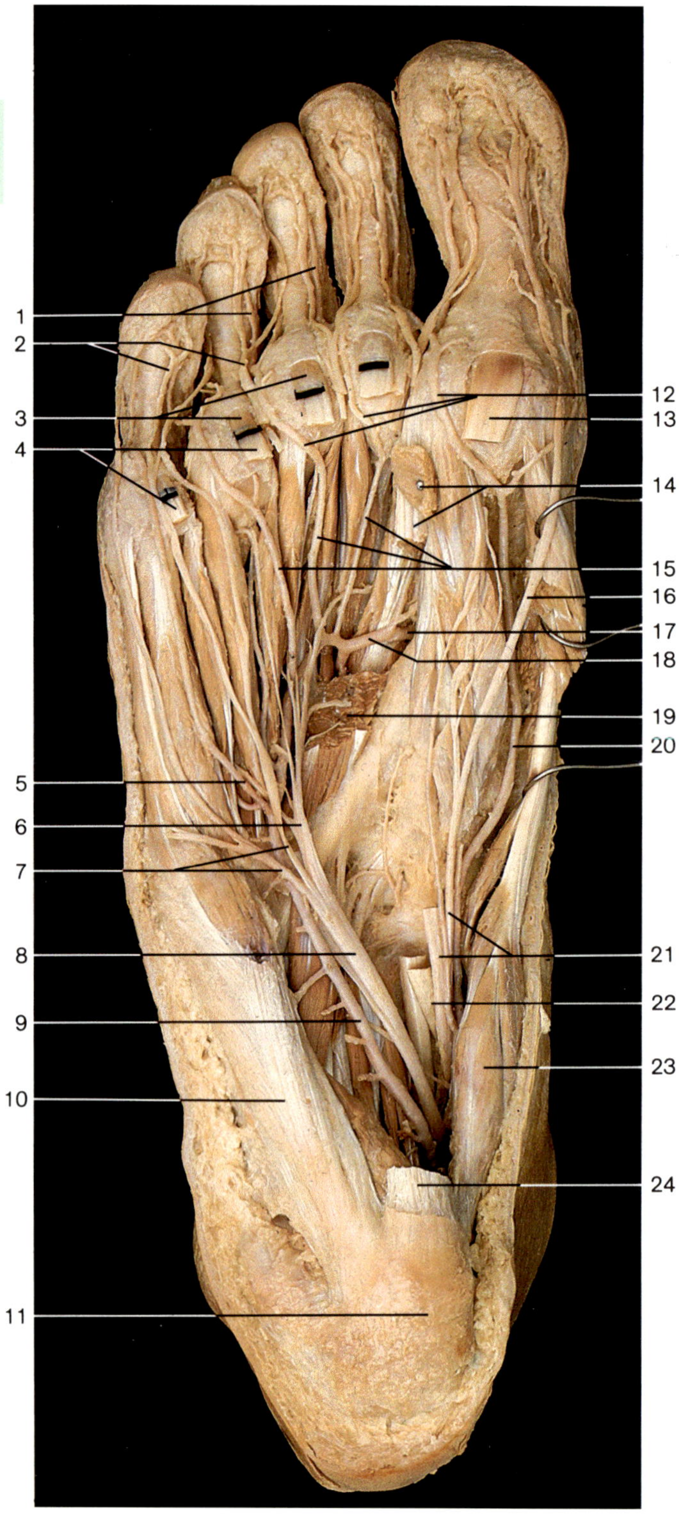

1 Artérias digitais plantares próprias
2 Nervos digitais plantares próprios
3 Tendões do músculo flexor curto dos dedos
4 Tendões do músculo flexor longo dos dedos
5 Ramo superficial da artéria plantar lateral
6 Ramo profundo do nervo plantar lateral
7 Ramo superficial do nervo plantar lateral
8 Nervo plantar lateral
9 Artéria plantar lateral
10 Músculo abdutor do dedo mínimo
11 Tuberosidade do calcâneo
12 Artérias digitais plantares comuns
13 Tendão do músculo flexor longo do hálux
14 Inserção das cabeças do músculo adutor do hálux
15 Artérias metatarsais plantares
16 Nervo digital plantar próprio medial
17 Artéria plantar profunda da artéria metatarsal dorsal (ramo perfurante)
18 Arco plantar
19 Cabeça oblíqua do músculo adutor do hálux (seccionada)
20 Artéria plantar medial
21 Nervo plantar medial
22 Cruzamento de tendões na planta do pé (músculos flexores longos do hálux e dos dedos)
23 Músculo abdutor do hálux
24 Origem do músculo flexor curto do hálux
25 Ossos cuneiforme medial e primeiro metatarsal
26 Tendão do músculo fibular longo
27 Músculos abdutor do hálux e flexor curto do hálux
28 Artéria, veia e nervo plantares mediais
29 Quarto e quinto ossos metatarsais
30 Artéria, veia e nervo plantares laterais
31 Músculo flexor curto dos dedos
32 Aponeurose plantar

Planta do pé direito, plano profundo. Dissecção dos vasos e dos nervos. Os músculos flexor curto dos dedos, quadrado plantar com os tendões do músculo flexor longo dos dedos e alguns ramos do nervo plantar medial foram removidos. Os músculos adutor e flexor curto do hálux foram seccionados e removidos em parte para mostrar uma variação no trajeto da artéria plantar medial e dos músculos profundos do pé.

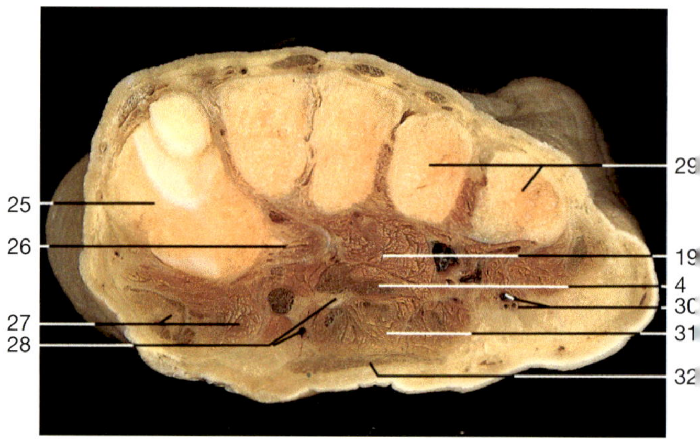

Secção transversal do pé direito no nível dos ossos metatarsais (vista posterior).

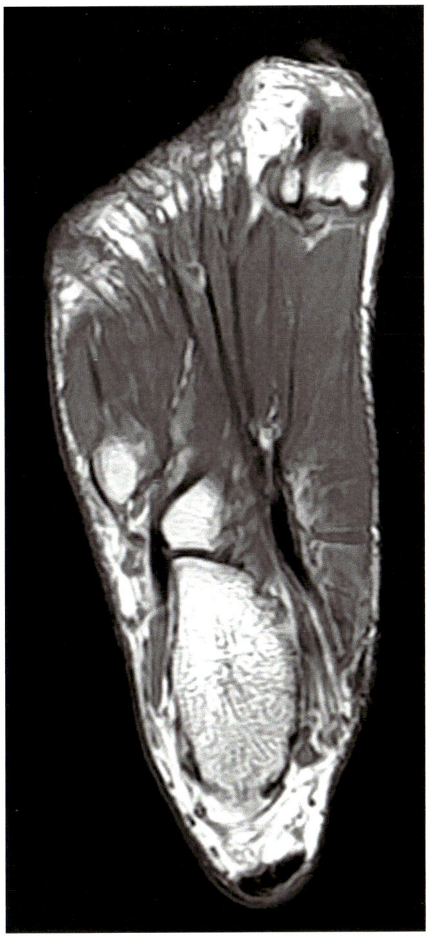

Planta do pé direito (RNM). (De Heuck et al., *Atlas de ressonância magnética do sistema muscoloesquelético*, ed. bras. 2012.)
Para detalhes, veja o desenho esquemático ao lado.

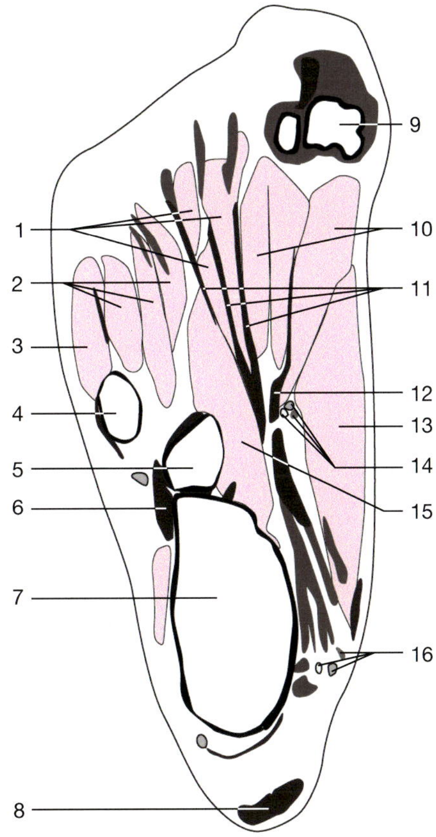

1 Músculos lumbricais
2 Músculos interósseos plantares
3 Músculo abdutor do dedo mínimo
4 Tuberosidade do quinto osso metatarsal
5 Osso cuboide
6 Tendão do músculo fibular longo
7 Calcâneo
8 Tendão do calcâneo (de Aquiles)
9 Primeiro osso metatarsal
10 Músculo flexor curto do hálux
11 Tendões dos músculos flexores longo e curto dos dedos
12 Tendão do músculo flexor longo do hálux
13 Músculo abdutor do hálux
14 Artéria, veia e nervo plantares mediais
15 Músculo quadrado plantar
16 Artéria, veia e nervo plantares laterais
17 Rede venosa dorsal do pé
18 Fáscias dorsais superficial e profunda do pé
19 Tendões dos músculos extensores longo e curto dos dedos
20 Tendões dos músculos extensores longo e curto do hálux
21 Músculo adutor do hálux
22 Aponeurose plantar

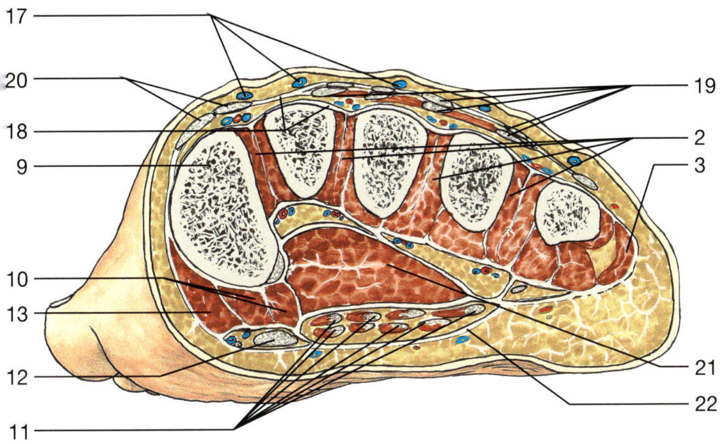

Secção transversal do pé direito no nível dos ossos metatarsais (vista posterior; comparar com a dissecção da página anterior).

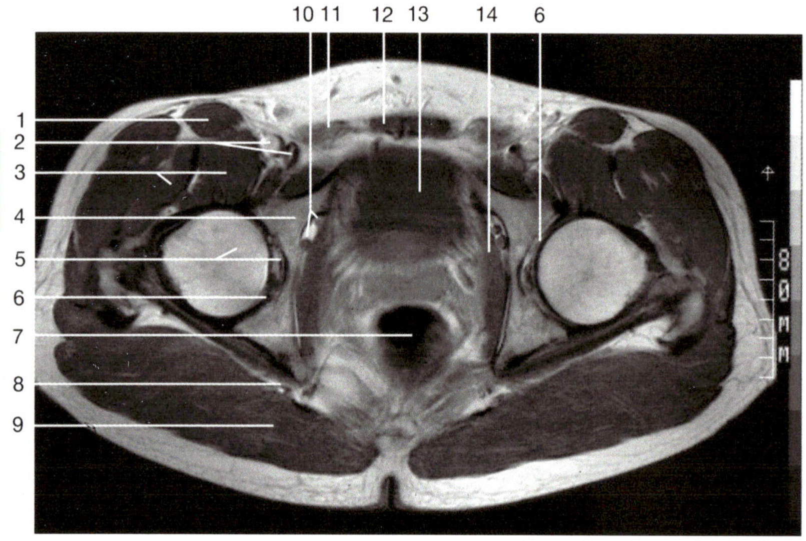

Corte axial da pelve no nível das articulações dos quadris.
Secção 1 (RNM, vista inferior).

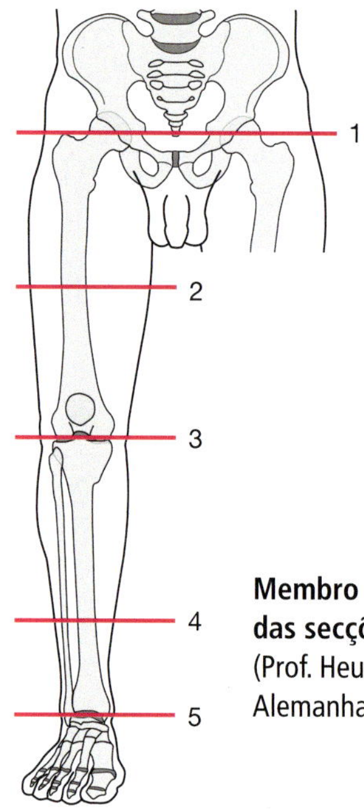

Membro inferior, localização das secções 1–5 (RNM).
(Prof. Heuck, Munique, Alemanha.)

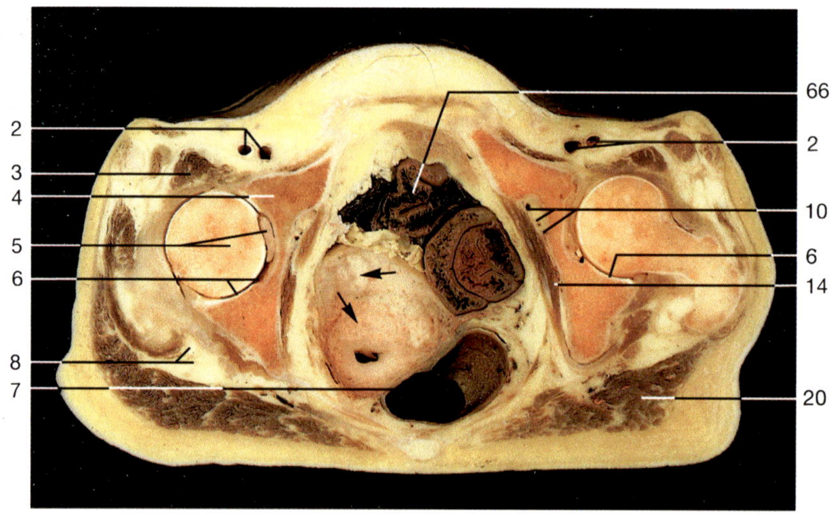

Secção axial da pelve no nível das articulações dos quadris em uma mulher.
Secção 1 (vista inferior). Setas = útero (miométrio com mioma).

1 Músculo sartório
2 Artéria e veia femorais
3 Músculo iliopsoas
4 Púbis
5 Cabeça do fêmur com ligamento da cabeça do fêmur
6 Cavidade articular
7 Reto
8 Nervo isquiático e artéria que o acompanha
9 Músculo glúteo máximo
10 Artéria, veia e nervo obturatórios
11 Músculo reto do abdome
12 Músculo piramidal
13 Bexiga urinária
14 Músculo obturador interno
15 Músculo reto femoral
16 Músculos vasto intermédio e vasto lateral do quadríceps femoral

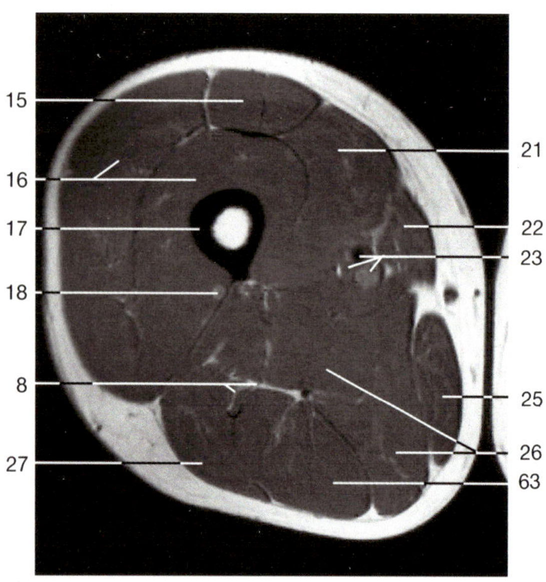

Corte axial no nível do meio da coxa direita
Secção 2 (RNM, vista inferior).

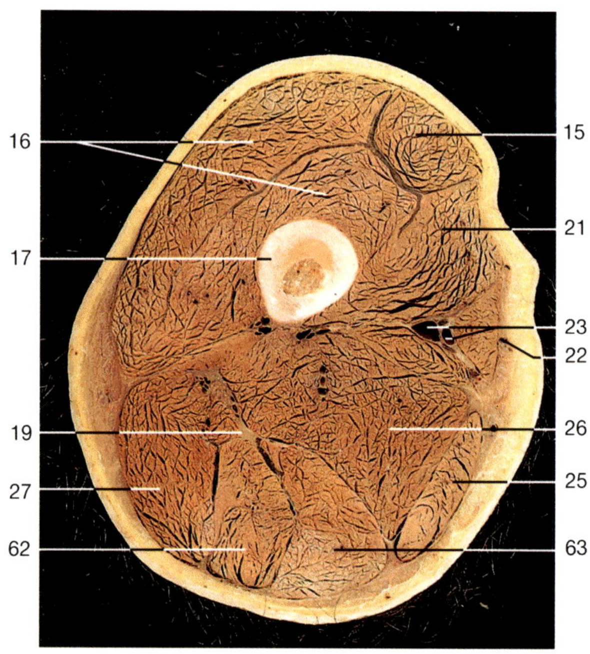

Secção axial no nível do meio da coxa direita
Secção 2 (vista inferior).

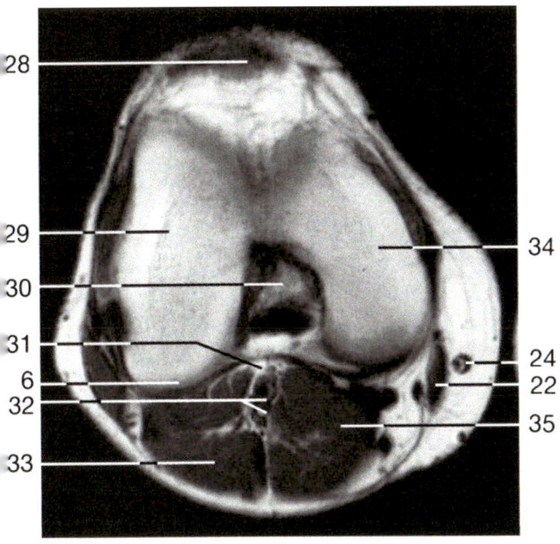

Corte axial no nível da articulação do joelho direito. Secção 3 (RNM, vista inferior).

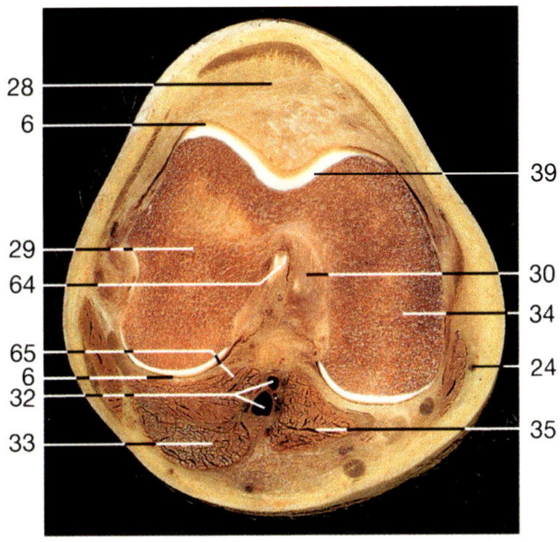

Secção axial no nível da articulação do joelho direito. Secção 3 (vista inferior).

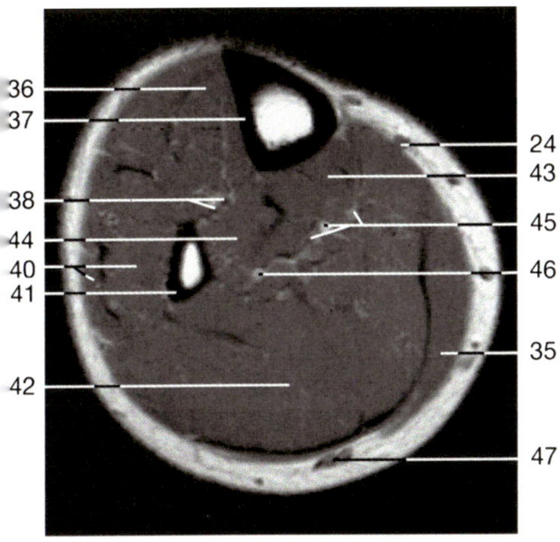

Corte axial no nível do meio da perna direita. Secção 4 (RNM, vista inferior).

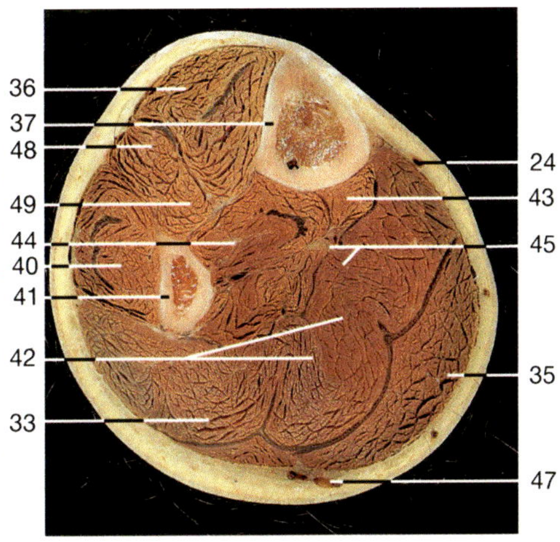

Secção axial no nível do meio da perna direita. Secção 4 (vista inferior).

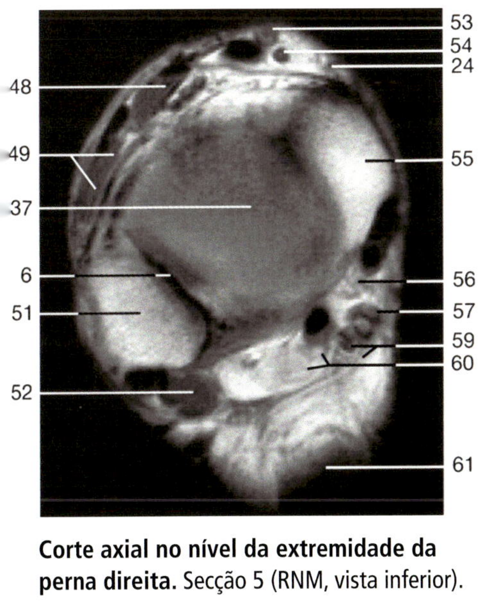

Corte axial no nível da extremidade da perna direita. Secção 5 (RNM, vista inferior).

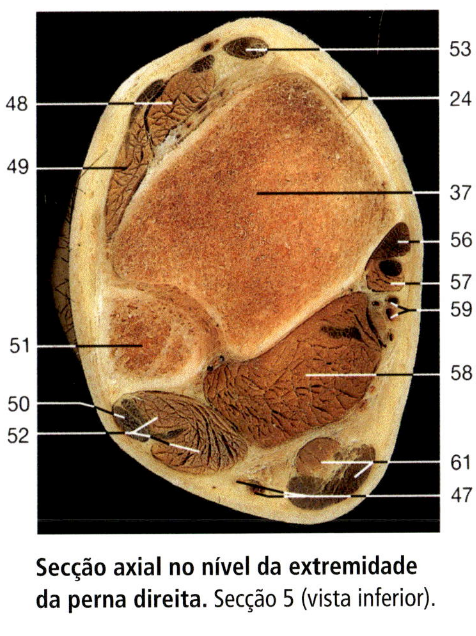

Secção axial no nível da extremidade da perna direita. Secção 5 (vista inferior).

17 Fêmur
18 Artéria perfurante
19 Nervo isquiático
20 Músculo glúteo máximo (inserção)
21 Músculo vasto medial
22 Músculo sartório
23 Artéria e veia femorais
24 Veia safena magna
25 Músculo grácil
26 Músculos adutores
27 Músculo bíceps femoral
28 Ligamento da patela
29 Côndilo lateral do fêmur
30 Ligamento cruzado posterior
31 Nervo tibial
32 Artéria e veia poplíteas
33 Cabeça lateral do músculo gastrocnêmio
34 Côndilo medial do fêmur
35 Cabeça medial do músculo gastrocnêmio
36 Músculo tibial anterior
37 Tíbia
38 Nervo fibular profundo, artéria e veia tibiais anteriores
39 Face patelar
40 Músculos fibulares longo e curto
41 Fíbula
42 Músculo sóleo
43 Músculo flexor longo dos dedos
44 Músculo tibial posterior
45 Artéria e veia tibiais posteriores; veia e nervo tibiais
46 Artéria fibular
47 Veia safena parva e nervo sural
48 Músculo extensor longo do hálux
49 Músculo extensor longo dos dedos
50 Músculo fibular longo (tendão)
51 Maléolo lateral da fíbula
52 Músculo fibular curto
53 Tendão do músculo tibial anterior
54 Artéria dorsal do pé
55 Maléolo medial da tíbia
56 Tendão do músculo tibial posterior
57 Tendão do músculo flexor longo dos dedos com a bainha sinovial
58 Músculo flexor longo do hálux
59 Artéria e veia tibiais posteriores
60 Nervos plantares lateral e medial
61 Tendão do calcâneo (de Aquiles)
62 Músculo semitendíneo
63 Músculo semimembranáceo
64 Ligamento cruzado anterior
65 Músculo plantar
66 Intestino delgado

Índice Remissivo

Números de páginas em **negrito** indicam apresentação mais detalhada.

A

Números de páginas em **negrito** indicam apresentação mais detalhada.

Números de páginas em **negrito** indicam apresentação mais detalhada.

Números de páginas em **negrito** indicam apresentação mais detalhada.

Números de páginas em **negrito** indicam apresentação mais detalhada.

Números de páginas em **negrito** indicam apresentação mais detalhada.

Números de páginas em **negrito** indicam apresentação mais detalhada.

Números de páginas em **negrito** indicam apresentação mais detalhada.

Números de páginas em **negrito** indicam apresentação mais detalhada.

Números de páginas em **negrito** indicam apresentação mais detalhada.

F

Números de páginas em **negrito** indicam apresentação mais detalhada.

Números de páginas em **negrito** indicam apresentação mais detalhada.

Números de páginas em **negrito** indicam apresentação mais detalhada.

Números de páginas em **negrito** indicam apresentação mais detalhada.

Números de páginas em **negrito** indicam apresentação mais detalhada.

Números de páginas em **negrito** indicam apresentação mais detalhada.

Números de páginas em **negrito** indicam apresentação mais detalhada.

Números de páginas em **negrito** indicam apresentação mais detalhada.

Números de páginas em **negrito** indicam apresentação mais detalhada.

N

Números de páginas em **negrito** indicam apresentação mais detalhada.

Números de páginas em **negrito** indicam apresentação mais detalhada.

Números de páginas em **negrito** indicam apresentação mais detalhada.

Números de páginas em **negrito** indicam apresentação mais detalhada.

Números de páginas em **negrito** indicam apresentação mais detalhada.

Números de páginas em **negrito** indicam apresentação mais detalhada.

Q

R

Números de páginas em **negrito** indicam apresentação mais detalhada.

S

Números de páginas em **negrito** indicam apresentação mais detalhada.

T

Números de páginas em **negrito** indicam apresentação mais detalhada.

Números de páginas em **negrito** indicam apresentação mais detalhada.

U

V

Números de páginas em **negrito** indicam apresentação mais detalhada.

Números de páginas em **negrito** indicam apresentação mais detalhada.

Z